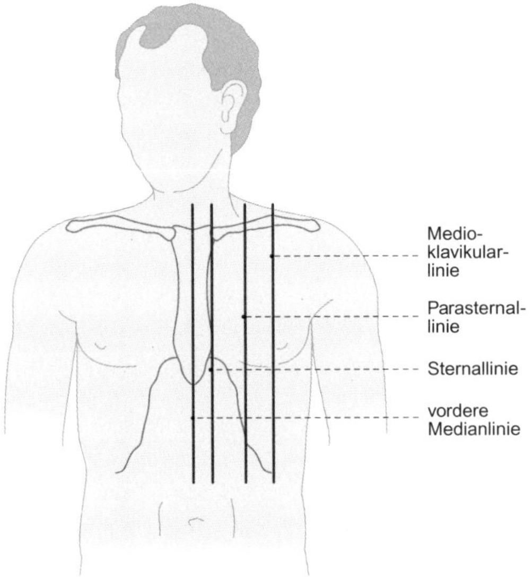

Orientierungslinien von ventral

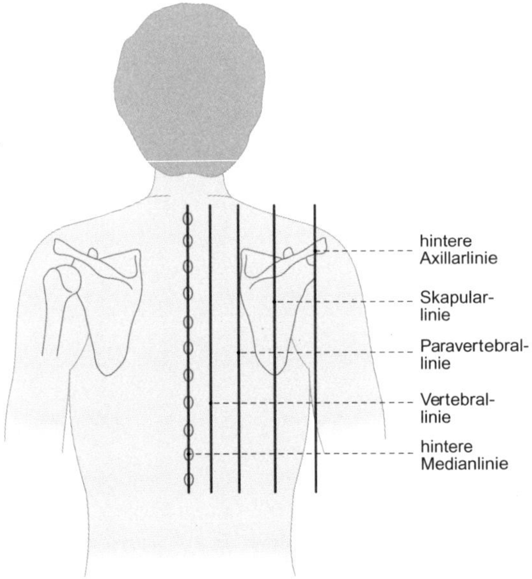

Orientierungslinien von dorsal

T. Liem, T. K. Dobler, M. Puylaert (Hrsg.)

Leitfaden Viszerale Osteopathie

Torsten Liem, Tobias. K. Dobler, Michel Puylaert (Hrsg.)

Leitfaden Viszerale Osteopathie

Mit Beiträgen von R. Breul, München; William H. Devine, Phönix AZ/USA; T. K. Dobler, Berlin; Bruno Donatini, Cormontreuil/Frankreich; H. Hahn von Dorsche, Hamburg; C. Fossum, Østerås/Norwegen; J. Frühwein, Frankfurt; P. Van Den Heede, Orroir/Belgien; Sander Kales, Amsterdam/Niederlande; T. Liem, Hamburg; M. Puylaert, München; U. Senger, Wolfsburg; G. Wagner, Wien/Österreich

Übersetzt von Kapitel 2.7: Susanne Dick-Wallace, Jasper/Kanada; Kapitel 2.8 und Kapitel 25: Tobias K. Dobler, Berlin; Kapitel 1.6 und 8.6: Jenny Parkinson, Berlin; Kapitel 1.1–1.5 und 17.6: Renate Schilling, Oestrich-Winkel

Mit einem Geleitwort von Jean-Pierre Barral, Le Cailar/Frankreich

3. Auflage

ELSEVIER

Elsevier GmbH, Hackerbrücke 6, 80335 München, Deutschland
Wir freuen uns über Ihr Feedback und Ihre Anregungen an books.cs.muc@elsevier.com

ISBN 978-3-437-56013-2
eISBN 978-3-437-18065-1

Wichtiger Hinweis für den Benutzer
Ärzte/Praktiker und Forscher müssen sich bei der Bewertung und Anwendung aller hier beschriebenen Informationen, Methoden, Wirkstoffe oder Experimente stets auf ihre eigenen Erfahrungen und Kenntnisse verlassen. Bedingt durch den schnellen Wissenszuwachs insbesondere in den medizinischen Wissenschaften sollte eine unabhängige Überprüfung von Diagnosen und Arzneimitteldosierungen erfolgen. Im größtmöglichen Umfang des Gesetzes wird von Elsevier, den Autoren, Redakteuren oder Beitragenden keinerlei Haftung in Bezug auf jegliche Verletzung und/oder Schäden an Personen oder Eigentum, im Rahmen von Produkthaftung, Fahrlässigkeit oder anderweitig, übernommen. Dies gilt gleichermaßen für jegliche Anwendung oder Bedienung der in diesem Werk aufgeführten Methoden, Produkte, Anweisungen oder Konzepte.

Für die Vollständigkeit und Auswahl der aufgeführten Medikamente übernimmt der Verlag keine Gewähr.
Geschützte Warennamen (Warenzeichen) werden in der Regel besonders kenntlich gemacht (®). Aus dem Fehlen eines solchen Hinweises kann jedoch nicht automatisch geschlossen werden, dass es sich um einen freien Warennamen handelt.

Bibliografische Information der Deutschen Nationalbibliothek
Die Deutsche Nationalbibliothek verzeichnet diese Publikation in der Deutschen Nationalbibliografie; detaillierte bibliografische Daten sind im Internet über https://www.dnb.de abrufbar.

20 21 22 23 24 5 4 3 2 1

Um den Textfluss nicht zu stören, wurde bei Patienten und Berufsbezeichnungen die grammatikalisch maskuline Form gewählt. Selbstverständlich sind in diesen Fällen immer alle Geschlechter gemeint.

Planung: Marko Schweizer, München
Projektmanagement: Annekathrin Sichling, München
Redaktion: Christel Hämmerle, München
Bildredaktion und Rechteklärung: Andreas Rumpf, Adelsdorf
Herstellung: Dietmar Radünz, Leipzig
Satz: abavo GmbH, Buchloe/Deutschland; TnQ, Chennai/Indien
Druck und Bindung: Drukarnia Dimograf Sp. z o. o., Bielsko-Biała/Polen
Umschlaggestaltung: SpieszDesign, Neu-Ulm
Titelfotografie: Karsten Franke, Hamburg

Aktuelle Informationen finden Sie im Internet unter **www.elsevier.de**

Geleitwort zur 1. Auflage

Es freut mich sehr, dieses Buch durch ein Geleitwort unterstützen zu können.

Ein Vielautorenwerk hat Vor- und Nachteile. Die Präsentation mehrerer Sichtweisen ist meist ein Vorteil, kann aber unter Umständen auch durch die Gefahr eines unzusammenhängenden Pluralismus von Ideen einen Nachteil darstellen. Im vorliegenden Leitfaden ist – durch die hervorragende Arbeit der Autoren und Herausgeber – die Gefahr der Zersplitterung konsequent vermieden worden und die Integration unterschiedlicher Sichtweisen sehr gelungen.

Die Anwendung osteopathischer Prinzipien im Bereich der Viszera hat seit Still enorme Veränderungen erfahren. Über alle Jahre hinweg sind jedoch die Grundsätze der Osteopathie fundamental für die Behandlung geblieben. Nur die Berücksichtigung der Einheit des Organismus in Gesundheit wie in Krankheit lässt das volle Potential der Osteopathie zu Tage treten.

Der *Leitfaden Viszerale Osteopathie* bietet eine großartige Synthese meiner und anderer gegenwärtiger Konzepte. Zusätzlich werden auch eigene viszerale Ansätze vorgestellt, wie z. B. zum Herzen, zum Peritoneum, und auch allgemeine Behandlungsprinzipien der Viszera. Sehr zu begrüßen und längst überfällig war eine umfassende Übersicht über die wissenschaftlichen Betrachtungen in der viszeralen Osteopathie wie im vorliegenden Buch präsentiert.

Vor allem der didaktische Aufbau des Buchs hat mich sehr beeindruckt. Nicht nur Techniken werden organbezogen dargestellt, sondern ebenso die Embryologie und Anatomie, das umfassende diagnostische Vorgehen sowie Vorschläge möglicher Dysfunktions- und Kompensationsmuster. Selbst komplexe Sachverhalte werden klar und leicht nachvollziehbar erklärt. Die Gefahr, intellektuelle Ideen der unmittelbaren vitalen Palpationserfahrung aufzudrücken und sie dadurch zu entfremden, wurde konsequent vermieden.

Sicherlich wird der vorliegende Leitfaden nicht nur große Inspiration für den Studenten und ausgebildeten Osteopathen bieten, sondern ebenso als Nachschlagewerk dienen.

März 2005 *Jean-Pierre Barral, D. O.*

Vorwort und Danksagung zur 3. Auflage

Die 3. Auflage des Leitfadens zur viszeralen Osteopathie enthält insbesondere neue Kapitel zu den Hormondrüsen. Sie wurde um Kapitel zur Hypophyse, Schilddrüse, zum Thymus, zu den Brustdrüsen und Nebennieren erweitert: Wie gewohnt werden auch hier die Anatomie, Embryologie sowie die diagnostischen Methoden und osteopathischen Behandlungsansätze ausführlich beschrieben. Zudem wurde die Geschichte der Osteopathie um Informationen zu frühen Anwendungsformen und -gebieten ergänzt.

Alternative Ansätze zur klassisch osteopathischen Behandlung der Organe findet sich in neuen Beiträgen zu Diagnostik und Behandlung mit Counterstrain und zur sog. Fehlbesiedlung des Darms. Counterstrain ist eine Methode, die im Bereich des Bewegungsapparates bereits bei vielen Therapeuten zur Anwendung kommt, im Zusammenhang mit der viszeralen Osteopathie werden verschiedene Reflexzonen beschrieben, die eine Wirkung auf die Organe haben können. Die Fehlbesiedelung oder Dysbiose des Darms wurde in den letzten 30 Jahren näher erforscht und kann die Ursache vieler Störungen im Verdauungsbereich sein. Im Beitrag hierzu werden wertvolle diagnostische und therapeutische Maßnahmen beschrieben.

Für das Gelingen der 3. Auflage haben insbesondere folgende Personen beigetragen und verdienen unseren Dank: William H. Devine als Autor zum Thema Counterstrain, Jochen Frühwein als Autor der Bereiche Schilddrüse, Thymus, Brustdrüsen und Nebennieren und Bruno Donatini als Autor des Beitrages zur Dysbiose des Darms. Unser Dank gilt auch Annekathrin Sichling als Mitarbeiterin des Elsevier-Verlags und Christel Hämmerle als freie Lektorin.

Lynchburg (Virgina), Hamburg und München, Januar 2020

Tobias K. Dobler, Lynchburg, VA
Torsten Liem, Hamburg
Michel Puylaert, München

Vorwort zur 1. Auflage

Der *Leitfaden viszerale Osteopathie* stellt die Synthese einer Vielzahl viszeraler Ansätze dar. Die didaktisch praxisnahe Aufbereitung ermöglicht dem erfahrenen Osteopathen ebenso wie dem Studenten eine schnelle Übersicht durch eine klare Darstellung von Diagnostik- und Behandlungsprinzipien und eine übersichtliche Strukturierung der Kapitel. Jedes Organkapitel stellt die embryologischen, anatomischen, funktionellen, dysfunktionellen, diagnostischen und therapeutischen Grundlagen dar, die notwendig sind, um die Konzepte der viszeralen Osteopathie in die Praxis umzusetzen.

Große Anstrengungen wurden unternommen, auch komplexe Abläufe in ihrer ganzen Tiefe nachvollziehbar darzustellen. So werden selbst schwer fassbare Strukturen wie das Peritoneum und Retroperitoneum durch die hervorragende Arbeit von Prof. Dr. Rainer Breul klar und anschaulich beschrieben. Ergänzt wurden diese Kapitel durch die inspirierenden Ansätze von Patrick Van Den Heede. Gleiches gilt für die Darstellung der Embryologie viszeraler Strukturen von Prof. Dr. Hahn von Dorsche.

Dieses Buch dient nicht nur als Nachschlagewerk, wie z. B. für die von Uwe Senger dargestellten viszeralen Techniken, sondern zur Vertiefung schon bekannter Thematiken werden auch visionäre Ansätze viszeraler Osteopathie vorgestellt, z. B. bei der Behandlung des Herzens durch Gudrun Wagner und Patrick Van Den Heede und in der integrierten Behandlung viszeraler Dysfunktionsmuster.

Ein Kapitel von Christian Fossum beschäftigt sich mit dem Stand der Forschung der viszeralen Osteopathie. Es vertieft das Verständnis der Wirkweise viszeraler Ansätze und stellt die wissenschaftlichen Grundlagen der somatischen Dysfunktion und deren Auswirkung auf das Nervensystem und über Reflexmechanismen auch auf andere Gewebe dar. Diagnostische und Behandlungsprinzipien werden hiermit auf eine Basis gestellt, die nicht nur philosophische Ansätze hat, und gehen weit über die Grenzen der viszeralen Osteopathie hinaus.

Wir möchten uns von ganzem Herzen bei allen Autoren bedanken. Nur durch die äußerst kompetente Mitarbeit an diesem Leitfaden ist eine gelungene Darstellung der viszeralen Osteopathie möglich geworden. Auch möchten wir Franz Buset und George Finet für die fachliche Unterstützung bei thematischen Fragen danken sowie Prof. Dr. Othmar Gaber für die freundliche Durchsicht der Anatomieunterkapitel.

Ein besonderer Dank gebührt Frau Dr. Stefanie Gräfin von Pfeil, die als Lektorin mit unglaublicher Geduld und fachkundiger Unterstützung, die weit über das gewohnte Maß hinausgehen, dem Werk zum Erscheinen entscheidend verholfen hat.

Hamburg, Gerlingen und München, März 2005
Torsten Liem, Tobias K. Dobler, M. Puylaert

Benutzerhinweise

Die Schwierigkeit, die Osteopathie präzise zu beschreiben, drückt sich auch in der Problematik aus, der Osteopathie in einem Buch gerecht zu werden. Sie ist keine Ansammlung von Techniken, die je nach Bedarf ausgesucht und angewandt werden können. Sie ist eine Denkens- und auch Lebensweise, die sich durch die Anwendung spezieller Techniken ausdrückt. Von daher ist es unerlässlich, sich mit den osteopathischen Grundgedanken vertraut zu machen, bevor osteopathische Techniken verwendet und „Osteopathie" genannt werden.

Das Buch wird aber dem Titel „Leitfaden" gerecht, indem es ein Wegweiser sein soll im Erlernen der osteopathischen Denkweise und Kunst des Behandelns. Es ist an das Bedürfnis eines praktisch orientierten Therapeuten angepasst, bei der täglichen Arbeit ein Nachschlagewerk zur Erinnerung oder Erweiterung des zum effektiven osteopathischen Diagnostizieren und Behandeln notwendigen Wissens zu haben.

Der Leitfaden Viszerale Osteopathie bietet einen Überblick über **Geschichte, Philosophie, diagnostische und therapeutische Grundlagen** und **Erklärungsmodelle** (Kapitel 1), und zeigt **verschiedene Techniken** sowie Wege der **Diagnosefindung** (Kapitel 2).

Die **Organkapitel** (Kapitel 3 bis Kapitel 26) sind gegliedert in Embryologie, Anatomie, Dysfunktionsmechanismen- und -folgen, Diagnostik und Beschreibungen Schritt für Schritt zahlreicher Techniken mit Fotos.

Der Abschnitt der **Kompensationsmechanismen** erhebt keinesfalls den Anspruch einer umfassenden Darstellung. Dies ist durch die mannigfaltigen direkten und indirekten Verbindungen jeder Struktur und die damit verbundenen potentiellen wechselseitigen Einflüsse nicht möglich. Er dient als Unterstützung und Anregung, die Viszera in dynamischer Wechselbeziehung zu den Funktionen und Strukturen des Gesamtorganismus zu verstehen.

Die beschriebenen **Techniken** sind eine Auswahl der Vielzahl, die von Osteopathen angewendet werden. Es gibt immer Variationen, die auch teilweise dargestellt werden oder auf die verwiesen wird. Jeder Osteopath hat seine Vorliebe für bestimmte Techniken und ist imstande, diese an den Patienten anzupassen – je nach Ziel der Behandlung und abhängig von praktischen Umständen, wie z. B. Größe oder Gewicht des Patienten und Ort der Behandlung.

Die Kapitel zu **Peritoneum** und **Retroperitoneum** (Kapitel 7, Kapitel 8) bilden eine Ausnahme in Aufbau und Funktion. Sie stellen einen wichtigen Anteil zum Verständnis der anatomischen Grundlagen und somit der Zusammenhänge zwischen verschiedenen Organen und Organsystemen dar.

Somit kann das Buch sowohl ein tieferes Verständnis der Osteopathie vermitteln als auch als Nachschlagewerk zum Erlernen oder Wiederholen von Techniken verwendet werden.

Es werden viele gebräuchliche **Abkürzungen** verwendet (Abkürzungsverzeichnis). Osteopathische **Spezialbegriffe** sind im Glossar (Anhang) erläutert.

Pfeile in den Abbildungen stellen die Zug- bzw. Druckrichtung dar.

Der **Pfeil im Text** verweist auf Abschnitte oder Abbildungen, in denen das Stichwort ausführlich dargestellt wird oder Ergänzungen stehen.

Tipps, Hinweise und Warnhinweise finden sich in den **Kästen**.

Die Autoren haben sich bei den angegebenen Arbeitsanweisungen um größte Sorgfalt bemüht. Eine qualifizierte Ausbildung, Anleitung und praktische Erfahrung sind zur sicheren und effektiven Anwendung der Techniken jedoch unerlässlich und können durch keine Publikation ersetzt werden.

Adressen

Herausgeber

Torsten Liem, D. O., Osteopath GOsC
Rabenberg 11
22391 Hamburg

Michel Puylaert, D. O., M. Sc.
Liegnitzerstr. 43
80993 München

Tobias K. Dobler, DHSc, MMS, BSc
Osteopathie
Osteopathie Schule Deutschland
Oudenarder Str. 16
13347 Berlin

Weitere Autoren

Univ. Prof. Dr. rer. nat. med. habil.
Rainer Breul
Carl-Orff-Bogen 111
80939 München

William H. Devine, DO, C-NMM
OMM, C-FP OMT (USA)
7139 N 14th Street
Phoenix AZ 85020
United States

Dr. med. Bruno Donatini D.O.
40 Rue du Dr Roux,
51350 Cormontreuil
Frankreich

Prof. Dr. med. habil. Herwig Hahn
von Dorsche
Grone-Bildungszentrum für Gesundheits- und Sozialberufe GmbH – gemeinnützig – Berufsfachschulen für
Physiotherapie und Ergotherapie
Überseering 5–7
22297 Hamburg

Christian Fossum, D. O.
Rideveien 30B
1361 Østerås
Norwegen

Jochen Frühwein
Wiesenstr. 34
60385 Frankfurt

Sander Kales, D.O.
Osteopathie Amsterdam
Westerstraat 260-hs
1015 MT Amsterdam
Niederlande

Patrick Van Den Heede, D. O.
Rue Deflié 17
7750 Orroir
Belgien

Uwe Senger, D. O.
Dessauer Str. 24b
38444 Wolfsburg

Dr. med. Gudrun Wagner, D. O.,
DPO, OZK
Phorusgasse 12/5
1040 Wien
Österreich

Abkürzungen

A.	Arteria
Aa.	Arteriae
Art.	Articulatio
BWK	Brustwirbelkörper
BWS	Brustwirbelsäule
C	cervical
FCD	Flexura coli dextra
FCS	Flexura coli sinistra
FDJ	Flexura duodenojejunalis
HWS	Halswirbelsäule
HVLA	high velocity low amplitude
ICR	Interkostalraum
ISG	Iliosakralgelenk
IZK	Ileozäkalklappe
L	lumbal
Lig.	Ligamentum
LWS	Lendenwirbelsäule
M.	Musculus
MET	Muskel-Energie-Technik
Min.	Minute
Mm.	Musculi
N.	Nervus
Nl.	Nodus lymphaticus
Nll.	Nodi lymphatici
PBLT	point of balanced ligamentous tension
Proc.	Processus
Sek.	Sekunde(n)
SIAS	Spina iliaca anterior superior
SIPS	Spina iliaca posterior superior
s. u.	siehe unten
Th	thorakal
u. U.	unter Umständen
V.	Vena
v. a.	vor allem
vgl.	vergleiche
Vv.	Venae
Z. n.	Zustand nach

Abbildungsnachweis

Der Verweis auf die jeweilige Abbildungsquelle befindet sich bei allen Abbildungen im Werk am Ende des Legendentextes in eckigen Klammern. Alle nicht besonders gekennzeichneten Grafiken und Abbildungen © Elsevier GmbH, München.

G850	De Vergne Barber, E.: Ostheopathy, the New Science of Healing (1896).
J811	Maria Roewer, Berlin
K306	Karsten Franke, Hamburg
K339	Katia Puylaert, München
L106	Henriette Rintelen, Velbert
L127	Jörg Mair Illustration, München
L231	Stefan Dangl, München
P615	Bruno Donatini, Cormontreuil
R364	Moore, K.L./Persaud, T. V. N./Torchia, M. G.: Embryologie. Elsevier/Urban & Fischer, 6. Aufl., 2013
S007-0-24	Paulsen, F./Waschke, J.: Sobotta, Atlas der Anatomie. Elsevier/Urban & Fischer, 24. Aufl., 2017
T1071	Dr. Gregory Heller, Glendale, Arizona

Inhaltsverzeichnis

1 Osteopathische Sicht des viszeralen Systems

Christian Fossum, Torsten Liem (▶ 1.2)

Die Behandlung der Organe ist keine vollkommen neue Entwicklung. Schon seit den Tagen von Andrew T. Still (1828–1917) ist die Berücksichtigung der Viszera und der damit verbundenen Strukturen (Faszien, Bänder, Nerven und Gefäße) Teil des diagnostischen und therapeutischen osteopathischen Repertoires. In den 1970er-Jahren wurden dann speziellere Betrachtungen und Herangehensweisen der **viszeralen Manipulation** entwickelt (zuvor häufig als „ventrale Techniken" bezeichnet). Heute ist die viszerale Manipulation ein üblicher Bestandteil des Lehrplans an osteopathischen Schulen sowohl in der Grundausbildung als auch im fortgeschrittenen Bereich und gehört in der Regel zum Behandlungsrepertoire jedes Osteopathen.

1.1 Die Geschichte der „viszeralen" Manipulation

A. T. Still praktizierte mehr als 20 Jahre lang im Mittleren Westen der USA Medizin. Vielleicht hätte er ohne eine Vision, die er im Jahre 1874 hatte und die zur **Begründung des osteopathischen Systems** führte, keine Spuren in der Geschichte hinterlassen (Keesecker 1956). Dieses System, das Still sein ganzes Leben hindurch weiterentwickelte und ausarbeitete, ist ein **mechanistisches Krankheitsmodell,** nach dem Erkrankungen immer dann auftreten, wenn eine Dysfunktion im Körper die **Zirkulation der Körperflüssigkeiten und die Nervenleitung behindert.** Aus Stills Sicht ist der Körper autark und verfügt über alles, was er zu seiner Gesunderhaltung benötigt (Albrecht & Levy 1982). Die Dysfunktionen, die damals (1905) als **„osteopathische Läsionen"** bezeichnet wurden, wurden zum **zentralen Konzept** in der Entwicklung der Osteopathie und der osteopathischen Philosophie und umfassten „alle krankhaften Veränderungen in Geweben" (McConnell & Teall 1920). Der Begriff der „osteopathischen Läsion" war also nicht auf Gelenkkomplexe beschränkt, vielmehr identifizierten Still und seine damaligen Mitarbeiter **fünf verschiedene Arten von Läsionen:** ossär, muskulär, ligamentös, viszeral und zusammengesetzte Formen (McConnell & Teall 1920).

Im Laufe der Entwicklung der osteopathischen Manipulationstechniken wurden diese häufig auch außerhalb des Knochengerüsts des Körpers eingesetzt. So entstanden **generelle wie auch spezifische Techniken zur Behandlung der Viszera,** ihrer Faszien und ihrer Gefäß- und Nervenstrukturen (Hazzard 1905, McConnell 1898, Still 1899), wodurch die osteopathische Palpation und Behandlung in die Körperhöhlen ausgedehnt werden konnte. Zu den Osteopathen, die bereits in den frühen Jahren viszerale Manipulationstechniken beschrieben und praktizierten, zählen Gaddis (1922), Lippincott (1949), Littlejohn (1930er-Jahre), Smith (1912), Teall (1922) und Young (1947, 1948). Zur damaligen Zeit wurden diese Methoden als „ventrale Techniken" bezeichnet und die **faszialen Verbindungen** von und zu den Organen betont (McConnell 1951). Im selben Zeitraum wurden auch die **respiratorischen Bewegungen der Organe** beschrieben und auf ihre physiologische Bedeutsamkeit hingewiesen (McConnell 1951, Kimberly 1949): *„Alle Organe und Gewebe des Abdomens weisen respiratorische Bewegungen auf, mit Ausnahme der Mesenterialwurzel, die fest ist … die Mesenterialwurzel ist das Hilum der Bauchhöhle, das Zentrum, um das herum die respiratorische Bewegung der Bauchorgane stattfindet."* (McConnell 1951)

Aufgrund der praktischen Erfahrung sowie der empirischen Forschung und Beobachtung wurde schließlich in den **1970er- und 1980er-Jahren** das Konzept der sog. **„viszeralen Manipulation"** entwickelt (Barral 1983, 1988). Inzwischen sind entsprechende Techniken bereits in vielen Standardlehrbüchern der Osteopathie enthalten.

1.2 Läsion und Behandlung der Viszera

Torsten Liem

Auch wenn die Behandlung der Wirbelsäule in der frühen Osteopathie im Vordergrund stand, wurden von Still die abdominalen Organe als bedeutsam für eine gute Gesundheit angesehen (Still 1902). „*All the organs of the territory of the abdomen must be kept before the eye, and we must feel that we are in the presence of perfection of all organs. We can then begin to compare any variation, real or imaginary, in place, form, or function of all that is before us*" (Still 1902).

Organe, v.a. im abdominalen Bereich, wurden von frühen Osteopathen manuell untersucht (Tasker 1916) und bevorzugt **indirekt behandelt,** sei es über die Wirbelsäule auf der Grundlage der osteopathischen Zentren (McCole 1935, Tasker 1916), über andere muskuloskelettale Strukturen, z.B. die Milz (▶Abb. 1.1), die Rippen (Barber 1896) oder durch abdominale Nervenplexi (Tasker 1916). Organe wurden aber auch einer direkten Therapie zugeführt (McConnell 1905, Tasker 1916, McConnell 1920b, McConnell, 1923, McConnell, 1929, Branch2007). Auch mesenteriale Strukturen fanden bei Still große Beachtung (Still, 1902).

▶Abb. 1.1 zeigt die Behandlung einer vergrößerten Milz oder anderer Milzstörungen, die sich durch eine Kontraktion von Rippenmuskeln entwickelt hatten.

- Vorbereitend liegt der Patient zunächst auf seiner rechten Seite.
- Die Muskeln auf der linken Seite über und um die achte bis zwölfte Rippe werden von der Wirbelsäule ausgehend bis zur ventralen Medianen gelöst. Dabei ist zu beachten, dass die Muskeln immer nach kranial bewegt werden und die Haut dabei nicht unter den Händen rutscht.
- Nach der vorbereitenden Technik sitzt der Patient – wie in ▶Abb. 1.1 dargestellt – auf einem Hocker.
  - Der Daumen der rechten Hand des Osteopathen liegt auf dem gestörten Rippenwinkel. Nun wird der Arm des Patienten langsam aber kraftvoll hoch über den Kopf rotiert, um ihn sogleich in einer rückwärtigen Bewegung zu senken.
  - Während der Senkung wird gleichzeitig mit dem Daumen der rechten Hand die Rippe nach anterior hin von der Milz gelöst.

Diese Behandlungsmethode erreicht laut Barber im Allgemeinen eine sofortige Linderung der Beschwerden und über einen Zeitraum von zwei bis vier Wochen wird die Heilung erzielt (Barber 1896).

1.2.1 Spuren der Viszera in den Werken Stills

In Anlehnung an Branch ist Still in zwei seiner Publikationen („The Philosophy and Mechanical Principles of Osteopathy" und „Osteopathy: Research and Practice") auf die abdominale **viszerale Manipulation** bei z.B. Verdauungsstörungen, Obstipation, Durchfall, Appendizitis, abdominale Tumore und Hernien, Leberkrankheiten, Gallensteinen und Nierenkrankheiten eingegangen (Branch 2007).

Belege für eine direkte **palpatorische Befundung** von **Organe**n (Tasker 1916, Still 1902) und für eine direkte Behandlung der neurovegetativen Versorgung über den Bauchraum, z.B. des renalen sympathischen Plexus oberhalb des Bauchnabels (Tasker 1916), können bereits in Veröffentlichungen von 1916 gefunden werden. Ebenso sind eine Vielzahl von Fallbeschreibungen im Zeitraum von 1898 bis 1949 dokumentiert (Branch 2007) und Artikel von McConnell publiziert, in denen direkte

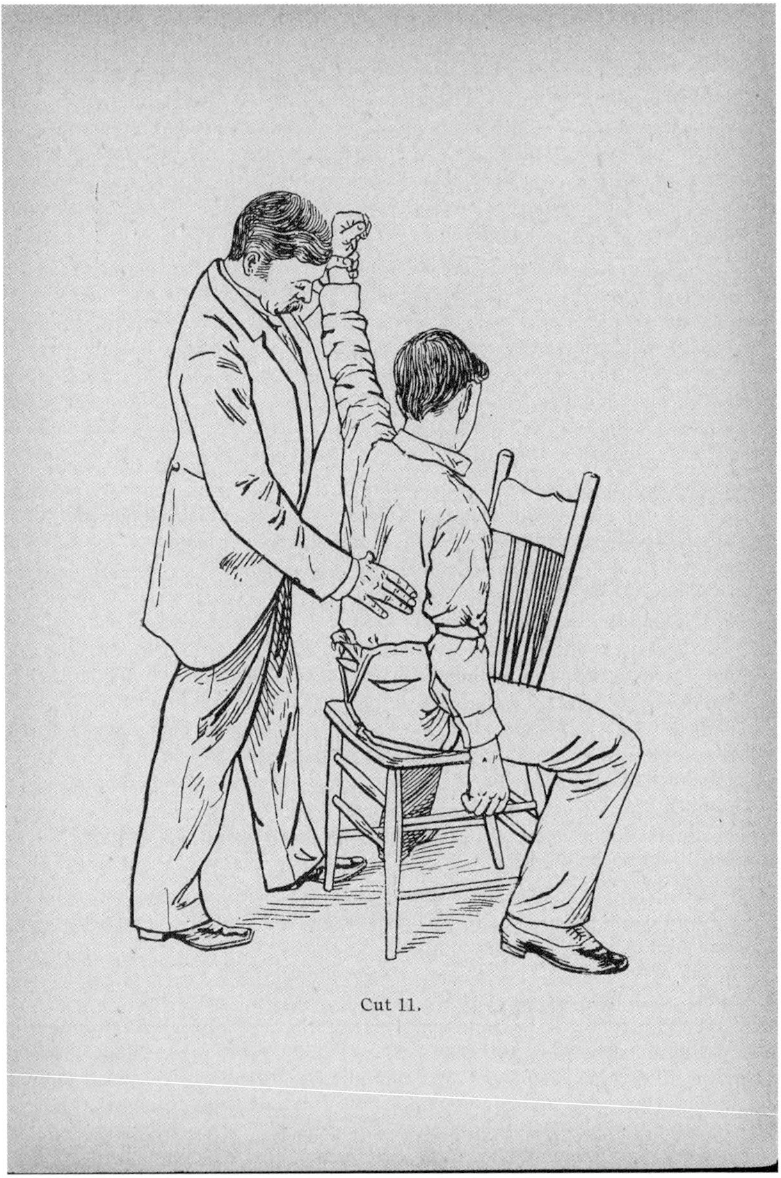

Abb. 1.1 Behandlung der Milz mittels Rippen und Rippenmuskeln (nach Barber 1896) [G850]

Behandlungen der Viszera beschrieben worden sind. In letztgenannten Artikeln wird nicht nur auf direkte Behandlungen von prolabierten Organen bzw. Organsenkungen von Magen, Niere, Leber, Dünn- und Dickdarm (McConnell 1905), Leber (McConnell, 1920b), Verdauungsorganen (McConnell, 1923), Nieren (McConnell, 1929) eingegangen, sondern ebenso deren Behandlung mittels Wirbelsäule oder Zwerchfell beschrieben.

Prolabierte Viszera wurden von Still als Ursache einer Vielzahl von Nerven- und Blutstörungen angesehen (Still 1902). Laut Branch interpretierte Still viele viszerale Störungen als Senkungen und behandelte diese in Knie-Brustposition oder Rückenlage, indem er Organe nach superior anhob (Branch 2007).

Nur in einem der vier Buchpublikationen von Still wurde laut Branch (2007) auf Techniken für die Viszera hingewiesen. In Stills Buch „Osteopathy: Research and Practice" soll es 12 Referenzen zu direkter **Manipulation der Viszera** geben (Branch 2007). Diese beziehen sich auf die Behandlung akuter Krankheiten des Abdomens (Branch 2007). Allerdings kann auch eine Beschreibung in einer anderen Publikation von Still gefunden werden:

„In the treatment, carefully, while in the knee-and-chest position, with gentle pressure in the vicinity of the symphysis, give a gliding move up toward the left kidney, follow the transverse colon, raise any sagging that may be found in that division with a gentle upward move, without any gouging of the fingers, and raise the whole alimentary system up toward the umbilicus. Should there be very much colicky feeling, gently lift the bowels from the rectum back through the sigmoid division and descending division of the colon, clear back to the ileo-caecal valve. Be careful not to let the caecum fall back into the pelvis, to the condition that would shut off the ileo-caecal valve and prohibit the continuous flow of the soft fluids into the colon. This is a successful method to unload the colon from the caecum to the rectum if there be twists, kinks, telescoping, adhesions to the bowels, or stoppage at the ileo-caecal valve by gall-stones or hard foreign substances that may have been swallowed. First raise the caecum from the pelvis to its normal position, then the transverse colon that may have fallen; also correct the left division to the sigmoid, which becomes an obstruction when it falls into the pelvis" (Still 1902).

1.2.2 Stellenwert der Organe in den Werken von Still

Für Still war es bedeutsam, die normale Position eines Organs zu kennen (Still 1902). Alle abdominalen Organe sollte der Osteopath vor dem inneren Auge visualisieren können. Es sollte der exakte Platz, die Form oder Funktion gekannt werden (Still 1902). Eine schlechte Positionierung und Form sei Indiz für eine Dysfunktion und in diesem Fall sollte immer auch die Anheftungen zu anderen Organen berücksichtigt werden (Branch 2007).

Organe wurden bereits in der Frühzeit der Osteopathie manuell behandelt, größtenteils indirekt, d. h. mittels Behandlung der Wirbelsäule (Innervation der Organe) und des Zwerchfells, seltener direkt, d. h. am Organ selbst.

1.3 Grundlagen des viszeralen Systems

1.3.1 Somatische Dysfunktion und viszerale Manipulation

1973 wurde der Begriff der **„osteopathischen Läsion"** offiziell durch den der **„somatischen Dysfunktion" ersetzt,** um funktionelle Anomalien zu bezeichnen. Die **physischen Charakteristika** einer somatischen Dysfunktion, die sich durch eine Palpations- und strukturelle Diagnostik feststellen lassen, sind:

- Einschränkung des Bewegungsumfangs oder der Funktion
- Anomalien der Gewebebeschaffenheit
- Asymmetrie
- Veränderung der Empfindlichkeit des Gewebes

Die **Definition** einer **somatischen Dysfunktion** lautet: Eine verminderte oder veränderte Funktion von zusammengehörenden Teilen des Körpersystems, also skelettalen, artikulären und myofaszialen Strukturen, und damit verbundenen vaskulären, lymphatischen und Nervenstrukturen.

Diese Definition ist allerdings stark auf Gelenkkomplexe mit angrenzenden Geweben sowie Nerven- und Gefäßelementen bezogen, weshalb das *Glossary of Osteopathic Terminology* von 2003 (Educational Council on Osteopathic Principles, USA) folgende **Definition** einer **„viszeralen Dysfunktion"** enthält: Eine verminderte oder veränderte Mobilität oder Motilität des viszeralen Systems und der damit verbundenen faszialen, neurologischen, vaskulären, skelettalen und lymphatischen Elemente.

Betrachtet man „Soma" und „somatisches System" jedoch aus embryologischer Sicht, so wird deutlich, dass die meisten osteopathischen Konzepte des viszeralen Systems sowie des primären respiratorischen Mechanismus in diesen Begriffen mit eingeschlossen sind. Die Definition einer somatischen Dysfunktion impliziert, dass es zwischen Knochen, Muskeln, Ligamenten, Faszien und Flüssigkeiten eine **symbiotische Verbindung** gibt. Diese Kontinuität ist auf die **embryonale Entwicklung** zurückzuführen: In der 3. Woche der Embryonalentwicklung, der Gastrulationsphase (der beginnenden Ausformung der menschlichen Gestalt), entwickelt sich die zwei- zur dreiblättrigen Keimscheibe mit Entoderm, Mesoderm und Ektoderm. Aus dem Mesoderm, das den Ursprung des Körpersystems darstellt, entwickeln sich Knochen, Muskeln, Ligamente, Faszien, Flüssigkeiten und einige Organe (kardiovaskuläres System, Nieren und Milz).

Die viszerale Manipulation ist größtenteils auf die **ligamentös-faszialen Verbindungen** der Organe sowie auf die **Gleitflächen** zwischen den Organen ausgerichtet. Diese Komponenten der „viszeralen Artikulationen" sind Fasziengewebe, wie z.B. Peritoneum, Pleura oder andere spezialisierte Bindegewebe, die sich aus dem **embryonalen Mesoderm** entwickeln.

Die manipulative osteopathische Arbeit mit dem primären respiratorischen Mechanismus (PRM) bezweckt die **Verbesserung der Funktion und der Beziehungen** der folgenden fünf Komponenten:

- Gelenkige Verbindung zwischen den Schädelknochen über die Suturen
- Reziproke Spannungsbeziehung der intrakranialen und intraspinalen Membranen
- Unwillkürliche Bewegung des Os sacrum zwischen den beiden Ossa ilia
- Bewegung der Zerebrospinalflüssigkeit (Liquor)
- Motilität des ZNS (Sutherland 1939)

Der größte Teil der Arbeit in diesem Bereich ist ebenfalls auf Strukturen ausgerichtet, die aus dem Mesoderm entstanden sind.

Eine Ausnahme von dieser mesodermalen Ausrichtung der somatischen Dysfunktion und der osteopathischen Intervention ist die Arbeit an der viszeralen Motilität und der Motilität des ZNS. **Motilität, als ein Teil der Struktur selbst,** ist definiert als die Fähigkeit, Form oder Morphologie zu verändern, daher ist sie bei den Viszera möglicherweise entodermalen und beim ZNS ektodermalen Ursprungs.

Wenn wir den Begriff „somatisch" also aus embryologischer Sicht für alle Strukturen verwenden, die aus dem Mesoderm entstehen, lässt sich das **Konzept der viszeralen Manipulation und der kranialen Osteopathie** in die Definition der somatischen Dysfunktion integrieren.

Diese Sichtweise erlaubt es uns auch, die Kontinuität der Strukturen bei einer somatischen Dysfunktion zu erkennen, da wir wissen, dass wir aus embryologischer Sicht „dieselbe Struktur" oder zumindest ein **Kontinuum** betrachten, auch wenn es sich anatomisch um getrennte Strukturen handelt. Der scheinbare Unterschied ist im Grunde genommen nur eine **unterschiedliche Dichte** von den Knochen bis hin zu den Körperflüssigkeiten (▶ Abb. 1.2).

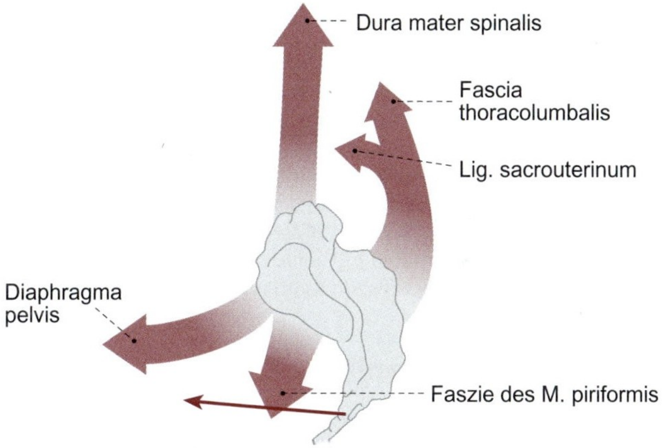

Abb. 1.2 Mesodermale Einheit [L106]

1.3.2 Das Konzept der viszeralen Artikulation

Nicht nur Knochen haben Gelenke, auch zwischen den Organen bestehen Artikulationen oder gelenkartige Verbindungen (Barral & Mercier 1988). Diese Verbindungsstellen bestehen aus **gleitfähigen Oberflächen,** wie den Meningen im ZNS, der Pleura in der Lunge, dem Peritoneum in der Bauchhöhle, der Fascia transversalis im Retroperitonealraum und dem Perikard im Herzen, sowie einem **System von Halt gebenden Faktoren,** wie membranösen Hüllen, Ligamenten, intrakavitärem Druck und Turgor. Im Unterschied zu den meisten Gelenken werden die Organe jedoch größtenteils nicht durch direkte Muskelkräfte bewegt (Chaitow 2003). Eine Ausnahme bildet nur die **Atembewegung des Zwerchfells,** das den Bewegungsimpuls für die viszerale Mobilität liefert.

1.3.3 Bewegungen innerhalb des viszeralen Systems

Die Bewegungen der Organe lassen sich in **extrinsische Bewegungen** (**Mobilität**) und **intrinsische Bewegungen** (**Motilität**) unterteilen. Beide Formen sind repetitiv und bewegen sich um verschiedene hypothetische Rotationsachsen.

Die viszerale **Mobilität** lässt sich unterteilen in eine passive und aktive Mobilität:

- **Passive** Mobilität: Haltung, Körperbewegungen, Muskeltonus und -aktivität beeinflussen das Organ und führen zu Veränderungen in den räumlichen Beziehungen.
- **Aktive** Mobilität: Der Bewegungsimpetus der respiratorischen Exkursion des Zwerchfells führt zu Veränderungen in den räumlichen Beziehungen der Viszera und kann zeitweilige Verformungen bewirken.

Die viszerale **Motilität** ist die subtilere der beiden Bewegungsformen und eine intrinsische Eigenschaft der Strukturen. Sie lässt sich in zwei Aspekte unterteilen:

- Periodische Veränderungen im Tonus der glatten Muskulatur sind ein Kennzeichen der Aktivität des autonomen Nervensystems, z. B. beim Herzschlag und der Peristaltik. Rhythmus kennzeichnet die normale funktionelle Schwingung der Organe und Gewebe des Körpers (Littlejohn).
- Inhärente Bewegungen der Gewebe vollziehen sich um hypothetische Rotationsachsen.

Mobilität und Motilität sind in ihrer Dys(F)unktion eng miteinander verbunden.

Die **Motilität,** die sich als eine **spezifische inhärente Bewegung** verstehen lässt, die es dem Organ oder Gewebe ermöglicht, seine Form oder Morphologie zu verändern, und die sich im Bewegungsmuster von Inspir und Exspir ausdrückt, hängt von der normalen Compliance, Elastizität und Trophik des Gewebes ab. Diese Gewebeeigenschaften können gestört sein, wenn die Mobilität eines Organs eingeschränkt ist. Ein **Verlust an Mobilität** erhöht die Spannung in den faszialen Hüllen und Ligamentverbindungen des Organs, beeinträchtigt den Blut- und Lymphabfluss (der unmittelbar vom Zustand der faszial-ligamentären Elemente eines Organs abhängt) und führt zu einem autonomen Ungleichgewicht (Fazilitation) im Organ und in seinen Metameren.

1.4 Viszerale Biomechanik

Nach den osteopathischen Prinzipien sind der **biomechanische Zustand** und die **Funktion der muskuloskelettalen und viszeralen Weichteilkomponenten** wichtige Faktoren in Bezug auf die Ätiologie und/oder den Fortbestand nichtpathologischer oder funktioneller Störungen.

Immobilität und ein Hypertonus der Weichteilgewebe verringern die Effizienz der lokalen Durchblutung und üben eine zunehmende biomechanische Spannung auf das umliegende Gewebe aus. Dies führt zu den palpierbaren Anzeichen einer somatischen Dysfunktion auf struktureller und auf viszeraler Ebene.

Die Diskussion der viszeralen Biomechanik beschränkt sich nicht darauf, ob ein Organ prolabiert ist oder nicht, sondern umfasst ein dynamisches Verständnis des komplexen **Zusammenspiels zahlreicher Weichteilstrukturen** in der Brust-, Bauch- und Beckenhöhle, nicht nur der Organe (Stone 1996).

> Viszerale Biomechanik bezieht sich auf die Bewegung der Organe in Relation zueinander sowie zu den Wänden der Körperhöhle, in der sie liegen (Stone 1999).

1.4.1 Viszerale Mobilität

Für die Mobilität der Organe ist die Bewegung des Zwerchfells entscheidend, da die Organe bei der Atmung die **dynamischen Impulse des Zwerchfells** aufnehmen und dadurch bewegt werden (Williame & Finet 1992). Die Organe werden durch den Druck des Zwerchfells in einer konsistenten, reproduzierbaren Weise verschoben (Williame & Finet 2000).

Der Rumpf mit Brust-, Bauch- und Beckenhöhle lässt sich mit einem **Zylinder** vergleichen, in dem sich das Diaphragma wie ein Kolben bewegt und durch seine Impulse alle Weichteilgewebe beeinflusst (▶ Abb. 1.3). Somit setzt eine gute Funktion der Organe eine normale Zwerchfellfunktion voraus, da die viszerale Mobilität ein **dynamisches Zurückfedern** (Recoil) in Relation zur Diaphragmabewegung darstellt.

Weiterhin ist die viszerale Mobilität abhängig von den **Gleitflächen,** bestehend aus Membranen (peritoneal, pleural oder perikardial), die die Organe umgeben und die Körperhöhlen auskleiden und über die Organe gelenkartige Verbindungen bilden.

Eine veränderte **Elastizität der Bänder,** die die Organe stützen, kann die Beweglichkeit der Organe einschränken. Diese Ligamente sind peritoneale Strukturen, die die Viszera mit den Wänden der Körperhöhlen verbinden. Zudem kann eine erhöhte Spannung der Bänder die Organfunktion beeinträchtigen, da über sie die neurovaskuläre Versorgung stattfindet.

Ein **normaler Druckgradient** zwischen Thorax (negativ) und Abdomen (positiv) stützt die Organe, da sich durch den Anziehungseffekt, den die Druckdifferenz verursacht, das Gewicht der Organe verringert. Die Veränderungen des Druckgradienten bei der Atmung führen zu einem Ansaugeffekt, der die venöse und lymphatische Flüssigkeitsdynamik verbessert. Dieser Druck und die Druckverteilung werden zudem durch die **Körperhaltung** und Veränderungen der **Wirbelsäulenstatik** beeinflusst.

Der **Zustand der glatten Muskulatur und des Bindegewebes** nimmt zudem Einfluss auf die Organfunktion. Eine Verbesserung des Tonus der glatten Muskulatur und der Elastizität der bindegewebigen Komponenten kann für die Organbewegung und die Durchblutung des Organgewebes vorteilhaft sein (Stone 1999).

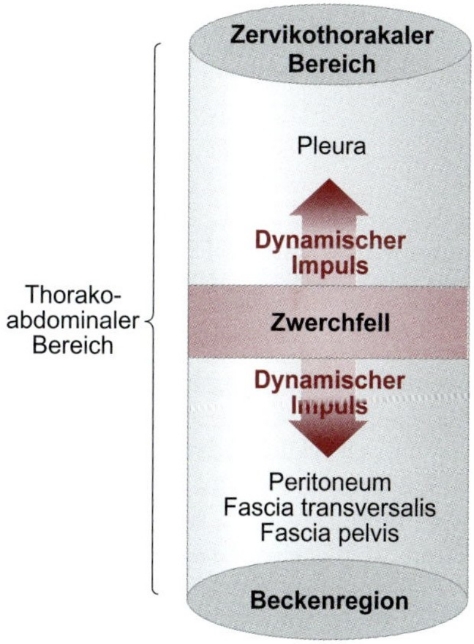

Abb. 1.3 Der Rumpf als Zylinder. Mit jeder Atembewegung werden die Weichteilgewebe vom Beckenboden bis zum Kehlkopf und der Schädelbasis bewegt, was zu einer laufenden Verlagerung der Spannung im Gesamtsystem führt. [L106]

Forschung zur viszeralen Mobilität

In den letzten 20 Jahren wurden in der Literatur zunehmend mehr quantitative Informationen über die **Respirationsbewegungen der Organe** verfügbar (NMR-Studien und PET-Scans). Bei ruhiger Atmung ließ sich eine Bewegung um 1–3 cm bei Lunge, Leber und Niere feststellen (Davies et al. 1994, Mageras et al. 2001), außerdem eine Absenkung des Perikards um 1,5 cm bei normaler Atmung und um bis zu 4 cm bei maximalen Atemvolumina (Fredrickson 1995, Huesman et al. 2001) (▶ Abb. 1.4). Diese Bewegung ist dreidimensional. Beim Perikard wurde eine Respirationsbewegung in kraniokaudaler und in anteroposteriorer Richtung festgestellt (McLeish et al. 2002).

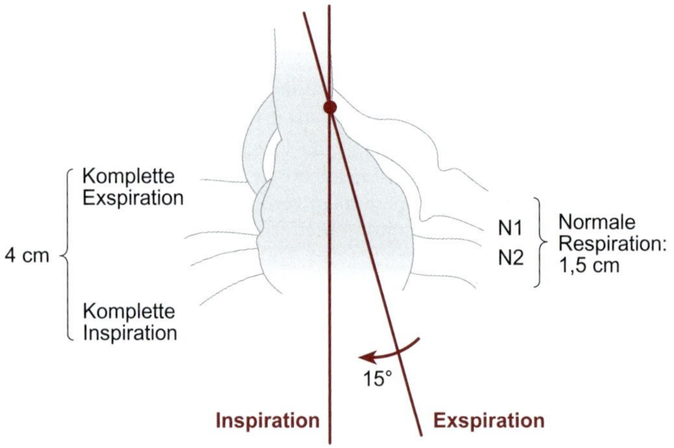

Abb. 1.4 Respiratorische Mobilität von Herz und Perikard. Durch die Bewegungen des Zwerchfells wird das gesamte Mediastinum räumlich verlagert. Innerhalb des Mediastinums folgt das Perikard diesen Bewegungen. Seine Exkursionen hängen von der Amplitude der Diaphragmabewegung ab. [L106]

Regelmäßige und unregelmäßige Bewegungen

Man unterscheidet außerdem zwischen Organen, die sich **unregelmäßig,** und solchen, die sich **zyklisch** bewegen. Die Beckenorgane, z. B. die Prostata, bewegen sich unregelmäßig und die Organe in der Bauchhöhle zyklisch mit der Atmung.

Bei der **Prostata** war eine Bewegung v. a. als Reaktion auf die Füllung von Blase und Rektum, aber auch auf die Atmung nachweisbar (Melian et al. 1997, Malone et al. 2000). Dabei wurde eine durchschnittliche **Organabweichung der Prostata** von 1–8 mm infolge der Ausdehnung von Rektum und Blase gemessen (Ten Haken et al. 1991). Durch die Füllung der Blase verschoben sich Prostata und Samenbläschen nach posterior, durch die rektale Füllung kam es zu einer Kompression in anteriorer Richtung.

Während die Prostatabewegung vermutlich physiologisch verursacht ist, lässt sich die **Abdominalbewegung auf die Atmung zurückführen** und ist in der Regel zyklisch. Organbewegungen innerhalb der Bauchhöhle aufgrund der Respiration konnten mittels CT (Balter et al. 1996), NMR (Moerland et al. 1994, Swart et al. 1994) und Sonografie (Oppelaar 1998, Davis et al. 1994) gemessen werden (▶ Tab. 1.1).

Tab. 1.1 Überblick über die atmungsabhängige Abdominalbewegung. Die angegebene Bewegung der Organe entspricht der Positionsänderung von der Inspiration zur Exspiration. AP = anteroposterior, KK = kraniokaudal, SI = superoinferior.

Autor	Organ	Bewegung [mm]	Details
Balter et al. (1996)	Niere (links, rechts)	18 ± 6	AP, normale Atmung
Swart (1994)	Niere	≤ 43	SI, normale Atmung
Moerland et al. (1994)	Linke Niere	2–24/10–86	Normale/forcierte Atmung
	Rechte Niere	4–35/10–66	Normale/forcierte Atmung
Suramo (1984)	Niere (links, rechts)	19 (10–40)	KK, normale Atmung
	Niere (links, rechts)	40 (20–70)	KK, forcierte Atmung
Davies et al. (1994)	Diaphragma	7–28	SI, normale Atmung
Balter et al. (1996)	Leber	17 ± 5	AP, normale Atmung
Suramo (1984)	Leber	25 (10–40)/55 (30–80)	Normale/forcierte Atmung
	Pankreas	20 (10–30)/43 (20–80)	Normale/forcierte Atmung

Die Studie von Suramo (1984) ergab, dass sich die Leber mehr bewegt als das Pankreas oder die Nieren und dass die Bewegung der Organe bei Versuchspersonen über 60 Jahren auch bei tiefer Atmung in der Regel reduziert ist. Das **Ausmaß der Organbewegung** hängt außerdem vom **Atemmodus** ab: Bei Thorakalatmung wird das Zwerchfell relativ wenig bewegt, sodass es zu einer geringeren Verschiebung der Abdominalorgane kommt als bei der Bauchatmung (Davies et al. 1994). Es gibt auch Hinweise darauf, dass sich die Organbewegung bei Männern und Frauen aufgrund der unterschiedlichen Körperform unterscheidet.

Bewegungen der Leber

Herline et al. (1999) beschreiben Messungen, die während **Leberoperationen** durchgeführt wurden. Bestimmte Punkte auf der Oberfläche der Leber wurde mit einem elektronischen Zeigeinstrument (LED-Pointer) markiert. Für die Messung ausgewählt wurden die laterale Spitze des linken Leberlappens, der zentrale Teil der Gallenblasengrube und das Lig. falciforme hepatis an seinem Eintrittspunkt in die Leber. Die Messungen wurden bei kontinuierlicher freier Atmung durchgeführt (mittlere Abweichung des Organs: 10,3 mm). Dies scheint der erste Versuch gewesen zu sein, die Bewegung der Leber während der Atmung direkt zu beobachten. Damit lassen sich zwar die Probleme, die bei der Verwendung bildgebender Verfahren auftreten, vermeiden, doch es steht zu vermuten, dass die Bewegung infolge der operativen Eröffnung des Abdomens verändert ist; eventuell hat dies Einfluss auf die Amplitude der Bewegung.

Die **primäre Bewegung der Leber,** wie sie durch bildgebende Verfahren und durch die direkte Messung bei eröffnetem Abdomen festgestellt werden kann, findet in **kraniokaudaler Richtung** statt. Es wurde jedoch auch eine Bewegung in anteroposteriorer (a. p.) Richtung (Balter et al. 2001, Rohlfing et al. 2001) und eine links-/rechtsseitige (L-R) Bewegung beschrieben. Die Messung der a. p. Translation ergab Werte von 1–12 mm, die der L-R-Bewegung Werte von 1–3 mm.

Eine weitere Bewegung, die bei Organen und v. a. bei der Leber gemessen wurde, ist die **Verformung während der Atmung.** Rohlfing et al. (2001) beobachteten eine residuale Deformation von bis zu 19 mm (durchschnittlich 6 mm), wobei die stärkste Deformation im superioren Leberbereich auftrat. Brock et al. (2002) bestätigten dies durch ihre Studie, aus der sie ableiten, dass sich die Spitze der Leber beim Übergang von der Exspiration zur Inspiration abflacht.

Eine weitere Untersuchung verwies auf gewisse **Schlüsselbereiche,** die während der Atmung am stärksten zu einer Verformung neigen. Dies betraf besonders die Oberfläche der Leber, die mit dem Zwerchfell in direktem Kontakt steht und daher bei der Inspiration eine starke, nach unten gerichtete Krafteinwirkung erfährt. Ein weiterer Bereich mit starker Deformationstendenz ist die Unterseite der Leber, die hinten mit der Körperhöhle in Verbindung steht und gegen diese Oberfläche gedrückt wird, wenn sich das Diaphragma senkt. Häufig lässt sich auch im Bereich der großen Blutgefäße in der Leber eine gewisse Verformung nachweisen. Rund um die V. cava inferior, besonders dort, wo sie durch das Zwerchfell verläuft, oder auf der Ebene der V. portae hepatis können Bereiche komprimiert werden, wodurch das Blut weitertransportiert wird, da sich das Gefäß bis zu einem gewissen Grad schließt. Dasselbe scheint auch für andere wichtige Gefäße in der Leber zu gelten.

Die Ergebnisse der Experimente bestätigen, dass sich bestimmte Bereiche der Leber während der Atmung um **mehr als 20 mm** verformen können, ein Faktor, der in der Literatur bisher wenig Beachtung gefunden hat.

Die Bewegung, die **in pathologischen Fällen** zu beobachten ist, unterscheidet sich möglicherweise deutlich von der bei gesunden Versuchspersonen. Beispielsweise kann ein Tumor in der näheren Umgebung der Leber zu einer Fixierung führen, die die Bewegung einschränkt oder den Bewegungswinkel verändert. Bestimmte Erkrankungen, wie z. B. eine Leberzirrhose, verändern die Beschaffenheit und damit auch die Deformierbarkeit der Lebergewebe.

Zu beachten ist, dass es zwischen verschiedenen Versuchspersonen aufgrund der **anatomischen Variabilität** Unterschiede in der Organmobilität oder der durchschnittlichen Abweichung der Organe geben kann.

Wichtige Ergebnisse zur **viszeralen Mobilität** (basierend auf Untersuchungen mit bildgebenden Verfahren):

- Alle Organe weisen eine Respirationsbewegung (Mobilität) in verschiedenen Ebenen auf.
- Bei den Thorakal- und Abdominalorganen ist es eine zyklische Mobilität (in Reaktion auf die Zwerchfellbewegung), während sie bei den Beckenorganen eher unregelmäßig ist (Reaktion auf physiologische Veränderungen im Becken).
- Bestimmte Organe verformen sich in Reaktion auf die Zwerchfellbewegung. Diese Deformation ist dreidimensional und fügt den Parametern der Organmobilität eine weitere räumliche Veränderung hinzu.
- Diese Verformung kann das Lumen von Blutgefäßen und Organstrukturen beeinflussen.

Auswirkungen der viszeralen Mobilität

Die Mobilität des Dünndarms trägt unter normalen Umständen dazu bei, eine **Ansammlung von Flüssigkeiten** im zentralen Teil der Peritonealhöhle zu verhindern (Ahrenholz & Simmons 1988). Möglicherweise verbessert sich durch eine gute Mobilität zwischen den Abdominalorganen die Flüssigkeitsbewegung (peritoneale Zirkulation). Aus einem Verständnis der „Artikulationen" und „Gleitflächen" innerhalb des Abdomens und Beckens wird deutlich, dass körperliche Bewegung und die therapeutische Manipulation der Organe die **Flüssigkeitsdynamik im Peritonealraum und die Funktion der Bauch- und Beckenorgane** verbessern, erhalten oder sogar wiederherstellen können (Stone 1996, 1999). Es gibt einige Hinweise darauf, dass die Organmobilität Einfluss auf die viskotrophischen Eigenschaften der Peritonealflüssigkeit hat, ähnlich wie sich eine verminderte Gelenkbeweglichkeit auf die Viskosität der Synovialflüssigkeit und somit die Gelenkfunktion auswirkt.

Die Verformbarkeit von Organen, die als Teil der viszeralen Mobilität gesehen werden kann, erlaubt außerdem eine **räumliche Anpassung** der Körperhöhlen bei verschiedenen Aktivitäten wie Atmung, Fortbewegung, Veränderungen des Kreislaufs (im gesunden wie auch im kranken Körper) und sonstigen körperlichen Betätigungen.

Wichtige **Auswirkungen der viszeralen Mobilität** sind:
- Aufrechterhaltung der Flüssigkeitsdynamik in den Körperhöhlen
- Aufrechterhaltung der optimalen Organfunktion
- Anpassung an räumliche Veränderungen in den Körperhöhlen während unterschiedlicher Aktivitäten

1.4.2 Viszerale Motilität

Motilität gilt als wichtiger Faktor bei der viszeralen Manipulation. Motilität lässt sich definieren als die Fähigkeit eines Organs oder Gewebes, seine **Form oder Morphologie zu verändern.** Diese Fähigkeit ist eine **intrinsische Eigenschaft** des Organs oder Gewebes und nicht auf irgendwelche äußeren Einflüsse zurückzuführen, vergleichbar mit dem primären respiratorischen Mechanismus. Es wird vermutet, dass der **Ursprung** dieses intrinsischen Bewegungsphänomens und seiner Bewegungsachsen **in der Embryonalentwicklung** zu finden ist.

Während ihrer fetalen Entwicklung besitzen Organe nicht nur die Fähigkeit, ihre Form und Position in Übereinstimmung mit den auf sie einwirkenden Kräften zu verändern, diese Verformbarkeit bildet sogar die **biodynamische Basis ihrer Existenz.** Diese Fähigkeit geht nicht verloren, bildet sich aber bis zur Geburt immer mehr zurück. Die morphogenetischen Bewegungsbahnen der Organe werden zu ihrer aktiven Motilität (Grossinger 2003). Der Puls, der dieses hydraulische System reguliert, bestimmt die Identität der Säugetiere auf einer tiefen, rhythmischen Ebene. Die skelettal-viszerale Achse reagiert auf die zerebrospinale Hydraulik mit einer **zyklischen Rotation nach innen und außen,** einer Bewegung, die das ganze Leben hindurch andauert (Grossinger 2003).

1.4.3 Phasen der embryonalen Entwicklung

Die folgende Auflistung ist zwar stark vereinfacht, fasst jedoch grob einige der Phasen der Embryonalentwicklung zusammen, die nach Jealous (1997) und Deora (2001) bei der **Entwicklung und Entstehung inhärenter Bewegungen** oder Rhythmen vermutlich eine Rolle spielen. Die „funktionellen" embryologischen Betrachtungen dieser Autoren basieren teilweise auf den Arbeiten von Blechschmidt (1977) sowie Blechschmidt & Gasser (1978).

- **Implantation der Blastozyste** im Endometrium:
  - Rhythmische Bewegung der Interstitialflüssigkeit
  - Formative Kräfte, jedoch keine formativen Körper
- **Gastrulationsphase:**
  - Ausbildung der drei Keimblattschichten Ektoderm, Mesoderm und Entoderm
  - Biokinetische und biodynamische Differenzierung durch metabolische Felder
- **Morphogenese:** Entstehung von Form, Gestalt und Struktur
- **Ausbildung von inhärenten Rhythmen:**
  - Bewegungen des ZNS: Kontraktionen der Gliazellen (Astrozyten, Oligodendrogliazellen), arterielle Vasomotorik, Vascular Energised Wave (VEW)
  - Bewegung von Körperflüssigkeiten: Zerebrospinalflüssigkeit (Liquor), Blut und Lymphe, intra- und extrazelluläre Flüssigkeiten
  - Bioelektrische und zelluläre Oszillationen
  - Bewegung von Geweben: Knochen und Viszera, Membranen und Faszien, Muskeln und Ligamenten

Abgesehen von dieser Extrapolation von der Embryologie zur Palpation ist die Motilität bisher noch **kaum wissenschaftlich erforscht** und wird in der Diagnostik und Behandlung immer noch vorwiegend auf empirischer Basis eingesetzt. Es gibt nur sehr wenige quantifizierbare Beobachtungen intrinsischer Gewebebewegungen. Lee (2001) stellte eine Übersicht der inhärenten Bewegungen zusammen, die über die kraniospinale (oder kraniosakrale) Achse hinausgehen. In Bezug auf die viszerale Motilität wird auf die Arbeit von Nordenstrom (1983) verwiesen. Dieser untersuchte mit elektrischen Potenzialmessungen in Geweben die elektrochemischen Eigenschaften von Tumoren. Dabei stellte er fest, dass das **elektrische Potenzial normaler Gewebe** fluktuiert. Nordenstrom fand bei anästhesierten Hunden in Leber, Pankreas, Niere und Magenserosa Fluktuationen mit einer Rate von 3–5 Zyklen/min und einer Amplitude von 1 mV. Diese Fluktuationen waren unabhängig von der Peristaltik sowie von der Herz- oder Lungenaktivität (Lee 2001). Die Ursache dieses Phänomens konnte nicht geklärt werden, doch Nordenstrom vermutet eine **neuronale Kontrolle** dieser Fluktuationen.

Die viszerale Motilität ist also möglicherweise ein **embryologisches und biologisches Phänomen,** dessen Ursprung größtenteils ungeklärt und dessen Anwendung in der Praxis rein empirisch ist. Auch wenn sich in der Literatur zunehmend Belege dafür finden, dass Bindegewebe und Faszien eine gewisse Kontraktilität (Staubesand 1996, Schleip 2003, 2004) und inhärente Bewegungseigenschaften (Ward 1993) aufweisen, lassen sie sich nicht direkt auf die Organe selbst und ihre Motilität übertragen. Das bedeutet jedoch nicht, dass das Konzept der Motilität damit widerlegt und seine Anwendung in der viszeralen Osteopathie nichtig wäre.

1.4.4 Viszerale Restriktionen

Restriktionen und Spannungen in den Körperhöhlen (Druckveränderungen, Muskelskelett-Probleme, Ungleichgewicht der Muskelspannungen, falsche Haltung usw.) können die viszeralen Bewegungen einschränken und dadurch die **Funktion und die Flüssigkeitsbewegung beeinträchtigen.** Umgekehrt können Restriktionen (Spannungen, Narben, Verklebungen) in und zwischen den Organen und ihren Gleitflächen zur Dehnung von Aufhängebändern der Organe führen und so **Spannungen** in den Teilen **des Muskel-Skelett-Systems** hervorrufen, an denen die Organe befestigt sind.

Postoperative Adhäsionen sind häufig und treten in 50–95 % aller Fälle auf (Schäfer et al. 1998). Weitere häufige **Ursachen von Verklebungen** sind Entzündungen, eine Perforation von Organen sowie eine Endometriose (Howard 1993).

Die parietale Pleura, das Peritoneum und das damit verbundene Mesenterium reagieren **empfindlich auf Spannung** (Robertson 1999). Außerdem enthalten Adhäsionen Nervenfasern, was darauf hindeutet, dass auch in den Verklebungen selbst Schmerz entstehen kann (Kligman et al. 1993, Tulandi et al. 1998). Bei viszeralen Restriktionen ist die Bewegungsachse der betroffenen Gewebe und Organe verändert (Barral 1988), sodass es zu einer **Reizung von Rezeptoren** mit lokalen oder generellen Spasmen und Schmerzen kommen kann (Robertson 2000). Auch eine mechanische Dehnung der Hohlorgane kann ebenso wie eine Ischämie Schmerzen auslösen oder modulieren kann (Ness & Gebhart 1990).

Bei Patientinnen mit chronischen Schmerzen im Beckenbereich ließ sich feststellen, dass höchstwahrscheinlich Adhäsionen, die unter Spannung stehen oder die Organmobilität einschränken, die Symptome hervorrufen, da sie zu einer **Reizung von Nozizeptoren innerhalb der Adhäsionen oder im Peritoneum** führen (Perry et al. 2000). Adhäsionsbedingte Schmerzen werden in der Regel durch plötzliche Bewegungen, Geschlechtsverkehr und körperliche Aktivität verschlimmert (Perry et al. 2000).

1.4.5 Auswirkungen des Mobilitätsverlusts auf die Organfunktion

Williame & Finet (1999, 2000) führten ihre früheren klinischen Korrelationsstudien zu Störungen der viszeralen Dynamik fort, indem sie unter den Teilnehmern ihrer ersten Studien (1985–1988) jeweils Gruppen von Patienten mit denselben Beschwerden identifizierten. Um **Unterschiede in der viszeralen Dynamik/Mobilität** festzustellen, verglichen sie die symptomatischen Gruppen mit den übrigen Patienten.

Dabei zeigte sich, dass eine **Modifizierung der viszeralen Dynamik/Mobilität** eines bestimmten Organs mit dem **Auftreten bestimmter Beschwerden korrelieren** kann:

- Im Bereich von Jejunum und Ileum mit einer Aufblähung des Bauchs und diffusen Abdominalschmerzen.
- Im Bereich des Colon ascendens **meist** mit Diarrhö und rechtsseitiger Kolitis sowie mit druckschmerzhaften Punkten im fixierten Bereich.
- Im Bereich des Colon descendens vorwiegend mit Obstipation und linksseitiger Kolitis; bei Obstipation wurde eine Fixierung des Colon descendens sowie häufig auch der Flexura coli dextra festgestellt.
- Im Bereich des Magens hauptsächlich mit Gastritis, Hiatushernie, Völlegefühl nach den Mahlzeiten und Übelkeit.
- Im Bereich des Duodenums im Allgemeinen mit Sodbrennen, Schmerzen nach den Mahlzeiten und Anzeichen für eine Dysfunktion des Pankreas, u. a. Unverträglichkeit von Fleisch und Fett, Verlangen nach Zucker, Hunger mit „plötzlicher Müdigkeit“ gegen Mittag usw.

1.5 Behandlung der Viszera

1.5.1 Allgemeine Hinweise

Schon seit mehr als 100 Jahren gibt es eine Vielzahl osteopathischer Manipulationstechniken zur Behandlung der Viszeralorgane und der damit verbundenen Strukturen. Bevor diese erläutert werden, soll hier ein kurzer Überblick über die osteopathischen Prinzipien und manipulativen Modelle gegeben werden.

Osteopathische Prinzipien

Bei der Integration viszeraler Manipulation in das osteopathische Konzept kann gar nicht genug betont werden, dass die Osteopathie eine patientenorientierte Behandlungsform ist, die auf folgenden Prinzipien beruht:

- Der Körper wird als **Einheit** betrachtet. Dadurch entsteht eine ganzheitliche Sichtweise von Körper, Geist und Seele.
- Der Körper ist zur **Selbstregulation** und **Selbstheilung** fähig. Er interagiert mit der Umwelt und passt sich ihr ebenso an wie inneren Stressoren, im ständigen Bestreben um die bestmögliche Gesundheit des Individuums.
- Es besteht eine gegenseitige **Abhängigkeit von Struktur und Funktion** sowie **Flüssigkeitszufuhr und -abfluss.**
- Das **autonome Nervensystem** bildet in der osteopathischen Sichtweise eine zentrale Achse.
- Leben ist **Bewegung:** Willkürliche sowie unwillkürliche oder inhärente Bewegungen in Geweben und Flüssigkeiten tragen zum optimalen Funktionieren des Körpers und seinen adaptiven Ressourcen bei.
- Zu jedem Krankheitsprozess gehört eine **somatische Komponente** (wobei eine somatische Dysfunktion nicht nur das Nerven-Muskel-Skelett-System betrifft), nicht notwendigerweise in der Ätiologie, wohl aber als verstärkender Faktor im Krankheitsprozess.

Es gibt **zehn grundlegende Körperfunktionen,** deren Förderung das Ziel der osteopathischen Behandlung ist (Crow 2001) und deren Physiologie intrinsisch mit den osteopathischen Prinzipien verbunden ist:

- Haltung und Körperbewegung
- Kreislauf
- Atmung
- Verdauung, Absorption und Ausscheidung
- Metabolismus und Energiegleichgewicht
- Regulation des Flüssigkeits- und Elektrolytgleichgewichts
- Schutzmechanismen
- Sinneswahrnehmung
- Fortpflanzung
- Bewusstsein
- Verhalten

Die **Ziele** osteopathischer Interventionstechniken lassen sich folgendermaßen generalisieren und zusammenfassen (Crow 2001, DiGiovanna, Schiowitz & Dowling 2005):

- Schmerzlinderung und Reduzierung sonstiger Symptome
- Verbesserung der Funktion oder Verbesserung der funktionellen Bewegung; dies umfasst auch die normale inhärente Bewegung des Bindegewebes, den primären respiratorischen Mechanismus und die viszerale Motilität

- Verbesserung der Blut- und Nährstoffversorgung in den betroffenen Bereichen
- Verbesserung der Sauerstoff- und Nährstoffversorgung auf der Zellebene
- Optimierung des Abflusses/der Drainage von Flüssigkeiten über das Lymph- und Gefäßsystem
- Modifizierung von Reflexmustern und Reizschwellen, insbesondere Normalisierung somatoviszeraler und viszerosomatischer Reflexe
- Verringerung des Sympathikotonus bei somatischen Dysfunktionen und Krankheitsprozessen, Verbesserung gestörter Nervenfunktionen
- Optimierung der Immunfunktion und der Körperreaktion auf Stress

Modelle osteopathischer Manipulation

Wie kommt man nun von den Prinzipien und Körperfunktionen zur geeigneten manipulativen Intervention? Dabei ist das Werk *Conceptual Models of Osteopathic Manipulative Treatment* besonders hilfreich, v. a. im Hinblick auf die viszeralen Techniken, um die **Behandlungsziele zu definieren** und das **Behandlungsprogramm festzulegen.**

Die meisten osteopathischen Behandlungstechniken verbinden Elemente mehrerer dieser Modelle. Es gibt für die einzelnen Modelle keine jeweils spezifischen Techniken, und grundsätzlich gilt, dass die **Technik sekundär** ist und nur dazu dient, die Ziele der jeweiligen Intervention zu erreichen. Innerhalb eines Modells werden jeweils verschiedenste Techniken eingesetzt. Die Modelle können jedoch als **Leitlinie** bei der osteopathischen Analyse des Patienten und seiner Beschwerden dienen.

Biomechanisches und Haltungsmodell

Eine Verbesserung der Biomechanik des Muskelskelettsystems kann über die Muskeln und Faszien auch auf die Viszera wirken. Eine **Verbesserung der Haltungsbalance** erhöht die respiratorische Effizienz und stärkt den Kreislauf, wodurch eine günstige Umgebung für das optimale Funktionieren der Viszera hergestellt wird.

Neurologisches Modell

Wird durch eine osteopathische Intervention das „fazilitierte Segment" beseitigt, bewirkt dies eine **Harmonisierung** der Aktivität **des autonomen Nervensystems.** Die Homöostase der Gewebe und die Signalleitung werden verbessert. Das kann verschiedene Reflexbögen beseitigen, die zu dem Problem beigetragen haben.

Respiratorisch-zirkulatorisches Modell

Die Behandlung und **Harmonisierung des Diaphragmas** beseitigt Hindernisse im venolymphatischen Rückfluss und fördert die respiratorische Exkursion, was zur **Mobilisation der Körperflüssigkeiten** durch Verbesserung der Atmung beiträgt. Die verstärkte Diaphragma-Exkursion fördert außerdem auch direkt die viszerale Mobilität.

Modell der Bindegewebskontinuität

Mithilfe detaillierter Kenntnisse über die **anatomischen Zusammenhänge** können Strukturen, die mit den Viszera zusammenhängen oder verbunden sind, entweder direkt oder über andere Strukturen behandelt werden (wie im Fall der thorakalen Viszera, wobei der knöcherne Thorax als Eintrittspforte dient). Inhärente Gewebebewegungen können ebenfalls zur Diagnostik oder Behandlung hinzugezogen werden (viszerale und fasziale Motilität, primärer respiratorischer Mechanismus), um sie entweder getrennt oder zusammen mit der Behandlung der strukturellen Mobilität zur Behandlung von Spannungsmustern im durchgehenden Bindegewebe des Körpers einzusetzen.

Modell des Energieaufwands

Dysfunktionen im Muskel-Skelett-System des Körpers erhöhen nachweislich den Energieverbrauch. Durch eine Funktionsveränderung in einem tragenden Gelenk kann sich der Energieaufwand z. B. um schätzungsweise 300–500 % erhöhen. Das könnte die physiologische Funktion anderer Systeme so verändern, dass es Auswirkungen auf das gesamte System hätte. Wird die **funktionale Integrität des Muskel-Skelett-Systems** als Ganzes wiederhergestellt, kann sich der Energieaufwand des Körpers insgesamt verringern, was zu einer optimalen physiologischen Homöostase beiträgt.

1.5.2 Spezifische Techniken

Für eine spezifische Behandlung der Viszera steht dem Therapeuten eine Vielzahl an Techniken zur Verfügung. Sie lassen sich unterteilen in:

- Direkte Techniken
- Indirekte Techniken
- Induktionstechniken
- Techniken unter Verwendung von Reflexen

Direkte Techniken

Unter direkten Techniken versteht man alle Arten von Manipulationen, bei denen die Bewegungseinschränkung einer **Dysfunktion direkt angesprochen** und die korrigierende Kraft oder der Stimulus in Richtung der Restriktion oder durch sie hindurch gelenkt wird. Klassische Beispiele dafür sind HVLA-Techniken, Artikulationstechniken und Weichteildehnungstechniken. Ziel ist es, die Mobilität durch Normalisierung der Spannung, Elastizität und Gleitfähigkeit der Gewebe wiederherzustellen.

Viele der frühen „viszeralen" oder „ventralen" osteopathischen Techniken waren direkt auf Weichteilrestriktionen ausgerichtet, z. B. in Form einer Dehnung der Faszien, der beteiligten anatomischen Strukturen oder durch „Anheben" der Viszera.

Indirekte Techniken

Unter indirekten Techniken versteht man alle Arten von Manipulationen, bei denen die dysfunktionalen Komponenten passiv und in **Gegenrichtung zur Bewegungseinschränkung** bewegt werden. Traditionell wurde von einer „Übertreibung der Läsion" gesprochen, wobei der „Weg des geringsten Widerstands" gesucht wird, bis die Gewebespannung neutralisiert ist. Ziel ist es, durch Normalisierung der Spannung, Elastizität und Gleitfähigkeit der Gewebe die Mobilität wiederherzustellen. Heute zählen zu dieser Kategorie funktionelle Techniken, Strain-Counterstrain-Techniken sowie Techniken der ausgeglichenen ligamentären Spannung (balanced ligamentous tension, BLT).

Es ist nicht vollständig geklärt, wann dieses Behandlungsprinzip für Viszeralorgane und damit verbundene Strukturen eingeführt wurde, klar ist jedoch, dass Stills Technik der „Übertreibung der Läsion" oder Sutherlands Technik des „balance-and-hold" (BLT) bereits in den 1940er-Jahren im Bereich der viszeralen und faszialen Weichteilgewebe eingesetzt wurden (Kimberly 1949, Lippincott 1949).

Induktionstechniken

Unter „Induktion" versteht man die sanfte **Unterstützung der inhärenten oder intrinsischen Gewebemotilität** durch manuelle Techniken, mit dem Ziel einer Wiederherstellung der normalen Bewegungsrate und -amplitude. Seit Sutherland in den

1930er-Jahren entdeckte, dass die unwillkürliche Bewegung von Geweben ein natürlicher Ausdruck von Gesundheit ist, hat die Osteopathie sich vielfach weiterentwickelt. So entstanden immer weitere Behandlungsmodalitäten für diese unwillkürliche Gewebebewegung. Dazu zählt u. a. auch die Induktion.

Wie im Abschnitt über viszerale Motilität (▶ 1.3.2) bereits beschrieben, besitzt jedes Organ festgelegte Parameter der **Motilität in den Phasen Inspir und Exspir.** Diese pendelähnlichen intrinsischen Bewegungen werden nach ähnlichen Kriterien wie die kranialen rhythmischen Impulse (CRI) oder der primäre respiratorische Mechanismus (PRM) beurteilt: **Amplitude, Symmetrie der Bewegung und Vitalität,** und zwar jeweils im Hinblick auf die inhärenten Rotationsachsen der Organe. Der Motilität wendet man sich in der Regel nach der Wiederherstellung der ursprünglichen Respirationsdynamik oder Mobilität eines Organs zu.

Zur Beurteilung der Motilität eines Organs wird ein Druck von 20–100 g je nach Tiefe des Organs empfohlen (Barral & Mercier 1988). Paarige Organe können gleichzeitig geprüft werden; findet sich bei einem eine eingeschränkte Motilität, wird es anschließend gesondert geprüft (Barral & Mercier 1988). Eine **Dysfunktion** liegt in der Regel dann vor, wenn die normale Motilität, die bei 7–8 Zyklen/min liegt, in ihrer Amplitude, Symmetrie oder Vitalität beeinträchtigt ist. Wird vermutet, dass diese Einschränkung sekundär ist, so kann man das vermutete primäre Problem durch Fingerdruck hemmen, worauf das beeinträchtigte Organ sofort eine verbesserte Motilität aufweisen sollte.

Bei der Behandlung der Motilität arbeitet man mit einer **Induktion** der pendelähnlichen Bewegung **um die Rotationsachse oder den Neutralpunkt.** Bei der Induktion betont, unterstützt oder verstärkt der Therapeut leicht die stärker ausgeprägte Bewegungsrichtung (Inspir oder Exspir) und versucht dabei, die Symmetrie, Amplitude und Frequenz der Organmotilität wiederherzustellen.

Techniken unter Verwendung von Reflexen

Die Osteopathie hat schon immer die Beziehung zwischen den Viszera und anderen Körperregionen über Reflexe betont. Aus Sicht der Osteopathie ist die Wirbelsäule ein „Organisator von Krankheitsprozessen“, weshalb Osteopathen immer schon manuelle Techniken an der Wirbelsäule einsetzten, um über autonome Reflexbögen **Einfluss auf entfernte Körperstrukturen** auszuüben oder um **Reflexbögen** eines dysfunktionalen Organs zu unterbrechen.

Neben dieser offensichtlichen viszerosomatisch-somatoviszeralen Verbindung wurden in der Osteopathie aber auch noch **andere Reflexsysteme** und -techniken entwickelt. Parker berichtet, dass Still bei der Behandlung von Patienten offensichtlich bereits Reflexbereiche einsetzte, die den später von Frank Chapman entdeckten glichen (Parker 1934).

Chapman-Reflexe

Chapman interessierte sich besonders für die Rolle, die das **Lymphsystem** bei Gesundheit und Krankheit spielt. Durch sanfte Manipulation der Lymphknoten konnte Chapman bei einem Patienten mit Lymphadenitis ausgezeichnete Resultate erzielen, ohne dass er irgendeine Art von spinaler Manipulation einsetzte (Lippincott 1946). Daraufhin begann er eine sorgfältige Beobachtung und Aufzeichnung von Fällen und konnte im Laufe der folgenden Jahrzehnte bestimmte **Bereiche auf der Körperoberfläche** lokalisieren, die mit bestimmten viszeralen Dysfunktionen korrespondieren. Er war der Ansicht, dass diese Bereiche durch Störungen der Nervenleitung und Lymphstauungen entstehen, und bezeichnete diese Reflexpunkte als **„neurolymphatische Reflexe“.** Bis Ende 1920 hatte er ungefähr 200 solche Reflexpunkte auf der Körperoberfläche identifiziert (▶Abb. 1.5). Diese Arbeit wurde von seinem Schwager, Charles Owen, fortgesetzt und 1937 in dem Buch *An Endocrine Interpretation of Chapman's Reflexes* veröffentlicht. Diese Reflexe werden zu Ehren ihres Entdeckers nach Chapman benannt.

Heute wird dieses **System zur Diagnostik und Behandlung** viszeraler Dysfunktionen allgemein auf einem fortgeschrittenen Niveau gelehrt und praktiziert (Kuchera & Kuchera 1994, Kuchera 2004, Patriquin 1997, 2003). Eine Anzahl jüngst veröffentlichter Forschungsberichte erhärtet die Existenz dieser Punkte und beweist ihre klinische Bedeutsamkeit (Adler-Michaelson 2003, Capobioanco 2004, Washington et al. 2003).

Die Chapman-Reflexe sind „neurolymphatische“ Reflexpunkte, die auf der anterioren und posterioren Körperoberfläche lokalisiert sind. Sie sind klein, mit einem Durchmesser von ca. 2–3 mm und fester, glatter Textur. Sie sind einzeln palpierbar und in der Regel sehr schmerzhaft. Sie besitzen sowohl diagnostische als auch therapeutische Bedeutung und werden mit sanftem bis festem, kreisendem **Fingerdruck** von 20–60 Sekunden Dauer behandelt. Traditionell sollten sie nicht manipuliert werden, bevor nicht der Beckengürtel und das Os sacrum „ausbalanciert“ sind bzw. keine Dysfunktion mehr aufweisen. Diese Reflexe sind in der viszeralen Osteopathie sehr wertvoll, da sie **zur Differenzialdiagnostik beitragen** und auch eine **prognostische Bedeutung** besitzen.

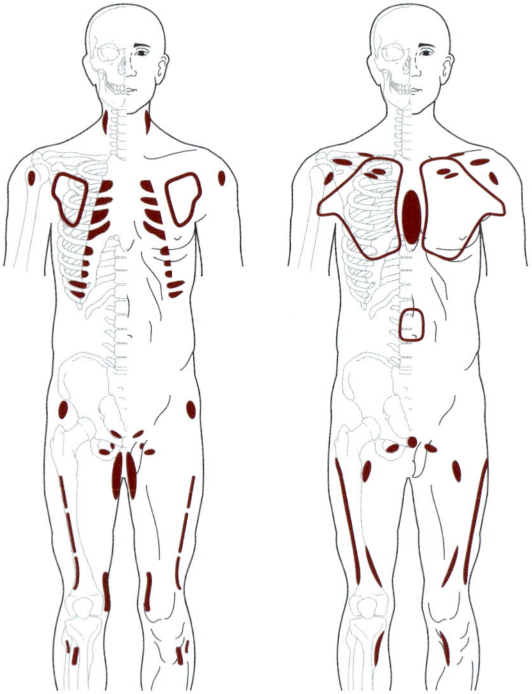

Abb. 1.5 Neurolymphatische Reflexe nach Chapman [L106]

Viszerosomatische und somatoviszerale Reflexe

Viszerosomatische und somatoviszerale Reflexe sind ein integraler Bestandteil der Osteopathie sowohl zu diagnostischen als auch zu therapeutischen Zwecken. Osteopathische Manipulationstechniken, die auf **fazilitierte Wirbelsäulensegmente** ausgerichtet sind, reduzieren die „neurale Verwirrung" und bewirken dadurch eine Veränderung der Signale von und zu einem Organ über das autonome Nervensystem.

Eine segmentale Fazilitation tritt bei einer großen Zahl von Krankheitsprozessen auf und kann die **Reaktion des Körpers auf die Krankheit verändern** oder verstärken und die Genesung verzögern (Ettlinger 2003). Einer der Grundsätze der osteopathischen Medizin ist, dass jeder Krankheitsprozess eine somatische Komponente besitzt (McBain 1956), und diese sollte entsprechend behandelt werden, um die physiologische Homöostase des Körpers zu unterstützen (▶ Abb. 1.6).

Es gibt bestimmte Eigenschaften viszerosomatischer Reflexe, die mit der bekannten Pathophysiologie des Reflexes und den von ihm ausgelösten **Gewebeveränderungen** verbunden sind (Ettlinger, 2003). Entsprechende **Hinweise** bei den palpatorischen Befunden sind:

- Erhöhte Temperatur (Nicholas et al. 1983) und Schwitzen (Korr 1962) im Bereich der Fazilitation.
- Die paraspinalen myofaszialen Gewebe im Bereich der Fazilitation fühlen sich „teigig" oder „sumpfig" an (Denslow 1947, 1975), was vorwiegend auf die subkutanen Gewebeschichten beschränkt ist (Kappler 2003).
- Segmentale Reaktion auf Federungstest am Rücken in Bauchlage: Die Restriktion ist nicht auf ein Segment beschränkt, sondern meist bewegen sich zwei oder mehr Segmente „en bloc" (Beal 1983, 1984, 1985, 2004).
- Die Bewegungseinschränkung ist auf eine reflektorisch ausgelöste motorische Reaktion zurückzuführen, beim passiven Bewegungstest weist der betroffene Bereich ein Endgefühl von federnder oder zäher Qualität auf.
- Es liegen Chapman-Reflexe vor (Patriquin 2003).

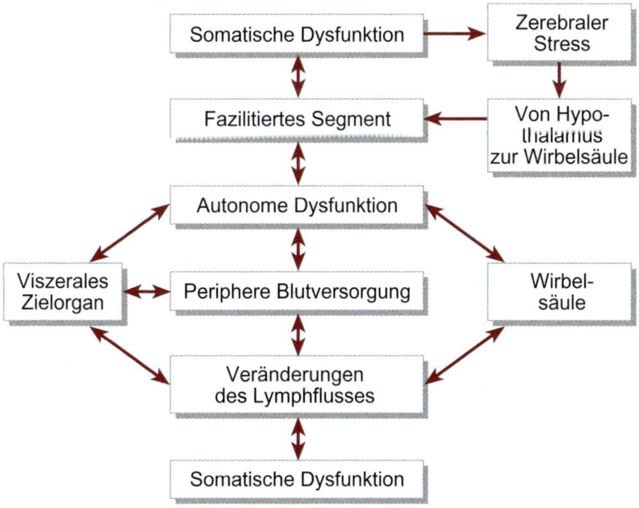

Abb. 1.6 Die kumulative Wirkung von Stress und somatischer Dysfunktion [L106]

Da **fazilitierte Segmente** wie ein „neurologisches Vergrößerungsglas" wirken, das auf alle Stressoren mit **erhöhtem Sympathikustonus** reagiert, sollten diese Segmente immer zuerst behandelt werden, wenn eine unerwartete Verstärkung der Sympathikusaktivität in einem Organ schädlich sein könnte (Kuchera & Kuchera 1997). Die Neuronen fazilitierter Segmente besitzen eine **niedrige Erregungsschwelle** und reagieren häufig sogar auf Signale, die aus anderen Bereichen durch die Wirbelsäule geleitet werden. Behandelt man die fazilitierten Bereiche zuerst, so wird dadurch verhindert, dass diese Segmente bei einer Behandlung anderer Bereiche verstärkt Impulse an die entsprechenden Viszera oder somatischen Gewebe senden (Ettlinger 2003). Durch sanftes und überlegtes Vorgehen während der gesamten Behandlung lässt sich verhindern, dass die Fazilitation weiter verstärkt wird.

1.6 Wirkungen viszeraler Manipulationen

Es gibt einige Studien, die darauf hindeuten, dass die glatte Muskulatur durch manuelle Techniken beeinflusst werden kann. So wurde gezeigt, dass die glatte Gefäßmuskulatur mit einer **erhöhten Kraftentwicklung** auf Dehnung reagiert (Davis, Meininger & Zawieja 1992). Untersuchungen zur Reaktion der Harnblase (Glarum et al. 1987) und des Darmtrakts (Kirber et al. 1988) auf Druck zeigen, dass sich deren glatte Muskulatur kontrahiert, wenn sie stimuliert wird (Bensky 1995). Dass manuelle Interventionen einen Einfluss auf die Organe haben, lässt sich dadurch beweisen, dass eine Erhöhung des intraabdominellen Drucks zu einer aktiven **Kontraktion des gastroösophagealen Übergangs** führt, wahrscheinlich infolge einer Kontraktion der Crura (Mittal et al. 1990).

Der manuelle Druck während einer viszeralen Behandlung beeinflusst zudem den **Lymphfluss.** Dery et al. (2000) zeigten, dass mechanischer Druck auch in Körperregionen, die vom Ort der Lymphbildung entfernt sind, die Lymphaufnahme steigern kann.

Andere Untersuchungen deuten darauf hin, dass es im faszialen Netzwerk oder Stützgewebe des Körpers eine **propriozeptive Funktion** geben könnte (Collins 1994). Zu diesem Netzwerk zählen u. a. das Peritoneum und andere viszerale Ligamentstrukturen.

Ein weiterer Mechanismus, der die Spannung dieser Strukturen verändern kann, ist die sog. **Fibrosierung von Gewebe.** Darunter versteht man eine verstärkte Kollagenablagerung durch Fibroblasten infolge veränderter physikalischer Krafteinwirkungen auf das Gewebe. Eine Fibrosierung kann eine physiologische Reaktion auf Störungen der Biomechanik im betroffenen Gewebe sein und eine physikalische Spannung entstehen lassen, die sich lokal sowie auf umgebende Strukturen auswirkt (Stone 1996).

In einem Forschungsprojekt der European School of Osteopathy (Maidstone, U. K.) untersuchten Stone et al. (1995, 1996b) die Biomechanik des Beckens im Zusammenhang mit Dysfunktionen des Urogenitaltrakts. Die Studie ergab u. a., dass Bewegungseinschränkungen der Beckengelenke (somatische Dysfunktion) zu Bewegungs- und Funktionseinschränkungen der damit verbundenen Strukturen führen können, z. B. des Lig. pubovesicale, der Harnröhre und der Beckenbodenmuskulatur.

In der Summe können die abweichenden sensorischen Informationen auf der Rückenmarksebene ausreichen, eine Fazilitation zu bewirken. Eine Behandlung von **Spannungen im Weichteilgewebe** mit osteopathischen Manipulationstechniken könnte als weiterer Mechanismus dazu beitragen, die neurogene Koordination zu normalisieren. Stone (1995, 1996a, 1996b) zeigte in Pilotstudien (n = 20), dass Patienten nach einer Behandlung von Weichteilspannungen eine subjektive Besserung ihrer Syndrome des unteren Urogenitaltrakts erfuhren.

Als Chadwick et al. (1996) in einer Pilotstudie die Wirksamkeit einer osteopathischen Behandlung bei jungen Frauen mit **primärer Dysmenorrhö** (n = 16) untersuchten, stellten sie nach der Behandlung eine signifikant verringerte Schmerzintensität bei den Patientinnen fest.

McCutcheon (2004) untersuchte die Wirksamkeit einer osteopathischen Behandlung bei adhäsiver Kapsulitis der Schulter. Das Behandlungsprogramm umfasste auch eine viszerale Behandlung der Bauch- und Brusthöhle. Bei 45 % aller Patienten trat im Zusammenhang mit dem Syndrom eine Enteroptose des Dünndarms auf. Bei den Patientinnen war häufig auch der Uterus betroffen. Es scheint also durchaus möglich zu sein, dass viszerale Probleme Beschwerden an entfernten Körperstellen auslösen oder verstärken können.

1.7 Neurophysiologische Grundlagen von Dysfunktionen

Die somatische Dysfunktion spielt eine zentrale Rolle im Konzept der Osteopathie. Sie baut sich aufgrund einer **peripheren Sensibilisierung** des viszeralen oder somatischen Gewebes als ein netzartiges Resultat von Veränderungen der **neuralen Plastizität** auf. Dies drückt sich als eingeschränktes Bewegungsausmaß, veränderte Gewebestruktur, Tonusveränderung der zugehörigen Muskulatur und/oder erhöhte Sensibilität der Gewebe aus. Die Entstehung dieser Dysfunktion basiert auf **nozizeptiven Reizen.** Durch die Veränderungen der neuralen Plastizität und verminderte Inhibition wird die Dysfunktion selbsterhaltend, verbunden mit persistierenden Veränderungen. Vor diesem Hintergrund dienen osteopathische Manipulationen zur **Wiederherstellung von zusammenhängenden Mustern** des sensorischen Inputs und sollten zu einer Normalisierung des Reizzustands auf spinaler Ebene führen. Nach der osteopathischen Theorie ist das **gesamte Nervensystem** – von den höheren Hirnzentren bis zu den peripheren Neuronen – bei allen somatischen Dysfunktionen einbezogen, eine Vorstellung, die auch bei der Behandlung berücksichtigt werden muss. Auf diese Aspekte soll im Folgenden näher eingegangen werden.

1.7.1 Nozizeption und somatische Dysfunktion

Die somatische Dysfunktion, das diagnostische Merkmal, auf das sich die osteopathische palpatorische Untersuchung hauptsächlich fokussiert, kann durch einen einzigen pathophysiologischen Mechanismus erklärt werden. Dies ist als **nozizeptives Modell der somatischen Dysfunktion** bekannt geworden (Van Buskirk 1990, Willard et al. 1997, Willard 1999). Eine somatische Dysfunktion entsteht nach diesem Modell durch eine periphere Sensibilisierung primär afferenter Nozizeptoren aufgrund extrazellulärer chemischer Veränderungen. Die **Faktoren,** die afferente B-Fasern (Aδ- und C-Fasern) **aktivieren,** also die sensibilisierende Gruppe, sind:

- Wasserstoff- und Kaliumionen
- Norepinephrin und Serotonin
- Bradykinin und Histamin
- Prostaglandine und Leukotriene
- Purine und Neuropeptide
- Nervenwachstumsfaktor (NGF) und Zytokine

Die **Entstehung einer spinalen Fazilitation** beruht auf der Aktivität kleinkalibriger primär afferenter Fasern (B-afferente Aδ- und C-Fasern). Veränderungen der neuralen Plastizität, eine zentrale Sensibilisierung durch Summation („Wind-up-Phänomen") und die Aktivierung von WDR-Neuronen (Neurone mit wide dynamic range = großer dynamischer Breite) im Hinterhorn tragen zur Hyperalgesie und der zugrunde liegenden spinalen Fazilitation bei. Durch eine komplexe Serie biochemischer und genetischer Prozesse induzieren nozizeptive Afferenzen (besonders C-Fasern) eine **Modifikation der zentralen Verarbeitung** des nozizeptiven und mechanorezeptiven Inputs. Die spinale Fazilitation verursacht eine veränderte Aktivität der somatischen und viszeralen Efferenzen der assoziierten spinalen Segmente. **Systemische Effekte** einer somatischen Dysfunktion können durch Aktivierung des neuroendokrin-immunologischen Netzwerks und der generellen adaptiven Reaktion ausgelöst werden (Willard 1998).

1.7.2 Periphere Sensibilisierung

Der Grund für eine erhöhte Sensibilität, bei der eine Gewebeverletzung erfolgt, wurde in vielen frühen Studien mit der **Sensibilisierung der peripheren Nozizeptoren** erklärt. Viele periphere Nozizeptoren sind polymodal und reagieren auf chemische, mechanische und thermische Stimulation (Kymazawa 1996). Zudem können sie zwischen **harmlosen und schädlichen Einflüssen** unterscheiden, was anhand des Reaktionsverhaltens ersichtlich wird (Sato et al. 1997).

Unter normalen Bedingungen ist die Reizschwelle der Nozizeptoren sehr hoch; sie reagieren nur auf schädliche Stimuli. Bei der Anwesenheit chemischer Reizstoffe, die nach einer Gewebeschädigung freigesetzt werden, kann diese **Reizschwelle** jedoch herabgesetzt werden, wodurch auch harmlose Stimuli die Nozizeptoren aktivieren können.

- Die Freisetzung proentzündlicher Stoffe im peripheren Gewebe aufgrund einer Irritation verursacht eine erhöhte Permeabilität der Kapillaren und eine Extravasation von Flüssigkeiten (Payan 1992). Die ausgetretene (extravasale) Flüssigkeit ist möglicherweise für die veränderte Gewebestruktur im Zusammenhang mit somatischen Dysfunktionen verantwortlich (Willard 1998, 1999).
- Die extrazellulären chemischen Veränderungen im entzündeten Gewebebereich verursachen eine Sensibilisierung der primär afferenten Fasern. Normalerweise beinhaltet diese Sensibilisierung eine veränderte Reizschwelle für C- und Aδ-Fasern sowie eine modifizierte Aβ-Faser-Aktivität (Neumann et al. 1996, Willard 1999).

Die synergistisch arbeitenden Entzündungsmediatoren erhöhen die Sensibilität hochschwelliger Nozizeptoren und lösen hierdurch eine periphere Sensibilisierung aus. Ein Input der C-Fasern zum ZNS bewirkt eine **anhaltende erhöhte Erregbarkeit spinaler Neurone** und modifiziert somit die Reaktionsbereitschaft auf nachfolgende afferente Inputs oder fördert eine zentrale Sensibilisierung (Woolf 1995).

1.7.3 Unterschiedliche Nozizeptoren und deren Endigungen im Hinterhorn

Verschiedene Gewebe haben unterschiedliche Nozizeptoren und Verlaufsbahnen der Afferenzen. Es gibt jedoch Bereiche, in denen sie direkt benachbart sind oder sich sogar überlappen, was zur **Summation und Langzeitverstärkung** von peripheren Signalen beiträgt.

Nozizeptoren der Gelenke

- Einige kleine myelinisierte und unmyelinisierte Fasern leiten die Afferenzen von Nozizeptoren in der Gelenkkapsel, die sowohl auf harmlose Bewegungen als auch auf gelenkschädigende Stimuli reagieren.
- Andere Nozizeptoren reagieren nur, wenn das Gelenk schädlichen Stimuli ausgesetzt ist, wenn es z. B. über seinen normalen Bewegungsumfang hinaus bewegt wird.
- Alle Afferenzen treten ins Hinterhorn ein und laufen dann zusammen mit viszeralen Afferenzen zu den Laminae I, V und X.

Nozizeptoren der Viszera

- Einige viszerale Nozizeptoren reagieren auf harmlose und schädliche mechanische Stimuli.
- Einige reagieren nur auf schädliche Stimuli.
- Sie treten in die oberflächliche Lamina I und die tiefen Laminae V, VII und X des Rückenmarks ein.
- Afferente Endigungen viszeraler C-Fasern sind im Hinterhorn nur spärlich vorhanden, aber über eine größere Fläche des Rückenmarks verteilt.

Nozizeptoren von Haut und Muskeln

- Es gibt mindestens zwei Arten von Nozizeptoren in der Muskulatur, die
  - mechanorezeptiven Nozizeptoren im Perimysium des Muskels und die
  - chemorezeptiven Nozizeptoren, die häufig mit dem vaskulären System in Verbindung gebracht werden.
- Viele Muskelnozizeptoren sind polymodal, da sie auf verschiedene Arten von Stimuli reagieren.
- Die afferenten kleinkalibrigen Fasern aus Muskelnozizeptoren haben zentrale Endigungen in den Laminae I und V des Rückenmarks (ähnlich wie die viszeralen).
- Viele Hinterhornneurone werden sowohl durch schädliche Stimuli aus Muskeln und Haut als auch durch schädliche Stimuli aus Gelenken, Ligamenten oder Sehnen aktiviert.
- Kutane Afferenzen enden in den Laminae I, V und X.
- Afferente C-Fasern der kutanen Nozizeptoren enden in den Laminae I und II.

Endigungen im Hinterhorn

Anatomische Studien haben gezeigt, dass nozizeptive Afferenzen nur in bestimmten Regionen des Hinterhorns enden und dass **viszerale und somatische Afferenzen in bestimmten Teilen** des Rückenmarks **konvergieren** (Laminae I, V, und X). In Muskeln, Gelenken, Haut und Viszera vorhandene Nozizeptoren haben freie Nervenendigungen und entweder myelinisierte (Aδ-) oder unmyelinisierte (C-Fasern) Axone (DeGroat 1992). Daher ist der Transfer von synaptischem Input aus den Nozizeptoren zu spezifischen Laminae im Hinterhorn topografisch organisiert (Woolf und Costigan 1999).

Auf Rückenmarksebene ist die Aktivierung von **WDR-Neuronen** im Hinterhorn abhängig von der primär afferenten nozizeptiven Aktivität und geht der Entwicklung einer zentralen Sensibilisierung voraus (Coderre et al. 1993, Willard 1999).

In einer Studie zu den Neuronenarten im Hinterhorn des Rückenmarks fanden sich mit einem Anteil von 59 % WDR-Neurone. Die auch als unspezifische nozizeptive

Zellen bezeichneten WDR-Neurone erhalten ihre Afferenzen aus Rezeptoren in der Haut, in Muskeln, Gelenken und Organen durch konvergierende, primär afferente Fasern. Einige **Eigenschaften der WDR-Zellen** sind (Willard 1996):

- Die Summation des Inputs auf WDR-Neurone erfolgt durch die Konvergenz von kleinkalibrigen primär afferenten (Gruppe III und IV) und einigen großkalibrigen Fasern (Gruppe II) in den WDR-Zellen/-Neuronen der Laminae I und V des Hinterhorns.
- Die Axone der WDR-Neurone setzen sich im Tractus spinothalamicus und im Tractus spinoreticularis (Vorderseitenstrang) fort, die Informationen zum Hirnstamm und zum Thalamus weiterleiten.
- WDR-Neurone aktivieren auch Interneurone im Hinter-, Seiten- und Vorderhorn des Rückenmarks: Eine veränderte Aktivität der Interneurone in der grauen Substanz bewirkt die Fazilitation eines Wirbelsegments.
- Elektrophysiologische Studien von Yaksh et al. (1999) haben gezeigt, dass die anhaltende Aktivierung spinaler WDR-Neurone durch kleine, aber nicht durch große afferente Impulse zu einer progressiven Steigerung der WDR-Antwort auf nachfolgende Inputs führt und dass sich das periphere rezeptive bzw. Wahrnehmungsfeld, auf das ein spinales WDR-Neuron reagiert, nach und nach vergrößert.
- Es zeigte sich, dass ein submaximaler C-Faser-Stimulus eine Langzeitverstärkung (long-term potentiation = LTP) in einem einzigen WDR-Neuron des Hinterhorns induzieren kann. Dieses Ergebnis führt zu der Überlegung, ob physiologische Stimuli eventuell eine Langzeitverstärkung der WDR-Neurone bewirken, was im Hinblick auf die neuronale Plastizität bei der spinalen Modulation der Nozizeption eine wichtige Rolle spielen könnte (Hole et al. 1997, 2000).

1.7.4 Zentrale Sensibilisierung

Der Prozess der zentralen Sensibilisierung wird durch die Aktivität der peripheren Nozizeptoren initiiert und beschreibt **eine Veränderung auf zellulärer Ebene,** die den Prozess der neuronalen Plastizität, der in den Neuronen des nozizeptiven Systems und in supraspinalen Zentren stattfindet, unterstützt (Woolf 1994).

Ein notwendiger Faktor bei der zentralen Sensibilisierung und einer spinalen Übererregbarkeit sind die **NMDA-Rezeptoren** (N-Methyl-D-aspartat-Rezeptoren) und ihr Einfluss auf die Veränderung der synaptischen Übertragung der WDR-Neurone. Sie bilden eine wichtige Untergruppe der Glutamatrezeptoren und spielen eine **Schlüsselrolle bei der Einleitung und Erhaltung von Veränderungen in der synaptischen Weiterleitung,** die die zentrale Sensibilisierung ausmachen (Woolf und Costigan 1999). Der afferente C-Faser-Input zum Hinterhorn des Rückenmarks bewirkt eine erhöhte Empfindlichkeit der NMDA-Rezeptoren, was zu einer erhöhten Reaktionsbereitschaft auf schwache bis hochintensive Stimuli aus dem Bereich einer peripheren Sensibilisierung (z. B. entzündete oder verletzte Stelle) und der nicht entzündeten Umgebung führt. Die gesteigerte Funktion der NMDA-Rezeptoren, die durch die zufällige Aktivierung von Src (einer Tyrosinkinase, die eine Art synaptischer Plastizität vermittelt) und eine erhöhte intrazelluläre Natriumkonzentration hervorgerufen wird, kann bei der physiologisch oder pathophysiologisch bedingten gesteigerten Erregbarkeit und Weiterleitung von Impulsen zum Hinterhorn des Rückenmarks eine wichtige Rolle spielen. Somit sind die NMDA-Rezeptoren für eine **anhaltende Verstärkung der synaptischen Übertragung** notwendig (Yu und Salter 1999).

Unter normalen Umständen sind die Stimuli, die Nozizeptoren und C-Faser-Afferenzen zum Hinterhorn aktivieren, nicht schädlich. Durch eine periphere und zentrale Sensibilisierung kommt es jedoch zu Translations- und Transkriptionsveränderungen in sensorischen Hinterhornneuronen, die eine **deutliche Veränderung des Systems** bewirken (Woolf und Costigan 1999):

- Die Übertragungssensibilität peripherer Endigungen ist herabgesetzt (periphere Sensibilisierung).
- Die Erregbarkeit der Hinterhornneurone ist erhöht (zentrale Sensibilisierung).
- Der Phänotyp der sensorischen Neurone ist so verändert, dass sowohl der weniger intensive Input der Aβ-Fasern als auch der Input der C-Fasern eine zentrale Sensibilisierung einleiten kann. Der aktivierende C-Faser-Input ist von ausreichender Intensität und Dauer, um sofortige posttranslationale Veränderungen in membranständigen Rezeptoren des Hinterhorns einzuleiten. Hierdurch wird ihre Erregbarkeit modifiziert und die Sensibilität für nachfolgende periphere Stimuli niedriger und hoher Intensität gesteigert.

Nach dieser Konditionierung können sowohl schädliche als auch harmlose Stimuli eine periphere und zentrale Sensibilisierung hervorrufen.

Zusätzlich zur Sensibilisierung der Hinterhornzellen und zur Summation („wind-up") des anhaltenden Inputs ruft der Stimulus, der mit der peripheren Sensibilisierung im Zusammenhang steht, ein **Erweiterung des rezeptiven (Wahrnehmungs-) Feldes der Hinterhornneuronen** hervor (Coderre et al. 1993). Dies kann zu einer verstärkten Reaktion beitragen, da in diesem erweiterten Feld primär afferente Fasern neu rekrutiert werden und sich somit die Anzahl der zum ZNS aufsteigenden Signale erhöht, oder indem es zur Konvergenz von Modalitäten und zur Aktivierung von zuvor ineffektiven Synapsen kommt (Codere und Katz 1997).

Aufgrund der neuronalen Plastizität wird eine erhöhte Erregbarkeit von Rückenmarksneuronen und die Vermittlung nozizeptiver Informationen sehr wahrscheinlich auch die Aktivität **anderer neuronaler Schaltstellen** beeinflussen, in denen sich Synpasen der zentralen Nozizeptoren befinden. Dies könnte die funktionellen Veränderungen im motorischen und autonomen Nervensystem erklären (Wright 1999).

Zusammenfassung: Periphere und zentrale Sensibilisierung (= somatische Dysfunktion)

- Eine Verletzung bzw. Entzündung in somatischem, viszeralem, neuralem Gewebe führt zur
  - Extravasation von Flüssigkeiten ins Gewebe mit Sensibilisierung aufgrund der veränderten extrazellulären Chemie und der veränderten Gewebestruktur,
  - Rekrutierung von Nozizeptoren (primär afferenten B-Fasern), d. h. zur Aktivierung von C-Fasern durch schädliche Stimuli. Aufgrund der Sensibilisierung wird die Reizschwelle der Nozizeptoren herabgesetzt mit der Folge, dass diese auch auf harmlose Stimuli reagieren und Aβ- und Aδ-Fasern aktiviert werden.
- Schädliche Stimuli und C-Fasern:
  - Durch Aktivierung von NMDA-Rezeptoren verändert sich die neuronale Plastizität (und damit die synaptische Weiterleitung zu WDR-Neuronen im Hinterhorn des Rückenmarks).
  - Bei submaximaler Aktivierung von C-Fasern ließ sich eine Langzeitverstärkung (long term potentiation, LTP) der WDR-Neurone nachweisen, die die Länge des Stimulus überdauerte.
  - Wiederholte Stimuli („Wind-up-Phänomen") erhöhen die Reaktionsbereitschaft nozizeptiver Neurone im Hinterhorn auf eine frequenzabhängige Stimulation.

- Zentrale Sensibilisierung (gesteigerte Erregbarkeit der Hinterhornneurone):
  - Der Phänotyp der sensorischen Neurone ist durch die Sensibilisierung so verändert, dass sowohl der Input von Aβ-Fasern mit niedriger Intensität als auch der C-Faser-Input eine zentrale Sensibilisierung einleiten kann.
  - Vergrößerte rezeptive bzw. Wahrnehmungsfelder führen zu deren größerer Überlappung, sodass eine größere Zahl von Neuronen durch einen Stimulus aktiviert wird. Das führt zu einer stärkeren Konvergenz verschiedener Modalitäten und größeren Effekten.
  - Zytotoxität und Zelldysfunktion aufgrund aktivierender Aminosäuren sowie ein möglicher Mangel an Hemmmechanismen sorgen dafür, dass die zentrale Sensibilisierung selbsterhaltend wird, auch wenn jeder weitere periphere Input ausbleibt.
- Dies führt zu einem Komplex mit:
  - veränderter Gewebestruktur,
  - qualitativ und/oder quantitativ eingeschränkter Beweglichkeit aufgrund von Störungen der motorischen Reaktion,
  - Hyperalgesie und veränderter Sensibilität,
  - somatosensorischer Beeinflussung autonomer Funktionen (Modulation von autonomer Aktivität)

1.7.5 Motorische Reaktion auf eine zentrale Sensibilisierung

Die zentrale Sensibilisierung oder spinale Fazilitation zeigt sich klinisch als **erhöhter Tonus der Muskulatur,** die mit dem betroffenen Schaltkreis auf der Rückenmarksebene in Verbindung steht, und als **Veränderung des Bewegungsumfangs oder der Bewegungsqualität** eines Gelenks (Willard 1999). Die Bewegungseinschränkung ist klinisch das Hauptmerkmal einer somatischen Dysfunktion und lässt sich durch palpatorische Bewegungstests feststellen. Postuliert werden mehrere **Entstehungsmechanismen** für diese Veränderung:

- Eine übermäßige Aktivierung der primär afferenten nozizeptiven Fasern führt zu einer veränderten Aktivität von α- und γ-Motoneuronen im Vorderhorn (He et al. 1988).
- Ein erhöhter Output aus α-Motoneuronen über die Vorderwurzeln führt zur Fazilitation von Muskeln, insbesondere von Flexoren (Mense 1993).
- Durch schädliche Stimuli verändert sich die Aktivität der spinalen Typ-II-Interneurone so, dass die agonistische motorische Einheit verstärkt gehemmt und die antagonistische motorische Einheit fazilitiert wird. Dadurch kommt es zu Bewegungseinschränkungen in allen Bewegungsrichtungen (Lund et al. 1991). Dieses Modell ist stark mit dem Phänomen der zentralen Sensibilisierung verknüpft.
- Schmerzen könnten die Erregbarkeit von γ-Motoneuronen beeinflussen und somit zu erhöhter (Muskel-)Spannung oder zu Muskelspasmen beitragen (Wright 1999).

Zusätzlich zur nozizeptiven Stimulation und motorischen Reaktion muss die **Rolle des propriozeptiven Systems** beim Erhalt der somatischen Dysfunktion berücksichtigt werden. Die Muskelspindeln tragen entscheidend zur Kontrolle und Regulation des Muskeltonus bei. Sie sind der Hauptpartner bei der Regelung des sensorischen Inputs, was für die segmentale Kontrolle notwendig ist (Johnston & Friedman 1994). Das **Verhalten der Muskelspindeln** könnte durch falsche, unerwartete oder traumatische Dehnungen (Korr 1976) oder einen erhöhten sensorischen Input im

Rückenmark aufgrund von nozizeptiven Afferenzen (Van Buskirk 1990, Willard 1997) gestört werden. Eine verstärkte Reaktion der Muskelspindeln (durch gesteigerte Aktivität der γ-Motoneurone) könnte nach Korr (1986) der Grund für die sog. physiologische Barriere der vertebralen Bewegung sein.

1.7.6 Nozizeptiver Erhalt der zentralen Sensibilisierung

Mehrere Autoren haben festgestellt, dass zwischen dem Schmerzerleben und Veränderungen sympathischer Funktionen ein Zusammenhang besteht. Es wurde vermutet, dass der **Erhalt afferenter Aktivität in nozizeptiven Neuronen durch sympathische Aktivität beeinflusst** wird (Janig & Koltzenburg 1992, Devor 1995).

Unter normalen physiologischen Umständen scheint es keine Kommunikation zwischen postganglionären und afferenten sympathischen Neuronen zu geben. Afferente Neurone werden nicht durch die Aktivität sympathischer Efferenzen oder durch die Ausschüttung von Noradrenalin sensibilisiert oder erregt (Shea & Pearl 1985). Unter pathophysiologischen Umständen ließ sich jedoch experimentell eine erhöhte adrenerge Sensibilität verletzter Nozizeptoren nachweisen (Sato & Perl 1991, Janig et al. 1996). Gezeigt wurde auch, dass sympathische Nervenaktivität und Katecholamine einen Einfluss auf primär afferente Neurone haben (Baron 1998).

Nach Roberts (1986) könnten – durch sympathische Efferenzen – **erregte Mechanorezeptoren** mit ihrer unaufhörlichen **Aktivität** die zentrale Sensibilisierung aufrechterhalten. Laut Roberts entsteht ein Teufelskreis, in dem die zentrale Sensibilisierung eine erhöhte efferente sympathische Aktivität unterhält, die wiederum die periphere Sensibilisierung der Mechanorezeptoren aufrechterhält. Alternativ wurde vermutet, eine geringe Aktivität der Nozizeptoren könnte für den Erhalt einer chronischen zentralen Sensibilisierung wichtig sein (Van Buskirk 1991, Treede et al. 1992, Wright 1999).

Allerdings kann die zentrale Sensibilisierung auch bei Fehlen dieser Mechanismen selbsterhaltend sein (▶ 1.6.4).

1.7.7 Autonome Modulationen

Die Aktivierung und Hochregulation des nozizeptiven Systems bewirkt somatomotorische und sympathische Funktionsänderungen. Die zentrale Sensibilisierung und Beeinflussung autonomer Funktionen scheinen durch den sensorischen Input und die Modulation der autonomen Funktionen hervorgerufen zu werden.

Somatosensorische Einwirkungen auf autonome Funktionen führen zu einer **zeitlichen und räumlichen Summation** („wind-up"). Diese somatoautonomen Reflexe erreichen nicht sofort einen maximalen Pegel, sondern summieren sich eher, wenn sie mit niedrigen Wiederholungsraten stimuliert werden.

Dieses **Wind-up-Phänomen** könnte die therapeutische Überlegung begründen, dass für eine erfolgreiche Behandlung mit somatisch afferenter Beeinflussung der autonomen Kontrolle womöglich häufige Wiederholungen des Stimulus nötig sind, um schließlich eine Reaktion mit maximalem Pegel zu bewirken. Zudem lässt sich therapeutisch auch nutzen, dass sich Afferenzen aus unterschiedlichen Körperbereichen summieren und eine autonome Reaktion aktivieren können.

Autonome Begleiterscheinungen somatischer Dysfunktionen

Es wurde nachgewiesen, dass muskuloskelettale Schmerzen häufig Begleiterscheinungen haben. Die Irritation von Nozizeptoren eines Wirbelgelenks ruft gleichzeitig eine Reihe **reflektorischer Veränderungen** hervor, z. B. paravertebrale Muskelspasmen sowie kardiovaskuläre, respiratorische und endokrine Funktionseinschränkungen (Wyke 1970). Interspinale Injektionen lösen laut Feinstein et al. (1954) häufig eine Vielzahl autonomer Reaktionen bzw. Begleiterscheinungen aus, u. a. Gesichtsblässe, Schweißausbrüche, Bradykardien, Blutdruckabfall, Schwindelgefühl und Übelkeit. Am häufigsten traten die autonomen Begleiterscheinungen bei Injektionen in der thorakalen Region auf. Hamberg & Lindahl (1981) beschrieben 6 Patienten mit einfachen thorakalen somatischen Dysfunktionen, die nicht nur mit vorderen Abdominalschmerzen, sondern auch mit EKG-Veränderungen, Synkopen, Schwitzen, Dyspnoe, Aufstoßen und Erbrechen einhergingen. Alle Patienten wurden durch manuelle Behandlung der Segmente Th5–Th6 und umliegender Strukturen von ihren Symptomen befreit. Dass eine manuelle Behandlung der BWS, wie von Grieve (1994) erwähnt, vorübergehende EKG-Veränderungen induzieren kann, stimmt mit wissenschaftlichen Arbeiten von Wyke (1970, 1979, 1985) über die Neurologie im Gelenkbereich überein.

Da die Ursache somatischer Schmerzen im Weichteilgewebe lokalisiert sein kann, nehmen Travell und Simons (1983) an, dass aktive myofasziale **Triggerpunkte in der Abdominalwand** viszerale Funktionen stören könnten, somit also somatoviszerale Reflexe bestünden. Weitere Beispiele für somatoviszerale Reaktionen wurden bei Patienten gefunden, die ohne den Nachweis einer Herzkrankheit Episoden einer Tachykardie mit frühzeitigen supraventikulären oder ventrikulären Kontraktionen erlebten. Patienten mit solchen Rhythmusstörungen wurden auf aktive Triggerpunkte (TP) im rechten M. pectoralis major zwischen V. und VI. Rippe untersucht. Obwohl die TP empfindlich auf die Palpation reagierten, waren sie nicht Auslöser von Spontanschmerzen. Durch die Inaktivierung eines TP stellte sich sofort wieder ein normaler Sinusrhythmus ein, wenn ein unregelmäßiger supraventrikulärer Rhythmus bestand. Zudem konnte durch die Behandlung häufig das Auftreten von paroxysmalen Arrhythmien oder vorzeitigen Kontraktionen über einen längeren Zeitraum unterbunden werden (Travell & Simons 1983). Diese Ergebnisse korrelieren mit Arbeiten von Wyke (1970, 1985) sowie von Hamberg & Lindahl (1981).

Um diesen starken Einfluss auf autonome Funktionen zu verstehen und eine Arbeitshypothese in Bezug auf die aktivierenden Reflexe aufzustellen, müssen viszerosomatische und somatoviszerale Reflexe genauer betrachtet werden.

Viszerosomatische Reflexe

Aus wissenschaftlichen Arbeiten geht hervor, dass eine zentrale Sensibilisierung oder segmentale Fazilitation autonome Reaktionen hervorruft. Dazu gehören eine **erhöhte Schweißdrüsenaktivität, erhöhte Hautleitfähigkeit** und **variierende vasomotorische Aktivitätsniveaus** (Korr et al. 1958, Wright et al. 1960, Korr et al. 1964, Korr 1978). Zudem wurde gezeigt, dass sich autonome Reaktionen aufgrund viszeraler Pathologien segmental manifestieren können. Zusätzlich zu vasomotorischen Reaktionen und Veränderungen der Hautleitfähigkeit konnte Eble (1960) spezifische segmentale Effekte viszeraler Stimuli auf die segmental zugehörige Skelettmuskulatur und das Phänomen der Rekrutierung und Sensibilisierung von Reflexen bei kontinuierlicher viszeraler Stimulation nachweisen (▶ 1.5.6).

Eine zentrale Sensibilisierung (spinale Fazilitation) aufgrund von viszerosomatischen Reflexen mit sensorischer Modulation der sympathischen Aktivität manifestiert sich **klinisch** als Veränderung:

- der Gewebestruktur mit erhöhter Hautleitfähigkeit und Ödembildung durch veränderte vasomotorische Aktivität,
- im Tonus der dazugehörigen Muskelgruppen mit Bewegungseinschränkung der betroffenen Segmente,
- der Berührungsempfindlichkeit des Gewebes infolge der Sensibilisierung von peripheren und zentralen nozizeptiven Komponenten des Nervensystems.

Es gibt wissenschaftliche und klinische Hinweise darauf, dass sich **viszerale Pathologien aufgrund einer viszerosomatischen Reflexaktivität** in somatischen Dysfunktionen widerspiegeln. Auch das parasympathische Nervensystem kann hierbei eine wichtige Rolle spielen, obwohl ihm meist nicht so viel Aufmerksamkeit wie dem sympathischen Anteil gewidmet wurde (Kelso 1987).

Die **Innervation der Organe** folgt einem Muster, bei dem es nur geringe Abweichungen oder Variationen zu geben scheint (▶ Tab. 1.2). Klinisch hat die Verwendung dieses Schemas große diagnostische und therapeutische Bedeutung.

Die viszerale Dysfunktion kann somit über viszerosomatischen Reflexe somatische Dysfunktionen in dazugehörigen Wirbelsäulensegmenten auslösen. Andererseits können **viszerale Dysfunktionen** über die somatische Innervation des parietalen Peritoneums auch eine **zentrale Sensibilisierung** hervorrufen. Nach William et al. (1989) haben das parietale und das viszerale Peritoneum, die den Organen gemeinsam Halt geben, eine unterschiedliche Sensibilität, die mit ihrer Innervation zusammenhängt und sich aus ihrer embryologischen Entwicklung erklärt. So können mechanische, thermische oder chemische Stimuli Schmerzen im parietalen Peritoneum auslösen, das durch somatische Nerven versorgt wird.

Die enge Beziehung zwischen Organen und ihren Umgebungsstrukturen darf von Klinikern nicht ignoriert werden, da sich jeder **entzündliche Prozess im viszeralen Gewebe** sehr wahrscheinlich auf das parietale Peritoneum auswirkt und es möglicherweise so stark sensibilisiert wird, dass es auf normale mechanische, thermische oder chemische Stimuli wie auf schädliche reagiert (Robertson 1999).

Palpatorische Beweise viszerosomatischer Manifestationen

Die Kunst des Palpierens, seine Entwicklung und Subjektivität wurden schon von einigen osteopathischen Autoren diskutiert (McConnell 1930, Allen 1937/38, Stinson 1941, Beal 1953, 1987, Denslow 1964, Frymann 1963, Walton 1971 und McConnell 1980). Die palpatorische Untersuchung der somatischen Dysfunktion dient der Lokalisation des Wirbelsegments und der Bestimmung ihrer Eigenschaften und ihres klinischen Ausmaßes. Folgende osteopathische Studien hatten zum Ziel, die **Beziehung zwischen viszeraler Pathologie und somatischen Dysfunktionen** der Wirbelsäule zu erforschen. In einer 5-jährigen Doppelblindstudie wurden 5.000 Krankenhauspatienten auf somatische Dysfunktionen und deren Zusammenhang zur Diagnose untersucht (Kelso 1971). Die Ergebnisse zeigten:

- Bei die meisten viszeralen Krankheiten scheint in mehr als einer Region eine erhöhte Frequenz an Befunden zu bestehen.
- Unpaare Organe wiesen eine erhöhte Befundfrequenz auf nur einer Seite auf.
- Die Anzahl der betroffenen Segmente scheint mit der Dauer der Krankheit zu korrelieren.

Kelso, Larson & Kappler (1980) fanden heraus:

- Bei Patienten mit Sinusitis, Tonsillitis, Ösophagus- oder Leberbeschwerden waren palpatorisch vermehrt Befunde in der HWS zu lokalisieren.
- Bei Patienten mit Bronchitis, koronarer Herzkrankheit oder chronischer Herzinsuffizienz ließ sich meist eine Dysfunktion der oberen BWS feststellen.
- Bei Patienten mit Gastritis, Ulcus duodeni, Pyelonephritis, chronischer Appendizitis und Cholezystitis konnten vermehrt somatische Dysfunktionen im Bereich Th5–Th12 palpiert werden.

Intensivpatienten mit nachgewiesener (bzw. Verdachtsdiagnose) Myokarderkrankung zeigten eine moderate Dominanz linksseitiger Befunde im Bereich von C2, Th3, Th4 und Th5 (Larson 1976).

Eine Doppelblindstudie zu palpatorischen Befunden bei koronarer Herzkrankheit (KHK) ergab eine hohe Korrelation zwischen der KHK-Diagnose (Herzkatheteruntersuchung) und Th4-Dysfunktionen (Cox 1983).

In einer Blindstudie (n = 25) zur Korrelation zwischen somatischen Dysfunktionen und viszeralen Pathologien betrug die Wahrscheinlichkeit, Patienten mit Herz- oder gastrointestinalen Erkrankungen zu differenzieren, 76 % (Beal 1983). So war eine somatische Dysfunktion von

- Th1–Th5 mit einer Herzkrankheit (hauptsächlich Th2/Th3 links) bzw. von
- Th5–Th12 mit einer gastrointestinalen Krankheit assoziiert.

In einer Studie wurden 99 Patienten vor einer Herzkatheteruntersuchung auf Dysfunktionen untersucht. In 79 % der Fälle korrelierte das Vorhandensein oder Fehlen einer somatischen Dysfunktion mit den anschließend erhobenen Befunden des Kardiologen (Beal & Kleiber 1985).

In einer Blindstudie zur Palpation segmentaler und kostaler Bewegungen zeigte sich, dass palpatorische Befunde im Bereich von Th7–Th12 statistisch signifikant häufi-

Tab. 1.2 Innervation von Organen und Regionen

Organ bzw. Region	Sympathische Innervation	Parasympathische Innervation
Kopf und Nacken	Th1–Th4	N. vagus
Herz	Th1–Th6	N. vagus
Lunge	Th1–Th6	N. vagus
Verdauungstrakt (insgesamt)	Th5–L2	N. vagus
Verdauungstrakt (oberer Anteil)	Th5–Th9	N. vagus
Dünndarm/Colon ascendens	Th10–Th11	N. vagus
Appendix	Th12	N. vagus
Colon descendens, Colon sigmoideum, Rektum	Th12–L2	N. splanchnicus (S2–S4)
Nebennieren	Th10–Th11	–
Nieren	Th10–Th11	N. vagus
Ureter (oberer)	Th10–Th11	N. vagus
Ureter (unterer)	Th12–L1	N. splanchnicus (S2–S4)
Harnblase	Th12–L2	N. splanchnicus (S2–S4)

ger bei Patienten mit Nierenkrankheiten als bei Patienten mit Bluthochdruck oder normalem Blutdruck vorkamen (Johnston et al. 1984).

Somatoviszerale Reflexe

Denslow und Korr (1947–1978) erforschten die Ursachen von Dysfunktionen und kamen aufgrund ihrer Untersuchungen zu dem Ergebnis, dass hierbei meistens die **viszerosomatische Aktivität** eine Rolle spielt, die zu einer **zentralen Sensibilisierung** oder spinalen Fazilitation führt. Welchen Einfluss eine gesteigerte bzw. verminderte Muskelaktivität, funktionelle Störungen und eine Stimulation von Mechanorezeptoren (durch Fazilitation und Sensibilisierung) auf die viszerale Aktivität haben, wurde hierbei nicht betrachtet.

Bis heute gibt es **keine** wirklich fundierten **Beweise für somatoviszerale Effekte.** Bolton et al. (1998) vermuten, dass Muskelspindeln in der paravertebralen zervikalen Muskulatur somatoautonome Reflexe hervorrufen können. Nach Fujimoto (1999) könnte zudem eine harmlose somatische Stimulation des Halses die kardiovaskuläre Funktion beeinflussen. Eine umfassende Monographie von Sato, Sato & Schmidt (1997) gibt einen Überblick über neuere physiologische Forschungsergebnisse zum Einfluss des somatosensorischen Inputs auf autonome Funktionen. Von den etwa 750 zitierten (Grundlagen-)Studien beziehen sich jedoch nur drei auf die spinale Stimulation.

In einer Studie wurden Details der somatoautonomen Regulation von kardiovaskulären Funktionen in Tierversuchen (unter Anästhesie zur Ausschaltung emotionaler Faktoren) untersucht. Es zeigte sich, dass **schädliche und harmlose Stimuli** im somatischen Gewebe autonom vermittelte Veränderungen der Herzfrequenz und des Blutdrucks, aber auch anderer Körperfunktionen (z. B. der Magen-/Darmmotilität) hervorrufen können. Obwohl eine Übertragung aus der Tierforschung auf den Menschen nur eingeschränkt möglich ist, gibt es einige wichtige Ergebnisse. So wurde festgestellt, dass somatoautonome Reaktionen sowohl auf supraspinaler als auch auf spinaler Ebene vermittelt werden. Dies deckte die **stark segmentale Organisation** spinal vermittelter Reflexkomponenten auf.

Auf der Basis des heutigen Wissensstands über Reflexe ist anzunehmen, dass **viszerale Manipulationen eher einen Effekt auf somatische Dysfunktionen** der Wirbelsäule haben als umgekehrt. Es gibt keine Beweise, dass eine Impulstechnik an der Wirbelsäule eine Organwirkung entfalten oder den physiologischen Reflexbogen unterbrechen kann. **Gelenktechniken** mit häufiger Wiederholung eines sensorischen Stimulus (Summationseffekt durch „wind-up") dürften schon eher eine Reflexreaktion bewirken. Es bedarf noch vieler weiterer Studien, bis die wahre klinische Tragweite somatoviszeraler Reflexe bekannt und geklärt ist, inwiefern somatische Dysfunktionen bei deren Auslösung eine Rolle spielen.

1.7.8 Modus Operandi und Effekte der osteopathischen Manipulation

Wegweisend für die osteopathische Untersuchung und Behandlung sind Überlegungen zum **Verhältnis von Ursache und Wirkung (Folge)**, wobei die somatische Dysfunktion eines Körpergewebes die Ursache und die anschließende Hochregulation der Aktivität spinaler Neurone die Folge darstellt. Dies wiederum führt zu motorischen und autonomen Reaktionen, die eine lokale und weiter entfernte Störung der Homöostase bewirken können.

Auf der Basis dieser Überlegungen lassen sich folgende **Ziele der osteopathischen Behandlung** ableiten:

- Verbesserung der motorischen Funktion und Schmerzlinderung
- Verbesserung der Funktion und Interaktion von Organen und neuromuskulären Strukturen
- Verringerung des Sympathikotonus im Zusammenhang mit somatischen Dysfunktionen und Krankheitsprozessen
- Modifizierung von Reflexmustern und Reizschwellen somatosomatischer, somatoviszeraler und viszerosomatischer Reflexe (bzw. der somatosensorischen Beeinflussung autonomer Funktionen)
- Stimulierung der Bewegung von Körperflüssigkeiten, also arterielle Blutzufuhr, venöser und Lymphabfluss (Drainage)
- Betrachtung der Dysfunktion im Kontext (Einheit von Körper, Geist und Seele)

Ein weiterer Wirkmechanismus in der Behandlung einer Fazilitation ist die **Regulation der Rückenmarksneurone durch höhere Zentren.** In diesem Bereich gibt es Vernetzungen, die auch psychophysiologische Aspekte der Behandlung begründen und erklären.

Bei der Verarbeitung von Signalen spielt der **Nucl. paragigantocellularis** (NPGI) eine Rolle. Er steuert somatische, viszerale und autonome Funktionen und ist ein wichtiges Hirnareal für die **Kontrolle sympathischer Aktivität.** Aus dem NPGI absteigende Bahnen erreichen die intermediolateralen Zellsäulen des Rückenmarks, um die präganglionären sympathischen Neurone zu beeinflussen (Milner et al. 1988). Zudem ist der NPGI an der Übertragung multimodaler, sensorischer Signale aus Neuronen des Locus coeruleus beteiligt.

Der **Locus coeruleus** (LC) ist der wichtigste noradrenerge Nervenkern des Gehirns und befindet sich am Boden des IV. Ventrikels im rostralen Teil der Brücke (Pons). Der LC könnte eine Rolle bei der **Verarbeitung von Schmerzreizen** spielen (Aston-Jones et al. 1992). Studien konnten bilaterale Nervenbahnen vom LC zum Hinterhorn nachweisen, die besonders in oberflächlichen Schichten wie der Substantia gelatinosa enden (Fritschey et al. 1987), was die Bedeutung des LC bei der sensorischen Verarbeitung aufzeigt.

Osteopathische Manipulationen richten sich auf verschiedene Stressoren im Körper, um den gesteigerten afferenten Input zum NPGI und LC zu eliminieren. Wahrscheinlich lässt sich die Aktivität des LC und des NPGI gleichzeitig verringern, was eine **verbesserte efferente** (**antinozizeptive**) **Funktion** des LC und **Regulation der sympathischen Aktivität** sowohl **auf höherer als auch auf spinaler Ebene** zur Folge haben könnte (Gold et al. 1992).

Man muss das Konzept der physiologischen Regulation auf segmentaler Ebene und die zentrale Regulation der autonomen Aktivität und Nozizeption im Zusammenhang betrachten, um die weit gefächerten **Folgen bzw. Wirkungen osteopathischer Manipulationen** zu verstehen.

Erkenntnisse über die physiologische Regulation als Folge einer osteopathischen Behandlung sind schon seit etwa einem Jahrhundert dokumentiert. Ein Ansprechen auf osteopathische Behandlungen mit Lymph- und Milz-Pump-, Impuls-, Muskelenergie-, Strain-Counterstrain-, myofaszialen Release- und Mobilisationstechniken, unter Verwendung von Chapman-Reflexen und der „Osteopathie im kranialen Bereich" belegen folgende Studienergebnisse:

- Modulation und Unterstützung der Immunfunktion und verbesserte respiratorische Funktion (Jackson et al. 1998, Measel 1982 und 1986, Paul et al. 1986)

- Blutbild: signifikante Verbesserung der B- und T-Lymphozyten-Werte im peripheren Blut (Measel und Kafity 1986)
- Lymphatische Pumptechnik zur Besserung der Atemnot nach Cholezystektomie: raschere Genesung bei den behandelten Patienten und schnelleres Erreichen der präoperativen Werte bei zwei präoperativen Werten (Sleszynski & Kelso 1993)
- Modifizierung der respiratorischen Physiologie bei chronisch-obstruktiven Atemwegserkrankungen und Asthma bronchiale (Stiles 1981, Jackson & Steele 1999)
- Aufenthaltsdauer im Krankenhaus: deutlich kürzer bei Patienten mit Pankreatitis, die osteopathisch behandelt wurden, gegenüber einer Kontrollgruppe ohne osteopathische Behandlung (Radjieski, Cantieri & Lumley 1998)
- Beeinflussung des kardiovaskulären Systems (Burchett, Dickey & Kuchera 1984, Rogers & Rogers 1976, Fitzgerald & Stiles 1984)
- Senkung von Bluthochdruck (Downing 1914, Northup 1961, Mannino 1979)
- Nasenfunktionsverbesserung (Kaluza & Sherbin 1983)
- Senkung (signifikant) des Augeninnendruck bei Glaukom-Patienten (Feely 1982)

2 Diagnostik- und Behandlungsprinzipien

Therapeut auf den Fotos: Michel Puylaert

2.1 Viszerale Konzepte

Michel Puylaert

Das viszerale System beinhaltet die **inneren Organe samt bindegewebiger Hüllen** und **Versorgungsbahnen** (Nerven, Blut-, Lymphgefäße). Die Organe liegen im Thorax, Abdomen und kleinen Becken. Es gibt eine Vielzahl von Berührungspunkten mit anderen Strukturen oder Systemen, z. B. mit dem parietalen System, mit denen sie in einem funktionellen Gleichgewicht stehen und sich dadurch gegenseitig beeinflussen. Der Übergang von einem System zum anderen ist fließend, so sind z. B. die Rippen über die Fascia endothoracica eng mit der Pleura parietalis verbunden.

Der Kern der osteopathischen Diagnostik und Therapie ist **Bewegung:** Der Körper funktioniert dank der Möglichkeit, alle Bewegungen ausführen zu können. Zum besseren Verständnis entstand der Begriff der viszeralen Artikulation bzw. des **viszeralen Gelenks.** Dieses Gelenk hat Ähnlichkeit mit Gelenken des Bewegungsapparats, besitzt aber keine motorischen Muskeln. Es besteht aus dem Organ selbst und zwei Hauptelementen, die je nach Organ anders aussehen, nämlich

- **Gleitflächen** wie Serosa (Meningen, Pleura etc.) und
- **haltgebenden Strukturen:** u. a. Mesenterien, Ligamenten und Peritoneum.

Auf viszerale Gelenke wirken nicht nur mechanische und trophische Faktoren ein, sondern auch andere Elemente, u. a. Ernährungsgewohnheiten und Stress. Aufgrund dieser vielfältigen Einflüsse orientiert sich der Therapeut an der Palpation, um subtile Unterschiede in der Bewegung (z. B. Motilität) oder eine Veränderung der Struktur (z. B. Dermalgiereflexe nach Jarricot) zu untersuchen und behandeln. Ein „normales" Abdomen befindet sich im Gleichgewicht, und weil der elastische Widerstand fast überall gleich ist, ist es nicht einfach, eine bestimmte Struktur zu palpieren.

Ein Hauptmerkmal viszeraler osteopathischer **Dysfunktionen** besteht darin, dass das betroffene **Organ palpierbar** und in seiner **Beweglichkeit gestört** ist. Das bedeutet, dass sich Trophik, Spannung oder Volumen geändert haben und die Organfunktion gestört ist.

Auf diesen Parametern basieren verschiedene Konzepte, die im Folgenden dargestellt werden und die entscheidend zur Entwicklung der viszeralen Osteopathie beigetragen haben.

2.1.1 Anfänge der viszeralen Therapie

Schon im 6. Jahrtausend v. Chr. befassten sich die Chinesen mit der Beweglichkeit der inneren Organe. Mit einem speziell entwickelten Werkzeug, einem Hammer mit Noppen, massierten sie den Bauch, um die Bauchorgane anzuregen und deren Funktion zu verbessern. Erst viel später wurden Diagnose- und Behandlungstechniken entwickelt, um die viszeralen Organe beeinflussen zu können, u. a. durch Senepart in Belgien (um 1700), Brandt in Schweden (1859) und Stapfer in Frankreich (1897).

2.1.2 Frantz Glenard

Nach Landau (1885) untersuchten auch Glenard (1899) und Siraud (1895), wie abdominaler Druck (Tension) und Statik der peritonealen Organe zusammenhängen. Aufgrund der Ergebnisse zahlreicher Experimente beschrieb Glenard ein System, das die **räumliche Anordnung der Organe innerhalb des Abdomens** und deren Auswirkung gegenüber der Schwerkraft erklären sollte. Demnach sind die Organe so verteilt, dass 3 **Etagen,** die sog. **Blätter von Glenard,** gebildet werden. Glenard beschrieb als Erster eine viszerale Dynamik. Auch heute noch werden von Glenard entwickelte und nach ihm benannte Techniken in der Osteopathie angewendet.

2.1.3 Andrew T. Still, William G. Sutherland, Robert Fulford

Schon Anfang des 20. Jahrhunderts behandelten Osteopathen – insbesondere Andrew T. Still, William G. Sutherland, Robert Fulford – die Organe mit der sog. „ventralen Technik“. Hierbei erfolgte eine **Behandlung der Organe über muskuläre Strukturen,** indem deren erhöhter Tonus direkt inhibiert wurde. Diese Techniken wurden über die Jahre erweitert, gingen aber teilweise auch verloren.

2.1.4 Jacques Weischenck

Orientiert an den Arbeiten von Glenard, Stapfer und Brunel über die Leber und die Nieren entwickelte Weischenck Techniken für alle Abdominalorgane. Er untersuchte und behandelte die viszeralen Organe nur mit direkten Techniken (▶ 2.4.2). Sein erstes Buch „Traité d'ostéopathie viscérale“ (1982) ist eines der großen Standardwerke.

2.1.5 Jean-Pierre Barral und Pierre Mercier

In den 1970er-Jahren erforschten Barral und Mercier die viszeralen Gewebe. Sie formulierten die Arbeitshypothese, dass jedes Organ über eine **Beweglichkeit** (**Mobilität**) **gegenüber anderen Organen** und Strukturen sowie eine **Eigenbewegung** (**Motilität**) verfügt. Jede Veränderung der Mobilität oder Motilität, sei sie auch noch so minimal, hat Einfluss auf das gesamte System. Klinische Beobachtungen und wissenschaftliche Untersuchungen zeigen, dass gezielte viszerale Manipulationen die Beweglichkeit der viszeralen Organe wiederherstellen können. Obwohl die Motilität nicht eindeutig nachgewiesen ist, gilt sie als wichtiger Teil der viszeralen Behandlung.

2.1.6 Georges Finet und Christian Williame

Finet und Williame untersuchten die Bewegungen der peritonealen Organe in Bezug zur Atmung. In zahlreichen bildgebenden Untersuchungen (u. a. Sonografie und Röntgen) ließen sich spezifische **Bewegungen** der Organe darstellen, die **durch die Atmung** entstehen. Diese Bewegungen, die als „Mobilität nach Finet und Williame“ bezeichnet werden, dienen der Diagnostik von Dysfunktionen. Die Behandlung zielt auf eine Wiederherstellung dieser physiologischen Bewegungen ab und kann nachweislich Verbesserungen in der Beweglichkeit bewirken.

2.2 Inspektion

Torsten Liem

Bei der Befunderhebung muss beachtet werden, dass der sog. Normalzustand auf Durchschnittswerten nicht kranker Menschen beruht. Diese Durchschnitts- oder Richtwerte sind vom Körperbau, Alter, Geschlecht usw. abhängig.

Nach einer eingehenden **Anamnese** – Fragen zum Geburtsverlauf, zu Belastungen, Ermüdbarkeit, Ernährung, Verdauung, Ausscheidung (Stuhl und Urin) – werden organspezifische Fragen gestellt, die in den jeweiligen Kapiteln aufgeführt sind.

2.2.1 Allgemeine Inspektion

Der **stehende** Patient wird **von allen Seiten** systematisch in Augenschein genommen und auf Auffälligkeiten untersucht:

- Allgemeiner Eindruck:
  - Atmung: gleichmäßig, thorakal, abdominal
  - Hautfarbe: blass, rot, unauffällig
  - Narben
  - Fettverteilung, adipös oder mager
  - Augen: Miosis, Mydriasis
  - Verhaltenstyp: ruhig oder unruhig
- Krümmungen der Wirbelsäule: Hyper- oder Hypolordose, Hyper- oder Hypokyphose, Skoliose
- Position des Beckens: Torsion, Seitneigung, Ante- oder Retroversion
- Gewichtsverteilung: auf Vorfüßen oder Fersen (anteriorer oder posteriorer Typ)
- Position der Schultern (hoch, tief, anterior, posterior) und der Schlüsselbeine (Torsion, hoch, tief)
- Position des Kopfes: Seitneigung, Rotation
- Seitenvergleich der Schultergürtel- und Beckengürtel-Rotation: gleiche oder gegenläufige Richtung
- Beinstellung: Außen- oder Innenrotation der unteren Extremitäten
- Abdomen:
  - Konvex oder konkav, gleichmäßig oder Unterschiede zwischen Ober- und Unterbauch
  - Position des Bauchnabels
  - Verlagerung der Bauchmasse, z. B. nach kaudal

2.2.2 Diagnostik nach F. X. Mayr

Dr. Franz Xaver Mayr schrieb dem **Verdauungstrakt** eine besondere Bedeutung für die Gesundheit zu. Laut Mayr haben sich heute bei den meisten Menschen Rückstände oder Schlacken abgelagert, sodass der Verdauungstrakt oft entzündet und nicht mehr voll leistungsfähig und gesund ist. In vielen Fällen würde man ihn allgemein noch als gesund bezeichnen, obwohl er nach Mayr bereits mehr oder weniger geschädigt ist. Mayr ließ sich besonders von folgenden Fragen leiten:

- An welchen Merkmalen ist die Gesundheit des Menschen im Allgemeinen und seines Verdauungsapparats im Besonderen zu erkennen?
- Welche Form hat ein gesunder Bauch?
- Wann geht Gesundheit in Krankheit über?

Die von Mayr erarbeitete „Diagnostik der Gesundheit" ergänzt die osteopathische Diagnostik. Inwieweit der Gesundheitszustand von seiner Optimalform abweicht (sog. Krankheitsvorstadien), kann so schon lange vor dem Auftreten pathologisch-medizinischer Parameter beurteilt werden, ebenso wie eine Verbesserung oder Verschlechterung des Gesundheitszustands im Laufe der Behandlung.

Abdomen

Die Größe des Abdomens richtet sich nach dessen Inhalt. Aufgrund ihrer Größe beanspruchen v. a. **Dünndarm, Dickdarm** und **Leber** viel Platz und sind daher in besonderem Maße an einer Größenzunahme des Bauchraums beteiligt.

Der gesunde Darm hält sich selbst im (schwebenden) Gleichgewicht. Bei einer Darmatonie kommt es durch die Erschlaffung der Längs- und Ringmuskulatur jedoch zu einer Verlängerung und Verdickung des Darmes. Zusätzlich führt die verminderte Peristaltik zu einer Stagnation und damit Zunahme des Darminhalts. Die Verdauung ist gestört, es bilden sich Gase, und die Fähigkeit, sich aus eigener Kraft in seiner ursprünglichen Lage zu halten, geht verloren. Dies hat ein Absinken ins kleine Becken, einen steigenden Raumbedarf und somit eine Vergrößerung des Bauchraums zur Folge.

Normalbefund

Im Stehen

- Es besteht ein stufenloser Übergang vom Thorax zum Bauchraum.
- Der Bauch wölbt sich oberhalb der Verbindungslinie beider SIAS.

In Rückenlage

- Bauchmaß: Der Abstand zwischen beiden Rippenbögen und der Verbindungslinie beider SIAS entspricht in etwa der Spannweite der ausgestreckten Hand (▶ Abb. 2.1).
- Dünndarm: Die Dünndarmschlingen haften durch ihre glatte Oberfläche aneinander und bilden eine Art Knäuel (Konvolut), das mit einer Hand durch die Bauchwand hindurch umfasst und bewegt werden kann. Zieht man das Knäuel nach kaudal, schnellt es anschließend im Normalfall kraftvoll wieder nach kranial. Durch die weiche Bauchdecke ist eine „Rinne“ als Begrenzung des Dünndarms erkennbar. Sie beginnt unter dem Rippenbogen und verläuft beidseits lateral des M. rectus abdominis. Auf Höhe der SIAS verläuft sie in einer etwa 4 Querfinger breiten Vertiefung oberhalb des Schamhügels (▶ Abb. 2.2).

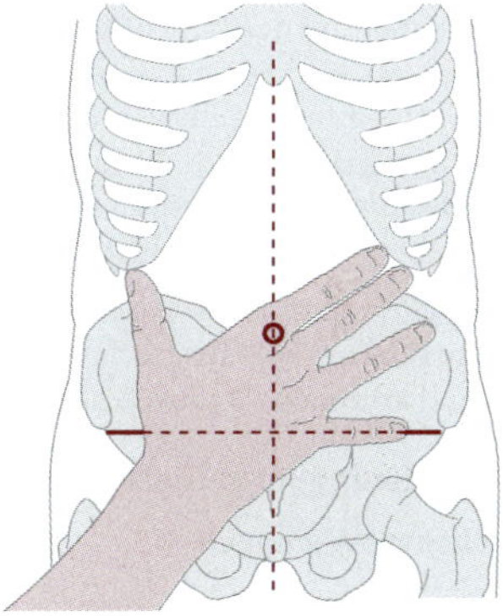

Abb. 2.1 Anlegen der Hand zur Abmessung des Bauchmaßes [L106]

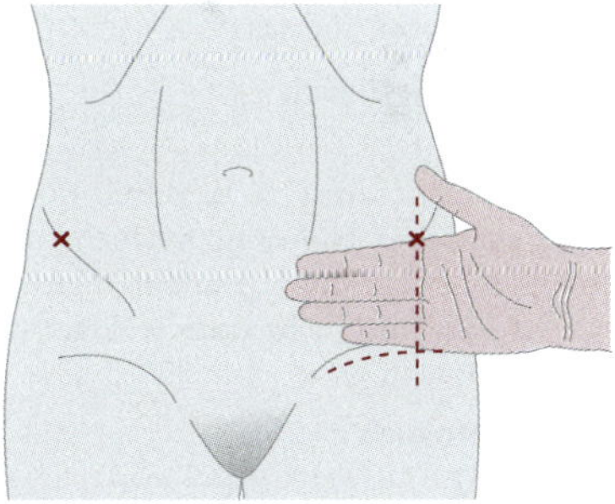

Abb. 2.2 Oberfläche der vorderen Bauchwand mit deutlich erkennbarer Begrenzung des Dünndarmkonvoluts [L106]

Störungsbilder

Asymmetrie bei Enteroptose

Bei Absenkung des Dünndarms (Enteroptose) ist dessen Rinne in Rückenlage weniger deutlich ausgeprägt. Dies beginnt in der Regel auf der rechten Seite, da im Endbereich des Ileums stärkere Zersetzungsvorgänge stattfinden als im übrigen Dünndarm. Selbst wenn der Bauch noch relativ klein ist, wird die rechte Bauchhälfte schon deutlicher hervortreten.

Bei fortschreitender Enteroptose wird zunächst die Vertiefung oberhalb der Schamgegend und schließlich auch die Rinne links oben (Bereich des Jejunums) verschwinden.

Vorwölbung der Bauchwand und verminderte Bauchatmung

Eine Vergrößerung der Bauchhöhle kann folgende Veränderungen auslösen:

- Drehung des Beckens nach inferior (anterior)
- Hebung des Zwerchfells nach kranial
- Ausdehnung des infradiaphragmalen Raums und Erweiterung des Thorax (Inspirationshaltung bei Anspannung der interkostalen Inspirationsmuskeln)
- Hochziehen des Thorax durch Verkürzung des Halses

Nachdem alle räumlichen Ausdehnungsmöglichkeiten der vergrößerten Bauchhöhle nach kranial (thorakal) ausgeschöpft sind, wird es zu einer Vorwölbung der vorderen Bauchwand kommen. Dadurch nimmt wiederum die ökonomische Bauchatmung ab.

Formveränderung im vorderen Bauchbereich

Entzündlicher Kahnbauch

(▶ Abb. 2.3b)

Dieser entsteht, wenn wenig Darminhalt und gleichzeitig entzündliche Veränderungen vorhanden sind. Da sich die Bauchdecke anspannt und kahnartig einzieht und das Zwerchfell hochgestellt wird, verlagern sich die Bauchorgane nach oben. Der Bauch ist empfindlich, mit harter, gespannter Bauchdecke, und in einer deutlichen Stufe vom Thorax abgesetzt.

Entzündlicher Kotbauch

(▶ Abb. 2.3c)

Durch Fäulnisprozesse (z. B. durch übermäßigen, übermüdeten oder zu hastigen Verzehr tierischer Nahrung) vermehrt sich der Darminhalt. Bei anhaltender Entzündung entsteht eine lageunabhängige Vorwölbung um den Nabel herum. Der Bauch ist hart und mehr oder weniger druckempfindlich. Willentlich lässt er sich nicht entspannen.

Schlaffer Kotbauch

(▶ Abb. 2.3d)

Bei fortdauernden und zunehmenden Fäulnisprozessen geht die chronische Entzündung vom hyperaktiven ins erschlaffte (Lähmungs-)Stadium über, der Bauch senkt sich durch die weitere Vergrößerung und „Verkotung" des Darmes. Die Bauchwand ist nicht mehr gespannt, sondern schlaff und im unteren Abschnitt vorgewölbt. Die Bauchdecke ist weich und nicht mehr druckempfindlich.

Der Abstand des Bauchnabels zum Schamhügel ist größer als sein Abstand zum Proc. xiphoideus (wie beim entzündlichen Kotbauch).

Gasbauch

(▶ Abb. 2.3e)

Der vorwiegende Verzehr pflanzlicher Nahrung führt zu Gärungsprozessen im Darm. Dadurch steigt er in der Bauchhöhle nach oben und wölbt v. a. die obere vordere Bauchwand vor. Der Abstand zwischen Nabel und Proc. xiphoideus ist größer als der Abstand zwischen Nabel und Schamhügel.

Der links befindliche Anfangsteil des Dünndarms (Jejunum) enthält noch frischere Nahrung, ist gesünder und in einem besseren Spannungszustand als der rechts liegende Dünndarmbereich (Ileum). Daher kommt es zu einer unterschiedlichen Klopfschall-Qualität bei der Perkussion: links besteht ein helleres und rechts ein dumpferes Trommelgeräusch.

Gaskotbauch

(▶ Abb. 2.3f)

Durch eine Kombination aus Gärungs- und Fäulnisprozessen (z. B. übermäßig viel und schlecht gekaute Nahrung) entsteht eine Vorwölbung des gesamten Bauchs: Denn kotgefüllte Darmschlingen wölben den Unterbauch und gasgefüllte Darmschlingen den Oberbauch vor.

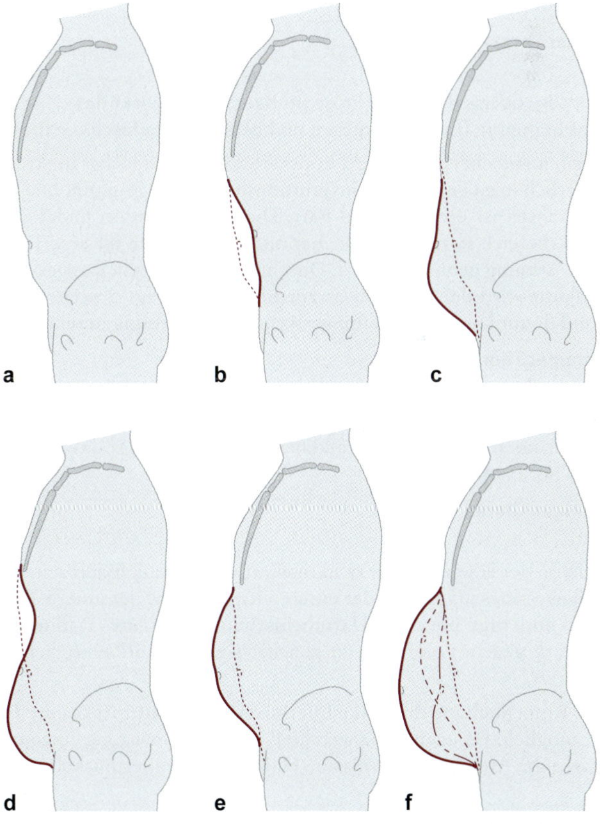

Abb. 2.3 Bauchformen nach F. X. Mayr. Noch bevor im Rahmen der üblichen internistischen Diagnostik auffällige Befunde erhoben werden, können Bauchformveränderungen pathologische Zustände anzeigen. **a:** Normalbefund. **b:** Entzündlicher Kahnbauch. **c:** Entzündlicher Kotbauch. **d:** Schlaffer Kotbauch. **e:** Gasbauch. **f:** Gaskotbauch. [L106]

2

Thorax

Normalbefund

- Fassförmig mit leichter Abflachung anterior und posterior
- Klavikulagruben nicht sichtbar
- Rippenbogenwinkel von etwa 30°
- Hauteinziehungen und Rippenrelief nicht sichtbar
- Muskelansätze am Thorax nicht besonders hervortretend
- Thorax insgesamt weich und elastisch
- Übergang zum Bauch fließend und stufenlos
- Brustwarzen der weiblichen Brust nach anterior gerichtet
- Brustwarzen beim Mann klein und scheibchenförmig, Brustdrüsengewebe nicht palpierbar
- Sternummaß; in flacher Rückenlage befindet sich das Sternum waagerecht in der Verlängerungslinie des Schambergs

Formveränderungen des Thorax

Birnenförmiger Thorax

(▶ Abb. 2.4b)

Eine Enteroptose oder jede andere Ptose im Bauchraum wirkt dem Zug der oberen Zwerchfellaufhängung (Lunge) entgegen und behindert dadurch die Exspiration.

Um den Darm anzuheben, wird die Thoraxmuskulatur zunächst im kranialen Anteil kontinuierlich in einer relativen Inspirationshaltung angespannt und fixiert. Der obere Thoraxanteil ist erweitert und hart. Die Kompensation findet zunächst im oberen Thoraxbereich statt, der sonst eher nur bei besonderen körperlichen Anforderungen zur Atmung gebraucht wird. Durch die kontinuierlich angespannte obere Atemmuskulatur wird die Möglichkeit zur Erweiterung des oberen Thorax eingeschränkt, und damit kann er auch immer weniger die Atmung unterstützen.

Schellenförmiger Thorax

(▶ Abb. 2.4c)

Im nächsten Stadium erweitert und verhärtet sich auch der kaudale Thoraxbereich. Nun bleibt nur noch ein schmaler kaudaler Bereich weich, sodass die Einziehung des unteren Thoraxanteils abnimmt.

Glockenförmiger Thorax

(▶ Abb. 2.4d)

Schließlich kann der gesamte Thorax in Inspirationsstellung fixiert sein. Durch eine Form- und Bewegungsadaptation der unteren Rippen wird der untere Thorax deutlich geweitet und ragt über die Darmbeinschaufeln hinaus. Dadurch wird das Zwerchfell stark gedehnt und ist jetzt gleichzeitig dem stärkstmöglichen Zug der Lunge ausgesetzt.

Eine weitere Rippenhebung durch die Interkostalmuskulatur ist bei der Inspiration kaum mehr möglich. Da auch das Zwerchfell in seiner Bewegung eingeschränkt ist, muss verstärkt die Atemhilfsmuskulatur (Hals- und Schultermuskeln) zum Einsatz kommen.

Langfristig wird auch die Elastizität der Lunge beeinträchtigt.

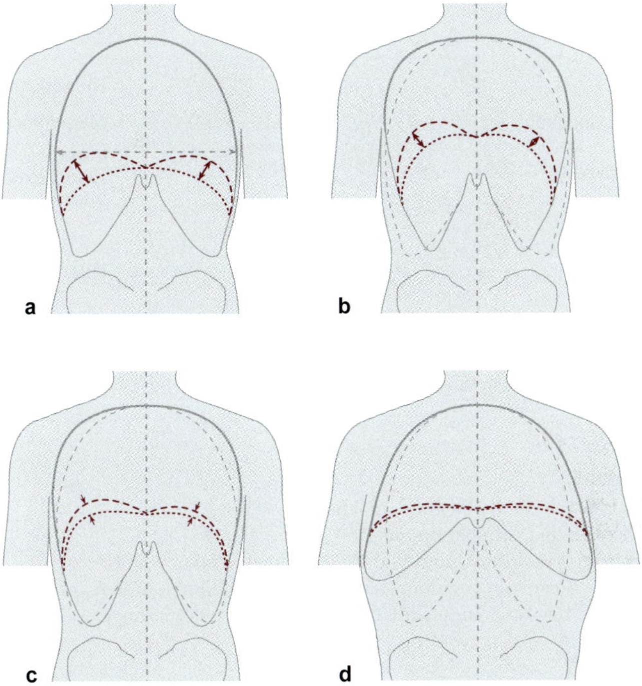

Abb. 2.4 Thoraxformen nach F. X. Mayr. Die Pfeile zeigen die Zwerchfellbewegung bei In- und Exspiration an. **a:** Normaler Thorax. **b:** Birnenförmiger Thorax. **c:** Schellenförmiger Thorax. **d:** Glockenförmiger Thorax. [L106]

Schutzbuckel nach Mayr

(▶ Abb. 2.5)

Zum Schutz geschwächter Organe kommt es zur „défense musculaire" der Interkostalmuskulatur, die regionale Ausbuchtungen und Gewebeverhärtungen im Thoraxbereich verursacht: Je härter der Buckel, desto stärker ist die Abwehrspannung. Auch eine verstärkte Druckschmerzhaftigkeit in diesen Regionen entwickelt sich infolge der muskulären Dauerkontraktion.

Mayr hat 7 Schutzbuckel beschrieben (▶ Abb. 2.5): Leber-, Duodenum-, Magen-, Herz-, FCS-, Gallenblasen- und Querkolonbuckel. Ein Leberbuckel kann z. B. zu einer Verbreiterung der rechten Thoraxhälfte um 5–15 cm führen. Durch eine erfolgreiche Behandlung der Organe können diese Buckel nicht nur deutlich weicher werden, sondern sich auch zurückbilden.

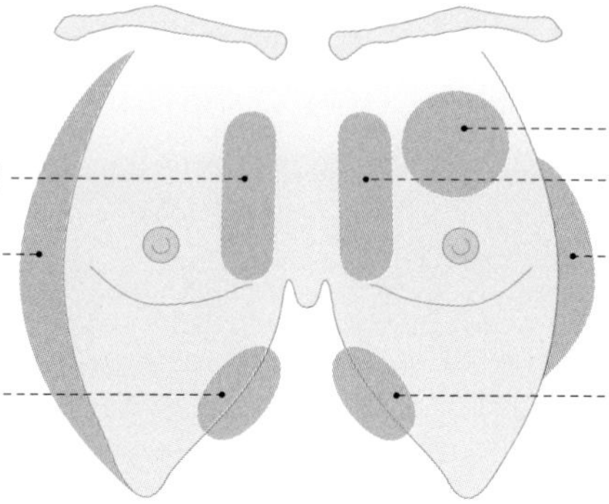

Abb. 2.5 Schutzbuckel nach Mayr [L106]

Hals

Normalbefund

- Der Hals sitzt zylindrisch auf dem Thorax.
- Das Muskelrelief ist nicht betont.
- Unterkiefer (Mandibula) und Hals bilden einen Winkel von 90°.
- Halslänge: Vorn vom Jugulum sterni bis zur Mandibula, hinten von Th7 bis zur Ansatzstelle der Nackenmuskulatur sind es jeweils 4 Querfinger.

Störungsbilder

Verkürzung des Halses

(▶ Abb. 2.6)

An der Vergrößerung der Bauchhöhle durch Heben des Thorax kann auch die Halsmuskulatur beteiligt sein. Die Halsmuskeln werden dicker und deutlich sichtbar. Die Schultern stehen höher, während der Hals kürzer und kegelförmig wird. Im Nackenbereich kommt es zu einer deutlichen Verdickung (z. B. bei Großtrommelträgerhaltung, ▶ Abb. 2.7g), im vorderen Halsbereich zum Doppelkinn.

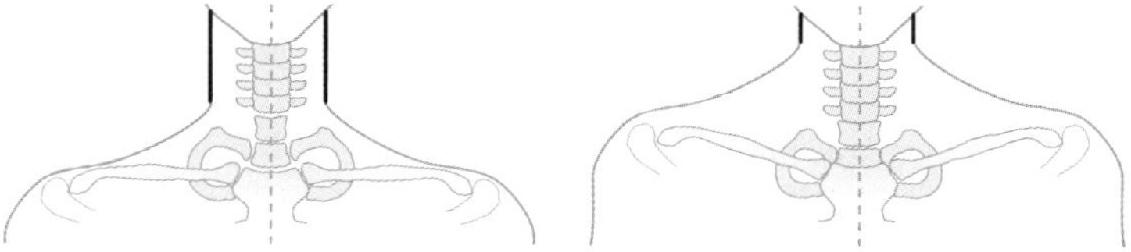

Abb. 2.6 Zugewinn an Brustraum durch Verkürzung des Halses. **a:** Normalbefund. **b:** Verkürzter Hals. [L106]

Verlängerung des Halses

Diese lässt sich z. B. bei der lässigen Haltung oder der Sämannshaltung (▶ Abb. 2.7e, f) beobachten. Wenn der Schwerpunkt des Kopfes nach vorn verlagert werden muss, um die Statik bestmöglich aufrechtzuerhalten, wird die HWS gestreckt oder sogar nach vorne gekrümmt.

Skapula

Normalbefund

Der Abstand zwischen den Dornfortsätzen der BWS und der Skapula ist Ausdruck der Rückenkrümmung. Im Normalfall beträgt er 2–3 Querfinger. Die Skapulae liegen dem Thorax eng an.

Störungsbilder

- Bei stärkerer BWS-Kyphose vergrößert sich der Abstand zur Skapula. Die medialen Skapularänder springen flügelförmig vor.
- Bei extendierter BWS kann sich der Abstand zur Skapula verringern.

Beckenneigung

Normalbefund

Eine senkrechte Linie von der SIAS zur Beugefalte des Oberschenkels ist im Normalfall etwa 4 Querfinger lang.

Störungsbilder

Der Abstand ist bei der Sämannshaltung vergrößert und bei der Entenhaltung verringert (▶ Abb. 2.7f, d).

Gesicht

Normalbefund

Die Haut ist nach Mayr der „Spiegel des Blutes". Somit werden Hautfarbe, aber auch Tonus und Form des Gesichts bewertet.

- Hautfarbe: rosig, ähnlich der Farbe von Hals und Thorax
- Hautoberfläche: glatt und sauber
- Tonus/Elastizität der Haut: keine Hautfalte auf Höhe des Os zygomaticum abhebbar, keine Faltenbildung beim Lachen
- Festigkeit der Haut: keine Verhärtungen
- Dicke der Haut: Befundung durch Anheben einer Falte in der Mitte der Wange (abhängig vom Zustand kontraktiler Elemente im Unterhautfettgewebe und vom Fettgehalt)
- Lidspalte: eng (abhängig von Augenschließmuskeln und Lidhaut)
- Lidhaut: glatt und gespannt, keine Faltenbildung ober- und unterhalb des Bulbus
- Mund: klein und geschlossen, gerade, nicht herabhängende Mundspalte, Ober- und Unterlippe bis in die Mundwinkel deutlich sichtbar
- Nasenöffnung: schmal

Formveränderungen des Gesichts

Sehr häufig treten Mischformen der folgenden Gesichtsveränderungen auf.

Pausbackengesicht
Durch Quellung und Dickenzunahme der Gesichtshaut bedingt, führt die zunehmende Hauterschlaffung zum Herabsinken der Wangen. Kennzeichen sind:
- Gerötete Wangenfarbe durch verminderte Durchblutung und Drainage
- Bei Kälteeinfluss evtl. bläuliche Wangenverfärbung
- Entwicklung blauroter Hautvenen
- Nasen-Lippen-Falte beim Lachen, Grinsen, Sprechen
- Mund verbreitert und nicht mehr geschlossen, Lippen nach außen gerollt, dunklere Lippenfarbe, Mundwinkeltrichter
- längerfristig: Oberlippe aufgerollt und hochgezogen, Unterlippe herabhängend, geöffneter Mund und Sichtbarwerden der Zähne.

Gesicht „wie Milch und Blut"
Es stellt die erste Phase der Stoffwechselbelastung (Erregungsstadium) dar. Charakteristische Zeichen sind:
- Blässe
- Leicht hohle Wangen
- Schmaler Mund
- Stärker hervortretende Gesichtslinien (da Hautmuskeltonus gesteigert)
- Spitze Nase

Viereckiges Gesicht
Es entspricht einer Verstärkung des Pausbackengesichts (Lähmungsstadium). Durch die zunehmende Hauterschlaffung sinken die Wangen nach unten und die Haut unter die Ränder der Mandibula. So entsteht die viereckige Gesichtsform mit folgenden Kennzeichen:
- Persistierende Falten
- Doppelkinn (durch Halsverkürzung und Hauterschlaffung am Kinn)
- Schräg von der Mandibula abfallender Hals
- Faltenbildung am Oberlid, Tränensäcke am Unterlid, hängendes Oberlid (u. U. bis über Regenbogenhaut), hängendes Unterlid lässt das Augenweiß unterhalb der Regenbogenhaut sichtbar werden
- Blaurote oder grau-blassgelbe Hautfarbe
- Haut zunehmend trocken und unrein

Stadium des Gewebeschwunds
Kennzeichen sind:
- Wangen werden dünner oder sind eingefallen.
- Gesichtsform wird wieder ovaler.
- Backenknochen treten deutlich hervor.
- Das Unterhautfettgewebe schwindet.
- Die Haut ist faltenlos (elastische Elemente straffen die dünne Haut), aber es gibt deutliche Falten beim Lachen.
- Es entwickeln sich Runzeln und Furchen, dort wo Falten waren.
- Der Mund verbreitert sich.
- Die Haut wirkt schmutzig, trocken, gelbgrün.

Gefälteltes Gesicht
Hier zeigt sich der Gewebeschwund noch stärker. Die elastischen Hautelemente sind so geschädigt, dass sie selbst die dünner gewordene Haut nicht mehr straffen können. Deshalb sinkt auch die dünne Haut zunehmend nach unten. Kennzeichen sind ein zerknittert wirkendes Gesicht (Epidermis vorhanden, aber Schwund der Unterhaut) und bräunliche Haut.

Körperhaut

Ihr Zustand spiegelt grundsätzlich auch die Witterungsverhältnisse wider. Es gibt verschiedene Stadien:
- Erregungsstadium mit besonders akzentuierten Körperformen
- Schwellungsstadium mit verwischten Körperkonturen
- Gewebeschwund- und Erschlaffungsstadium: zunächst leichte Akzentuierung der Körperkonturen, später
- Stadium der fortgeschrittenen Erschlaffung: vermehrte Faltenbildung und zunehmend übler Körpergeruch

Haltung nach F.X. Mayr

Die **Schwerlinie** (Verbindungslinie der Schwerpunkte) bzw. Schwerkraftlinie des Körpers verläuft vom Schwerpunkt des Kopfes durch die Halswirbelgelenke, kreuzt die zervikalen und thorakalen Wirbelbögen, verläuft durch die Lendenwirbelkörper, dann knapp posterior der Hüftgelenke, anterior der Knie- und Sprunggelenkachse bis in die Mitte einer Unterstützungsfläche, die durch die Außenkanten der Füße und die Linien von den Großzehenspitzen bis zu den Fersenspitzen gebildet wird. Daraus ergibt sich die Normalhaltung (▶ Abb. 2.7a).

Die schweren viszeralen Organe befinden sich nahe der Schwerlinie oder symmetrisch zu ihr, sodass es keine oder kaum Muskelkraft erfordert, sie zu stützen.

Zeitweilige Veränderungen im Bauchraum führen nur zu vorübergehenden Haltungsfehlern, während chronische Prozesse im Bauchraum **abweichende/auffällige Haltungsformen** bedingen, z. B. die Anlaufhaltung, Habachthaltung, Entenhaltung, Lässige Haltung, Sämannshaltung, Großtrommelhaltung.

Anlaufhaltung

(▶ Abb. 2.7b)

Sie zeigt sich bei Patienten mit schwacher Muskulatur und erinnert an die Ausgangsstellung von Sportlern, kurz bevor sie loslaufen:
- Das Gesäß ist nach hinten verschoben bzw. das Becken nach vorne geneigt bzw. das Os pubis nach inferior verlagert.
- Wegen der Beckenkippung können die Beckenorgane dem Druck des Darms (bei Enteroptose) z. T. ausweichen.
- Durch die verminderte Lendenlordose erweitert sich der Bauchraum.
- Die Hüftgelenke sind flektiert.
- Die HWS ist extendiert und dadurch posterior etwas länger als anterior.

Habachthaltung

(▶ Abb. 2.7c)

Sie lässt sich bei kräftigen Personen beobachten und erfordert eine stärkere Muskelanspannung:
- Das Gesäß ist nach hinten verschoben bzw. das Becken nach vorne gebeugt.
- Die Lendenlordose ist verstärkt.
- Der gesamte Körper ist leicht nach anterior geneigt, damit die Schwerkraftlinie wieder auf die Unterstützungsfläche auftrifft.

Entenhaltung

(▶ Abb. 2.7d)

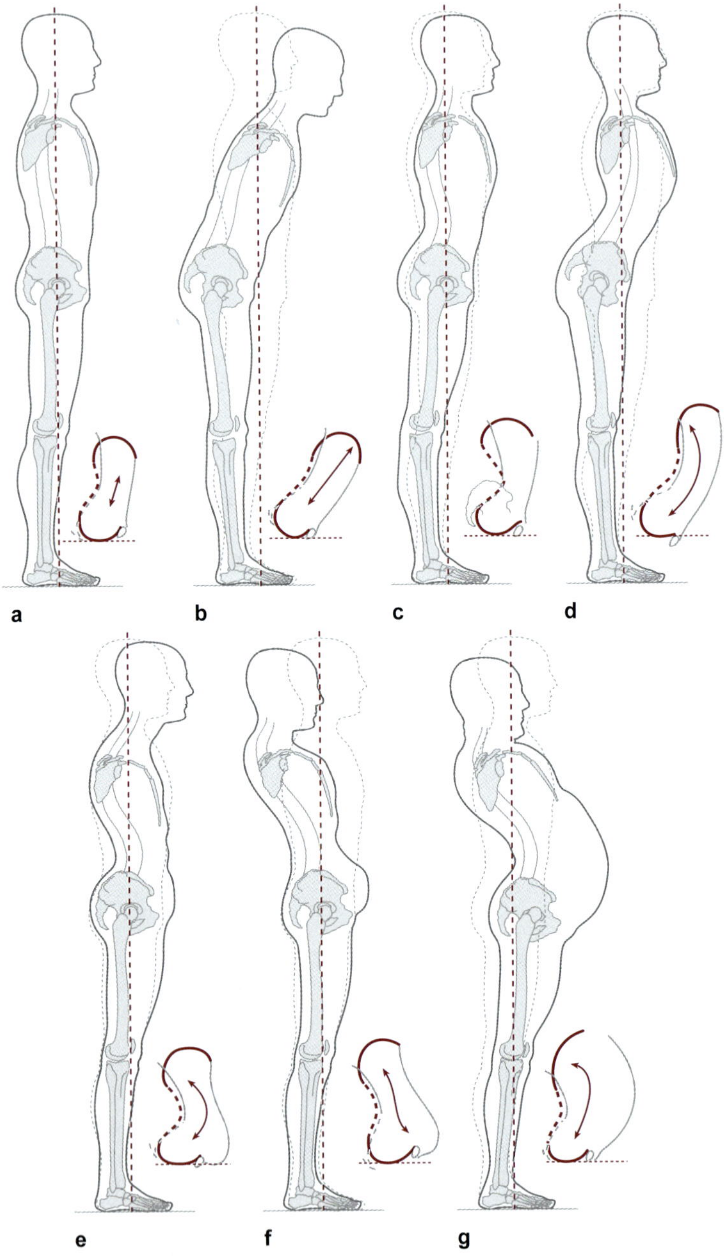

Abb. 2.7 Haltungsformen nach F. X. Mayr. **a:** Normalhaltung. **b:** Anlaufhaltung. **c:** Habachthaltung. **d:** Entenhaltung. **e:** Lässige Haltung. **f:** Sämannshaltung. **g:** Großtrommelträgerhaltung. [L106]

Sie stellt eine Verstärkung der Anlauf- oder Habachthaltung dar, sodass sich der Bauchraum noch mehr vergrößert:

- Die BWS ist extendiert.
- LWS, BWS und HWS bilden einen nach posterior offenen Bogen.
- Die Hüftflexion ist stärker ausgeprägt als bei der Anlaufhaltung.

Lässige Haltung

(▶ Abb. 2.7e)

Diese Haltung ist bei muskel- und bänderschwachen Personen anzutreffen. Die Bauchhöhle vergrößert sich weitgehend unter dem Einfluss der Schwerkraft. Auch die Habachthaltung von kräftigen Personen kann zeitweilig in eine lässige Haltung übergehen:

- Die Wirbelsäulenkrümmungen und die Extension der Sprunggelenke sind verstärkt.
- Der Hals ist stark vorgeschoben.
- Die Schwerkraftlinie verläuft anterior der BWS, aber posterior der LWS.

Sämannshaltung

(▶ Abb. 2.7f)

Sie tritt bei einem chronischen Kotbauch auf (▶ Abb. 2.3d):

- Der Unterbauch ist vorgewölbt, der Oberbauch eher eingezogen.
- Die BWS-Kyphose ist verstärkt oder der gesamte Rumpf nach hinten geneigt.

Großtrommelträgerhaltung

(▶ Abb. 2.7g)

Sie kann sich bei einem Gaskotbauch (▶ Abb. 2.3f) aus der lässigen Haltung entwickeln und geht einher mit einer

- deutlichen Hypertrophie der oberen thorakalen Muskeln, mit einer
- Verkürzung des Halses und einer
- hypertrophen Nackenmuskeln.

2.3 Osteopathische Diagnostik

Michel Puylaert

Dem Osteopathen stehen verschiedene diagnostische Verfahren zur Verfügung, die selten alle bei einem Patienten durchgeführt werden. Mit zunehmender Erfahrung wird sich der Therapeut auf ein oder zwei Untersuchungstechniken konzentrieren, die er gut beherrscht. Die osteopathische Diagnostik beginnt allerdings immer mit globalen Tests, die den Weg zur spezifischen Untersuchung des jeweiligen Gewebes weisen.

2.3.1 Globale fasziale Diagnostik

Dysfunktionen geben den Bewegungen der Faszien eine bestimmte Richtung, sodass sich durch Palpation der Faszienbewegungen die Region einer bestehenden Dysfunktion lokalisieren oder eingrenzen lässt. Um die Dysfunktion exakter zu bestimmen, erfolgt dann eine Untersuchung der Organe in der jeweiligen Region.

Global Listening stehend oder sitzend

Patient: stehend oder sitzend, um den Einfluss der unteren Extremitäten auszuschalten.

Therapeut: stehend, hinter dem Patienten.

Handposition: Eine Hand liegt quer auf dem Schädeldach und die andere in Längsrichtung auf dem Kreuzbein.

Ausführung: Palpation der Faszienbewegung.

Bewertung: Auf Spannungen und deren Richtung achten.

- Normalbefund: keine ausgeprägte Spannung in einer bestimmten Richtung feststellbar.
- Bei einer Organdysfunktion können folgende Spannungsrichtungen festgestellt werden:
  - Flexion: Die Dysfunktion ist anterior lokalisiert. Je stärker die Flexion, desto kaudaler liegt das Problem. Gibt in der Regel Hinweise auf eine viszerale Problematik; eine Flexion in Richtung der Beine deutet auf eine Dysfunktion im Bereich der unteren Extremitäten hin.
  - Flexion und Seitneigung links bzw. rechts: Die Dysfunktion befindet sich anterior links bzw. rechts. Je stärker die Seitneigung (nach links oder rechts), desto weiter lateral liegt das Problem. Gibt in der Regel Hinweise auf eine Störung seitlich liegender viszeraler Strukturen; in Verbindung mit einer Flexion aus den Beinen heraus deutet die Seitneigung auf eine Dysfunktion im Bereich der unteren Extremitäten hin.
  - Extension: Die Dysfunktion befindet sich posterior (Rücken oder im Bereich der unteren Extremitäten). Je stärker die Extension, desto weiter kaudal liegt das Problem.
  - Extension und Seitneigung links oder rechts: Die Dysfunktion befindet sich posterior links oder rechts (seitlich im Rücken- oder Beinbereich). Je größer die Seitneigung (nach rechts oder links), desto weiter lateral liegt das Problem.

Die Bewegungskomponenten, z. B. Flexion und Seitneigung, bilden einen Winkel mit der medianen Achse, dessen Spitze in der Dysfunktion liegt. Mit diesem Test lassen sich schnell und zuverlässig relevante Dysfunktionen finden.

Global Listening in Rückenlage

Patient: in Rückenlage.

Therapeut: stehend oder sitzend, am Kopf- oder Fußende der Liege.

Handposition:

- Ausgangsposition am Kopfende: Die Finger beider Hände (außer den Daumen) an der Außenseite des Os occipitale um das Foramen magnum positionieren.
- Ausgangsposition am Fußende: Beide Hände auf die Fußrücken legen.

Ausführung: Am Okziput leichten Zug nach kranial ausüben bzw. an den Füßen eine Plantarflexion induzieren und dann wieder leicht loslassen.

Bewertung: Auf die Richtung der größten Spannung achten.

- Normalbefund: Keine Spannung in einer bestimmten Richtung feststellbar.
- Falls eine Organdysfunktion vorliegt, wird eine Seite des Okziputs eine deutliche Spannung aufweisen bzw. ein Fuß sich schneller in Richtung Dorsalflexion bewegen.

2.3.2 Lokale fasziale Diagnostik

Local Listening: allgemeine Technik

Patient: in Rückenlage.

Therapeut: stehend oder sitzend, seitlich des Patienten.

Handposition: Eine Hand liegt flach auf dem Bauch, der Handteller auf dem Bauchnabel, die Finger sind nach kranial gerichtet.

Ausführung: Palpation der Faszienbewegung.

Bewertung: Auf die Richtung der größten Spannung achten.

- Normalbefund: Keine Spannung in einer bestimmten Richtung feststellbar.
- Folgende Zugspannungsrichtungen weisen auf Organdysfunktionen hin:
  - In der Medianlinie nach kranial: Kardia oder Ösophagus
  - Leicht nach links kranial mit Drehung gegen den Uhrzeigersinn: Magen
  - Nach rechts kranial mit Drehung im Uhrzeigersinn: Leber
  - Hinter dem linken Rippenbogen nach rechts kranial, ohne darüber hinauszugehen, mit Drehung gegen den Uhrzeigersinn: Gallenblase
  - Nach rechts kranial über den Rippenbogen hinausgehend: Leber
  - Leicht nach kranial und in die Tiefe: Pylorus
  - Transversal leicht nach rechts, am Ende kippt die Daumenseite in die Tiefe: Duodenum oder Sphincter Oddi
  - Am Kleinfingergrundgelenk in die Tiefe: Flexura duodenojejunalis
  - In die Tiefe, verbunden mit Drehung im Uhrzeigersinn: Pankreas
  - In die Tiefe, Finger werden in Richtung Bauchnabel gezogen, verbunden mit leichter Drehung gegen den Uhrzeigersinn: Dünndarm
  - Transversal nach rechts und Kippung mit der Daumenseite in die Tiefe: rechte Niere
  - Transversal nach links und Kippung mit der Kleinfingerseite in die Tiefe: linke Niere
  - Nach rechts kaudal mit Drehung im Uhrzeigersinn: Zäkum
  - Transversal nach rechts, am Ende mit Drehung gegen den Uhrzeigersinn: Colon ascendens
  - Transversal nach links, am Ende mit Drehung im Uhrzeigersinn und leichter Kippung der Kleinfingerseite in die Tiefe: Colon descendens
  - Nach links unten, am Ende mit leichter Drehung im Uhrzeigersinn: Colon sigmoideum
  - Nach kaudal: Blase
  - Nach kaudal und mit der Handwurzel in die Tiefe: Uterus

Local Listening: Inhibitionstest und Balancetest

Inhibitionstest: Bei der allgemeinen Technik (s. o.) wird die Hand zur Dysfunktionsstelle hingezogen. Klinische Beobachtungen zeigen, dass der fasziale Zug durch leichten Druck oder ein Anheben des Gewebes an dieser Stelle verschwindet. Mit diesem Mechanismus lässt sich die zu behandelnde Dysfunktion lokalisieren. Es gibt zwei mögliche Reaktionen auf den Zug oder Druck: Falls der fasziale Zug verschwindet, spricht das für eine Dysfunktion genau an dieser Stelle. Bleibt der fasziale Zug weiterhin bestehen, ist an dieser Stelle keine Dysfunktion vorhanden.

Balancetest (nach Paul Chauffour): Dieser Test dient dazu, beim Vorliegen von zwei oder mehr Dysfunktionen die primäre zu finden. Falls in zwei Bereichen Einschränkungen diagnostiziert wurden, können beide gegeneinander ausgewertet werden, um die primäre Dysfunktion zu identifizieren.

Beispiel: Bei der Untersuchung fanden sich Dysfunktionen der rechten Art. sternoclavicularis und des Pylorus. Nach der Kontaktaufnahme (z. B. mit Fingerspitzen oder Os pisiforme) an beiden Stellen gleichzeitig sanften Druck nach posterior ausüben, ohne eine Abwehrspannung des Gewebes zu erzeugen. Lässt der Widerstand an einer Stelle nach, während die andere weiterhin hart bleibt, wird zuerst die Verhärtung behandelt, da sie als primäre Dysfunktion gilt.

2.3.3 Thermischer Test

Organe haben eine Temperaturausstrahlung, die man zur Diagnostik verwenden kann. Barral hat die thermische Diagnostik jahrzehntelang erforscht und angewendet, wobei er sie noch weiter verfeinerte und differenzierte.

Vorgehen

- Für die thermische Diagnostik wird die Innenfläche der dominanten Hand benutzt. Meistens wird mit dem Daumenballen, seltener dem Kleinfingerballen oder der Mitte der Handinnenfläche palpiert. Am (wärme)empfindlichsten ist die Stelle, die am stärksten auf eine minimale mechanische Reizung reagiert. Um sie zu finden, wird mit einem Finger sanft an der Handinnenfläche entlang gestrichen. Die empfindlichste ist zugleich auch die thermosensibelste Stelle.
- Während der „Palpation“ sind Finger und Hand leicht gebeugt und entspannt. Die Hand bewegt sich ca. 10 cm über der Hautoberfläche des Patienten. Um den geeigneten Abstand zu bestimmen, wird die Hand in einer thermischen Zone fast auf die Haut aufgelegt und dann langsam so weit angehoben, bis sie die Wärmeausstrahlung am stärksten spüren kann. Danach wird die Hand langsam bis zu der Stelle abgesenkt, an der ein leichter Widerstand wahrnehmbar wird.
- Während der Wärmediagnose die Hand immer wieder neu an die jeweilige Körperkontur anpassen, sodass die Handfläche parallel zur Hautoberfläche bleibt.
- Bei der thermischen Diagnostik bewegt sich die Hand leicht und pendelartig von einer zur anderen Seite. Wichtig ist dabei, dass die Hand nie zu lange an einer Stelle verweilt, damit sich die Temperatur an der untersuchten Hautstelle nicht durch die Wärmeausstrahlung von der Hand des Therapeuten im Vergleich zu ihrer Umgebung erhöht.
- Gesucht werden die Stellen mit der stärksten Wärmeausstrahlung.

Bewertung von Wärmezonen

- Punktförmig, scharf begrenzt: strukturelle Veränderungen (z. B. Tumor, Kalzifizierung)
- Linear, scharf begrenzt: Suturen, Gefäße, viszerale Kanäle
- Kreisförmig, groß, scharf begrenzt: Teil eines Organs (z. B. Hirnlappen, Leberlappen)
- Linear, groß, scharf begrenzt: längliche hohlförmige Strukturen (z. B. Ösophagus, Dünndarm)
- Kreisförmig, groß, unscharf begrenzt: viszerale Funktionsstörungen oder emotionale Ursachen

2.3.4 Perkussion

Durch eine Perkussion können Informationen über die Position, Mobilität (Vergleich der Position bei In- und Exspiration) und Tension (bei hoher Tension gesteigerter, bei niedriger Tension verringerter Tonus) des Organs gesammelt werden. Als Normalbefund ergeben sich bei einer Perkussion viszeraler Organe folgende Klopfschall-Qualitäten:

- **Leber:** matt
- **Magen:** hochsonor
- **Dünndarm:** matt
- **Zäkum:** tiefsonor
- **Colon ascendens:** tiefsonor
- **Colon transversum: rechts:** tiefsonor; **links:** matt
- **Colon descendens:** tiefmatt
- **Colon sigmoideum:** tiefmatt

Welche Befunde sich bei Pathologien und Dysfunktionen feststellen lassen, ist in den jeweiligen Organkapiteln beschrieben.

2.3.5 Tests der Diaphragmen

Diaphragmen sind **horizontal ausgerichtete, fasziale, muskuläre oder ligamentäre Strukturen,** die Spannungen aufweisen können. Da solche Spannungen u. a. die Trophik (z. B. N. vagus im kraniozervikalen Diaphragma) oder die viszeralen Ligamente (z. B. Lig. gastrophrenicum am Zwerchfell) beeinträchtigen, können sie viszerale Dysfunktionen auslösen.

Kraniozervikales Diaphragma

(▶ Abb. 2.8)

Gewebekomplex im atlantookzipitalen Übergangsbereich, der ossäre, muskuläre, ligamentäre und fasziale Strukturen umfasst.

Patient: in Rückenlage.

Therapeut: sitzend, am Kopfende der Liege.

Handposition:

- Die Hände liegen unter dem Okziput, die Fingerspitzen von Zeige-, Ring- und Kleinfinger am Rand der Squama und sind zum Atlasbogen gerichtet.
- Die Mittelfingerspitzen liegen unter dem Atlasbogen.

Ausführung:

- Mit den Fingerspitzen (II, IV, V) das Okziput leicht nach kranial ziehen.
- Mit den Mittelfingern den Atlasbogen leicht nach anterior schieben.

Bewertung: Auf den Tonus und die muskulo-faszial-ligamentäre Spannung achten.

- Normalbefund: elastischer Widerstand.
- Einseitige oder beidseitige Verspannungen oder Einschränkungen deuten auf eine Dysfunktion des Diaphragmas hin.

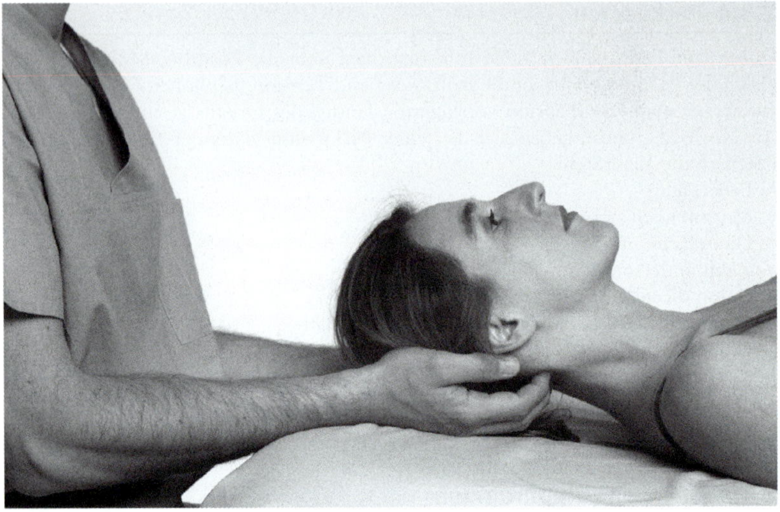

Abb. 2.8 Test des kraniozervikalen Diaphragmas [K306]

Zervikothorakales Diaphragma

(▶ Abb. 2.9)

Gewebekomplex im zervikothorakalen Übergangsbereich, der ossäre, muskuläre, ligamentäre und fasziale Strukturen umfasst.

Patient: in Rückenlage.

Therapeut: sitzend, am Kopfende der Liege.

Handposition:

- Mit den Daumen Kontakt zu den Querfortsätzen von Th1 aufnehmen.
- Die anderen Finger jeweils auf Akromion und Klavikula legen.

Ausführung:

- Mit den Daumen Th1 nach ventral drücken, um das Diaphragma unter Spannung zu setzen.
- Gleichzeitig die Finger auf Akromion und Klavikula auseinanderziehen.

Bewertung: Auf den Tonus und die muskulo-faszial-ligamentäre Spannung achten.

- Normalbefund: elastischer Widerstand.
- Verspannungen, Einschränkungen oder Schmerzen weisen auf eine Dysfunktion hin.

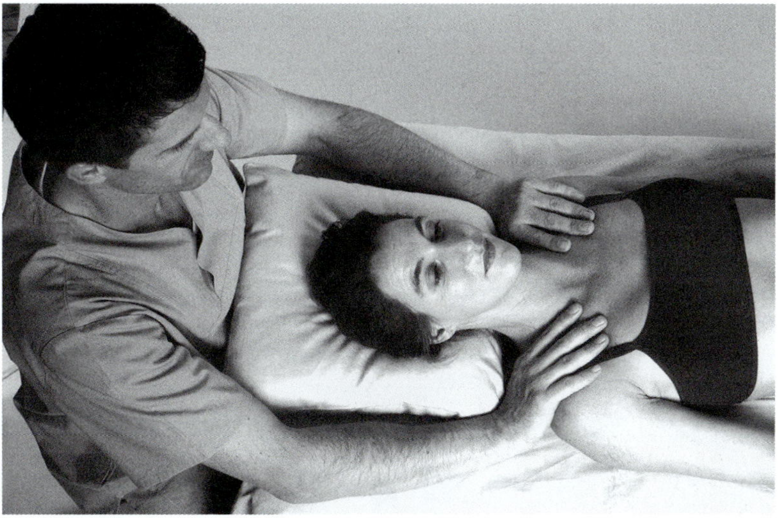

Abb. 2.9 Test des zervikothorakalen Diaphragmas [K306]

Thorakoabdominales Diaphragma (Zwerchfell)

(▶ Abb. 2.10)

Patient: in Rückenlage.

Therapeut: sitzend, seitlich des Patienten.

Handposition:

- Eine Hand liegt posterior breitflächig quer auf dem thorakolumbalen Übergang und
- Die andere Hand anterior breitflächig quer auf dem thorakoabdominalen Übergang.

Ausführung: Mit der oben liegenden Hand sanften Druck nach posterior ausüben.

Bewertung: Auf den faszialen Freiheitsgrad und die Zwerchfellfunktion achten.

- Normalbefund: elastischer Widerstand.
- Verhärtungen, Verspannungen oder Schmerzen deuten auf eine Dysfunktion hin.

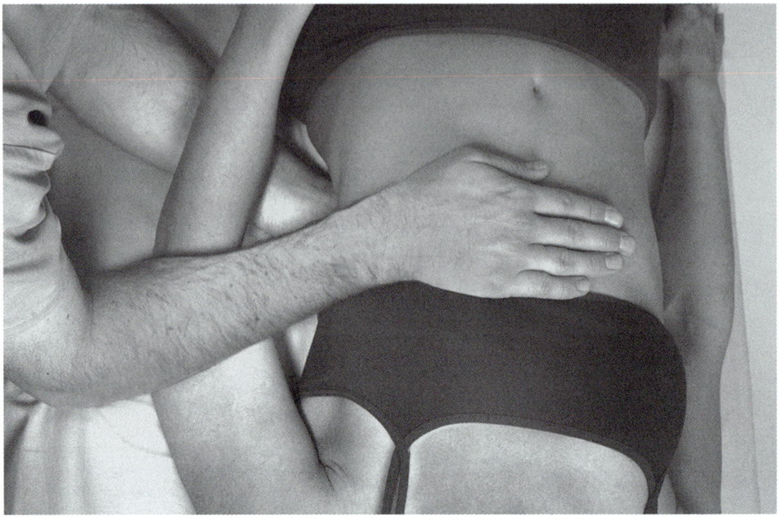

Abb. 2.10 Test des thorakoabdominalen Diaphragmas [K306]

Beckendiaphragma (Diaphragma pelvis)

(▶ Abb. 2.11)

Patient: in Rückenlage.

Therapeut: sitzend, seitlich des Patienten.

Handposition:

- Eine Hand liegt in Längsrichtung unter dem Os sacrum.
- Die andere Hand liegt quer auf dem Unterbauch, mit dem Daumen unmittelbar kranial des Os pubis.

Ausführung: Die Hände mit leichtem Druck zusammenführen, bis sich zwischen ihnen eine fasziale Spannung aufbaut.

Bewertung: Auf den faszialen Tonus achten.

- Normalbefund: elastischer Widerstand.
- Verspannungen, Verhärtungen oder Schmerzen deuten auf eine Dysfunktion hin.

2.3.6 Reflexzonen und Hinweiszeichen

Dermatom

Die **Spinalnerven versorgen bestimmte Hautbezirke,** die als Dermatome bezeichnet werden. Ein Rückenmarksegment reagiert immer als Ganzes. Deshalb wird bei einer Reizung von Eingeweiderezeptoren der Schmerz oft nicht nur im betroffenen Organ, sondern auch im dazugehörigen Dermatom empfunden. Man spricht von „übertragenem Schmerz“. So können z. B. Gallenbeschwerden als Schmerzen in der rechten Schulter wahrgenommen werden. Diese Reaktion ist in vielen Fällen sehr spezifisch und kann hervorragende Hilfestellung für die Diagnose geben.

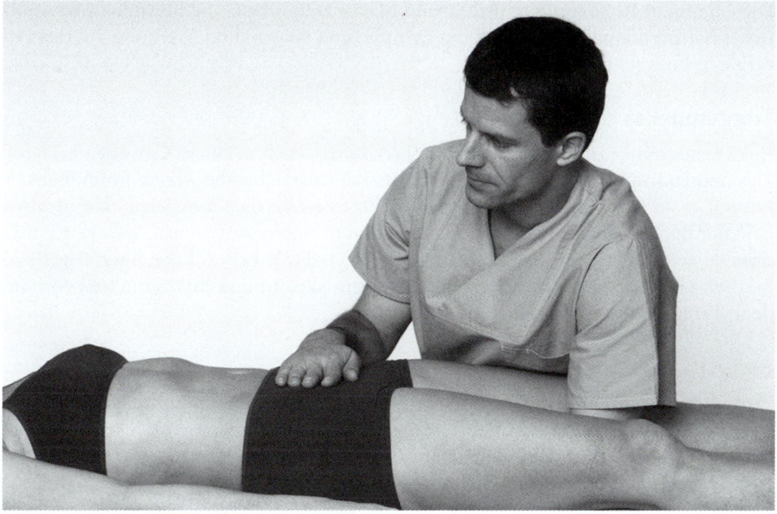

Abb. 2.11 Test des Diaphragma pelvis [K306]

Dermalgiereflexe nach Jarricot

Viszerale Dysfunktionen gehen oft mit **Hautveränderungen in spezifischen Zonen** einher. Dr. Henri Jarricot erstellte 1975 eine präzise topografische Karte solcher Stellen auf der Vorderseite des Rumpfes.

Diese Stellen sind objektivierbar und leicht zu finden. Die Palpationstechnik heißt **„palper-rouler"** und besteht aus zwei Bewegungen:

- Die Haut ohne zu zwicken zwischen Daumen und Zeigefinger anheben.
- Dann die Hautfalte sanft hin und her rollen (ähnlich wie beim „Zigarettendrehen").

Falls eine Reflexzone erreicht wird, fühlt sich die Stelle dicker an, wobei der Patient mehr oder weniger starke Schmerzen empfindet. Dort wo keine Dysfunktion vorhanden ist, ist die Haut auch nicht schmerzhaft. Anhand der Karte lassen sich genaue Rückschlüsse auf eine Dysfunktion der betreffenden Organe ziehen.

Neurolymphatische Reflexe nach Chapman

Der Osteopath Frank Chapman war überzeugt, dass knöcherne osteopathische Dysfunktionen nicht die gesamte Pathologie erklären können. Nach jahrelangen Untersuchungen und Experimenten fand er anterior und posterior am Körper **48 Punkte,** die er als lymphatischen Stau bezeichnete und einzelnen Organen zuordnete. Diese **Gewebeänderungen** sind tastbar, aber bildlich nicht darstellbar. Für sie prägte Chapman den Begriff „neurolymphatische Reflexpunkte": *„Eine Stase der Lymphe in einem Eingeweideorgan oder in einer Drüse manifestiert sich als Schmerz- oder Druckempfindlichkeit an den distalen Spinalnervenendigungen."*

Die **Palpation** der Punkte ist nicht leicht und erfordert eine gewisse Erfahrung.

Mit einer kleinen Rotationsbewegung den Punkt mit der Fingerspitze massieren (20 s bis 2 min pro Punkt). Der Finger verliert trotz der Bewegung nie seine Sensibilität.

Die Chapman-Reflexpunkte (▶ 2.7) sind für die Diagnostik, die Beeinflussung sämtlicher Körperflüssigkeiten durch die Lymphe und wegen ihrer Wirkung auf das viszerale System sehr nützlich.

Triggerpunkte

Ein Triggerpunkt ist ein **Zentrum erhöhter Reizbarkeit in einem Gewebe,** das beim Zusammendrücken lokal empfindlich ist. Bei ausreichender Überempfindlichkeit kommt es zu übertragenen Schmerzen. Aktive myofasziale Triggerpunkte in Muskeln der Bauchwand können über das autonome Nervensystem u. a. viszerale Funktionen beeinträchtigen. Umgekehrt kann eine viszerale Erkrankung über viszerosomatische Reflexe zu übertragenen Schmerzen in Skelettmuskeln führen und vorhandene Triggerpunkte aktivieren.

Periostschmerzpunkte

Prof. Vogler entdeckte 1928, dass zwischen Periostschmerzpunkten und spezifischen funktionellen – viszeralen und parietalen – Störungen ein Zusammenhang besteht. Dieser Zusammenhang ist sowohl für die Diagnostik als auch für die Behandlung wichtig. Überall wo das Periost erreichbar ist, kann eine Behandlung stattfinden. Allerdings haben sich bestimmte Zonen als besonders reflexogen für die viszeralen Organe erwiesen.

Eine **Periostbehandlung** wird punktuell und rhythmisch (Belastung – Entlastung), in der Regel mit dem ersten Zeige- oder Mittelfingerglied ausgeführt.

- Der Druck variiert zwischen 2 und 15 kg. Die Fingerspitze ist so ausgerichtet, dass sie die Verlängerung des Arms bildet.
- Mit leicht rotierenden Bewegungen erreicht der Finger das Periost, übt Druck aus und lässt ihn wieder los, ohne den Kontakt zu verlieren.
- Nicht länger als 3 Minuten behandeln. Die Druckphase dauert 3-mal länger als die Entspannungsphase.

Der Patient spürt den Schmerz oft sehr deutlich. Manchmal reagiert das Periost zuerst empfindlicher, doch diese Sensibilität verschwindet später. Die Behandlung kann täglich, allerdings nicht immer an denselben Punkten erfolgen.

Knap-Punkte

Georgia Knap (1866–1946) verfolgte zielstrebig ihren Traum von der ewigen Jugend bzw. der Jungerhaltung. In zahlreichen Experimenten stieß sie auf 18 **Punkte,** die **bei Dysfunktionen besonders schmerzhaft** sind und die Homöostase des Körpers stören. Sie bezeichnete sie als „nervale Kreuzungen". Die wichtigsten (primären) Punkte befinden sich nur posterior, die sekundären dagegen posterior und anterior.

Die **Behandlung** der Knap-Punkte ist unkompliziert.

- Mit Rotationsbewegungen des Daumens senkrechten Druck auf einen Punkt ausüben.
- Den Daumen abwechselnd im und gegen den Uhrzeigersinn drehen.

Der Schmerz ist am Anfang intensiv, lässt aber bald nach. Mit weniger als 100 Drehungen wird bereits eine Veränderung erzielt.

Muskuläre Hinweiszeichen

Eine viszerale Dysfunktion geht mit Veränderungen ihrer Umgebung einher. Mehrere Autoren (Weischenck, Barral u. a.) beschreiben präzise **Verbindungen** von viszeralen **Organen** zu bestimmten **Muskeln** (z. B. zwischen Niere und M. psoas). Die Muskeln passen sich anscheinend dem jeweiligen Organzustand an. Der Mechanismus dieser Verbindung ist noch unklar, doch der neurologische Weg spielt offenbar eine Rolle dabei.

Eine Untersuchung der Muskulatur kann wichtige Hinweise auf eine Organdysfunktion geben. Umgekehrt kann sich die Behandlung eines bestimmten Muskels auf ein bestimmtes Organ auswirken.

Vertebrale Hinweiszeichen

Verbindungen bestehen auch zwischen **Organen** und **Wirbeln** (z. B. Rektum und L5). Ihre Beschreibung basiert auf neurovegetativen Wechselwirkungen zwischen spinalen Segmenten und Organen, auf bindegewebigen Strukturen wie den Organaufhängungen in bestimmten Wirbelbereichen sowie auf persönlichen Erfahrungen, z. B. von Barral oder Weischenck. Diese Verbindungen stimmen jedoch nur selten genau überein.

2.3.7 Provokationstests

Atmung

Eine forcierte In- oder Exspiration kann Hinweise auf eine Dysfunktion geben, die entweder ein Organ oder seine Haltestrukturen (fasziale, ligamentäre oder muskuläre) betrifft.

- Bei der **Inspiration** wird das Organ eher komprimiert. Schmerzen bei forcierter Inspiration deuten auf eine Organdysfunktion hin.
- Bei der **Exspiration** wird besonders der Halteapparat eines Organs gedehnt. Schmerzen bei forcierter Exspiration deuten daher auf eine Dysfunktion der Haltestrukturen hin.

Totales Dehnen

Eine passive Hyperextension des Rumpfs gibt oft Hinweise auf die Lokalisation einer Dysfunktion. Allerdings kann dabei nicht zwischen Organen und Haltestrukturen unterschieden werden. Es darf keine relevante Einschränkung der Wirbelsäule vorliegen, da der Test sonst nicht möglich ist.

Rebound

Indikation: Differenzierung zwischen einer Organdysfunktion und einem Problem des Halteapparats.

Patient: sitzend, mit möglichst entspanntem Abdomen.

Therapeut: stehend, hinter dem Patienten.

Ausführung: Das zu testende Organ untergreifen, um es anzuheben. Am Ende der Bewegung plötzlich loslassen und die Finger schnell zurück in die Ausgangsstellung bringen.

Bewertung: Auf die Qualität und die Zeitdauer beim Absenken des Organs achten.

- Normalbefund: kein Schmerz beim Anheben.
- Wenn in der Phase des Anhebens Schmerzen auftreten, liegt eine Dysfunktion des Organs vor.
- Wenn das Absenken sehr schnell oder sehr langsam erfolgt oder mit Schmerzen verbunden ist, liegt ein Problem des Halteapparats vor.
- Falls der Schmerz deutlich stärker wird, muss vor der osteopathischen Behandlung zunächst zur Abklärung zum Arzt überwiesen werden.

2.3.8 Viszerale Tension (Tensionstest)

Als Tension wird die **Reaktionskraft einer Struktur** bezeichnet. Der Test kann allgemein (für Abdomen und/oder Thorax) oder spezifisch (z. B. für ein bestimmtes Organ) durchgeführt werden. Mit raschem Druck und Loslassen wird die elastische Reaktion des Gewebes provoziert.

Patient: in Rückenlage, Beine angestellt, Kopf leicht erhöht.

Therapeut: stehend, seitlich des Patienten.

Handposition

- Für den allgemeinen Tensionstest:
  - Abdomen: Beide Hände nebeneinander quer auf den Bauch legen.
  - Thorax: Eine Hand quer auf den Thorax legen.
  - Thorax und Abdomen: Eine Hand quer auf den Thorax, die andere quer auf das Abdomen legen.
- Für den spezifischen Tensionstest: Je nach Organgröße eine oder beide Hände auf Höhe des Organs auf legen.

Ausführung: Einen schnellen Impuls im Sinne einer Kompression, in der Regel nach posterior, ausüben.

Bewertung: Auf das Nachgeben und die elastische Reaktionskraft des Gewebes achten.

- Normalbefund: Das Gewebe gibt elastisch nach und federt zurück.
- Kein Nachgeben bzw. Widerstand des Gewebes deutet auf einen erhöhten Spannungszustand (= Hypertension) hin.
- Deutliches Nachgeben ohne Zurückfedern deutet auf einen Spannungsverlust hin (= Hypotension).

2.3.9 Palpation

Die Palpation gibt Auskunft über die Position, Größe, Form, Oberflächenbeschaffenheit und den Spannungszustand des Organs. Auch die Qualität des faszialen, ligamentären und muskulären Halteapparats wird bei der Palpation beurteilt.

Der Patient sollte eine entspannte Haltung einnehmen. Der Therapeut achtet darauf, die Palpation mit „Fingerspitzengefühl“, d. h. sanft und behutsam, angemessen und wenig störend auszuführen.

Mobilität und Motilität

Mobilität lässt sich als Summe der Einflüsse definieren, die ein Organ im Raum bewegen, z. B. der Einfluss des Bewegungsapparats, der Atmung, der Herztätigkeit, des Flüssigkeitsdruck und -austauschs.

Motilität ist eine eigenständige Bewegung im Sinne von Expansion und Retraktion. Wodurch sie entsteht, ist unbekannt. Die Bewegungsrichtungen sind im Gewebe gespeichert, analog zu Bewegungen während der Embryonalentwicklung. Bewegungen, die der embryologischen Entwicklung des Organs entsprechen, werden als **Inspir** (**Expansion**) bezeichnet und die entgegengesetzte Bewegung als **Exspir** (**Retraktion**).

Mobilität und Motilität sind **Ausdruck der Organfunktion.** Für jedes Organ ist eine spezifische Bewegungsrichtung, Frequenz, Stärke, Bewegungsharmonie und Amplitude palpierbar.

Mobilitäts- und Motilitätstests sind in den jeweiligen Organkapiteln beschrieben.

Test auf Fixationen

Ergibt die Mobilitätsprüfung eine Bewegungseinschränkung in einer Richtung, werden der Halteapparat und die strukturellen Kontaktstellen zu den Nachbarorganen auf mögliche Fixationen hin überprüft. Dies geschieht palpierend und mit Dehnungen.

2.4 Osteopathische Behandlung

2.4.1 Wirkungen

Michel Puylaert

Durch eine osteopathische Diagnostik wird ermittelt, welcher Viszeralbereich in Dysfunktion ist. **Mobilitäts-** oder **Motilitätsverlust, Ptose** und **Spasmen** lassen sich hervorragend therapieren.

Durch die Beseitigung der Dysfunktion machen sich folgende therapeutische Wirkungen, einzeln oder gleich mehrere, bemerkbar:

- Verbesserung der Trophik
- Normalisierung des Stoffwechsels
- Befreiung der Gleitschichten
- Beseitigung von Stenosen und Muskelspasmen
- Verbesserung des Hormonhaushalts
- Verminderung von rezidivierenden Wirbelblockierungen
- Verbesserung der lokalen und allgemeinen Immunabwehr
- Positiver Einfluss auf die Psyche

2.4.2 Behandlungsmethoden

Michel Puylaert

Einem Therapeuten stehen dabei verschiedene Möglichkeiten zur Wahl. Mit welcher er behandelt, hängt von seinen eigenen Erfahrungen und Neigungen ab.

Direkte und indirekte Techniken

Direkte Techniken beziehen sich auf die Mobilität und werden gegen die Einschränkung (Spannung) durchgeführt:

- **Mobilisation:** Das Organ sanft in einem Rhythmus von ca. 10×/min mobilisieren, bei Indikationen wie z. B. Hypotension.

- **Recoil-Technik:** Das Organ unter Zugspannung setzen und plötzlich loslassen. Dies wird mehrmals wiederholt; in der Regel sind 3–4 Wiederholungen ausreichend. Indikationen sind z. B. Hypotension oder Spasmen (besonders von Schließmuskeln).

Für **indirekte Techniken** gibt es zwei Interpretationen:
- Nach Barral werden sie für die Behandlung der Mobilität eingesetzt und mit langem Hebel verwendet. Indikation: z. B. wenn das Organ nicht direkt zugänglich ist oder in Kombination mit direkten Techniken.
- Oder sie richten sich sowohl auf die Mobilität als auch die Motilität. Gearbeitet wird in die leichtere Bewegungsrichtung, nicht gegen die Spannung. Mögliche Indikationen sind z. B. fasziale Spannungen, bei denen Mobilität und Motilität kombiniert behandelt werden.

Induktionstechniken

Sie beziehen sich auf die **Motilität.** Die Motilitätsbewegungen werden sanft in die Richtung des größeren Bewegungsumfangs betont. Dies wird fortgesetzt, bis die normale Motilität (Exspir und Inspir) wiederhergestellt ist.
- Bei der Induktion treten manchmal Ruhepunkte (Stillpunkte) auf: Hier gilt es, nach kurzem Warten (laut Barral 10–20 s) die Bewegung wieder in Gang zu setzen.
- Erfahrungsgemäß empfiehlt es sich, die stärker eingeschränkte Mobilität zuerst zu behandeln. Anschließend wird dann die Motilität mit der Induktionstechnik behandelt.
- Falls die Vitalität des Organs sehr geschwächt ist, wird jedoch die Motilität vor der Mobilität behandelt, z. B. nach einer schweren Krankheit oder starken psychischen Belastungen.

Drainagetechniken

Mit Drainagetechniken können **vaskuläre und lymphatische Gewebestrukturen** beeinflusst werden. Indiziert sind sie u. a. bei einer Hypertension, da bei dieser Dysfunktion oft ein relativer Flüssigkeitsstau besteht.

Arterientechniken

Bereits Still betonte die große Bedeutung der Arterien. Von Chauffour, Prat und anderen empirisch entwickelte Manipulationstechniken sollen durch ihren Einfluss auf verschiedene Arterien die Versorgung der viszeralen Organe verbessern. Dies beruht wahrscheinlich auf einer umfassenden **Stimulation vaskulärer, faszialer und nervaler Strukturen.**

Nachdem die Dehnfähigkeit der Arterien getestet und eine Einschränkung festgestellt wurde, erfolgt eine Behandlung mit Dehnung und plötzlichem Loslassen oder mit einer Recoil-Technik (bis an die Grenze der eingeschränkten Bewegung dehnen, noch einen kurzen Impuls darüber hinaus geben und schnell loslassen). Dabei dürfen die Arterien nicht komprimiert, sondern nur sanft manipuliert werden.

BEFNT-Integration (balanced entodermal-fascial-neural tension)

Torsten Liem

Die BEFNT-Integration basiert auf der Hypothese, dass viszerale Dysfunktionen nicht selten als ein Komplex oder ein Dysfunktionsmuster in Erscheinung treten, in dem eine Wechselwirkung zwischen entodermalen, viszerofaszialen (fasziale Organumhüllung und Verbindungen) und neurovegetativen Strukturen besteht. Für eine vollständige viszerale Diagnostik und Behandlung sind diese viszeralen Interaktionen zu berücksichtigen. Dazu muss ein integriertes Spannungsgleichgewicht des gesamten viszeralen Dysfunktionsmusters eingestellt werden. Selbstverständlich wird nur das diagnostizierte Dysfunktionsmuster behandelt, d. h., wenn keine entodermale Dysfunktion vorliegt, wird sie folglich nicht behandelt.

Auch andere Strukturen können im Sinne osteopathischer Dysfunktionsketten in Wechselwirkung treten. Diese werden durch die allgemeine osteopathische Diagnostik festgestellt (▶ 2.3).

Testen der entodermalen Spannung

Zuerst wird die entodermale Spannung getestet:

- Sanften Druck auf die entodermale Struktur ausüben, um deren Resistenz auf diesen Druck und deren Dichte zu bewerten.
- Wenn die Spannung vermindert ist (Spannungsverlust), verliert das Organ seine Autonomie und entwickelt sich in Richtung Ptose.
- Wenn die Spannung erhöht ist (Spannungszunahme), sind eine vermehrte Rigidität und ein Elastizitätsverlust palpierbar.

Interpretation:

- Nach diesem hypothetischen Ansatz ist davon auszugehen, dass die veränderte entodermale Spannung die Organfunktion in irgendeiner Form beeinträchtigt; differenzialdiagnostisch müssen zuvor pathologische Gewebeveränderungen wie z. B. Morbus Crohn, Zöliakie ausgeschlossen worden sein.
- Die Hypothese lautet: In der Regel reagiert das Organ funktionell zunächst mit einer Spannungszunahme. Hält die Situation, auf die das Organ mit dieser Spannungszunahme reagiert, weiter an, kommt es zu einer zunehmenden Verhärtung oder zum Spannungsverlust.

Point of balanced entodermal tension (PBET)

(▶ Abb. 2.12)

Ist die entodermale Spannung erhöht oder vermindert, gilt es im nächsten Schritt, den Point of balanced entodermal tension (**PBET**) einzustellen. Als PBET wird ein therapeutisch induzierter Gleichgewichtszustand der entodermalen Spannung bezeichnet.

- Der entodermalen Spannung der Organwand in die Position bzw. in die Form folgen, in der die Spannung bestmöglich ausgeglichen ist (PBET).
- Um die entodermale Spannung des Organs zu kopieren, wird die Krafteinwirkung der Hände ihr angepasst bzw. an sie angeglichen.
- Sobald die vorhandene Spannung exakt kopiert ist, kann man das Einstellen eines PBET wahrnehmen.
- Sich dabei auch von embryonalen Kraftvektoren leiten lassen, die allerdings nicht willentlich auslösbar sind, sondern höchstens durch sanfte Kompression unterstützt werden können, wenn sie erscheinen. Embryonale Kraftvektoren

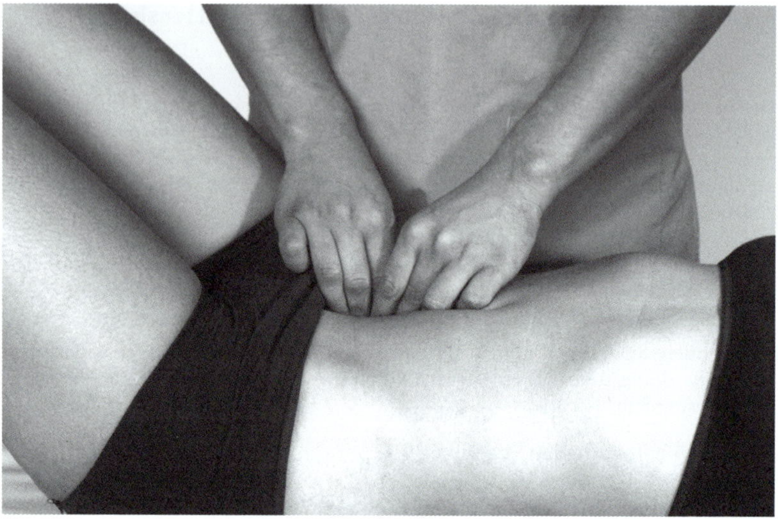

Abb. 2.12 Erreichen des PBET (point of balanced entodermal tension) am Beispiel des Zäkums [K306]

sind feinste Organbewegungen, die mit dem embryonalen Entwicklungsweg der Organe in Verbindung zu stehen scheinen (ein Modell, das weiterer wissenschaftlicher Untersuchung bedarf).

Neuronale Inhibition

(▶ Abb. 2.13)

Ist der PBET erreicht, wird eine **neuronale Inhibition** durchgeführt, um Dysfunktionsmuster zwischen dem Organ und seiner neurovegetativen Innervation zu dekonditionieren.

- Die linke Hand in verschiedenen Ebenen auf den Rücken des Patienten legen. Wenn es einen Bereich am Rücken gibt, in dem das betroffene Organ sich unter der Hand spürbar entspannt bzw. seine Bewegungseinschränkung sich verbessert (point of balanced neuronal tension, PBNT), die Hand dort liegen lassen; dies ist in der Regel auf Höhe eines sympathischen Innervationsgebiets (▶ Tab. 2.1).
- Mit der linken Hand am Rücken dann eine Inhibition in diesem Segment ausführen, indem konstanter Druck auf den (Segment-)Bereich ausgeübt wird, um die Reflexaktivität zu verringern.
- Zusätzlich ggf. eine entsprechende Inhibition in der zervikalen bzw. sakralen Region ausüben (d. h. in einem parasympathischen Innervationsgebiet).

Fasziale Organbeweglichkeit

Danach wird die fasziale Organbeweglichkeit getestet:

- Der Beweglichkeit des Organs während der Atmung folgen.
  - Beweglichkeit, Symmetrie, Leichtigkeit, Bewegungsumfang und Endgefühl beim maximalen Bewegungsausmaß sowie die Qualität der Organbewegung und Organverformung beurteilen. Zudem auf eventuell vorhandene Zugspannungen und arrhythmische Bewegungsmuster achten.

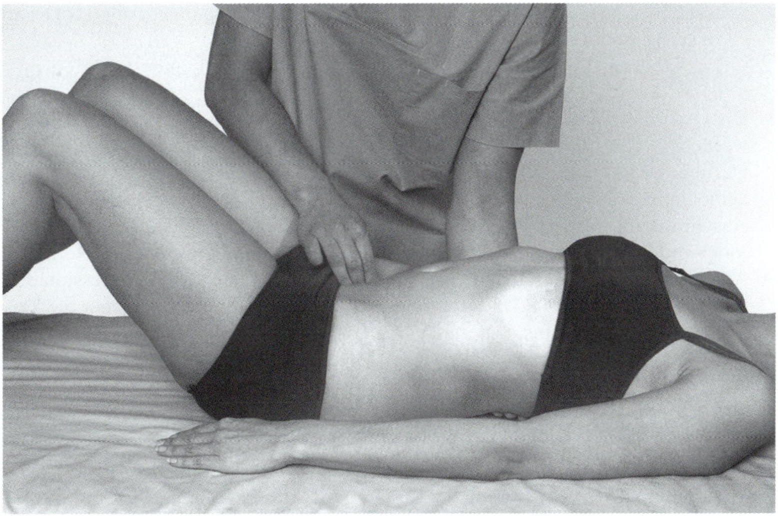

Abb. 2.13 Neuronale Inhibition am Beispiel des Zäkums [K306]

Tab. 2.1 Neurovegetative Innervation der Organe

Organ	Sympathische Innervation	Parasympathische Innervation
Magen, Leber, Milz, Pankreas	Th6–Th9	Kranial, N. vagus
Duodenum, Dünndarm	Th9–Th11	Kranial, N. vagus
Niere	Th10–Th12	Kranial, N. vagus
Colon ascendens, Colon transversum bis Cannon-Böhm-Punkt	Th10–Th11	Kranial, N. vagus
Colon transversum ab Cannon-Böhm-Punkt, Colon descendens, Colon sigmoideum, Rektum	Th12–L2	S2–S4, N. splanchnicus
Harnblase	L1–L3	S2–S4, N. splanchnicus
Uterus	Th10–L3	S2–S4, N. splanchnicus
Herz	Th1–Th4, Halsganglien	Kranial, N. vagus
Lunge	Th1–Th5, Ganglion cervicale inferius	Kranial, N. vagus

   – Aufmerksamkeit (1) auf die Reaktion des Organs während der Atmung und (2) auf die Gewebestrukturen richten, die eine Bewegungseinschränkung im betroffenen Organ hervorrufen.
- Je stärker sich ein Organ in Dysfunktion befindet, desto deutlicher werden externe Strukturen versuchen, diese zu kompensieren:
   – Gefäßwand und Gefäßinhalt können als zug- oder biegungsfeste Stützstrukturen z. B. bei Ptosen eine Haltefunktion übernehmen (fasziale Kontinuität über die Adventitia der Gefäßwand); die Atmung kann sich vertiefen oder

abflachen; muskuloskelettale Bereiche können sich anspannen, um das Organ zu stützen oder zu schützen.
  - Das Organ kann auch bei der Kompensation anderer Organdysfunktionen mitwirken.
- Die Organbeweglichkeit kann zusätzlich bei tiefer Ein- und Ausatmung getestet werden.
- Darüber hinaus lässt sich durch aktives Testen der Organbeweglichkeit wahrnehmen, in welcher Richtung sich das Organ gut bewegt bzw. eine Bewegungseinschränkung auftritt. Dieser Test kann im Einklang mit den Atmungsphasen (oder anderen inhärenten Geweberhythmen) oder unabhängig davon erfolgen.
- Außerdem ist es möglich, den faszialen Test mit einer leichten Kompression des Organs zu unterstützen. Dadurch zeigt sich nach Barral noch deutlicher die Viskoelastizität des Organs.

Point of balanced fascial tension (PBFT)

Ist die fasziale Organbeweglichkeit eingeschränkt, wird versucht, den point of balanced fascial tension (**PBFT**) zu erreichen.

Der PBFT ist der therapeutisch induzierte Gleichgewichtszustand der viszerofaszialen Spannung, d. h. der Spannung der Organumhüllungen, Gleitflächen und Organaufhängungen mit den dazugehörigen Arterien (durch Kontinuität der faszialen Strukturen mit der Adventitia der Gefäße), in dem sich die beteiligten ligamentär-faszialen Strukturen im bestmöglichen Gleichgewicht befinden und die Spannungen gleichmäßig in allen Richtungen ausgeglichen bzw. alle Bänder gleichmäßig angespannt sind.
- In der Regel wird das Organ in die Position begleitet, in die es sich leicht bewegen lässt.
- Um die unterschiedlichen Spannungsmuster der Aufhängungen (und Gleitflächen) des Organs zu kopieren, wird die Krafteinwirkung der Hände ihnen angepasst bzw. an sie angeglichen.
- Wenn die vorhandenen Spannungen exakt kopiert und die Haltefunktionen für die zu behandelnden Bänder und Faszien übernommen worden sind, wird sich spürbar ein PBFT einstellen.
- Ist der PBFT erreicht, beginnen die Ligamente und Faszien, ein neues Gleichgewicht zu suchen: Dabei entsteht der Eindruck, als würden im faszial-ligamentären/viskoelastischen Umfeld des Organs oder auch weiter entfernt minimale Bewegungen stattfinden, mit denen der gesamte Körper oder einzelne Teilbereiche das vom Therapeuten induzierte Fulcrum dazu benutzen, zu einer Neuorganisation zu gelangen.
- Alle in irgendeiner Weise am Dysfunktionsmuster beteiligten oder darin eingebundenen Kräfte und Gewebe im Körper können sich innerhalb dieses Prozesses bemerkbar machen (z. B. in Form von Zugspannungen, abweichenden Bewegungen) und eine neue Beziehung zum betroffenen Organ und zu ihrer eigenen Umgebung herstellen. So kann sich eine neue Ordnung im Organismus etablieren.
- Nach einer Weile kommen diese Bewegungen dann zur Ruhe und das Fulcrum des viszeralen Gelenks kehrt wieder zu seiner physiologischen Bewegungsamplitude zurück.
- Im Anschluss daran kann auch ein globaler Stillpunkt entstehen.
- Nachdem die ligamentären und faszialen Verbindungen des Organs ein neues Gleichgewicht gefunden und die inhärenten Bewegungen aufgehört haben, wird das Organ in die Ausgangslage zurückgeführt.

Auch hier können Techniken wie balanced dynamic tension (BDT) und balanced fluid tension (BFT) zur Anwendung kommen. Wichtig ist darauf zu achten, weder bei der Untersuchung noch bei der Behandlung bis an die Bewegungsgrenzen zu gehen.

Das Erreichen des **PBFT** kann durch folgende Methoden **unterstützt** werden:

- **Annähern oder Traktion** können nötig werden, um ein Dysfunktionsmuster deutlicher hervortreten zu lassen oder eine bessere Anpassung an die Kräfte im Aufhängeapparat zu erreichen; ein Annähern im Sinne einer Kompression unterstützt die Behandlung der viskoelastischen Elemente eines Organs.
- **Lagerung/Positionierung des Patienten:**
  - In der Regel sollte die Lagerung/Haltung des Patienten die Dysfunktion des betroffenen Organs verstärken (indirekte Technik): z. B. Rotation/Seitneigung des Kopfes, Bein- und Rumpfstellung (z. B. Seitneigung).
  - Unter Umständen kann durch die Lagerung des Patienten auch gezielt eine Kraft in die eingeschränkte Bewegungsrichtung des Organs ausgelöst werden (direkte Technik).
- **Atmung und neuronale Integration:**
  - Bei eingeschränkter Organbeweglichkeit in der Einatmungsphase (Ausatmungsdysfunktion des Organs) den Patienten auffordern, den Atem am Ende der Ausatmung möglichst lange anzuhalten.
  - Bei eingeschränkter Organbeweglichkeit in der Ausatmungsphase (Einatmungsdysfunktion) den Patienten auffordern, den Atem am Ende der Einatmung möglichst lange anzuhalten.
  - In der Regel tritt dann beim Übergang von der Apnoe zur unwillkürlichen Ein- bzw. Ausatmung die Korrektur ein.
  - Zusätzlich kann der Patient dazu aufgefordert werden, während der Apnoe gleichzeitig Finger, Füße, Zunge und Augen zu bewegen (neuronale Integration).
  - Unter Umständen kann die Atmung auch so eingesetzt werden, dass sie eine Kraft in Richtung der eingeschränkten Organbeweglichkeit auslöst (direkte Technik). Liegt eine Ausatmungsdysfunktion eines Organs vor, wird der Patient in dem Fall dazu aufgefordert, am Ende der Einatmung die Luft anzuhalten.

Balanced dynamic tension (BDT)

Anschließend versuchen, eine BDT zu erreichen; dabei wird das Gewebe nicht wie beim PBET und PBFT in einem statischen Spannungsgleichgewicht gehalten.

- Beide Hände mit den inhärenten Rhythmen des Organs synchronisieren, d. h. der Gewebedynamik folgen.
- Um ein dynamisches Spannungsgleichgewicht zu erreichen, den Dynamiken im Gewebe weiterhin folgen. Nur während der Inspir-/Expansionsphase (seltener im Exspir) auftretende dysfunktionale bzw. asymmetrische Gewebedynamiken sanft verstärken, ohne deren Geschwindigkeit zu ändern.
- Geweberestriktion bzw. Gewebebarrieren weder bei der Untersuchung noch bei der Behandlung der Dysfunktion angehen.
- Während der Exspir-/Retraktionsphase nur passiv den Gewebespannungen folgen.

- Diesen Vorgang wiederholen, bis am Ende einer Inspir-/Expansionsphase deutlich wahrnehmbar ein spontanes, *nicht* vom Therapeuten ausgelöstes „Disengagement" (sanfte Lösung des Organs von seinen umgebenden Strukturen) eintritt.

Balanced fluid tension (BFT)

Danach versuchen, eine BFT, d. h. ein fluides Spannungsgleichgewicht, zu erreichen und die inhärenten Gewebedynamiken mit dem spontan auftretenden „Disengagement" zu synchronisieren.

- Nicht bis an die Bewegungsgrenzen gehen!
- Zum Erreichen der BFT die Hände der physiologischen „Bewegung" des betroffenen Organgewebes folgen lassen.
- Die wahrnehmbaren fluiden Bewegungen mit dem spontan auftretenden „Disengagement" am Ende der Inspir-/Expansionsphase synchronisieren, bis sich im betroffenen entodermalen Gewebe ein „balance point" einstellt.
- Auf die Wechselwirkung des lokalen fluiden mit dem gesamten fluiden Muster des Körpers achten.

2.4.3 Behandlungsablauf

Michel Puylaert

Kraftaufwand: Ist grundsätzlich gering. Je präziser die Bewegung, desto kleiner der Kraftaufwand. Die Hand an das Gewebe anpassen und keine Abwehrspannung verursachen. Mit der Erfahrung entwickelt sich das richtige Gefühl, da jeder Patient etwas anders reagiert.

Bewegungsrhythmus und Amplitude: Ziel der Behandlung ist es, den Rhythmus des Organs wiederherzustellen. Der Therapeut gibt den Impuls und der Körper übernimmt den Rest (Selbstheilung). Daher ist die Amplitude nicht sehr groß, aber vom Organ abhängig. Da intraperitoneale Organe eine größere Beweglichkeit als retroperitoneale Organe besitzen, werden sie in der Regel auch mit einer geringeren Amplitude behandelt.

Häufigkeit der Behandlung: Erfahrungsgemäß hat es keinen Sinn, Patienten zu oft zu behandeln. Dazu gibt es aber recht unterschiedlich Meinungen – die Bandbreite reicht von 1-mal alle 3 Wochen bis 1-mal wöchentlich. Dabei spielen verschiedene Faktoren wie Tageszeit, Zykluslänge bei Frauen, Allgemeinbefinden/-zustand (z. B. nach Krankheit und Operation), seelische Anspannung etc. eine Rolle. Entscheidend ist die Reaktion des Gewebes, ob es sich schon nach einer Behandlung teilweise normalisiert hat oder nicht.

Wenn nach 3–4 Behandlung keine relevante Änderung aufgetreten ist, sollte der Therapieansatz überdacht werden.

2.5 Kontraindikationen

Michel Puylaert

Der Therapeut muss verantwortungsbewusst handeln und erkennen können, wann eine osteopathische Behandlung angebracht ist oder nicht. Dazu gehört eine fundierte Ausbildung.

- **Absolute** Kontraindikationen sind:
  - Akutes Abdomen
  - Fieberhafte Erkrankungen
  - Akute Infektionskrankheiten
  - Akute entzündliche Organerkrankungen
  - Thrombose
  - Nierenkoliken
  - Magenblutung
  - Ileus
  - Behandlungsbedürftige Tuberkulose
- **Relative** Kontraindikationen sind:
  - Kardiovaskuläre Störungen
  - Nierensteine ohne akute Symptomatik
  - Gallensteine ohne akute Symptomatik
  - Menstruation
  - Karzinom ohne akute Symptomatik

2.6 Wirkungen einer osteopathischen Behandlung

Michel Puylaert

2.6.1 Grundsätze

Da viszerale Manipulationen keine isolierten Effekte haben, ist es schwierig, die Wirkung einer Behandlung zu beurteilen, dazu bedarf es einiger Erfahrung. Allgemein kann sich der Therapeut an folgenden Anhaltspunkten orientieren:

- Nach der Behandlung ist eine Verschlechterung der Symptomatik möglich, die aber nicht länger als 3 Tage bestehen bleiben sollte. Falls doch, muss das Beschwerdebild neu besprochen und eventuell ein Arzt zur Abklärung aufgesucht werden.
- In jedem Fall sollte sich nach 3–4 Behandlungen eine positive Veränderung im Beschwerdebild des Patienten ergeben. Falls nicht, muss der Befund gründlich überprüft und die osteopathische Behandlung eventuell abgebrochen werden.
- Bei Patientinnen spielt der Hormonzyklus eine wichtige Rolle. Es kann zu einer Überreaktion kommen, die aber innerhalb weniger Tage abklingen sollte. Wenn nicht, muss das Beschwerdebild neu besprochen und eventuell ein Arzt zur Abklärung aufgesucht werden.

2.6.2 Therapeutische Wirkungen

- Verbesserung der Durchblutung und der Lymphzirkulation
- Verbesserung von Nervenfunktionen
- Normalisierung des Stoffwechsels
- Normalisierung der Verdauung
- Beseitigung von Stenosen und Muskelspasmen
- Verbesserung des Hormonhaushalts
- Verminderung von rezidivierenden Wirbelblockierungen
- Positiver Einfluss auf die Psyche

2.7 Chapman-Reflexe: von der Theorie zur Praxis

Christian Fossum

2.7.1 Einleitung

Die Osteopathie kennt diverse Methoden zur Behandlung von somatischen und systemischen Dysfunktionen, bei denen sich der Therapeut verschiedene Gewebeveränderungen an der Körperoberfläche wie Tenderpoints (für Counterstrain-Techniken), myofasziale Triggerpunkte (MTrP) und Chapman-Reflexe (CR) aktiv zunutze macht.

Empirisch abgeleitet, sind die Chapman-Reflexe heute im Allgemeinen sowohl als diagnostisches Hilfsmittel als auch als zusätzliche Behandlungstechnik in viele osteopathische Unterrichtsangebote und in die klinische Praxis integriert. Um sie wirkungsvoll einzusetzen, werden sie nicht als eigenständige Methode genutzt, sondern umsichtig in andere klinische Methoden integriert. Der osteopathische Berufsstand definiert die als Chapman-Reflexe bekannten tastbaren Gewebeveränderungen aktuell als *„ein System von Reflexpunkten, die sich als vorhersagbare anteriore und posteriore fasziale Gewebeveränderungen (plaque- bzw. strangartige Veränderungen der betroffenen Gewebe) präsentieren. Es wird davon ausgegangen, dass es sich hierbei um Reflexionen viszeraler Dysfunktionen bzw. Pathologien handelt"* (ECOP 2006). Historisch gab es verschiedene Erklärungsansätze für die Wirkmechanismen der Chapman-Reflexe von Therapeuten, die sie empirisch nutzten und wertschätzten. Dazu gehören lymphatische Veränderungen, fibrotische Ablagerungen im Bindegewebe sowie Entzündungen von Lymphgefäßen, die Rippen und knöcherne Strukturen überqueren, Entzündungen von Nervenendigungen und Entzündungen von sympathischen Nervenfasern im Bereich der Endarteriolen (Ketchum 1943; Fossum et al. 2011). Daran zeigt sich deutlich, dass bereits zu einem frühen Zeitpunkt in Erwägung gezogen wurde, die Chapman-Reflexe bzw. die an der Körperoberfläche tastbaren und vorhersagbaren viszerosomatischen Gewebereflexe könnten lymphatische, neuroendokrine und autoimmune Reaktionen auf Verletzung, Krankheit und Leiden darstellen.

2.7.2 Historischer Hintergrund[1]

Die ursprüngliche, den Chapman-Reflexen zugrunde liegende Idee entwickelte sich auf einem Gebiet, dessen vorherrschende Philosophie bzw. Fokus sich auf spezifische „Läsionen“ und deren exakte Beziehung zu unterschiedlichen Krankheitsgeschehen richtete. Diese **Läsionen** wurden als „anatomische Veränderungen“ angesehen, welche die physiologischen Prozesse des Körpers behinderten oder störten. Ihre Behandlung mit osteopathischen Manipulationen sollte dem Körper helfen, sich nach Verletzungen, Krankheit und Leiden wieder zu erholen. Diese spezifische Sichtweise wurde vielfach kurz und bündig in Stills axiomatischer Äußerung *„Find it, fix it and leave it alone“ [Finde es, behebe es und lass es in Ruhe]* zusammengefasst.

Frank Chapman erwarb 1899 seine Graduierung zum D. O. an der American School of Osteopathy in Kirksville.

Frühe klinische Beobachtungen veranlassten Chapman dazu, sich bei einer Vielzahl von Beschwerden seiner Patienten auf das Lymphsystem und damit in Zusammenhang stehende palpatorische Befunde, wie verhärtete und schmerzhafte Drüsen, zu konzentrieren. Bei mehreren Patienten bemerkte er Verbesserungen durch eine sanfte Manipulation dieser Bereiche. Im Rahmen seiner Forschungen stieß er auf *Mechanical Vibratory Stimulation,* einen Text von Maurice F. Pilgrim, MD (1901), der hervorhob, dass die mechanische Stimulation von Reflexzentren die Körperflüssigkeiten und die lymphatische Drainage beeinflussen könne, was sich wiederum auf eine Vielzahl von physiologischen Funktionen wie Atmung, Verdauung, Sekretion, Exkretion und den Muskelstoffwechsel auswirke. Mit dieser Information und ermutigt durch seine klinischen Ergebnisse, begann Chapman sorgfältig Befunde von seiner Ansicht nach gestauten lymphatischen Gebieten nahe der Körperoberfläche aufzuzeichnen. Denn er ging davon aus, dass sie einen Bezug zum lymphatischen System und zum Nervensystem haben – daher die Bezeichnung als **neurolymphatische Reflexe.** Ende der 1920er-Jahre hatte Chapman über 200 Zentren an der Körperoberfläche lokalisiert, die nach seiner Theorie in einem klinischen Zusammenhang mit den Viszera, den endokrinen Drüsen und systemischen Funktionen stehen.

Als weiterer Graduierter (D. O.) des Jahrgangs 1899 der American School of Osteopathy und Schwager von Chapman begann sich Charles Owens vermutlich Mitte bis Ende der 1920er-Jahre für die Chapman-Reflexe zu interessieren. In einem besorgniserregenden Fall von Schwindel bat er Chapman um seine Meinung und war beeindruckt von der Art und Weise, wie Chapman den Fall diagnostizierte und den Patienten von seinem Schwindel befreite. Owens ermutigte Chapman, zum Nutzen der ganzen osteopathischen Profession eine Karte der Reflexpunkte zu erstellen, eine Aufgabe, die 1929 kurz vor Chapmans vorzeitigem Tode ihren Abschluss fand. Der von Chapman selbst veröffentlichte Text *Lymphatic reflexes: a specific method of osteopathic diagnosis and treatment* (1931) war die erste Darstellung der Reflexpunkte in Buchform und bildete die Grundlage für das bekannteste Werk zu diesem Thema: *An endocrine interpretation of Chapman's Reflexes* von Charles Owens (1937, 1963). Owens bezeichnete die **neurolymphatischen Reflexe** zu Ehren ihres Entdeckers Frank Chapman als **Chapman-Reflexe.**

[1] Ein detaillierter historischer Überblick findet sich in Fossum C, Kuchera ML, Devine W et al.: Chapman's approach, in: Chila AG. Foundation of Osteopathic Medicine, 3rd ed. Philadelphia: Lippincott Williams & Wilkins, 2011.

2.7.3 Befundung anhand der Chapman-Reflexe

Es gibt verschiedene Arten von viszeralen Dysfunktionen, die als Ursache für positive Chapman-Reflexe angesehen werden. Dazu zählen Entzündungen, Spasmen und Dehnung der Viszera (Wilson 2006). Die typische Lokalisation der Chapman-Reflexpunkte ist tief unter der Haut und dem lockeren subkutanen Bindegewebe; meist liegen sie auf der tiefen Faszie oder dem Periost (Patriquin 2003). Am häufigsten finden sie sich in spezifischen Lokalisationen variabler Größe – so groß wie die Kügelchen einer Luftpistole oder eine Erbse, wie ein Stecknadelkopf oder eine Mandelgröße –, die bestimmte wiedererkennbare palpatorische Charakteristika aufweisen (Capobianco 2004, Patriquin 2003, Samblanet 1944). Sie manifestieren sich als knotenförmige (gangliforme) Kontraktionen, die man als lokale Bindegewebeschwellung/-kongestion aufgrund einer viszeralen Dysfunktion mit nachfolgendem Lymphstau ansieht (Capobianco 2004), und wurden wie folgt beschrieben (Owens 1943):

- Gangliform
- Ödematös
- Wulst- oder seilartig
- Faserig-schwammig
- Schrotkugelartig

Die Chapman-Reflexpunkte verteilen sich hauptsächlich auf der anterioren und posterioren Körperoberfläche. Zur Erstdiagnostik werden die anterioren Punkte benutzt, die im Allgemeinen weiter auseinanderliegen, was dem Behandler ihre Differenzierung erleichtert. Welche palpatorischen Techniken für ihre Lokalisierung eingesetzt werden, hängt von der Lokalisation der Punkte ab: Chapman-Reflexpunkte, die beispielsweise auf den Procc. transversi liegen, können sie von verspannten tiefen oder oberflächlichen paravertebralen Muskeln bedeckt sein. In solchen Fällen kann es nötig sein, zuerst die Muskulatur zu entspannen, bevor sich die Chapman-Reflexpunkte effektiv lokalisieren und behandeln lassen (Hinckley-Chapman & Owens 1932, Owens 1943). Die spezifischen Gewebeveränderungen der Chapman-Reflexpunkte sind gewöhnlich mit einer unterschiedlichen Empfindlichkeit verbunden. Deren Schweregrad reicht typischerweise von leicht bis zu nahezu unerträglich schmerzhaft. Allerdings gibt es auch Patienten, die trotz deutlicher und charakteristischer Gewebeveränderungen in den Chapman-Reflexpunkten keine Schmerzen haben. Unklar ist, ob dies mit dem Stadium der Dysfunktion zusammenhängt oder ob es sich um einen Zufallsbefund ohne Bedeutung handelt. Die fehlende Empfindlichkeit könnte auch als Hinweis auf eine Unterfunktion des dazugehörigen Organs aufgefasst werden (Mitchell 1974).

Die Diagnostik mittels Chapman-Reflexen sieht Folgendes vor:

- Die diagnostische Untersuchung beginnt mit den anterioren Chapman-Reflexpunkten: Ihre Lagebeständigkeit und die Tatsache, dass sie weiter auseinanderliegen als die posterioren Chapman-Reflexpunkte, verhindert Unklarheiten über die Beteiligung eines oder mehrerer Organe (Brown 1949).

- Die Aufmerksamkeit richtet sich besonders auf die,
  - Lokalisation der Chapman-Reflexpunkte: Wie tief liegen sie? Muss zuvor Gewebe entspannt werden, um sie zu erreichen?, auf die
  - für Chapman-Reflexpunkte charakteristischen spezifischen Gewebeveränderungen und -qualitäten sowie auf die
  - Schmerzempfindlichkeit. Sind sie nicht schmerzhaft, so stellt sich die Frage, ob weitere diagnostische Informationen darauf hinweisen, dass noch immer eine Dysfunktion vorliegen könnte.
- Für den positiven Nachweis eines Chapman-Reflexes müssen sowohl der anteriore als auch der posteriore Reflexpunkt vorhanden sein (Lippincott 1946). Findet sich ein entsprechend positiver posteriorer Chapman-Reflexpunkt, um den Befund des anterioren Chapman-Reflexpunktes zu bestätigen?

Bezüglich der klinischen Relevanz der diagnostizierten Gewebeveränderungen besteht häufig Unklarheit: Handelt es sich um Chapman-Reflexe (CR)? Sind es die von Travell und Simons beschriebenen myofaszialen Triggerpunkte (MTrP)? Oder sind es Tenderpoints, wie sie Jones für die osteopathische Diagnostik und Behandlung mit den Counterstrain-Techniken (CS) beschrieben hat (▶Tab. 2.2)? Obwohl die Lokalisation dieser unterschiedlichen palpierbaren Phänomene übereinstimmen kann, weichen sowohl ihre klinische Beurteilung als auch die jeweiligen Behandlungsansätze voneinander ab.

Tab. 2.2 Gewebeveränderungen bei Chapman-Reflexen (CR), myofaszialen Triggerpunkten (MTrP), Counterstrain-Dysfunktionen (CS)

Art der Gewebeveränderung	Spezifische Merkmale
CR	• Lokalisation in Weichteilgeweben: Unterhaut, Faszie, Muskel, Ligament und perichondrales oder periostales Gewebe. Meist in der tiefen Faszie oder im Periost gelegen. • Palpatorische Qualität: Das Gewebe über dem CR fühlt sich körnig an, der CR selbst ist gangliform, kontrahiert, ödematös, wulst- oder seilartig, fibrös-schwammig; variable Größe. • Die Empfindlichkeit reicht von leicht bis unerträglich schmerzhaft. Klar umschriebener Schmerz, fast stechender Charakter (der Patient spürt den ausgelösten Schmerz sehr bewusst), aber keine Schmerzausstrahlung. • CR stehen mit viszeralen und systemischen Dysfunktionen in Beziehung. • Behandlung als Bestandteil eines integrativen Therapieansatzes
MTrP	• Als zentrale MTrP in mittleren Faseranteilen von Muskeln, als Ansatz-MTrP in den myotendinösen Übergangsbereichen lokalisiert. Die Tiefe variiert je nach betroffenem Muskel. • Palpatorische Qualität: Im Muskel sind abgrenzbare Knötchen (Kontraktionsknoten) mit seilartiger Verhärtung (Spannungsband) tastbar. • Bei MTrP ist der Schmerz im Spannungsband lokalisiert und häufig mit einer Zuckung verbunden. Von aktiven MTrP strahlen Schmerzen in bestimmte Regionen aus, die auf Karten der myofaszialen Schmerzausstrahlung verzeichnet sind. • In einem MTrP spiegelt sich die lokale Pathophysiologie des Muskels, in dem er sich befindet. MTrP können zu Bewegungseinschränkungen benachbarter Gelenke führen.

Tab. 2.2 Gewebeveränderungen bei Chapman-Reflexen (CR), myofaszialen Triggerpunkten (MTrP), Counterstrain-Dysfunktionen (CS) *(Forts.)*

Art der Gewebeveränderung	Spezifische Merkmale
CS	• Tenderpoints finden sich typischerweise in Sehnenansätzen, im Muskelbauch oder in einem Gelenkband in Verbindung mit einer Gelenkdysfunktion. • Palpatorische Qualität: Tenderpoints sind kleine, umschriebene, straffe und ödematöse Gewebeveränderungen, etwa so groß wie eine Fingerkuppe. • Sie sind extrem empfindlich, lokal begrenzt, ohne ausstrahlende oder übertragene Schmerzen. Typischerweise sind sie mindestens viermal empfindlicher als das angrenzende oder umgebende Gewebe. • Tenderpoints sind mit spezifischen Gelenk- und/oder Muskeldysfunktionen assoziiert.

Zu den unterschiedlichen Behandlungsansätzen lässt sich Folgendes sagen:

- Nachdem die biomechanisch-posturalen, respiratorisch-zirkulatorischen und neurologischen Komponenten des autonomischen Nervensystems des klinischen Erscheinungsbildes behandelt wurden, schließt sich gewöhnlich eine 20–60 Sekunden lange rotatorische Stimulation der Chapman-Reflexpunkte an. Sie reagieren nicht auf Counterstrain- oder andere Positional-Release-Techniken.
- MTrP können mit einer Vielzahl von Modalitäten behandelt werden: Stretch-and-Spray-Technik, ischämische Kompression, gefolgt von Muskelenergie-, Counterstrain- und Injektionstechniken. Bei der Behandlung von MTrP sollten verstärkende Faktoren wie Haltungsmuster (postural patterns) und damit verbundene somatische Dysfunktionen ebenfalls berücksichtigt werden.
- Tenderpoints werden mit Counterstrain- oder spontanen Positional-Release-Techniken behandelt. Im Anschluss kann der betreffende Muskel noch mit spezifischen und sanften Muskelenergietechniken nachbehandelt werden.

2.7.4 Integration der Chapman-Reflexe in die klinische Behandlung

Aus diagnostischer Sicht können sich die Chapman-Reflexe in vielen klinischen Situationen als hilfreich erweisen. Sie erleichtern die Bestimmung jener Strukturen, die höchste Relevanz im Rahmen des Krankheitsbildes besitzen.

Beispiel 1 – Organstrukturen: Finden sich nach Durchführung der aus osteopathischer Sicht notwendigen Tests zur Bestimmung einer viszeralen Dysfunktion zwei oder drei Organstrukturen, die relevant zu sein scheinen, kann mithilfe der Chapman-Reflexe das wichtigste Organ (mit dem die Behandlung beginnen sollte) bestimmt werden. Die wichtigste Organstruktur ist typischerweise diejenige, in der sich der am deutlichsten palpierbare und schmerzhafteste Chapman-Reflexpunkt befindet.

Beispiel 2 – viszerosomatische Reflexe: Wirbelsäulenbefunde deuten auf eine sekundäre somatische Dysfunktion aufgrund von viszerosomatischen Reflexen hin, beispielsweise in Höhe von Th5–Th9. Über das sympathische Nervensystem stehen zahlreiche viszerale Strukturen mit diesen spinalen Segmenten in Verbindung. Werden sie mithilfe der Chapman-Reflexe getestet, kann sich ein Hinweis auf den potenziellen Auslöser der viszerosomatischen Reflexaktivität ergeben.

Unter Behandlungsaspekten bilden die Chapman-Reflexe kein eigenständiges therapeutisches System. Eine Behandlung, bei der einfach nur die Reflexpunkte „gerubbelt" würden, ohne den Patienten in seiner Gesamtheit zu berücksichtigen, erweist sich höchstwahrscheinlich als sinnlos. Für einen effektiveren, patientenzentrierten Behandlungsansatz sollten die Chapman-Reflexe daher zusammen mit anderen osteopathischen konzeptionellen Modellen zum Einsatz kommen:

- **Biomechanisch-posturales Modell:** Die Behandlung biomechanischer und posturaler Dysfunktionen und Dysbalancen soll die körperliche Ökonomie und den Energieaufwand reduzieren. Dies kann auch mithelfen, die allostatische Gesamtlast des Patienten zu verringern.
- **Respiratorisch-zirkulatorisches Modell:** Um das lymphatische System zu behandeln, werden zunächst Hindernisse für den Rückfluss beseitigt und im Anschluss Techniken zur Verbesserung des Lymphflusses angewendet. Durch die Behandlung der Brustkorbmechanik und der Atemmuskulatur wird die Leistungsfähigkeit des respiratorischen Systems wiederhergestellt. Man sollte stets daran denken, dass bei normaler Atemmechanik jeder Atemzug wie eine Lymphpumpe wirkt.
- **Neurologisches Modell:** Um vegetative Störungen aufgrund einer segmentalen Fazilitation zu verringern, sollten somatische Dysfunktionen behandelt werden.

Demnach lassen sich die Prinzipien für eine integrative Verwendung der Chapman-Reflexe wie folgt zusammenfassen:

- Die exakte anatomische Lokalisation und klinische Bedeutung jedes einzelnen Chapman-Reflexes kennen.
- Einen ganzheitlichen, integrativen Ansatz wählen und in einer bestimmten Reihenfolge bei der Behandlung vorgehen: Durch die Umsetzung von osteopathischen Überlegungen des biomechanisch-posturalen, respiratorisch-zirkulatorischren und neurologischen Modells können sowohl ursächliche, auslösende, mitwirkende oder verstärkende Faktoren als auch die zirkulatorischen Systeme sowie das Zusammenspiel von Funktionen und Interaktionen des somatomotorischen, autonomen und neuroendokrin-immunologischen Systems behandelt werden.
- Keine Überbehandlung: Eine Anwendungsdauer von 15–60 Sekunden pro Chapman-Reflexpunkt ist ausreichend.
  - Chapman empfahl ursprünglich, mit der Behandlung der anterioren Reflexpunkte zu beginnen und mit den posterioren fortzufahren.
  - Wenn Chapman-Reflexpunkte zu empfindlich für eine Behandlung sind, kann eine myofasziale Lösung (Release-Technik) des Gewebes um den gangliformen Bereich herum zu einer angenehmeren Form der Drainage beitragen. Dies kann wiederum eine direkte Behandlung des Chapman-Reflexpunkts erleichtern.

2.7.5 Experimentelle Forschung

Wenn palpierbare Veränderungen, aber keine anderen objektiven Befunde vorliegen, ist es schwierig, MTrP und Tenderpoints in Verbindung mit einer Fibromyalgie konkret darzustellen. Dasselbe gilt auch für die Chapman-Reflexpunkte. Doch mit wachsender Evidenzlage mehren sich die Beweise für palpierbare Gewebeveränderungen in Verbindung mit klinischen Zeichen und Symptomen. Bei Fibromyalgie-Patienten wurden im Rahmen von Hautbiopsien hochorganisierte Kollagenmanschetten um die Nervenendigungen gefunden, in der gesunden Kontrollgruppe dagegen keine. Man bezeichnet sie als „Mikronarben" und nimmt an, dass diese kollagenen, mit einem verminderten Kollagenstoffwechsel verbundenen Quervernetzungen nötig sind, um die Kollagenmanschetten der Hautnerven zu erhalten. Als mögliche Ursache dieser Kollagenbildung vermutete man eine neurogene Entzündung, die in Haut von Patienten mit Fibromyalgie nachweisbar war (Sprott et al. 1997, Sprott 2003, Salemi et al. 2003). Auch das biochemische Milieu von MTrP wurde mit verfeinerten Mikrodialysemethoden untersucht. In den MTrP fand sich eine signifikant höhere Konzentration proinflammatorischer Zytokine und Peptide als im umgebenden Muskelgewebe (Shah et al. 2005, 2008). Darüber hinaus kann der ständige nozizeptive Input aus MTrP die Erregbarkeit der Hinterhornneurone steigern und die nozizeptiven Vorgänge im peripheren Gewebe mit einer zentralen Sensibilisierung verknüpfen (Mense 2008).

Lokale Befunde wie Empfindlichkeit des Gewebes, Ödeme und eine Vasodilatation an Stellen, die scheinbar keine Verbindung zum primären Sitz einer Dysfunktion oder Verletzung haben, könnten auf eine neurogene Entzündung zurückzuführen sein, bei der die peripheren Nervenendigungen nach wiederholter Depolarisation Neuropeptide freisetzen. Dies wird als Axonreflex bezeichnet. Die verletzungs- oder entzündungsbedingte Stimulation eines C-Faser-Zweigs kann zu einer Depolarisation und antidromen Aktivität in anderen Nervenästen führen, die in keiner Beziehung zum Ort der Verletzung oder Entzündung stehen, sodass es zur Freisetzung von Neuropeptiden in Geweben kommt, die weder entzündet noch verletzt sind (Van Griensven 2005, Willard 2008). Dies könnte eine Erklärung dafür sein, weshalb Gewebeveränderungen und Empfindlichkeit in Bereichen zu finden sind, die mit dem aktuellen Problem scheinbar nichts zu tun haben. Obwohl es sich hierbei um reine Spekulation handelt, könnten solche Mechanismen im Prinzip Befunde wie die Chapman-Reflexpunkte und die Counterstrain-Tenderpoints erklären.

2.7.6 Klinische Forschung

Es gibt nur sehr wenige Studien, die eine Wirksamkeit der Chapman-Reflexe in der Behandlung verschiedener Störungen belegen. Die Zuverlässigkeit (Reliabilität) einer manuellen Diagnose ist immer ein strittiges Thema. Doch zwei Studien berichten über mäßige bis gute Ergebnisse: die eine untersuchte die Zuverlässigkeit, mit der Counterstrain-Tenderpoints lokalisiert wurden, und die andere die Zuverlässigkeit von Chapman-Reflexpunkten in Bezug auf das Bronchopulmonalsystem von Patienten mit Pneumonie (McPartland et al. 1997, Washington et al. 2003). Es bedarf weiterer Forschung zur Reliabilität und Validität, mit der sich Chapman-Reflexpunkte als diagnostisches Instrument einsetzen lassen.

Parallel dazu zeigen einige Studien einen klinischen Nutzen. Mannino (1979) wies nach, dass die Behandlung von Chapman-Reflexpunkten der Nebennieren bei Patienten mit Bluthochdruck den Aldosteron-Serumspiegel bis zu 36 Stunden senken konnte. Eine andere Studie berichtet, dass die Kombination von Chapman-Reflexen mit anderen Weichteiltechniken eine signifikante Verbesserung der forcierten Vitalkapazität in einer Gruppe von 30 asymptomatischen Teilnehmern bewirkte, die von der ersten Vorbehandlung bis zur letzten Nachbehandlung anhielt (Lines et al. 1990). Natürlich sind auf diesem Gebiet weitere Untersuchungen erforderlich.

2.7.7 Zusammenfassung

In der osteopathischen Berufspraxis haben Chapman-Reflexe eine lange Tradition als Diagnose- und Behandlungsinstrument. Doch so, wie sie üblicherweise gelehrt wurden erwies sich die Methode leider als unzureichend und hinterließ bei Therapeuten oft den Eindruck, Chapman-Reflexe seien eine eigenständige Form der Behandlung oder eine Art Behandlung „per Knopfdruck".

Um Chapman-Reflexe (1) als positiv bewerten zu können, müssen sowohl die anterioren als auch die posterioren Chapman-Reflexpunkte vorhanden sein.

Um Chapman-Reflexe (2) klinisch nutzen zu können, bedarf es eines Behandlungsansatzes, der andere osteopathische Modelle und Techniken (Modalitäten) für eine Optimierung der Ergebnisse integriert. Ungeachtet der langen Anwendungsgeschichte und der anekdotischen Evidenz mangelt es an Forschungen zur klinischen Wirksamkeit der Behandlung mit Chapman-Reflexen.

2.8 Dysbiose des Darms

Bruno Donatini

2.8.1 Überblick

Eine erhöhte Anzahl von Bakterien im Dünndarm wird als **Dünndarmfehlbesiedelung** (**DDFB**) bezeichnet und kann zu Malabsorption führen. Die Beschwerden der Patienten reichen von chronischen Durchfällen oder Obstipation zu Blähungen und Bauchschmerzen. Im Falle einer Malabsorption sind als charakteristische Laborbefunden oft eine makrozytische Anämie und ein Mangel an Vitamin D und ungesättigten Fettsäuren nachweisbar. In der klinischen Praxis kann die Diagnose durch Wasserstoff- oder Methan-Atemtests nach der Einnahme von Glucose oder Fructose bestätigt werden.

Die **Ursachen** von DDFB können anatomisch (z. B. durch Dünndarmstenose), oder funktionell (Achlorhydrie oder Störungen der Peristaltik des Dünndarms) bedingt sein. Herpesinfektionen könnten zu einer Störung der Motrizität der Viszera führen.

Der **Nachweis** von Viren im Speichel durch einen PCR-Test ist teilweise möglich. DDFB erhöht das Risiko einer Fettleber, die mit Ultraschall diagnostiziert werden kann. Letztere Methode kann auch für Motilitätsstörungen der Verdauungsorgane eingesetzt werden. Ein vermehrter Abbau von elastischem Bindegewebe kann durch Bestimmung der Hyaluronanwerte im Blutplasma nachgewiesen werden.

Die **Behandlung** besteht aus Ernährungsberatung zur Vermeidung bestimmter Kohlenhydrate (FODMAP), Behandlung zur Verbesserung der Motilität des Dünndarms und Verminderung der Bakterienanzahl im Darm. Für letzteres können geringe Mengen ätherischer Öle eingesetzt werden. Im Artikel wird zudem der Einsatz von Prä- und Probiotika diskutiert.

Schlüsselworte: Dysbiose, Atemtest, Ultraschall, Hyaluronan, Virus, Vagus, Osteopathie.

2.8.2 Einleitung und Definition

Eine Dünndarmfehlbesiedelung (DDFB) oder Dysbiose wird definiert als eine erhöhte Anzahl von Bakterien im Dünndarm (mehr als 10^5 Keime/ml), die zu einer Malabsorption führt [1, 2]. Eine DDFB kann asymptomatisch bleiben oder zu Beschwerden im Darmbereich führen, sie kann auch Anzeichen einer Malabsorption aufweisen. Die Diagnosestellung ist schwierig, da viele Symptome unspezifisch sind und auch bei Zöliakie, entzündlichen Darmkrankheiten und Reizdarm auftreten können. Der Wasserstoffatemtest ist der Goldstandard für die Diagnose und Quantifizierung von DDFB [3].

Die Qualität und Quantität der Darmflora variiert je nach Lokalisation. Im proximalen Dünndarm (den ersten Schleifen des Jejunums) sind die Bakterien hauptsächlich fakultativ aerobisch und grampositiv, im Gegensatz der Bakterien im Ileum, die hauptsächlich anaerobisch und gramnegativ sind. Die Anzahl der Bakterien liegt bei 10^3 KBE/ml (KBE: koloniebildende Einheiten) im Jejunum, erreichen dann 10^8 KBE/ml am Ende des Ileums und 10^{12} KBE/ml im Kolon. Die Magensäure und Peristaltik des Dünndarms verringern die Bakterienanzahl im vorderen Anteil des Jejunums. Die Ileozökalklappe verhindert einen Reflux der Bakterienkolonie aus dem Dickdarm in den letzten Anteil des Ileums. Bei einer DDFB liegt die Anzahl der Bakterien im proximalen Jejunum über 10^5 KBE/ml und besteht auch aus oralen oder Dickdarmgattungen wie z. B. Streptokokken, Escherichia coli, Bacteroides, Staphylokokken und Klebsiella [1, 2].

Die normale Darmflora spielt eine physiologische Schlüsselrolle in Bezug auf das Immunsystem und den Erhalt eines Gleichgewichtes der Schleimhäute für die Absorption von Nährstoffen. Bei DDFB konkurrieren zahlreiche Bakterien mit den Enterozyten um Kohlenhydrate, führen zu Apoptose oder Zerstörung der Enterozyten und zersetzen Gallensalze. Die Darmbakterien entfernen die 7α-Hydroxylgruppe (von Desoxycholsäure und Lithocholsäure) und bilden tertiäre Gallensäuren (z. B. Ursodeoxycholsäure). Diese tertiären Gallensäuren werden reabsorbiert, zirkulieren zur Leber und tragen zu einer Erhöhung der Gallensäurenmenge bei. Zwar unterstützen sie u. U. die Leberfunktion aber führen zusätzlich zu Durchfällen. Zudem wird davon ausgegangen, dass sie Vitamine (z. B. B_{12}) verstoffwechseln.

Eine DDFB geht häufig einher mit Durchfällen, Fettstühlen und mit der Malabsorption von Kohlenhydraten (Intoleranz bei Süßigkeiten, Müdigkeit), Fetten, Proteinen und wasserlöslichen Vitaminen. Die vermehrte Produktion von Gasen durch Fermentierung führt zu Blähungen und Bauchschmerzen, die nach der Aufnahme von ungeeigneten Nahrungsmitteln zunehmen [1, 2].

2.8.3 Prädisponierende Faktoren

Es gibt prädisponierende Faktoren, welche die Entwicklung einer DDFB [2] begünstigen (▶Tab. 2.3): So z. B. eine Hypochlorhydrie oder Achlorhydrie, die durch Medikamente oder Operationen bedingt ist. Aber auch eine Hypomotrizität von Magen, Duodenum oder Dünndarm kann die Ursache sein oder eine Störung des sog. Ileal Break, sei diese mechanischer oder funktioneller Natur. Ileal Break bedeutet eine Verlangsamung der Darmpassage als Bremsmechanismus zur Optimierung der Verdauung und Absorption.

Weiterhin kann eine DDFB durch eine gastrointestinale Stase begünstigt werden. Hierfür verantwortlich können z. B. mangelhaft gekaute rohe Kost und eine saure

Fermentation, hervorgerufen durch übermäßigen Konsum von Süßigkeiten, gesättigten Fettsäuren, kohlensäurehaltigen Getränken und Alkohol sein. Außerdem werden Diabetes mellitus, Hypothyreoidismus und alle autonome Neuropathien (z. B. M. Parkinson, Einnahme von anticholinergisch wirkenden Substanzen, Vergiftungen durch Pestizide) von einer Gastroparese begleitet. Herpesinfektionen (Herpex simplex, EBV, Zytomegalovirus) beeinflussen den linken N. vagus negativ und tragen auch zu einer Hypomobilität des Magen-Darm-Traktes bei [4–12].

Außerdem könnte die Darmschleimhaut durch chronische Infektionen mit Viren, Bakterien und Parasiten dahingehend verändert werden, dass sie durchlässiger wird: So produzieren z. B. eine große Anzahl von Fruktose-konsumierender Bakterien im Lumen immer Schadstoffe oder Proteasen, welche die Durchlässigkeit des Darms verändern und die Absorption und das Immunsystem stören. Dadurch wird der Teufelskreis der DDFB aufrechterhalten.

Tab. 2.3 Prädisponierende Faktoren für DDFB

Anatomische (mechanische) Faktoren:
- Blindsacksyndrom (meist durch Operationen ausgelöst)
- Stenose (M. Crohn, postoperative intraabdominale Adhäsionen, Ischämie, nach Bestrahlung, Krebs, Wilkie-Syndrom, Pylorospasmus); Jejunum-Colon-Fisteln, Dünndarmdivertikulose

Hypomobilität (funktionelle Faktoren):
- Diabetes mellitus, Hypothyreoidismus, Pseudoobstruktion (z. B. bei Hypokaliämie), Sklerodermie, Amyloidosis, anticholinergische Medikamente (psychotrope Substanzen, Antimuskarinika, Antihistamine), extreme Obstipation
- Hypochlorhydrie oder Achlorhydrie: nach Vagotomie, bei Einnahme von Protonenpumpenhemmern, Gastrektomie
- Malabsorption von Zuckern (z. B. bei Laktasemangel), Veränderungen der jejunalen Schleimhaut (bei Zöliakie, chronischen Infektionen, Parasitenbefall)
- Herpesinfektionen

Weitere Ursachen: Gallensäuremangel, exokrine Pankreasinsuffizienz, Immunsuppression, Kachexie

2.8.4 Klinische Symptome

Eine DDFB kann **asymptomatisch** verlaufen. In den meisten Fällen leiden die Patienten jedoch an **Durchfall** oder **Verstopfung, Gewichtszunahme oder -verlust, Blähungen,** abdominalen Schmerzen und/oder gastroösophagealem Reflux. Eine Steatorrhö (ungeformter Fettstuhl) infolge einer überhöhten Produktion von kurzkettigen Fettsäuren durch Bakterien kommt häufig vor. In schweren Fällen kann sich eine Kachexie entwickeln, insbesondere bei Patienten mit Magenbypass, M. Crohn, exokriner Pankreasinsuffizienz oder Kurzdarmsyndrom. Eine DDFB kann auch mit Nachtblindheit (durch Vitamin-A-Mangel) oder Osteomalazie (durch Vitamin D-Mangel) beginnen. Auch ein Mangel an Vitamin B_{12} ist nicht selten [1, 2, 13].

In einer prospektiven Studie von Pimental et al. [13], an der Patienten mit Reizdarmsyndrom teilnahmen, konnte in 78 % der Fälle eine DDFB ausgemacht werden. Eine laktosefreie Ernährung verminderte die Symptome bei 48 % ($p < 0{,}001$) der Patienten.

2.8.5 Diagnostik

Dysbiose ist ein Symptom, das mit verschiedenen Erkrankungen einhergehen kann. Daher sollte strukturiert und gründlich nach der Ursache gesucht werden.

Komplikationen wie **Mangelerscheinungen** oder eine **Fettleber** sind zu quantifizieren und zu dokumentieren. In der Anamnese ist auf folgende **Erkrankungen** und Aspekte zu achten: gastroduodenale Operationen, Medikamente die auf das parasympatische Nervensystem wirken, Vireninfektionen (insbesondere mit Herpesviren), Peridontitis, Infektionen im Zahnbereich, metabolische Syndrome und Hypothyreoidismus.

Laboruntersuchungen werden zur Messung von Mangelerscheinungen (Vitamin A, D, Zink, Albumin), Blutzucker, Harnsäure, Cholesterol, TSH und T3 eingesetzt. Auch der Wert des Hyaluronan im Blutplasma ist zu erheben: Nur niedermolekulares Hyaluronan sollte im Blut zirkulieren. Hochmolekulares Hyaluronan entsteht aus dem Abbau langer Hyaluronanketten durch Proteasen (▶Abb. 2.14).

Die Untersuchung des **Speichels** auf **Viren** durch PCR (polymerase chain reaction). Atemtests und Ultraschall des Abdomen sind essenziell (s. u.).

In seltenen Fällen kann eine **Ösophagogastroduodenoskopie** mit Entnahme einer Biopsie aus dem Duodenum die Diagnose einer Zöliakie oder einer Infektion mit Giardien unterstützen [2].

Atemtests

Da eine Endoskopie zu invasiv wäre, kann diese nicht dazu herangezogen werden, um damit eine gewissen Menge an jejunalen Inhalts zu entnehmen und die bakterielle Besiedelung zu bestimmen [1, 2]. Zudem betrifft die DDFB in den meisten Fällen die zweite oder dritte Schlinge des Jejunum, die nicht durch Endoskope erreicht werden können.

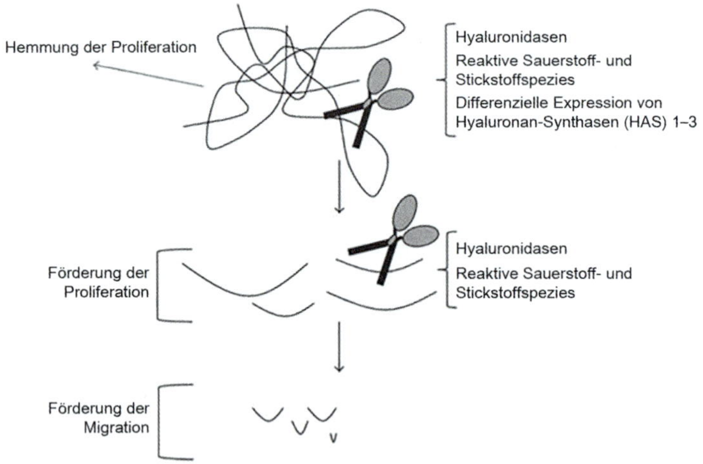

Abb. 2.14 Proteasen zerstören Bindungen langer Hyaluronanketten, was zu einer deutlichen Veränderungen der biologischen Eigenschaften führt [P615]

Als ambulante Routineuntersuchung hat sich inzwischen der **Wasserstoff-Atemtest** als der Goldstandard der Diagnose etabliert [3]. Da 20 % der Bevölkerung Methan statt Wasserstoff [14, 15] produzieren, müssen beide Gase für die Diagnose bewertet werden.

Andere flüchtige organische Verbindungen können mit neuen ambulanten Messmethoden bewertet werden (s. u.). Hierbei kann die DDFB in allen Anteilen des Darms entdeckt werden, ohne dass die Mikroorganismen gestört werden, Vorbereitungen notwendig sind oder Luft eingeblasen werden muss. Bei dem Test wird die Art des Gases, die Zeitverzögerung nach Zuckereinnahme, die Zuckerart und auch die Dauer der Fermentation bestimmt. Über den Test kann auch eine Korrelation zwischen den Symptomen und der Gasproduktion hergestellt werden.

Atemtests in der Praxis [16]:

- Bei gesunden fastenden Patient produzieren Bakterien kein Wasserstoff. Nur anaerobe Kolonbakterien (10^{15}/ml) synthetisieren Wasserstoff (17). Der Dünndarm beheimatet zu wenige Bakterien, um die Konzentration von Wasserstoff in der Ausatemluft zu beeinflussen [18].
- Wenn die Bakterienzahl im Dünndarm 10^{15}/ml übersteigt wird Wasserstoff in der Ausatemluft messbar und die Diagnose DDFB ist bestätigt [19, 20].
- Anaerobe Bakterien katabolisieren Zucker zu Wasserstoff, Kohlendioxid und kurzkettige Fettsäuren (Propionsäure, Essigsäure, Buttersäure). Kohlendioxid und Wasserstoff verursachen Blähungen; Fettsäuren führen zu osmotischer Diarrhö (▶ Abb. 2.15).

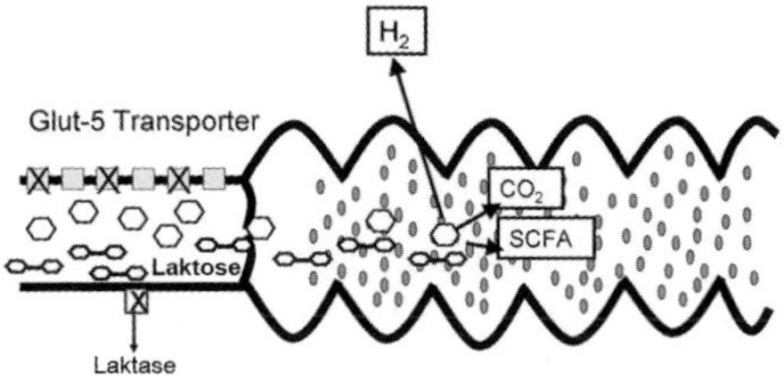

Abb. 2.15 Physiologische Prinzipien der Produktion von Gasen durch Darmbakterien (nach Eisenmann et al.) [P615]

Die Menge an Wasserstoff verhält sich proportional zur Bakterienanzahl. Die Verzögerung von Aufnahme des Zuckers bis zur Messung des Gases lässt auf die Lokalisierung der DDFB rückschließen [21].

Zur Messung stehen verschiedene Produkte zur Verfügung:

- Gastrolyser® (Bedfont®) misst **Wasserstoff** aufgrund einer einzigen Ausatmung.
- MX6® (Gazdétect®) ermöglicht die Messung von **Wasserstoff, Stickstoffmonoxid,** flüchtigen organischen Verbindungen (z. B. Ethylacetat oder equivalente Stoffe), Hydrogensulfit, Kohlenmonoxid und Schwefeldioxid in sehr geringen Konzentrationen (ein Partikel in 10 Millionen). MX6® ist mit einer Pumpe mit fest eingestelltem Durchfluss ausgestattet und erkennt kleinste Mengen von Gas in Behältnissen, die von Patienten mit einem einzigen Ausatemstoß gefüllt wurden [22, 23]. Dieses Verfahren kann in ambulanten Kliniken eingesetzt werden.

Die erste Messung findet nach zwölfstündigem Fasten statt, die zweite erfolgt zwei Stunden nach der Aufnahme von Zucker: Laktose, Fruktose, Trehalose oder Glukose [16, 24, 25]. Teilweise werden die Gase auch in 30-Minuten-Intervallen gemessen (▶ Abb. 2.16, ▶ Abb. 2.17).

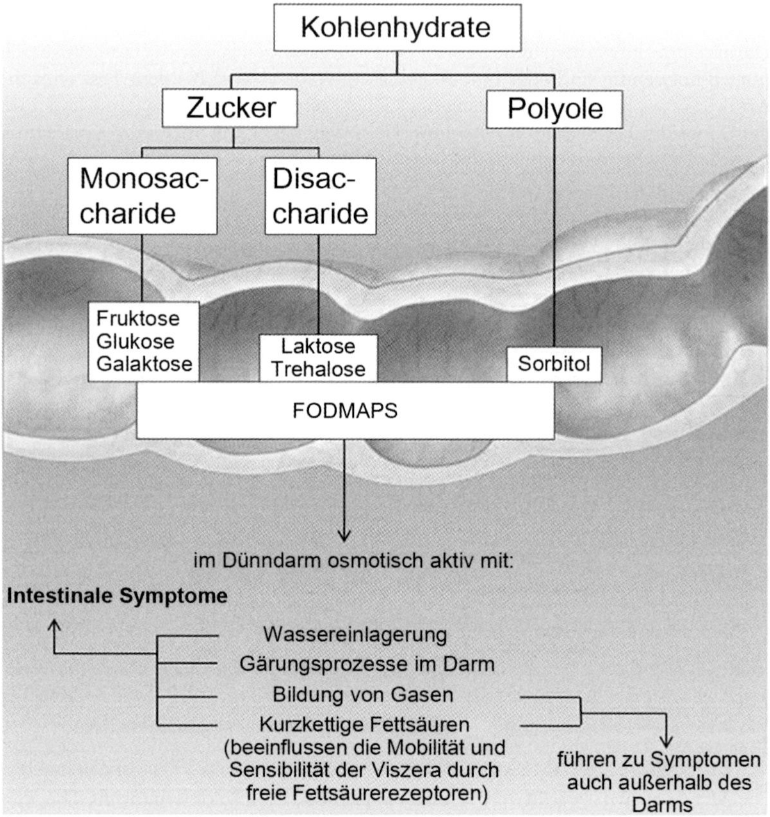

Abb. 2.16 Folgen der Malabsorption von Kohlenhydraten (nach Berni Canani et al. 2016) [P615]

Es bestehen keine Kontraindikationen oder nachteiligen Auswirkungen der Untersuchungen, außer Meteorismus und den bereits bestehenden Bauchbeschwerden.

Die Messungen können durch die Einnahme von Antibiotika, ätherischen Ölen und kolloidalem Silber verfälscht werden. Auch eine Koloskopie und Colon-Hydro-Therapie führen wahrscheinlich zur Säuberung des Kolon und können hierdurch Fermentationsprozesse für drei bis vier Wochen vermindern.

- Die Atemtests sind negativ, wenn die Konzentration des Wasserstoffs zwei Stunden nach der Zuckereinnahme unter 15 Partikel per Millon liegt.
- Der Test ist unbestreitbar positiv, wenn die Konzentration des Wasserstoffs mehr als 20 Partikel per Million beträgt. Hierdurch wird eine DDFB bestätigt.

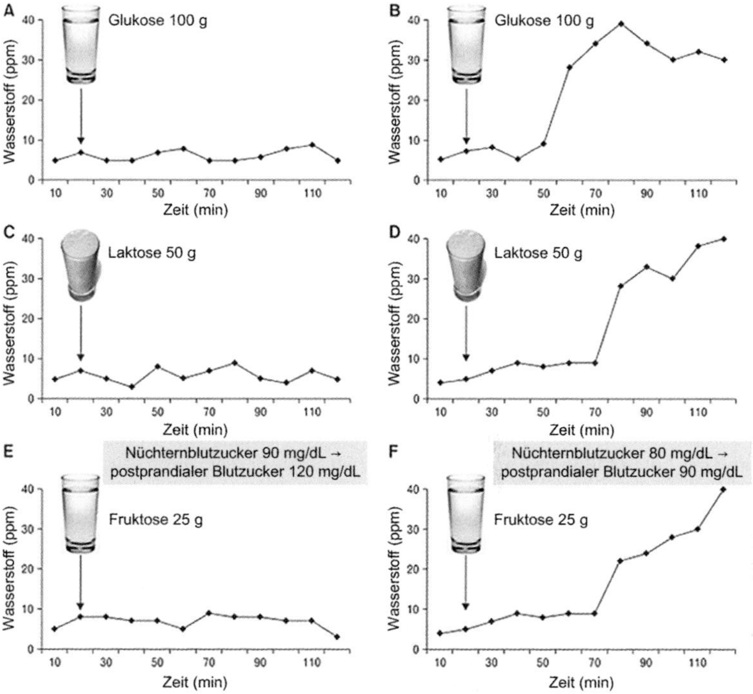

Abb. 2.17 Messung des Wasserstoffgehalts nach dem Verzehr von Glukose, Laktose und Fruktose (nach Berni Canani et al. 2016) [P615]

Wenn Symptome bestehen, die einem Fermentierungsprozess zugeordnet werden können, wird die Diagnose einer Zuckerintoleranz bestätigt. Bei einer ausgeprägten Obstipation können die Symptome verzögert erscheinen [15].

Zusätzlicher Nutzen der Messung von Methan

Einige Bakterien metabolisieren Kohlendioxid und Wasserstoff und stellen Methangas her. Je länger die Darmpassage dauert, desto eher besteht die Wahrscheinlichkeit, dass Methan vorliegt. Damit sich Methan bilden kann, braucht es eine mehrtägige Fermentation. Da ein Wettbewerb zwischen Wasserstoff- und Methanproduktion besteht, wird der Nachweis von Methan meist mit einer langanhaltenden **schweren Dysbiose** bei **Obstipation** in Verbindung gebracht.

Eine Methanproduktion wird in Verbindung gebracht mit Depression [26–29], Übergewicht [30], Fettleber ohne Alkoholursache [31], Diabetes Typ 2 [32], Leberzirrhose [33], einigen Krebsarten [34], rheumatoide Arthritis [35], Rosazea [36], Obstipation [16, 37–41], Divertikulose [42] und Anorexia [43].

2

Zusätzlicher Nutzen der Messung von Ethylacetat

MX6® kann Ethylacetat und ähnliche Gase messen. Dies flüchtigen organischen Verbindungen gehen mit einer **sauren Fermentation** im oberen Anteil des Darms einher. Dieses Gas kann bei Patienten mit ausgeprägter **Malabsorption,** wiederkehrenden **Papillomaviren** oder **Epstein-Barr-Viren** (beide im Speichel nachweisbar) auftreten. Das Vorkommen des Gases steht zudem häufig in Verbindung mit Stagnation im jejunalen Bereich oder jejunoduodenalem Reflux [44].

Zusätzlicher Nutzen der Messung weiterer Gase [45]

Neue, sehr sensible Geräte können eine große Anzahl flüchtiger organischer Verbindungen identifizieren (bis zu Partikel pro Million), wodurch möglicherweise in Zukunft neue Mittel zur Diagnose chronischer Infektionen und deren Auswirkungen entstehen werden (u. U. Krebs, Autismus, neurodegenerative Krankheiten etc.) [46, 47].

Elastometrie

Die transiente Elastometrie (z. B. Fibroscan) ist ein nicht-invasives Mittel zur Messung der **Entzündung** im **Leberbereich.** Die Messung besteht darin, die Ausbreitung eines niederfrequenten Impulses, der an einem Schallkopf erzeugt wird, zu bewerten (▶Abb. 2.18). Eine Fettleber kann hierüber dargestellt werden. Diese Messung in Kombination mit Atemtests kann eine Entzündung der Leber quantifizieren, die durch Fermentationsprozesse und Überproduktion von kurzkettigen Fettsäuren in Verbindung steht [48–52].

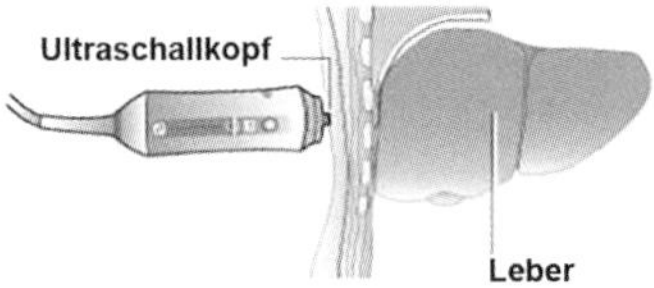

Abb. 2.18 Elastometrie (Fibroscan) [P615]

Ultraschalluntersuchungen

Über Ultraschalluntersuchungen können **hypokinetische Magen- und Darmbereiche** aufgefunden [53–55] und die Qualität von Entleerungsreflexen visualisiert werden, die unter Umständen durch osteopathische Anwendungen ausgelöst werden [56–60]. Die Oberfläche des Magens kann berechnet werden (▶Abb. 2.19).

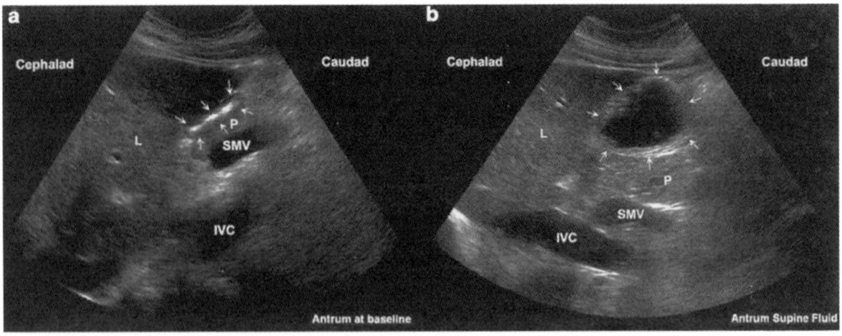

Abb. 2.19a Visualisierung des Magens mit Ultraschall (nach Perlas et al.) [P615]

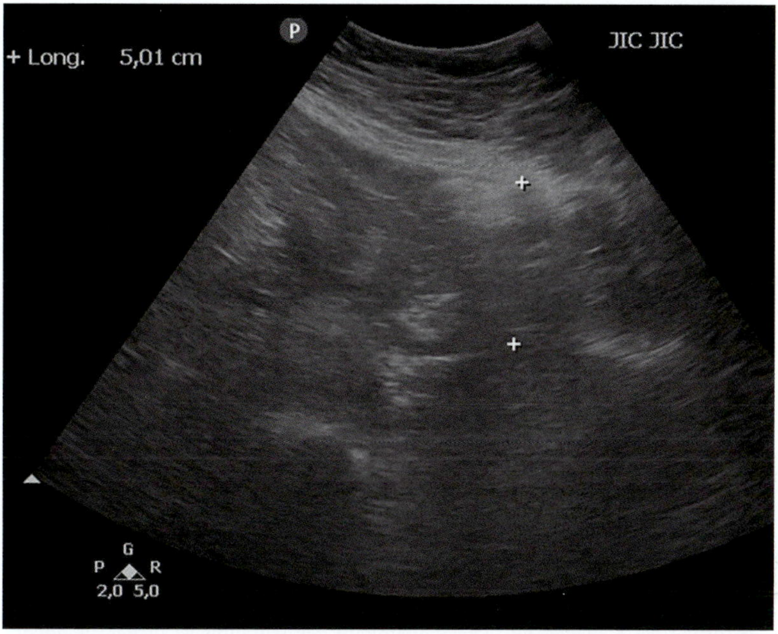

Abb. 2.19b Vergrößerung des ileozökalen Übergangs (über 2 cm), Beginn eines „Ileal Breaks" [P615]

Die Hemmung der gastro-duodenalen Entleerung durch einen Ileal Break (Verlangsamung der Darmpassage, s. o.) kann bei Vergrößerung des ileozökalen Übergangs bestätigt werden (▶ Abb. 2.20).

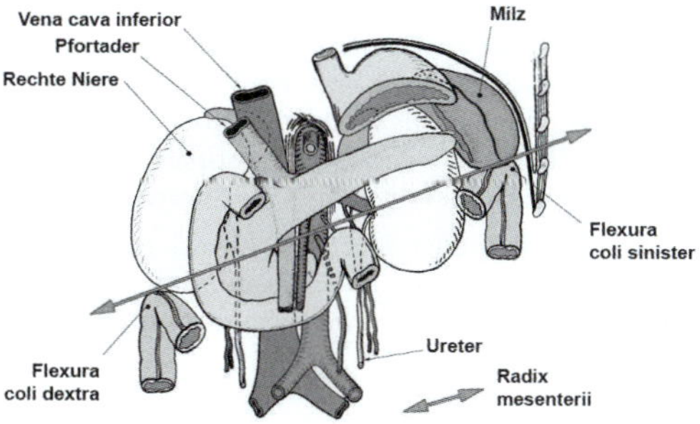

Abb. 2.20 Positionierung des Schallkopfes zur Untersuchung der Entleerung von Duo 3 (knapp unterhalb des Pankreas und der eingezeichneten Linie) [P615]

Der Untersucher sollte den Ultraschallkopf auf den Duodenum-Anteil drei oder vier legen, um die Flüssigkeit zu sehen, die durch den Raum zwischen der A. mesenterica superior und der Aorta abdominalis verläuft (▶ Abb. 2.21).

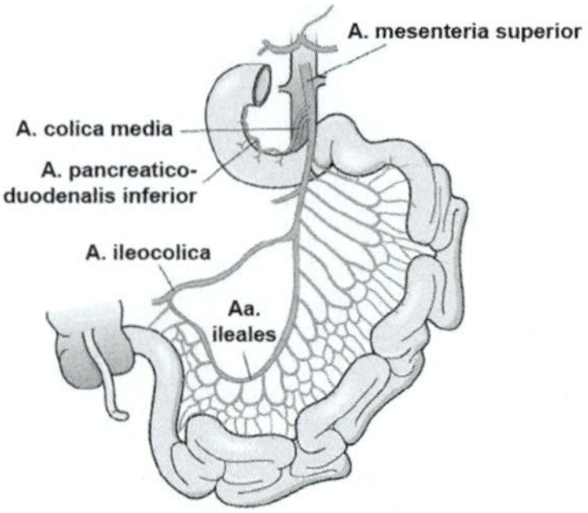

Abb. 2.21 Die A. mesenterica superior überkreuzt die Vorderwand des Duo 4 [P615]

Die Öffnung des Winkels zwischen Aorta abdominalis und A. mesenterica superior (die eine angemessene Entspannung dieses vaskulären Sphinkters bestätigen kann) kann auch per Ultraschall dargestellt werden (▶ Abb. 2.22, ▶ Abb. 2.23, ▶ Abb. 2.24). Dieser Befund ist ein Schlüsselparameter, um eine gute Reaktion des linken N. vagus zu bestätigen (peristaltische Bewegung in Verbindung mit nitrinerger Entspannungsaktivität).

Die Qualität der **Schleimhaut** wird anhand deren Dicke eingeschätzt. Bei einer Dicke von mehr als 4 mm wird von einer starken Entzündung ausgegangen (z. B. durch M. Crohn), eine Verringerung auf weniger als 1 mm deutet auf starke Atrophie oder Zerstörung des Gewebes hin. Die Schleimhaut des Jejunums ist dicker als die des Ileums (▶ Abb. 2.25).

Speichelprobe zum Virusnachweis

Viele Viren könnten zu einer Hypomobilität des Darms führen, insbesondere bei **Epstein-Barr-Virus** (**EBV**) und **Cytomegalovirus** [4–12].

In einer prospektiven Kohortenstudie mit 321 Patienten mit **Periodontitis** (die fast immer mit einer Herpesvirus-Reaktivierung einhergeht) wurde Ethylacetat oder ähnliche Gase im Atem nachgewiesen, v. a. bei Patienten mit replizierendem EBV oder dem onkogenen Papillomavirus 16 oder 18 im Speichel [44]. Es konnte keine Verbindung zwischen Methan, das mit einer Obstipation assoziiert ist [16, 37–41], und replizierendem oralem Herpesvirus aufgezeigt werden.

Orale **Herpesinfektionen** kommen sehr häufig vor, teilweise auch ohne lokale klinische Symptome. Sie stehen aber mit Periodontitis, Autoimmunerkrankungen (z. B. Thryreoditis), und einem Anstieg des Hyaluronan im Plasma in Verbindung [62–64].

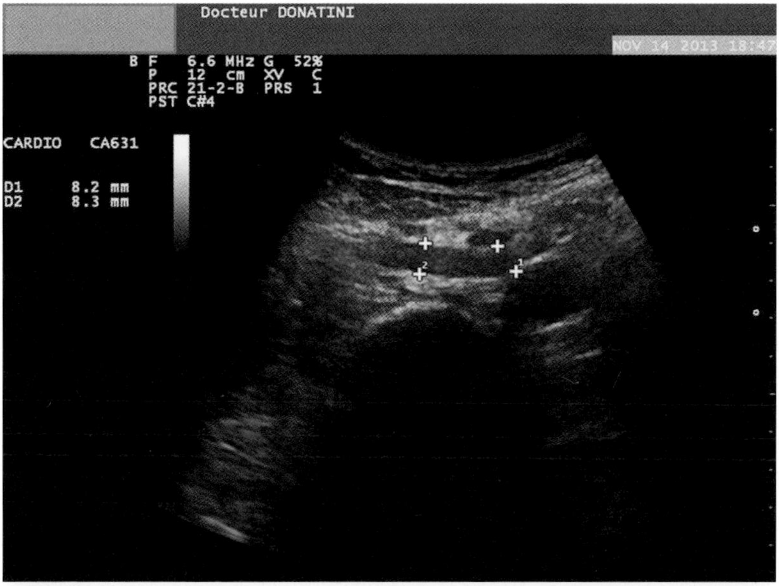

Abb. 2.22a Normaler Anteil des Duo 4 im Aorto-mesenterialen Winkel [P615]

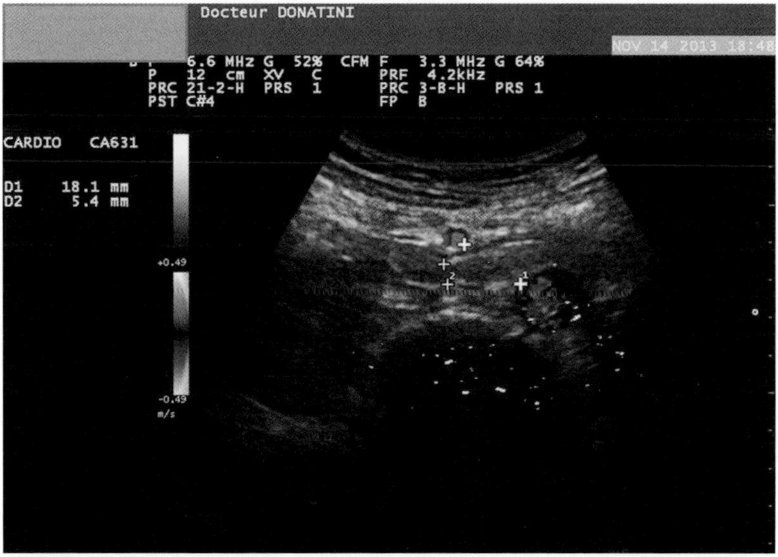

Abb. 2.22b Normaler Anteil des Duo 4 im Aorto-mesenterialen Winkel mit Doppler-Ultraschall [P615]

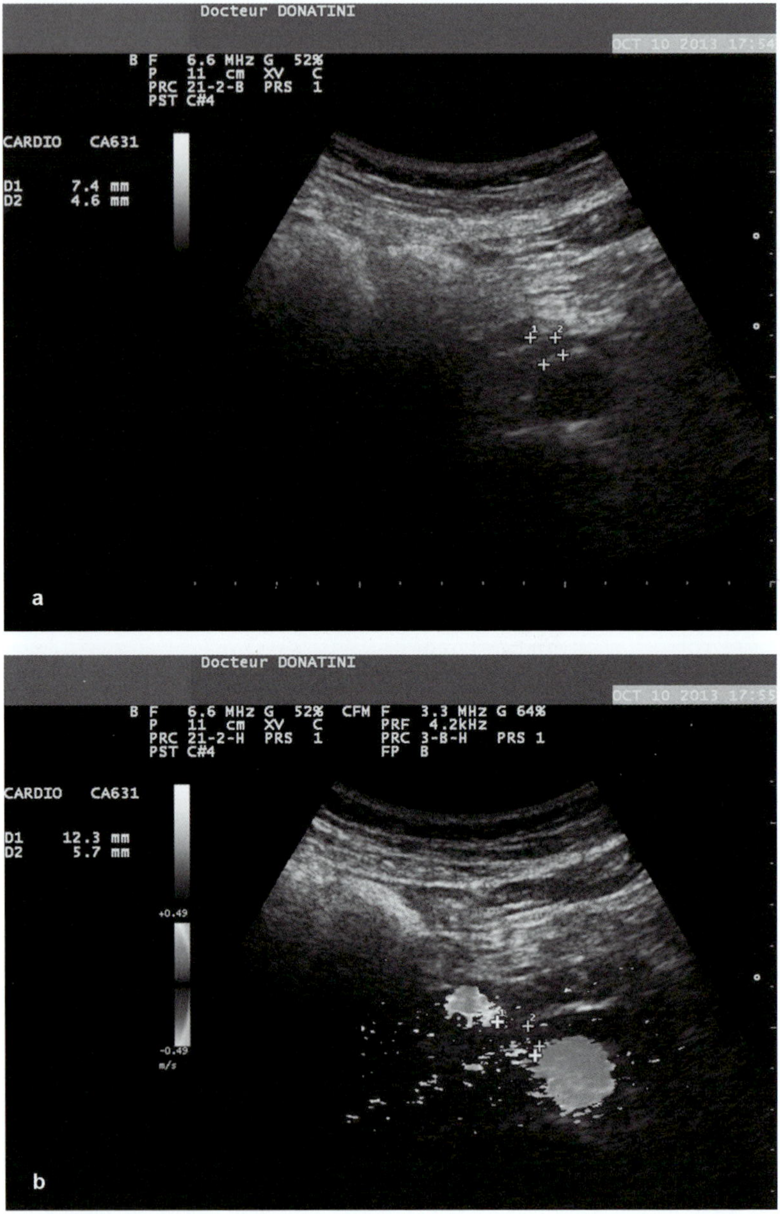

Abb. 2.23a und **b** Verminderte Öffnung des Duo 4 mit duodenalem Meteorismus (trotz Einsatz osteopathischer Mobilisation der Mesenterialwurzel und der A. mesenterica superior) [P615]

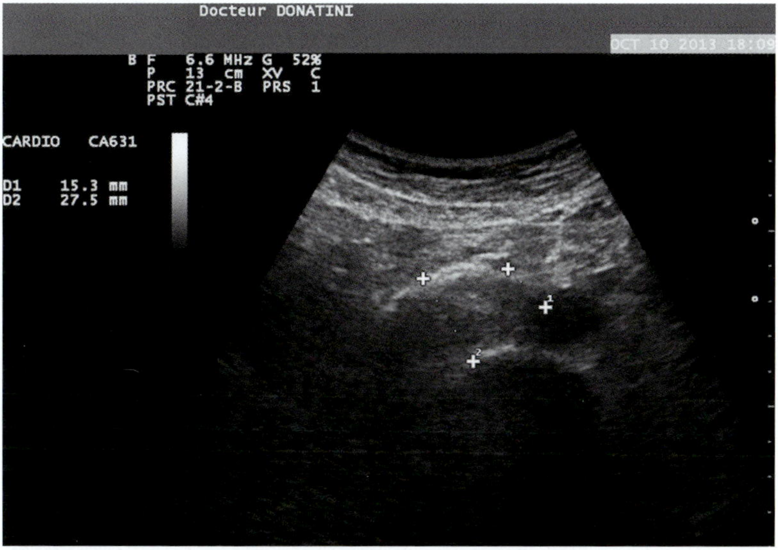

Abb. 2.24 Öffnung des aorto-mesenterialen Winkels nach der Einnahme von Magnesiumsulfat und Citrullin, wodurch eine Entleerung von Duodenum nach Jenunum eintritt [P615]

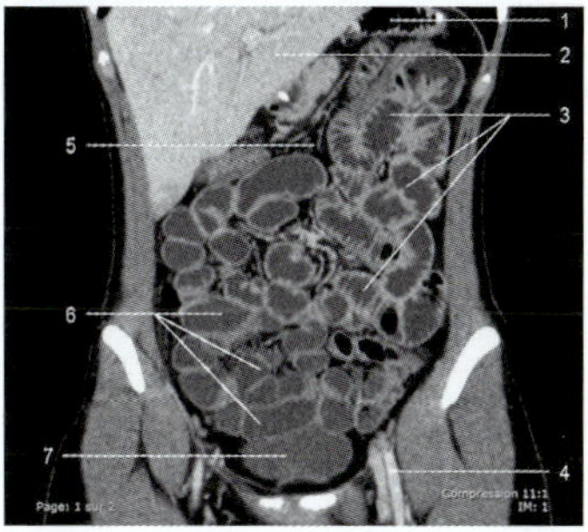

Abb. 2.25 MRT des Abdomens, die Schleimhaut des Jejunums ist verdickt [P615]

Konzentration von Hyaluronan im Plasma

Hyaluronan mit niedrigem Molekulargewicht (LMW-HA) verstärkt die Proliferation, Adhäsion, Migration und Ausbreitung von Zellen, ebenso die Angiogenese, epithelial-mesenchymale Transition und Resistenz auf Chemo- und Bestrahlungstherapie. Es soll zudem das Krebsrisiko erhöhen sowie die Bildung von Rezidiven und Metastasen begünstigen [65–71].

Stammzellen (die durch den Rezeptor CD44 charakterisiert sind, dessen Hauptligand sie sind) sind solange an die Bindegewebe verankert, bis die Hyaluronan mit hohem Molekulargewicht in kleine Proteine unterteilt werden. Die Stammzellen werden dann zugänglich für chemische Affinität durch Hyaluronan mit niedrigem Molekulargewicht in die Richtung von Gewebeverletzungen, die durch bakterielle Proteasen induziert werden. Die Stammzellen werden nach der Stimulation des Rezeptors RHAMM durch Hyaluronan mit niedrigem Molekulargewicht in Bewegung gebracht (▶ Abb. 2.26).

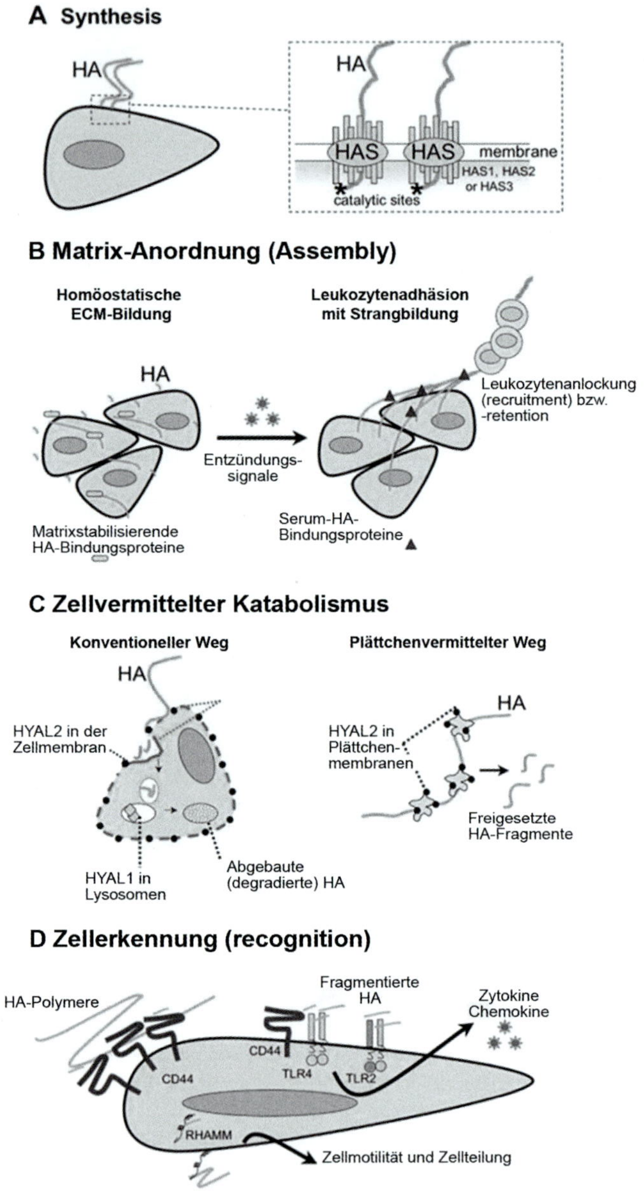

HA = Hyaluronsäure; HYAL1/2 = Hyaluronidase-1/-2; ECM = extrazelluläre Membran

Abb. 2.26 Stammzelle mit Adhäsionsmolekül CD44, diese wird durch das Zerschneiden von Hyaluronan mit hohem Molekulargewicht in Hyaluronan mit niedrigem Molekulargewicht mobilisiert (nach de la Motte)

Da Zellen mit dem Adhäsionsmolekül CD44 krebsartige Mutationen beinhalten könnten, wäre ein übermäßiger Heilungsprozess, der immer mit Autoimmunität einhergeht, eine mögliche Erklärung dafür, dass ein Anstieg von Hyaluronan mit einem erhöhten Krebsrisiko einhergeht.

2.8.6 Behandlungsvorschläge

Meistens werden Antibiotika verschrieben, wobei man hierbei riskiert, das Gleichgewicht der Mikrobiota oder das Zusammenspiel der Schleimhaut mit dem Biofilm zu stören [1, 2, 75–80]. Rifaximin wird in den USA empfohlen, ist aber nicht in Europa erhältlich [75, 80]. Probiotika haben keine messbare Wirksamkeit [81–83]. Ein Rückfall kommt häufig vor, v. a. wenn der Grund einer Malabsorption unbehandelt bleibt [84]. Das Ziel der Behandlung liegt darin, Darmschleimhaut im ersten Anteil des Jejunum zu verbessern.

Ernährung

- Die Aufnahme fermentierbarer Zucker (FODMAPs: fermentierbare Oligosaccharide, Disaccharide, Monosaccharide und Polyole) sollte verringert werden, wobei darauf geachtete werden muss, dass keine Mangelerscheinungen entstehen [1].
- Körperliche Aktivität stimuliert die Entleerung der gastroduodenalen und ilealen Bereiche [73].
- Medikamente, von denen bekannt ist, dass sie DDFB auslösen, sollten abgesetzt werden, so z. B. Mittel mit anticholinergischer Wirkung und Protonenpumpenhemmer [74].
- Der Nutzen von prokinetischen Mitteln zur Behandlung von gastrointestinalen Motilitätsstörungen (z. B. Metoclopramid) konnte bisher nicht nachgewiesen werden, selbst bei Patienten mit Obstipation.

Geringe Menge ätherischer Öle

In einer prospektiven Studie mit 263 Patienten mit Zuckerintoleranz konnte gezeigt werden, dass geringe Mengen ätherischer Öle die Symptome einer DDFB verbessern konnte: 81 % der Patienten berichteten eine deutliche Verbesserung der Symptome und bei 51 % der Teilnehmern konnten die Atemtests komplett normalisiert werden [85].

Behandlung des Herpes-Virus

Herpesviren, die häufig mit Papillomavirusinfektionen und Periodontitis assoziiert sind, können mit der langfristigen Einnahme von Medikamenten wie Acyclovir oder Valaciclovir behandelt werden.

Die Myzelien von Pilzen wie z. B. von Coriolus versicolor, Ganoderma lucidum, Shiitake, Hypsizygus marmoreus und Phellinus können die Reaktivierung von Herpesviren unter Umständen auch hemmen [86–88].

Osteopathie

Die Entleerung des Gastroduodenalbereiches wird vom linken Vagusnerv kontrolliert. Eine verminderte Kontraktion des Antrum und Duodenum könnte auch durch den sog. Ileal- und Jejunal-Break verursacht werden.

- Der Ileak-Break führt zu Erweiterung der ileozökalen Überganges mit Gas oder Flüssigkeit,
- der Jejunal-Break zu Erweiterung des ersten Teils des Jejunum, häufig jejuno-duodenalem Reflux, übermäßiger Aktivität und Entleerung des Magens mit verminderter Entleerung des Dünndarms.

Dysbiosen oder stark ausgeprägte Veränderungen des autonomen Nervensystems könnten über eine Verringerung der Stickoxidsynthese zu einer verminderten Entspannung führen, was die Öffnung des Winkels zwischen Aorta und A. mesenterica superior behindern könnte.

Osteopathische Behandlung des Verdauungstraktes sollte an Patienten bei leerem Magen vorgenommen werden, optimal ist, wenn sie vorher mindestens zehn Tage lang gefastet haben.

- Die Massage oder Pumptechniken im rechten unteren Quadranten ist der erste Schritt in der Behandlung.
- Danach schließt eine Pump- oder Massagetechnik des zweiten Jejunalabschnittes und des linken Anteils der A. mesenterica superior an.
- Als dritter Schritt folgt die Mobilisation der A. mesenterica superior von links nach rechts und der Mesenterialwurzel.
- Nach diesen drei vorbereitenden Schritten wird
  - erst die Curvatura major des Magens und danach
  - der zweite Anteil des Duodenums mit leichtem Druck behandelt, mit dem Ziel,
  - eine Kontraktion dieser Organe zu verursachen und die gastro-duodenalen Inhalte durch den vierten Anteil des Duodenums und somit auch durch die aorto-mesenteriale Engstelle zu befördern. Die Entleerung kann mit Ultraschall visualisiert werden.

Sollte die Entleerung nicht stattfinden, kann der Reflex durch eine Mobilisation des linken Temporomandibulärgelenks stimuliert werden. Es konnte gezeigt werden, dass eine Entzündung des TMG mit Reizdarmsyndrom in Verbindung steht [89].

Weitere Behandlungsmöglichkeiten

- Über den **Duft von Lavendel** (Lavandula officinalis) kann die Stimulation durch einen olfaktorischen Reflex über N. trigeminus und linkem N. vagus versucht werden [90, 91].
- Eine direkte **Stimulation** des linken N. vagus ist auch **elektrisch** möglich, diese Methode wird von Prof. B. Bonaz beschrieben [92].
- **Akupunktur** des Punktes Magen36 kann nach Wanatabe et al [93] gastroduodenale Entleerung über eine Öffnung des Winkels zwischen Aorta und A. mesenterica einleiten

Alle obigen Anwendungen könnten bei gleichzeitiger Darstellung des Bereiches mit Ultraschall erfolgen.

Bei schwer eingeschränkter Motrizität werden alle Methoden trotz ausführlicher Anwendung scheitern. In solchen Fällen kann der Entleerungsreflex mit Magnesiumsulfat und Citrullin ausgelöst werden.

2.8.7 Schlussfolgerung

Die DDFB ist einer der Hauptursachen von abdominalen Schmerzen, Meteorismus und Darmpassage-Störungen. Es liegen häufig gleichzeitig Mangelerscheinungen und eine Fettleber vor. Der Atemtest ist zum Goldstandard für ambulante Diagnostik geworden.

Prädisponierende Faktoren, die eine Hypomotrizität fördern, sollten ermittelt werden. Eine Untersuchung per Ultraschall ist wegweisend für den Nachweis von gastroduodenaler Erweiterung bei Ileal oder Jejunal Break oder einer verminderten Entspannung des Winkels zwischen Aorta und A. mesenterica.

Der Nachweis von Herpesviren kann über Speichelproben erfolgen, eine Erhöhung des Hyaluronan-Levels im Plasma weist auf eine Zerstörung von Bindegewebe oder von Schleimhaut hin.

Die Behandlung besteht aus einer Anpassung der Ernährung durch die verminderte Einnahme von FODMAP durch das Ausüben von schweißtreibendem Sport (Stimulation des N. vagus) sowie durch die Anwendung geringer Mengen von ätherischen Ölen je nach Enterotyp und osteopathischer Stimulation der Entleerung des gastro-duodenalen Bereiches, manchmal ergänzt durch die Einnahme von Magnesiumsulfat und Citrullin.

3 Speiseröhre (Ösophagus)

Michel Puylaert

3.1 Embryologie

Der Ösophagus geht aus dem **Vorderdarm** hervor. Die Entwicklung beginnt schon mit dem Lungendivertikel Anfang der 4. Woche, das ursprünglich eine offene Verbindung zum Vorderdarm hat. Bald wird es durch das **Septum oesophagotracheale** getrennt (außer im Bereich der späteren Kehlkopföffnung). Der dorsale Abschnitt bildet die Anlage des Ösophagus. Die Speiseröhre ist zuerst sehr kurz, verlängert sich aber durch das Wachstum und den Deszensus von Herz und Lunge. Im Lauf der 7. Woche erreicht sie ihre definitiven Längenproportionen. Die äußere Muskulatur entwickelt sich aus dem Mesenchym der Ultimobranchial- bzw. Schlundbögen.

3.2 Anatomie

3.2.1 Funktion

- Der Ösophagus transportiert die Nahrung durch peristaltische Kontraktionswellen aus dem Rachen in den Magen weiter.
- In ihm findet weder Verdauung noch eine Aufnahme von Nahrungsbestandteilen statt.
- In Ruhe verhindert der obere Sphinkter, dass Luft in den Magen gelangt. Der untere Sphinkter verhindert einen Reflux aus dem Magen (Rückfluss von Speisebrei bzw. Aufsteigen des aggressiven Magensafts).

3.2.2 Aufbau

Die Speiseröhre ist, abhängig vom Kontraktionszustand, ca. 25–30 cm lang und verläuft **S-förmig** vom Ringknorpel bis zur Pars cardiaca des Magens. Sie wird in 3 **Abschnitte** unterteilt:

- **Pars cervicalis oesophagi (Halsteil):** beginnt hinter dem Ringknorpel, dicht vor dem 6. Halswirbelkörper. Der bindegewebige **Ösophagusmund** (Übergang vom Pharynx zum Ösophagus) ist durch Muskelzüge an den Kehlkopf gefesselt.
- **Pars thoracica oesophagi (Brustteil):** ist mit 16–18 cm der längste Abschnitt. Er verläuft im posterioren Mediastinum bis zum Hiatus oesophageus im Diaphragma.
- **Pars abdominalis oesophagi (Bauchteil):** ist 2–3 cm lang und erstreckt sich vom Hiatus oesophageus bis zur Kardia. Hier am Übergang zum Magen bilden Ösophagus und Kardia einen „funktionellen Kardiasphinkter", der in Ruhe immer verschlossen bleibt. Obwohl es an der Stelle keinen ringförmigen Schließmuskel gibt, spricht man trotzdem von einem (unteren Ösophagus- bzw. Kardia-) Sphinkter. Es handelt sich um einen „funktionellen Sphinkter", da er durch die unterschiedlichen Druckverhältnisse im thorakalen und abdominalen Ösophagusteil verursacht wird und aus einem „Wringverschluss" besteht. Dieser kommt durch eine spezielle Anordnung der longitudinalen und zirkulären Schicht in der Tunica muscularis zustande. Das Sphinktersystem wird zusätzlich durch ein submuköses Venenpolster verstärkt.
- Ein Meso verbindet den Ösophagus mit der prävertebralen Faszie in Höhe von C6 bis Th4.

3.2.3 Topografische Anatomie

Lage

(▶ Abb. 3.1, ▶ Abb. 3.2)

- **Pars cervicalis:** vor den Wirbelkörper von C6 bis Th1; verläuft von kranioventral nach kaudodorsal zum posterioren Mediastinum, mit einer leichten Krümmung nach links.
- **Pars thoracica:** verläuft im Mediastinum superius und posterius von Th1 bis Th10. Bis Th4 liegt der Brustteil des Ösophagus der Wirbelsäule an. Ab Th7/Th8 ist er durch die Aorta von ihr getrennt. Mit einer leichten Krümmung nach rechts zieht er von kranial-medial-dorsal nach ventrokaudal links bis zum Hiatus oesophageus des Diaphragmas. Unmittelbar vor seinem Eintritt ins Zwerchfell ist der Ösophagus etwas ampullenförmig erweitert (sog. epiphrenisches Divertikel).
- **Pars abdominalis:** befindet sich intraperitoneal, auf Höhe von Th10–Th11. Der Bauchteil des Ösophagus liegt unterhalb des Zwerchfells und ist nach links gerichtet. Die ventrale Seite ist von Peritoneum bedeckt und zieht durch eine Einbuchtung auf der Rückseite der Leber. Individuell sind starke Verwachsungen mit dem Zwerchfell vorhanden, die sich auf die Curvatura minor des Magens fortsetzen.

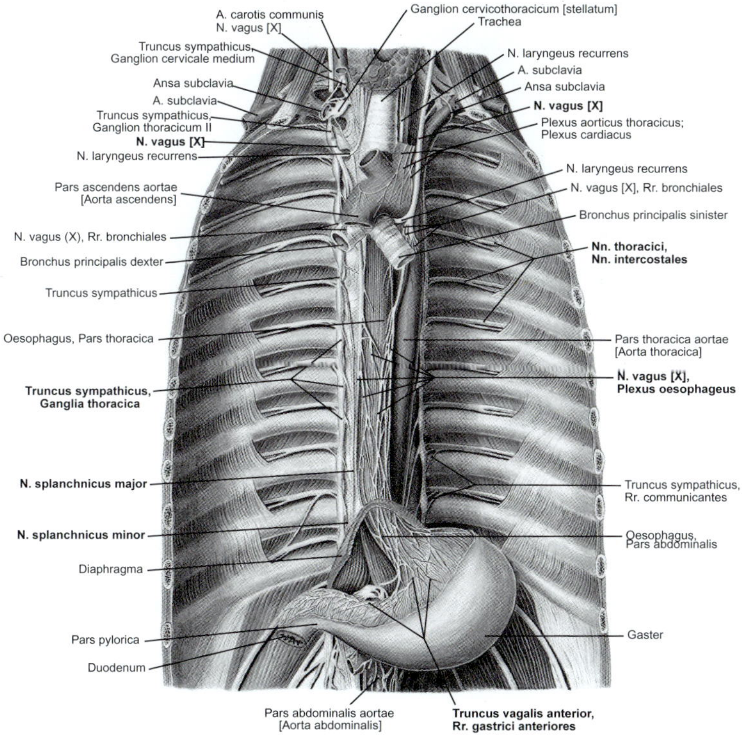

Abb. 3.1 Vegetatives System der Brusthöhle [S007-0-24]

- **Hiatus oesophageus:** liegt links dorsal vom Centrum tendineum und oberhalb des Hiatus aorticus des Zwerchfells. Die Muskelbündel der Pars lumbalis diaphragmatis, die ihn begrenzen, weisen viele individuelle Variationen auf. Sehr häufig entsteht dadurch eine Art Kanal, durch den hindurch der Ösophagus von rechts kraniodorsal nach links kaudoventral verläuft.
- **Membrana phrenicooesophagealis (Laimer-Dreieck, Laimer-Treitz-Membran):** Liegt im Hiatus oesophageus und bildet den Zusammenschluss der oberen und unteren Zwerchfellfaszie. Zu diesem elastischen Ring kommt eine dehnbare zeltartige Bindegewebsmembran hinzu, die am Rand der Speiseröhre fixiert ist. Sie verhindert, dass der Ösophagus den Magen, z. B. bei tiefer Einatmung, in den Brustraum hochzieht.

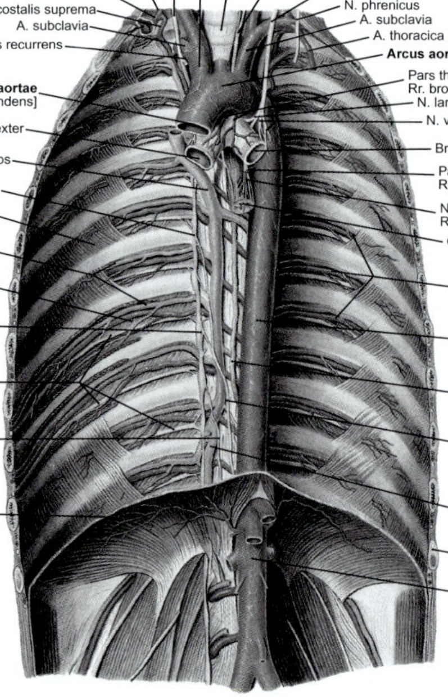

Abb. 3.2 Brust- und Bauchaorta [S007-0-24]

Nachbarschaftsbeziehungen

(▶ Abb. 3.1, ▶ Abb. 3.2)

- **Pars cervicalis:** grenzt anterior an die Trachea, posterior an die Wirbelsäule (C6 bis Th1) zwischen dem mittleren und tiefen Blatt der Halsfaszien, kranial an den Pharynx, seitlich an die A. thyroidea inferior und den N. laryngeus recurrens, ist links mit dem Aortenbogen und rechts mit dem Truncus brachiocephalicus verbunden.

- **Pars thoracica:** wird im oberen Mediastinum beidseits vom N. vagus bis zum Hiatus oesophageus begleitet; grenzt posterior und etwas links an die Trachea, rechts an den Aortenbogen; im hinteren Mediastinum anterior an die Brustaorta und den Ductus thoracicus, posterior an die Bifurcatio tracheae, die A. pulmonalis dextra und den linken Hauptbronchus; befindet sich kaudal rechts hinter dem linken (Herz-)Vorhof und der rechten Pleura mediastinalis.
- **Pars abdominalis:** grenzt anterior ans Peritoneum, posterior an den linken Zwerchfellschenkel, kranial ans Zwerchfell, kaudal an den Magen, rechts ans Omentum minus, links ans Peritoneum und ans Lig. triangulare sinistrum der Leber.

Fixationen

(▶Abb. 3.1, ▶Abb. 3.2)

Der Ösophagus ist ein elastischer Schlauch und kann sich sowohl in Längs- als auch in Querrichtung aufdehnen.

- **M. constrictor pharyngis inferior, Pars cricopharyngea:** an der Hinterfläche des Ringknorpels befestigt
- **Hiatus oesophageus und Membrana phrenicooesophagealis:** im Bereich des Zwerchfells
- An folgenden drei physiologischen Engstellen (Constrictiones) ist der Ösophagus weniger beweglich, wegen der engen Nachbarschaft:
  - **Constrictio pharyngooesophagealis** (Ringknorpelenge): am Ösophagusmund
  - **Constrictio partis thoracicae** (Aortenenge): an der Kreuzung mit dem linken Hauptbronchus und Aortenbogen
  - **Constrictio phrenica** (Zwerchfellenge): am Durchtritt durch das Zwerchfell

Gleitflächen

Pars cervicalis

- **Direkte Gleitflächen:** Trachea, Lamina prevertebralis
- **Indirekte Gleitflächen:** C6 bis Th1, Kehlkopf, Nn. laryngei recurrentes, A. thyroidea inferior

Pars thoracica

- **Direkte Gleitflächen:** Trachea, Nn. vagi, Aortenbogen (Arcus aortae), Aorta descendens, Zwerchfell, linker Stammbronchus, linker Herzvorhof, Pleura mediastinalis
- **Indirekte Gleitflächen:** Truncus vagalis anterior, Truncus vagalis posterior, rechter Stammbronchus, Th10/Th11, rechter Stammbronchus

Pars abdominalis

- **Direkte Gleitflächen:** Centrum tendineum des Zwerchfells, rechte Pars lumbalis des Zwerchfells, Laimer-Treitz-Membran, Lobus sinister der Leber, Peritoneum, Kardia des Magens
- **Indirekte Gleitflächen:** Hiatus aorticus, linke Pars lumbalis des Zwerchfells, Magenfundus, Lig. gastrophrenicum

3.2.4 Gefäßversorgung, Lymphwege, Innervation

Arterien

(▶ Abb. 3.1, ▶ Abb. 3.2)

- Pars cervicalis: Aus der A. subclavia entspringt der Truncus thyrocervicalis. Einer seiner Äste ist die **A. thyroidea inferior,** die Rami oesophageales abgibt.
- Pars thoracica: Auch aus der **Aorta thoracica** entspringen Rami oesophageales.
- Pars abdominalis: Aus der Aorta abdominalis entspringt der Truncus coeliacus. Von ihm zweigt die **A. gastrica sinistra** ab, die ebenfalls Rami oesophageales entsendet.

Venen

(▶ Abb. 3.2)

- **Vv. oesophageales:** Aus der Pars cervicalis münden über die V. thyroidea inferior und die V. brachiocephalica in die V. cava superior ein.
- Aus der Pars thoracica erfolgt der Abfluss über die V. azygos und/oder V. hemiazygos in die V. cava superior.
- Aus der Pars abdominalis münden die **Vv. oesophageales** über die V. gastrica sinistra in die V. portae hepatis ein.

Lymphwege

(▶ Abb. 3.2)

Der Lymphabfluss erfolgt zu folgenden regionalen Lymphknoten:

- Pars cervicalis: zu **Nll. juxtaoesophageales** → Nll. cervicales profundi → Truncus jugularis → rechter/linker Venenwinkel
- Pars thoracica: zu **Nll. juxtaoesophageales** → Truncus bronchomediastinalis → rechter/linker Venenwinkel
- Pars abdominalis: zu **Nll. juxtaoesophageales** → Nll. coeliaci → Cisterna chyli → Ductus thoracicus

Innervation

Sympathikusfasern aus dem Ganglion stellatum, dem Truncus sympathicus und Plexus aorticus thoracicus treten in den Plexus oesophageus ein. Parasympathikusfasern aus dem N. vagus sinister/dexter treten in den N. laryngeus recurrens bzw. den Plexus oesophageus ein.

Motorisch wird die Ösophagusmündung teilweise vom intramuralen Nervensystem gesteuert (▶ Tab. 3.1).

Tab. 3.1 Ösophagusinnervation

Innervation	Segment, Kerngebiet	Verlauf	Umschaltung
Sympathisch	Th2–Th5 → obere Hälfte Th 6–Th8 → untere Hälfte	→ Grenzstrang (Truncus sympathicus)	Plexus oesophageus
Parasympathisch	Nucl. dorsalis nervi vagi	Medulla oblongata → N. vagus sinister (X) → N. laryngeus recurrens N. vagus dexter → Plexus oesophageus	Intramural (Plexus myentericus, Plexus submucosus)

3.3 Dysfunktionen

3.3.1 Ursachen

Parietale Dysfunktionen

- Obere HWS und Schädelbasis (→ N. vagus)
- C6–C7: Ösophagusmund
- C7–Th1 und Ganglion stellatum
- Th2–Th5 (→ Sympathikus)
- Dysfunkion bzw. Fehlspannung des Zwerchfells (Hiatus oesophageus)
- Thorakolumbaler Übergang

Viszerale Dysfunktionen

- Schilddrüse (Venenstauung im Ösophagus bei Schilddrüsenprozessen)
- Aorta, Trachea
- Pleura parietalis, Pars mediastinalis
- Centrum tendineum, Crus dextrum/sinistrum diaphragmatis
- Peritoneum parietale anterius
- Magen: kontinuierlicher Übergang der Ösophagus- in die Magenmuskulatur
- Missverhältnis zwischen negativem intrathorakalem Druck und positivem intraabdominellem Druck: Störung des funktionellen Kardiasphinkters

Ligamente

- Bindegewebszüge an der Rückwand der Trachea
- Membrana phrenicooesophagealis

Nervale Störungen

- N. vagus: Truncus vagalis anterior und Truncus vagalis posterior
- Ganglion stellatum
- Sympathikus: Th2–Th5 und Th8
- Intramurales Nervensystem (Plexus myentericus, Plexus submucosus)

Störungen des Herz-Kreislauf-Systems

- Herzbeutel und linker Vorhof
- Portokavale Anastomosen: V. azygos/V. hemiazygos – V. gastrica sinistra – Pfortader (V. portae hepatis)

Psyche

- Stress kann zum Reizdarm führen.
- Durch sympathische Überreizung kann die Motorik des Ösophagus gestört werden.

Weitere Ursachen

- Eine Ptose des Magens und damit einen konstanten Zug am Ösophagus begünstigen Faktoren wie:
  - Alter und Bindegewebsschwäche
  - Operationen und Narben im Abdominal- oder Urogenitalbereich, z. B. Hysterektomie

- Fehlernährung: Kohlenhydrate oder Süßspeisen im Übermaß begünstigen eine Dysbakterie oder Mykose.
- Haltungsprobleme, z. B. verstärkte Kyphose

3.3.2 Kompensationsmechanismen

> Ein Großteil der genannten Kompensationsmechanismen ist rein hypothetisch und bedarf weiterer Untersuchungen.

- Selbstregulation: Spannungsänderungen des Zwerchfells
- Kompensation durch die schrägen/diagonalen myofaszialen Ketten des parietalen Systems und veränderte Krümmung der BWS: Kyphose/Lordose
- Kompensation durch Lageänderung des Magens
- Kompensation (funktionell) durch HWS, oft Streckung

3.3.3 Folgen

- Dysfunktion im thorakolumbalen Übergangsbereich
- Spannung im Bereich der Kopfgelenke (Okzipito-/Atlantoaxialgelenke) und der Sutura occipitomastoidea
- Dysfunktion von C7–Th5 (Sympathikus)
- Dysfunktion der Rippen I–IV
- Dysfunktion von C3–5 (N. phrenicus)
- Dysfunktion der linken Klavikula (Venenwinkel)
- Pseudoherzbeschwerden

3.3.4 Differenzialdiagnosen

- Achalasie
- Ösophagusdivertikel (am häufigsten Zenker-Pulsionsdivertikel im Halsbereich)
- Ösophaguskarzinom
- Ösophagusvarizen
- Refluxösophagitis und Veränderung der Schleimhaut (Barrett-Syndrom)
- Hiatushernie

3.4 Diagnostik der Dysfunktionen

3.4.1 Symptome

- Dysphagie
- Retrosternalschmerzen
- Sodbrennen (Pyrosis)
- Abdominalbeschwerden
- Abmagerung
- Diarrhö/Obstipation
- Reizdarmsyndrom

3.4.2 Inspektion

Im Stehen

- Nur wenige allgemeine Zeichen: veränderte Wirbelsäulenkrümmungen, besonders der HWS und BWS
- Thoraxbewegungen bei der Atmung verändert oder vermindert: durch Mobilitätseinschränkung der Viszera
- Störung des venösen Rückflusses

Im Liegen

- Hals wirkt kürzer.
- Schultergürtel bleibt kranial.
- Atembewegungen sind eingeschränkt bzw. unharmonisch.

3.4.3 Reflexzonen und Hinweiszeichen

(▶ Abb. 3.3, ▶ Abb. 3.4)

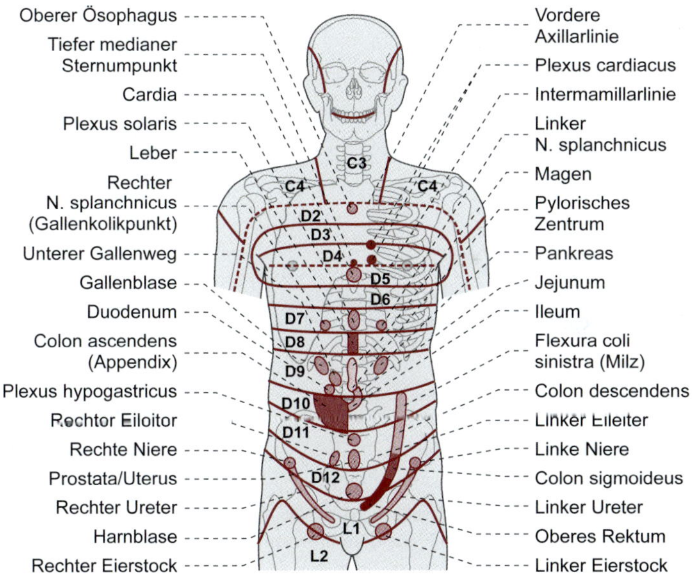

Abb. 3.3 Dermalgien nach Jarricot [L106]

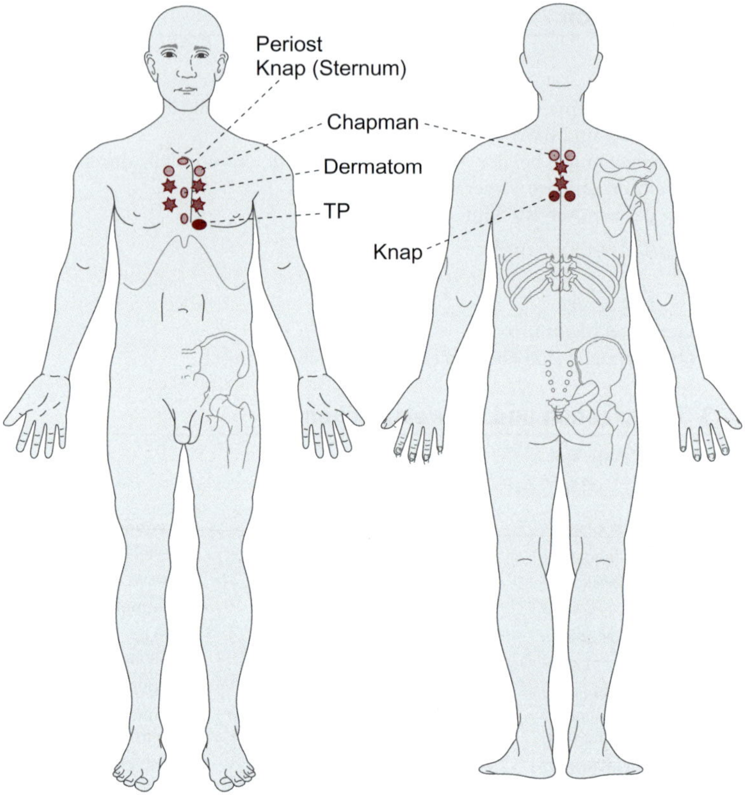

Abb. 3.4 Hinweiszeichen auf eine Dysfunktion [L106]

Dermatom

Anterior: Sternum (Th4 und Th5).

Dermalgiereflexe nach Jarricot

Anterior:

- Ösophagus, oberer Teil: Th2 rechts, Mitte des Sternums
- Ösophagus, unterer Teil: Th5, auf dem Sternum (wie Kardia)

Neurolymphatische Reflexe nach Chapman

- **Anterior:** 2. ICR bilateral, nahe dem Sternum
- **Posterior:** beidseits in der Mitte zwischen Proc. transversus und Proc. spinosus von Th2

Triggerpunkte

- Aortenenge: auf dem Sternum unmittelbar kaudal des Angulus sterni
- Hiatus oesophageus: 5. ICR links, leicht lateral des Sternums

Periostschmerzpunkte

- **Anterior:** auf dem Sternum, Th2–Th 5
- **Posterior:** Procc. transversi von Th2–Th7

Knap-Punkte

- **Posterior:** Procc. spinosi von Th3 und Th4
- **Anterior:** 2. bis 5. ICR

Muskuläre Hinweiszeichen

- Hypertonie von
  - M. pectoralis major
  - Zwerchfell
  - Mm. intercostales Th2–Th5

Vertebrale Hinweiszeichen

- Dysfunktion obere und mittlere BWS
- Dysfunktion C0–C2 (über N. vagus)

3.4.4 Perkussion

Der Ösophagus kann nicht perkutiert werden.

3.4.5 Palpation

Der Ösophagus kann nicht palpiert werden.

3.4.6 Motilität

Nicht beschrieben.

3.4.7 Mobilität

Es zeigt sich hauptsächlich eine Mobilität in Längsrichtung. Der Ösophagus muss seine Länge an Kopf-Hals-Thorax-Bewegungen und beim Schlucken anpassen können.

Pars thoracica: Sie besitzt eine anteroposteriore Mobilität, sodass sich ihr unterer Abschnitt bei der Einatmung bis 7 cm von der Wirbelsäule entfernen kann.

3.4.8 Tests

Allgemeiner Mobilitätstest

Patient: in Rückenlage, beide Beine angestellt.

Therapeut: stehend, auf der rechten/linken Seite des Patienten.

Handposition:
- Der Handballen einer Hand liegt unmittelbar kaudal des Proc. xiphoideus.
- Die andere Hand umgreift die Mandibula bzw. das Okziput.

Ausführung:
- Während der Patient einatmet, mit der kranialen Hand leicht die HWS strecken.
- Mit der kaudalen Hand Druck nach kaudal ausüben.

3

Bewertung: Die Elastizität des Gewebes beurteilen.
- Normalbefund: Kaum Widerstand, der Ösophagus lässt sich dehnen.
- Widerstand oder Schmerzen können auf eine Dysfunktion hinweisen.

Spezifische Mobilitätstests für die Engstellen

Patient: in Rückenlage, beide Beine angestellt.

Therapeut: stehend, auf der rechten/linken Seite des Patienten.

Handposition:
- Erste Engstelle: Den Ringknorpel im Gabelgriff umfassen und die Stirn halten.
- Zweite Engstelle: Fingerbeeren leicht kaudal des Angulus sterni (Angle of Louis) auflegen.
- Dritte Engstelle: Fingerbeeren am Hiatus oesophageus, auf Höhe des 5. ICR links am lateralen Rand des Brustbeins, auflegen.

Ausführung:
- Erste Engstelle: Den Ringknorpel nach rechts und links mobilisieren.
- Zweite und dritte Engstelle: Druck nach posterior ausüben.

Bewertung: Die Elastizität des Gewebes beurteilen.
- Normalbefund:
  - Erste Engstelle: Der Ringknorpel lässt sich nach beiden Seiten (links und rechts) bewegen.
  - Zweite und dritte Engstelle: elastisches Gefühl
- Widerstand oder Schmerzen können auf eine Dysfunktion hinweisen

3.5 Behandlung der Dysfunktionen

3.5.1 Erste Engstelle: Entspannung

(▶ Abb. 3.5)

Indikation: Verspannung, Globusgefühl im Halsbereich.

Patient: in Rückenlage, Kopf auf einem Kissen.

Therapeut: stehend, seitlich des Patienten.

Handposition:
- Eine Hand umfasst den Ringknorpel im Gabelgriff.
- Die andere Hand liegt flach auf der Stirn.

Ausführung:
- Den Ringknorpel in eine Richtung drehen und den Kopf in die andere.
- Rhythmische Bewegungen ausführen, bis der Ringknorpel in beiden Richtungen frei beweglich ist.

3.5.2 Zweite Engstelle: Druck-(Rotations-)Technik

(▶ Abb. 3.6)

Indikation: Verspannung, Verdauungsprobleme, Retrosternalschmerzen Schmerzen im Epigastrium.

Patient: in Rückenlage, Kopf auf einem Kissen.

Therapeut: stehend, seitlich des Patienten.

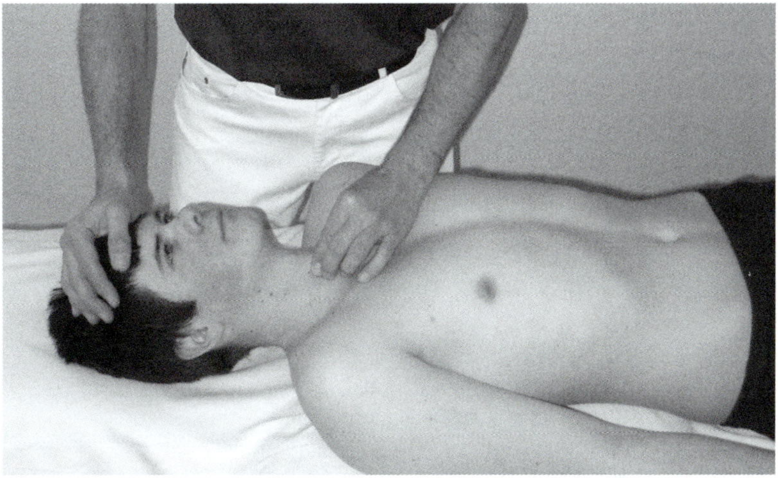

Abb. 3.5 Entspannung der ersten Engstelle [K339]

Handposition:

- Das Os pisiforme einer Hand unmittelbar kaudal des Angulus sterni (Angle of Louis) auflegen.
- Mit der zweiten Hand die erste umfassen und den Druck verstärken.

Ausführung:

- Druck von anterior nach posterior ausüben, um eine Vorspannung aufzubauen.
- Dann eine Rotation im oder gegen den Uhrzeigersinn (direkte oder indirekte Technik) ausführen, bis sich die Region entspannt.

Variante: Druck mit den Fingerbeeren beider Hände ausüben.

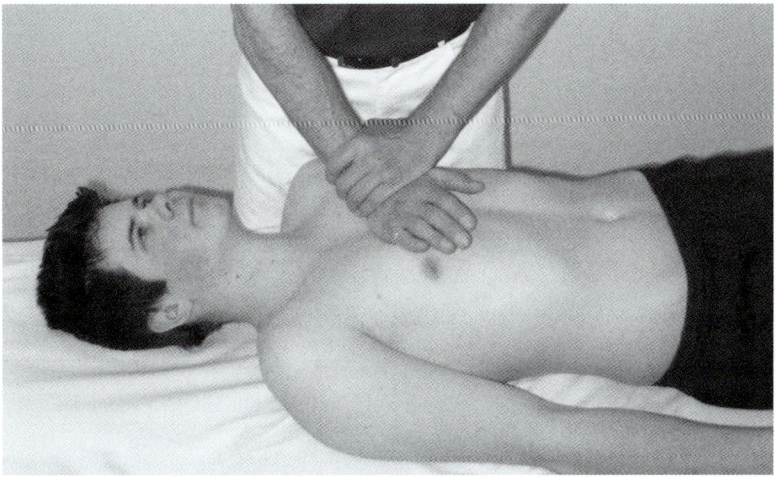

Abb. 3.6 Drucktechnik für die zweite Engstelle [K339]

3.5.3 Dritte Engstelle: Druck-(Rotations-)Technik

(▶ Abb. 3.7)

Indikation: Verspannung des Zwerchfells (Hiatus oesophageus), Verdauungsstörungen, Schmerzen im Epigastrium.

Patient: in Rückenlage, Kopf auf einem Kissen.

Therapeut: stehend, auf der rechten Seite des Patienten.

Handposition:

- Das Os pisiforme einer Hand auf Höhe des 5. ICR links am lateralen Rand des Brustbeins auflegen.
- Mit der zweiten Hand die erste umfassen und den Druck verstärken.

Ausführung:

- Druck von anterior nach posterior ausüben, um eine Vorspannung aufzubauen.
- Dann eine Rotation im und gegen den Uhrzeigersinn (direkte oder indirekte Technik) ausführen, bis sich die Region entspannt.

Variante: Druck mit den Fingerbeeren beider Hände ausüben.

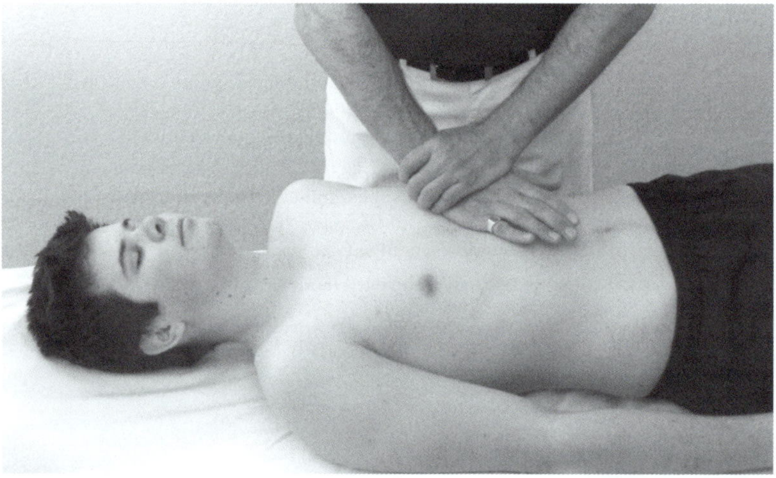

Abb. 3.7 Drucktechnik für die dritte Engstelle [K339]

3.5.4 Allgemeine Mobilisation des Hiatus oesophageus

Indikation: Sodbrennen, Verdauungsstörungen, Dysphagie.

Patient: in Rückenlage, Kopf auf einem Kissen.

Therapeut: stehend, auf der linken Seite des Patienten.

Handposition:

- Die linke Hand flach auf das Epigastrium legen, 2–3 Querfinger kaudal des Proc. xiphoideus.
- Die rechte Hand unter die BWS (in Höhe von T9–Th11) legen.

Ausführung:
- Druck von anterior nach posterior ausüben, bis eine Vorspannung erreicht ist.
- Dann mit beiden Händen einen Zug nach kaudal ausüben.
- Zur Steigerung der Wirkung: Den Patienten tief einatmen und die Luft anhalten lassen.

3.5.5 Dehnung des Ösophagus

(▶Abb. 3.8)

Indikation: Verdauungsprobleme, Retrosternalschmerzen, Sodbrennen, Reflux, Hiatushernie.

Patient: in Rückenlage, Beine angestellt.

Therapeut: stehend, auf der rechten Seite des Patienten.

Handposition:
- Der Daumen der rechten Hand nimmt mit der Curvatura minor des Magens Kontakt auf, während die restlichen Finger die Curvatura major umgreifen.
- Die linke Hand liegt breitflächig unter dem Okziput.

Ausführung:
- Beide Hände auseinanderbewegen, wobei die linke Hand den Kopf in eine leichte Extension bringt.
- Phase 1: passive Dehnung
- Phase 2: Der Patient atmet ein und hält die Luft an.
- Phase 3: Der Patient versucht 2- bis 3-mal zu schlucken.
- Die Technik wird beendet, wenn weich-elastischer Widerstand zu spüren ist.

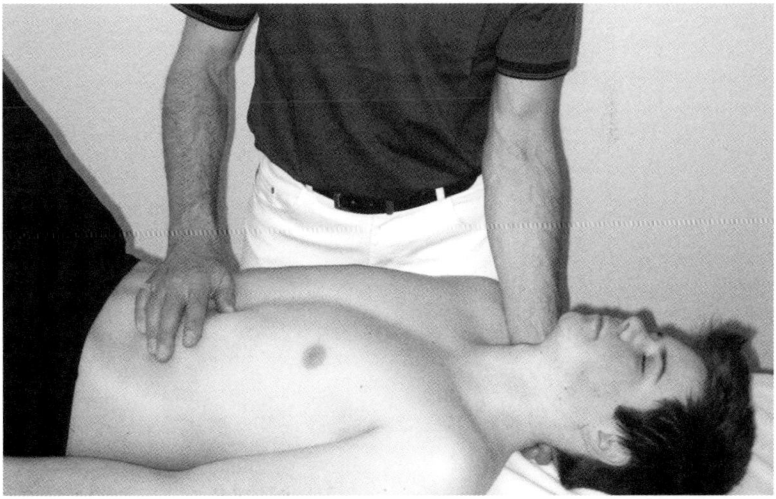

Abb. 3.8 Dehnung des Ösophagus [K339]

3.5.6 Mobilisation des gastroösophagealen Übergangs

Indikation: Verdauungsprobleme, Hiatushernie, Reflux.

Patient: sitzend.

Therapeut: stehend, hinter dem Patienten.

Handposition: Die Finger beider Hände 2–3 Querfinger kaudal des Proc. xiphoideus und links leicht lateral der Linea alba auflegen.

Ausführung:
- Druck nach posterior ausüben, um den Magen zu fixieren.
- Dann den Patienten aufrichten.
- Mehrmals wiederholen, bis sich das Gewebe in der Region entspannt hat.

3.5.7 Behandlung der Arterien der Speiseröhre

Die drei Anteile der arteriellen Versorgung (▶ 3.2.4) können mit den Techniken für die folgend aufgeführten Arterien behandelt werden:
- **Pars cervicalis:** A. subclavia (▶ 17.5.12)
- **Pars thoracica:** A. thoracica (▶ 17.5.11)
- **Pars abdominalis:** A. gastrica sinistra (▶ 8.5.2)

4 Magen

Therapeut auf den Fotos: Torsten Liem

4.1 Embryologie

Herwig Hahn von Dorsche

Bereits um den 28. Tag beginnt die Magenentwicklung mit einer **spindelförmigen Erweiterung des Vorderdarms** (▶Abb. 4.1a). Bis zum 51. Tag macht die Magenanlage neben dem Organwachstum auch eine beträchtliche Lageveränderung durch. Sie besteht in einem **Deszensus** von C7/Th4 nach L2. Das entspricht der Lage des Magens beim Erwachsenen.

Durch diese Abwärtsbewegung wird die Magendrehung eingeleitet. Es kommt zur **1. Magendrehung** um die Längsachse um 90° im Uhrzeigersinn, sodass die linke Seite nach vorne (Vorderwand) und die rechte nach hinten (Hinterwand) verlagert wird (▶Abb. 4.1b, c). Beim Erwachsenen sind diese Lageveränderungen noch an der **parasympathischen Innervation** nachzuweisen: Der linke N. vagus innerviert die Vorderwand, der rechte die Hinterwand.

Der hinten gelegene Magenteil wächst schneller, sodass die nach unten weisende (konvexe) **große Kurvatur** (Curvatura major) entsteht, während der vorne gelegene langsamer wächst und zur Ausbildung der nach oben weisenden (konkaven) **kleinen Kurvatur** (Curvatura minor) führt.

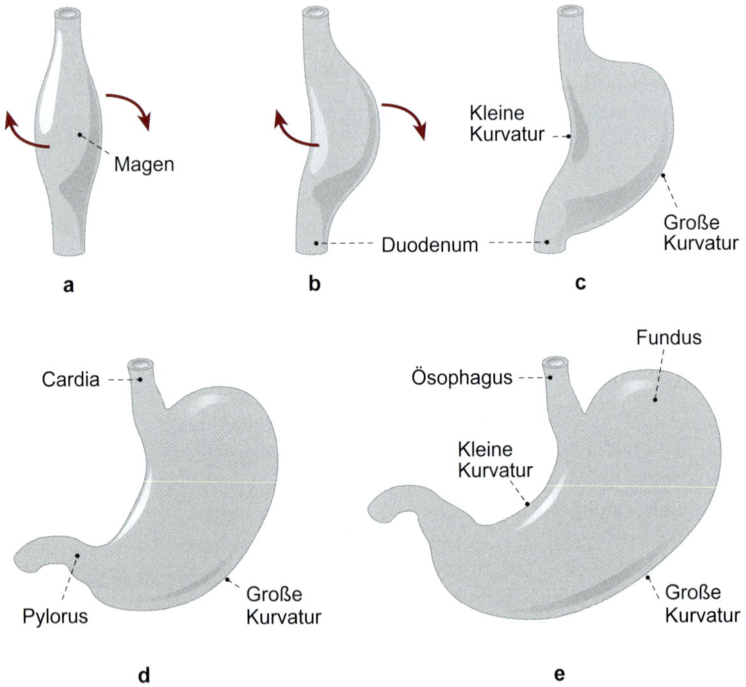

Abb. 4.1 Entwicklung des Magens und seine Lageveränderungen. **a:** Spindelförmige Erweiterung des Vorderdarms in der 5. Woche. **b, c:** Drehung des Magens um seine Längsachse durch ungleiches Wachstum (Ausbildung von Vorder- und Hinterwand, 1. Magendrehung) und Ausbildung der großen und kleinen Kurvatur. Die Pfeile geben die Drehrichtung an. **d, e:** Während des weiteren Wachstums findet die 2. Magendrehung um die Sagittalachse statt. [L106]

Die **2. Magendrehung** erfolgt um die Sagittalachse um 30°. Der Mageneingang (Kardia) wird dadurch gesenkt und liegt links, der Magenausgang (Pylorus) angehoben und liegt rechts. Der Magen insgesamt wird nach links verlagert (▶ Abb. 4.1d, e).

Infolge der Form- und Lageveränderungen des Magens werden die Leber in den rechten und die Milz in den linken Oberbauch verlagert.

4.2 Anatomie

Torsten Liem

4.2.1 Funktion

- Vorübergehender Nahrungsspeicher
- Magensaft: Umwandlung der Nahrung in Speisebrei (= Chymus), der fraktioniert an den Dünndarm abgegeben wird
- Bildung von Salzsäure (= HCl), deren saurer pH-Wert Bakterien in der Nahrung abtötet und proteolytische Enzyme aktiviert
- Beginn der Verdauung: Abbau von Proteinen mittels Verdauungsenzymen und Verflüssigung von Fetten durch Hydrolyse
- Bildung von Intrinsic-Faktor, der für die Resorption von Vitamin B_{12} im Ileum notwendig ist

4.2.2 Aufbau

Der Magen ist ein **gekrümmter Schlauch.** Die **konkave** Seite weist nach rechts (**Curvatura gastrica minor,** kleine Magenkrümmung), die **konvexe** nach links (**Curvatura gastrica major,** große Magenkrümmung).

Die **Magenform variiert** stark von Individuum zu Individuum und ist außerdem abhängig vom Füllungszustand, vom Raumbedarf der Nachbarorgane und von der Körperhaltung. Im Unterschied zum übrigen Darmrohr besitzt der Magen eine dreischichtige Muskelwand.

Der Magen wird traditionell in **vier Abschnitte** gegliedert, deren Übergänge nicht scharf abgegrenzt werden können (▶ Abb. 4.2):

- **Pars cardiaca** (Mageneingang, Kardia): Einmündung des Ösophagus in den Magen; mit Ostium cardiacum (oberem Magenmund)
- **Fundus gastricus** (Magenkuppel): Incisura cardiaca (His-Winkel) setzt diese Ausbuchtung oberhalb des Mageneingangs scharf vom Mageneingang ab; enthält in aufrechter Körperhaltung meist eine große Luftblase (= Magenblase, Traube-Raum)
- **Corpus gastricum** (Magenkörper): Hauptteil des Magens; an der Grenze zum Pförtnerabschnitt scharfer Einschnitt (Incisura angularis) in der kleinen Magenkrümmung
- **Pars pylorica** (Magenausgang, Pförtnerabschitt, Pylorus): durch starke Ringmuskulatur gekennzeichnet; Antrum pyloricum setzt sich in 2–3 cm langen Canalis pyloricus fort, der mit dem Pylorus endet, der das Ostium pyloricum (unteren Magenmund) verschließt

Zwischen oberem und unterem Magenabschnitt besteht eine deutliche Polarität. Im Gegensatz zum unteren Magenabschnitt entwickeln Corpus und Fundus z. B. keine „echte" Peristaltik.

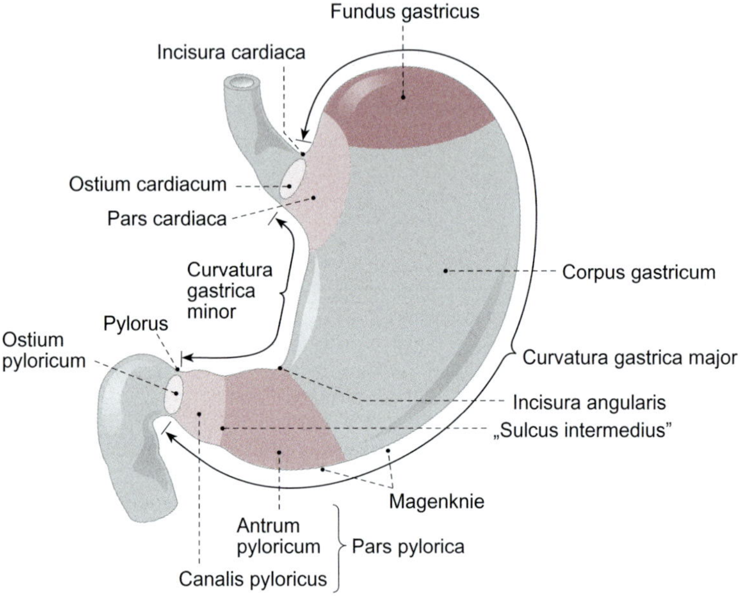

Abb. 4.2 Form und Gliederung des Magens (Ansicht von ventral) [L106]

4.2.3 Topografische Anatomie

Lage

(▶ Abb. 4.3, ▶ Abb. 4.4, ▶ Abb. 4.5, ▶ Abb. 4.6)

Die Lage der Kardia und des Pylorus sind relativ konstant, die Lage der übrigen Abschnitte sind variabel.

- **Intraperitoneal** im linken Oberbauch, fast vollständig vom Peritoneum umgeben (bauchfellfrei nur Hinterseite der Kardia)
- **Kardia:** posterior Th11/Th12; anterior chondrokostaler Übergang (VII. Rippe), 2 cm links der Medianlinie am Rippenbogen, posterior der medioaxillären Linie
- **Fundus:** 5. und 6. ICR
- **Corpus:** Mitte ca. 10. ICR; Magenknie in der Mitte zwischen Proc. xiphoideus und Nabel, bei starker Füllung bis unter L4 (Nabel)
- **Antrum:** links von L2/L3, evtl. bis L4 (sehr variabel; stärkere Absenkung z. B. bei Ptose)
- **Pylorus:** rechts von L1/L2, in Rückenlage Th12/L1, bei leerem Magen etwa 6–7 cm oberhalb des Nabels; die tranxpylorische Linie verläuft zwischen den Enden der 9. Rippenknorpel
- **Curvatura minor:** posterior Th10 bis L1 (L2); anterior chondrokostaler Übergang (VII. Rippe) bis etwa linker Rand von L1 (sehr variabel)

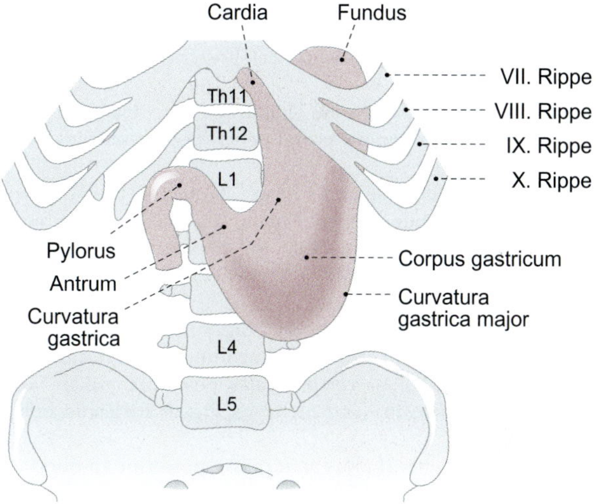

Abb. 4.3 Lage des Magens in Bezug zur Wirbelsäule [L106]

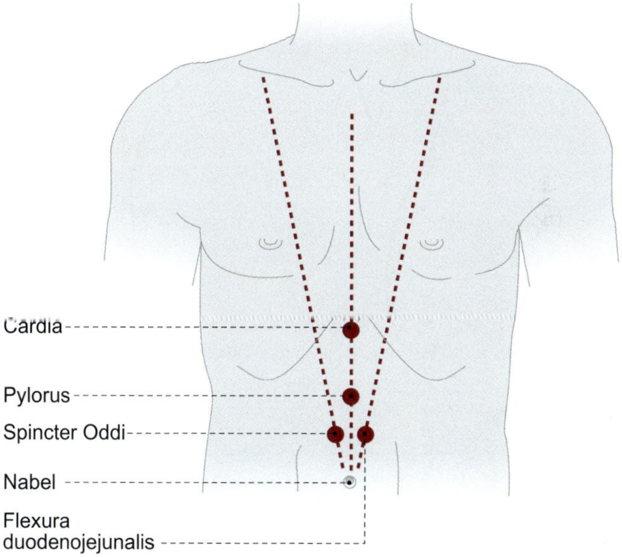

Abb. 4.4 Lage der Sphinkteren [L106]

Nachbarschaftsbeziehungen

(▶Abb. 4.5)

- **Kardia:** anterior an Leber (Lobus sinister), posterior an Aorta, Diaphragma (Crus sinistrum), Th11
- **Fundus:** kranial an Pars costalis des Diaphragmas (→ Pleura, Lunge), anterior an Recessus costodiaphragmaticus und Leber (Lobus sinister), posterolateral an Milz
- **Corpus:** anterior an Diaphragma (→ Pleura, Lunge, V. bis VIII. Rippen, IX. Rippenknorpel), Leber (Lobus sinister), Bauchwand, posterior an Bursa omentalis (trennt Magen vom Pankreasschwanz), linke Niere (→ Mesogastrium posterius), linke Nebenniere, A. und V. lienalis, A. und V. mesenterica superior, lateral an Milz, kaudal an Colon transversum
- **Curvatura major:** zum Diaphragma über Lig. gastrophrenicum, zum Colon transversum über Lig. gastrocolicum, Omentum majus, A. und V. gastroomentalis (gastroepiploica), Nll. gastroomentales, posterolateral an Milz
- **Curvatura minor:** Aorta, Truncus coeliacus, Plexus coeliacus, Leber (Lobus caudatus)
- **Pylorus:** anterior an Leber (Lobus quadratus), posterior an Bursa omentalis (trennt Magen vom Pankreaskörper), V. portae, A. hepatica communis, kaudal an A. gastroomentalis (gastroepiploica) dextra, Colon transversum, kranial an Omentum minus, A. pylorica

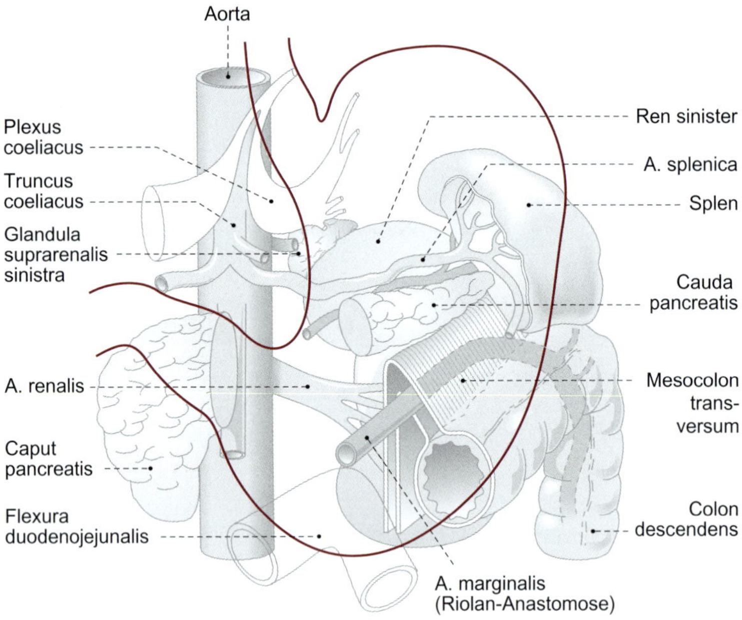

Abb. 4.5 Nachbarschaftsbeziehungen des Magens (Magenkontur = farbige Linie) [L106]

Fixationen

(▶ Abb. 4.6, ▶ Abb. 4.7)

- **Omentum minus:** von der Curvatura minor als **Lig. hepatogastricum** zum Leberhilum; verläuft in der Tiefe nach rechts oben
- **Omentum majus:** von der Curvatura major als **Lig. gastrocolicum** nach anterior lateral zum Colon transversum (und auf Höhe der Flexura coli sinistra über Lig. phrenicocolicum zum Diaphragma)
- **Lig. gastrophrenicum:** nach posterior medial zum Zwerchfell (ein sehr kräftiges Band, Verdickung vom posterioren und anterioren Mesogastrium)
- **Lig. gastrosplenicum (gastrolienale):** als Verdickung des posterioren Mesogastriums nach lateral zur Milz (hat keine Fixationsfunktion)
- **Kranial:** Ösophagus, am ösophagokardialen Übergang befindet sich eine Appendix fibrosa, die aus den Rouget- und Juvara-Muskeln und einem bindegewebigen Anteil, den Treitz-Laimer-Faserzügen, besteht (→ Diaphragma). Diese Faserzüge von Treitz und Laimer verbinden zwei fibröse Kegel, deren Spitzen nach

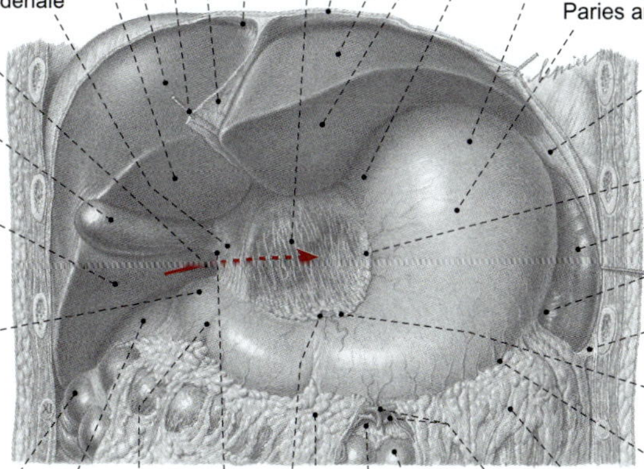

Abb. 4.6 Fixationen des Magens [S007-0-24]

kranial und kaudal ausfasern. Der obere Kegel ist am unteren Ösophagus 3 cm oberhalb des Zwerchfells angeheftet, er verläuft unterhalb des Hiatus oesophageus und der Zwerchfellfasern nach lateral und wird durch den Juvara-Muskel verstärkt. Der untere Kegel ist um die Kardia fixiert und über den Rouget-Muskel mit dem Hiatus oesophageus verbunden (▶ Abb. 4.7).

- **Kaudal:** Duodenum
- Indirekte Fixation über den Ösophagus an der Synostosis sphenobasilaris (SSB) und am zervikothorakalen Übergang.

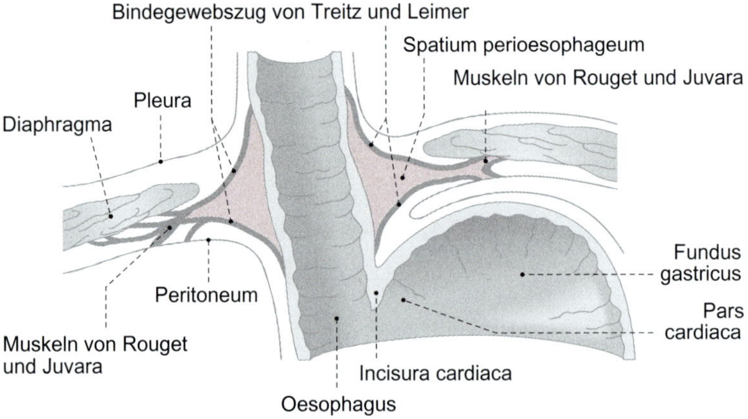

Abb. 4.7 Hiatus oesophageus mit Rouget- und Juvara-Muskeln sowie Treitz-Laimer-Faserzügen [L106]

Gleitflächen

(▶ Abb. 4.8)

- **Direkte Gleitflächen:** Lobus sinister der Leber
- **Indirekte Gleitflächen:** über das Diaphragma zu Perikard, Herz, linker Pleura, Lunge
- **Teils direkte, teils indirekte Gleitflächen:** Flexura coli sinistra, Milz, Pankreas, Colon transversum und Mesocolon transversum, Pars ascendens des Duodenums, linke Niere, linke Nebenniere

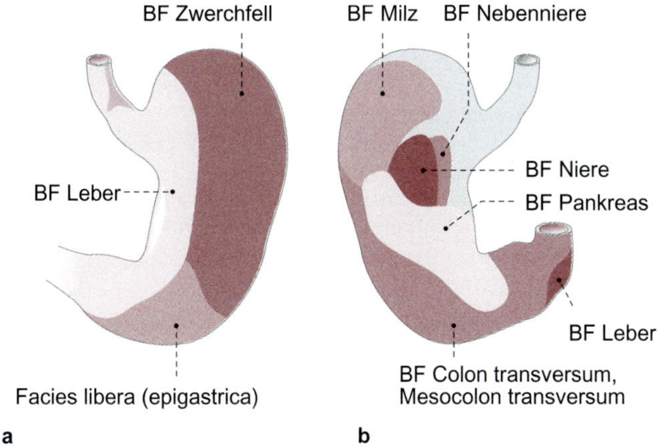

Abb. 4.8 Kontaktflächen (Berührungsfelder, BF) des Magens. **a:** Ansicht von ventral. **b:** Ansicht von dorsal. [L106]

4.2.4 Gefäßversorgung, Lymphwege, Innervation

Arterien

Magenarterien entspringen aus Ästen des Truncus coeliacus (▶ Abb. 4.9). Von der **Bauchaorta** geht der **Truncus coeliacus** ab, der sich in seine 3 Äste aufteilt, die sich alle an der Blutversorgung des Magens beteiligen: A. gastrica sinistra, A. splenica und A. hepatica communis.

- **A. gastrica sinistra:** zieht direkt zum oberen Teil der Curvatura minor und an dieser entlang
- **A. splenica:** gibt Aa. gastricae breves zum Fundus und die A. gastroomentalis (gastroepiploica) sinistra zur Curvatura major ab

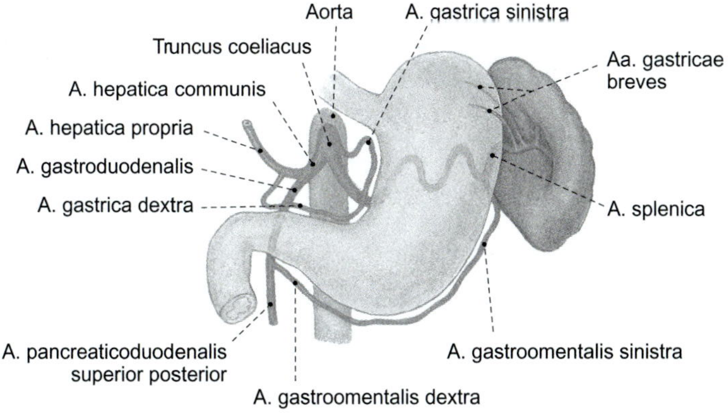

Abb. 4.9 Arterielle Versorgung des Magens [L106]

- **A. hepatica communis:** teilt sich in A. hepatica propria und A. gastroduodenalis; von der A. hepatica propria geht die A. gastrica dextra zur Curvatura minor, von der A. gastroduodenalis die A. gastroomentalis (gastroepiploica) dextra zur Curvatura major ab.

Damit entstehen 2 **Arterienbögen:** an der

- **Curvatura minor** zwischen A. gastrica sinistra und A. gastrica dextra; er verläuft im Omentum minus und an der
- **Curvatura major** zwischen A. gastroomentalis sinistra und A. gastroomentalis dextra; er verläuft im Omentum majus und Lig. gastrosplenicum.

Venen

Den Arterienbögen entsprechen 2 Venenbögen (▶ Abb. 4.10), die parallel zu den Arterien verlaufen. Der Gefäßbogen an der Curvatura minor wird häufig als V. coronaria ventriculi bezeichnet.

- An der **Curvatura minor:**
  - **V. gastrica sinistra** → V. portae
  - **V. gastrica dextra** → V. portae.
- An der **Curvatura major:**
  - **V. gastroomentalis sinistra** → V. splenica → V. portae
  - **V. gastroomentalis dextra** → V. mesenterica superior → V. portae
  - **Vv. gastricae breves** → V. splenica → V. portae.

Die V. portae mündet in die V. cava inferior.

Die Venen der Kardia bilden mit denen des Ösophagus (Vv. oesophageales) eine portokavale Anastomose und stehen darüber mit der V. azygos bzw. der V. hemiazygos in Verbindung. Bei Strömungshindernissen in der V. portae kann das Blut vom Magen über die Vv. oesophageales zur V. cava superior fließen. Diese erweitern sich dann stark (Ösophagusvarizen) und bluten leicht.

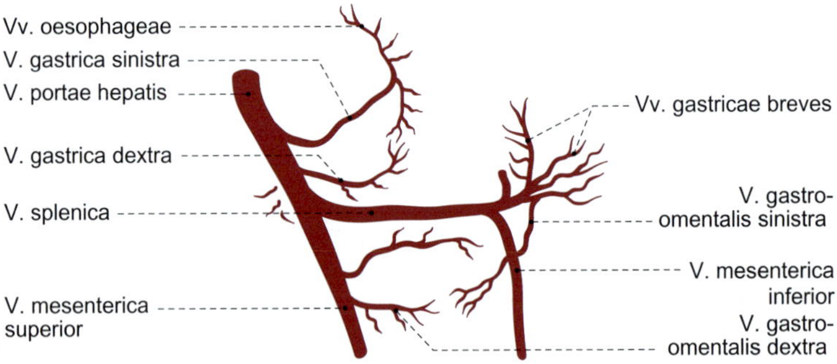

Abb. 4.10 Venöser Abfluss des Magens [L106]

Lymphwege

Der Lymphabfluss aus dem Magen erfolgt aus folgenden Bereichen zu regionalen Lymphknoten (▶ Abb. 4.11):

- Curvatura minor: entlang A. gastrica sinistra und dextra zu **Nll. gastrici sinistri und dextri** → Nll. coeliaci →

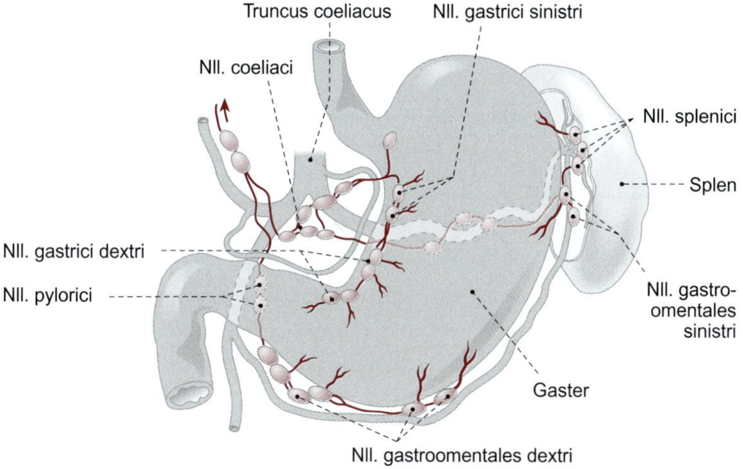

Abb. 4.11 Lymphgefäße und Lymphknoten des Magens [L106]

- Fundus, milznaher Bereich: entlang A. splenica zu **Nll. splenici** → Nll. coeliaci →
- Curvatura major: an der Wurzel des Omentum majus zu
  - **Nll. gastroomentales sinistri** → Nll. pancreatici → Nll. coeliaci →
  - **Nll. gastroomentales dextri** → teils Nll. mesenterici superiores, teils Nll. hepatici (→ Nll. mediastinales anteriores) → Nll. coeliaci →
- Pylorus: zu **Nll. pylorici** → teils Nll. mesenterici superiores, teils Nll. hepatici (→ Nll. mediastinales anteriores) → Nll. coeliaci →

→ Trunci lymphatici intestinales → Cisterna chyli → Ductus thoracicus.

Innervation

Der **Sympathikus** (sensorische und motorische Faserqualitäten) bewirkt eine
- Vasokonstriktion,
- Aktivierung des Pförtnermuskels (Schließmuskel),
- Hemmung der peristaltischen Bewegungen des Magens.

Tab. 4.1 Mageninnervation

Innervation	Segment, Kerngebiet	Verlauf	Umschaltung
Sympathisch	Th6–Th9 →	→ Grenzstrang (Truncus sympathicus) → N. splanchnicus major, N. splanchnicus minor	Plexus coeliacus
Parasympathisch	Nucl. dorsalis nervi vagi	Medulla oblongata → N. vagus (X) → Plexus coeliacus →linker N. vagus als Truncus vagalis anterior auf Magenvorderseite → Rr. gastrici anteriores, rechter N. vagus als Truncus vagalis posterior auf Magenhinterseite → Rr. gastrici posteriores (▶ Abb. 4.11)	intramural (Plexus submucosus, Plexus myentericus)

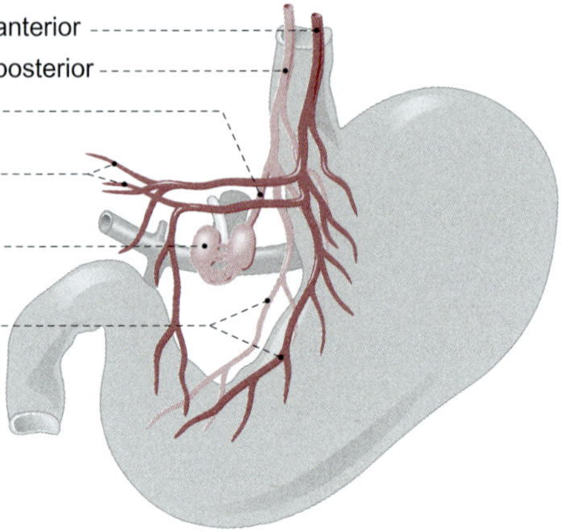

Abb. 4.12 Parasympathische Innervation des Magens [L106]

Der **Parasympathikus** (**N. vagus**) (▶Abb. 4.12) bewirkt eine

- Vasodilatation,
- Erhöhung der Magenmotorik,
- Erhöhung der Sekretion von HCl, Magensaft und Gastrinabgabe der G-Zellen.

Nach F. Willard ist eine klare Differenzierung der Innervation durch den rechten oder linken Vagusast nach Zwerchfelldurchtritt nicht mehr möglich, da die beiden Äste ein dichtes Geflecht bilden.

4.3 Dysfunktionen

Torsten Liem

4.3.1 Ursachen

Parietale Dysfunktionen

- Obere HWS und Schädelbasis (→ N. vagus)
- Dysfunktionen Th6–Th9 (→ Sympathikus)
- Dysfunktion bzw. Fehlspannung des Zwerchfells: über Treitz-Laimer-Fasern sowie Rouget- und Juvara-Muskelfasern

Viszerale Dysfunktionen

- Alle Organe in der Umgebung des Magens können über Gleitflächen, ligamentäre und fasziale Verbindungen die Beweglichkeit des Magens einschränken: Lobus sinister der Leber, Flexura coli sinistra, Milz, Pankreas, Colon transversum und Mesokolon transversum, Teil des Duodenum ascendens, Nieren, Nebennieren, Ösophagus.
- Es besteht ein Missverhältnis zwischen negativem intrathorakalem Druck und positivem intraabdominellem Druck.
- Leberdysfunktion: über Omentum minus oder Nähe zum Lobus sinister und Lobus quadratus; bei Leber-/Gallenblasenstörungen ist das Omentum minus häufig angespannt.

- Milzdysfunktion: über Lig. gastrosplenicum, Gleitfläche
- Dysfunktion von Dickdarm, Lig. gastrocolicum, Omentum majus: Bei Einschränkung der Beweglichkeit wird das Antrum nach unten gezogen.
- Lungendysfunktion: z. B. beim Emphysem

Ligamente

- Lig. gastrophrenicum, Lig. gastrolienale, Lig. gastrocolicum
- Omentum majus und Omentum minus

Nervale Störungen

- N. vagus: bei Dysfunktionen der oberen HWS, der Schädelbasis, vorderen Halsfaszie
- Sympathikus auf Höhe von Th6–Th9
- Ganglion coeliacum

Störungen des Herz-Kreislauf-Systems

- Stauung der V. portae, Ösophagusvenen
- Rechtsherzinsuffizienz

Endokrine Störungen

Ein erhöhter Kortisolspiegel kann zu übermäßiger Magensaftausschüttung führen, den Magenschleim vermindern und in seiner Zusammensetzung verändern.

Psyche

Stress (→ Kortisolanstieg).

Weitere Ursachen

- Zu heiße, kalte oder scharfe Speisen/Getränke
- Medikamentenmissbrauch
- Alkoholmissbrauch

4.3.2 Kompensationsmechanismen

Ein Großteil der genannten Kompensationsmechanismen ist rein hypothetisch und bedarf weiterer Untersuchungen.

- Selbstregulation: Eine Spannungsänderung des oberen Anteils kann durch den unteren Anteil ausgeglichen werden und umgekehrt, auch die Motilität des Magens wirkt homöostatisch.
- Stabilisation über Zug auf die Magengefäße
- Aufrechterhaltung eines Gleichgewichts durch kraniale Zugkräfte, die auf den oberen Magenanteil einwirken, bzw. durch kaudale Zugkräfte, die auf den unteren Teil einwirken, solange der Magen nicht zu stark ptosiert ist.
- Übernahme einer Stützfunktion durch die Kardiaregion über Treitz-Laimer-Fasern sowie Rouget- und Juvara-Muskeln und durch das Zwerchfell
- Stützung durch mittleres und unteres Blatt von Glenard

- Aktivierung verschiedener kompensatorischer Kräfte durch Zug am Omentum minus:
  - Zunächst Unterstützung durch das Omentum minus
  - Reaktion der Magengefäße an der Curvatura minor über Zug an der Pars flaccida
  - Bei stärkeren Zugkräften Übernahme einer Haltefunktion durch die Leber über das Omentum minus
  - Haltefunktion des Ösophagus über die Pars condensa
  - Beeinflussung des venösen Blutflusses durch Zug an der Pars vasculosa
- Übernahme mehr oder weniger kompensatorischer Funktionen von allen Organen in der Umgebung des Magens: Colon transversum, linker Niere, Milz, Pankreas
- Kompensation einer Gastroptose durch kranialen Zug am Magen über eine
  - Extension im Bereich von C6–Th4 → Mesoösophagus
  - Streckung der oberen HWS → Pharynx → Ösophagus
- Kompensatorische Stabilisation bei Zug und Druck auf die Magengefäße: Bei einer Senkung des Magens wäre es vorstellbar, dass die A. gastrica sinistra als zugfeste und die A. gastrica dextra als biegungsfeste Stützstruktur über den Wandtonus und den lokalen Gefäßdruck kompensatorisch wirken; entsprechend könnte es sich mit der Gefäßarkade an der Curvatura major im Omentum majus verhalten (zugfeste Wirkung der A. gastroomentalis sinistra und biegungsfeste Wirkung der A. gastroomentalis dextra).

4.3.3 Folgen

- Schulter-, Armschmerzen links (über linken N. phrenicus)
- Zervikale Myalgien (→ evtl. Kopfschmerzen)
- Verspannung/anormale Spannung am/an
  - Zwerchfell (mit der Folge von Atemstörungen)
  - M. rectus abdominis links
  - M. trapezius
  - Paravertebraler Muskulatur (v. a. Th6–Th9)
- Dysfunktionen Th11–L2 (über Crus sinistrum des Zwerchfells), evtl. NSR links Th11–L1
- Dysfunktion Th6 (viszerosomatischer Reflex)
- Beeinträchtigung der Verdauung im Dünndarm

4.3.4 Differenzialdiagnosen

- Hiatushernie
- Gastritis
- Ulcus ventriculi
- Infektion mit Helicobacter pylori
- Magenkarzinom
- Pseudomagenschmerz bei Entzündung des Colon transversum: Druckschmerz oder spontan auftretender Schmerz bei Kontraktion des entzündeten Colon transversum, ähnlich wie Magendruckgefühl, Übelkeit, Globusgefühl (seltener Schlundkrämpfe), Beklemmungsgefühl auf der Brust

4.4 Diagnostik der Dysfunktionen

Torsten Liem

4.4.1 Symptome

(▶ 4.6.2, ▶ 4.7.2)

- Völlegefühl
- Übelkeit
- Erbrechen
- Schluckauf
- Retrosternaler Schmerz
- Epigastrischer Schmerz
- Aerophagie
- Saures Aufstoßen
- Druckgefühl beim Tragen enger Kleidung
- Anämie (Eisenmangel, Vitamin-B_{12}-Mangel)
- Evtl. Herzklopfen

4.4.2 Inspektion

- Narben, zahlreiche dilatierte Venen → Hinweis auf Leberzirrhose oder Verlegung der V. cava inferior
- BWS-Extension, verstärkte Thoraxvorwölbung, Zwerchfellhochstand, Vorwölbung des Oberbauchs, Rückverlagerung des Beckens, Senkung des Beckenbodens, eher thorakale Atmung → chronische Verdauungsstörung mit stärker gefülltem Magen-Darm-Trakt bei muskelkräftigen Menschen
- Im Gegensatz dazu: flektierte BWS, eingefallener Thorax, extendierte HWS → chronische Erschlaffung des Darmes mit stärker gefülltem Darminhalt bei muskelschwachen Menschen mit straffer Bauchdecke
- Magenbuckel nach Rauch und Kojer: im 2.–4. ICR links → Magenstörung, im 2.–4. ICR rechts → Duodenumstörung, chronische Magenbeschwerden
- Einziehungen der Bauchwand → Kompensationen des Muskelskelettsystems
- Vorwölbung in der Medianlinie zwischen Proc. xiphoideus und Nabel → epigastrische Hernie (Defekt der Linea alba) oder Rektusdiastase (Vorwölbung bei Rektusdiastase tritt im Liegen während Kopf- und Schulteranhebung auf)
- Pulsation der Aorta im Epigastrium → verstärkt bei Aortenaneurysma oder erhöhtem Pulsdruck
- Atembewegungsamplitude: Bei normaler Atmung zeigt sich keine große Atembewegung im Thorax und Abdomen, bei Magenstörungen verminderte Bauchatmung
- Blässe um Nase und Mund → Erregungsstadium einer akuten Magenentzündung
- Rötung um Nase und Mund → Hinweis auf chronische Magenentzündung
- Augen, Wangen und/oder Schläfen eingefallen: → herabgesetzter Allgemein- und Ernährungszustand, Magen-Darm-Erkrankung, Malabsorption
- Kachexiegesicht → Karzinom
- Bräunliche Augenhöfe → Störung des Verdauungstrakts, des Urat- oder Elektrolytstoffwechsels
- Tiefe Nasolabialfalte, über die Mundwinkel hinabreichend → chronische Störung des Verdauungstrakts

- Zunge weißlich belegt → Gastroduodenitis, weißlich-gelblich belegt → Gastritis
- Lingua plicata (Faltenzunge), Lingua scrotalis → Verdauungsstörungen mit enzymatischer Regulationsstörung
- Stippchenzunge → Wurmerkrankung
- Haarzunge (schwarz) → Pilzbefall bei Kachexie oder Antibiotikabehandlung

4.4.3 Reflexzonen und Hinweiszeichen

(▶Abb. 4.13)

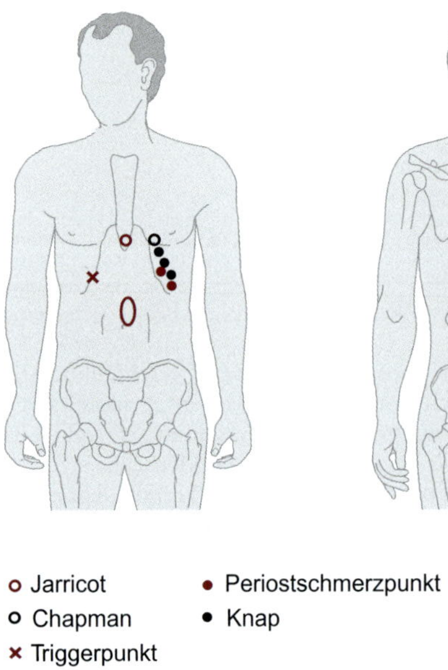

Abb. 4.13 Hinweiszeichen auf eine Dysfunktion [L106]

Dermatom

- **Anterior:** C3–C4 links, Th5–Th9, Maximalzone: Th8–Th9 auf der Mittellinie zwischen Proc. xiphoideus und Nabel und am linken Rippenbogen
- **Posterior:** Th5–Th9 links, Th7–Th8, Maximalzone: C7 links über Spina scapulae und am Angulus inferior scapulae

Dermalgiereflexe nach Jarricot

- **Anterior:**
  - Kardia: Th5, runde Zone unmittelbar oberhalb des Proc. xiphoideus
  - Fundus, Corpus: Th9, unteres Drittel der Xiphoid-Nabel-Linie
  - Pylorus: unmittelbar oberhalb des Nabels

Neurolymphatische Reflexe nach Chapman

Hyperazidität

- **Anterior:** 5. ICR links von der Mamillarlinie bis zum Sternum
- **Posterior:** links zwischen den Procc. transversi von Th5 und Th6

Verlangsamte Magenbewegung mit Stauung an der Magenwand

- **Anterior:** 6. ICR links von der Mamillarlinie bis zum Sternum

Pylorusstenose

- **Anterior:** Corpus sterni und Proc. xiphoideus
- **Posterior:** X. Rippe rechts auf Höhe der Verbindung mit Th10

Triggerpunkte

- Plexus solaris: in der oberen Hälfte zwischen Nabel und Proc. xiphoideus
- Pylorus: eine Handbreit unterhalb des Proc. xiphoideus, 2–3 cm rechts der Mittellinie

Periostschmerzpunkte

Hyperazidität

- **Anterior:** Rippenbogen links, links der Medianlinie bis etwa Medioklavikularlinie
- **Posterior:** Procc. transversi von Th9 und Th10 links

Hypoazidität

- **Anterior:** Rippenbogen links und rechts, lateral der Medianlinie bis etwa Medioklavikularlinie
- **Posterior:** IX. und X. Rippe links

Knap-Punkte

- **Anterior:** 5.–12. ICR links am Rippenbogen und nahe dem Sternum
- **Posterior:** auf den Procc. spinosi von Th9 bis Th12

Muskuläre Hinweiszeichen

- Hypertonie von
  - paravertebraler Muskulatur (v. a. Th6–Th9)
  - Zwerchfell (mit der Folge von Atemstörungen)
  - M. rectus abdominis links, oberhalb des Nabels
  - M. trapezius

Vertebrale Hinweiszeichen

- Dysfunktion Th11–L2 (über Crus sinistrum des Zwerchfells)
- Evtl. NSR links Th11–L1
- Dysfunktion Th6 (viszerosomatischer Reflex)

4.4.4 Perkussion

Eine Atonie des Magens und des Dünndarms begünstigt Gärungsprozesse, sodass der Gasgehalt des Magens zunimmt. Nach Mayr kann der atonische Magen den aufblähenden Gasen wenig Widerstand entgegensetzen, sodass der Perkussionsschall tief ist, während der Perkussionsschall über dem normalen Magen hoch ist.

Traube-Raum (Fundusregion)

(▶ Abb. 4.14)

4

Begrenzung: kranial V. bis VI. Rippe, kaudal linker Rippenbogen, lateral Medioklavikularlinie, medial Sternum.

Patient: in Rückenlage.

Therapeut: seitlich vom Patienten auf Höhe des Magens.

Ausführung: von unterhalb des Rippenbogens nach kranial perkutieren.

Bewertung: Auf die Qualität des Klopfschalls (tympanisch) achten, um die Position des Magens zu beurteilen. Eine Vergrößerung der Leber wird die rechte Begrenzung, eine Milzvergrößerung die linke Begrenzung des Traube-Raums einschränken. Bei fortgeschrittener Magenptose kann in seltenen Fällen u. U. auch die Fundusregion nach kaudal gesunken sein.

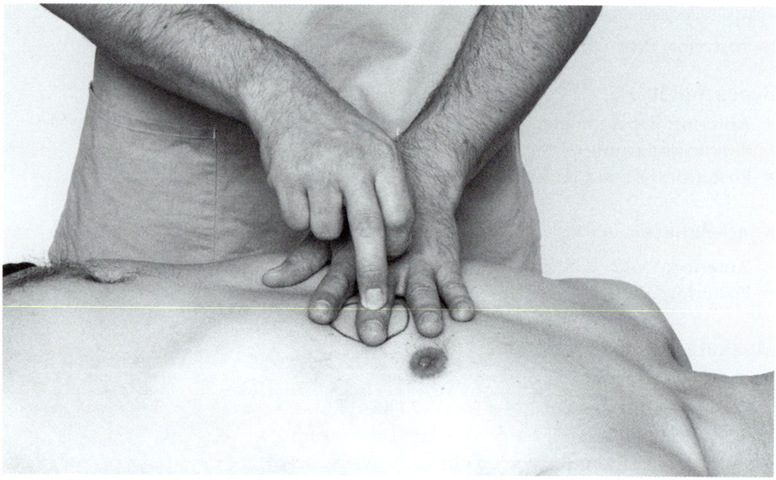

Abb. 4.14 Perkussion des Traube-Raums [K306]

Labbé-Dreieck (nach Michel Puylaert)

(▶ Abb. 4.15)

Begrenzung: rechts von der IX. Rippe am Rippenbogen, links vom kostochondralen Übergang der VIII. und IX. Rippen am unteren Rippenbogen, unten durch eine Linie zwischen den kostochondralen Übergängen der beiden IX. Rippen.

Patient: in Rückenlage.

Therapeut: seitlich vom Patienten auf Höhe des Magens.

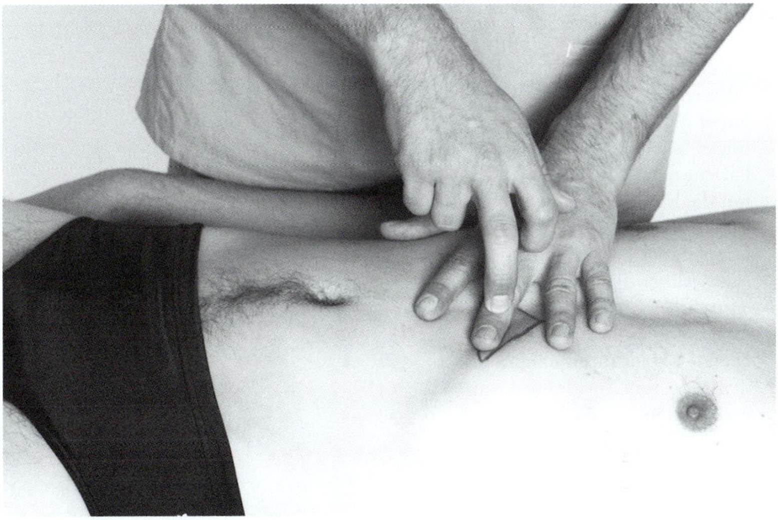

Abb. 4.15 Perkussion des Labbé-Dreiecks [K306]

Ausführung: von unterhalb des Rippenbogens nach kranial perkutieren.

Bewertung: Auf die Qualität des Klopfschalls (matt) achten, um die Position des Magens zu beurteilen.

4.4.5 Palpation

Den Magen im Sitzen und Liegen palpieren, da der intraabdominale Druck im Sitzen und Liegen unterschiedlich ist. Im Sitzen ist der Zug auf die ligamentären Aufhängungen des Magens stärker und dadurch eine Fixierung dieser Strukturen deutlicher wahrnehmbar.

Der normale Magen besitzt eine **Stierhornform.** Die untere Grenze befindet sich in der Medianlinie etwa in der Mitte zwischen Nabel und Proc. xiphoideus. Der Hauptteil des Magens liegt in der linken Zwerchfellkuppel. Nimmt der Tonus des Magens ab, entsteht ein Knick im Bereich der Curvatura minor, während sich die Curvatura major gegen den Nabel hin ausbuchtet → **Hakenmagen.** Der in der linken Zwerchfellkuppel liegende Magen verschmälert sich. Je stärker die Magenatonie, desto tiefer sinken die Curvatura major und der unter der linken Zwerchfellkuppel liegende Magen unter die weiche Bauchdecke.

Palpation des Magens und seiner Umgebung im Sitzen

(▶ Abb. 4.16)

Patient: sitzend.

Therapeut: hinter dem Patienten, diesen mit seinem Körper abstützend.

Handposition:

- Arme unter den Achseln durchführen und die Hände mit ihrer ulnaren Seite etwa einen Querfinger unter den linken Rippenbogen legen.
- Patient nach vorne beugen, damit die Ulnarseiten der Hände sanft in den Bauch eintauchen können; der Patient wird sozusagen „über die Hände gerollt".
- Von dieser Ausgangsposition die Hände sanft der zu untersuchenden Struktur annähern und den Magen in die Hände kommen lassen.

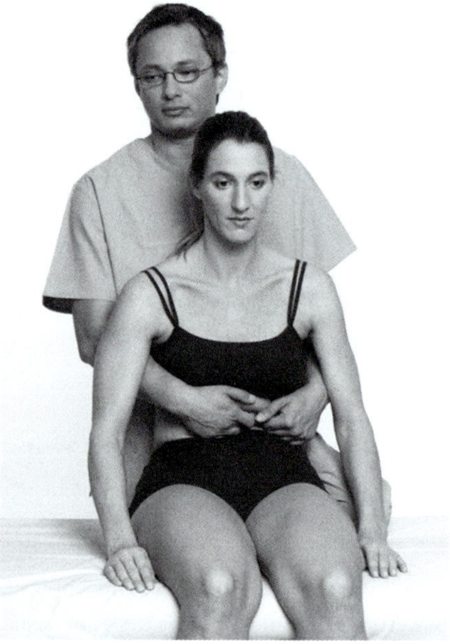

Abb. 4.16 Palpation des Magens und seiner Umgebung im Sitzen [K306]

Ausführung: mit allen Fingerbeeren von links nach rechts palpieren:

- Unter dem linken Rippenbogen so weit wie möglich links superior beginnen, sanft die linke Kolonflexur und das Lig. phrenicocolicum palpieren.
- Anschließend hinter dem Colon transversum das Mesocolon erfühlen und nach einer Rinne die Curvatura major palpieren.
- Rechts davon sind die Leber und das Lig. triangulare sinistrum zu ertasten; es folgt die Aorta.
- Lateral davon nach einer feinen Rinne die Curvatura minor palpieren, dieser nach kranial zur Kardia folgen.
- Zwischen Magen und Leber das Omentum minus ertasten.
- Etwa 6–7 cm oberhalb des Nabels kann der Pylorus bei leerem Magen palpiert werden, der etwas fester als seine Umgebung ist.

Bewertung: Auf Position, Form, Dichte (verhärtet oder weich), Volumen und Beweglichkeit (Motilität und Mobilität) achten. Die Strukturen sind weich, kaum zu palpieren und kaum voneinander zu differenzieren.

Palpation des Magens im Liegen (Variante I)

(▶ Abb. 4.17)

Patient: in Rückenlage, Beine angestellt.

Therapeut: auf der rechten Seite des Patienten, auf Höhe der Hüftgelenke.

Handposition:

- Um die Haut in der Magengegend zu entspannen, mit der linken Hand das untere Drittel des Brustkorbs umgreifen und diesen leicht nach anterior anheben.
- Die rechte Hand auf den Magen legen, die Finger sind nach kranial gerichtet.
- Dann die linke Hand wieder entfernen.

Ausführung: Mit der rechten Hand sanft die Bereiche des Magens palpieren.

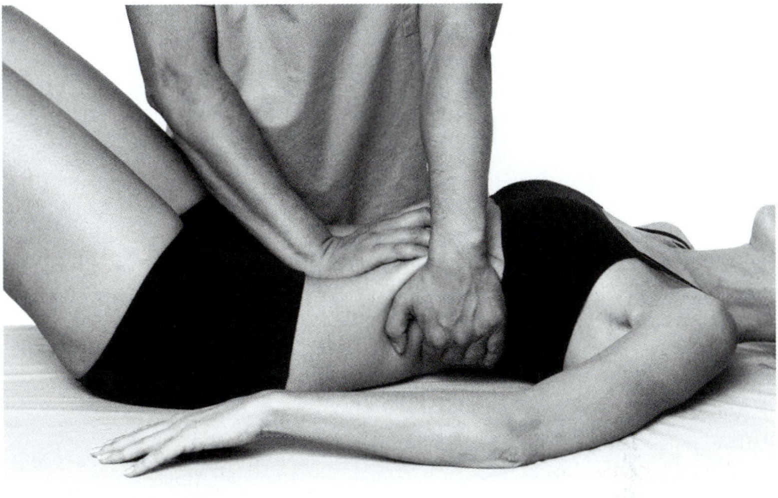

Abb. 4.17 Palpation des Magens im Liegen (Variante I) [K306]

Bewertung: Auf Position, Form, Dichte (verhärtet oder weich), Volumen und Beweglichkeit (Motilität und Mobilität) achten.

Palpation des Magens im Liegen (Variante II)

(▶ Abb. 4.18)

Patient: in Rückenlage, Beine angestellt.

Therapeut: auf der rechten Seite des Patienten, auf Höhe der Hüftgelenke.

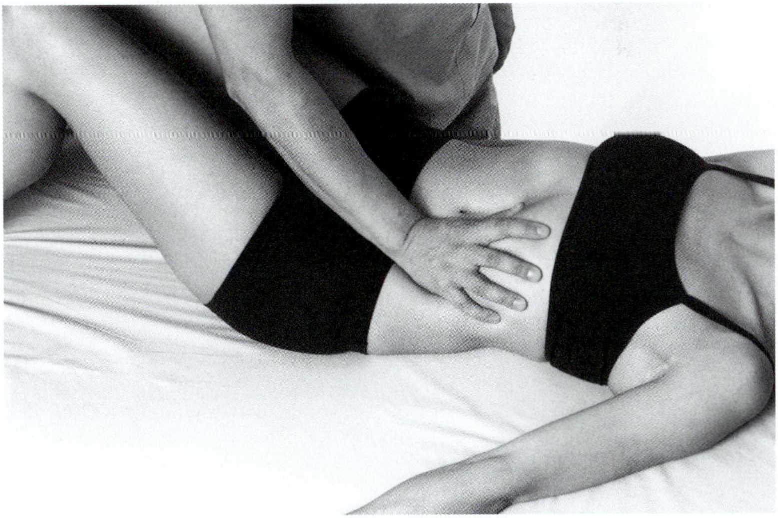

Abb. 4.18 Palpation des Magens im Liegen (Variante II) [K306]

Handposition:

- Die rechte Hand auf den Magen legen, die Finger sind nach kranial gerichtet, der Daumen ist abgewinkelt und liegt auf dem Pylorus.
- Mit den Fingern den Magen umfassen, sodass der Magen in der Handfläche liegt; die Handwurzel liegt auf der unteren Magengrenze.

Ausführung:

- Den Patienten auffordern, tief ein- und auszuatmen.
- Während der Ausatmung mit den Händen dem Magen nach kranial folgen.
- Während der Einatmung mit den Händen leichten Widerstand nach kranial ausüben, sodass der Magen in die Handfläche hineingedrückt wird.

Bewertung: Auf Position, Form, Dichte (verhärtet oder weich), Volumen und Beweglichkeit (Motilität und Mobilität) achten.

Palpation der unteren Magengrenze im Liegen

(▶ Abb. 4.19)

Patient: in Rückenlage, Beine angestellt.

Therapeut: auf der rechten Seite des Patienten, auf Höhe des Magens.

Handposition:

- Mit beiden Händen links von der Mittellinie auf Höhe des Nabels beginnen, durch die Muskulatur hindurch die untere Magengrenze aufzuspüren.
- Die Hände in Richtung des Rippenbogens bewegen, um sie so dem Magen anzunähern.

Ausführung:

- Den Patienten auffordern, tief ein- und auszuatmen.
- Während der Ausatmung mit den Händen dem Magen nach kranial folgen.
- Während der Einatmung mit den Händen leichten Widerstand nach kranial ausüben, sodass der Magen in die Handfläche hineingedrückt und die untere Magengrenze deutlich wahrnehmbar wird.

Bewertung: Auf Bewegungseinschränkungen und Zugspannungen achten.

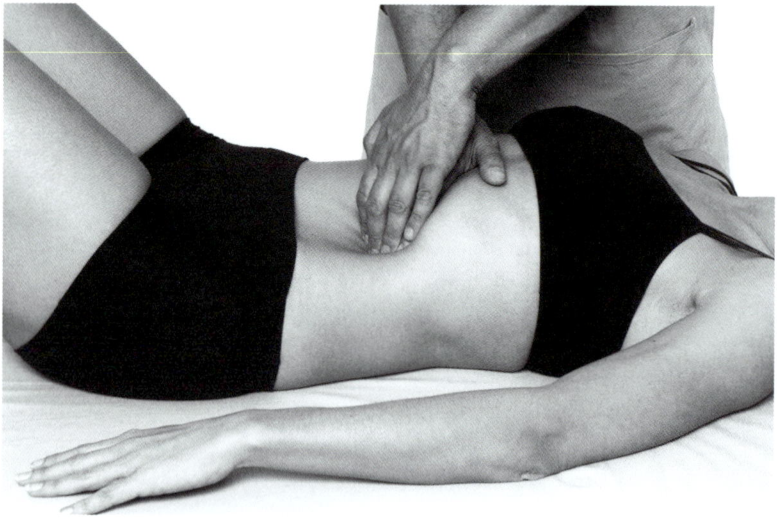

Abb. 4.19 Palpation der unteren Magengrenze im Liegen [K306]

4.4.6 Motilität

Im **Exspir** kommt es nach Barral zu folgenden Bewegungen (▶ Abb. 4.22a, b):

Motilitätsbewegungen

- Seitneigung nach links: Kippbewegung im Uhrzeigersinn (Curvatura major und Kardia nach links unten, Pylorus nach rechts oben) um eine anteroposteriore Achse in der Frontalebene.
- Leichte Verkürzung in Längsrichtung.
- Rotation nach rechts um eine Längsachse (Curvatura major nach anterior, Curvatura minor nach posterior) in der Horizontalebene.
- Der obere Teil des Magens bewegt sich nach anterior, der untere Teil nach posterior in der Sagittalebene.

Gegenwärtig ist völlig ungeklärt, welche Motilitätsbewegungen tatsächlich existieren. Auch über die Ätiologie dieser angenommenen Bewegungen gibt es nur Vermutungen. Nach einer Hypothese handelt es sich um eine Wiederholung embryologischer Bewegungen. Sollte die Motilität tatsächlich die embryologische Bewegung des Organs im Raum widerspiegeln, käme es zu Abweichungen gegenüber der Beschreibung von Barral. In der Inspirationsphase würde demnach (embryologisch) eine Bewegung des oberen Magenteils nach posterior, lateral und links und des unteren Magenanteils nach inferior, anterior und rechts stattfinden.

Palpation: Palpation der Magenmotilität (nach Barral)

(▶ Abb. 4.20)

Patient: in Rückenlage.

Therapeut: stehend, auf der rechten Seite des Patienten, auf Höhe des Magens.

Handposition:

- Die rechte Hand flach auf den Bauch legen: Der kleine Finger und die ulnare Handkante liegen dabei der Curvatura major an, das Os pisiforme befindet sich etwa auf Höhe des Pylorus, der Daumen ist zum Duodenum gerichtet, der Zeigefinger folgt der Curvatura major.
- Die rechte Hand liegt also in einer von rechts inferior nach links superior verlaufenden Achse.

Ausführung: Palpation der Exspirbewegung des Magens durch das Colon transversum hindurch:

- In der Frontalebene lässt sich eine Rotation des Magens im Uhrzeigersinn palpieren: Die anteroposteriore Achse verläuft etwa in Höhe des Metakarpophalangealgelenks, die Ulnarseite der Hand kippt mit der Curvatura major nach inferior und links, der Daumen hebt sich leicht nach superior und rechts. Damit einhergehend ist eine Verkürzung des Magens wahrzunehmen.
- In der Horizontalebene bewegen sich die Ulnarseite der Hand, der kleine Finger, Ring- und Mittelfinger nach anterior sowie der Daumen nach posterior um eine Längsachse, die etwa im Zeigefinger verläuft.
- In der Sagittalebene bewegen sich die Fingerspitzen nach posterior und die Handfläche nach posterior.

Bewertung: Amplitude, Kraft, Leichtigkeit und Symmetrie der Magenbewegungen beurteilen.

Anmerkung: Während der Inspir- und Exspirbewegung treten u. U. noch andere Arten von Magenbewegungen auf, die einen Hinweis auf weitere Dysfunktionen des Magens geben.

Wird bei der Palpation eine Bewegungseinschränkung entdeckt, kann man einen Impuls in die eingeschränkte Bewegungsrichtung induzieren, wodurch die Einschränkung deutlicher wird. Der Therapeut kann somit leichter fühlen, von welcher Struktur die Bewegungseinschränkung ausgeht.

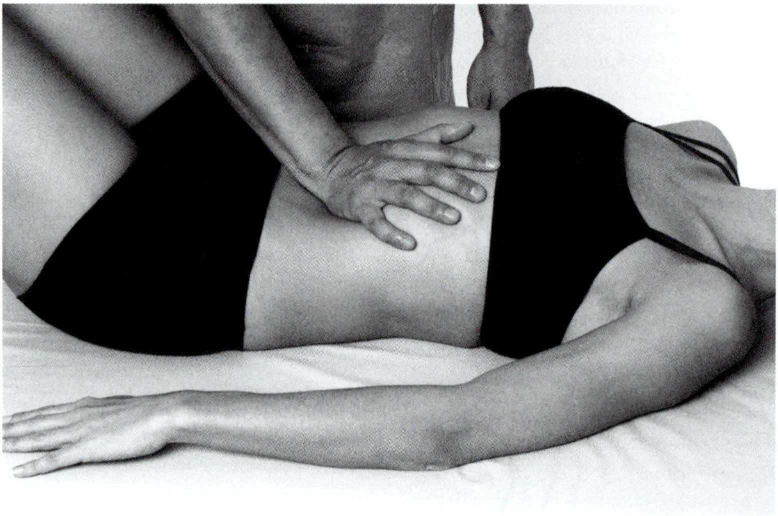

Abb. 4.20 Palpation der Magenmotilität [K306]

4.4.7 Mobilität

Mobilität nach Finet und Williame

(▶ Abb. 4.21)

Bei der Einatmung kommt es zu folgenden Bewegungen:

- **Fundus:**
  - Senkung
  - Bewegung nach anterior
  - Seitneigung nach links
  - Neigung nach posterior
- **Corpus:**
  - Senkung (aber weniger als der Fundus)
  - Seitneigung nach rechts
- **Pylorus:**
  - Senkung (aber weniger als der Fundus)
  - Bewegung nach anterior
  - Seitneigung nach rechts
  - Neigung nach anterior

Anmerkungen:
- Deutlichere Senkung des Fundus als des Pylorus und Corpus gastricum → Einfaltung bzw. Zusammenziehen des Magens
- Horizontalisierung des Magens insgesamt
- Seitneigung von Fundus und Corpus in entgegengesetzter Richtung → eine Art Torsion im Magen
- Erklärung der Bewegungen: Senkung des Zwerchfells → Anhebung der Kolonflexuren und des Colon transversum

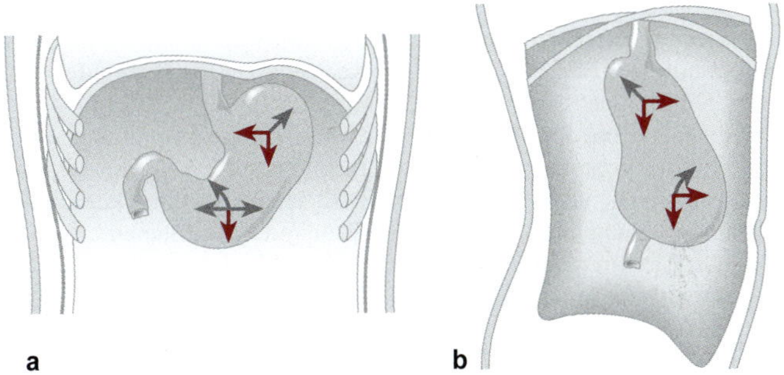

Abb. 4.21 Mobilität des Magens nach Finet und Williame. **a:** Frontalebene. **b:** Sagittalebene. [L106]

Mobilität nach Barral und Mercier

(▶ Abb. 4.22)

Bei der **Einatmung** kommt es zu folgenden Bewegungen:
- Senkung
- Seitneigung nach links
- Kippbewegung nach anterior (Fundus nach anterior, Antrum nach posterior)
- Rotation nach rechts
- Annäherung von Curvatura major und Curvatura minor

4.4.8 Palpation: Palpation der Magenmobilität im Sitzen

(▶ Abb. 4.23)

Patient: sitzend.

Therapeut: sitzend, hinter dem Patienten, diesen mit seinem Körper abstützend.

Handposition:
- Den rechten Arm über die rechte Schulter des Patienten legen, den linken Arm unter der linken Achsel durchführen.
- Beide Hände mit der Ulnarseite etwa einen Querfinger unter den linken Rippenbogen und etwa 3–4 cm unter den Proc. xiphoideus legen.
- Den Patienten nach vorne beugen, damit die Ulnarseiten der Hände sanft in den Bauch eintauchen können; der Patient wird sozusagen „über die Hände gerollt".
- Hände löffelförmig beugen und so drehen, dass die Finger sanft in die Tiefe eindringen, um mit der unteren Magengrenze in Kontakt zu treten.

4

Ausführung:

- Die Hände sanft nach posterior und kranial in Richtung linke Schulter bewegen, um den Magen zu umfassen.
- Ist der Magen nur schlecht spürbar, können die Hände ihm während der Ausatmung nach kranial folgen und während der Einatmung leichten Widerstand nach kranial ausüben, sodass der Magen beim Absenken deutlich in die Hände gedrückt wird.
- Wenn der Magen deutlich spürbar ist, kann man den Magenbewegungen während der Ein- und Ausatmung folgen.

Bewertung: Amplitude, Kraft, Leichtigkeit und Symmetrie der Magenbewegungen beurteilen, dabei auf Bewegungseinschränkungen und Zugspannungen achten. Auch die Bewegung zwischen oberem und unterem Magenanteil berücksichtigen.

- Normalbefund: Der Magen sollte sich in Reaktion auf die Zwerchfellatmung harmonisch und ohne Restriktion bewegen.
- Eine Beeinträchtigung der Qualität und der Bewegungsachsen kann auf eine verminderte Mobilität hinweisen, z. B. aufgrund von Fixierungen der ligamentären Aufhängungen, Verklebungen der Gleitflächen oder einer kompensatorischen Beanspruchung in Wechselbeziehung zu anderen Organen.
- Während der Ein- und Ausatmung treten u. U. noch andere Arten von Magenbewegungen auf, die einen Hinweis auf weitere Dysfunktionen des Magens geben können.

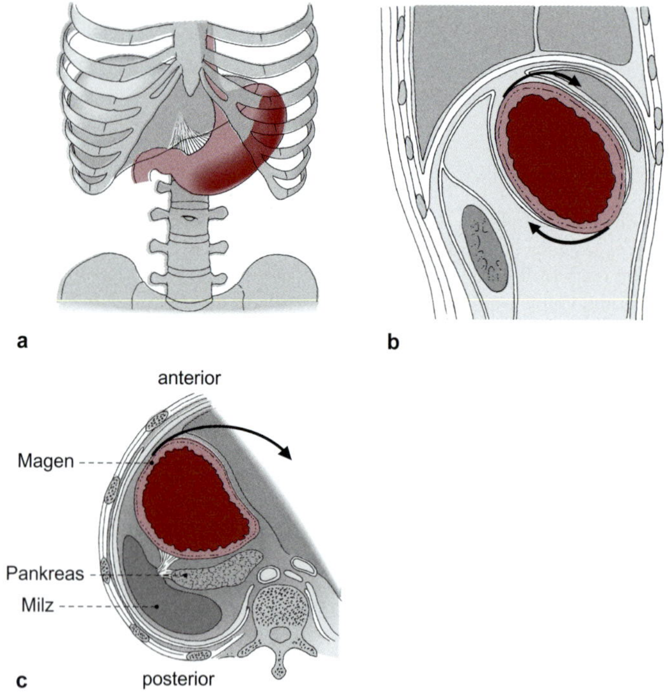

Abb. 4.22 Mobilität des Magens nach Barral und Mercier. **a:** Frontalebene. **b:** Sagittalebene. **c:** Horizontalebene. [L106]

Wird bei der Palpation eine Bewegungseinschränkung entdeckt, kann man einen Impuls in die eingeschränkte Bewegungsrichtung induzieren, damit die Einschränkung deutlicher wird. Der Therapeut kann somit leichter fühlen, von welcher Struktur die Bewegungseinschränkung ausgeht.
Auch eine leicht betonte Atmung oder tiefe Atmung kann die Palpation der Magenmobilität unterstützen: Lösen sich Restriktionen dadurch auf, sind diese weniger stark. Bleiben sie bestehen, deutet dies auf eine stärkere Beeinträchtigung der Mobilität hin.

4.4.9 Tests

Mögliche spontan auftretende Magengeräusche (nach Weischenck)

- Aufstoßen: kann nicht willkürlich vom Therapeuten ausgelöst werden.
  - Unwillkürliches Aufstoßen ist ein Frühsymptom bei mäßiger Magenspannung.
  - Willkürlich vom Patienten auslösbares Aufstoßen deutet auf einen fortgeschrittenen Prozess mit übermäßiger Magenspannung hin.
  - Kein oder kaum Aufstoßen ist bei Überdehnung des Magens, Hypotonie des Magens, Magenatonie oder Gastroptose möglich.
- Wässrige Plätschergeräusche: im Epigastrium hörbar, unter Umständen auch durch eine plötzliche Rumpfbewegung auslösbar
- Borborygmus am Magen, Magenknurren, gluckernde Geräusche: unwillkürlich auftretende Geräusche

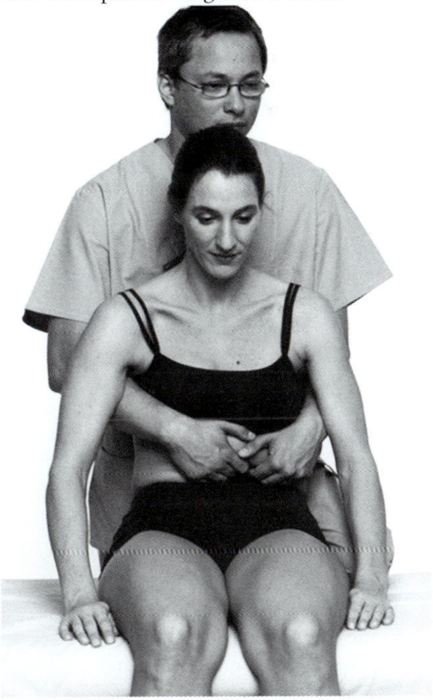

Abb. 4.23 Palpation der Magenmobilität im Sitzen [K306]

Allgemeiner Sukkussionstest

(▶ Abb. 4.24)

Patient: in Rückenlage, Beine angestellt.

Therapeut: stehend, auf der rechten Seite des Patienten, auf Höhe des Magens.

Handposition: Hände beidseitig lateral posterior unterhalb des Thorax auflegen.

Ausführung:

- Mit beiden Händen den Bauch nach anterior heben und anterior halten.
- Einen plötzlichen schnellen schüttelartigen Impuls nach medial und etwas nach anterior ausüben.

Bewertung: Auf Plätschergeräusche achten.

- Positiver Test: Ist ein Gluckern oder Plätschern provozierbar, befindet sich Flüssigkeit im Magen, was auf eine Dysfunktion des Magens hinweist. Mögliche Ursachen sind Atonie der Magenwand oder ein Hypertonus des Pylorus (bei Hyperazidität, erhöhtem Sympathikotonus oder hypotonem Magen mit kompensatorischer Stützfunktion des Pylorus).

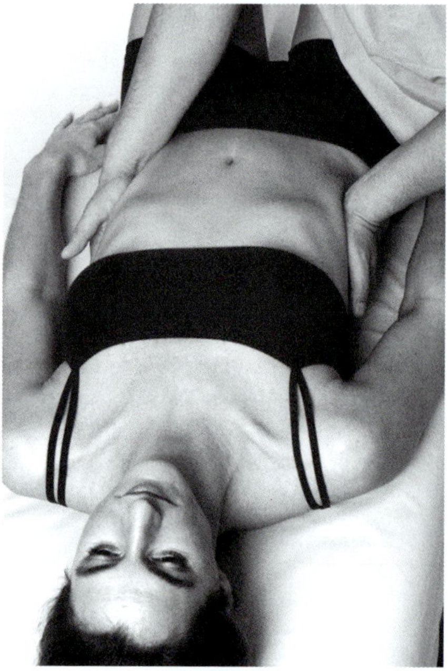

Abb. 4.24 Allgemeiner Sukkussionstest [K306]

Lokaler Sukkussionstest

(▶ Abb. 4.25)

Patient: in Rückenlage, Beine angestellt.

Therapeut: stehend, auf der rechten Seite des Patienten, auf Höhe des Magens.

Handposition:

- Hände beidseitig lateral vom M. rectus abdominis in Höhe des Magens auflegen.
- Den Magen seitlich an der Curvatura major und der Curvatur minor umgreifen.
- Die Daumen befinden sich anterior auf dem Magen.

Ausführung:

- Hände der Spannung am Magen anpassen.
- Während der Ausatmung mit den Daumen plötzliche schüttelnde Impulse auf die Magenwand vom Antrum in Richtung Kardia ausüben.

Bewertung: Auf Plätschergeräusche achten.

- Positiver Test: Ist ein Gluckern oder Plätschern provozierbar, befindet sich Flüssigkeit im Magen, was auf eine Magendysfunktion hinweist. Mögliche Ursachen sind eine Atonie der Magenwand oder ein Hyperto-

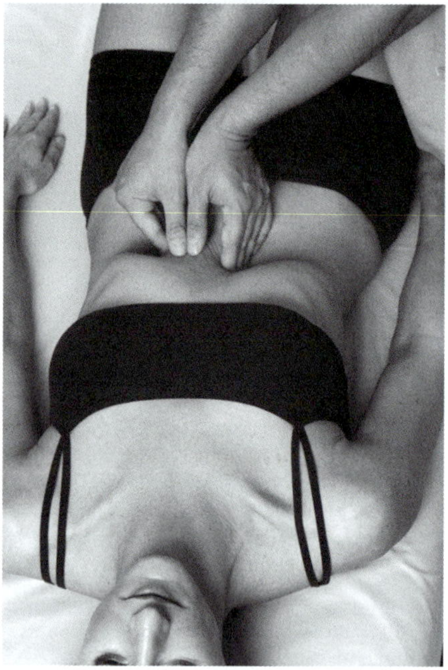

Abb. 4.25 Lokaler Sukkussionstest [K306]

nus des Pylorus (bei Hyperazidität, erhöhtem Sympathikotonus oder hypotonem Magen mit kompensatorischer Stützfunktion des Pylorus).

Sukkussionstest mit starkem Impuls

(▶ Abb. 4.26)

Patient: in Rückenlage, Beine angestellt.

Therapeut: stehend, auf der rechten Seite des Patienten, auf Höhe des Magens.

Handposition: Hände im Epigastrium auf der Magengegend übereinander legen.

Ausführung: Am Ende der Ausatmung und zu Beginn der Einatmung mit den Handflächen schnelle schüttelartige Impulse auf die Magenwand von der Kardia in Richtung Antrum ausüben.

Bewertung: Auf Plätschergeräusche achten.
Positiver Test: Ist ein Gluckern oder Plätschern provozierbar, befindet sich Flüssigkeit im Magen, was auf eine Dysfunktion des Magens hinweist. Mögliche Ursachen sind eine Atonie der Magenwand oder ein Hypertonus des Pylorus (bei Hyperazidität, erhöhtem Sympathikotonus oder hypotonem Magen mit kompensatorischer Stützfunktion des Pylorus).

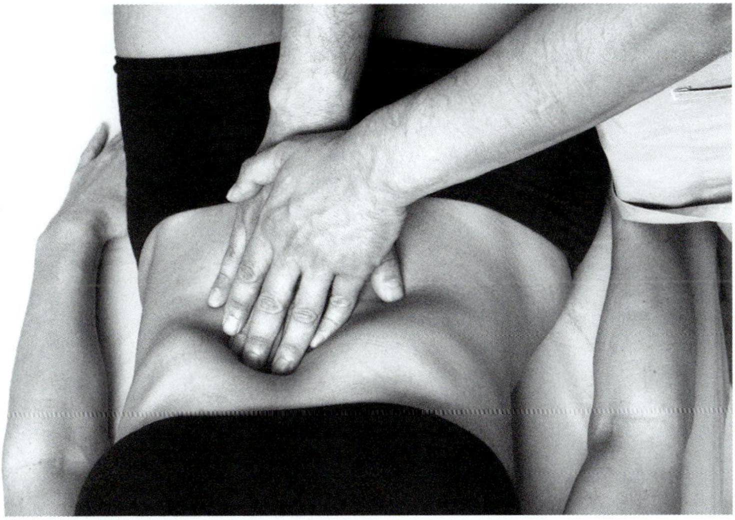

Abb. 4.26 Sukkussionstest mit starkem Impuls [K306]

Plätschergeräusche nach Mayr

(▶ Abb. 4.27)

Patient: in Rückenlage, Beine angestellt.

Therapeut: stehend, auf der linken Seite des Patienten, auf Höhe des Magens.

Handposition: Finger beider Hände nahe der unteren Magengrenze auflegen.

Ausführung: v.a. nach Nahrungsaufnahme rasch aufeinanderfolgende Stöße nahe der unteren Magengrenze ausführen.

Bewertung: Auf Plätschergeräusche achten.
Positiver Test: Wenn an den Fingerkuppen die Empfindung eines halb mit Wasser und halb mit Luft gefüllten schlaffen Kautschukbeutels spürbar ist, deutet dies auf eine Magenatonie hin. Eine Besserung, d. h. eine Tonuszunahme des Magens, geht eher mit einem glucksenden Geräusch einher, so als würde man eine Wasserflasche schütteln.

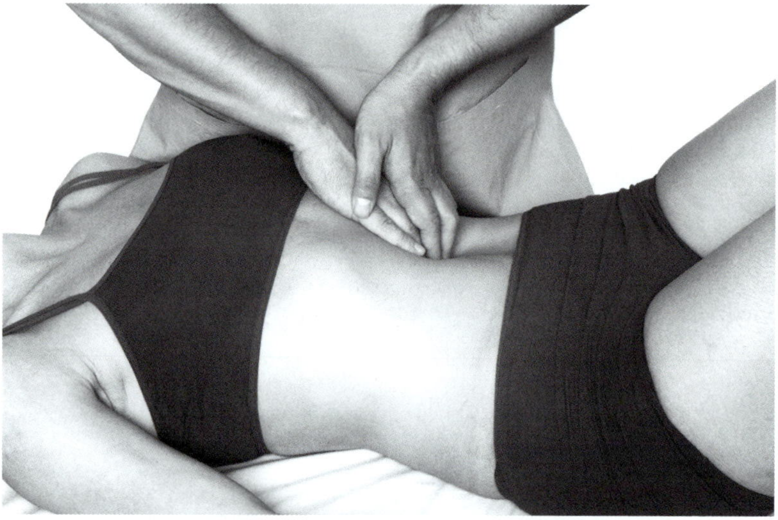

Abb. 4.27 Plätschergeräusche nach Mayr [K306]

Borborygmustest

(▶ Abb. 4.28)

Patient: in Rückenlage, Beine angestellt.

Therapeut: stehend, auf der linken Seite des Patienten, auf Höhe des Magens.

Handposition:
- Mit der linken Hand das untere rechte Thoraxdrittel seitlich umgreifen.
- Die Radialseite der rechten Hand an die Curvatura major anlegen.

Ausführung: Am Ende der Ausatmung und während der Einatmung mit der radialen Handseite Druck in Richtung Pylorus ausüben.

Bewertung: Auf Plätschergeräusche achten.
Positiver Test: Ist ein Magenknurren provozierbar, deutet dies nach Weischenck auf eine gestörte Magenspannung hin.

- Dieser Test ist besonders sinnvoll, wenn sich der Magen während der Einatmung nur wenig horizontalisiert.
- Der Borborygmustest unterstützt zugleich die Entleerung der Flüssigkeit aus dem Magen ins Duodenum.

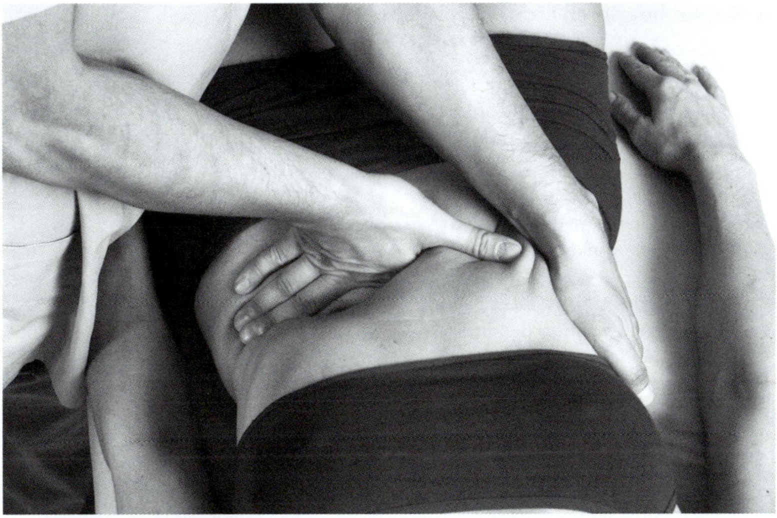

Abb. 4.28 Borborygmustest [K306]

Differenzialdiagnostik Magen-/Leberschmerz im epigastrischen Winkel

(▶Abb. 4.29)

Patient: in Rückenlage.

Therapeut: stehend, seitlich vom Patienten auf Höhe des Magens.

Handposition und Ausführung:

- Test 1: Mit dem Mittelfinger in der Mitte des Epigastriums schräg nach oben in die Tiefe drücken.
- Test 2: Mit Zeige-, Mittel- und Ringfinger im Epigastrium schräg nach oben in die Tiefe drücken.
- Test 3: Diese 3 Finger weiterhin in die Tiefe drücken und den Patienten auffordern, tief einzuatmen.
- Test 4: Mit der anderen Hand zusätzlich die Leber palpieren.

Bewertung: Der Test dient zur Differenzierung zwischen Magen- und Leberschmerz.

- Normalbefund: Der Patient gibt keine Schmerzen an.
- Bei Schmerzauslösung durch Test 1 ist entweder der Magen oder die Leber hyperaktiv.
- Wenn sich das Schmerzempfinden durch Test 2 vermindert, ist der Magen für den Schmerz verantwortlich, wenn es sich verstärkt, die Leber. Die Erklärung ist, dass ein Finger tiefer eindringt als drei Finger. So reagiert auf den Druck eines Fingers eher der tief liegende Magen und auf den Druck der drei Finger eher die oberflächlich liegende Leber.
- Das Schmerzmuster in Test 2 kann zusätzlich bestätigt werden, wenn zunehmende Schmerzen bei Test 3 auftreten, da die Leber durch die tiefe Einatmung noch mehr gegen die Finger gedrückt wird. Auch die Palpation der Leber dient hier als Bestätigung, da eine normale Organstruktur kaum zu spüren wäre.
- Eine weitere Bestätigung für das Ergebnis von Test 2 liefert die Schmerzauslösung bei Test 4.

Test einer inferioren Fixation

Patient: sitzend.

Therapeut: sitzend, hinter dem Patienten, diesen mit seinem Körper abstützend.

Handposition:

- Den rechten Arm über die rechte Schulter legen, den linken Arm unter der linken Achsel durchführen.
- Hände mit der Ulnarseite etwa einen Querfinger unter den linken Rippenbogen und etwa 3–4 cm unter den Proc. xiphoideus legen.
- Den Patienten nach vorne beugen, damit die Ulnarseiten der Hände sanft in den Bauch eintauchen können; der Patient wird „über die Hände gerollt".
- Hände löffelförmig beugen und so drehen, dass die Finger sanft in die Tiefe eindringen können, um mit der unteren Magengrenze in Kontakt zu treten.

Ausführung:

- Während der Patient tief ausatmet, der Magenbewegung nach kranial folgen.
- Aufmerksamkeit auf die Magenbewegung richten, um wahrzunehmen, ob und wo sie eingeschränkt ist.
- Um eine inferiore Fixation (Bewegungsverlust) zu verdeutlichen, kann der Patient entweder beim Ausatmen die Luft anhalten oder über einige Atemzyklen eine leichte Einatmung mit tiefer Ausatmung ausführen.

Bewertung: Auf die Beweglichkeit des Magens achten.

- Normalbefund: freie Beweglichkeit des Magens nach kranial während der Ausatmung.
- Ist die Beweglichkeit nach kranial erschwert oder eingeschränkt, besteht eine inferiore Fixation des Magens, z. B. aufgrund einer abnormen Spannung des Omentum majus.

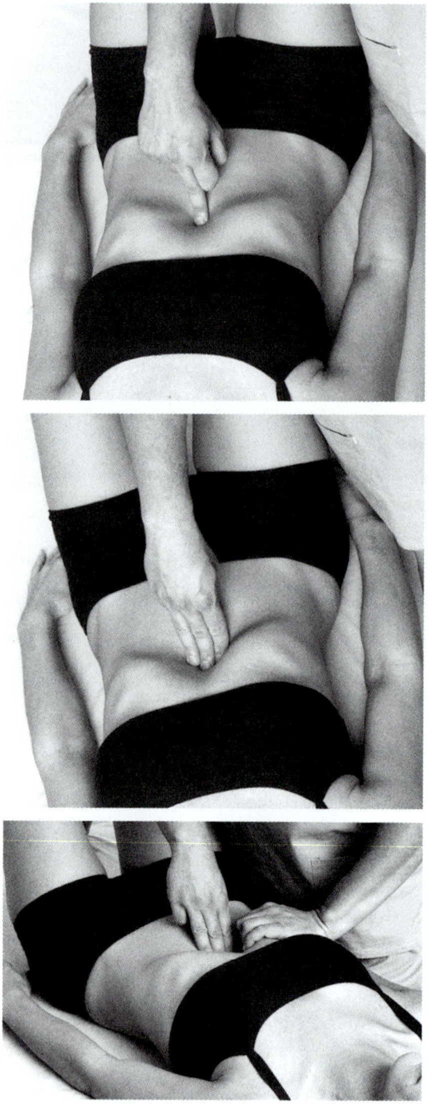

Abb. 4.29 Differenzialdiagnostik Magen-/Leberschmerz im epigastrischen Winkel [K306]

Bei Fixation: Mobilisation des Magens:

- Während der Ausatmung bzw. wenn der Patient die Luft anhält, den Magen sanft nach oben in Richtung der linken Schulter heben.
- Dann den Patienten zusätzlich in eine Extension in Richtung der linken Schulter bringen.

Test einer superioren Fixation

(▶ Abb. 4.30)

Patient: sitzend.

Therapeut: sitzend, hinter dem Patienten, diesen mit seinem Körper abstützend.

Handposition:

- Den rechten Arm unter der rechten Achsel, den linken Arm unter der linken Achsel durchführen.
- Die Hände mit der Ulnarseite etwa einen Querfinger unter den linken Rippenbogen und etwa 3–4 cm unter den Proc. xiphoideus legen.
- Den Patienten nach vorne beugen, damit die Ulnarseiten der Hände sanft in den Bauch eintauchen können; der Patient wird „über die Hände gerollt".
- Beide Hände löffelförmig beugen und so drehen, dass die Finger sanft in die Tiefe eindringen können, um mit der unteren Magengrenze in Kontakt zu treten.

Variation 1

- Während der Patient tief einatmet, der Magenbewegung nach kaudal folgen.
- Aufmerksamkeit auf die Magenbewegung richten, um wahrzunehmen, ob und wo sie eingeschränkt ist.
- Um eine superiore Fixation (Bewegungsverlust) zu verdeutlichen, kann der Patient entweder beim Einatmen die Luft anhalten oder über einige Atemzyklen eine leichte Ausatmung mit tiefer Einatmung ausführen.

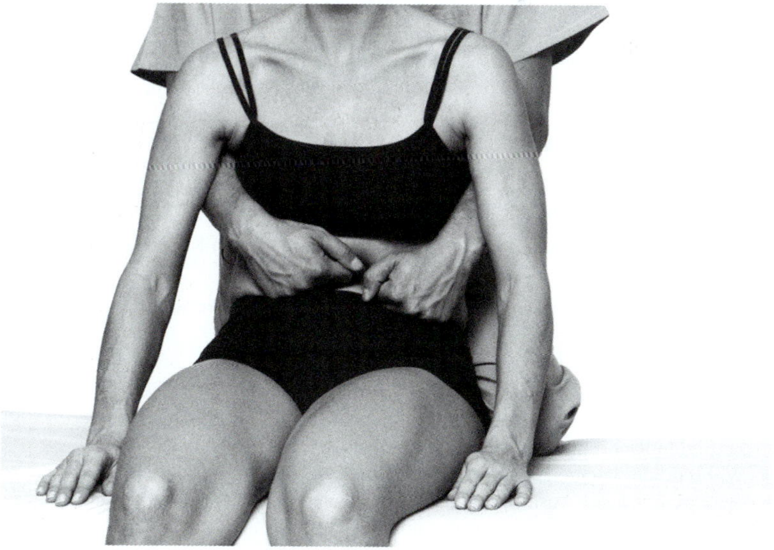

Abb. 4.30 Test einer superioren Fixation [K306]

Variation 2

- Den Magen mit den Händen sanft fixieren.
- Mit den Armen und dem Körper eine sanfte Kompression des Brustkorbs und einen vertikalen Zug ausüben.
- Während der Brustkorb in verschiedene Richtungen angehoben wird, wahrnehmen, ob Bewegungseinschränkungen vorliegen und diese lokalisieren.

Variation 3 (Recoil)

- Der Magenbewegung während der Ausatmung sanft nach kranial folgen.
- Während der Einatmung den Magen in dieser Position anhalten und der Bewegung nach kaudal Widerstand leisten.
- Bei der erneuten Ausatmung dem Magen wieder nach kranial folgen.
- Dies für einige Zyklen fortsetzen.
- Zu Beginn der Einatmung den Magen plötzlich loslassen und seiner Bewegung nach kaudal folgen.
- Der Magen kann auch zusätzlich zur Atembewegung oder unabhängig von dieser nach kranial gehoben und der Druck nach kranial dann plötzlich gelöst werden.

Bewertung: Auf die Beweglichkeit des Magens achten.

- Normalbefund: Freie Beweglichkeit des Magens nach kaudal während der Einatmung.
- Wenn die Beweglichkeit des Magens nach kaudal verlangsamt, erschwert oder eingeschränkt ist, besteht eine superiore Fixation des Magens, z. B. aufgrund einer abnormen Spannung des Omentum minus, des Lig. gastrophrenicum, des Diaphragmas oder der Leber oder eine fortgeschrittene Gastroptose, sodass sich der Magen aufgrund seiner kaudalen Lage kaum noch weiter kaudal bewegen kann.

Bei Fixation: Mobilisation des Brustkorbs:

- Den Brustkorb des Patienten vorne mit den Händen umfassen und hinten mit dem Körper fixieren.
- Während der Einatmungsphase bzw. wenn der Patient die Luft anhält, den Magen sanft nach unten in Richtung des rechten Iliosakralgelenks bewegen.

Test einer posterioren Fixation

(▶Abb. 4.31)

Patient: in rechter Seitenlage.

Therapeut: stehend, hinter dem Patienten, diesen mit seinem Körper abstützend.

Handposition:

- Beide Hände etwa 3 Querfinger unter den ventralen Rippenbogen und parallel zu diesem auflegen.
- Hände löffelförmig beugen.

Ausführung:

- Während der tiefen Ausatmung dem Magen mit den Fingern nach posterior und kranial in Richtung der linken Schulter folgen.
- Während der leichten Einatmung den Magen in dieser Position halten.
- Bei erneuter tiefer Ausatmung dem Magen wiederum mit den Fingern nach posterior und kranial in Richtung der linken Schulter folgen.

- Während der Ausatmung plötzlich loslassen und der Magenbewegung nach anterior folgen.
- Der Magen kann auch zusätzlich zur Atembewegung oder unabhängig von dieser nach posterior und kranial in Richtung der linken Schulter gehoben werden, um den Druck dann plötzlich zu lösen.

Bewertung: Auf die Beweglichkeit des Magens achten.

- Normalbefund: Freie Beweglichkeit des Magens nach anterior während der Ausatmung.
- Wenn die Beweglichkeit des Magens nach anterior erschwert oder eingeschränkt ist, besteht eine posteriore Fixation des Magens, z. B. zur Niere oder zum Dünndarm hin.

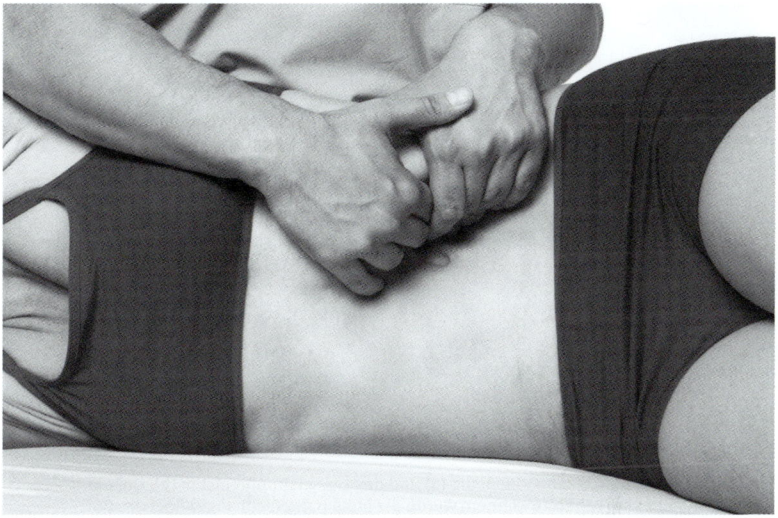

Abb. 4.31 Test einer posterioren Fixation [K306]

Test des Lig. gastrosplenicum und Lig. gastrophrenicum

(▸ Abb. 4.32)

Patient: in Rückenlage.

Therapeut: stehend, auf der rechten Seite des Patienten, auf Höhe des Magens.

Handposition:

- Um Haut und Gewebe in der Magengegend zu entspannen, mit der linken Hand das untere Drittel des linken Brustkorbs umgreifen und diesen leicht nach anterior anheben.
- Die Radialseite des rechten Zeigefingers links ventral auf und parallel zum Rippenbogen legen.

Ausführung:

- Mit dem rechten Zeigefinger beginnen, in der Tiefe sanft den Magen (Fundus) zu palpieren.
- Zum Testen des Lig. gastrosplenicum mit der rechten Hand Zug am Magen in Richtung der rechten Hüfte ausführen.

- Zum Testen des Lig. gastrophrenicum mit der rechten Hand Zug am Magen nach kaudal in Richtung des Os pubis ausführen.

Bewertung: Auf die Beweglichkeit des Magens achten.
- Normalbefund: Magen frei beweglich in Richtung der rechten Hüfte (Lig. gastrosplenicum) und in Richtung Os pubis (Lig. gastrophrenicum).
- Wenn die Beweglichkeit des Magens in Richtung der rechten Hüfte eingeschränkt ist, besteht eine Dysfunktion des Lig. gastrosplenicum, bei Beweglichkeitseinschränkung in Richtung des Os pubis besteht eine Dysfunktion des Lig. gastrophrenicum.

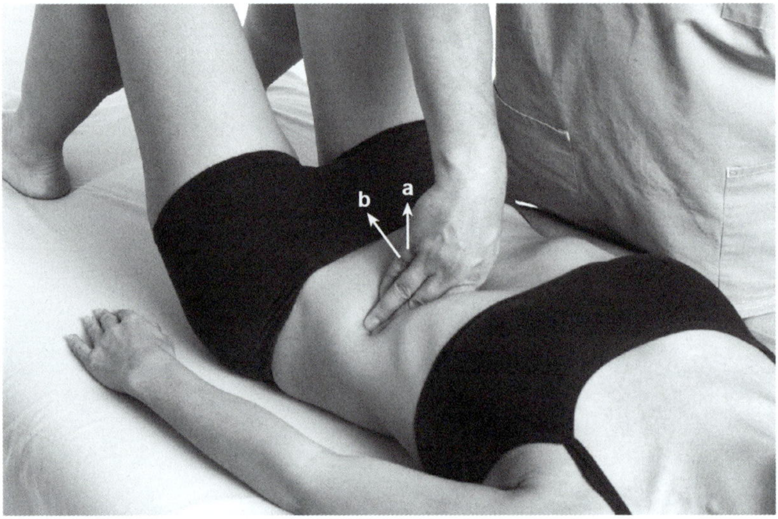

Abb. 4.32 Test des Lig. gastrosplenicum **(a)** und des Lig. gastrophrenicum **(b).** Um die rechte Handposition besser sehen zu können, wurde die linke Hand nicht abgebildet. [K306]

Test des Omentum minus

(▶ Abb. 4.33)

Patient: sitzend.

Therapeut: sitzend, hinter dem Patienten, diesen mit seinem Körper abstützend.

Handposition:
- Den rechten Arm unter der rechten Schulter, den linken Arm unter der linken Achsel durchführen.
- Mit der linken Hand die Curvatura minor palpieren und sie mit den Fingern umgreifen (als Lokalisationshilfe dient unmittelbar daneben eine Rinne); der linke Daumen liegt dabei passiv auf dem Thorax.
- Mit der rechten Hand den unteren Leberrand und den unteren rechten Rippenbogen umgreifen; der rechte Daumen liegt dabei passiv auf dem Thorax.

Ausführung:
- Mit der linken Hand die Curvatura minor fixieren und mit der rechten Hand einen Zug nach rechts oben an der Leber ausüben, um so das Omentum minus unter Spannung zu bringen.

- Anschließend mit der rechten Hand die Leber fixieren und mit der linken Hand einen Zug nach links oben an der Curvatura minor ausüben, um so das Omentum minus unter Spannung zu bringen.
- Mit beiden Händen gleichzeitig Zug ausüben.

Bewertung: Elastizität und Leichtigkeit der Bewegung sowie die Zeitdauer bis zur Bewegung der Struktur beurteilen. Eine Bewegungseinschränkung bei

- Zug an der Leber weist auf eine Dysfunktion der Curvatura minor, bei
- Zug an der Curvatura minor auf eine Dysfunktion der Leber oder von Strukturen unterhalb der Leber bzw. bei
- Zug an der Leber und an der Curvatura minor auf eine Dysfunktion des Omentum minus hin.

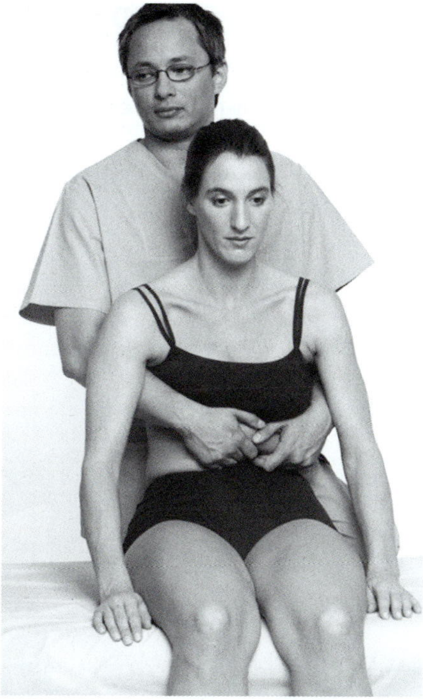

Abb. 4.33 Test des Omentum minus [K306]

Fasziale Diagnostik: Shift und/oder Induktion

Patient: in Rückenlage, Beine ausgestreckt.

Therapeut: stehend, links vom Patienten auf Höhe des Beckens.

Handposition:

- Für die transversale Verschiebung (Shift): Die rechte Hand liegt posterior auf der LWS und die linke Hand vorn auf dem Epigastrium.
- Für die anteroposteriore Induktion: Die Fingerbeeren beider Hände übereinander auf dem Epigastrium aufsetzen, leicht links.

Ausführung:

- Shift: transversale Verschiebung der oberflächlichen Faszien; als Variante: kraniokaudale Verschiebung
- Induktion: Druck nach posterior ausüben, dann den Druck plötzlich loslassen.

Bewertung der beiden Tests:

- Normalbefund: Freie Beweglichkeit, die Faszien federn zurück.
- Zähes oder fehlendes Zurückfedern deutet auf eine Dysfunktion hin.

4.5 Behandlung der Dysfunktionen

Torsten Liem

4.5.1 Omentum-minus-Technik

(▶ Abb. 4.34)

Indikation: Test des Omentum minus positiv, Stimulation der neurovaskulären Strukturen im Omentum minus.

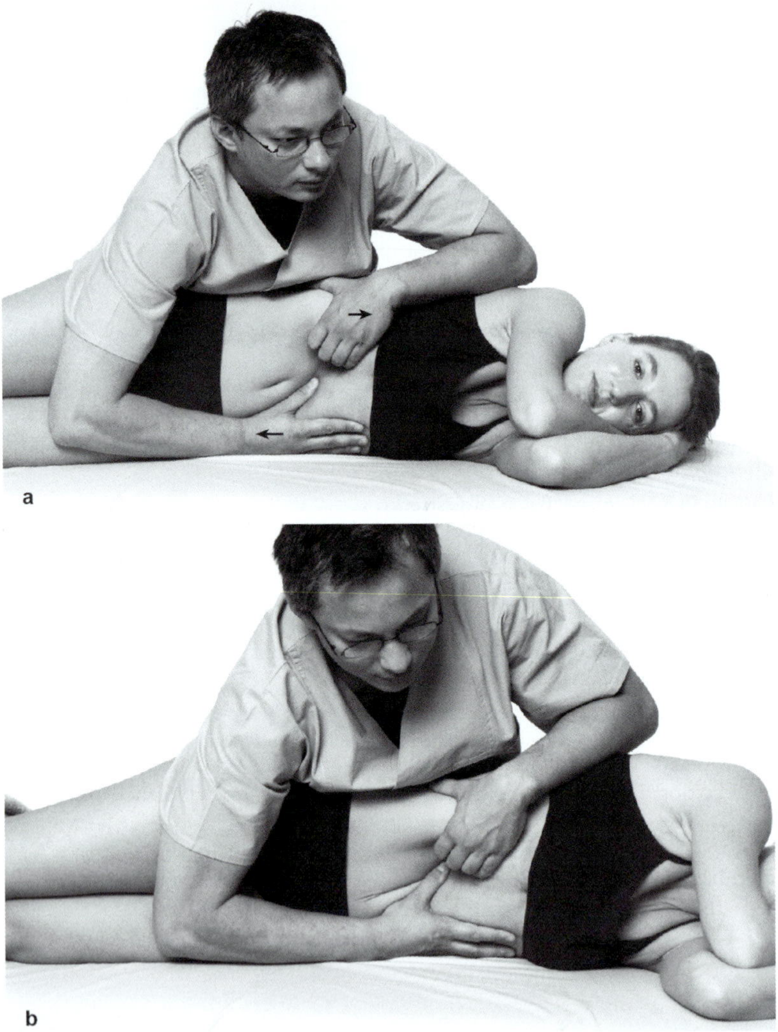

Abb. 4.34 Omentum-minus-Technik. **a:** Lig. gastrohepaticum. **b:** Lig. hepatoduodenale. [K306]

Patient: in linker Seitenlage.

Therapeut: hinter dem Patienten.

Handposition:

- Die rechte Hand auf den Magen legen, die Finger sind dabei nach kranial gerichtet, der Daumen ist abgewinkelt und liegt auf dem Pylorus.
- Mit den Fingern den Magen umfassen, sodass dieser in der Handfläche und die Handwurzel auf der unteren Magengrenze liegt.
- Den Patienten auffordern, tief ein- und auszuatmen:
  - Während der Ausatmung mit der Hand dem Magen nach kranial folgen.
  - Während der Einatmung mit der Hand leichten Widerstand nach kranial ausüben, sodass der Magen deutlich in die Handfläche hineingedrückt wird.
- Die linke Hand löffelförmig beugen und den unteren Leberrand und rechten Rippenbogen umgreifen.
- Der rechte Daumen bleibt passiv.

Ausführung:

- Während der Einatmung mit der rechten Hand dem Magen nach kaudal folgen und ihn während der Ausatmung kaudal halten.
- Während der folgenden Ausatmung mit der linken Hand der Leber nach kranial folgen und sie während der Einatmung kranial halten.
- Den Patienten auffordern, nach der folgenden Einatmung den Atem anzuhalten:
  - Während der Patient die Luft anhält, mit dem rechten Daumen Druck nach posterior und inferior auf das Lig. gastrohepaticum ausüben (der Daumen befindet sich auf dem Lig. gastrohepaticum zwischen Leber und Magen).
  - Während der Patient die Luft anhält, gleichzeitig mit dem rechten Daumen von der Leber aus Druck in Richtung Duodenum nach posterior und inferior auf das Lig. hepatoduodenale ausüben (der Daumen befindet sich auf dem Lig. hepatoduodenale zwischen Leber und Duodenum).

4.5.2 Omentum-majus-Technik

Indikation: Verklebungen des Omentum majus, insbesondere im inferioren, posterioren Anteil.

Patient: im Vierfüßlerstand.

Therapeut: seitlich des Patienten auf Höhe der Hüftgelenke.

Handposition: Mit den Händen die gesamte abdominale Masse umgreifen.

Ausführung: Zug nach anterior und kranial ausüben.

4.5.3 Technik für das Lig. gastrophrenicum

Patient: in rechter Seitenlage mit leichtem Rundrücken, Beine gebeugt.

Therapeut: stehend, hinter dem Patienten, auf Höhe der mittleren BWS.

Variation 1

(▶ Abb. 4.35)

Indikation: positiver Test des Lig. gastrophrenicum.

Handposition: Mit den Händen den Unterrand des Magens etwa auf Höhe des Bauchnabels umgreifen.

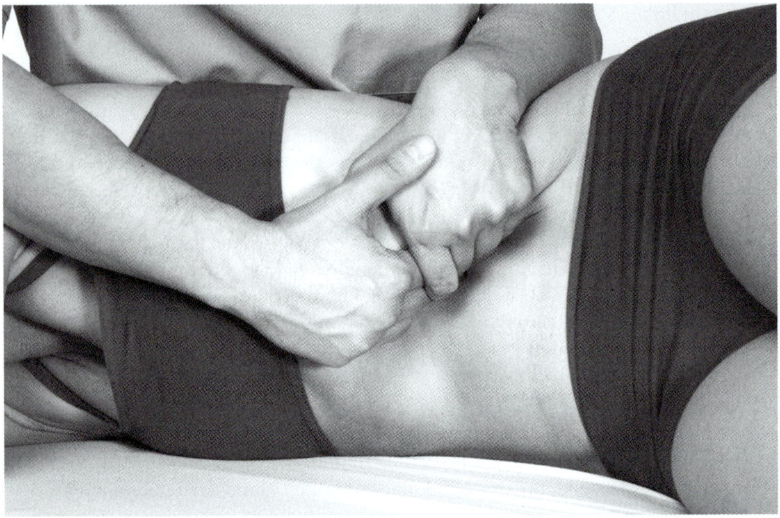

Abb. 4.35 Technik für das Lig. gastrophrenicum (Variation 1) [K306]

Ausführung:

- Während der Ausatmungsphase mit den Händen weiter in die Tiefe eindringen und den Magen nach kranial und posterior begleiten.
- Während der leichten Einatmung den Magen in dieser Position halten.
- In der erneuten Ausatmungsphase dem Magen wieder mit den Händen nach kranial und posterior folgen, bis sie schließlich unter den linken Rippenbogen gelangen.
- Diesen Vorgang 2- bis 3-mal wiederholen.
- Anschließend zu Beginn der Einatmung die Hände plötzlich entspannen.

Variation 2

(▶ Abb. 4.36)

Indikation: zu große Spannung im vorderen Epigastrium und am Diaphragma, die ein tieferes Eindringen in den Bauchraum verhindert.

Handposition:

- Den unteren linken Brustkorb mit beiden Händen umfassen.
- Die Finger zeigen zueinander, die Daumen befinden sich lateral.

Ausführung:

- Während der Ausatmungsphase den linken Brustkorb nach anterior begleiten und ihn während der leichten Einatmung in dieser Position halten.
- In der erneuten Ausatmungsphase dem linken Brustkorb weiter nach vorne folgen.
- Gleichzeitig dem Magen wieder mit den Händen nach kranial und posterior folgen, bis sie schließlich unter den linken Rippenbogen gelangen.
- Diesen Vorgang etwa 2- bis 3-mal wiederholen, bis sich der Brustkorb während der Ausatmungsphase nicht mehr weiter nach anterior bewegt.
- Anschließend zu Beginn der Einatmung die Hände plötzlich entspannen.

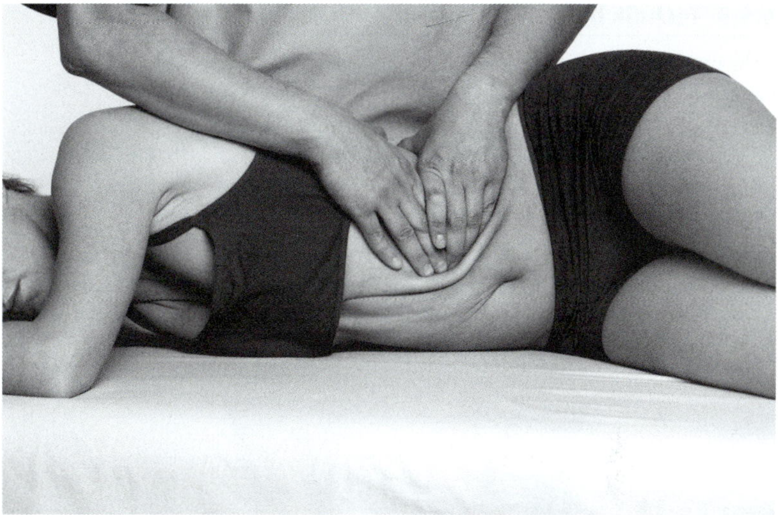

Abb. 4.36 Technik für das Lig. gastrophrenicum (Variation 2) [K306]

4

4.5.4 Pumptechnik für den Magen

(▶ Abb. 4.37)

Indikation: Mobilisationseinschränkung des Magens (z. B. positiver Test des Lig. gastrophrenicum, ▶ 3.4.8).

Patient: sitzend.

Therapeut: sitzend, auf der rechten Seite des Patienten.

Handposition: Den unteren linken Brustkorb mit beiden Händen umgreifen, die Finger ineinander verhaken.

Ausführung:

- Während der Ausatmungsphase eine Pumpbewegung nach unten, medial und anterior ausüben, wodurch das Lig. gastrophrenicum gedehnt wird.
- Während der Einatmung die Hände entspannen.

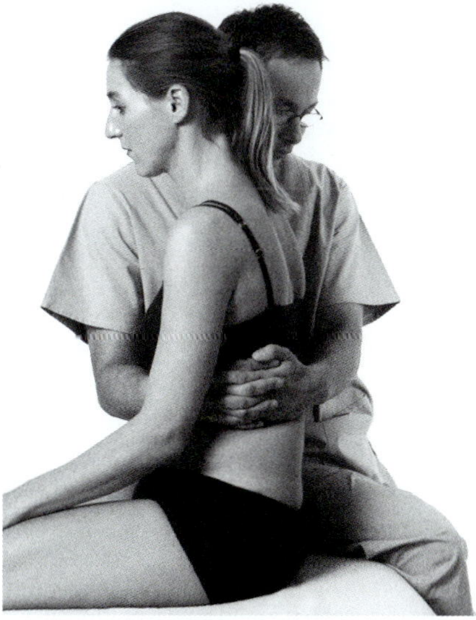

Abb. 4.37 Pumptechnik für den Magen [K306]

4

4.5.5 Technik bei Luft im Magen

Indikation: Morbus Roemheld, Aerophagie.

Patient: in Rückenlage, Beine angestellt.

Therapeut: stehend, auf der rechten Seite des Patienten, auf Höhe der Hüftgelenke

Variation 1

(▶ Abb. 4.38)

Handposition: Hände etwa über dem Magenfundus überkreuzen.

Ausführung:
- Mit der unten liegenden Hand Kontakt zum Magen herstellen.
- Mit der oberen Hand (auf der unten liegenden Hand) eine Rotationsbewegung des Magenanteils nach inferior in Richtung Kardia ausüben.

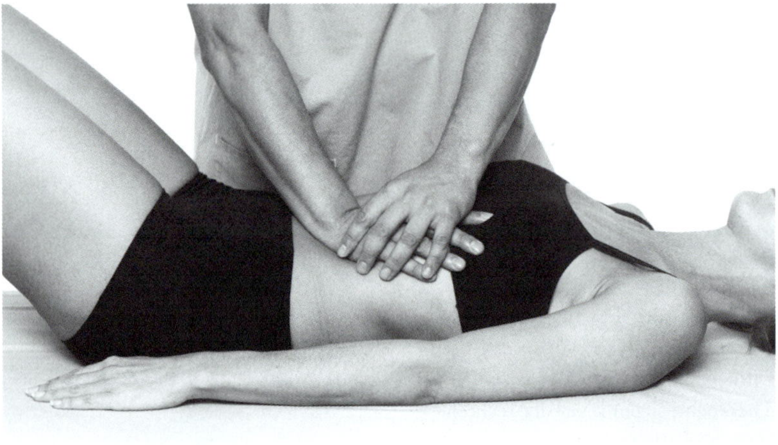

Abb. 4.38 Technik bei Luft im Magen (Variation 1) [K306]

Variation 2

(▶ Abb. 4.39)

Handposition: Die rechte Hand auf den Magenfundus und die linke Hand auf den Pylorus legen.

Ausführung:
- Mit der linken Hand auf dem Pylorus einen Zug nach lateral rechts ausüben.
- Mit der rechten Hand eine Rotationsbewegung nach inferior in Richtung der Kardia ausführen.

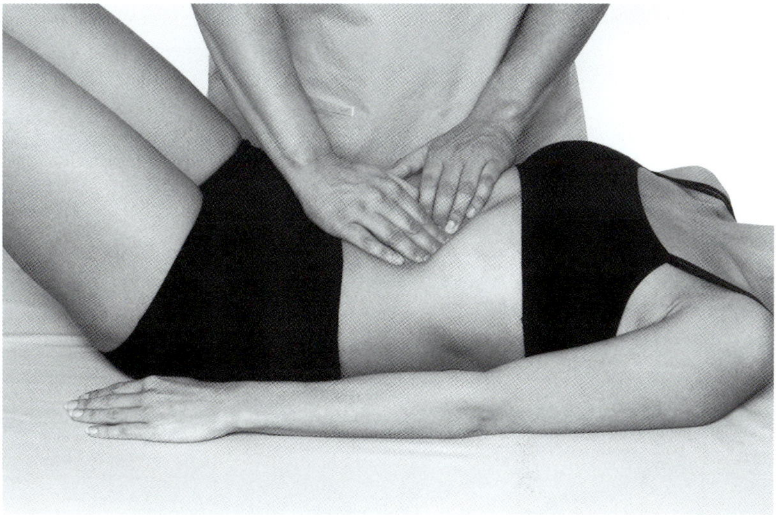

Abb. 4.39 Technik bei Luft im Magen (Variation 2) [K306]

4.5.6 Technik für den Pylorus

Indikation: Hypertonus des Pylorus. Ein Hypertonus des Pylorus kann folgende Ursachen haben:

- neurovegetativ: erhöhter Sympathikotonus → hypertoner Sphinkter
- mechanisch: hypotoner oder atonischer Magen, der zunächst Halt über den Pylorus sucht und zur Spannungszunahme am Pylorus führt.
- Stoffwechsel: Alle Faktoren, die eine erhöhte HCl-Produktion im Magen verursachen, führen zu einer Zunahme der Pylorusspannung.

Patient: in Rückenlage, Beine angestellt, Kopf erhöht.

Therapeut: stehend, auf der linken Seite des Patienten.

Handposition:

- Die linke Hand unterhalb der linken X. bis XII. Rippen auflegen.
- Die vier Finger der rechten Hand sind in einem Winkel von 45° zum Pylorus gerichtet und zeigen zur VIII. rechten Rippe.

Variation 1

(▶ Abb. 4.40)

Ausführung:

- Mit der linken Hand die Rippen heben.
- Mit den Fingern der rechten Hand einen sanft vibrierenden Druck in Richtung der rechten Schulter des Patienten ausüben.

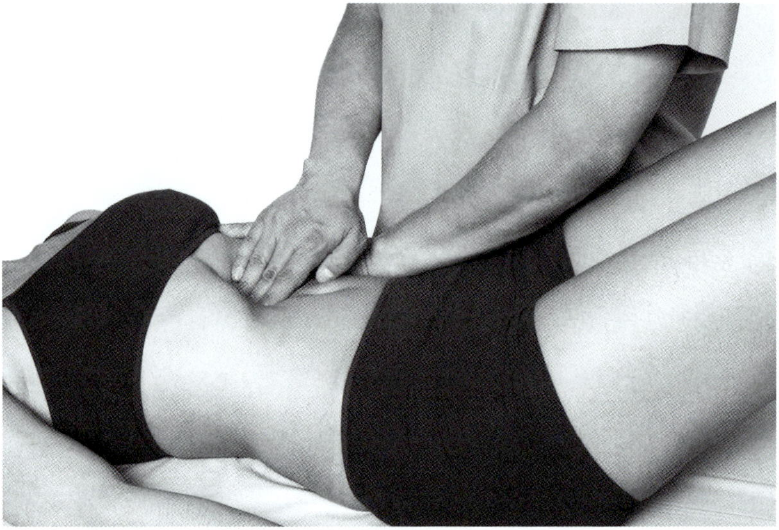

Abb. 4.40 Technik für den Pylorus (Variation 1) [K306]

Variation 2

(▶Abb. 4.41)

Ausführung:

- Mit den Fingern der rechten Hand zusätzlich eine Rotation nach rechts ausüben (▶Abb. 4.41, Pfeil a).
- Den Druck 5–7 Sekunden lang halten.
- Bei der Einatmung loslassen und mit den Fingern am Pylorus eine Rotation nach links beginnen (▶Abb. 4.41, Pfeil b).
- Der Patient spürt, dass der Schmerz nachlässt.

Bei einem Pylorushypertonus die Ursachen berücksichtigen. Dient er als Kompensation für einen atonischen Magen, den Hypertonus nicht lösen, sondern den Magen behandeln.

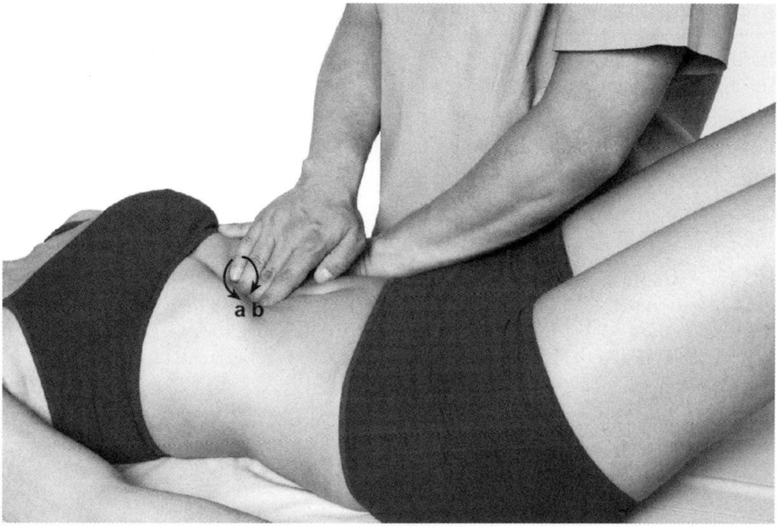

Abb. 4.41 Technik für den Pylorus (Variation 2) [K306]

4.5.7 Technik bei Invaginatio gastroduodenalis (nach Weischenck)

(▶ Abb. 4.42)

Indikation: Entspannung und Beseitigung der Invagination.

Patient: sitzend, Beine leicht gespreizt; beide Hände liegen auf der Behandlungsliege, die rechte hinter dem Körper, die linke zwischen den Beinen.

Therapeut: stehend, hinter dem Patienten, linkes Knie auf der Bank.

Handposition: Die linke Hand über den Magen und die rechte Hand unterhalb der Leber auf die Pars superior des Duodenums (rechts auf der Höhe von L1) legen.

Ausführung:

- Mit der linken Hand einen Zug zur linken Fossa iliaca ausüben und den Patienten nach rechts drehen, um beide Hände voneinander zu entfernen, bis die Spannungsgrenze spürbar wird.
- Den Patienten auffordern, einzuatmen und dabei den Bauch kräftig einzuziehen.
- Die Manipulation 2- bis 3-mal wiederholen.

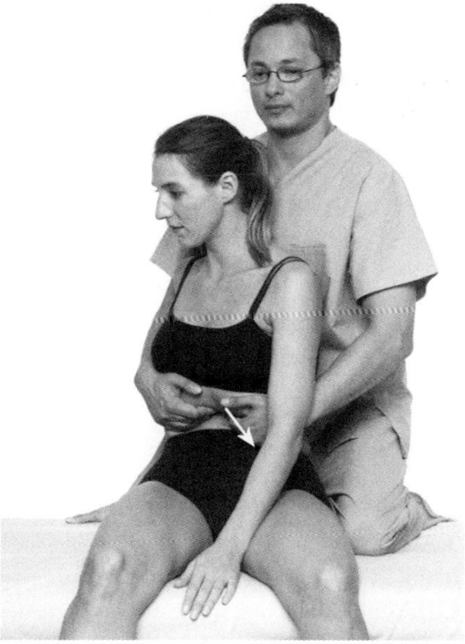

Abb. 4.42 Technik bei Invaginatio gastroduodenalis [K306]

4.5.8 Mobilisation des Magens in den 3 Ebenen

Indikation: Spannungslösung der bindegewebigen Umgebung des Magens, Verbesserung der Magenbeweglichkeit.

Patient: in rechter Seitenlage, Kopf auf einem Kissen, während die Arme in Schulterhöhe entspannt auf der Behandlungsliege liegen.

Therapeut: stehend, hinter dem Patienten.

Mobilisation in der Frontalebene

(▶ Abb. 4.43)

Handposition:

- Beide Hände ab der V. Rippe abwärts auf den linken Thorax legen.
- In Verlängerung der Arme sind die Hände zum Nabel gerichtet.

Ausführung:

- In Richtung Nabel auf den Thorax drücken.
- Dann die Rippen wieder zu sich hinziehen.
- Dabei versuchen, in der Frontalebene zu bleiben.

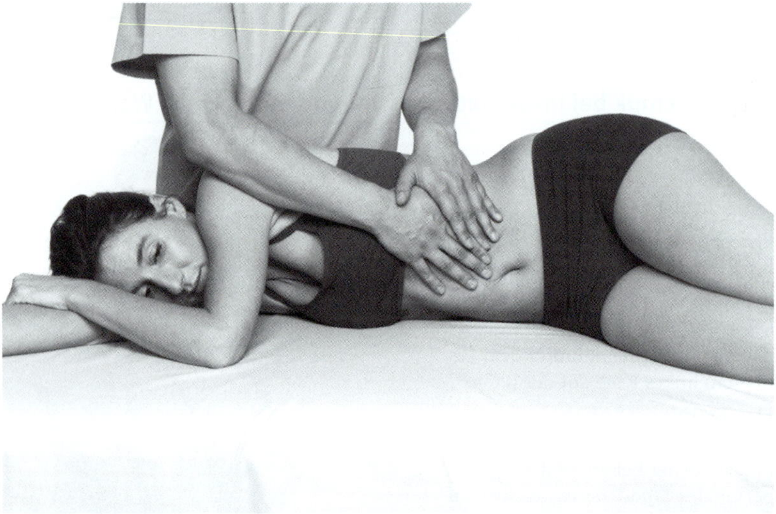

Abb. 4.43 Mobilisation des Magens in der Frontalebene [K306]

Mobilisation in der Sagittalebene

(▶ Abb. 4.44)

Handposition:

- Die linke Hand auf die posteriore Seite des linken Thorax unterhalb der IV. Rippe legen, die Finger zeigen nach kaudal.
- Die rechte Hand auf die anteriore Seite des linken Thorax unterhalb der IV. Rippe legen, die Finger zeigen dabei nach kaudal.

Ausführung: Mit beiden Händen eine gegenläufige Bewegung in der Sagittalebene ausführen.

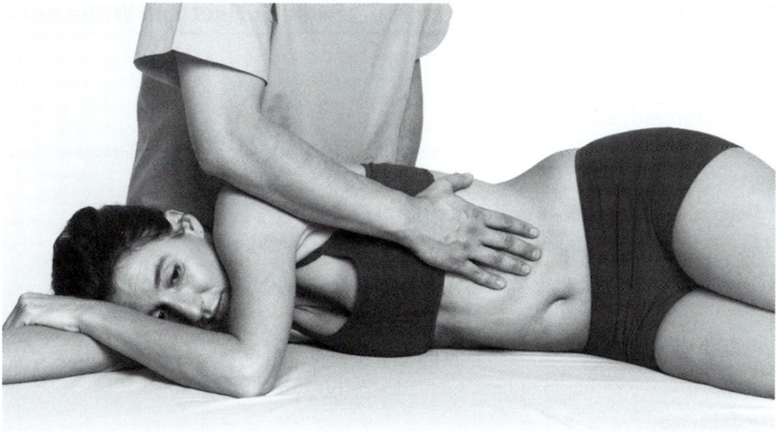

Abb. 4.44 Mobilisation des Magens in der Sagittalebene [K306]

Mobilisation in der Horizontalebene

(▶ Abb. 4.45)

Handposition:

- Finger beider Hände in Höhe der V. Rippe vorn auf den linken Thorax legen.
- Daumen liegen auf der Rückseite, sodass der linke untere Thorax umfasst wird.
- Arme strecken und zum Proc. xiphoideus richten.

Ausführung:

- Die Rippen nach medial zum Proc. xiphoideus drücken und wieder loslassen.
- Den Vorgang wiederholen, bis ein elastisches Federn stattfindet.

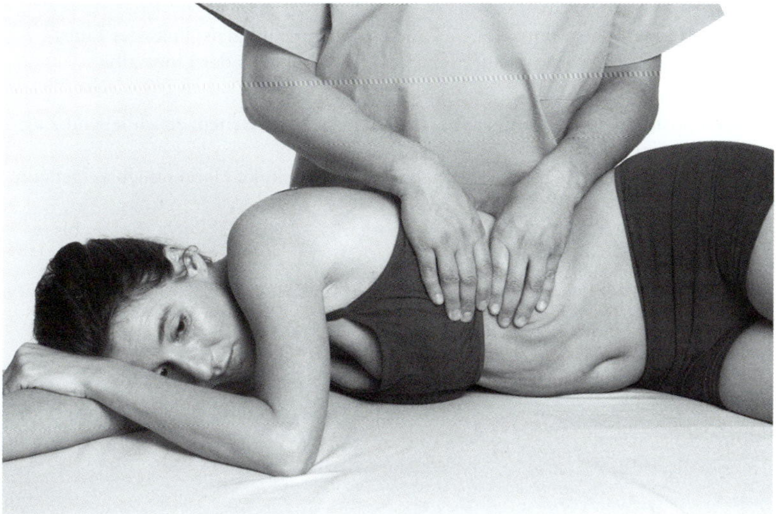

Abb. 4.45 Mobilisation des Magens in der Horizontalebene [K306]

4.5.9 Fasziale Behandlung (modifiziert nach Finet und Williame)

Michel Puylaert

Ausatmungsdysfunktion

Indikation: fasziale Einschränkung nach kaudal, Hiatushernie, Schmerzen im Epigastrium.

Patient: in Rückenlage, Beine ausgestreckt.

Therapeut: stehend, links vom Patienten auf Höhe des Beckens.

Handposition:
- Beide Hände liegen flach auf dem Epigastrium, die Finger sind nach kranial gerichtet.
- Die linke Hand liegt unmittelbar kaudal des Rippenbogens, links der Linea alba, und die rechte Hand auf Höhe des Pylorus, rechts der Linea alba.

Ausführung:
- Nach posterior drücken, um die fasziale Ebene zu erreichen; anschließend Zug nach kaudal ausüben.
- Die rechte Hand im Uhrzeigersinn und die linke Hand gegen den Uhrzeigersinn drehen.
- Die Stellung beibehalten oder diesen Vorgang 2- bis 3-mal wiederholen, bis es zu einer Spannungslösung kommt.

Einatmungsdysfunktion

Indikation: fasziale Einschränkung nach kranial, Ptose, Schmerzen im Epigastrium, Verdauungsstörungen.

Patient: in Rückenlage.

Therapeut: stehend, links vom Patienten auf Höhe des Beckens.

Handposition:
- Beide Hände liegen flach auf dem Epigastrium, die Finger sind nach kranial gerichtet.
- Die linke Hand liegt unmittelbar kaudal des Rippenbogens, links der Linea alba, und die rechte Hand auf Höhe des Pylorus, rechts der Linea alba.

Ausführung:
- Nach posterior drücken, um die fasziale Ebene zu erreichen; anschließend Zug nach kranial ausüben.
- Die rechte Hand gegen den Uhrzeigersinn und die linke Hand im Uhrzeigersinn drehen.
- Die Stellung beibehalten oder diesen Vorgang 2- bis 3-mal wiederholen, bis es zu einer Spannungslösung kommt.

Variante: Der Therapeut steht am Kopfende des Patienten und positioniert die Hände entsprechend.

4.5.10 Strain-Counterstrain für den Magen

(▶Abb. 4.46)

Indikation: funktionelle Magenstörungen, Magendysfunktionen (z. B. hyperspastischer Magen), schmerzhafter Tenderpoint an der Spitze des Proc. xiphoideus, etwa 1–1,5 cm superior und leicht links am Übergang zwischen Magen und Kardia.

Patient: sitzend.

Therapeut: stehend, hinter dem Patienten.

Handposition: Mit dem linken Zeige- oder Mittelfinger auf den Tenderpoint gehen.

Ausführung:

- Die BWS des Patienten in eine Flexionsstellung von 60° (bis zur Höhe des Magenhiatus) bringen.
- Eine thorakale Wirbelsäulenrotation von 35° nach links in Richtung des Tenderpoints hinzufügen.
- Eine Seitneigung der BWS von 20–30° nach rechts weg vom Tenderpoint ergänzen.
- Diese Stellung etwa 90 Sekunden lang halten, dann den Patienten passiv zur Ausgangsstellung zurückbringen.

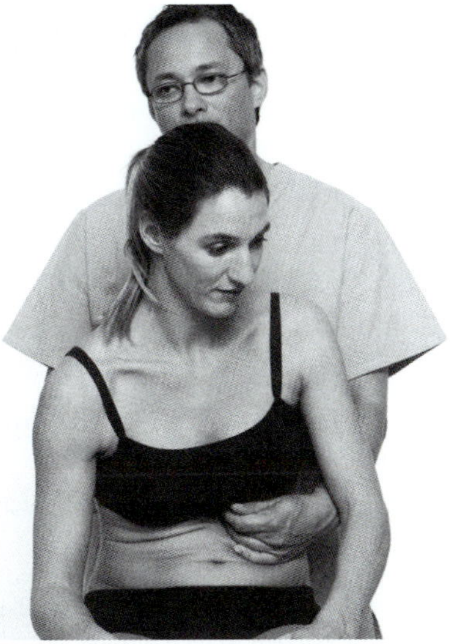

Abb. 4.46 Strain-Counterstrain für den Magen [K306]

4.5.11 Entspannung des Plexus coeliacus (nach Fulford)

(▶Abb. 4.47)

Indikation: Lösung von Spannungen am Ganglion coeliacum bzw. Plexus solaris, emotionale Traumata, Dysfunktion des Zwerchfells.

Patient: in Rückenlage.

Therapeut: stehend, seitlich vom Patienten auf Höhe des Plexus solaris.

Handposition: Eine Hand (oder beide Hände übereinander) auf den Plexus solaris legen, etwa in der Mitte zwischen Bauchnabel und Proc. xiphoideus.

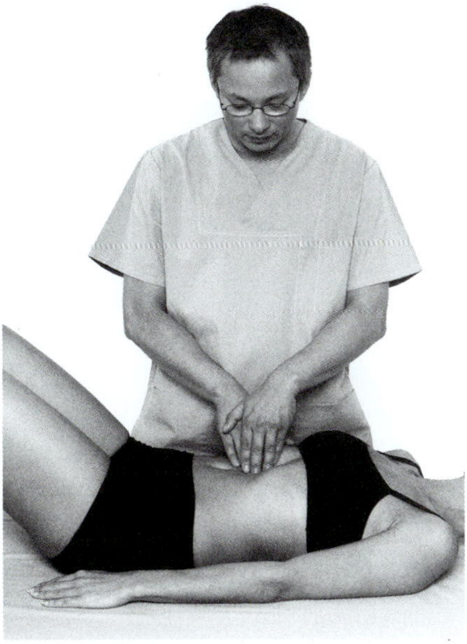

Abb. 4.47 Entspannung des Plexus coeliacus [K306]

Ausführung:

- Sanften Druck nach posterior oder sanfte Vibrationen ausüben und
- Gewebespannungen folgen, bis eine deutliche Aufweichung des Gewebes spürbar ist.

> Für Robert Fulford ist der Plexus solaris als emotionales Gedächtnis des Körpers anzusehen. Emotionale Traumata werden dort im vegetativen Nervensystem gespeichert. Für einen Behandlungserfolg ist es unumgänglich, Spannungen auf Höhe des Plexus solaris zu lösen. Diese Technik hat ähnlich tiefgreifende Wirkungen wie eine Kompression des IV. Ventrikels (CV4).

4.5.12 Induktion des Magens

(▶ Abb. 4.48)

Indikation: zum Abschluss einer Magenbehandlung.

Patient: in Rückenlage, Beine angestellt.

Therapeut: auf der rechten Seite des Patienten, auf Höhe der Hüftgelenke.

Handposition:

- Die rechte Hand auf den Magen legen, wobei die Finger nach kranial gerichtet sind und der abgewinkelte Daumen auf dem Pylorus liegt.
- Mit den Fingern den Magen umfassen, sodass der Magen in der Handfläche liegt und die Handwurzel die untere Magengrenze markiert.

Ausführung:

- Den Patienten auffordern, tief ein- und auszuatmen:
  - Während der Ausatmung dem Magen mit der Hand nach kranial folgen.
  - Während der Einatmung leichten Widerstand nach kranial ausüben, sodass der Magen deutlich in die Handfläche hineingedrückt wird.

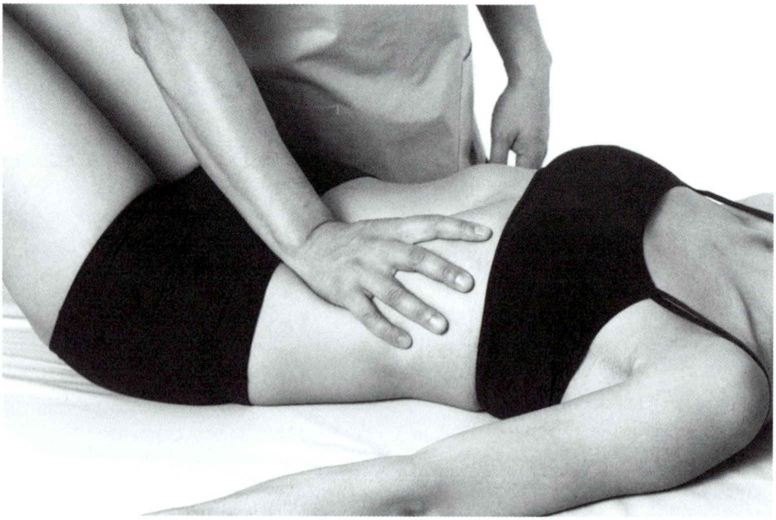

Abb. 4.48 Induktion des Magens [K306]

- Mit der Hand der Motilitätsbewegung des Magens folgen.
- Zusätzlich kann die vorherrschende Bewegung unterstützt und der gegensinnigen Bewegung passiv gefolgt werden.
- Dies ausführen, bis es zur Entspannung und Angleichung der Bewegungen kommt.

Anmerkungen:
- Im Verlauf dieser Technik kann ein Stillpunkt auftreten.
- Auf diese Weise können auch einzelne Magenbereiche behandelt werden: Dazu die Finger auf den jeweiligen Anteil des Magens legen und der inhärenten Gewebebewegung folgen.

4.5.13 BEFNT-Integration des Magens

(▶ 2.4.2)

Indikation: Dysfunktion des Magens.

Patient: in Rückenlage, Beine angestellt.

Therapeut: stehend, auf der rechten Seite des Patienten, auf Höhe der Hüftgelenke

Handposition:
- Die rechte Hand flach auf den Bauch legen. Der kleine Finger und die ulnare Handkante liegen dabei der Curvatura major an, das Os pisiforme befindet sich etwa auf Höhe des Pylorus (In Höhe Th12/L1, bei leerem Magen etwa 6–7 cm oberhalb des Nabels), der Daumen zeigt zum Duodenum, der Zeigefinger folgt der Curvatura major.
- Die rechte Hand liegt damit in einer von rechts inferior nach links superior verlaufenden Achse, die Finger sind nach kranial gerichtet.
- Mit den übrigen Fingern den Magen umfassen, sodass er in der Handfläche liegt.
- Die Handwurzel markiert die untere Magengrenze.

Point of balanced entodermal tension (PBET)

- Resistenz der entodermalen Struktur auf sanften Druck hin testen und die Dichte der Struktur bewerten.
- Den Patienten auffordern, tief ein- und auszuatmen:
  - Während der Ausatmung mit den Händen dem Magen nach kranial folgen.
  - Während der Einatmung mit den Händen leichten Widerstand nach kranial ausüben, sodass der Magen deutlich in die Handfläche hineingedrückt wird.
- Der entodermalen Spannung der Magenwand in die Position bzw. in die Form folgen, in der die Spannung am besten ausgeglichen ist (PBET).
- Dabei die embryonalen Kraftvektoren berücksichtigen.

Neuronale Inhibition

- Die linke Hand auf verschiedenen Ebenen auf den Rücken legen und die rechte Hand im Bereich des Magens liegen lassen.
- Falls es einen Bereich am Rücken gibt, in dem sich der Magen unter der Hand spürbar entspannt bzw. die Bewegungseinschränkung sich verbessert, die Hand dort liegen lassen: in der Regel auf Höhe Th6–Th9 (sympathische Innervation), im Bereich des kraniozervikalen Übergangs (parasympathische Innervation) oder ca. 3–4 Querfinger oberhalb des Bauchnabels (Ganglion coeliacum).
- Durch sanften konstanten Druck eine Inhibition im jeweiligen Bereich ausführen.

4

Point of balanced fascial tension (PBFT)

- Fasziale Beweglichkeit passiv oder aktiv atemsynchron oder aktiv unabhängig von der Atemaktivität testen.
- Das Spannungsgleichgewicht der faszialen Strukturen des Magens einstellen: versuchen, den therapeutisch induzierten Gleichgewichtszustand der viszerofaszialen Spannungen zu erreichen, in dem sie gleichmäßig in allen Richtungen ausgeglichen sind.
- Meist wird der Magen in die Position begleitet, in die er sich gut bewegen lässt.
- Um die unterschiedlichen Spannungsmuster der Aufhängungen (und faszialen Gleitflächen) des Magens zu kopieren, die Krafteinwirkung der Hände an sie anpassen bzw. ihnen angleichen:
  - Über die Fixationen: nach rechts kranial zur Leber, nach kranial zur A. gastrica sinistra an der Curvatura minor, zur A. gastroomentalis sinistra an der Curvatura major und zum Ösophagus, nach anterolateral zum Colon transversum, nach posteromedial zum Diaphragma, nach lateral zur Milz, nach kaudal zum Duodenum (nach kaudal könnte die A. gastrica dextra an der Curvatura minor gemeinsam mit der an der Curvatura major befindlichen A. gastroomentalis dextra als biegungsfeste Stützstruktur wirken).
  - Über die Gleitflächen, z. B. des Corpus gastricum: nach anterior zum Diaphragma, nach lateral zum Lobus sinister der Leber und zur Bauchwand, nach posterior zur Bursa omentalis (Pankreasschwanz), zur linken Niere (→ Mesogastrium posterius), zur linken Nebenniere, A. und V. lienalis, A. und V. mesenterica superior und zur Milz, nach kaudal zum Colon transversum.
- Dazu eine Hand ggf. vom Magen lösen und z. B. auf die Leber oder die Milz legen.
- Einstellung eines PBFT (evtl. mit leichter Kompression): → minimale Bewegungen im faszial-ligamentären viskoelastischen Umfeld des Magens treten auf → ein neues Gleichgewicht etabliert sich → eine physiologischere Bewegungsamplitude wird palpierbar, evtl. entsteht ein Stillpunkt. Danach den Magen in die Ausgangslage zurückbringen.

Anschließend können Techniken wie **balanced dynamic tension** und **balanced fluid tension** (BDT, BFT) angewendet werden. Darauf achten, weder bei der Untersuchung noch bei der Behandlung bis an die Bewegungsgrenzen zu gehen.

4.5.14 Behandlung der Arterien des Magens

Michel Puylaert

A. gastrica sinistra und dextra

Die beiden Anteile A. gastrica sinistra und dextra können mit der Technik für den Truncus coeliacus (▶ 8.5.2) behandelt werden.

Aa. gastroomentalis dextra und sinistra (im Lig. gastrocolicum)

(▶ Abb. 4.49)

Indikationen: Magendysfunktionen, Reflux, Leber- und Pankreasdysfunktionen.

Patient: in linker Seitenlage.

Therapeut: stehend, hinter dem Patienten.

Handposition: Fingerbeeren auf die laterale Seite des linken M. rectus abdominis legen.

Ausführung:
- Phase 1: Druck nach posterior ausüben.
- Phase 2: Spreizbewegung (fächerförmig) vornehmen
- Phase 3: Drehung im Uhrzeigersinn durchführen

Die jeweilige Stellung entweder 10 bis 20 Sekunden halten oder rhythmisch mobilisieren.

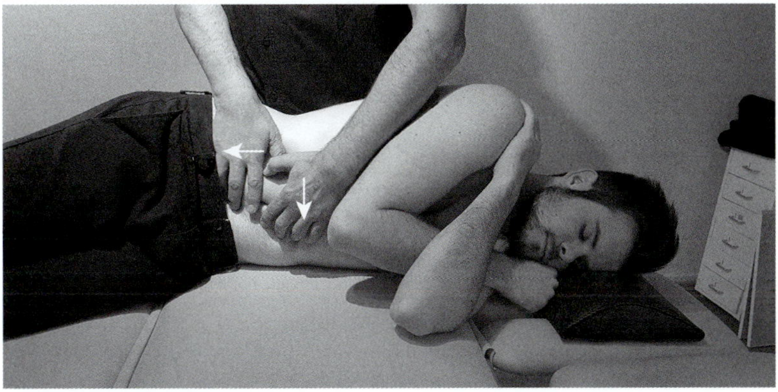

Abb. 4.49 A. gastroomentalis [K339]

4.6 Hiatushernie (axiale Gleithernie)

Torsten Liem

4.6.1 Ursachen

- Epidemiologie: Alter (Erkrankungsalter meist über 50 Jahre), Frauen häufiger als Männer betroffen
- Lockerung der elastischen Kardiaaufhängung durch Mesenchymschwäche
- Abdominale Hypertension (Adipositas, Aszites, Schwangerschaft, übermäßiges Pressen beim Stuhlgang)
- Emphysembronchitis mit Zwerchfelltiefstand
- Körperbau (pyknischer Typ)
- Schwangerschaft/Menopause: durch Überschuss an Östrogenen oder Verminderung von Progesteron Gewebelockerung auch im Bereich des Hiatus oesophageus
- Plötzlicher Druck, z. B. durch Tritt in den Bauch
- Chronische Überstreckung der BWS
- Alle Faktoren, die eine Verkürzung oder einen nach kranial gerichteten Zug des Ösophagus, eine Senkung des Diaphragmas oder eine Lockerung des Hiatus oesophageus begünstigen und eine Verlagerung des Zentrums des Hiatus oesophageus induzieren, prädisponieren zur Entstehung einer Hiatushernie.

4.6.2 Symptome

- 70–90 % asymptomatisch
- Retrosternalschmerz oder retrosternales Druckgefühl
- Schmerzen in Höhe von Th11, die sich beim Atmen verstärken
- Sodbrennen

- Aufstoßen und vermehrte Luft im Magen
- Schluckbeschwerden, atypische Halsschmerzen
- Regurgitation von Nahrungsresten
- Schmerzen im Epigastrium, linken Oberbauch und linken Thorax
- Verstärkung der Beschwerden beim Bücken, Pressen und im Liegen
- Stenokardische Beschwerden
- Stirnkopfschmerzen
- Schulter-, Armschmerzen links
- Beschwerden der mittleren oder unteren BWS
- Verstärkung bzw. Auslösung der Beschwerden bei Anheben des Magens

4.6.3 Osteopathische Diagnostik

Test 1: Inspektion bei Hiatushernie

Patient: sitzend, Rücken leicht gebeugt.

Therapeut: hinter dem Patienten, diesen mit seinem Körper abstützend.

Ausführung: Patienten auffordern, tief einzuatmen.

Bewertung: Auf Äußerungen des Patienten achten.
- Normalbefund: keine Beschwerden
- Wenn beim tiefen Einatmen ein Spannungsgefühl in der Kardiaregion oder ein Brennen hinter dem Sternum auftritt bzw. die Beschwerden zunehmen, deutet dies auf eine Hiatushernie hin.

Test 2 bei Hiatushernie

(▶ Abb. 4.50)

Patient: sitzend, Rücken leicht gebeugt.

Therapeut: hinter dem Patienten, diesen mit seinem Körper abstützend.

Handposition: Beide Hände übereinander legen und die untere Magengrenze umfassen.

Ausführung:
- Patienten auffordern, leicht ein- und tief auszuatmen.
- Mit den Händen dem Magen bei der Ausatmung nach kranial folgen und ihn während der leichten Einatmung in dieser Position halten.
- Bei erneuter tiefer Ausatmung dem Magen mit den Fingern wieder nach kranial folgen.
- Diesen Vorgang 2- bis 3-mal wiederholen.

Bewertung: Auf Äußerungen des Patienten achten.
- Normalbefund: keine Beschwerden
- Wenn beim tiefen Ausatmen Sodbrennen oder ein Brennen hinter dem Sternum auftritt bzw. die Beschwerden zunehmen, deutet dies auf eine Hiatushernie hin.

Der Test ist spezifischer, wenn er mit den Fingern beider Hände an der Kardia durchgeführt wird. Die Hände befinden sich dabei am chondrokostalen Übergang der VII. Rippen, 2 cm links der Medianlinie am Rippenbogen. Der Test kann wiederholt werden, wenn sich der Patient zusätzlich nach vorne beugt. Fällt der Test ohne Vorbeugen negativ aus, kann er beim Vorbeugen positiv werden.

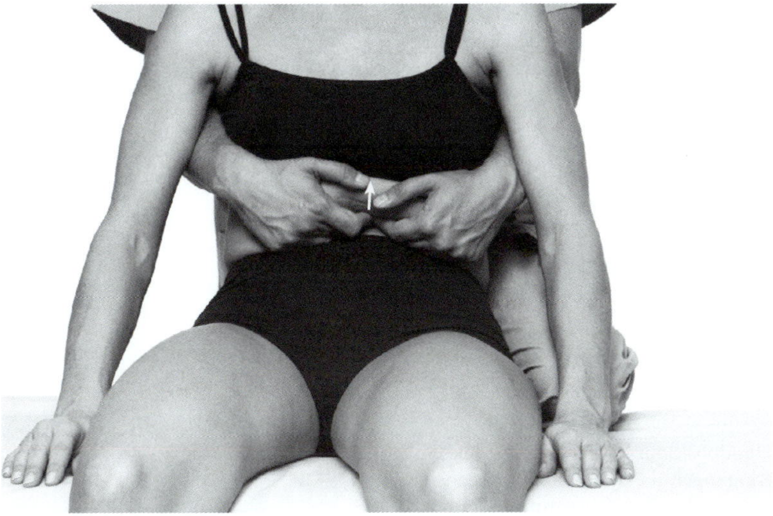

Abb. 4.50 Test 2 bei Hiatushernie [K306]

Test 3 bei Hiatushernie

(▶ Abb. 4.51)

Patient: sitzend, Rücken leicht gebeugt.

Therapeut: hinter dem Patienten, diesen mit seinem Körper abstützend.

Handposition: Mit den Fingern beider Hände die Curvatura minor nahe der Kardia am chondrokostalen Übergang der VII. Rippen, 2 cm links der Medianlinie am Rippenbogen palpieren.

Ausführung:

- Den Patienten auffordern, leicht ein- und tief auszuatmen.
- Während der Ausatmung mit den Fingern der Curvatura minor in Richtung Kardia folgen und diese Position während der leichten Einatmung beibehalten.
- Bei erneuter tiefer Ausatmung mit den Fingern der Curvatura minor wieder nach kranial folgen.
- Diesen Vorgang 2- bis 3-mal wiederholen.

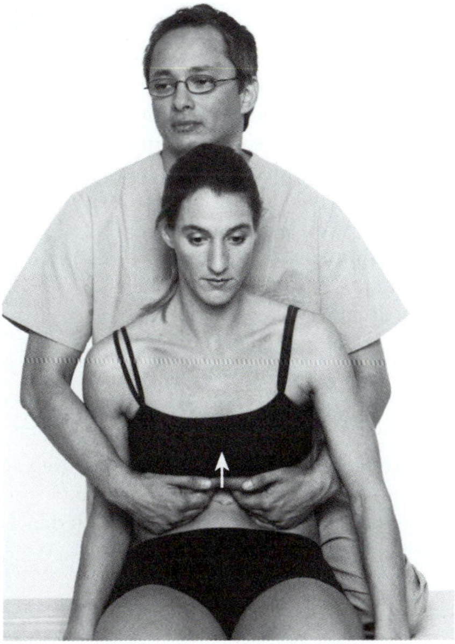

Abb. 4.51 Test 3 bei Hiatushernie [K306]

Bewertung: Auf Äußerungen des Patienten achten.

- Normalbefund: keine Beschwerden.
- Wenn beim tiefen Ausatmen Sodbrennen oder ein Brennen hinter dem Sternum auftritt bzw. die Beschwerden zunehmen, deutet dies auf eine Hiatushernie hin.

Bei unklaren Testergebnissen kann die Curvatura minor während der Ausatmung auch aktiv sanft nach kranial gehoben werden.

Test 4 bei Hiatushernie

(▶ Abb. 4.52)

Patient: sitzend, Rücken leicht gebeugt.

Therapeut: hinter dem Patienten, diesen mit seinem Körper abstützend.

Handposition: Zeige-, Mittel- und Ringfinger beider Hände liegen ventral an der Curvatura minor vom chondrokostalen Übergang der VII. Rippen bis zum linken Rand von L1.

Ausführung:

- Den Patienten auffordern, leicht aus- und tief einzuatmen.
- Während der Einatmung mit den Fingern der Curvatura minor in Richtung des linken Iliosakralgelenks folgen und den Magen während der leichten Ausatmung in dieser Position halten.
- Bei erneuter tiefer Einatmung mit den Fingern der Curvatura minor wieder in Richtung des linken Iliosakralgelenks folgen.
- Diesen Vorgang 2- bis 3-mal wiederholen.

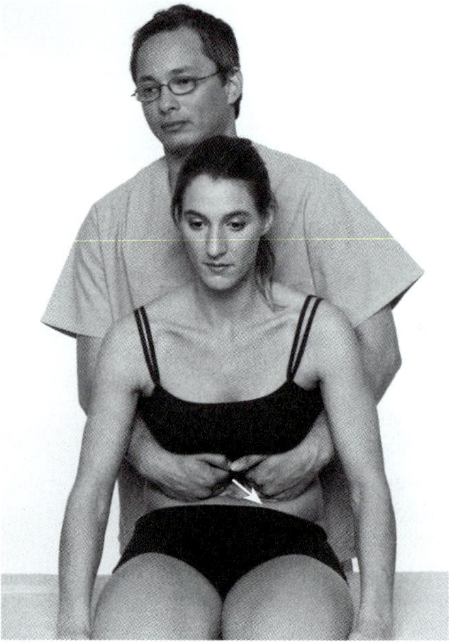

Abb. 4.52 Test 4 bei Hiatushernie [K306]

Bewertung: Auf Äußerungen des Patienten achten.

- Normalbefund: keine Beschwerden.
- Bessern sich die Beschwerden durch den Test, deutet dies auf eine Hiatushernie hin.

Bei unklaren Testergebnissen kann der Magen während der Einatmung auch aktiv sanft nach kaudal bewegt werden.

Manson-Zeichen

(▶ Abb. 4.53)

Patient: in Rückenlage, Beine angestellt.

Therapeut: auf der rechten Seite des Patienten.

Handposition: Die Finger beider Hände liegen unterhalb des chondrokostalen Übergangs der VII. Rippen, ca. 2 cm links von der Mittellinie.

Ausführung:

- Sanften Druck nach medial und kranial ausüben.
- Den Patienten auffordern, einzuatmen.

Bewertung: Bohrender Schmerz deutet dabei auf eine Hiatushernie hin.

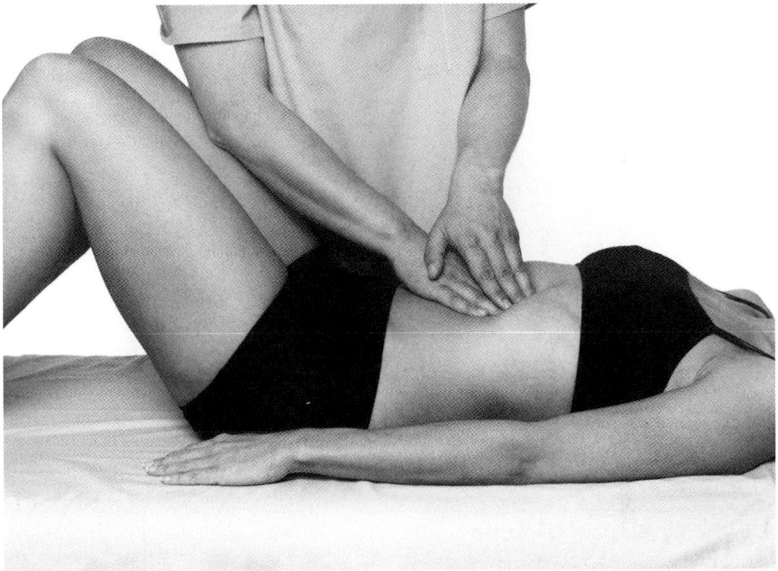

Abb. 4.53 Manson-Zeichen [K306]

4.6.4 Osteopathische Behandlung

Entspannung der Kardia

(▶ Abb. 4.54)

Indikation: erhöhte Spannung in der Kardiaregion.

Patient: sitzend, die Beine von der Untersuchungsliege herabhängend.

Therapeut: stehend, hinter dem Patienten, linkes Knie auf der Bank.

Handposition:

- Die Fingerspitzen zunächst rechts und links von der Verbindungslinie zwischen Proc. xiphoideus und Nabel unterhalb der Leber aufsetzen.
- Von dort die Finger so nah wie möglich an den Proc. xiphoideus legen.

Ausführung:
- Den Patienten auffordern, tief auszuatmen.
- Mit beiden Händen einen Zug nach kaudal und links in Richtung SIAS ausüben.
- Während der Patienten 3- bis 4-mal ein- und tief ausatmet und dann die Luft anhält, den Zug aufrechterhalten.
- Beim Einatmen den Zug langsam nachlassen.
- Wenn nötig, Vorgang 2- bis 3-mal wiederholen, bis eine Entspannung in der Kardiaregion eintritt.

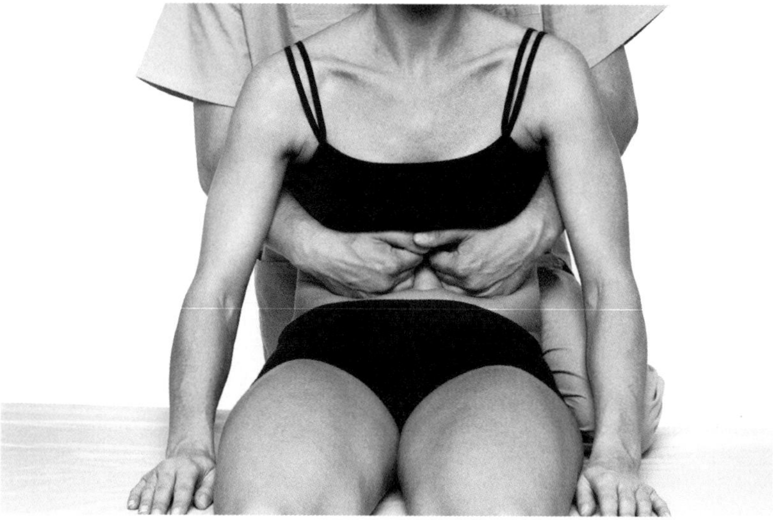

Abb. 4.54 Entspannung der Kardia [K306]

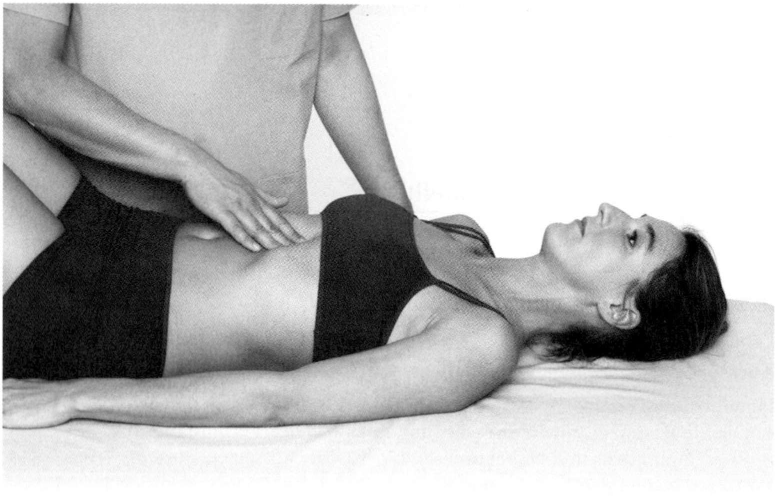

Abb. 4.55 Behandlung einer Hiatushernie [K306]

Behandlung einer Hiatushernie

(▶ Abb. 4.55)

Indikation: Hiatushernie aufgrund einer abdominalen oder thorakalen Zugeinwirkung auf Magen und Zwerchfell, gastroösophagealer Reflux, Test auf Hiatushernie positiv.

Patient: in Rückenlage, Beine angestellt.

Therapeut: stehend, auf der rechten Seite des Patienten, auf Höhe des Magens.

Vorbereitung: Inhibition der Kardia und des Zwerchfells, indem mit beiden Händen sanfter Druck in der Kardiaregion ausgeübt und gleichzeitig den Gewebespannungen sanft gefolgt wird.

Handposition: Fingerbeeren der rechten Hand sanft auf die Kardia setzen.

Ausführung: Sanften Druck nach posterior ausüben.

Hiatushernien-Technik (adaptiert nach Barral)

(▶ Abb. 4.56a, ▶ Abb. 4.56b)

Indikation: Test auf Hiatushernie positiv.

Patient: sitzend, Rücken leicht gebeugt.

Therapeut: stehend, hinter dem Patienten, diesen mit seinem Körper abstützend, linkes Knie auf der Bank.

Handposition:

- Arme unter den Achseln durchführen und die Finger beider Hände mit der Ulnarseite beidseitig 1–2 Querfinger unter den Proc. xiphoideus legen.
- Den Patienten nach vorne beugen, damit die Ulnarseiten der Hände sanft in den Bauch eintauchen können; der Patient wird sozusagen „über die Hände gerollt“.
- Mit den Daumen- oder Fingerspitzen die Curvatura minor palpieren und sich von dort sanft der Kardia annähern, um diese, wenn möglich, zu palpieren.

Ausführung:

- Während der Einatmung mit den Händen der Kardia nach kaudal folgen, dabei kann zusätzlich sanfter Zug nach kaudal ausgeübt werden.
- Während der Ausatmung die Kardia kaudal halten und der Bewegung nach kranial Widerstand entgegensetzen.
- Bei erneuter Einatmung mit den Händen der Kardia wieder nach kaudal folgen.
- Diesen Vorgang 2- bis 3-mal wiederholen bzw. solange weitermachen, bis sich die Kardia nicht noch weiter nach kranial bewegt.
- Die Finger werden dabei immer höher (nach superior) an die Kardia gelegt.
- Das Brustbein nach anterior schieben und dadurch den Patienten zusätzlich in Extension bringen.
- Den Patienten auffordern, mit seiner rechten Hand den Nacken zu umgreifen.
- Mit dem linken Daumen weiterhin die Kardia kaudal halten.

- Gleichzeitig mit der rechten Hand den rechten Arm umgreifen und ihn nach hinten ziehen, damit der Patient in eine Seitneigung nach links und eine Rotation nach rechts gebracht wird.
- Zur Unterstützung kann der Patient seinen Kopf zusätzlich nach rechts drehen.
- Dabei mit dem linken Daumen die Kardia fixieren.
- Diese Position halten, bis eine Entspannung der Kardiaregion eintritt.

> Die erste Behandlung ist für den Patienten meist schmerzhaft. Bei Anwendung dieser Technik in den nachfolgenden Behandlungssitzungen sinkt die Schmerzhaftigkeit. Meist muss die Behandlung 2- bis 3-mal wiederholt werden.

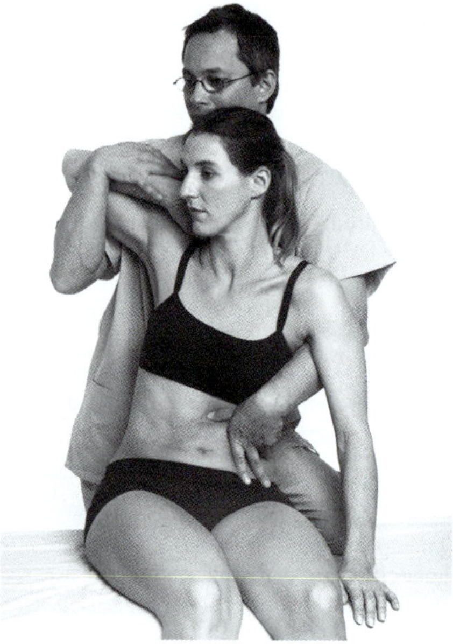

Abb. 4.56 Hiatushernien-Technik (nach Barral), b) Endstellung [K306]

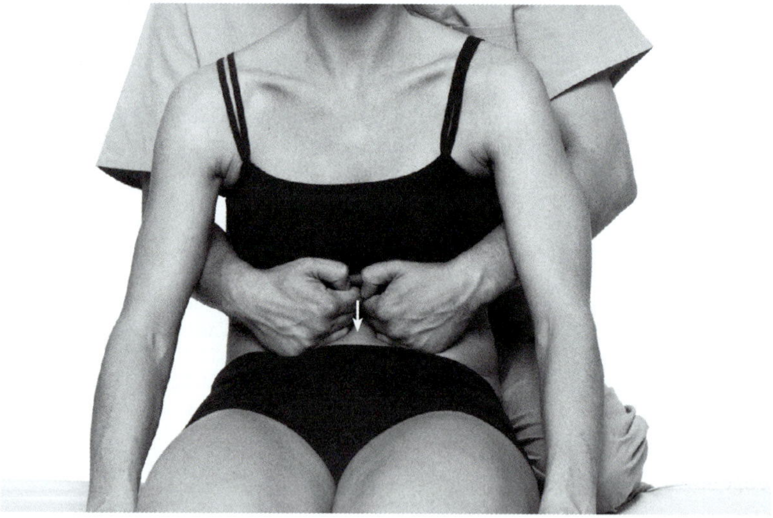

Abb. 4.56 Hiatushernien-Technik (nach Barral), a) Ausgangsstellung

4.7 Magenptose

Torsten Liem

4.7.1 Ursachen

- Höheres Alter
- (Erbliche) Veranlagung zu Bindegewebsschwäche und schwachem Muskeltonus
- Fehlernährung, z. B. regelmäßig zu üppige Nahrungsaufnahme
- Abdominale Hypotension
- Tonusverlust und Absenkung des Diaphragma pelvis und v. a. des Diaphragma urogenitale, z. B. nach zahlreichen Geburten
- Übermäßige Kyphose der BWS
- Regelmäßiges Arbeiten mit über den Kopf erhobenen Armen

4.7.2 Symptome

- Schweregefühl im Bauch
- Druckgefühl im Bauch beim Tragen enger Kleidung
- Häufig schnell eintretende Sättigung
- Blässe (durch Anämie)
- Kopfschmerzen am Ende der Nahrungsaufnahme

4.7.3 Osteopathische Diagnostik

- Je stärker sich eine Hypotonie des Magens in Richtung Atonie entwickelt, desto deutlicher wird sich eine Magensenkung ausbilden. Im Gegensatz zum normalen Magen, der seine Form stets beibehält, ist der atonische Magen vergrößert. Seine Form ist von den angrenzenden Organen abhängig. In der Regel schmiegt sich die Curvatura major nach unten dem Colon transversum an.
- Der atonische Magen kann nach Mayr den aufblähenden Gasen wenig Widerstand entgegensetzen, sodass der Perkussionsschall tief ist, während er über dem normalen Magen hoch ist.
- Zur Senkung kommt es aufgrund der erschlafften glatten Muskelfasern, sodass die Aufhängungen nicht tiefer treten. Die Kardia wird vom Ösophagus und Zwerchfell fixiert. Die Lage des Pylorus ist vom Zustand des Duodenums abhängig. Bei atonischem Duodenum wird sich auch der Pylorus senken und von der Wirbelsäule nach links verlagern. Die Folge ist, dass sich der Magen noch weiter nach links verschiebt.
- Bei extremer Erweiterung des Magens kann der Pylorus wieder vor der Wirbelsäule oder sogar rechts von ihr liegen. Die Curvatura major wird dabei knapp oberhalb des Os pubis zu palpieren sein und der größte Teil des Magens wird sich unterhalb des Nabels befinden.

Test einer Magenptose

(▶ Abb. 4.57, ▶ 4.4.8)

Patient: sitzend, Rücken leicht gebeugt.

Therapeut: stehend, hinter dem Patienten, diesen mit seinem Körper abstützend, linkes Knie auf der Bank.

Handposition:

- Mit den löffelförmig gebogenen Fingern beider Hände das Corpus gastricum palpieren.
- Dabei versuchen, möglichst viel vom Magen mit den Fingern zu greifen.

Ausführung:

- Während der Ausatmung dem Magen nach kranial folgen und ihn während der leichten Einatmung in dieser Position halten.
- Bei erneuter Ausatmung mit den Händen dem Magen wieder nach kranial folgen.
- Diesen Vorgang 2- bis 3-mal wiederholen.

Bewertung: Auf Äußerungen des Patienten achten. Bessert sich das Schweregefühl im Bauch, deutet dies auf eine Magenptose hin.

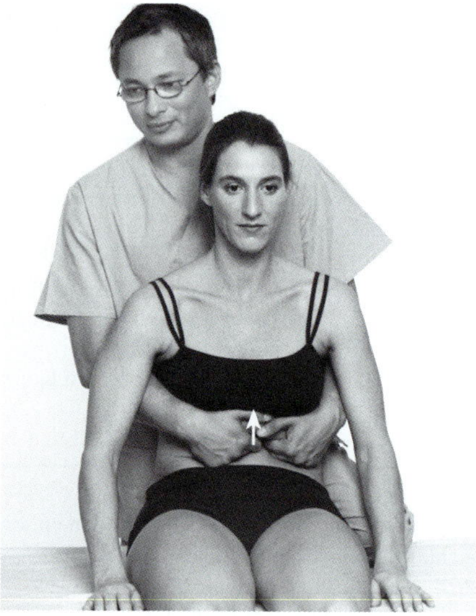

Abb. 4.57 Test einer Magenptose [K306]

Bei unklaren Testergebnissen kann der Magen während der Ausatmung auch aktiv nach kranial in Richtung der linken Schulter gehoben werden.

Test einer fixierten Magenptose

(▶ Abb. 4.58)

Patient: sitzend, die Hände umgreifen den Nacken.

Therapeut: stehend, rechts seitlich hinter dem Patienten.

Handposition:

- Mit dem rechten Arm beide Ellenbogen umgreifen.
- Die linke Hand etwa auf Höhe der mittleren BWS auf den Rücken legen, die Finger nach kaudal gerichtet.

Ausführung: Thorax in Extension bringen.

Bewertung: Auf Äußerungen des Patienten achten.

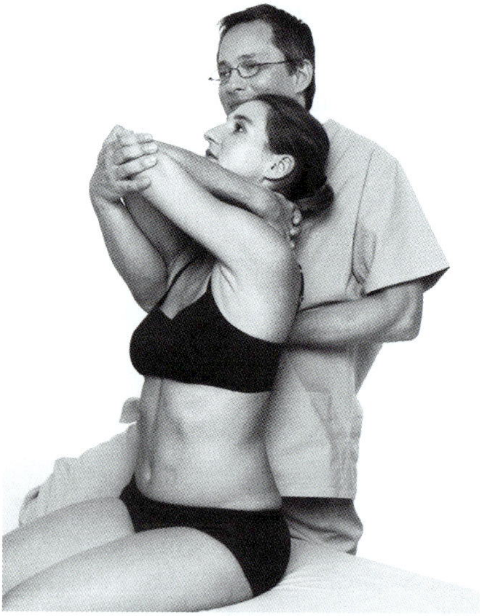

Abb. 4.58 Test einer fixierten Magenptose [K306]

- Spürt der Patient eine zunehmende Spannung in der Abdominalregion, deutet dies auf eine fixierte Magenptose hin.
- Spürt der Patient eine zunehmende Spannung unter dem rechten Rippenbogen in der rechten Medioklavikularlinie, deutet dies auf einen Spasmus der Pars descendens des Duodenums (häufig kombiniert mit einem Spasmus des Sphincter Oddi) hin.

4.7.4 Osteopathische Behandlung

Heben des Magens im Sitzen (nach Barral)

Indikation: Magenptose, Verbesserung der Beweglichkeit des Magens (keine Positionsveränderung des Magens) und der Magenpassage.

Patient: sitzend, Rücken leicht gebeugt.

Therapeut: sitzend, hinter dem Patienten.

Variation 1

(▶Abb. 4.59)

Handposition:

- Den rechten Arm über die rechte Schulter legen, den linken Arm unter der linken Achsel durchführen.
- Beide Hände mit der Ulnarseite unter den Rippenrand auf eine gedachte Linie zwischen linker Mamille und Nabel legen und den oberen Magenanteil kontaktieren.
- Den Patienten nach vorne beugen, damit die Ulnarseiten der Hände sanft in den Bauch eintauchen können; der Patient wird sozusagen „über die Hände gerollt".
- Anschließend die Hände so drehen, dass nicht mehr die Ulnarseiten, sondern die Finger den oberen Magenanteil berühren.

Ausführung:

- Während einer leicht betonten Einatmung des Patienten schmiegen sich die Fundusregion und der obere Anteil der Curvatura major noch deutlicher in die Finger des Therapeuten.
- Während der Ausatmung diesen Handkontakt beibehalten.
- Den Patienten auffordern, leicht ein- und tief auszuatmen.
- Während der Ausatmung mit den Händen dem Magen nach kranial folgen und ihn während der leichten Einatmung in dieser Position halten.
- Bei erneuter Ausatmung mit den Händen dem Magen wieder nach kranial folgen.
- Im Laufe der Behandlung die Rückenrundung zunehmend verstärken, damit die Finger dem Magen möglichst weit nach kranial folgen können.

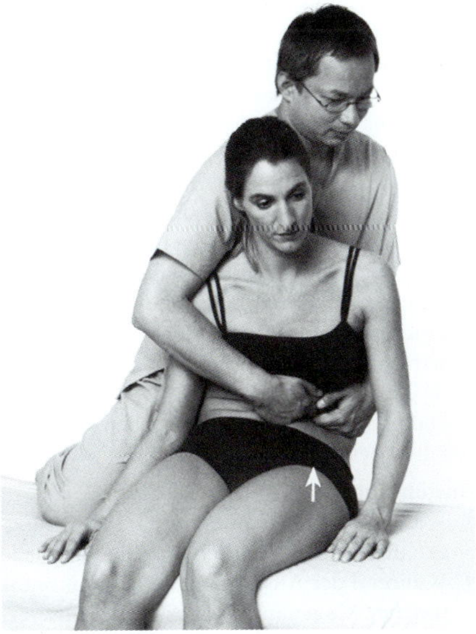

Abb. 4.59 Heben des Magens im Sitzen (Variation 1) [K306]

- Diesen Vorgang wiederholen, bis sich der Magen nicht mehr weiter nach kranial bewegt.
- Dann, ohne die Hände vom Magen zu lösen, mit Hilfe des Körpers und der Arme den Thorax des Patienten zusätzlich in eine Rotation nach links bringen, damit sich der Fundus-Pylorus-Abstand vergrößert.
- Am Ende dieses Manövers den Patienten sanft aufrichten oder sogar in eine leichte Extension bringen, um die Pylorusregion zusätzlich zu heben.
- Dabei können die Finger den Magen auch aktiv sanft nach kranial und in Richtung der linken Schulter mobilisieren.

Nach Barral konnte bei radiologischen Kontrolluntersuchungen dieser Technik eine kraniale Verschiebung der Pylorusregion um 5 cm festgestellt werden.

Variation 2

(▶ Abb. 4.60)

Handposition:

- Den rechten Arm über die rechte Schulter legen, den linken Arm unter der linken Achsel durchführen.
- Die Ulnarseite der rechten Hand unter den linken Rippenrand auf eine gedachte Linie zwischen linker Mamille und Nabel legen und den oberen Magenanteil kontaktieren (Fundusregion und oberen Anteil der Curvatura major).
- Mit der Ulnarseite der linken Hand den unteren Rand des Magens etwa auf Höhe des Nabels links von der Mittellinie kontaktieren (unterer Anteil der Curvatura major und Pylorus).
- Den Patienten nach vorne beugen, damit die Ulnarseiten der Hände sanft in den Bauch eintauchen können; der Patient wird sozusagen „über die Hände gerollt".

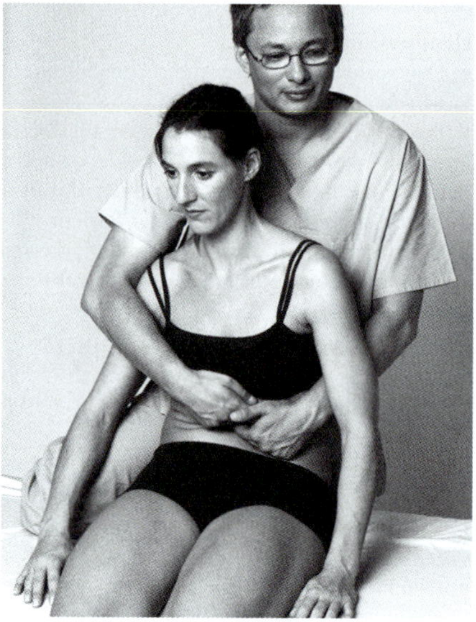

Abb. 4.60 Heben des Magens im Sitzen (Variation 2) [K306]

- Dabei die rechte Hand so drehen, dass die Finger Kontakt zum oberen Magenanteil bekommen.

Ausführung:

- Während einer leicht betonten Einatmung des Patienten schmiegen sich die Magenanteile noch deutlicher in die Hände des Therapeuten.
- Während der Ausatmung den Handkontakt beibehalten, um wahrzunehmen, welcher Magenanteil (oberer oder unterer) stärker durch die Ruheatmung mobilisiert wird; dort mit der Behandlung beginnen.
- Den Patienten auffordern, leicht aus- und tief einzuatmen.

- Während der Einatmung mit den Händen dem betreffenden Magenanteil nach kaudal folgen und den Magen während der leichten Ausatmung in dieser Position halten.
- Bei erneuter Einatmung mit den Händen dem Magen wieder nach kaudal folgen.
- Indem der Magen immer weiter in die Ptose gebracht wird, verstärkt sich zunehmend die Wandspannung.
- Ab einem bestimmten Moment beginnt auch der andere Magenanteil, sich wieder atemsynchron zu bewegen. Auch diesem während der Einatmung nach kaudal folgen und die Position während der Ausatmung beibehalten.
- Dabei nimmt auch die innere Torsion zwischen oberem und unteren Magenanteil zu; die Magenwandspannung erhöht sich (nach Helsmoortel, Hirth & Wührl 2002).
- Diesen Vorgang wiederholen, bis sich die Magenanteile nicht mehr weiter nach kaudal bewegen.

Helsmoortel, Hirth und Wührl vermuten, dass sich durch die Zunahme der inneren Magentorsion die Magenwandspannung erhöht und die Schrittmacherzellen des Magens stimuliert werden. Das hat eine Verbesserung des Magenwandtonus zur Folge.

Heben des Magens in Rückenschräglage (nach Barral)

Indikation: Magenptose, Adhäsionen in der Magengegend, insbesondere im Bereich des linken Rippenbogens, Atembeschwerden, Verbesserung der Magenbeweglichkeit (keine Positionsänderung des Magens), Entspannung im Oberbauch.

Patient: in Rückenlage und negativer Schräglage (Kopf liegt tiefer als die Beine), Beine angestellt.

Variation 1

(▶ Abb. 4.61)

Therapeut: stehend, auf der rechten Seite des Patienten, auf Höhe der Hüftgelenke.

Handposition:

- Beide Hände übereinander und einige Querfinger unter den linken Rippenbogen legen.
- Die nach kranial gerichteten Finger sanft in den Bauch einsinken lassen.
- Die Hände sanft nach kranial unmittelbar unter den Rippenbogen schieben, bis sie sich auf dem Magenfundus befinden.

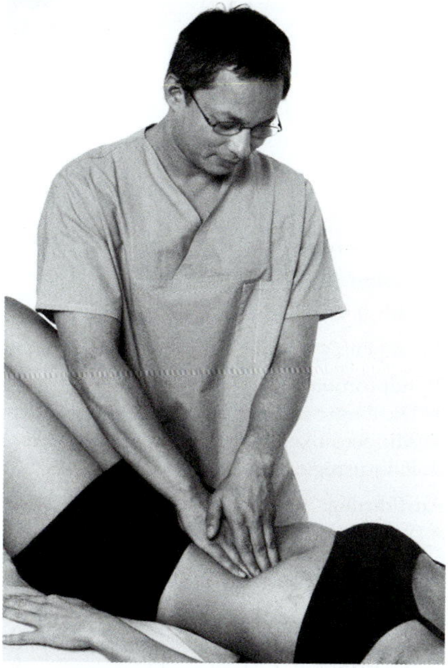

Abb. 4.61 Heben des Magens in Rückenschräglage (Variation 1) [K306]

Variation 2

(▶Abb. 4.62)

Therapeut: stehend, auf der rechten Seite des Patienten, auf Höhe der Hüftgelenke.

Handposition:

- Die Finger der linken Hand seitlich an den unteren linken Thorax und den Daumen unter den linken Rippenrand auf den Magenfundus legen.
- Mit der rechten Hand von unten den unteren Anteil der Curvatura major und die Pylorusregion umfassen.

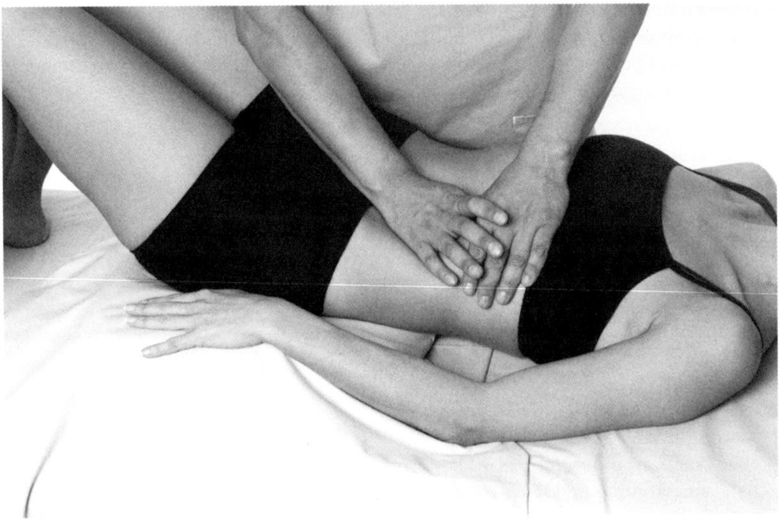

Abb. 4.62 Heben des Magens in Rückenschräglage (Variation 2) [K306]

Variation 3

(▶Abb. 4.63)

Therapeut: stehend, seitlich des Patienten am Kopfende.

Handposition:

- Die Finger der rechten Hand unter den Rippenbogen auf den Magenfundus legen.
- Mit der linken Hand von unten den unteren Anteil der Curvatura major und die Pylorusregion umfassen.

Ausführung:

- Während einer leicht betonten Einatmung des Patienten schmiegt sich der Magen in die Hände des Therapeuten. Während der Ausatmung diesen Kontakt beibehalten.
- Den Patienten auffordern, leicht ein- und tief auszuatmen.
- Während der Ausatmung den Magen nach posterior und kranial begleiten und ihn während der leichten Einatmung in dieser Position halten.
- Bei erneuter Ausatmung mit den Händen dem Magen wieder nach kranial folgen.
- Diesen Vorgang 2- bis 3-mal wiederholen bzw. solange fortfahren, bis sich der Magen nicht mehr weiter nach kranial bewegt.

- Wenn sich bei der Ausführung ein starker Gewebewiderstand zeigt oder kaum noch Wegstrecke nach kranial gewonnen oder keine weitere Verbesserung der Symptomatik erzielt werden kann, ist es sinnvoll, den Magen zusätzlich zu mobilisieren: Dazu während der Ausatmung den Magen aktiv nach posterior und kranial in Richtung der linken Schulter bewegen.

- Vor Anwendung dieser Technik stets erst eine erhöhte Spannung des Omentum majus behandeln.
- Da sich die Diaphragmen gegenseitig beeinflussen, sollte auch eine abnorme Spannung oder Ptose des Beckenbodens behandelt werden.
- Bei erschlafften Bauchmuskeln ist es zudem sinnvoll, dass der Patient regelmäßig (Kräftigungs-)Übungen durchführt.

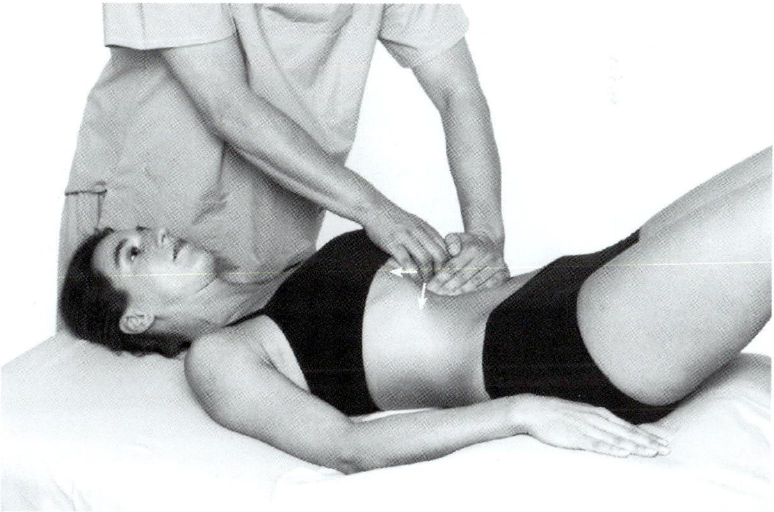

Abb. 4.63 Heben des Magens in Rückenschräglage (Variation 3) [K306]

Heben des Magens in Seitenlage

Indikation: Mobilisation des Magens und seiner faszialen Strukturen, Verbesserung der Trophik, Magenptose, Verbesserung der Magenbeweglichkeit (keine Positionsänderung des Magens).

Patient: in rechter Seitenlage, Hüfte und Knie 90° gebeugt; die linke Hand liegt vor dem Körper flach auf der Behandlungsliege.

Therapeut: stehend, hinter dem Patienten; die linke Hüfte berührt das Becken des Patienten.

Variation 1

(▶ Abb. 4.64)

Handposition:

- Den rechten Unterarm unter den linken Arm des Patienten legen.
- Mit beiden Händen unterhalb des linken Rippenbogens Kontakt mit dem Magen aufnehmen.

Ausführung:

- Während der Ausatmung Druck mit beiden Händen auf den Magen in Richtung der linken Schulter ausüben und ihn während der Einatmung beibehalten.
- Diesen Vorgang 2- bis 3-mal wiederholen, bis es zu einer Spannungslösung kommt

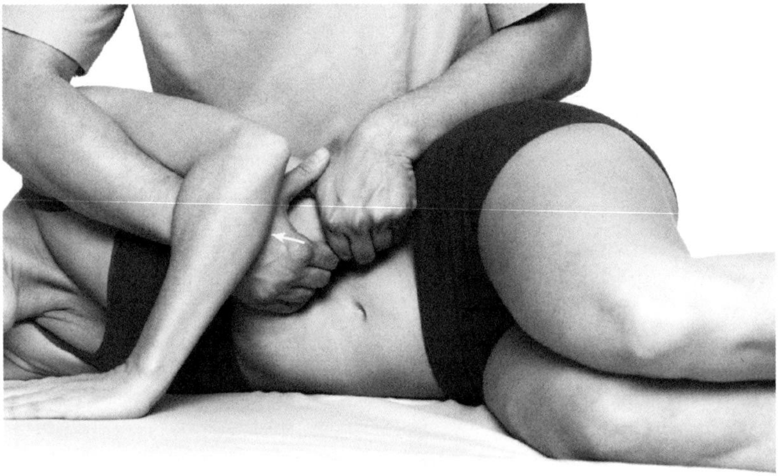

Abb. 4.64 Heben des Magens in Seitenlage (Variation 1) [K306]

Variation 2

(▶ Abb. 4.65)

Handposition:

- Mit der linken Hand ventral Kontakt mit dem Magen aufnehmen.
- Die rechte Hand liegt auf der rechten Thoraxseite (IX. bis XI Rippe) und die Finger zeigen nach kranial.

Ausführung:

- Mit der rechten Hand die viszerale Masse nach ventral anheben.
- Während der Ausatmung mit der linken Hand Druck auf den Magen in Richtung der linken Schulter ausüben.

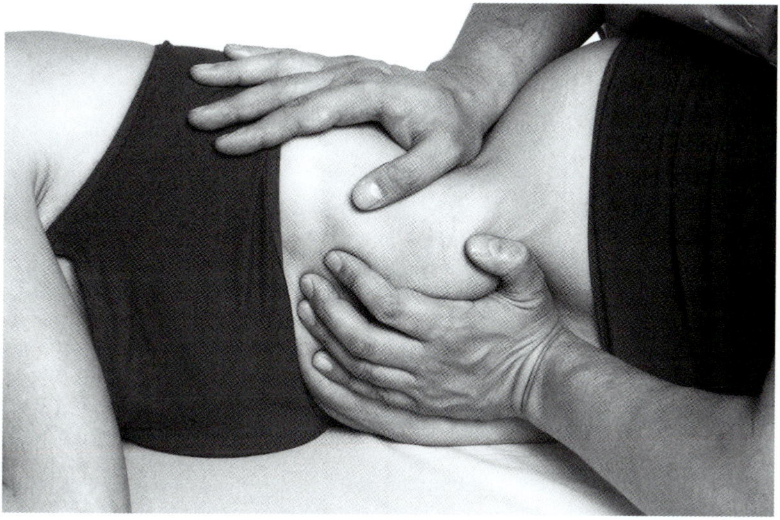

Abb. 4.65 Heben des Magens in Seitenlage (Variation 2) [K306]

4.8 Magenulkus

Torsten Liem

Indikationen und Ziele einer begleitenden osteopathischen Behandlung sind:

- Stauungen im Dünndarm auflösen, da diese die Magenentleerung verlangsamen und eine Schleimhaut schädigende chemische Reizung (mit)verursachen.
- Überdehnung des Magens durch persistierende Gasbildung verhindern.
- Venösen Blutstau im Magen beheben oder mindern, indem die Magenbeweglichkeit bzw. Kontraktion gefördert und der venöse Abfluss im Bereich der Leber verbessert wird.
- Spasmen der Magenmuskulatur entspannen, damit die Schleimhaut wieder besser durchblutet wird.

5 Dünndarm

Therapeut auf den Fotos: Michel Puylaert

5

5.1 Embryologie

Herwig Hahn von Dorsche

5.1.1 Duodenum

Das Duodenum wird aus dem **Endabschnitt des Vorderdarms** und dem **oberen Abschnitt des Mitteldarms** gebildet. Die Grenze zwischen beiden Darmabschnitten befindet sich unterhalb des Abgangs der Leberknospe (▶ Abb. 5.1).

Während sich der Magen durch schnelles Wachstum nach dorsal wölbt (▶ 3.1.1), weicht das Duodenum **nach ventral** aus und bildet durch Längenzunahme eine **C-förmige Schlinge** („duodenales C"). Da sich der Magen um die Längsachse nach links dreht, muss sich das Duodenum nach rechts drehen. Dadurch gelangt es an die dorsale Rumpfwand. Durch die Verschmelzung des dorsalen Mesoduodenums mit dem Peritoneum parietale gelangt das Duodenum in seine **sekundär retroperitoneale Lage.** Dieser Vorgang ist ungefähr am 37. Tag (6. Woche) abgeschlossen.

Im 2. Monat kommt es zu einer **vorübergehenden Obliteration des Duodenallumens.** Die Rekanalisierung ist jedoch gegen Ende der Fetalperiode erfolgt. **Duodenaldrüsen** (Glandulae duodenales) beginnen sich im 4. Monat auszubilden und im 5. Monat Verdauungssaft zu sezernieren.

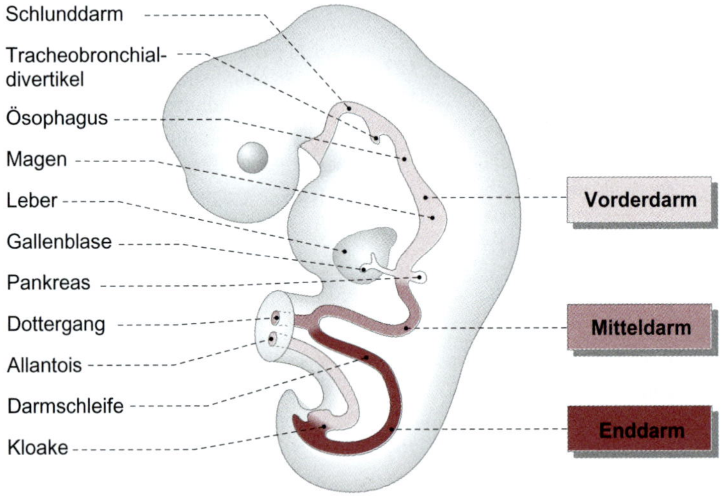

Abb. 5.1 Entwicklung des Duodenums: Gastrointestinaltrakt in der 4. und 5. Woche. Der Endabschnitt des Vorderdarms reicht von der Lungenknospe bis zur Leberanlage. Der Mitteldarm liegt zwischen vorderer und hinterer Darmpforte. [L106]

5.1.2 Jejunum und Ileum

Diese beiden Dünndarmabschnitte entwickeln sich aus dem **Mitteldarm.** Durch rasches Längenwachstum bildet dieser ungefähr am 32. Tag der Entwicklung die **Nabelschleife** aus. Sie schließt sich unmittelbar ans Duodenum an (▶ Abb. 5.2a). Die von dorsal einwachsende A. mesenterica superior bildet die Achse der Schleife. An der Spitze bleibt die Nabelschleife über den **Dottergang** (Ductus omphaloentericus) mit dem Dottergang verbunden. Beim Erwachsenen kann ein Rest des Dottergangs als **Meckel-Divertikel** zurückbleiben, in dem sich oft Schleimhautentzündungen oder Dünndarmgeschwüre ansiedeln.

Der **kraniale Schenkel** der Nabelschleife bildet den unteren Anteil des **Duodenums,** das **Jejunum** und einen Teil vom **Ileum,** der **kaudale Schenkel** den unteren Abschnitt des **Ileums,** das Zäkum mit der Appendix, das Colon ascendens und die rechten ⅔ des Colon transversum.

Die Nabelschleife – insbesondere der **kraniale Schenkel** – wächst nun sehr schnell in Länge und Umfang. Der Grund für die Dickenzunahme ist die Ausbildung der Schleimhaut. Etwa am 44. Tag (8. Woche) ist bereits eine starke Schlängelung des kranialen Schenkels durch die Ausbildung der Dünndarmschlingen eingetreten. Das rasche **Längenwachstum** bei gleichzeitiger Vergrößerung der Leber führt dazu, dass aus Platzmangel teilweise Darmschlingen aus dem Bauchraum heraus verlagert werden, was als **physiologischer Nabelbruch** bezeichnet wird. Am Ende des 3. Monats gelangen die Darmschlingen wieder in die Leibeshöhle zurück.

Während des physiologischen Nabelbruchs und ihres Längenwachstums sowie bei ihrer Rückkehr in die Leibeshöhle dreht sich die Nabelschleife um ca. 270° gegen den Uhrzeigersinn um ihre Längsachse, wobei die A. mesenterica superior als Achse fungiert: **Darmdrehung** (▶ Abb. 5.2b, c).

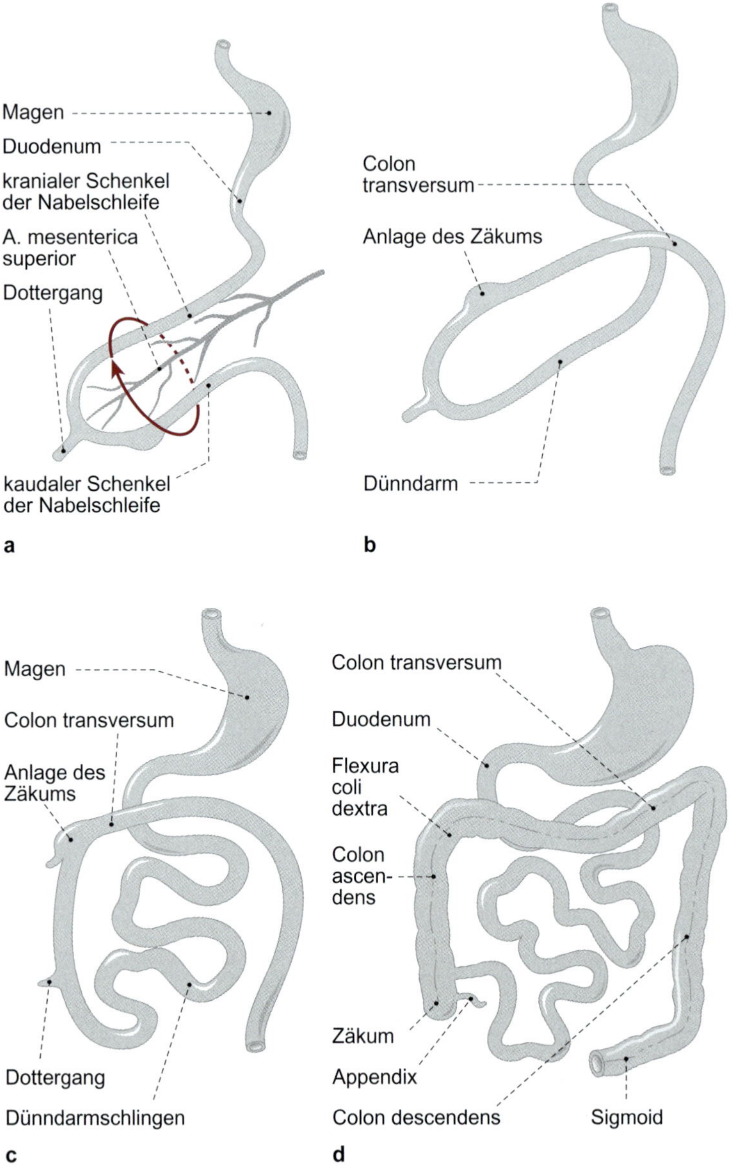

Abb. 5.2 Entwicklung von Jejunum und Ileum. **a:** Nabelschleife vor der Drehung mit der A. mesenterica superior als Achse. Der Pfeil zeigt die Drehung gegen den Uhrzeigersinn. **b:** Nabelschleife nach ihrer Drehung um 180° gegen den Uhrzeigersinn. **c:** Lage der Darmschlingen nach der Drehung um 270°. Jejunum und Ileum bilden eine große Anzahl von Schlingen. Der Dickdarm wächst zwar in der Länge, beteiligt sich aber nicht an der Schlingenbildung. **d:** Endgültige Lage der Darmschlingen. [L106]

5.2 Anatomie

Torsten Liem

5.2.1 Funktion

- Durchmischung des Nahrungsbreis und Weitertransport
- Aufspaltung der Nahrung in resorbierbare Bestandteile durch Enzyme der Dünndarmwand, aus Pankreas und Leber: Eiweiße zu Aminosäuren, Kohlenhydrate zu Monosacchariden, Neutralfette zu freien Fettsäuren und Monoglyzeriden
- Resorption der resorbierbaren Stoffe und deren Transport (Fette auf dem Lymphweg zum Ductus thoracicus, alle übrigen auf dem Blutweg zur Leber)
- Weitertransport von nichtresorbierbaren Stoffen und Wasser zum Dickdarm
- Immunabwehr durch darmassoziiertes lymphatisches Gewebe (GALT = gut associated lymphatic tissue) und Peyer-Plaques

5.2.2 Aufbau

Duodenum

Das Duodenum ist ca. 25–30 cm lang und verläuft **C-förmig** vom Pylorus des Magens bis zur Flexura duodenojejunalis, wo es ins Jejunum übergeht. Es wird in **4 Abschnitte** unterteilt (▶ Abb. 5.3):

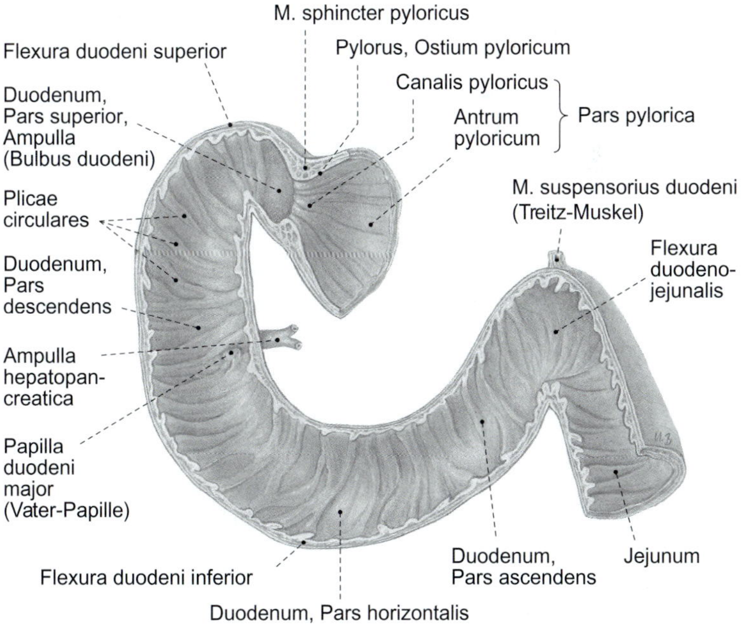

Abb. 5.3 Gliederung des Duodenums (Ansicht von ventral) [S007-0-24]

- **Pars superior (Duodenum 1):** vom Pylorus bis zur Flexura duodeni superior, beginnt mit einer Auftreibung, der **Ampulla duodeni** (klinisch: **Bulbus duodeni**)
- **Pars descendens (Duodenum 2):** zwischen Flexura duodeni superior und Flexura duodeni inferior; in der Plica longitudinalis duodeni liegen
  - **Papilla duodeni major (Papilla Vateri):** Mündungsstelle von Ductus choledochus und Ductus pancreaticus mit dem Schließmuskel M. sphincter ampullae hepatopancreaticae (= Sphincter Oddi) und
  - **Papilla duodeni minor:** als mögliche Mündungsstelle des Ductus pancreaticus accessorius.
- **Pars horizontalis (Duodenum 3):** ab der Flexura duodeni inferior, mündet ohne scharfe Grenze in der Pars ascendens
- **Pars ascendens (Duodenum 4):** in fließendem Übergang aus Pars horizontalis hervorgehend; reicht bis zur Flexura duodenojejunalis, die über den **M. suspensorius duodeni** (Treitz-Muskel) mit dem Stamm der A. mesenterica superior verbunden ist und ins Jejunum übergeht

5

Jejunum und Ileum

Sie reichen von der Flexura duodenojejunalis bis zur Valva ileocaecalis (Bauhin-Klappe), wo sie ins Zäkum übergehen. Das Jejunum geht ohne besondere Grenze ins Ileum über.

Per definitionem gehören
- zum **Jejunum** die oralen $^2/_5$ der Dünndarmschlingen distal des Duodenums, sie liegen eher links der Wirbelsäule und oben, und
- zum **Ileum** die aboralen $^3/_5$, die eher rechts der Wirbelsäule und unten liegen.

Jejunum und Ileum sind über das **Mesenterium** (Gekröse) bzw. die **Radix mesenterii** (Gekrösewurzel) fest mit der hinteren Bauchwand verbunden.

Das Ileum mündet an der **Valva ileocaecalis** (Bauhin-Klappe) ins Kolon.

5.2.3 Topografische Anatomie

Lage

Duodenum

(▶Abb. 5.4)
- **Sekundär retroperitoneale Lage** im Oberbauch (außer der intraperitonealen Ampulla duodeni), oberhalb des Bauchnabels, im Alter durch Enteroptose auch unterhalb
- **Duodenum 1:** rechts der Mittellinie auf Höhe von L1, verläuft nach kranial, posterior und rechts
- **Duodenum 2:** rechts und anterior der Wirbelkörper von L1 bis auf Höhe von L3/L4 absteigend
- **Duodenum 3:** verläuft horizontal auf Höhe des Wirbelkörpers L3/L4 von rechts nach links über die Wirbelsäule
- **Duodenum 4:** steigt von L3/L4 schräg nach links oben bis L1/L2 auf und vollendet damit die C-Form
- **Flexura duodenojejunalis:** links am Wirbelkörper von L2, etwa 3–4 Querfinger oberhalb des Nabels, ab dort liegt der Dünndarm wieder intraperitoneal

- **Papilla duodeni major (Vateri):** in der mediodorsalen Wand des unteren Drittels von Duodenum 2, auf einer Linie vom Nabel zur Mitte der rechten Klavikula etwa 3–4 Querfinger oberhalb des Nabels. Lateral des Wirbelkörpers von L2.
- **Papilla duodeni minor (inkonstant):** im oberen Drittel von Duodenum 2 etwa 3 cm kranial der Papilla duodeni major

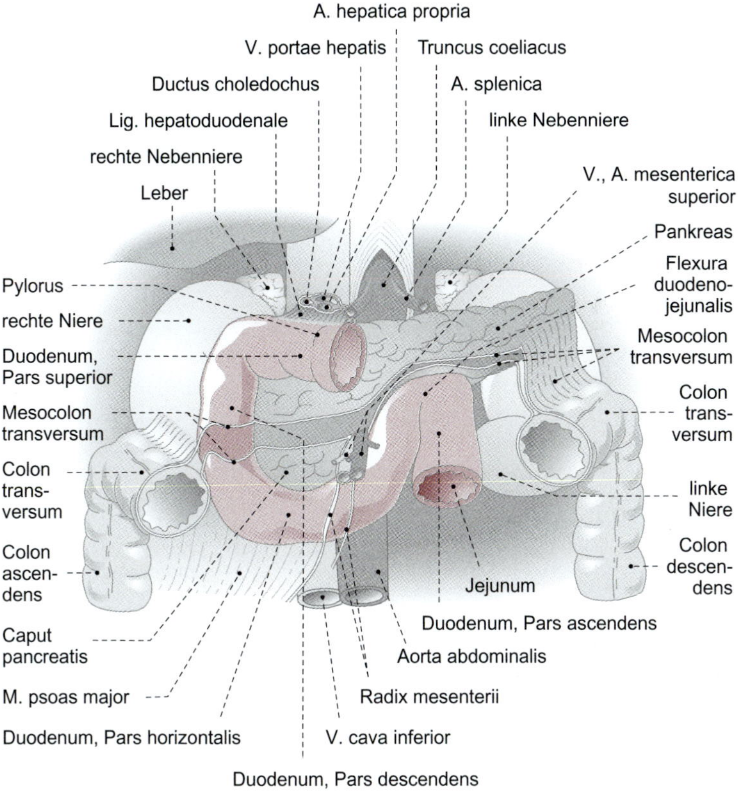

Abb. 5.4 Lage des Duodenums [L106]

Jejunum und Ileum

(▶ Abb. 5.5)

- **Intraperitoneale Lage,** geschlängelt im Unterbauch (Regio umbilicalis, Regio lateralis sinistra und dextra, Regio pubica)
- **Radix mesenterii:** beginnt links vom Wirbelkörper L2 ca. 3–4 cm links der Medianlinie, kreuzt Duodenum 3, zieht über den rechten Ureter, die A. und V. testicularis/ovarica und den M. psoas major in die rechte Fossa iliaca bis etwa zur Teilungsstelle der rechten A. iliaca communis auf Höhe des Promontoriums, ventral der Art. sacroiliaca.
- **Valva ileocaecalis:** rechts vom M. psoas major im Bereich der Fossa iliaca dextra

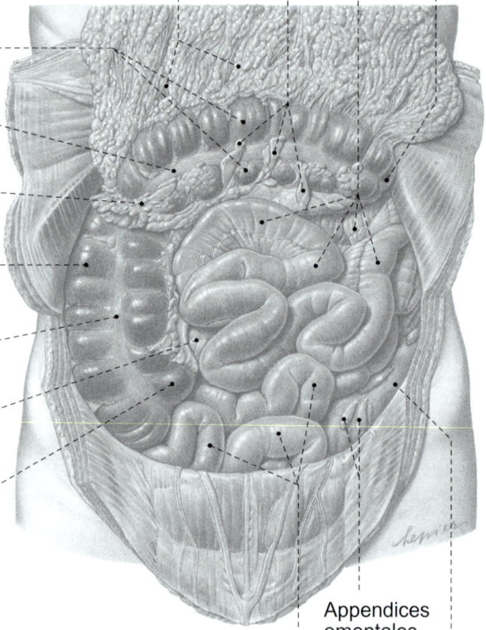

Abb. 5.5 Lage von Jejunum und Ileum (Omentum majus und Colon transversum nach kranial gezogen) [S007-0-24]

Nachbarschaftsbeziehungen

(▶Abb. 5.4, ▶Abb. 5.5)

- **Duodenum 1:** anterior an Leber (Lobus quadratus, Lobus dexter), Gallenblasenhals, posterior an Corpus pancreatis, A. gastroduodenalis, V. cava inferior, V. portae, Ductus choledochus, kranial an Foramen omentale, kaudal an Caput pancreatis
- **Duodenum 2:** anterior an Colon transversum, Mesocolon transversum (verläuft über das Duodenum 2 und unterteilt es in einen oberen und unteren Teil) und Peritoneum, posterior an rechte Niere (anteromedialer Teil), rechte Nebenniere, V. cava inferior, Ureter sowie A. und V. testicularis bzw. ovarica, links an Caput pancreatis, Ductus pancreaticus, Ductus pancreaticus accessorius und Ductus choledochus, rechts kranial an Leber (Lobus dexter), rechts kaudal an Colon ascendens, Flexura coli dextra
- **Duodenum 3:** anterior an Colon transversum, Radix mesenterii, A. und V. mesenterica superior und Dünndarm, posterior an M. psoas (über Treitz-Faszie), V. cava inferior und Aorta abdominalis, kranial an Caput pancreatis, kaudal an Dünndarm

- **Duodenum 4:** anterior an Curvatura major des Magens, A. und V. mesenterica superior, Mesocolon transversum und Dünndarm, posterior an M. psoas, A. und V. renalis sinistra, rechts an Aorta und Mesenterium, links an linke Niere
- **Flexura duodenojejunalis:** anterior an Pylorus oder Corpus gastricum, posterior an linke Niere, kranial an Mesocolon transversum und M. suspensorius duodeni (Treitz-Muskel), rechts an Wirbelkörper L2, links an Flexura coli sinistra
- **Jejunum und Ileum:** eingerahmt vom Kolon, posterior an hintere Bauchwand, Colon sigmoideum, oberen Teil von Duodenum 2, Nieren, Ureteren und Colon descendens, anterior an Omentum majus und Rückseite der vorderen Bauchwand, kranial an Colon transversum und Mesocolon transversum, kaudal an Harnblase, rechts an Colon ascendens, links an Colon descendens
- **Mesenterium:** posterior als Radix mesenterii (15–18 cm lange parietale Anheftung) an die hintere Bauchwand, anterior als viszeraler Rand an den Dünndarm und den medialen Rand von Duodenum 4

Fixationen

(▶Abb. 5.6, ▶Abb. 5.3)

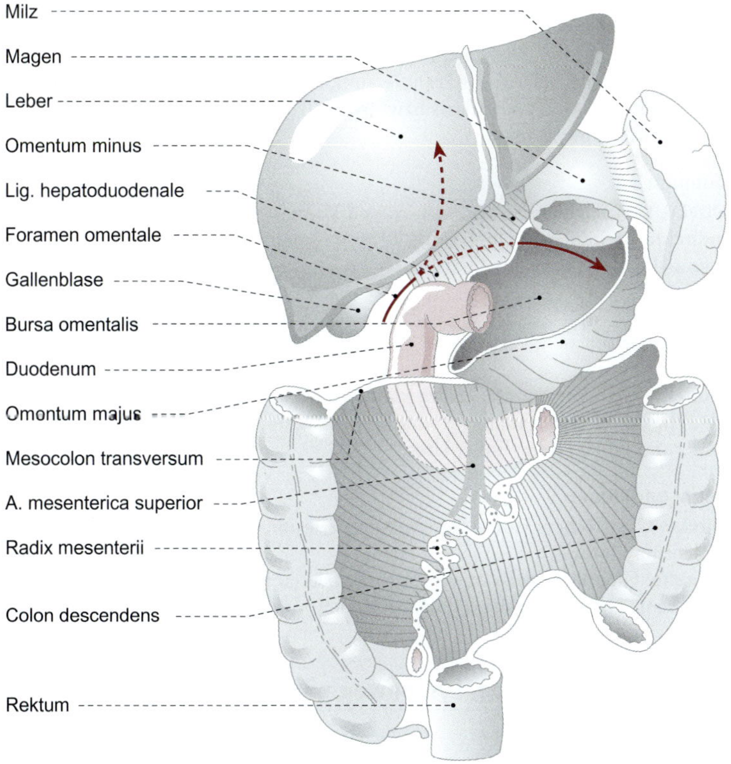

Abb. 5.6 Fixationen des Dünndarms. Ansicht von ventral. Teile des Magens sowie Jejunum, Ileum, Colon transversum und Colon sigmoideum sind entfernt. [L106]

Das Duodenum insgesamt ist kaum beweglich. Da das Duodenum 1 völlig von Peritoneum umgeben ist, ist es der beweglichste Abschnitt. Nach Barral werden Jejunum und Ileum am stärksten durch den Turgoreffekt und abdominalen Druck in ihrer Position gehalten.

- **Omentum minus:** vom Duodenum 1 zur Leberpforte als **Lig. hepatoduodenale,** in dem vorne der Ductus choledochus, in der Mitte die A. hepatica propria und dorsal die V. portae hepatis verlaufen (geringe Haltefunktion)
- **M. suspensorius duodeni (Treitz-Muskel):** von Duodenum 4 und Flexura duodenojejunalis zum rechten Zwerchfellschenkel und Stamm der A. mesenterica superior; fixiert die Flexura duodenojejunalis
- **Mesenterium:** von Jejunum und Ileum zur hinteren Bauchwand

Gleitflächen

Duodenum 1

- **Direkte Gleitflächen:** Leber, Caput pancreatis, Gallenblase, Ductus choledochus, Omentum minus, Peritoneum
- **Indirekte Gleitflächen:** rechte Niere, V. cava inferior

Duodenum 2

- **Direkte Gleitflächen:** Peritoneum parietale posterius, Caput pancreatis, Ductus choledochus
- **Indirekte Gleitflächen:** Colon transversum, rechte Niere, V. cava inferior, Ureter, rechte A. und V. testicularis bzw. ovarica, Lobus dexter der Leber, Colon ascendens, M. psoas major

Duodenum 3

- **Direkte Gleitflächen:** Peritoneum, A. und V. mesenterica superior
- **Indirekte Gleitflächen:** Dünndarm, M. psoas major, V. cava inferior, Aorta abdominalis, Proc. uncinatus pancreatis

Duodenum 4

- **Direkte Gleitflächen:** Peritoneum, Corpus pancreatis, Radix mesenterii, V. mesenterica inferior
- **Indirekte Gleitflächen:** Curvatura major des Magens, Colon transversum, Jejunum, linker M. psoas major, A. und V. renalis sinistra, Aorta abdominalis, Mesenterium, linke Niere, linker Ureter

Jejunum und Ileum

- **Direkte Gleitflächen:** Colon transversum, Zäkum, Colon sigmoideum, Magen, Omentum majus
- **Indirekte Gleitflächen:** Duodenum, Nieren, Ureteren, Colon descendens, Colon ascendens, Harnblase, Uterus, M. psoas major, V. cava inferior, Aorta abdominalis

5.2.4 Gefäßversorgung, Lymphwege, Innervation

Arterien

Aus der A. hepatica communis, einem Ast des Truncus coeliacus, entspringt die A. gastroduodenalis. Ihre Äste, die **A. pancreaticoduodenalis superior posterior** und **A. pancreaticoduodenalis superior anterior** (▶ Abb. 5.7), versorgen Duodenum 1 und 2.

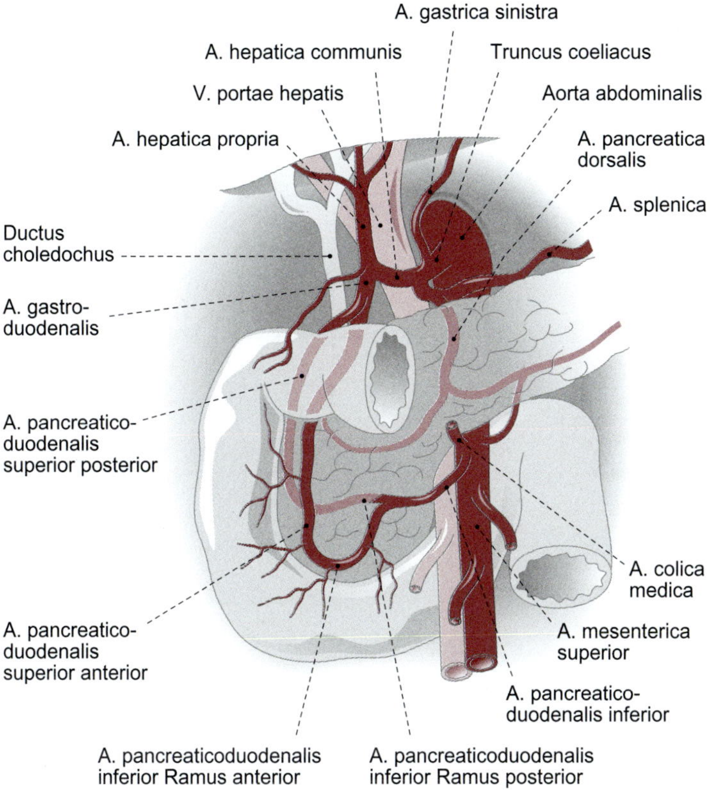

Abb. 5.7 Arterielle Versorgung des Duodenums [L106]

Die A. mesenterica superior gibt die **A. pancreaticoduodenalis inferior** ab, deren **R. anterior** und **R. posterior** (▶Abb. 5.7) jeweils mit der A. pancreaticoduodenalis superior anterior bzw. A. pancreaticoduodenalis superior posterior anastomosieren und einen hinteren und vorderen Arterienbogen bilden. Diese beiden Rami versorgen Duodenum 2 und 3.

Das Duodenum 4 wird von der obersten A. jejunalis versorgt, die aus der A. mesenterica superior hervorgeht.

Jejunum und Ileum werden von insgesamt 10–15 **Aa. jejunales** und **Aa. ileales** (▶Abb. 5.8) versorgt, die der A. mesenterica superior entspringen. Diese Gefäße ziehen im Mesenterium zum Darm. Jede Arterie teilt sich in 2 Äste, die sich mit den entsprechenden Ästen der Nachbargefäße vereinen. Aus diesen Bögen (Arkaden 1. Ordnung) entspringen Gefäße, die Arkaden 2. Ordnung bilden usw. Im Bereich des Jejunums findet man meistens Arkaden bis 2. Ordnung, im Bereich des Ileums bis 5. Ordnung.

Die **A. ileocolica** aus der A. mesenterica superior versorgt das terminale Ileum.

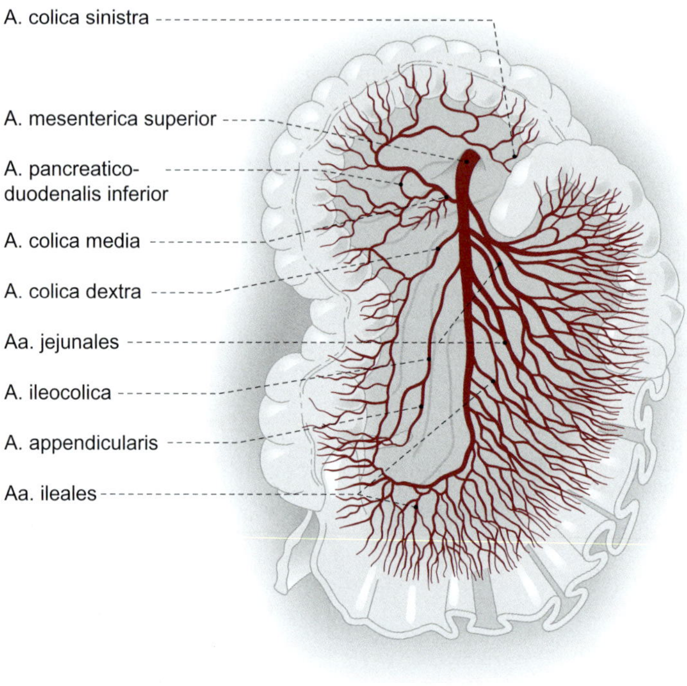

5

Abb. 5.8 Arterielle Versorgung von Jejunum und Ileum [L106]

Venen

(▶Abb. 11.7)

Vv. pancreaticoduodenales münden direkt oder über die V. mesenterica superior in die V. portae.

Vv. jejunales, Vv. ileales und **V. ileocolica** münden über die V. mesenterica superior in die V. portae.

Lymphwege

(▶Abb. 5.9, ▶Abb. 5.10)

Die Lymphgefäße entspringen in den Lymphkapillaren der Darmzotten und folgen weitgehend dem Verlauf der Arterien. Der Lymphabfluss erfolgt zu folgenden regionalen Lymphknoten

- aus Duodenum1 und 2 (obere Hälfte): zu **Nll. coeliaci,** Nll. mesenterici superiores →
- aus Duodenum 2 (untere Hälfte), Duodenum 3 und 4: **Nll. pancreaticoduodenales inferiores, Nll. pancreatici inferiores, Nll. mesenterici superiores** →
- aus Jejunum und Ileum: **Nll. mesenterici** (im Mesenterium gelegen), **Nll. ileocolici** → Nll. mesenterici superiores → Nll. coeliaci → Trunci lymphatici intestinales → Cisterna chyli → Ductus thoracicus.

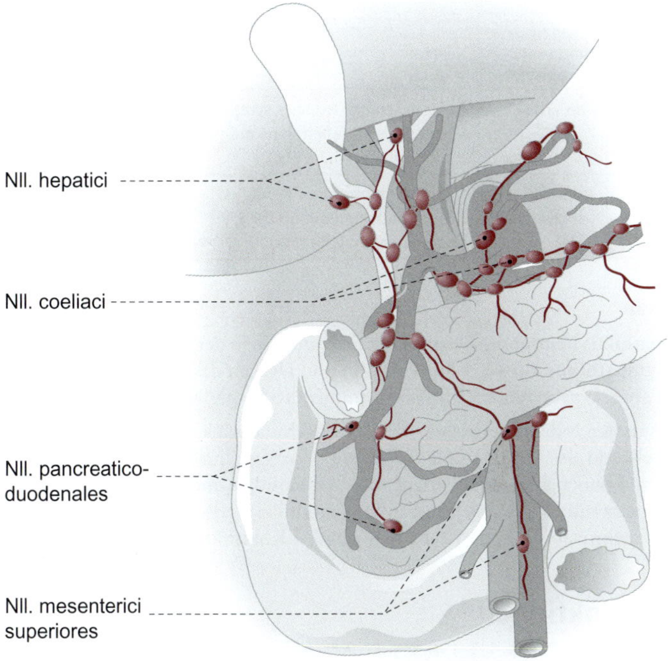

Abb. 5.9 Lymphgefäße und Lymphknoten des Duodenums [L106]

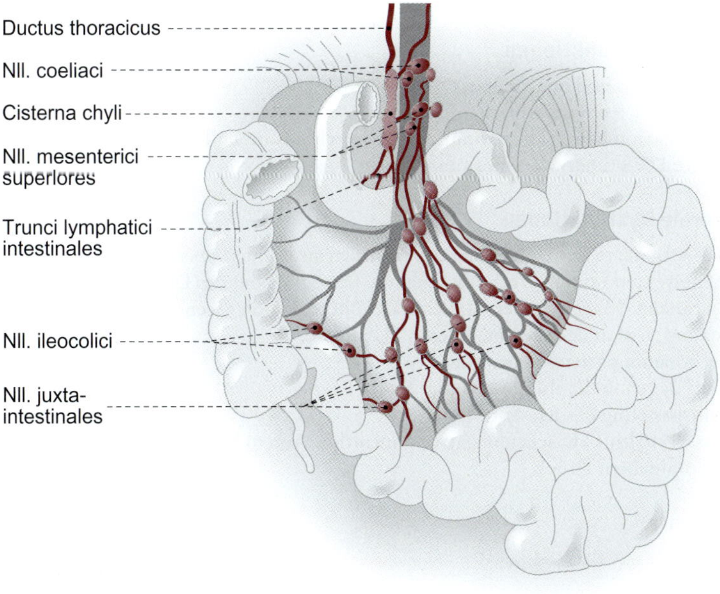

Abb. 5.10 Lymphgefäße und Lymphknoten von Jejunum und Ileum [L106]

Tab. 5.1 Dünndarminnervation

Innervation	Segment, Kerngebiet	Verlauf	Umschaltung
Sympathisch	Th5–Th11 →	→ Grenzstrang (Truncus sympathicus) → N. splanchnicus major, N. splanchnicus minor	Plexus coeliacus auf Plexus mesentericus superior
Parasympathisch	Nucl. dorsalis nervi vagi	Medulla oblongata → N. vagus (X) → Plexus oesophageus → Truncus vagalis posterior	intramural (Plexus myentericus, Plexus submucosus)

Innervation

Der **Sympathikus hemmt** die Darmperistaltik und die in der Wand liegenden Plexus, der **Parasympathikus aktiviert** die Muskeln und Drüsen des Dünndarms. Beide Systeme (▶ Tab. 5.1) arbeiten allerdings zusammen und ergänzen einander.

Die intramuralen (oder enterischen) Nervengeflechte Plexus myentericus (Innervation der Muskelwand des Darms) und Plexus submucosus (Innervation der Schleimhaut und Drüsen) können auch unabhängig vom Sympathikus und Parasympathikus arbeiten, werden aber über das vegetative System moduliert, z. B. laufen darüber intestino-intestinale Reflexe ab: Dehnung der Darmwand → Kontraktion der Muskelwand.

5.3 Dysfunktionen

Torsten Liem (▶ 5.3.1, ▶ 5.3.3, ▶ 5.3.4), Michel Puylaert (▶ 5.3.1, ▶ 5.3.2, ▶ 5.3.3)

5.3.1 Ursachen

Parietale Dysfunktionen

- Obere HWS und Schädelbasis (→ N. vagus)
- Th9–Th11 (→ Sympathikus)
- Dysfunktion bzw. Fehlspannung des Zwerchfells (über Treitz-Muskel)
- Obere LWS (über Mesenterium)

Viszerale Dysfunktionen

- Alle Organe in der Umgebung des Dünndarms können über Gleitflächen, ligamentäre und fasziale Verbindungen die Beweglichkeit des Dünndarms einschränken: Magen, Leber, Gallenblase, Niere, Colon ascendens, Colon transversum, Colon descendens, Ureter, Harnblase
- Peritoneum parietale posterius
- Crus dextrum diaphragmatis mit Treitz-Faszie
- Fehlspannung des Mesenteriums
- Missverhältnis zwischen negativem intrathorakalem Druck und positivem intraabdominellem Druck

Ligamente

- Treitz-Faszie (bzw. -Lig.)

Nervale Störungen

- N. vagus: bei Dysfunktion der oberen HWS, der Schädelbasis und der vorderen Halsfaszie
- Sympathikus auf Höhe von Th9–Th11
- Ganglion coeliacum, Plexus mesentericus superior
- Enterisches (intramurales) Nervensystem (Plexus myentericus, Plexus submucosus) reagiert als Erstes auf lokale schädliche Einflüsse.

Störungen des Herz-Kreislauf-Systems

- Stauung der V. portae
- Störung im Bereich des Truncus coeliacus, der A. mesenterica superior (z. B. Arteriosklerose, Panarteriitis nodosa)

Endokrine Störungen

- Gastrin im Magen: Stimulation der Magensaftsekretion
- Sekretin im Duodenum: Hemmung der Gastrinsekretion (u. a.)
- GIP (gastric inhibitory peptide): Hemmung der Magensaftsekretion
- Cholezystokinin (CCK) im Duodenum: Relaxation des Sphincter Oddi

Psyche

- Stress kann zum Reizdarm führen.
- Durch eine sympathische Überreizung kann sich der Sphincter Oddi verspannen.

Weitere Ursachen

- Eine Ptose des Dünndarms begünstigen Faktoren wie:
  - Alter und Bindegewebsschwäche
  - Operationen (und Narben) im Abdominal- oder Urogenitalbereich, z. B. Hysterektomie
  - Retroversio uteri
- Fehlernährung: Kohlenhydrate oder Süßspeisen im Übermaß begünstigen eine Dysbakterie oder Mykose

5.3.2 Kompensationsmechanismen

Ein Großteil der genannten Kompensationsmechanismen ist rein hypothetisch und bedarf weiterer Untersuchungen.

Duodenum

- Selbstregulation: Spannungsänderungen im Oberbauch werden im Unterbauch ausgeglichen.
- Duodenum 2 stützt sich auf der rechten Niere und Duodenum 4 auf der linken Niere ab.
- Stützfunktion im Bereich von Duodenum 4 übernehmen L2 und die Treitz-Faszie.
- Spannungsumverteilung erfolgt im vaskulären Winkel von Treitz.
- Antrum und Pylorus reagieren auf Spannungsänderungen im Duodenum durch Stimulation der Gastrinproduktion, Verringerung des pH-Werts und Veränderung des Säure-Basen-Gleichgewichts,

- Änderung des Blutzuflusses über die V. portae hepatis durch Kompensation des Omentum minus (insbesondere Lig. hepatoduodenale).
- Erschwerung des Galleabflusses durch den Ductus choledochus.
- Kompensation durch die schrägen/diagonalen myofaszialen Ketten des parietalen Systems, Auftreten einer Lordose oder Kyphose.
- Kompensation über die duodenalen Gefäße: Allerdings gibt es kaum Lageänderungen des Duodenums und daher auch weniger Druck bzw. Zug auf diese Gefäße bei Dysfunktionen des Duodenums.

Jejunum und Ileum

- Kompensation der Dünndarmbefestigung (mittleres Blatt) durch das obere und/oder untere Glenard-Faszienblatt
- Fixierung des Dünndarms an der Radix mesenterii und am Peritoneum parietale bei fortgeschrittenen Dysfunktionen (mit totalem Elastizitätsverlust)
- Stützfunktion des Zwerchfells, das Zug nach kranial ausübt
- Ausgleich einer Dünndarmdysfunktion durch Spannungsänderungen im kleinen Becken und Beckenboden, solange die Dysfunktion nicht zu stark ist (z. B. durch Ptose)
- Kompensation (funktionell) durch Elastizität des Mesenteriums
- Dickdarm- wirkt der Dünndarmspannung entgegen
- Inflare- oder Outflare-Bewegungen des Beckens, um Halt zu geben
- Stützfunktion der schrägen myofaszialen Ketten des parietalen Systems:
  - Bei Hypertension (zentrifugale Kräfte) spannen sich die posterioren Ketten an.
  - Bei Hypotension (zentripetale Kräfte) spannen sich die anterioren Ketten an.
- Kompensatorische Stabilisation bei Zug oder Druck auf die Dünndarmgefäße: Wenn sich der Dünndarm senkt, könnten Aa. jejunales, Aa. ileales, A. ileocolica und A. mesenterica superior über ihren Wandtonus und den lokalen Gefäßdruck als zugfeste Stützstrukturen wirken, vorstellbar ist auch, dass die Gefäßarkaden als biegefeste Stützstrukturen fungieren.
- Vielleicht ist über den venösen Abfluss auch eine indirekte Stützfunktion der Leber (über den Durchfluss der V. portae hepatis) möglich.

5.3.3 Folgen

- Thorakolumbale Dysfunktion bei Zug des Mesenteriums
- Dysfunktion oder Schmerzen im rechten Iliosakralgelenk durch Dysfunktion der Valva ileocaecalis
- Dysfunktion von Th9–Th11, oberer HWS und Schädelbasis (viszerosomatischer Reflex)

5.3.4 Differenzialdiagnosen

- Enteritis
- Ulcus duodeni
- Meckel-Divertikel
- Malassimilationssyndrom
- Zöliakie, einheimische Sprue
- Laktoseintoleranz(syndrom)
- Ileus
- Morbus Crohn
- Mesenterialinfarkt

5.4 Diagnostik der Dysfunktionen

Torsten Liem (▶ 5.4.1, ▶ 5.4.2), Michel Puylaert (▶ 5.4.3 bis ▶ 5.4.8)

5.4.1 Symptome

- Fettstuhl, vermehrter Fettgehalt im Stuhl
- Resorptionsstörung von Eiweiß, Fett und Kohlenhydraten: Maldigestion
- Anämie wegen Mangel an fettlöslichen Vitaminen und Eisen
- Abmagerung
- Diarrhö, Reizdarmsyndrom
- Spannungsgefühl unterhalb des Nabels 3–4 Std. nach dem Essen
- Spannungsgefühl in der Harnblase oder Harndrang nach dem Essen
- Evtl. Atemschwierigkeiten bei längerem Stehen
- Anschwellen des Abdomens
- Beengtheitsgefühl durch Gürtel

5.4.2 Inspektion

Im Stehen

- Fehlende oder unterhalb des Nabels nach inferolateral verlagerte kontinuierliche Bauchkonvexität (bei Ptose oder Ptoseneigung)
- Thoraxbewegungen bei der Atmung verringert, dadurch Mobilitätseinschränkung der Viszera
- Anteversion des Beckens und lumbale Hyperlordose: bei abdominaler Hypertension
- Retroversion und lumbale Kyphose: bei abdominaler Hypotension
- Störung des venösen Rückflusses, Zirkulationsstörungen in den unteren Extremitäten

Im Liegen

- Symmetrische Bewegung des Abdomens
- Konkave Form bei nicht übergewichtigen Patienten

5.4.3 Reflexzonen und Hinweiszeichen

(▶ Abb. 5.11)

Dermatom

- **Anterior:** Th8–Th10 rechts (Maximalzone: Th9 rechts)
- **Posterior:** L1–L2 rechts

Dermalgiereflexe nach Jarricot

- **Anterior:**
  - Duodenum: Th9 rechts, rundliche Zone rechts vom Bauchnabel
  - Jejunum: Th9, bogenförmige Zone links oberhalb des Nabels
  - Ileum: Th10, bogenförmige Zone links unterhalb des Nabels

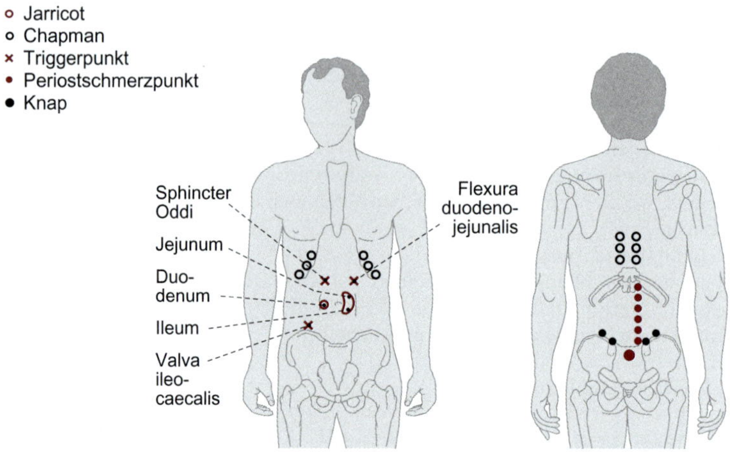

Abb. 5.11 Hinweiszeichen auf eine Dysfunktion [L106]

Neurolymphatische Reflexe nach Chapman

- **Anterior:** 8.–10. ICR bilateral, nahe dem Rippenknorpel
- **Posterior:** beidseits in der Mitte zwischen den Procc. transversi und Procc. spinosi von Th8–Th11

Triggerpunkte

- Sphincter Oddi: auf der Verbindungslinie vom Nabel zur rechten Schulter, 3 Querfinger oberhalb des Nabels
- Flexura duodenojejunalis: auf der Verbindungslinie vom Nabel zur linken Schulter, 3 Querfinger oberhalb des Nabels
- Valva ileocaecalis: 2 cm kranial der Grenze zwischen lateralem und mittlerem Drittel der Verbindungslinie rechte SIAS – Nabel

Periostschmerzpunkte

- **Anterior:** beide SIAS
- **Posterior:** rechte Procc. transversi von Th12–L5, Os sacrum

Knap-Punkte

- **Anterior:** keine
- **Posterior:** zwischen den Procc. transversi von L5 und S1, auf der Crista iliaca, am unteren Rand des Petit-Dreiecks (zwischen M. obliquus externus abdominis und M. latissimus dorsi)

Muskuläre Hinweiszeichen

- Hypertonie von
  - paravertebraler Muskulatur (v. a. Th8–Th11)
  - Zwerchfell (Treitz-Faszie)
  - M. obliquus internus und M. obliquus externus
  - M. psoas major im Bereich des Nabels

- Mm. intercostales (Th7–Th12)
- M. levator ani (Beckenbodenmuskulatur)

Vertebrale Hinweiszeichen

- Duodenum: Dysfunktion Th12–L1 (Truncus coeliacus, A. mesenterica superior), L1–L3 (anatomisch)
- Jejunum, Ileum: Dysfunktion Th10–L2 (nach Barral), Th9–Th11 (viszerosomatischer Reflex)
- Dysfunktion C0–C2 (über N. vagus)

5.4.4 Perkussion: Perkussion von Jejunum und Ileum

Das Duodenum kann nicht perkutiert werden.

Patient: liegend.

Therapeut: stehend, seitlich des Patienten.

Ausführung: Auf Höhe der Flexura duodenojejunalis beginnen und im Uhrzeigersinn über den ganzen Dünndarm bis zum Zäkum perkutieren.

Bewertung: Auf die Qualität des Klopfschalls (sonor) achten. Gedämpfter oder hypersonorer Schall weist auf Hypotonie bzw. Hypertonie des Dünndarms hin.

5.4.5 Palpation

Jejunum und Ileum können aufgrund ihrer starken Verschieblichkeit kaum palpiert werden.

Palpation des Duodenums 1

(▶ Abb. 5.12)

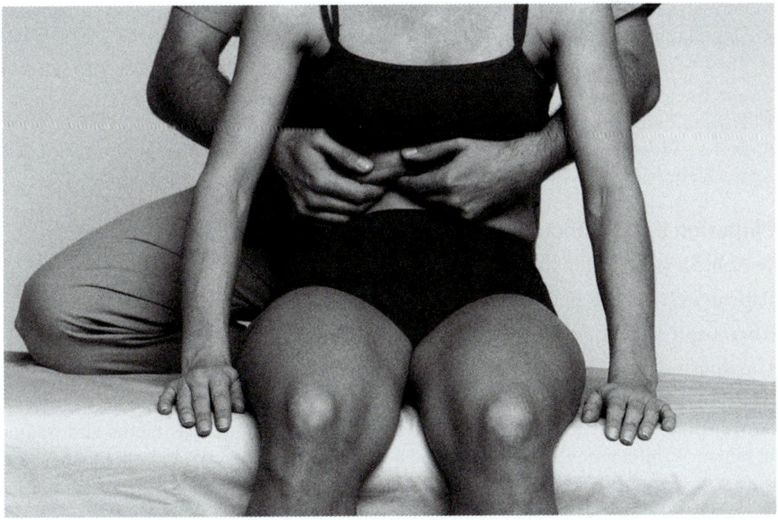

Abb. 5.12 Palpation des Duodenums 1 [K306]

Patient: sitzend, nach vorne gebeugt, gegen den Therapeuten gelehnt.

Therapeut: stehend, hinter dem Patienten.

Handposition: Die Fingerbeeren beider Hände rechts der Mittellinie unterhalb der Leber und außerhalb des M. rectus abdominis aufsetzen.

Ausführung:

- In posterosuperiorer Richtung mit den Fingerbeeren in die Tiefe tasten und den Patienten leicht nach links beugen.
- Dabei ist das Duodenum 1 evtl. als tubuläre Struktur spürbar.

Bewertung: Schwierig; nur die Festigkeit lässt sich bewerten.

- Normalbefund: elastischer Widerstand.
- Fester Widerstand oder Verhärtungen weisen auf eine Fixierung (im Bereich des Duodenum 1) hin.

Palpation des Duodenums 2

(▶ Abb. 5.13)

Patient: in Rückenlage, beide Beine angestellt.

Therapeut: stehend, auf der rechten Seite des Patienten.

Handposition:

- Die linke Hand liegt lateral des rechten M. rectus abdominis, der Daumen nach medial und die restlichen Finger nach kranial gerichtet.
- Die rechte Hand liegt in der Fossa iliaca sinistra und nimmt mit der Bauchmasse Kontakt auf.

Ausführung:

- Mit dem linken Daumen in der „Rinne“ zwischen M. rectus abdominis und Colon ascendens nach dorso-medial zum lateralen Rand von Duodenum 2 in den Bauch eindringen.
- Mit der rechten Hand die Bauchmasse in Richtung des linken Daumens schieben, um das Gewebe im Duodenalbereich zu entspannen.
- Den Daumen am Duodenum 2 entlang bewegen, um das gesamte Organ zu palpieren.

Bewertung: Auf den Gewebewiderstand am linken Daumen achten.

- Normalbefund: elastischer Widerstand.
- Fester Widerstand und Flüssigkeitsbewegungen weisen auf Verspannungen oder Verklebungen hin.

Palpation des Sphincter Oddi

(▶ Abb. 5.14)

Patient: in Rückenlage, beide Beine angestellt.

Therapeut: stehend, auf der rechten Seite des Patienten.

Handposition: Auf einer Linie von der Mitte der rechten Klavikula zum Bauchnabel die Finger im Doppelkontakt 2–3 Querfinger oberhalb des Bauchnabels auflegen.

Ausführung: Mit den Fingerspitzen an der lateralen Seite des M. rectus abdominis in einem Winkel von 45° nach dorsal in den Bauch eindringen.

Bewertung: Die Festigkeit der Struktur bewerten.

- Normalbefund: elastischer Widerstand.
- Punktförmiger Schmerz weist auf eine Dysfunktion hin.

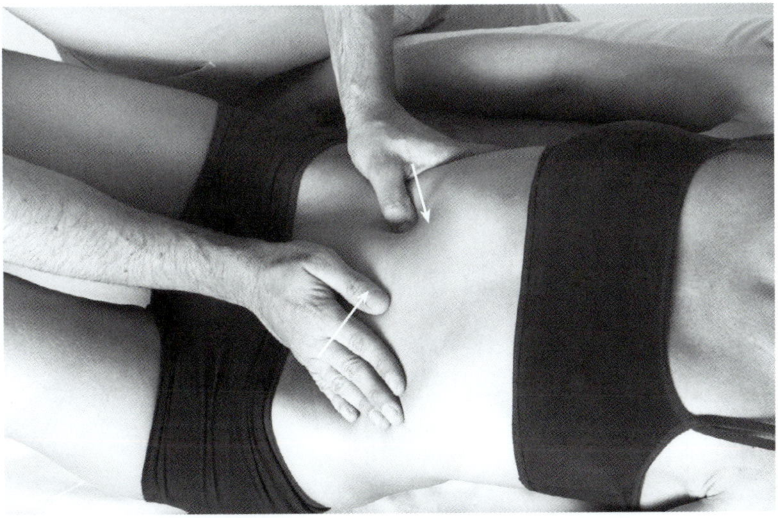

Abb. 5.13 Palpation des Duodenums 2 [K306]

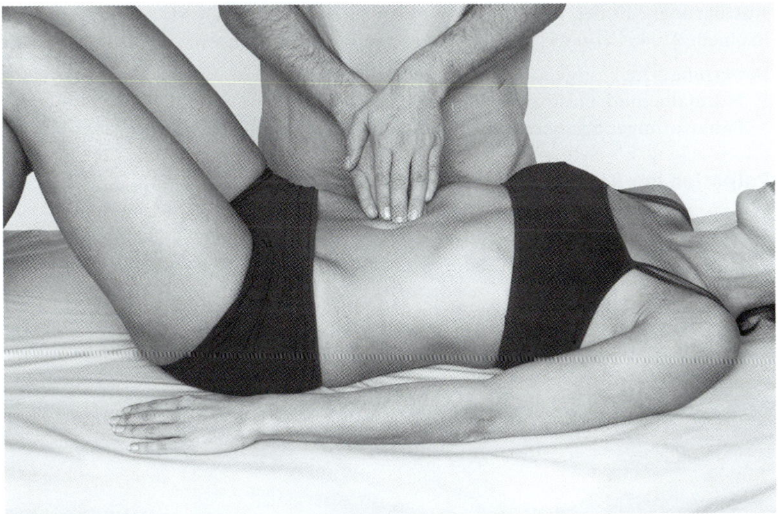

Abb. 5.14 Palpation des Sphincter Oddi [K306]

Palpation der Flexura duodenojejunalis

(▶ Abb. 5.15)

Patient: in Rückenlage, beide Beine angestellt.

Therapeut: stehend, auf der linken Seite des Patienten.

Handposition: Auf einer Linie von der Mitte der linken Klavikula zum Bauchnabel die Finger im Doppelkontakt 2–3 Querfinger oberhalb des Bauchnabels auflegen.

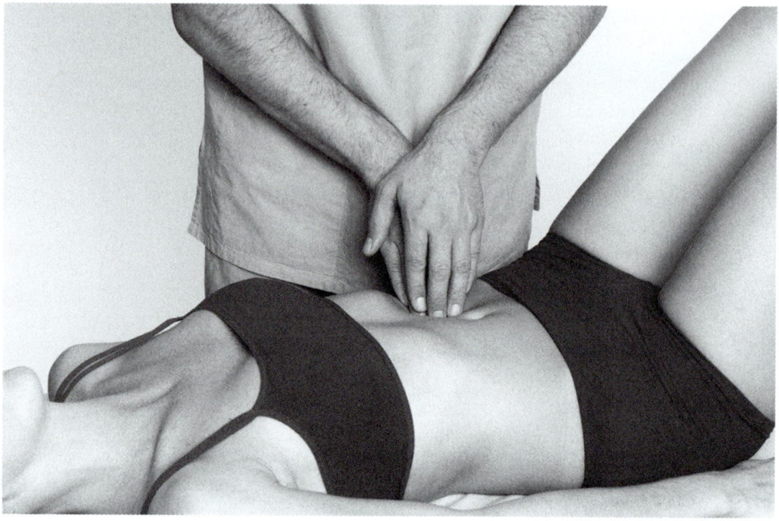

Abb. 5.15 Palpation der Flexura duodenujejunalis [K306]

Ausführung: Mit den Fingerspitzen an der lateralen Seite des M. rectus abdominis in einem Winkel von 45° nach dorsal in den Bauch eindringen.

Bewertung: Die Festigkeit der Struktur bewerten.

- Normalbefund: elastischer Widerstand.
- Punktförmiger Schmerz weist auf eine Dysfunktion hin.

Palpation der Radix mesenterii

(▶ Abb. 5.16)

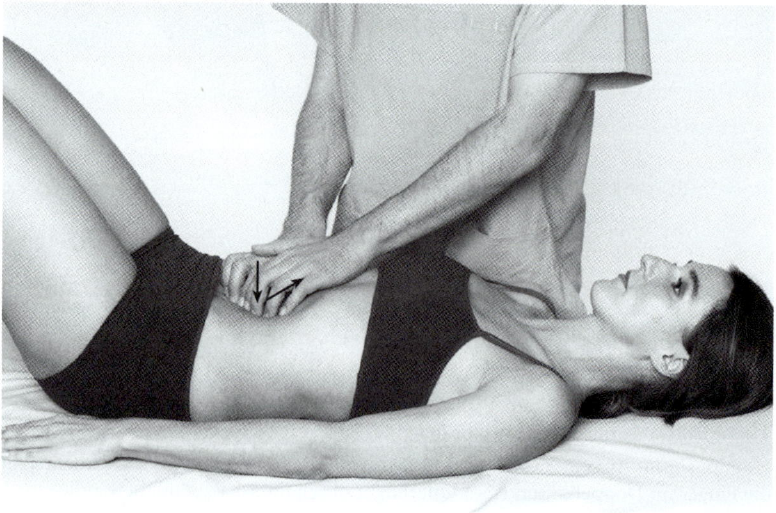

Abb. 5.16 Palpation der Radix mesenterii [K306]

Patient: in Rückenlage, beide Beine angestellt.

Therapeut: stehend, auf der rechten Seite des Patienten, auf Höhe des Thorax.

Handposition: Die Finger entlang/unterhalb einer Linie von der Flexura duodenojejunalis (3 Querfinger links laterokranial vom Bauchnabel) zur Ileozäkalklappe (3 Querfinger medial der SIAS, unterhalb der Linie zwischen beiden SIAS und oberhalb des Lig. inguinale) auflegen.

Ausführung:
- Zunächst Druck nach dorsal bis zum Peritoneum parietale posterius aufbauen.
- Dann Zug nach kranial ausüben, bis eine dünne, feste Struktur spürbar wird.

Bewertung: Die Festigkeit der Struktur bewerten.
- Normalbefund: elastischer Widerstand.
- Fester Widerstand, Schmerzen bei der Palpation oder Verspannungen können auf eine Dysfunktion hinweisen.

5.4.6 Motilität

Im **Exspir** kommt es zu folgenden Bewegungen von **Duodenum** (▶ Abb. 5.17, ▶ Abb. 5.18) **und Dünndarm:**
- Bewegung im Uhrzeigersinn mit
- Annäherung an die Medianachse und damit an die Wirbelsäule.

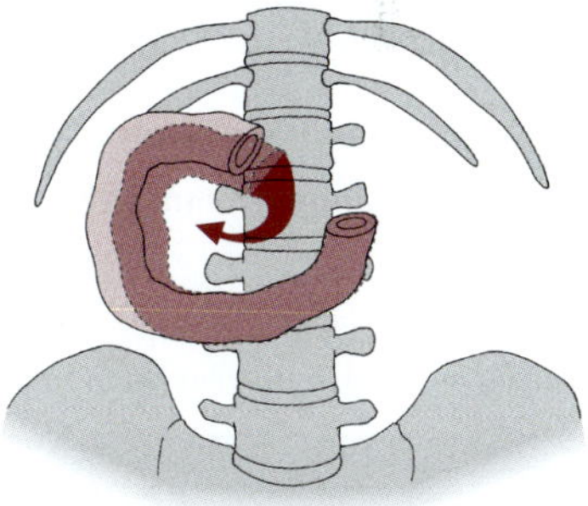

Abb. 5.17 Motilität des Duodenums im Exspir [L106]

Palpation der Duodenummotilität

(▶ Abb. 5.19)

Patient: in Rückenlage.

Therapeut: stehend oder sitzend, rechts vom Patienten.

Handposition: Die palpierende Hand flach auf den Bauch legen; der Daumen liegt auf dem Sphincter Oddi (ca. 4–6 cm kraniolateral des Nabels) und die Fingerspitzen sind zum X. Rippenknorpel (links) gerichtet.

Bewertung: Amplitude, Kraft und Symmetrie der Duodenumbewegung beurteilen.
- Normalbefund: Im Exspir dreht sich das Duodenum im Uhrzeigersinn.
- Eine andere Bewegung kann auf eine Dysfunktion hinweisen.

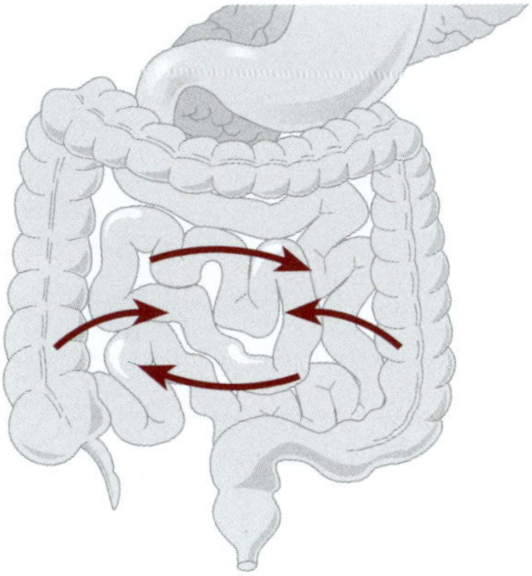

Abb. 5.18 Motilität von Jejunum und Ileum im Exspir [L106]

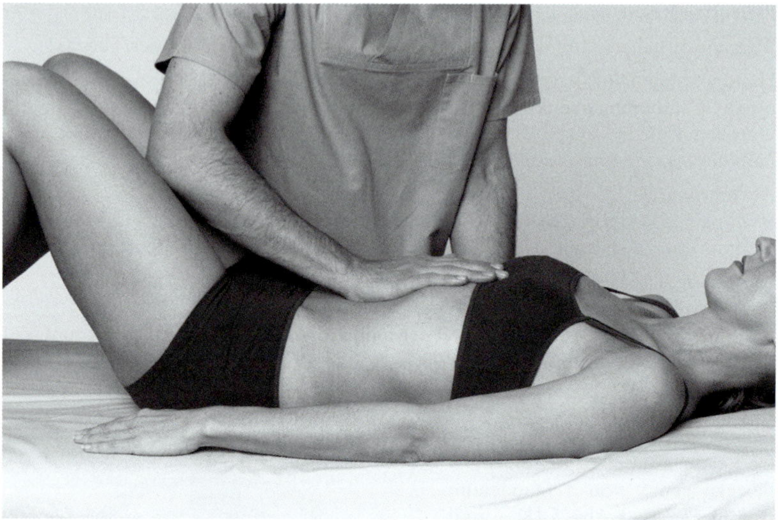

Abb. 5.19 Palpation der Duodenummotilität [K306]

Palpation der Dünndarmmotilität

(▶ Abb. 5.20)

Patient: in Rückenlage.

Therapeut: stehend, auf der rechten Seite des Patienten, auf Beckenhöhe.

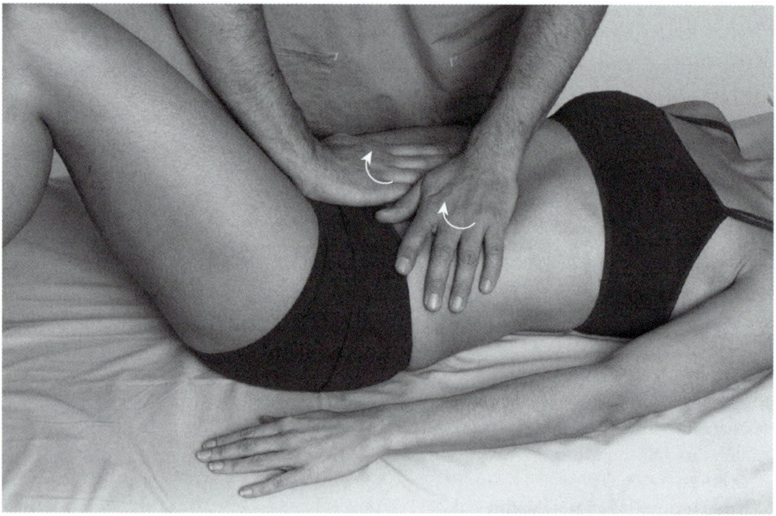

Abb. 5.20 Palpation der Dünndarmmotilität [K306]

Handposition:
- Die linke Hand liegt breitflächig auf dem horizontalen Teil des Dünndarms, links vom Bauchnabel.
- Die rechte Hand liegt auf dem vertikalen Teil des Dünndarms, unterhalb des Bauchnabels, sodass die Finger nach kranial zeigen.

Bewertung: Amplitude, Kraft und Symmetrie der Bewegung beurteilen.
- Normalbefund: Im Exspir bewegt sich die linke Hand kaudal-medial und die rechte Hand kranial-lateral, beide Hände konvergieren zum Nabel. Der gesamte Dünndarm macht eine Drehung im Uhrzeigersinn.
- Eine andere Bewegung kann auf eine Dysfunktion hinweisen.

5.4.7 Mobilität

Mobilität nach Finet und Williame

Bei der **Einatmung** kommt es zu folgenden Bewegungen (▶Abb. 5.17):
- **Duodenum 1, 2:** Bewegung nach links
- **Duodenum 4, Flexura duodenojejunalis:** Bewegung nach rechts
- **Duodenum gesamt:**
  - Senkung
  - Bewegung nach anterior
  - Neigung nach anterior
  - Seitneigung nach links
  - Schließen der Duodenalschlinge
- **Duodenum 3** stellt eine Art Gelenk für diese Bewegung dar.
- **Jejunum, Ileum:** Ausbreitung nach lateral und kaudal.

Mobilität nach Barral und Mercier

Bei der **Einatmung** kommt es zu folgenden Bewegungen (▶Abb. 5.17):
- Duodenum 1 und 2 vollführen größte Bewegung
- Flexura duodenojejunalis: geringe Bewegung der in kraniokaudaler Richtung
- Aufrollen des Duodenums und Schließen seiner Flexurae
- Übergangsbereich vom Pylorus zum Duodenum senkt sich um eine halbe Wirbelhöhe.

Palpation: Palpation der Dünndarmmobilität

Patient: in Rückenlage, Knie auf einer Knierolle.

Therapeut: stehend, auf der rechten Seite des Patienten.

Handposition: Beide Hände liegen breitflächig auf der Bauchdecke.

Bewertung: Amplitude, Kraft, Leichtigkeit und Symmetrie der Dünndarmbewegungen beurteilen.
- Normalbefund: Bei der Einatmung wölbt sich der Bauch und bewegt sich nach kaudal, bei der Ausatmung ist es umgekehrt.
- Schmerzen, Verspannungen oder eine andere Bewegungsrichtung können auf eine Dysfunktion hinweisen.

5.4.8 Tests

Allgemeiner Mobilitätstest des Dünndarms

(▶ Abb. 5.21)

Patient: in Rückenlage, beide Beinen angestellt.

Therapeut: stehend, auf der rechten Seite des Patienten.

Handposition:

- Beide Hände breitflächig nebeneinander auf den Dünndarm legen und damit einen Fächer bilden:
- Der rechte kleine Finger liegt auf der Ileozäkalklappe (3 Querfinger medial der SIAS, unterhalb der Linie zwischen beiden SIAS und oberhalb des Lig. inguinale).
- Der linke kleine Finger liegt auf der Flexura duodenojejunalis – auf einer Linie von der Mitte der linken Klavikula zum Bauchnabel, 2–3 Querfinger oberhalb des Bauchnabels.
- Die restlichen Finger sind nach kaudal gerichtet.

Ausführung:

- Durch leichten Druck nach posterior Kontakt mit dem Dünndarm aufnehmen.
- Das Organ nach mediokranial in Richtung des Bauchnabels ziehen.

Bewertung: Die Elastizität des Gewebes beurteilen.

- Normalbefund: kein Widerstand.
- Widerstand oder Schmerzen können auf eine Dysfunktion hinweisen.

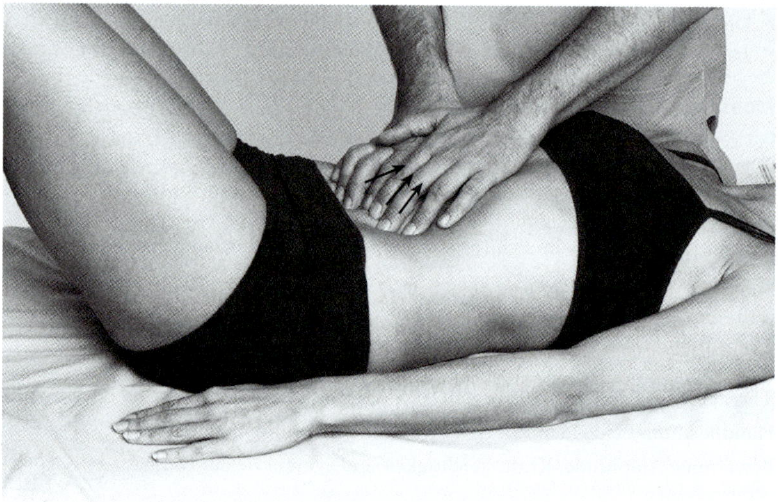

Abb. 5.21 Allgemeiner Mobilitätstest des Dünndarms [K306]

Mobilitätstest des Duodenums 2

(▶ Abb. 5.22)

Patient: in rechter Seitenlage, beide Beine angezogen.

Therapeut: stehend, hinter dem Patienten.

Handposition:
- Die Handgelenke auf der Bank abstützen, um ein Fulcrum zu bilden.
- Mit den Fingern beider Hände an der Außenseite des M. rectus abdominis in die Vertiefung zwischen Colon ascendens und Duodenum 2 nach dorsal eindringen.
- Leichten Druck nach medial in Richtung Wirbelsäule aufbauen, um den lateralen Rand des Duodenums 2 zu berühren.

Ausführung: In den Atemphasen die Wahrnehmung auf die Bewegung des Duodenums 2 richten.

Bewertung: Amplitude, Kraft, Leichtigkeit und Symmetrie der Bewegungen beurteilen.
- Normalbefund: Beim Einatmen bewegt sich das Duodenum 2 nach kaudal, beim Ausatmen nach kranial.
- Bewegungseinschränkungen oder eine andere Bewegungsrichtung können auf eine Dysfunktion hinweisen.

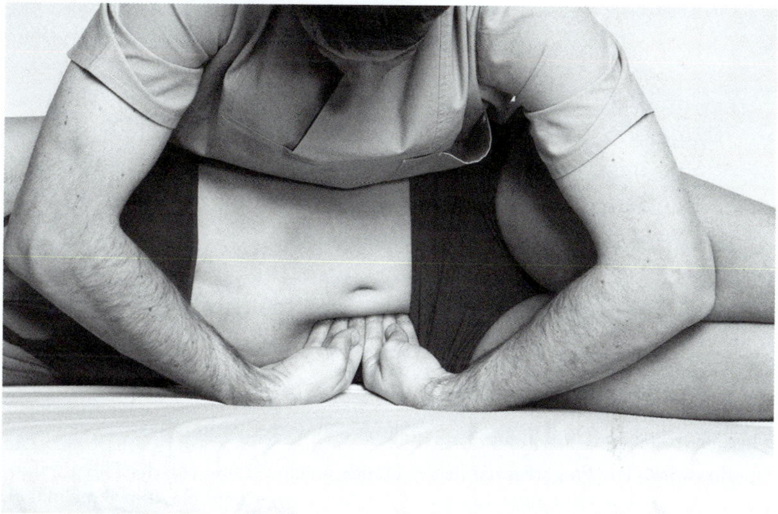

Abb. 5.22 Mobilitätstest des Duodenums 2 [K306]

Fächertest für Jejunum und Ileum

(▶ Abb. 5.23)

Patient: in Rückenlage, Knie auf einer Knierolle.

Therapeut: stehend, auf der rechten Seite des Patienten.

Handposition: Die Finger beider Hände fächerförmig an der inferioren Seite der Radix mesenterii entlang auflegen.

Ausführung:
- Vom Nabel aus die Dünndarmschlingen in Richtung der linken Niere, des Colon sigmoideum, der Blase und des Zäkums schieben.
- Alternativ kann ein Rebound-Test ausgeführt werden: Das Gewebe bis zur Bewegungsgrenze der Dysfunktion bewegen und dann plötzlich loslassen.

Bewertung: Auf die Elastizität des Gewebes achten.

- Normalbefund: Alle Teile sind frei verschieblich und federn beim Rebound-Test elastisch zurück.
- Teilverspannungen und Schmerzen können auf eine Dysfunktion hinweisen.

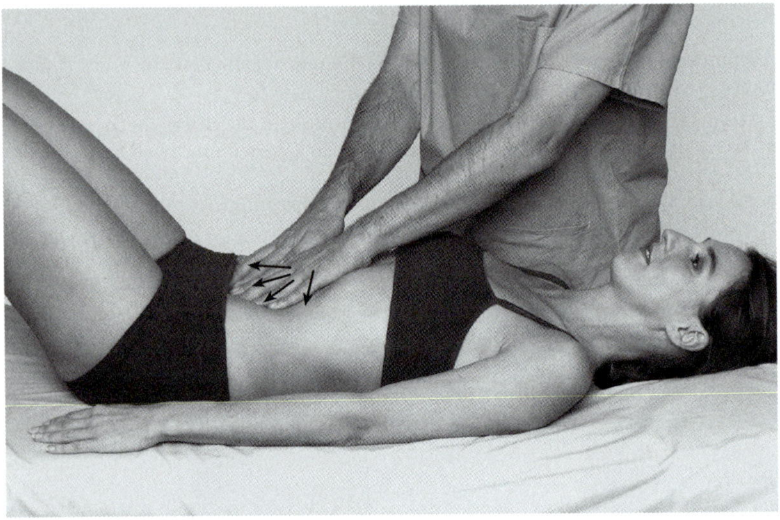

Abb. 5.23 Fächertest für Jejunum und Ileum [K306]

Dehnung der Radix mesenterii

(▶Abb. 5.24)

Patient: in linker Seitenlage.

Therapeut: stehend, hinter dem Patienten.

Handposition: Die Fingerbeeren beider Hände an einer Linie von der Flexura duodenojejunalis (links auf einer Linie von der Mitte der Klavikula zum Bauchnabel, 2–3 Querfinger oberhalb des Bauchnabels) zur Ileozäkalklappe (3 Querfinger medial der SIAS unterhalb der Verbindungslinie beider SIAS und oberhalb des Lig. inguinale) entlang aufsetzen.

Ausführung:

- Druck nach dorsal aufbauen.
- Dann die Hände etwas voneinander entfernen und sie nach rechts und kranial ziehen.

Bewertung: Auf die Elastizität des Gewebes achten.

- Normalbefund: Die Radix mesenterii gibt elastisch nach.
- Eine eingeschränkte Elastizität einzelner Teilbereiche der Radix mesenterii kann auf eine Dysfunktion hinweisen.

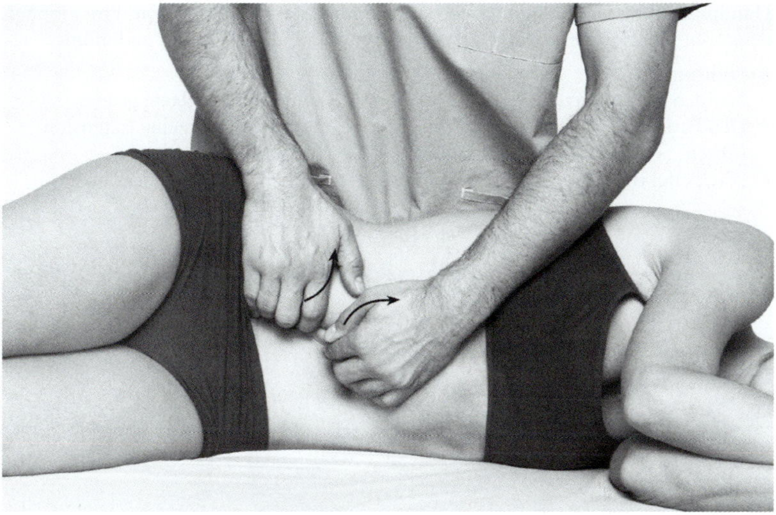

Abb. 5.24 Dehnung der Radix mesenterii [K306]

Fasziale Diagnostik des Dünndarms: Shift und/oder Induktion

Patient: in Rückenlage, Beine ausgestreckt.

Therapeut: stehend, links vom Patienten auf Höhe des Beckens.

Handposition:
- Für die transversale Verschiebung (Shift): Die rechte Hand liegt posterior auf der LWS und die linke Hand quer in Höhe des Nabels (Duodenum) bzw. unmittelbar kaudal des Nabels (Jejunum und Ileum).
- Für die anteroposteriore Induktion: Die Fingerbeeren liegen übereinander auf Höhe des Nabels.

Ausführung:
- Shift: transversale Verschiebung der oberflächlichen Faszien.
- Variante: kraniokaudale Verschiebung.
- Induktion: Druck nach posterior ausüben, dann plötzlich loslassen.

Bewertung der beiden Tests:
- Normalbefund: Freie Beweglichkeit, die Faszien federn zurück.
- Zähes oder fehlendes Zurückfedern deutet auf eine Dysfunktion hin.

5.5 Behandlung der Dysfunktionen

Torsten Liem (▶ 5.5.10 bis ▶ 5.5.13), Michel Puylaert (▶ 5.5.1 bis ▶ 5.5.11)

5.5.1 Mobilisation des Duodenum 1

(▶ Abb. 5.25)

Indikation: Verspannung, Verdauungsprobleme.

Patient: sitzend, nach vorne gebeugt, gegen den Therapeuten gelehnt.

Therapeut: stehend, hinter dem Patienten.

Handposition: Beide Hände liegen neben einer gedachten Linie vom Proc. xiphoideus zum Nabel unterhalb der Leber und außerhalb des M. rectus abdominis.

Ausführung:
- Mit den Fingerspitzen in posterosuperiorer Richtung in die Tiefe gehen.
- Den Patienten vorsichtig – unterhalb der Schmerzgrenze – in eine Extension führen, um das Duodenum 1 zu dehnen.
- Nach effektiver Anwendung der Technik besteht kein Dehnschmerz mehr.

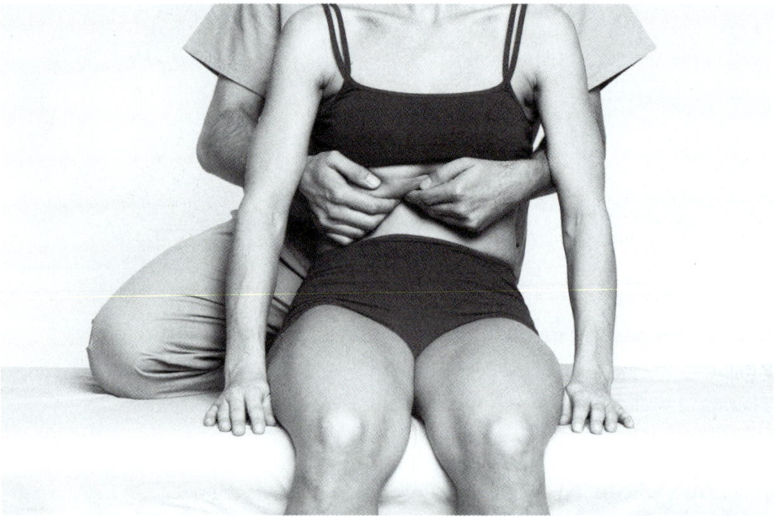

Abb. 5.25 Mobilisation des Duodenums 1 [K306]

5.5.2 Mobilisation des Duodenums 2

(▶ Abb. 5.26)

Indikation: Gallenabflussstörungen, Verdauungsprobleme, Schmerzen im Epigastrium.

Patient: in rechter Seitenlage, beide Arme vor sich auf der Liege, Knie und Hüften leicht gebeugt.

Therapeut: stehend, hinter dem Patienten, auf Höhe des thorakolumbalen Übergangs.

Handposition:
- Handgelenke auf der Bank abstützen, um ein Fulcrum zu bilden.
- Mit den Fingern beider Hände an der Außenseite des M. rectus abdominis in die Vertiefung zwischen Colon ascendens und Duodenum 2 nach dorsal eindringen.
- Leichten Druck nach medial in Richtung Wirbelsäule aufbauen, um den lateralen Rand des Duodenums 2 zu berühren.

Ausführung: Bei einer Ausatmungsdysfunktion (▶ 5.4.8):
- Zur direkten Behandlung das Duodenum 2 bei der Einatmung nach kaudal ziehen und dort halten, bis die Spannung nachgelassen hat.

- Um es indirekt zu behandeln, das Duodenum 2 bei der Ausatmung nach kranial begleiten und dort halten, bis kein Widerstand mehr spürbar oder ein deutlicher Druck nach kaudal bemerkbar ist; dieser Bewegung nach kaudal folgen.
- Anschließend erneut testen.

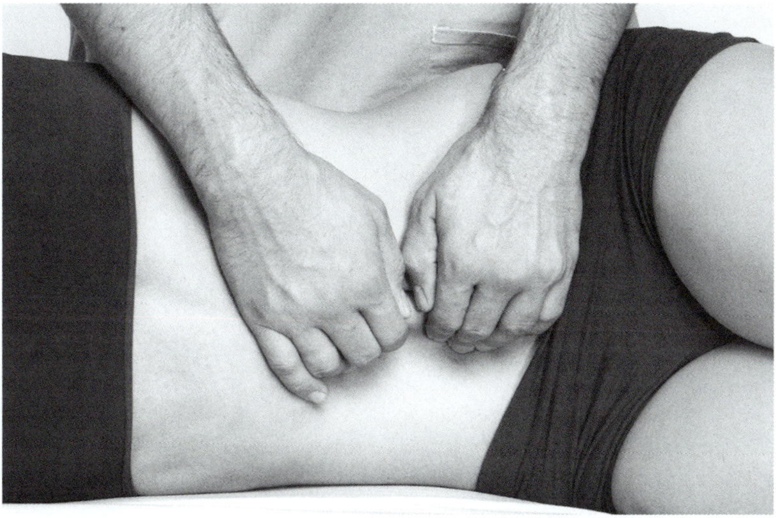

Abb. 5.26 Mobilisation des Duodenums 2 [K306]

Variation:
- Handposition: Mit den Fingerspitzen beider Hände Kontakt mit dem Duodenum 2 aufnehmen.
- Ausführung: Duodenum 2 nach kranial, medial und links mobilisieren.

- Die anderen Abschnitte des Duodenums (1, 3 und 4) werden zwangsläufig mit mobilisiert.
- Bei einer Einatmungsdysfunktion die Technik in gegenläufiger Richtung ausführen.
- Um die Handgelenke zu schonen, auf den Bankkontakt verzichten.

5.5.3 Drucktechnik für den Sphincter Oddi

(▶ Abb. 5.27)

Indikation: Triggerpunktspannung (5.4.3).

Patient: in Rückenlage, Kopf auf einem Kissen.

Therapeut: stehend, auf der rechten Seite des Patienten.

Handposition:
- Die rechte Hand flach auf den Bauch legen, sodass die Fingerbeeren die Projektionsfläche des Sphincter Oddi (rechts auf einer Linie von der Mitte der Klavikula zum Bauchnabel, 2–3 Querfinger oberhalb des Bauchnabels) bedecken.
- Die linke Hand liegt unter dem Thorax der rechten Hand gegenüber.

Ausführung:

- Druck von anterior nach posterior ausüben, bis eine Vorspannung erreicht ist.
- Dann eine Rotation im und gegen den Uhrzeigersinn (direkte oder indirekte Technik) ausführen, bis sich die Region entspannt.

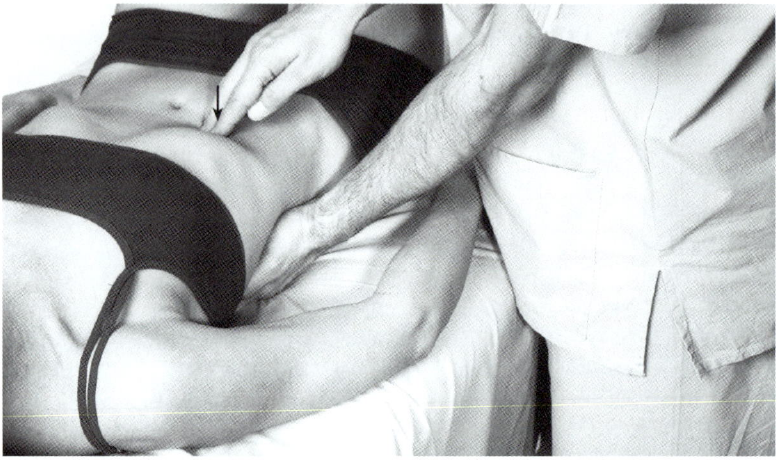

Abb. 5.27 Drucktechnik für den Sphincter Oddi [K306]

5.5.4 Drucktechnik für die Flexura duodenojejunalis

(▶ Abb. 5.28)

Indikation: Triggerpunktspannung (▶ 5.4.3).

Patient: in Rückenlage, Kopf auf einem Kissen.

Therapeut: stehend, auf der linken Seite des Patienten.

Handposition:

- Die linke Hand flach auf den Bauch legen, sodass die Fingerbeeren die Projektionsfläche der Flexura duodenojejunalis (links auf einer Linie von der Mitte der Klavikula zum Bauchnabel, 2–3 Querfinger oberhalb des Bauchnabels) bedecken.
- Die rechte Hand liegt unter dem Thorax der linken Hand gegenüber.

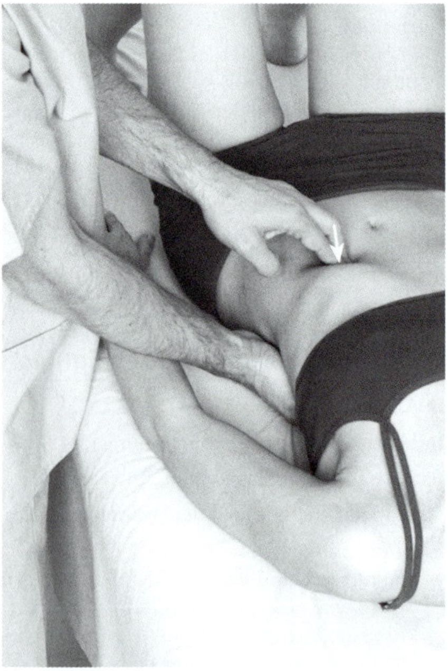

Abb. 5.28 Drucktechnik für die Flexura duodenojejunalis [K306]

Ausführung:
- Druck von anterior nach posterior ausüben, bis eine Vorspannung erreicht ist.
- Dann eine Rotation im und gegen den Uhrzeigersinn (direkte oder indirekte Technik) ausführen, bis sich die Region entspannt.

5.5.5 Fasziale Behandlung des Duodenums (modifiziert nach Finet und Williame)

Ausatmungsdysfunktion

(▶ Abb. 5.29)

Indikation: fasziale Bewegungseinschränkung nach kaudal, Schmerzen im Epigastrium, Magenbrennen.

Patient: in Rückenlage, Beine ausgestreckt.

Therapeut: stehend, links vom Patienten auf Höhe des Beckens.

Handposition:
- Beide Hände liegen flach auf der Projektionsfläche des Duodenums auf dem Bauch, die Finger sind nach kranial gerichtet.
- Die linke Hand liegt unmittelbar kaudal des Rippenbogens und rechts von der Linea alba.
- Die rechte Hand liegt in Nabelhöhe links von der Linea alba.

Ausführung:
- Druck nach posterior ausüben, um die fasziale Ebene zu erreichen, dann Zug nach kaudal ausüben.
- Beide Hände im Uhrzeigersinn drehen und nach medial ziehen.
- Die Stellung beibehalten oder diesen Vorgang 2- bis -3-mal wiederholen, bis es zu einer Spannungslösung kommt.

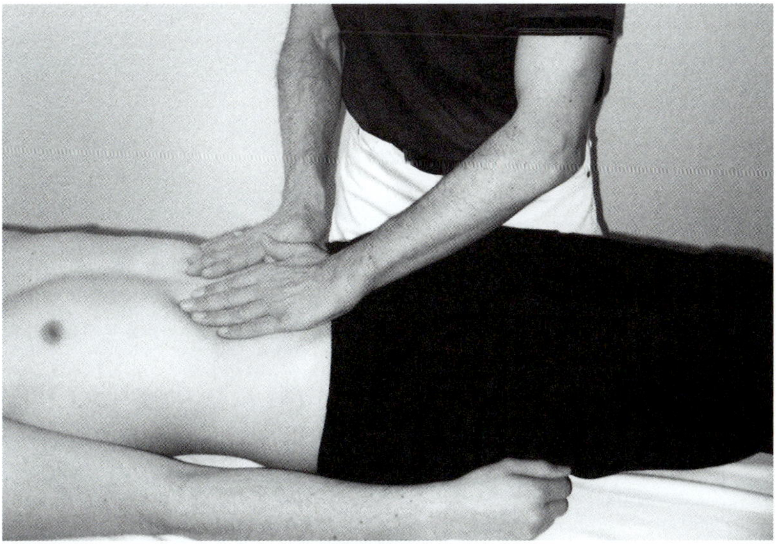

Abb. 5.29 Ausatmungsdysfunktion [K306]

5

Einatmungsdysfunktion

Indikation: fasziale Bewegungseinschränkung nach kranial, Schmerzen im Epigastrium, Verdauungsprobleme.

Patient: in Rückenlage.

Therapeut: stehend, links vom Patienten auf Höhe des Beckens.

Handposition:

- Beide Hände liegen flach auf der Projektionsfläche des Duodenums auf dem Bauch, die Finger sind nach kranial gerichtet.
- Die linke Hand liegt unmittelbar kaudal des Rippenbogens und rechts von der Linea alba.
- Die rechte Hand liegt in Nabelhöhe links von der Linea alba.

Ausführung:

- Druck nach posterior ausüben, um die fasziale Ebene zu erreichen, dann Zug nach kranial ausüben.
- Beide Hände gegen den Uhrzeigersinn drehen und in gegenläufiger Richtung nach lateral ziehen.
- Die Stellung beibehalten oder diesen Vorgang 2- bis -3-mal wiederholen, bis es zu einer Spannungslösung kommt.

Variante: Der Therapeut steht am Kopfende des Patienten und positioniert die Hände entsprechend.

5.5.6 Allgemeine Mobilisation des Dünndarms

(▶ Abb. 5.30)

Indikation: Verdauungsprobleme, Spasmen, postoperative Beschwerden, Ptose.

Patient: in Rückenlage, Beine angestellt, das Kopfende der Behandlungsliege 30° nach unten gesenkt.

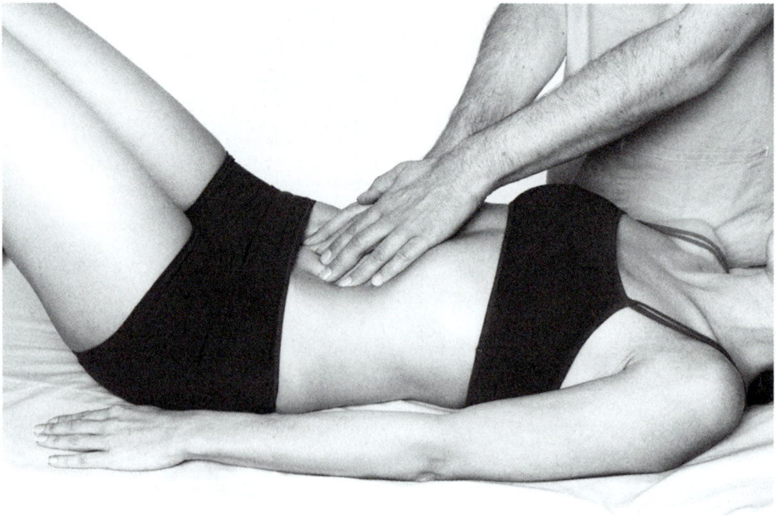

Abb. 5.30 Allgemeine Mobilisation des Dünndarms [K339]

Therapeut: stehend, auf der rechten Seite des Patienten.

Handposition: Beide Hände sind nach kaudal gerichtet und bilden im Bereich von der Flexura duodenojejunalis (links auf einer Linie von der Mitte der Klavikula bis zum Bauchnabel, 2–3 Querfinger oberhalb des Bauchnabels) bis zur Ileozäkalklappe (3 Querfinger medial der SIAS, unterhalb der Verbindungslinie beider SIAS und oberhalb des Lig. inguinale) einen Halbkreis, dessen Zentrum der Nabel ist.

Ausführung: Den Dünndarm mit Vibrationen wiederholt in Richtung Nabel ziehen, bis ein weich-elastischer Widerstand zu spüren ist.

5.5.7 Dreidimensionale Mobilisation des Dünndarms

(▶ Abb. 5.31)

Indikation: Verdauungsprobleme, Spasmen, Rückenbeschwerden, Ptose.

Patient: in linker Seitenlage, Rücken am Rand der Liege, über den der rechte Fuß gestreckt hinaushängt, das linke Bein leicht gebeugt.

Therapeut: stehend, hinter dem Patienten, den Patienten mit dem Oberkörper stützend.

Handposition:
- Der kleine Finger der rechten Hand liegt auf Höhe der Fossa iliaca sinistra.
- Die linke Hand liegt unterhalb des Rippenbogens, wobei die Finger nach kaudal gerichtet sind.
- Mit beiden Händen den Dünndarm so umgreifen, dass er zum Großteil in den Handinnenflächen liegt.

Ausführung: Den Dünndarm mit beiden Händen anheben und in alle Richtungen mobilisieren, bis ein weich-elastischer Widerstand zu spüren ist.

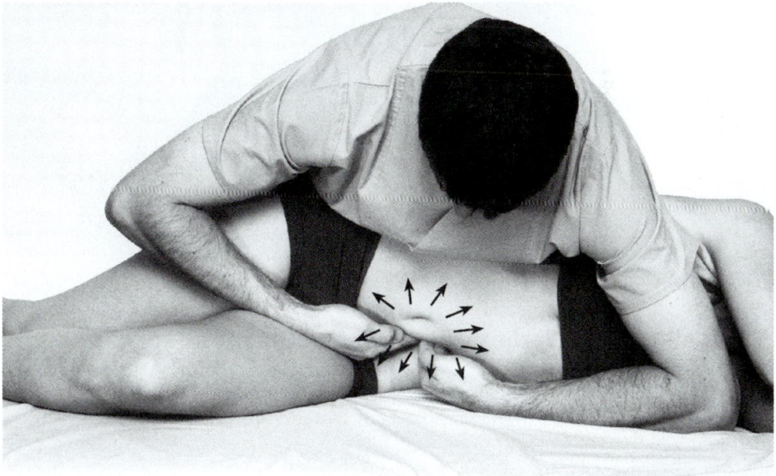

Abb. 5.31 Dreidimensionale Mobilisation des Dünndarms [K306]

5.5.8 Mobilisation der Radix mesenterii

(▶ Abb. 5.32)

Indikation: Verdauungsprobleme, Missempfindungen um den Nabel, Durchblutungsstörungen der unteren Extremitäten.

Patient: in Rückenlage.

Therapeut: stehend, auf der rechten Seite des Patienten.

Handposition: Beide Daumen oder das Os pisiforme beider Hände etwas kranial über die Mitte einer Linie zwischen rechter SIAS und Nabel legen.

Ausführung:
- Durch Druck nach posterior eine Vorspannung aufbauen.
- Dann langsam Druck nach kaudal und medial auf die Radix mesenterii in Richtung der Symphyse ausüben und wieder loslassen.
- Das Ganze mehrmals wiederholen, bis ein weich-elastischer Widerstand zu spüren ist.

Variante: Die gleiche Technik ist auch mit Recoil sehr effektiv.

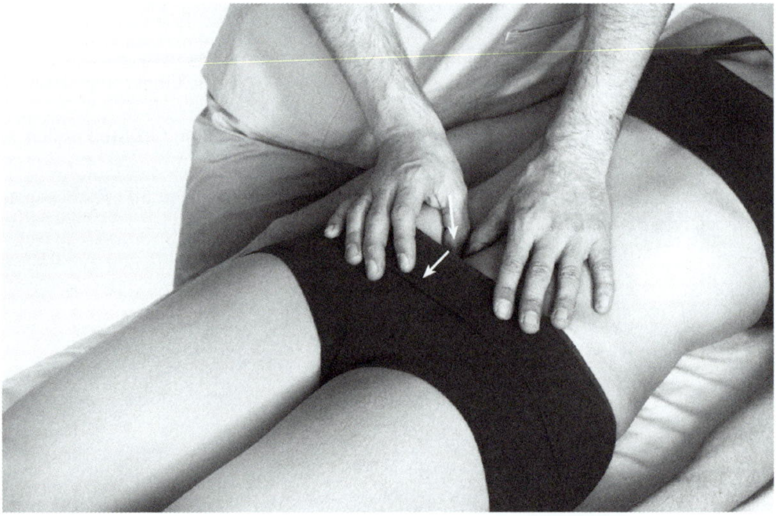

Abb. 5.32 Mobilisation der Radix mesenterii [K306]

5.5.9 Allgemeine Verbesserung der Motilität des Dünndarms

(▶ Abb. 5.33)

Indikation: Verdauungsprobleme, Spasmen, Durchblutungsstörungen der unteren Extremitäten.

Patient: in Rückenlage, linkes Bein angestellt.

Therapeut: stehend, auf der rechten Seite des Patienten, auf Beckenhöhe.

Handposition:
- Die Hände übereinander auf den Bauch parallel zur Radix mesenterii legen.

- Die Fingerspitzen zeigen in Richtung der Flexura duodenojejunalis (links auf einer Linie von der Mitte der Klavikula zum Bauchnabel, 2–3 Querfinger oberhalb des Bauchnabels).
- Die Handwurzeln liegen auf Höhe der Ileozäkalklappe (3 Querfinger medial der SIAS, unterhalb der Linie zwischen beiden SIAS und oberhalb des Lig. inguinale).

Ausführung:

- Auf die Rotationsbewegungen der Dünndarmmotilität im und gegen den Uhrzeigersinn achten.
- Die leichtere Rotationsbewegung verstärken, bis eine deutliche Entspannung spürbar wird.

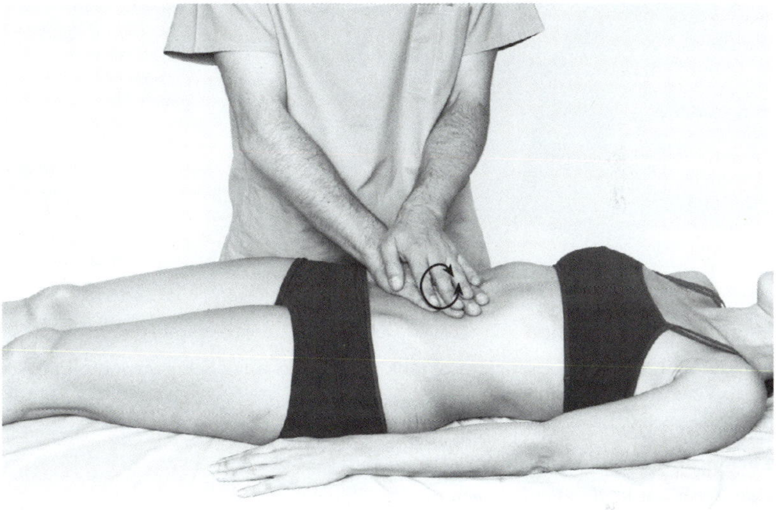

Abb. 5.33 Allgemeine Verbesserung der Motilität des Dünndarms [K306]

5.5.10 Fasziale Behandlung des Dünndarms (modifiziert nach Finet und Williame)

Ausatmungsdysfunktion

(▶ Abb. 5.34)

Indikation: fasziale Bewegungseinschränkung nach kaudal, Schmerzen im Epigastrium, Magenbrennen.

Patient: in Rückenlage, Beine ausgestreckt.

Therapeut: stehend, seitlich des Patienten auf Höhe des Beckens.

Handposition: Beide Hände liegen um den Bauchnabel, die eine nach kranial, die andere nach kaudal gerichtet.

Ausführung: Beide Hände üben einen Zug nach kaudal aus und öffnen sich nach kranial. Sie bilden ein V, dessen Spitze nach kaudal gerichtet ist.

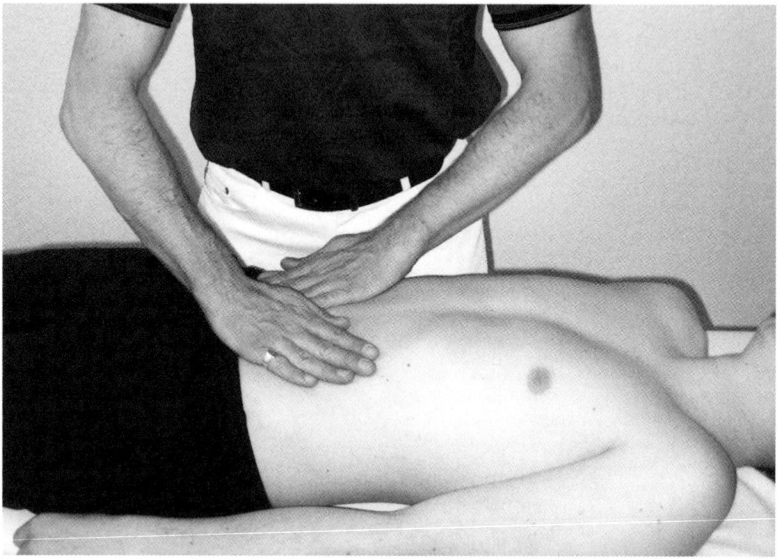

Abb. 5.34 Ausatmungsdysfunktion [K339]

Einatmungsdysfunktion

Indikation: fasziale Bewegungseinschränkung nach kranial, Schmerzen im Epigastrium, Verdauungsprobleme.

Patient: in Rückenlage.

Therapeut: stehend, seitlich des Patienten auf Höhe des Beckens.

Handposition: Beide Hände liegen um den Bauchnabel, die eine nach kranial, die andere nach kaudal gerichtet.

Ausführung:

- Beide Hände üben einen Zug nach kranial und medial aus.
- Die Stellung beibehalten oder diesen Vorgang 2- bis -3-mal wiederholen, bis es zu einer Spannungslösung kommt.

5.5.11 Verbesserung der Motilität von Jejunum und Ileum

(▶ Abb. 5.35)

Indikation: Verklebungen, Spasmen.

Patient: in linker Seitenlage.

Therapeut: stehend, hinter dem Patienten.

Handposition:

- Die linke Hand liegt breitflächig auf dem horizontalen Teil des Dünndarms links vom Bauchnabel.
- Die rechte Hand liegt auf dem vertikalen Teil des Dünndarms unterhalb des Bauchnabels.

Ausführung: Den Eigenbewegungen des Dünndarms bis zur Entspannung folgen.

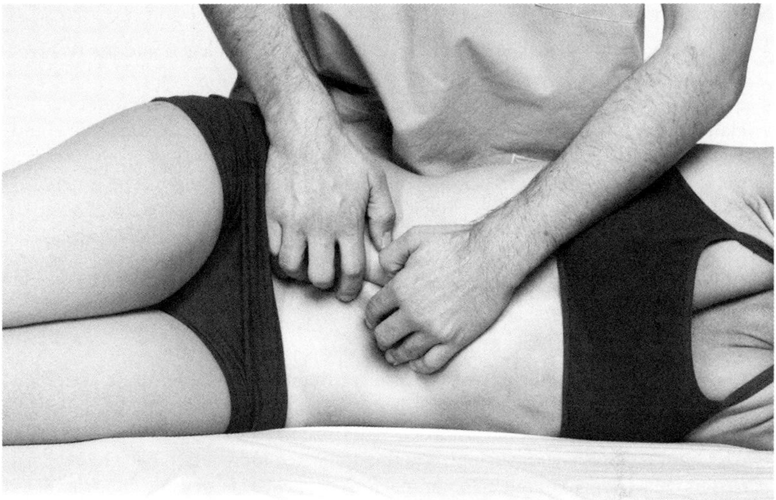

Abb. 5.35 Verbesserung der Motilität von Jejunum und Ileum [K306]

5.5.12 BEFNT-Integration des Duodenums

Indikation: Dysfunktion am Duodenum.

Patient: in Rückenlage, Beine angestellt.

Therapeut: stehend, auf der rechten Seite des Patienten, auf Höhe der Hüftgelenke.

Handposition: Finger nacheinander auf die einzelnen Abschnitte des Duodenums legen (Duo 1–4):

- Duo 1: Fingerbeeren rechts der Mittellinie unterhalb der Leber (etwa auf Höhe von L1) und außerhalb des M. rectus abdominis in posterosuperiorer Richtung auflegen.
- Duo 2: Finger rechts in die „Rinne" zwischen M. rectus abdominis und Colon ascendens legen, sodass sie nach mediodorsal zum lateralen Rand des Duo 2 gerichtet sind, anterior der Wirbelkörper von L1–L3/L4.
- Duo 3: Finger unterhalb des Nabels horizontal in Höhe der Wirbelkörper L3/L4 auflegen.
- Duo 4: Finger so auflegen, dass sie von L3/L4 nach schräg links oben zur Flexura duodenojejunalis zeigen, d. h. sich auf einer Linie von der Mitte der linken Klavikula zum Bauchnabel, 2–3 Querfinger oberhalb des Bauchnabels, befinden.

Point of balanced entodermal tension (PBET)

- Resistenz der entodermalen Struktur auf sanften Druck hin testen und die Dichte der Struktur bewerten.
- Der entodermalen Wandspannung des Duodenums in die Position bzw. in die Form folgen, in der die Spannung am besten ausgeglichen ist (= PBET).
- Dabei die embryonalen Kraftvektoren berücksichtigen.

Neuronale Inhibition

- Die linke Hand in verschiedenen Ebenen auf den Rücken legen und die rechte Hand im jeweiligen Bereich des Duodenums liegen lassen.
- Falls es einen Bereich am Rücken gibt, in dem sich das Duodenum unter der Hand entspannt bzw. seine Bewegungseinschränkung sich verbessert, die Hand dort liegen lassen: in der Regel auf Höhe von Th9–Th11 (sympathische Innervation), im Bereich des kraniozervikalen Übergangs (parasympathische Innervation) oder ventral ca. 3–4 Querfinger oberhalb des Bauchnabels (Ganglion coeliacum) und ca. 2 Querfinger oberhalb des Bauchnabels (Plexus mesentericus superior).
- Durch sanften konstanten Druck eine Inhibition im jeweiligen Bereich ausführen.

Point of balanced fascial tension (PBFT)

- Die fasziale Beweglichkeit passiv oder aktiv atemsynchron oder aktiv unabhängig zur Atemaktivität testen.
- Spannungsgleichgewicht der faszialen Strukturen des jeweiligen (Duodenum-) Abschnitts einstellen: versuchen, den therapeutisch induzierten Gleichgewichtszustand der viszerofaszialen Spannungen zu erreichen, in dem sie gleichmäßig in allen Richtungen ausgeglichen sind.
- In der Regel wird der (Duodenum-)Abschnitt in die Position begleitet, in die er sich leicht bewegen lässt.
- Um die unterschiedlichen Spannungsmuster der Aufhängungen (und faszialen Gleitflächen) des (Duodnum-)Abschnitts zu kopieren, die Krafteinwirkung der Hände an sie anpassen bzw. ihnen angleichen:
  - Über die Fixationen: nach rechts kranial zur Leber (Duo 1) und zum rechten Zwerchfellschenkel (Duo 4), über die A. gastroduodenalis und ihre Äste aus dem Truncus coeliacus (Duo 1 und 2), über die A. pancreaticoduodenalis inferior aus der A. mesenterica superior und deren Äste (Duo 2–3) und über die oberste A. jejunalis aus der A. mesenterica superior (Duo 4).
  - Über die Gleitflächen von Duo 1: nach rechts kranial zur Leber und Gallenblase, nach posterior zum Caput pancreatis, indirekt nach lateroposterior zur rechten Niere und posterior zur V. cava inferior.
  - Über die Gleitflächen von Duo 2: nach posterior zum Peritoneum parietale posterius, Caput pancreatis, Ductus choledochus, indirekt nach anterior zum Colon transversum, nach posterolateral zur rechten Niere, nach posteromedial zur V. cava inferior, nach posterokaudal zum Ureter, zur rechten A. und V. testicularis bzw. ovarica, nach kranial zum Lobus dexter der Leber, nach anterior zum Colon ascendens, nach posterior zum M. psoas major.
  - Über die Gleitflächen von Duo 3: zum Peritoneum, nach anterior zur A. und V. mesenterica superior, indirekt nach anterokaudal zum Dünndarm, nach posterior zum M. psoas major, zur V. cava inferior, Aorta abdominalis, nach superior zum Proc. uncinatus pancreatis.
  - Über die Gleitflächen von Duo 4: zum Peritoneum, nach posterokranial zum Corpus pancreatis, nach anterior zur Radix mesenterii, nach lateroposterior zur V. mesenterica inferior, indirekt nach superior zur Curvatura major des Magens, nach anterior zum Colon transversum, Jejunum, Mesenterium, nach posterior zu linkem M. psoas major, zur A. und V. renalis sinistra, nach posteromedial zur Aorta abdominalis, nach posterolateral zur linken Niere und zum linken Ureter.

- Dabei ggf. eine Hand vom Duodenum lösen und z. B. auf die Leber oder den Magen legen.
- Einstellung eines PBFT (evtl. mit leichter Kompression): Minimale Bewegungen im faszial-ligamentären viskoelastischen Umfeld des Duodenums treten auf → ein neues Gleichgewicht etabliert sich → eine physiologischere Bewegungsamplitude wird palpierbar, evtl. entsteht ein Stillpunkt. Danach das Duodenum in die Ausgangslage zurückbringen.

Anschließend können Techniken wie **balanced dynamic tension** und **balanced fluid tension** (BDT, BFT) angewendet werden. Dabei darauf achten, weder bei der Untersuchung noch bei der Behandlung bis an die Bewegungsgrenzen zu gehen.

5.5.13 BEFNT-Integration von Jejunum und Ileum

(▶ 2.4.2)

Indikation: Dysfunktion von Jejunum und Ileum.

Patient: in Rückenlage, Beine angestellt.

Therapeut: stehend, auf der rechten Seite des Patienten, auf Höhe des Zwerchfells.

Handposition:

- Beide Hände liegen breitflächig nebeneinander auf dem Dünndarm.
- Der rechte kleine Finger befindet sich auf der Valva ileocaecalis etwa in Höhe des McBurney-Punkts (in der Mitte einer gedachten Linie von der SIAS zum Nabel auf Höhe von L4).
- Der linke kleine Finger befindet sich auf dem duodenojejunalen Übergang (2–3 Querfinger oberhalb des Bauchnabels, auf einer Linie von der Mitte der linken Klavikula zum Bauchnabel).
- Die übrigen Finger sind nach kaudal gerichtet und ineinander verhakt.

Point of balanced entodermal tension (PBET)

- Resistenz der entodermalen Struktur auf sanften Druck hin testen und die Dichte der Struktur bewerten.
- Der entodermalen Spannung der Dünndarmwand in die Position bzw. in die Form folgen, in der sie am besten ausgeglichen ist (= PBET).
- Dabei die embryonalen Kraftvektoren berücksichtigen.

Neuronale Inhibition

- Die linke Hand in verschiedenen Ebenen auf den Rücken legen, die rechte Hand dabei im Bereich des Dünndarms liegen lassen.
- Falls es einen Bereich am Rücken gibt, in dem sich Jejunum und Ileum unter der Hand entspannen bzw. ihre Bewegungseinschränkung sich verbessert, die Hand dort liegen lassen: in der Regel auf Höhe von Th9–Th11 (sympathische Innervation), im Bereich des kraniozervikalen Übergangs (parasympathische Innervation) oder ventral ca. 2 Querfinger oberhalb des Nabels (Plexus mesentericus superior).
- Durch sanften konstanten Druck eine Inhibition im jeweiligen Bereich ausführen.

5

Point of balanced fascial tension (PBFT)

- Die fasziale Beweglichkeit passiv oder aktiv atemsynchron oder aktiv unabhängig zur Atemaktivität testen.
- Das Spannungsgleichgewicht der faszialen Dünndarmstrukturen insgesamt oder jeweils im Jejunum- bzw. Ileumbereich (dazu ggf. die Hände anders positionieren) einstellen: d. h. versuchen, den therapeutisch induzierten Gleichgewichtszustand der viszerofaszialen Spannungen zu erreichen, in dem sie gleichmäßig in allen Richtungen ausgeglichen sind.
- In der Regel wird das Jejunum bzw. Ileum in die Position begleitet, in die es sich leicht bewegen lässt.
- Um die unterschiedlichen Spannungsmuster der Aufhängungen (und faszialen Gleitflächen) von Jejunum bzw. Ileum zu kopieren, die Krafteinwirkung der Hände an sie anpassen bzw. ihnen angleichen:
  - Über die Fixationen: zur hinteren Bauchwand und zum Stamm der A. mesenterica superior (und deren Äste), von der Flexura duodenojejunalis zum rechten Zwerchfellschenkel.
  - Über die Gleitflächen: Colon transversum, Zäkum, Colon sigmoideum, Magen, Omentum majus und indirekt zum Duodenum, zu den Nieren, Ureteren, zum Colon descendens, Colon ascendens, zur Harnblase, zum Uterus, M. psoas major, zur V. cava inferior und Aorta abdominalis.
- Dazu ggf. eine Hand vom Jejunum/Ileum lösen und z. B. auf das Zwerchfell oder den Dickdarm legen.
- Einstellung eines PBFT (evtl. mit leichter Kompression): Es treten minimale Bewegungen im faszial-ligamentären viskoelastischen Umfeld des Jejunums bzw. Ileums auf → ein neues Gleichgewicht etabliert sich → eine physiologischere Bewegungsamplitude wird palpierbar, evtl. entsteht ein Stillpunkt. Danach das Jejunum bzw. Ileum in die Ausgangslage zurückbringen.

Anschließend können Techniken wie **balanced dynamic tension** und **balanced fluid tension** (BDT, BFT) angewendet werden. Darauf achten, weder bei der Untersuchung noch bei der Behandlung bis an die Bewegungsgrenzen zu gehen.

> Insbesondere auf das Mesenterium und die Radix mesenterii achten. Sie sind nicht selten an Fixierungen des Dünndarms (mit)beteiligt, und zwar häufiger, wenn die zug- bzw. biegungsfeste A. mesenterica superior in diesen Strukturen verläuft.

5.5.14 Behandlung der Arterien des Dünndarms: A. mesenterica superior

Michel Puylaert

(▶ Abb. 5.36)

Indikationen: Ptose, Malabsorption.

Patient: in Rückenlage.

Therapeut: am Kopfende, rechts des Patienten.

Handposition:

- Mit den Fingerbeeren der linken Hand den Puls des Ursprungs der A. mesenterica superior palpieren. Dieser ist medial der Flexura duodeno-jejunalis, leicht links der Linea alba, 3 Querfingerbreite kranial des Bauchnabels aufzufinden.
- Der Daumen der rechten Hand liegt medial der ileozökalen Klappe, im lateralen Drittel einer gedachten Verbindungslinie zwischen Spina iliaca superior rechts und Bauchnabel.
- Ausführung: Während die linke Hand den Ursprung der A. mesenterica superior fixiert, bewegt sich der Daumen der rechten Hand nach lateral und kaudal. Die Stellung 20 Sekunden lang halten oder rhythmisch mobilisieren.

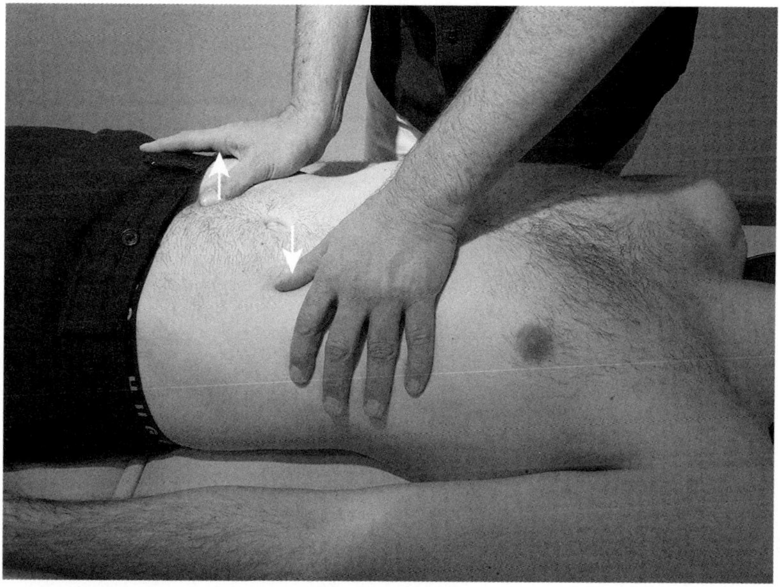

Abb. 5.36 Behandlung der A. mesenterica superior [K306]

6 Dickdarm

Therapeut auf den Fotos: Michel Puylaert

6.1 Embryologie

Herwig Hahn von Dorsche

Aus dem **Mitteldarm** bildet sich durch rasches Längenwachstum die **Nabelschleife,** die ungefähr am 32. Tag der Entwicklung ausgebildet ist (▶ 5.1). Der **kaudale Schenkel** der Nabelschleife bildet den unteren Abschnitt des Ileums, das **Zäkum mit Appendix,** das **Colon ascendens** sowie das **rechte und mittlere Drittel des Colon transversum.**

Die Nabelschleife wächst sehr schnell in Länge und Umfang. Der Dünndarm bildet dabei eine Reihe von Schlingen, der Dickdarm nicht. Dieses rasche **Längenwachstum** bei gleichzeitiger Vergrößerung der Leber führt aus Platzmangel im Bauchraum zur teilweisen Verlagerung von Darmschlingen aus dem Bauchraum heraus und wird als **physiologischer Nabelbruch** bezeichnet. Am Ende des 3. Monats gelangen die Darmschlingen wieder in die Leibeshöhle zurück.

6

Während des physiologischen Nabelbruchs und Längenwachstums sowie bei der Rückkehr der Nabelschleife in die Leibeshöhle dreht sich diese um ca. 270° gegen den Uhrzeigersinn um ihre Längsachse, wobei die A. mesenterica superior als Achse fungiert: **Darmdrehung.** Das **Zäkum** kehrt als letzter Abschnitt in die Bauchhöhle zurück und kommt im rechten oberen Quadranten unter dem rechten Leberlappen zu liegen (▶ Abb. 6.1a). Von dort wächst es nach unten in die rechte Fossa iliaca und bildet dadurch die **Flexura coli dextra** (Flexura hepatica) und das **Colon ascendens** (▶ Abb. 6.1b). Im Verlauf dieser Entwicklung entsteht am unteren Ende des Zäkums der Wurmfortsatz, die **Appendix vermiformis.** Deren Lagevariationen kommen

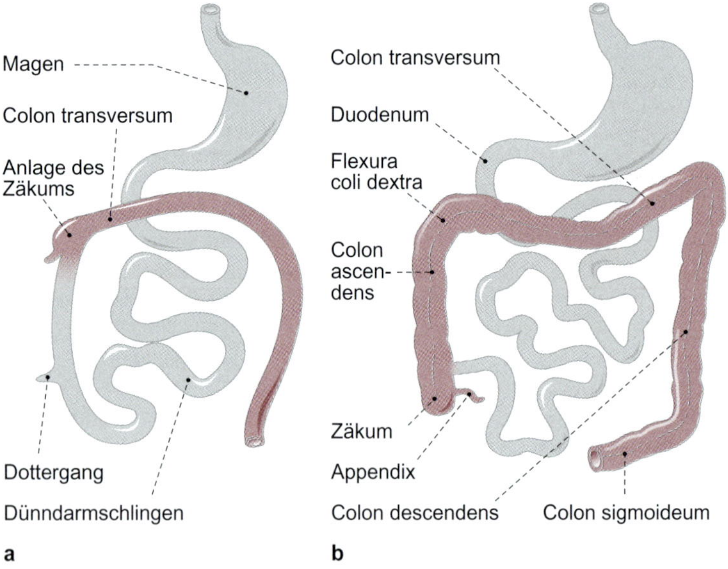

Abb. 6.1 Entwicklung des Kolons. **a:** Darmschlingen nach erfolgter Darmdrehung. Die Zäkumaussackung befindet sich im rechten Oberbauch. **b:** Von dort wächst sie abwärts in den rechten Unterbauch. Endgültige Lage der Darmschlingen. [L106]

durch den Deszensus des Zäkums zustande. Nach der Rückkehr der Darmschlingen in die Leibeshöhle verwachsen die Mesenterien mit der hinteren Leibeswand, sodass das Colon ascendens sekundär retroperitoneal liegt.

Das **linke Drittel des Colon transversum,** das **Colon descendens, Colon sigmoideum, Rektum** und der **obere Abschnitt des Analkanals** gehen aus dem **Enddarm** hervor, dessen unteres Ende in die Kloake mündet. Der **untere Abschnitt des Analkanals** mit dem **After** entsteht aus der **Kloake** (▶Abb. 6.2).

Zwischen Enddarm und Allantois entsteht das **Septum urorectale,** das die Kloake in zwei Abschnitte unterteilt, einen vorderen, den **primitiven Sinus urogenitalis,** und einen hinteren, den **Anorektalkanal.** Das Septum wächst gegen die Kloakenmembran vor. An der Kontaktstelle entsteht das primitive Perineum, vorn mit der Urogenital- und hinten mit der Analmembran. Gegen Ende der 7. Woche zerreißt die Analmembran, der After ist offen.

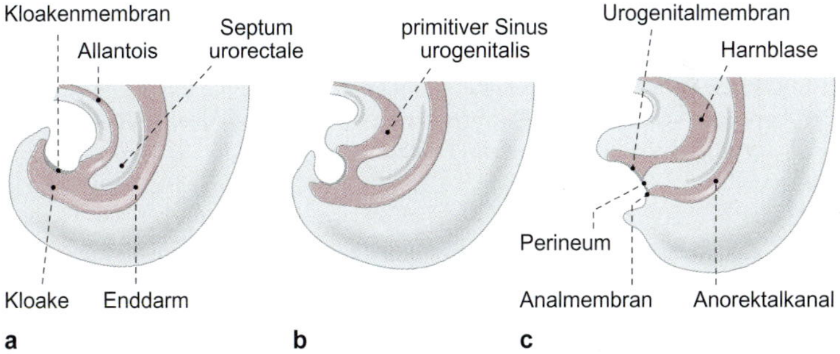

Abb. 6.2 Entwicklung des Anorektalkanals aus der Kloake. **a:** Der Enddarm mündet in die Kloake. Entoderm und Ektoderm liegen in der Kloakenmembran direkt aneinander. **b:** Das Septum urorectale wächst gegen die Kloakenmembran vor. **c:** In der 7. Woche ist dies abgeschlossen, an der Kontaktstelle entsteht das Perineum, der hintere Abschnitt wird zur Analmembran. [L106]

6.2 Anatomie

Torsten Liem

6.2.1 Funktion

- Eindicken der unverdauten Speisereste durch Wasserentzug
- Resorption von Wasser, Elektrolyten, Vitaminen
- Schleimbeimischung, damit der Kot gleitfähig wird
- Kotspeicherung bis zur Defäkation

6.2.2 Aufbau

An der Valva ileocaecalis (Bauhin-Klappe) geht das Ileum in den Dickdarm über. Er ist ca. 1,2 m lang und wird unterteilt (▶Abb. 6.3) in Zäkum (Blinddarm), Kolon (Grimmdarm) und Rektum (Mastdarm).

Der Dickdarm unterscheidet sich vom Dünndarm durch die folgenden anatomischen Strukturen:

- **Tänien:** 3 Längsmuskelbänder zum Weitstellen der Darmwand; sie kommen vor als:
  - **Taenia libera:** freiliegend am gesamten Kolon
  - **Taenia omentalis:** am Colon transversum, mit dem Omentum majus verwachsen und von diesem verdeckt
  - **Taenia mesocolica:** am Colon transversum, mit dem Mesokolon verwachsen und von diesem verdeckt
- **Haustren** und **Plicae semilunares:** Ausbuchtungen zwischen den Tänien, die durch Einschnürungen voneinander getrennt sind, die wiederum durch Kontraktionen der Ringmuskulatur entstehen. Dabei werden Schleimhautfalten aufgeworfen, die ins Darmlumen hineinragen (= Plicae semilunares). Ausbuchtungen und Schnürringe ändern ihren Platz.
- **Appendices omentales:** Ausbuchtungen der Serosa mit Fettinhalt

Zäkum

- Blinddarm, d. h. blind endender Abschnitt des Dickdarms, unterhalb der Einmündung des Ileums.
- Am distalen Ende konvergieren die 3 Tänien und bilden die Längsmuskulatur der **Appendix vermiformis** (Wurmfortsatz), die über eine Mesoappendix verfügt (Fortsetzung des Mesenteriums des Dünndarms).

Kolon

- **Colon ascendens:** steigt vom Zäkum auf der rechten Körperseite bis zur **Flexura coli dextra** bei der Leber auf.
- **Colon transversum:** erstreckt sich von der Flexura coli dextra bis zur **Flexura coli sinistra** bei der Milz.
- **Colon descendens:** steigt von der Flexura coli sinistra auf der linken Körperseite bis etwa auf Höhe der linken SIAS ab und geht dort ins.
- **Colon sigmoideum** über, das S-förmig gebogen ist.

Rektum

- **Ampulla recti:** reicht vom Colon sigmoideum bis zur Flexura sacralis, die einen etwa rechtwinkligen Knick nach vorn bildet (wie die Krümmung des Os sacrum nach vorn konkav); ca. 7–8 cm vom Anus entfernt; auf Höhe des Douglas-Raums (Excavatio rectouterina bei der Frau bzw. Excavatio rectovesicalis beim Mann) springen von rechts eine hohe Falte (Kohlrausch-Falte) und von links 1–2 Falten ins Darmlumen vor, die alle als **Plicae transversae recti** bezeichnet werden und echte Schleimhautfalten sind, die an Ort und Stelle bleiben.
- Von dort zieht ein nicht eigens bezeichneter Teil bis zur Flexura perinealis, die einen etwa rechtwinkligen Knick nach hinten bildet (nach vorn konvex).
- **Canalis analis:** reicht bis zum Anus; wird in der internationalen Nomenklatur als selbstständiger Darmabschnitt behandelt; am Verschluss des Analkanals beteiligen sich **M. sphincter ani internus, M. sphincter ani externus** und M. levator ani mit dem **M. puborectalis** als vorderem Teil (▶ Abb. 6.8a, b).

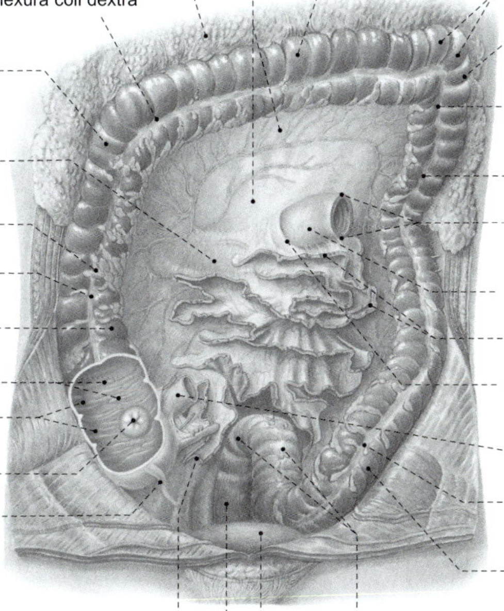

Abb. 6.3 Form und Gliederung des Dickdarms (Ansicht von ventral, Omentum majus und Colon transversum nach kranial umgeschlagen) [S007-0-24]

6.2.3 Topografische Anatomie

Lage

(▶ Abb. 6.3)

Durch die embryonale Darmdrehung umrahmt der Dickdarm den Dünndarm.

Valva ileocaecalis

- **Intraperitoneal** gelegen
- In Höhe des McBurney-Punkts (in der Mitte einer gedachten Linie von SIAS zum Nabel), etwa am Unterrand von L4.

Zäkum

(▶ Abb. 6.4)

- **Intraperitoneal** gelegen, aber dennoch nur wenig beweglich, da die angrenzenden Darmabschnitte fixiert sind (Varietät: frei bewegliches Caecum mobile)
- In der rechten Fossa iliaca auf dem M. iliacus
- Verlauf: schräg nach inferior, anterior und medial

6

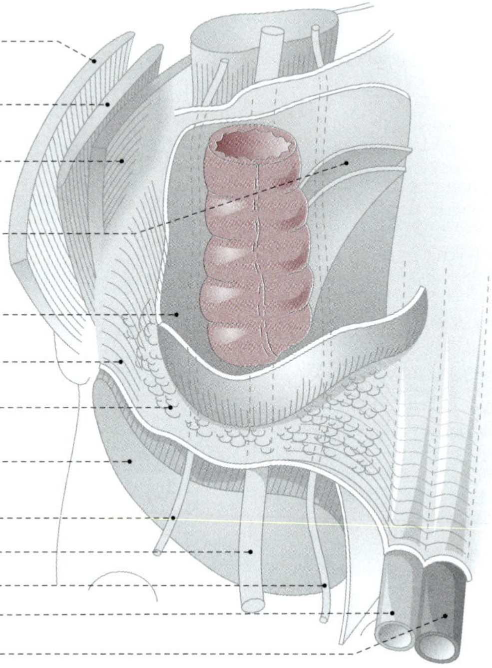

Abb. 6.4 Lage des Zäkums [L106]

Appendix vermiformis

- **Intraperitoneal** gelegen
- Lage sehr variabel, je nachdem, ob die Darmdrehung vollendet wurde, zu ⅔ hinter dem Blinddarm (retrozäkal), zu ⅓ vom Blinddarm Richtung Becken absteigend, selten vor oder hinter dem Ileum
- Abgang der Appendix in Höhe des McBurney-Punkts (in der Mitte einer gedachten Linie von SIAS zum Nabel); schmerzhafter Druckpunkt bei Appendizitis
- Spitze der Appendix in Höhe des Lanz-Punkts (Punkt im rechten Drittel einer Verbindungslinie zwischen beiden SIAS); schmerzhafter Druckpunkt bei Appendizitis

Colon ascendens

(▶ Abb. 6.5)

- **Sekundär retroperitoneal** gelegen, wenig beweglich
- Lateral vom Rand des M. rectus abdominis, liegt anterior der rechten mittaxillären Linie
- Verlauf: vertikal, von inferior und anterior nach superior und posterior, medial und anterior leicht konkav

Flexura coli dextra (FCD)

- Unter dem rechten Rippenbogen auf Höhe der X. Rippe bzw. von Th12–L3
- Posterior des unteren Leberrandes, etwa auf der anterioren Axillarlinie
- Winkel von 70–80°

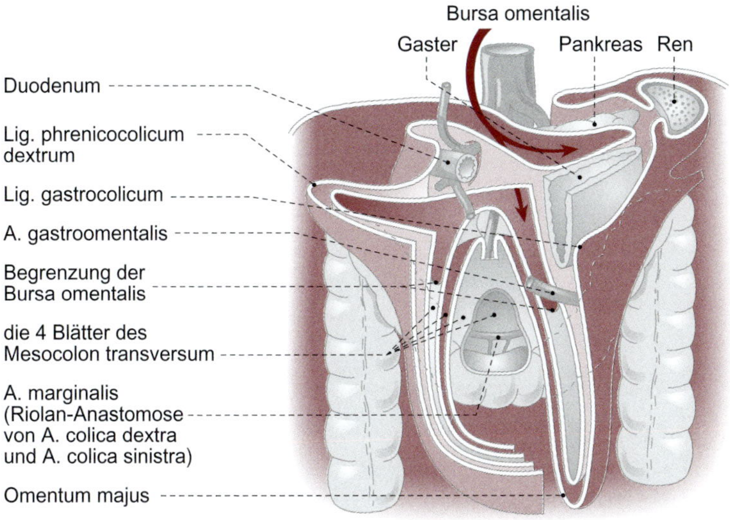

Abb. 6.5 Lage von Colon ascendens, Colon transversum und Colon descendens [L106]

Colon transversum

(▶ Abb. 6.5)

- **Intraperitoneal** gelegen, sehr variable Lage aufgrund seiner Beweglichkeit
- Hängt am Mesocolon transversum und wie eine **Girlande** zwischen FCD und FCS nach unten
- Tiefster Punkt liegt auf Höhe des Nabels, er kann aber auch bis ins kleine Becken herabhängen

Flexura coli sinistra (FCS)

(▶ Abb. 6.6)

- Unter dem linken Rippenbogen auf Höhe der VIII. Rippe bzw. von Th12–L2
- Liegt kranialer, lateraler und posteriorer als FCD, etwa auf der posterioren Axillarlinie
- Ist beweglicher als die rechte Kolonflexur
- Winkel von ca. 50°

Colon descendens

(▶ Abb. 6.5)

- **Sekundär retroperitoneal** gelegen, wenig beweglich
- Übergang ins Colon sigmoideum auf Höhe der linken Crista iliaca, liegt anterior der linken mittaxillären Linie
- Iliakaler Teil verläuft vom posterioren Teil der Crista iliaca nach kaudal am lateralen Rand des M. psoas major entlang bis ca. 3–4 cm oberhalb des Lig. inguinale.
- Liegt posteriorer als das Colon ascendens

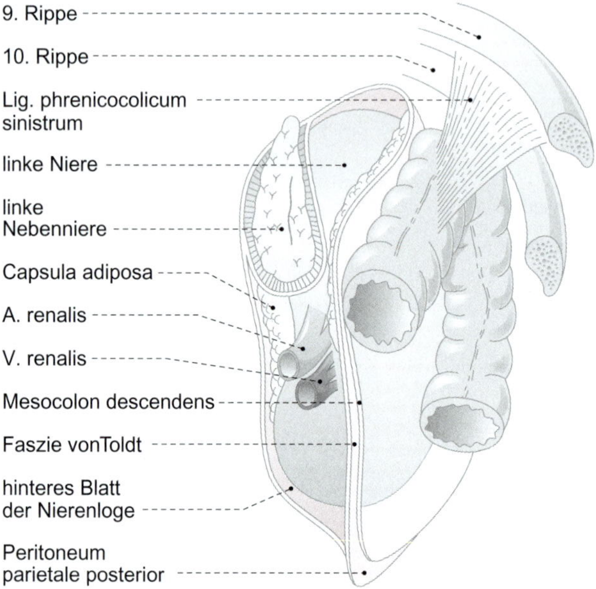

Abb. 6.6 Lage der Flexura coli sinistra [L106]

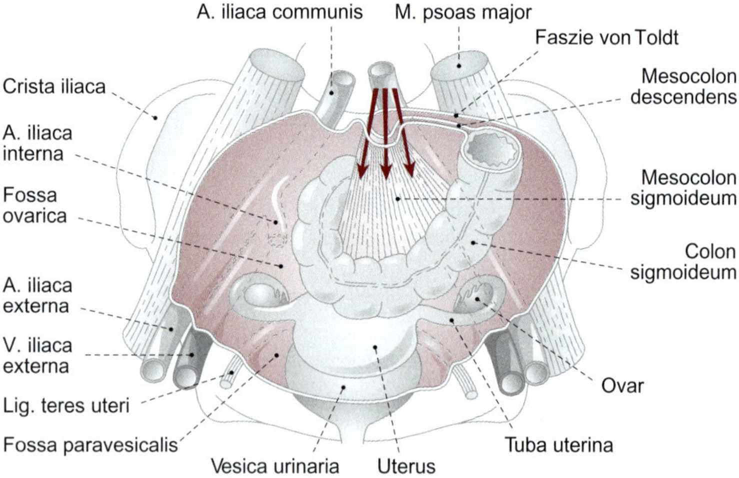

Abb. 6.7 Lage des Colon sigmoideum. Die Pfeile zeigen auf die Gleitschicht zwischen Mesocolon sigmoideum und Mesocolon descendens. [L106]

Colon sigmoideum

(▶ Abb. 6.7)

- **Intraperitoneal** gelegen, in seiner Lage beweglich, am **Mesosigmoideum** aufgehängt
- Steigt vom medialen Rand des linken M. psoas major in Richtung Promontorium auf und anschließend nach kaudal, posterior und medial zum Rektum ab
- Übergang ins Rektum in Höhe von S2–S3

Rektum

(▶ Abb. 6.8a, b)

- **Retroperitoneal** gelegen, ab Flexura perinealis **extraperitoneal**
- Steigt von S3 auf der Vorderseite von Os sacrum und Os coccygis ab
- Da das Peritoneum von der Vorderseite des Rektums auf Harnblase bzw. Uterus umschlägt, entsteht die Excavatio rectovesicalis bzw. rectouterina

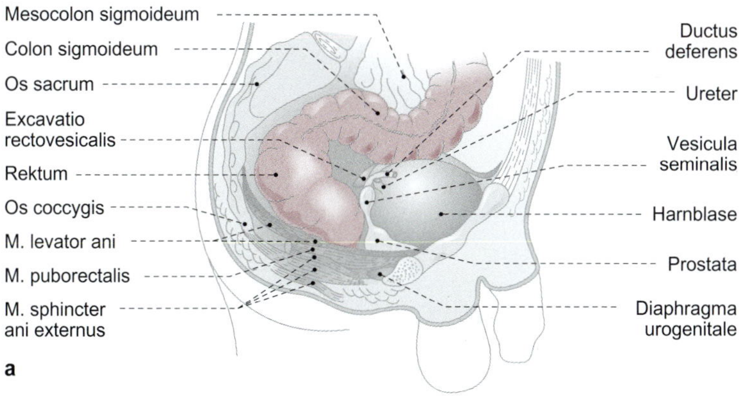

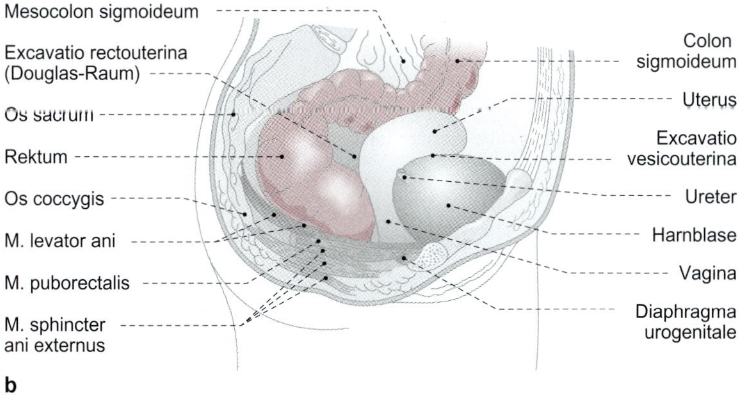

Abb. 6.8 Lage des Rektums. **a:** Beim Mann. **b:** Bei der Frau. [L106]

Mesocolon transversum

(▶ Abb. 6.9)

- Radix (Wurzel): 15–18 cm lange parietale Anheftung
- Viszeraler Rand: am Colon transversum
- **Verlauf der Radix:** von rechts etwas schräg nach links oben, überquert auf Höhe des rechten Nierenhilum (etwa in Höhe der IX. Rippe am Rippenbogen) das Duodenum 2, dann den Pankreaskopf und zieht an der Vorderkante von Pankreaskörper und -schwanz entlang zum Milzhilum (▶ Abb. 6.10).
- A. und V. colica media verlaufen darin.

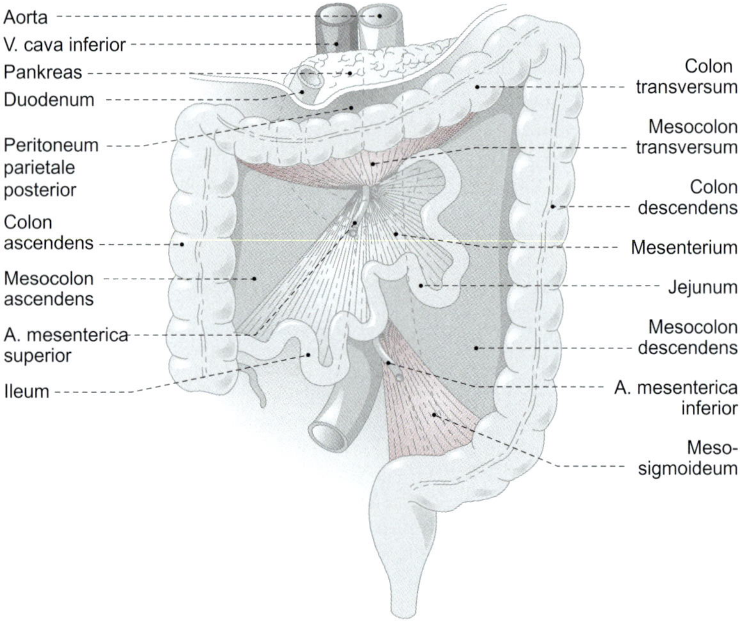

Abb. 6.9 Lage des Dickdarms mit Mesocolon transversum und Mesocolon sigmoideum. Mesocolon ascendens und Mesocolon descendens verschmelzen in sekundär retroperitonealer Lage mit dem parietalen Bauchfell. [L106]

Mesocolon sigmoideum

(▶ Abb. 6.7, ▶ Abb. 6.9)

- Radix (Wurzel): gezackte parietale Anheftung
- Viszeraler Rand: am Colon sigmoideum
- **Verlauf der Radix:** vom Ende der Verwachsungszone des Colon descendens quer oder leicht ansteigend nach superior und medial zu L4/L5, dann in der Mittellinie auf dem Os sacrum nach kaudal bis S3, überquert Ureter, A. und V. iliaca communis sowie A. und V. testicularis/ovarica
- A. und V. mesenterica inferior sowie Aa. und Vv. sigmoideae verlaufen darin.

Faszien

(▶ Abb. 6.6, ▶ Abb. 6.11)

- **Toldt-Faszie:** dichtes Bindegewebe, das Colon ascendens und Colon descendens auf der Rückseite überzieht und fixiert; entsteht infolge der sekundär retroperitonealen Lage des Colon ascendens bzw. descendens durch Verschmelzung des Mesocolon ascendens bzw. descendens mit dem parietalen Bauchfell.
- **Treitz-Faszie:** feste Anheftung des ursprünglich viszeralen (Duodenum-)Peritoneums und des peritonealen Peritoneums an der hinteren Bauchwand, ist durch lockeres Bindegewebe mit der Fascia transversalis (posterior) verbunden.

Nachbarschaftsbeziehungen

(▶ Abb. 6.4, ▶ Abb. 6.5, ▶ Abb. 6.6, ▶ Abb. 6.7, ▶ Abb. 6.8, ▶ Abb. 6.9, ▶ Abb. 6.10)

- **Zäkum:** grenzt anterior an die vordere Bauchwand, in leerem Zustand durch Dünndarmschlingen getrennt, posterior an Peritoneum parietale posterius, subperitoneale Fettschicht, Fascia iliaca mit N. cutaneus femoris lateralis und N. genitofemoralis, subfasziale Schicht mit N. femoralis sowie M. iliopsoas, medial an Dünndarmschlingen, Valva ileocaecalis, A. und V. iliaca externa, A. und V. testicularis bzw. ovarica und M. psoas, lateral an Weichteilgewebe der Fossa iliaca, kaudal an Fossa iliaca.
- **Appendix vermiformis:** Aufgrund der Lagevarianten und wechselnden Länge ist der gesamte Bauchraum mögliches Nachbargebiet; im typischen Fall grenzt sie jedoch posterior an Fascia iliaca, M. iliopsoas und Peritoneum, anterior an vordere Bauchwand, medial an Dünndarm, lateral an Zäkum, kaudal an A. und V. iliaca externa, Ureter, A. und V. testicularis bzw. ovarica, u. U. an Rektum, Ovar, Tuba uterina, Harnblase oder N. obturatorius.
- **Colon ascendens:** grenzt anterior inferior an vordere Bauchwand (evtl. Dünndarm), anterior superior an Facies visceralis des rechten Leberlappens, posterior an Toldt-Faszie (trennt Colon ascendens von Fascia iliaca → oberer Teil der Fossa iliaca, Faszie des M. quadratus lumborum → Fossa lumbalis, Fascia perirenalis → untere rechte Niere), Fascia transversalis auf M. quadratus lumborum und M. transversus abdominis, medial an Dünndarm (meist Ileum) und rechte Niere, lateral an laterale Bauchwand und Diaphragma.
- **Flexura coli dextra:** anterior an X. Rippe und Facies visceralis des rechten Leberlappens, posterior an rechte Niere (variabel vom unteren Pol bis Nierenbucht) und Fascia perirenalis, medial an Duodenum 2, lateral an Diaphragma und Lig. phrenicocolicum dextrum, evtl. an Lig. hepatoduodenale.
- **Colon transversum:** anterior an Facies visceralis des rechten Leberlappens, Gallenblase und Omentum majus (→ Bursa omentalis → vordere Bauchwand), posterior an Mesocolon transversum, rechte Niere, Duodenum 2, 3 und 4, Pankreaskopf, Dünndarm und linke Niere, kranial an Leber, Curvatura major des Magens und Milz, kaudal an Dünndarm.
- **Flexura coli sinistra:** anterior an Curvatura major des Magens, posterior an linke Niere, kranial an Facies colica der Milz, Diaphragma und Lig. phrenicocolicum, medial an Curvatura major des Magens, lateral an Diaphragma, laterale Bauchwand und Rippen
- **Colon descendens:** anterior an Dünndarm (meist Jejunum), posterior an linke Niere, Toldt-Faszie (grenzt Colon descendens ab von Fascia iliaca → oberer Teil der Fossa iliaca, Faszie des M. quadratus lumborum → Fossa lumbalis, Fascia perirenalis → lateraler Rand der linken Niere), A. und V. iliaca externa, lateral an laterale Bauchwand, kaudal und medial an M. psoas major.

- **Colon sigmoideum:** Wegen der freien Beweglichkeit wechselt das Nachbargebiet, v. a. bei Enteroptose im Alter; grenzt posterior an Mesocolon sigmoideum, kranial an Dünndarm, kaudal anterior an Harnblase oder Uterus, Lig. latum uteri, kaudal posterior an Rektum (bis L3), medial an Dünndarm, lateral an medialen Rand des M. psoas major, linken Ureter.
- **Rektum:** posterior an Os sacrum, Os coccygis, A. und V. sacralis mediana, Aa. und Vv. sacrales laterales, Äste der A. und V. rectalis superior, kaudal an Beckenboden, lateral bei leerem Rektum an Colon sigmoideum und Dünndarm, bei vollem Rektum an Peritoneum (→ Ureter, Ovar, Tuba uterina), an A. und V. iliaca interna, Lymphknoten, Plexus sacralis, autonome Nerven (Beckenteil des Grenzstrangs, parasympathische Nn. splanchnici pelvici), kranial an Colon sigmoideum, anterior bei der Frau an Vagina und Cervix uteri, die durch das Septum rectovaginale und die Excavatio rectouterina (Douglas-Raum) vom Rektum getrennt sind, anterior beim Mann an Prostata, Harnblase, Samenblasen, Ductus deferens und Ureter, die durch das Septum rectovesicale und die Excavatio rectovesicalis vom Rektum getrennt sind.
- **Canalis analis:** umgeben von kranial nach kaudal: Fascia pelvis, M. levator ani (Fascia diaphragmatis pelvis superior/inferior), Sphincter ani externus, anterior an Urethra, bei der Frau an Vagina, posterior an Rektum.

6

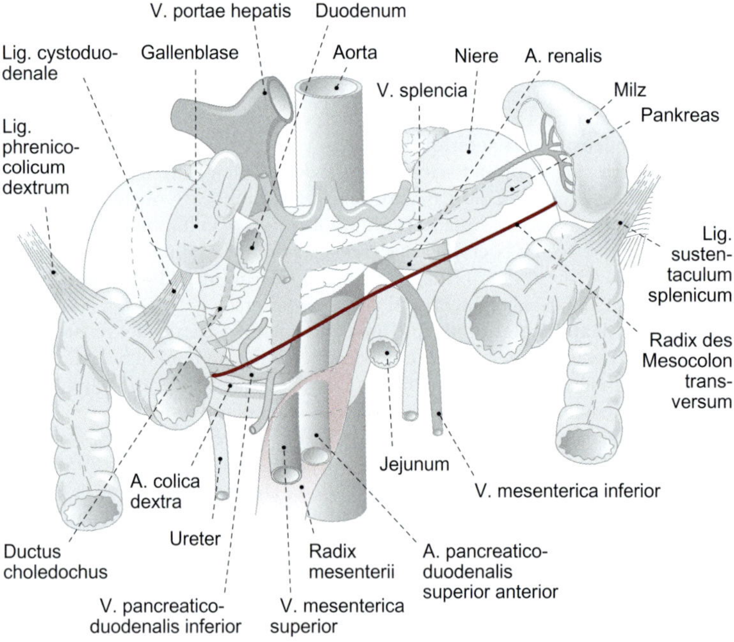

Abb. 6.10 Verlauf der Radix des Mesocolon transversum [L106]

Fixationen

(▶Abb. 4.5, ▶Abb. 6.5, ▶Abb. 6.6, ▶Abb. 6.10, ▶Abb. 6.11)

Colon transversum und Colon sigmoideum sind die beweglichsten Teile des Dickdarms und werden deshalb am stärksten durch den Turgoreffekt und abdominalen Druck beeinflusst. Die einzelnen Kolonabschnitte werden durch folgende Strukturen fixiert:

- **Zäkum:** superior durch Peritonealfalte an hintere Bauchwand (Toldt-Faszie), inferior und medial durch unteren Teil des Mesenteriums
- **Colon ascendens:** auf 3 Seiten von Peritoneum überzogen, durch das es gegen Fossa lumbalis gedrückt wird, posterior durch Toldt-Faszie an hintere Bauchwand
- **Flexura coli dextra:** Peritoneum, **Lig. hepatocolicum** (von der Facies visceralis des rechten Leberlappens zur FCD und Vorderseite der rechten Niere), **Lig. cystoduodenale** (vom Gallengang zum Duodenum und weiter zur FCD; Teil des Omentum minus), **Lig. phrenicocolicum dextrum** (vom Zwerchfell zur FCD, setzt sich oft im Mesocolon transversum und Omentum majus fort)
- **Colon transversum: Lig. gastrocolicum** (von Curvatura major des Magens zum Colon transversum, Teil des Omentum majus. Nach seiner Durchtrennung gelangt man in die Bursa omentalis ▶10.2.3), dennoch ist das Colon transversum rechts beweglicher als links; **Mesocolon transversum** (Mesenterialfalte zur hinteren Bauchwand, im mittleren Teil lang, an den Kolonflexuren kurz) ist im rechten Teil fix (Meso am Pankreaskopf) und im linken Teil mobil (Meso am Pankreaskörper) aufgehängt.
- **Flexura coli sinistra:** Peritoneum, **Lig. phrenicocolicum sinistrum** (vom Zwerchfell zur FCS)
- **Colon descendens:** posterior durch Toldt-Faszie an hintere Bauchwand
- **Colon sigmoideum:** Mesocolon sigmoideum nach posteroinferior an hintere Bauchwand
- **Rektum:** M. puborectalis und Beckenboden

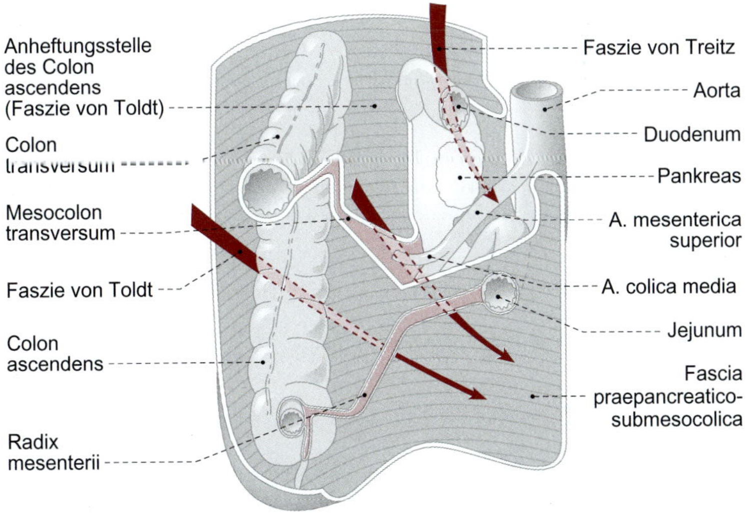

Abb. 6.11 Fixation des Colon ascendens bzw. Colon descendens (nicht abgebildet) durch die Toldt-Faszie und Verlauf der Treitz-Faszie [L106]

Gleitflächen

Zäkum

- **Direkte Gleitflächen:** Dünndarm, Peritoneum parietale posterius
- **Indirekte Gleitflächen:** Fascia iliaca, M. iliopsoas

Appendix

- **Direkte Gleitflächen:** Peritoneum, Dünndarm, Zäkum
- **Indirekte Gleitflächen:** Fascia iliaca, M. psoas major
- Bei Tiefstellung (25 % der Patienten) u. U. entweder retrozäkal → Rektum oder anterozäkal → Ovar oder Harnblase

Colon ascendens

- **Direkte Gleitflächen:** Dünndarm, laterale Bauchwand (Peritoneum parietale), Facies visceralis der Leber
- **Indirekte Gleitflächen:** Toldt-Faszie (getrennt von Fascia iliaca, Faszie des M. quadratus lumborum, Fascia perirenalis), rechter Ureter, Duodenum 2, Diaphragma

Flexura coli dextra

- **Direkte Gleitflächen:** Facies visceralis der Leber
- **Indirekte Gleitflächen:** Fascia perirenalis (→ Niere), Duodenum 2, Diaphragma

Colon transversum

- **Direkte Gleitflächen:** Leber, Omentum majus (→ vordere Bauchwand), Mesocolon transversum (rechts: rechte Niere, Duodenum 2; links: Pankreaskopf, Duodenum 3 und 4, Dünndarm, linke Niere), Dünndarm
- **Indirekte Gleitflächen:** Curvatura major des Magens, Milz, Corpus pancreatis

Flexura coli sinistra

- **Direkte Gleitflächen:** Curvatura major des Magens, Milz, linke Niere, laterale Bauchwand (Peritoneum parietale)
- **Indirekte Gleitflächen:** Diaphragma

Colon descendens

- **Direkte Gleitflächen:** Dünndarm, bei gefülltem Darm Colon sigmoideum
- **Indirekte Gleitflächen:** Toldt-Faszie (getrennt von Fascia iliaca, Faszie des M. quadratus lumborum, Fascia perirenalis), Fascia transversalis, M. psoas major

Colon sigmoideum

- **Direkte Gleitflächen:** Mesocolon sigmoideum (→ Ureter), Dünndarm, Harnblase oder Uterus
- **Indirekte Gleitflächen:** Rektum, M. psoas major

Rektum

- **Direkte Gleitflächen:** bei der Frau: Uterus, Vagina; beim Mann: Blase, Colon sigmoideum; Dünndarm
- **Indirekte Gleitflächen:** Prostata, Os sacrum, Os coccygis, M. piriformis, bei vollem Rektum: Peritoneum (→ Ureter, Ovar)

6.2.4 Gefäßversorgung, Lymphwege, Innervation

Arterien

Die den Dickdarm versorgenden Arterien **A. mesenterica superior** und **A. mesenterica inferior** (▶ Abb. 6.12) entspringen der Aorta abdominalis. Die Grenze der Versorgungsgebiete dieser beiden Arterien liegt wie die Grenze für die Versorgung des kranialen und pelvinen Parasympathikus (s. u.) etwa zwischen linkem Drittel des Colon transversum und FCS am **Cannon-Böhm-Punkt.**

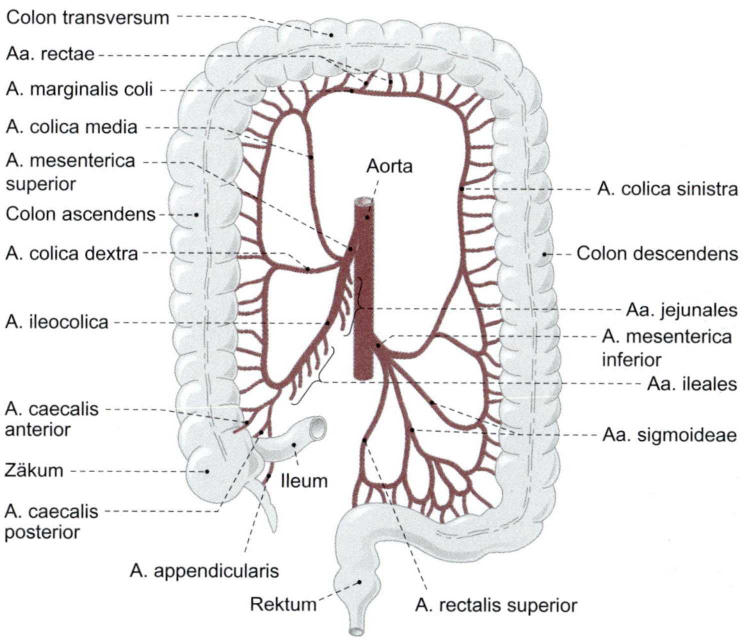

Abb. 6.12 Arterielle Versorgung des Dickdarms [L106]

Zäkum und Appendix vermiformis

Werden vom Endast der A. mesenterica superior, der **A. ileocolica,** versorgt. Sie gibt 3 Äste ab: **A. caecalis anterior** und **A. caecalis posterior** zum Zäkum sowie die in der Mesoappendix zur Appendix ziehende **A. appendicularis.**

Kolon

Ein kleinerer unterer Teil des Colon ascendens wird von der **A. ileocolica,** der Rest bis zur FCD von der **A. colica dextra,** die beide aus der A. mesenterica superior entspringen, versorgt. Etwa die rechten ⅔ des Colon transversum werden von der **A. colica media** aus der A. mesenterica superior, etwa die linken ⅓ von der **A. colica sinistra** aus der A. mesenterica inferior versorgt. A. colica media und A. colica sinistra anastomosieren: **Riolan-Anastomose** oder **A. marginalis.** Auch am Dickdarm ziehen sich Gefäßarkarden entlang, die **Aa. rectae.**

Die **A. colica sinistra** zieht zum Colon descendens.

2–3 **Aa. sigmoideae** aus der A. mesenterica inferior verlaufen im Mesocolon transversum und versorgen das Colon sigmoideum. Die oberste A. sigmoidea anastomosiert mit der A. coli sinistra.

Rektum

Wird von 5 Arterien versorgt (▶Abb. 6.13), die miteinander anastomosieren. Bei einem Verschluss der A. rectalis superior können die anderen Arterien die Versorgung des Rektums nicht kompensieren.

- **A. rectalis superior,** der unpaare Endast der A. mesenterica inferior; erreicht das Rektum von dorsal über das Mesocolon sigmoideum und teilt sich meist in 2 Äste auf, die sich an der Vorder- und Hinterseite der Ampulla recti verzweigen; anastomosiert mit der A. sigmoidea ima.
- **A. rectalis media dextra et sinistra,** die paarigen Äste der A. iliaca interna (die aus der A. iliaca communis nach deren Aufteilung in die A. iliaca interna und A. iliaca externa hervorgeht) ziehen oberhalb des M. levator ani zum mittleren Rektumabschnitt.
- **A. rectalis inferior dextra et sinistra,** die paarigen Äste der A. pudenda interna (die aus der A. iliaca interna entspringt) ziehen unterhalb des M. levator ani in der Fossa ischioanalis zum Canalis analis.

6

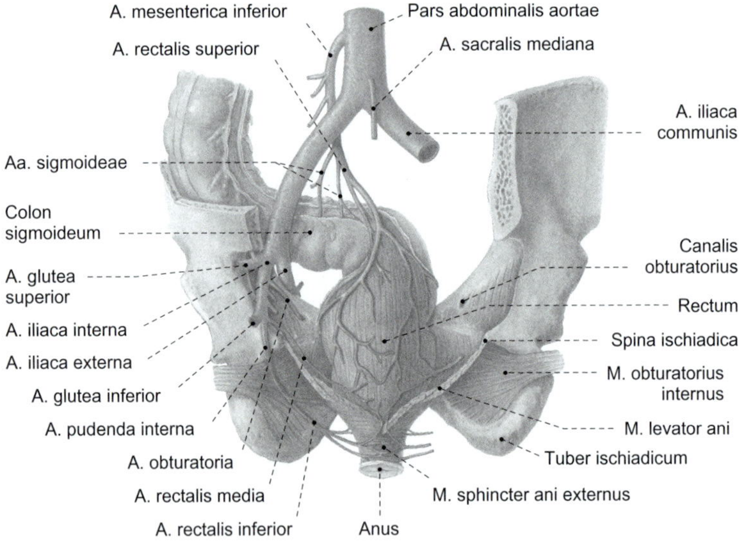

Abb. 6.13 Arterielle Versorgung des Rektums (Ansicht von dorsal) [S007-0-24]

Venen

Zäkum, Appendix und Kolon

Die Venen folgen weitgehend den Arterien (▶ Abb. 6.14):

- **V. appendicularis, V. caecalis anterior, V. caecalis posterior** → V. ileocolica → V. mesenterica superior → V. portae hepatis
- **V. colica dextra, V. colica media** → V. mesenterica superior → V. portae hepatis
- **V. colica sinistra, Vv. sigmoideae** → V. mesenterica inferior → V. splenica → V. portae hepatis

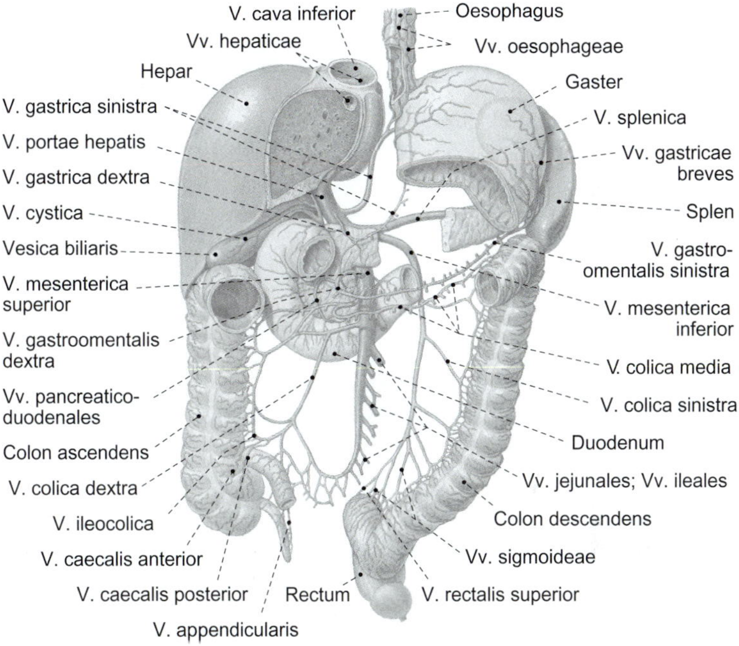

Abb. 6.14 Venöser Abfluss des Dickdarms [S007-0-24]

Rektum

Die Venen bilden unter der Schleimhaut und um das Rektum ein Geflecht, **Plexus venosus rectalis,** aus dem das Blut über den Arterien entsprechende Venen abfließt (▶ Abb. 6.15):

- **V. rectalis superior** → V. mesenterica inferior → V. splenica → V. portae hepatis
- **Vv. rectales mediae** → V. iliaca interna → V. iliaca communis → V. cava inferior
- **Vv. rectales inferiores** → V. pudenda interna → V. iliaca interna → V. iliaca communis → V. cava inferior

Zwischen den Abflussgebieten der V. mesenterica inferior zur V. portae hepatis und der V. iliaca interna zur V. cava inferior bestehen Verbindungen: **portokavale Anastomosen.** Bei Stauung im Pfortaderkreislauf → Hämorrhoiden.

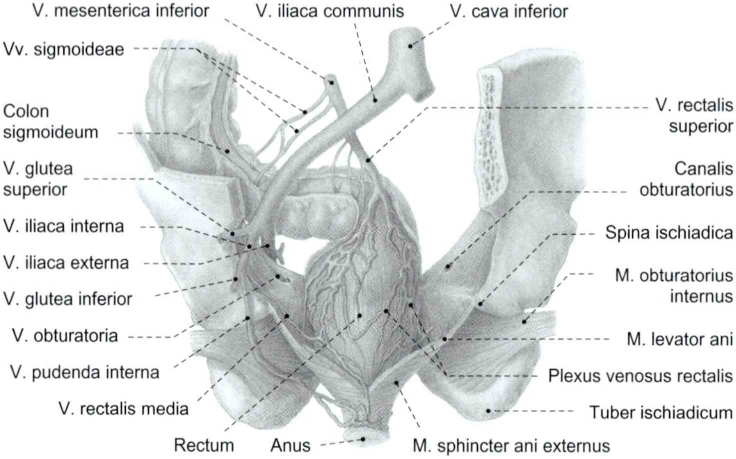

Abb. 6.15 Venöser Abfluss des Rektums (Ansicht von dorsal) [S007-0-24]

Lymphwege

Der Lymphabfluss erfolgt zu den regionalen Lymphknoten (▶ Abb. 6.16, ▶ Abb. 6.17): vom

- Zäkum und Appendix vermiformis zu Nll. appendiculares, Nll. precaecales, Nll. retrocaecales → **Nll. ileocolici** → Nll. mesenterici superiores →
- Colon ascendens, Colon transversum und Colon descendens zu **Nll. mesocolici** (Nll. paracolici, Nll. colici dextri, Nll. colici medii, Nll. colici sinistri) → Nll. mesenterici superiores →
- Colon sigmoideum zu Nll. mesenterici inferiores (**Nll. sigmoidei**) → Nll. mesenterici superiores →
- Rektum entsprechend der Gefäßversorgung zu
  - **Nll. rectales superiores** → Nll. mesenterici inferiores → Nll. mesenterici superiores →
  - **Nll. pararectales** → Nll. iliaci interni → Nll. iliaci communes → Nll. lumbales →
  - **Nll. inguinales superficiales** → Nll. iliaci externi → Nll. iliaci communes → Nll. lumbales →

Einmündung über Nll. coeliaci → Trunci lymphatici intestinales → Cisterna chyli → Ductus thoracicus.

Innervation

Der **Sympathikus hemmt** die Darmmotorik und Drüsensekretion, der **Parasympathikus aktiviert** sie. Beide Systeme (▶ Tab. 6.1) arbeiten aber zusammen und ergänzen sich.

Die Grenze der Innervation durch den Plexus mesentericus superior und den Plexus mesentericus inferior bzw. den N. vagus und die Nn. splanchnici pelvici liegt etwa zwischen dem linken Drittel des Colon transversum und der FCS am **Cannon-Böhm-Punkt.**

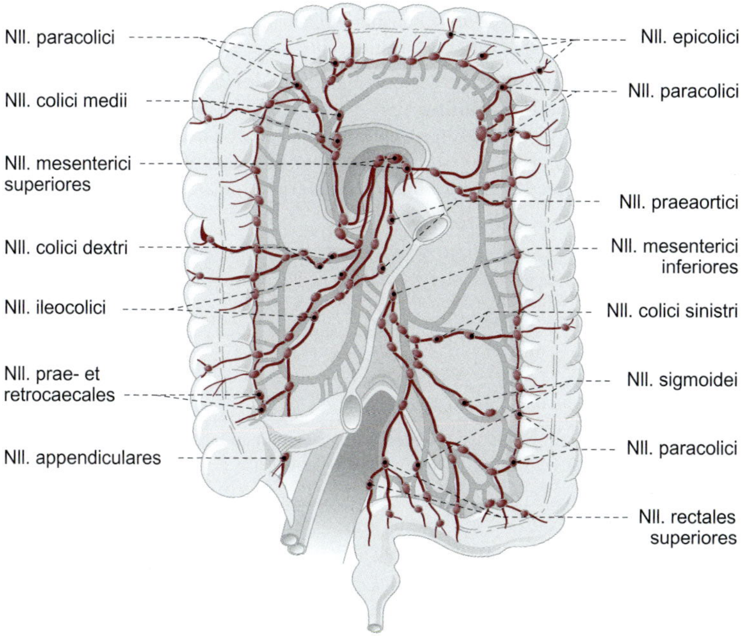

Abb. 6.16 Lymphknoten des Dickdarms [L106]

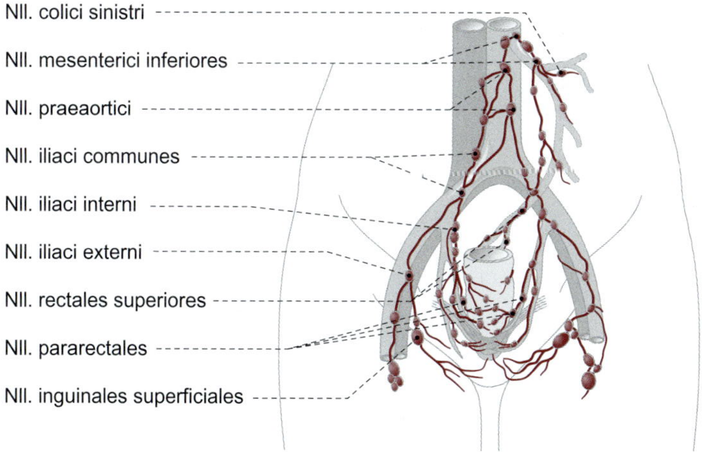

Abb. 6.17 Lymphknoten des Rektums [L106]

Der **M. sphincter ani internus** wird unwillkürlich vom Sympathikus (Nn. splanchnici sacrales), der **M. sphincter ani externus** willkürlich vom N. pudendus, der **M. puborectalis** vom Plexus sacralis (S3–4) innerviert.

Die intramuralen (oder enterischen) Nervengeflechte des Plexus myentericus (Innervation der Muskelwand des Darms) und des Plexus submucosus (Innervation der Schleimhautmuskulatur und Drüsen) können auch unabhängig vom Sympathikus und Parasympathikus arbeiten, werden aber über das vegetative System moduliert z. B. intestinointestinale Reflexe: Dehnung der Darmwand → Kontraktion der Muskelwand.

6

Tab. 6.1 Dickdarm- und Rektuminnervation

Innervation	Segment, Kerngebiet	Verlauf	Umschaltung
Sympathisch Kolon bis Cannon-Böhm-Punkt	Th12–L1 →	→ Grenzstrang (Truncus sympathicus) → Nn. splanchnici thoracici	Plexus mesentericus superior
Sympathisch Kolon ab Cannon-Böhm-Punkt	L1–L2 →	→ Plexus aorticus abdominalis, Nn. splanchnici pelvici	Plexus mesentericus inferior
Sympathisch Rektum	L1–L2 →	→ Plexus hypogastricus, lumbale Grenzstrangganglien	Plexus mesentericus inferior
Parasympathisch Kolon bis Cannon-Böhm-Punkt	Nucleus dorsalis nervi vagi	Medulla oblongata → N. vagus (X) → Plexus oesophageus	Plexus coeliacus, teils intramural
Parasympathisch Kolon ab Cannon-Böhm-Punkt	Sakraler Parasympathikus S2–S5	Nn. splanchnici pelvici, Plexus hypogastricus inferior, N. hypogastricus	Ganglia pelvica, teils intramural
Parasympathisch Rektum	Sakraler Parasympathikus S2–S5	Nn. splanchnici pelvici über Plexus rectales	Ganglia pelvica, teils intramural

6.3 Dysfunktionen

Torsten Liem (▶ 6.3.1, ▶ 6.3.3, ▶ 6.3.4), Michel Puylaert (▶ 6.3.1, ▶ 6.3.2)

6.3.1 Ursachen

Parietale Dysfunktionen

- Art. sacroiliaca
- Verspannung des M. psoas major oder M. quadratus lumborum
- Unvollständige Magendrehung

Viszerale Dysfunktionen

- Spannungen in Organwand (glatte Muskulatur), Bändern, Mesos, Peritoneum
- Alle Organe in der Umgebung des Dickdarms können über Gleitflächen, ligamentäre und fasziale Verbindungen die Beweglichkeit des Dickdarms einschränken: z. B. Niere, Leber, Dünndarm.
- Missverhältnis zwischen negativem intrathorakalem Druck und positivem intraabdominellem Druck
- Colon ascendens neigt eher und häufiger zur Spastik als Colon descendens, v. a. im Anfangsteil nahe der Radix mesenterii

Ligamente

- Lig. phrenicocolicum
- Lig. renocolicum (Peritonealfalte zwischen Niere und Flexura coli dextra und sinistra)
- Lig. gastrocolicum
- Lig. duodenocolicum (Verlängerung des Omentum minus)
- Tuffier-Ligament (Peritonealfalten medial und lateral des Zäkums)

Nervale Störungen

- N. vagus: bei Dysfunktionen der oberen HWS, der Schädelbasis, vorderen Halsfaszie
- Sympathikus auf Höhe Th12–L2
- Ganglion coeliacum, Ganglion mesentericum superius
- Meißner- und Auerbach-Plexus

Störungen des Herz-Kreislauf-Systems

- Stauung der V. portae
- Störung der A. mesenterica superior bzw. inferior (z. B. Arteriosklerose, Panarteriitis nodosa), wobei die Kolonflexuren, die Valva ileocaecalis und der Übergang vom Colon descendens zum Colon sigmoideum besonders anfällig für Störungen sind, da dort die Vaskularisation etwas vermindert ist und bevorzugt Entzündungen entstehen

Endokrine Störungen

- Schilddrüsenüberfunktion → Diarrhö
- Schilddrüsenunterfunktion → Obstipation

Psyche

- Psychovegetative Störungen → Reizkolon (Altersgipfel 30–40 Jahre)
- Psychische Faktoren und Autoimmunprozesse spielen eine entscheidende Rolle bei der Colitis ulcerosa und beim Morbus Crohn.

Weitere Ursachen

- Darminfektionen, Darmmykose
- Fehlernährung (z. B. übermäßiger Zuckerkonsum)
- Dysbakterie/Dysbiose: kann z. B. zu abnormer Spannung zwischen Zäkum und Peritoneum parietale posterius führen.

6.3.2 Kompensationsmechanismen

> Ein Großteil der genannten Kompensationsmechanismen ist rein hypothetisch und bedarf weiterer Untersuchungen.

- Abstützen von Colon ascendens und Colon descendens auf der Nierenloge durch die Toldt-Faszie
- Selbstregulation: Kolon und Magen beeinflussen sich gegenseitig; Erhöhung der Tension (Spannung) im Magen und Stimulation des gastrokolischen Reflexes.
- Unterstützung des Kolons durch Zwerchfell, untere Rippen und thorakolumbalen Übergang
- Ausgleich von Spannungsänderungen des Kolonrahmens durch den Dünndarm
- Kompensation durch die Elastizität der Mesos von Colon transversum, Colon sigmoideum und Zäkum
- Übernahme einer Stützfunktion durch das Peritoneum parietale
- Aktivierung verschiedener kompensatorischer Kräfte, u. a. durch metabolische und hormonelle Signale aus Pankreas, Duodenum und Dünndarm
- Haltefunktion: Alle Ligamente (z. B. Lig. hepatocolicum, Tuffier-Ligament) können bei stärkeren Zugkräften fibrosieren.
- Haltgebung durch Inflare- oder Outflare-Bewegungen des Beckens
- Herstellung des Gleichgewichts durch Ausbildung einer Skoliose
- Kompensation durch Tonusänderung des M. psoas major
- Kompensatorische Stabilisation bei Zug und Druck an Dickdarmgefäßen: So könnten bei einer Senkung des Colon transversum z. B. Wandtonus und lokaler Gefäßdruck der A. mesenterica superior bzw. inferior und deren Äste als zugfeste Stützstrukturen der Senkung entgegenwirken.

6.3.3 Folgen

- Schmerzen: thorakolumbaler und lumbosakraler Übergang, Iliosakralgelenke
- Reaktive Arthritiden (postinfektiös)
- Bei abnormer Spannung des Colon ascendens und Colon descendens, v. a. im Anfangsteil nahe der Radix mesenterii:
  - Spannung an der Toldt-Faszie → Spannung am M. psoas major
  - Fixation der Art. sacroiliaca → Os sacrum meist in relativer Nutation

- Spastisches Colon ascendens zieht Colon sigmoideum und rechtes Lig. phrenicocolicum nach posterior (evtl. Th10–L2 NSR rechts, Os sacrum in Torsion anterior R/R)
- Kolondysfunktion → Beeinträchtigung von Niere (Lig. renocolicum) oder Leber (Lig. hepatocolicum)
- Zäkumdysfunktion → Störung der Gleitfunktion der Fascia iliaca
- Fixierung des Zäkums am Peritoneum parietale posterius und der Toldt-Faszie:
  - Störung der A. und V. iliaca externa → beeinflusst Durchblutung der unteren Extremitäten
  - Funktionsstörung des N. femoralis → Schmerzen und sensible Ausfälle auf der Vorderseite des Oberschenkels, des N. cutaneus femoris lateralis → sensible Ausfälle und Schmerzen auf der Außenseite des Oberschenkels, des N. genitofemoralis → Schmerzen und sensible Ausfälle auf der Innenseite des Oberschenkels
  - Hypertonie des M. psoas major
- Das intramurale Nervensystem reagiert als Erstes auf lokale schädliche Einflüsse (75 % aller Immunzellen des gesunden Organismus befinden sich in der Darmmukosa und produzieren Antikörper, z. B. in den Peyer-Plaques).

6.3.4 Differenzialdiagnosen

- Colitis ulcerosa
- Morbus Crohn
- Appendizitis
- Enteritis
- Colon irritabile
- Divertikulitis, Divertikulose
- Polypen (Adenome)
- Kolonkarzinom
- Hämorrhoiden
- Leisten-, Schenkel-, Femoralhernie
- Kolonmykosen

6.4 Diagnostik der Dysfunktionen

Torsten Liem (▶ 6.4.1, ▶ 6.4.2), Michel Puylaert (▶ 6.4.2 bis ▶ 6.4.8)

6.4.1 Symptome

- Blähungen
- Flatulenz
- Borborygmen
- Bauchkrämpfe
- Obstipation
- Diarrhö
- Blutbeimengung des Stuhls (immer fachärztliche Abklärung!)
- Schmerzen auf Vorderseite des Oberschenkels (N. femoralis)
- Schmerzen auf Außenseite des Oberschenkels (N. cutaneus femoris lateralis)
- Schmerzen auf Innenseite des Oberschenkels und Hoden (N. genitofemoralis)

6.4.2 Inspektion

- Patient versucht, seinen Rücken zu stützen: im Stehen mit der Hand, im Sitzen mit einem Polster.
- Kolonflexuren unbeweglich, unterer Thorax bewegt sich wenig, besonders bei der Einatmung: bei Ptose
- Generelle Tendenz zur Dickdarmsenkung und Wölbung unterhalb des Nabels: bei Atonie
- Verkrampfung (Schutzspannung) der Muskulatur: bei Darmentzündungen (Dünn- und Dickdarm)
- Schwellung unter linkem Rippenbogen: Hinweis auf Dysfunktion der FCS
- Verdickung im Gallenblasenbereich: Hinweis auf Dysfunktion der FCD

6.4.3 Reflexzonen und Hinweiszeichen

(▶Abb. 6.18)

Dermatom

- **Anterior:** Th9–L2
- **Posterior:** Th9–Th12, L1–L4, S3

Dermalgiereflexe nach Jarricot

- **Anterior:**
  - Colon ascendens: Th10 rechts, ¼-Kreis rechts unter dem Nabel
  - Colon descendens: Th11–Th12 (fingerbreite Zone von lateral superior nach medial inferior)

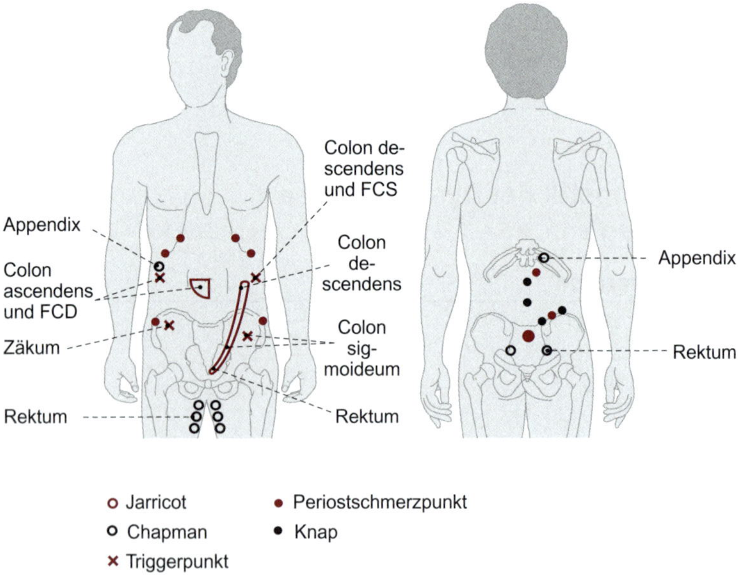

Abb. 6.18 Hinweiszeichen auf eine Dysfunktion [L106]

  - Colon sigmoideum: Th12 (fingerbreite Zone von lateral superior nach medial inferior)
  - Rektum: L1 (fingerbreite Zone von lateral superior nach medial inferior)

Neurolymphatische Reflexe nach Chapman

Mesoappendix und Appendix

- **Anterior:** am vorderen Ende der XII. Rippe, auf der kranialen Fläche
- **Posterior:** lateral im 11. Interkostalraum rechts

Spastisches Kolon

- **Anterior:** Zone vom Trochanter major bis 2 cm oberhalb des Knies am lateralen Oberschenkel
- **Posterior:** L2, L3 und L4 bis zur Crista iliaca

Atonisches Kolon

- **Anterior:** zwischen SIAS und Trochanter major
- **Posterior:** Rückseite der XI. Rippe bis zum Proc. transversus von Th11

Rektum

- **Anterior:** Innenseite des Oberschenkels, oberhalb des Trochanter minor
- **Posterior:** ISG und Os sacrum unterhalb von S2

Triggerpunkte

- Zäkum: auf einer Linie vom Nabel zur rechten SIAS, im lateralen Drittel
- Colon ascendens: rechts auf einer Linie von der X. Rippe zur SIAS, Mitte des Colon ascendens
- Colon descendens: links auf einer Linie von der VIII. Rippe zur SIAS, Mitte des Colon descendens
- Colon sigmoideum: in der linken Fossa iliaca oberhalb der Mitte des Lig. inguinale

Periostschmerzpunkte

Mesoappendix (peritonealer Ansatz des Appendix)

- **Anterior:** rechte Crista iliaca
- **Posterior:** rechte Crista iliaca

Spastisches Kolon

- **Anterior:** Rippenbogen, SIAS beidseitig, linker R. ossis pubis
- **Posterior:** Procc. transversi von L1–L5, Os sacrum (S2)

Atonisches Kolon

- **Anterior:** Rippenbogen, SIAS beidseitig
- **Posterior:** Procc. transversi von L1–L5, Os sacrum (S2)
  - Colon ascendens: rechte Crista iliaca
  - Colon descendens: linke Crista iliaca

Rektum (Dysfunktion oder Stimulation)

- **Anterior:** beide Rr. ossis pubis
- **Posterior:** Os sacrum (S2), kaudaler Teil des rechten Os ischii

Knap-Punkte

Appendix, Kolon

Posterior: Procc. spinosi von L1–L5, zwischen den Procc. transversi von L5 und S1, auf rechter oder linker Crista iliaca am inferioren Rand des Dreiecks von J.L. Petit (zwischen M. latissimus dorsi und M. obliquus abdominis externus)

Rektum

- **Anterior:** R. ossis pubis rechts und links
- **Posterior:** Rückfläche des Os coccygis

Muskuläre Hinweiszeichen

- Hypertonie von
  - Paravertebraler Muskulatur Th11–L5
  - M. obliquus externus und M. obliquus internus
  - M. psoas major
  - Mm. intercostales Th8–Th12
  - M. quadratus lumborum
  - M. levator ani

Vertebrale Hinweiszeichen

- Dysfunktion Th12–L3
- Dysfunktion L4/L5, ISG (nach Barral)

Kostale Hinweiszeichen

- Bewegungseinschränkung der rechten X. Rippe: Flexura coli dextra
- Bewegungseinschränkung der linken VIII. Rippe: Flexura coli sinistra

6.4.4 Perkussion

Da auch Magen und Dünndarm gashaltig sein können, ist der Dickdarm nur gegen Leber und Milz sicher abgrenzbar.

Perkussion von Zäkum, Colon ascendens und Colon descendens

Patient: liegend.

Therapeut: stehend, auf der rechten Seite des Patienten.

Ausführung: In der Fossa iliaca dextra beginnen und nach kranial perkutieren.

Bewertung: Auf die Qualität des Klopfschalls (sonor) achten, um die Spannung und den Luftgehalt zu beurteilen.

Perkussion des Colon transversum

Patient: liegend.

Therapeut: stehend, auf der rechten Seite des Patienten.

Ausführung: Von rechts nach links perkutieren, wobei das Colon transversum sehr schwer abzugrenzen ist.

Bewertung: Auf die Qualität des Klopfschalls (sonor an der rechten, matt an der linken Kolonflexur) achten, um die Spannung und den Luftgehalt zu beurteilen.

Perkussion des Colon sigmoideum

Patient: liegend.

Therapeut: stehend, auf der linken Seite des Patienten.

Ausführung: vom Colon descendens ausgehend bis zum Colon sigmoideum perkutieren.

Bewertung: Auf die Qualität des Klopfschalls (matt) achten, um die Spannung und den Luftgehalt zu beurteilen.

6.4.5 Palpation

Palpation des Zäkums

Patient: in Rückenlage, beide Beine angestellt.

Therapeut: stehend, auf der rechten Seite des Patienten.

Handposition: Die Fingerbeeren ca. 3 Finger breit medial der SIAS unterhalb der Linie zwischen den SIAS und oberhalb des Lig. inguinale auf die laterale Seite des Zäkums legen.

Ausführung: Zuerst die laterale Seite, dann das gesamte Zäkum palpieren (unter den Fingern rollen lassen).

Bewertung: Auf Position, Form, Dichte (verhärtet oder weich), Volumen und Beweglichkeit achten. Das Zäkum ist nur bei Dysfunktionen exakt zu palpieren.
- Normalbefund: Es besteht ein unauffälliger, elastischer Widerstand.
- Wulst, Verhärtung oder Geräusche können auf eine Zäkumdysfunktion hinweisen.

Bei Frauen liegt das Zäkum oft etwas kaudaler.

Palpation von Colon ascendens und Colon descendens

(▶ Abb. 6.19, ▶ Abb. 6.20)

Patient: in Rückenlage, beide Beine angestellt.

Therapeut: stehend, auf der rechten (für das Colon ascendens) oder linken Seite (für das Colon descendens) des Patienten.

Handposition:
- Palpation des Colon ascendens: Fingerspitzen rechts zwischen X. Rippe und Zäkum lateral des M. rectus abdominis aufsetzen.
- Palpation des Colon descendens: Fingerspitzen links zwischen VIII. Rippe und Colon sigmoideum lateral des M. rectus abdominis positionieren.
- Die Daumen lateral an die Bauchwand legen, die Hände sind nebeneinander.

Ausführung:
- Mit den Fingerspitzen sanft in den Bauchraum eindringen, zuerst nach posterior und anschließend nach lateral bis zur medialen Seite des Kolons.
- Mit den Daumen Gegendruck nach medial ausüben.

- Das Colon ascendens lässt sich direkt durch die Bauchwand (lateral des Duodenums 2) palpieren.
- Das Colon descendens ist nur über das Omentum majus und die Dünndarmschlingen zu tasten.

Bewertung: Auf Position, Form, Dichte (verhärtet oder weich), Volumen und Beweglichkeit achten.

- Normalbefund: Es besteht ein elastischer Widerstand.
- Erhöhte Spannung oder Druckschmerzhaftigkeit kann auf eine Dysfunktion hinweisen.

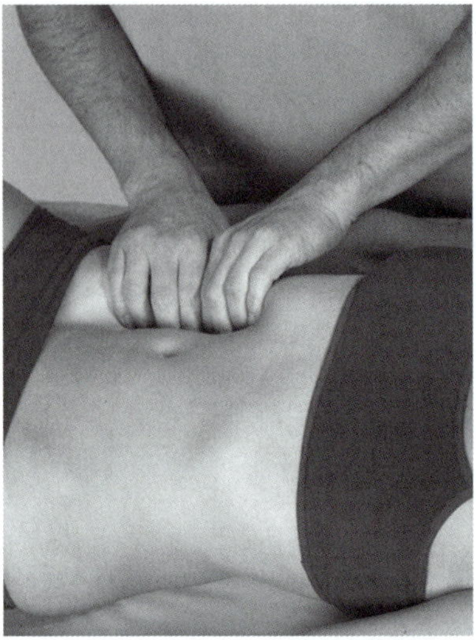

Abb. 6.19 Palpation des Colon ascendens [K306]

Palpation des Colon transversum

Patient: in Rückenlage, beide Beine angestellt.

Therapeut: stehend, auf der rechten oder linken Seite des Patienten.

Handposition: Fingerspitzen links und rechts neben den Bauchnabel legen; je nach Spannung kann das Colon transversum ober- oder unterhalb des Bauchnabels liegen.

Ausführung: In den Bauch eindringen und in der frontalen Ebene palpieren.

Bewertung: Auf Position, Form, Dichte (verhärtet oder weich), Volumen und Beweglichkeit achten.

- Normalbefund: Es besteht ein unauffälliger, elastischer Widerstand.
- Bei Dysfunktionen findet man oft ein 1,5 cm breites, bewegliches Band, das u. U. auch noch druckschmerzhaft ist.

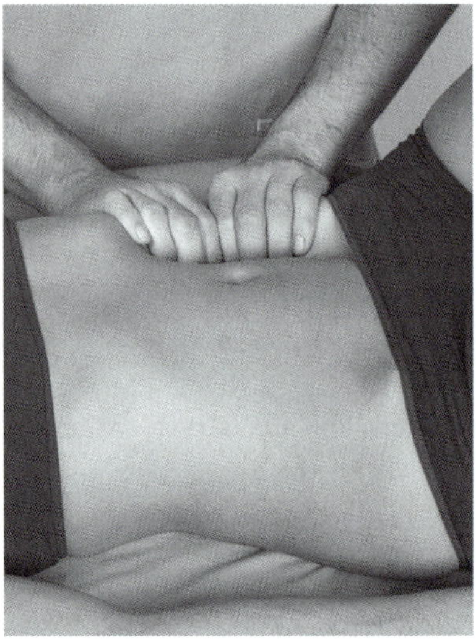

Abb. 6.20 Palpation des Colon descendens [K306]

Das Colon transversum ist schwer zu palpieren. Es kann verschiedene Formen annehmen, z. B. die eines „M“, „V“, „W“, „U“. Daher wird das Colon transversum fast immer mit Hilfe der Kolonflexuren behandelt.

Palpation des Colon sigmoideum

(▶ Abb. 6.21)

Patient: in Rückenlage, beide Beine angestellt.

Therapeut: stehend, auf der linken Seite des Patienten.

Handposition: Fingerspitzen ca. 4 Finger breit medial der linken SIAS an die laterale Seite des Colon sigmoideum legen.

Ausführung: Mit den Fingerspitzen durch die Dünndarmschlingen in Richtung der Fossa iliaca sinistra palpieren.

Bewertung: Auf Position, Form, Dichte (verhärtet oder weich), Volumen und Beweglichkeit achten. Das Colon sigmoideum ist nur bei Dysfunktionen exakt zu palpieren.

- Normalbefund: Das Colon sigmoideum ist in der Regel beweglich und nicht sehr schmerzhaft. Den Strang kann man unter den Fingern rollen lassen.
- Schmerzen, Geräusche, Verhärtungen können auf eine Dysfunktion hinweisen.

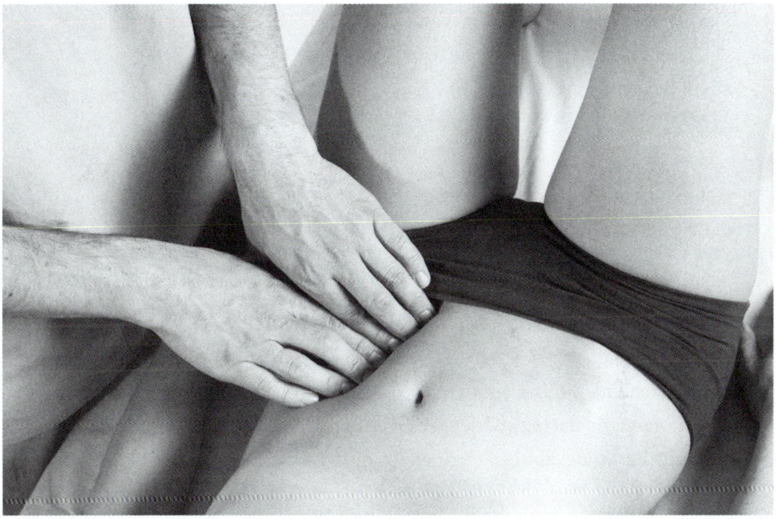

Abb. 6.21 Palpation des Colon sigmoideum [K306]

6.4.6 Motilität

Im **Exspir** können folgende Bewegungen unterschieden werden (▶ Abb. 6.22):

- Allgemeine Bewegung des gesamten Kolons, das ab dem Zäkum eine drehende Bewegung im Uhrzeigersinn macht. Der Dickdarm nähert sich der Mittelachse des Körpers.
- Lokale Bewegungen:
  - Das Zäkum bewegt sich im Uhrzeigersinn nach medial.
  - Das Colon sigmoideum rotiert nach medial und kranial.
  - Der Mittelteil des Colon transversum senkt sich.
  - Colon ascendens und Colon descendens führen eine Rotationsbewegung um die Längsachse aus.

Palpation: Kolonmotilität in ihrer Gesamtheit

Patient: in Rückenlage.

Therapeut: stehend, auf der rechten Seite des Patienten.

Handposition:
- Die linke Hand mit dem Handballen auf das Zäkum legen, die Finger sind im Verlauf des Colon ascendens positioniert.
- Die rechte Hand auf das Colon descendens legen, den Handballen auf das Colon sigmoideum.

Bewertung: Amplitude, Kraft, Leichtigkeit und Symmetrie der Bewegung beurteilen.
- Normalbefund: Beide Hände machen gleichzeitig eine Rotation im Uhrzeigersinn.
- Andere Bewegungen können auf eine Dysfunktion hinweisen.

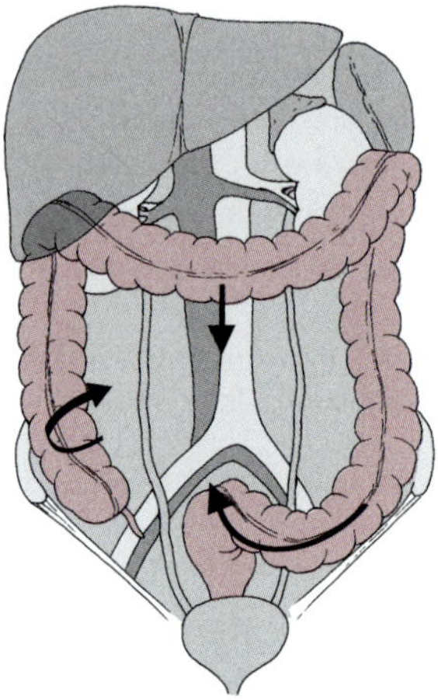

Abb. 6.22 Motilität des Kolons im Exspir [L106]

Dickdarm und Dünndarm haben sich embryologisch gemeinsam entwickelt und sind topografisch eng miteinander verbunden. Daher kann man die Motilität dieser beiden Organe schwer voneinander unterscheiden. Sie werden gleichzeitig getestet.

Palpation: Motilität der einzelnen Kolonabschnitte

Patient: in Rückenlage.

Therapeut: stehend, auf der rechten Seite des Patienten.

Handposition: Hand flächig auf den jeweils zu prüfenden Anteil des Dickdarms legen.

Bewertung: Amplitude, Kraft, Leichtigkeit und Symmetrie der Bewegung beurteilen.
- Normalbefund: Das Zäkum bewegt sich im Uhrzeigersinn nach medial, das Colon ascendens und Colon descendens führen eine Rotationsbewegung um die Längsachse aus, der Mittelteil des Colon transversum senkt sich, das Colon sigmoideum rotiert nach medial und kranial.
- Eine andere lokale Bewegung kann auf eine Dysfunktion hinweisen.

6.4.7 Mobilität

Mobilität nach Finet und Williame

Bei der **Einatmung** kommt es zu folgenden Bewegungen (▶ Abb. 6.23):
- **Zäkum:**
  - Senkung
  - Bewegung nach anterior
  - Neigung nach posterior
  - Seitneigung nach rechts

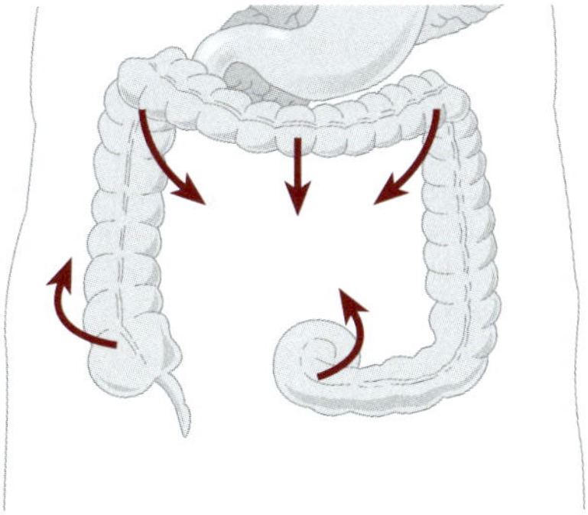

Abb. 6.23 Mobilität des Kolons nach Barral und Mercier (Frontalebene) [L106]

- **Colon ascendens:**
  - Senkung
  - Bewegung nach anterior
  - Neigung nach anterior
  - Seitneigung nach medial
- **Flexura coli dextra:**
  - Senkung
  - Bewegung nach anterior
  - Seitneigung nach links
  - Transversale Bewegung nach links
- **Colon transversum:**
  - Senkung
  - Bewegung nach anterior
  - Neigung nach anterior
  - Seitneigung nach links
  - Transversale Bewegung nach links
- **Flexura coli sinistra:**
  - Senkung
  - Bewegung nach anterior
  - Neigung nach posterior
  - Seitneigung nach links
- **Colon descendens:**
  - Senkung
  - Bewegung nach anterior
  - Neigung nach anterior
  - Seitneigung nach medial
  - Transversale Bewegung nach links
- **Colon sigmoideum**
  - Senkung
  - Bewegung nach anterior
  - Neigung nach anterior
  - Bewegung nach lateral um eine Achse, die durch die Anheftung der Wurzel des Mesocolon sigmoideum gebildet wird
  - Seitneigung nach links

Anmerkung:
- Die Flexuren und das Colon transversum senken sich deutlicher als das Colon ascendens und Colon descendens.
- Colon ascendens und Colon descendens nähern sich an und treffen dabei auf den Dünndarm, der sich nach lateral bewegt.

Mobilität nach Barral und Mercier

Bei der **Einatmung** kommt es zu folgenden Bewegungen (▶ Abb. 6.24):
- Kolon insgesamt nach kaudal
- Zäkum nach lateral, kranial und ventral
- Kolonflexuren nach kaudal, etwas nach medial und ventral
- Colon transversum nach kaudal (abhängig vom Füllungszustand: je voller, desto höher, dadurch weniger Bewegung)
- Colon sigmoideum nach lateral, kranial und ventral

Palpation: Palpation der Kolonmobilität

Patient: in Rückenlage.

Therapeut: stehend, auf der rechten Seite des Patienten.

Handposition:
- Den rechten Handballen auf das Colon sigmoideum legen, die Finger auf das Colon descendens, die Finger zeigen in Richtung der linken Kolonflexur.
- Den linken Handballen auf das Zäkum legen, die Finger zeigen in Richtung der rechten Kolonflexur.

Bewertung: Während der Atemphasen Amplitude, Kraft, Leichtigkeit und Symmetrie der Bewegung beurteilen.
- Normalbefund: Bei der Einatmung bewegen sich das Colon ascendens und Colon descendens nach kaudal, das Colon sigmoideum und Zäkum nach lateral.
- Andere oder keine Bewegungen können auf eine Dysfunktion des Kolons hinweisen.

6.4.8 Tests

Test der posterioren Anheftung des Zäkums

(▶Abb. 6.24)

Patient: in Seitenlage, Beine leicht gebeugt.

Therapeut: stehend, hinter dem Patienten, auf Höhe des Beckens.

Handposition:
- Die Daumen beider Hände in die Tiefe zwischen Außenseite des Zäkums und Crista iliaca legen.
- Die restlichen Finger flach auf den Bauch in Richtung Colon descendens positionieren.

Ausführung: Handgelenke strecken und Druck nach superomedial in Richtung Nabel ausüben.

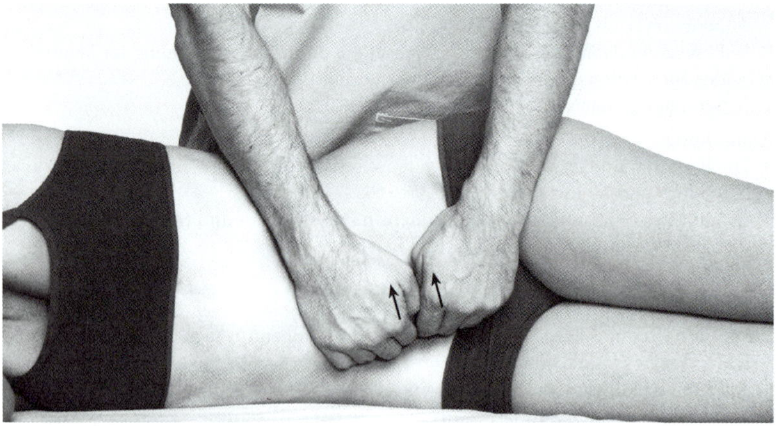

Abb. 6.24 Test der posterioren Anheftung des Zäkums [K306]

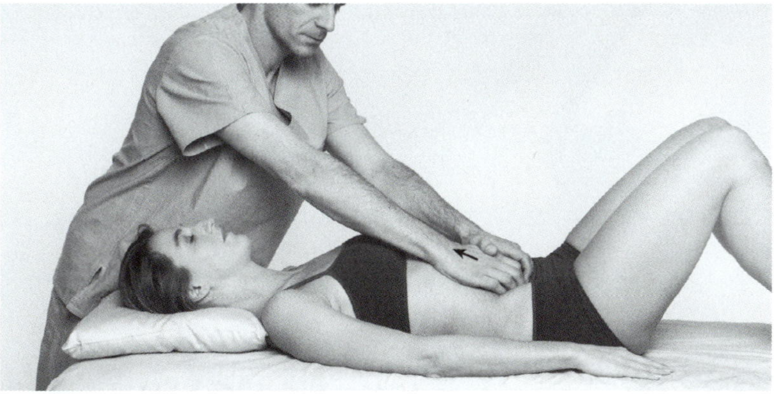

Abb. 6.25 Test der inferioren Anheftung des Zäkums [K306]

Bewertung: Die Elastizität des Gewebes beurteilen.

- Normalbefund: Es besteht ein elastischer Widerstand.
- Starker Widerstand weist auf eine eingeschränkte Beweglichkeit hin.

Die Handposition hängt von der Lage des Zäkums ab. Bei Frauen liegt das Zäkum oft tiefer als bei Männern.

Test der inferioren Anheftung des Zäkums

(▶ Abb. 6.25)

Patient: in Rückenlage, Beine angestellt.

Therapeut: stehend, am linken Kopfende der Behandlungsbank.

Handposition: Mit den Fingerspitzen beider Hände in der rechten Fossa iliaca interna den tiefsten Teil des Zäkums greifen.

Ausführung: Den inferioren Teil des Zäkums nach kranial ziehen.

Bewertung: Die Elastizität des Gewebes beurteilen.

- Normalbefund: Es besteht ein elastischer Widerstand.
- Starker Widerstand weist auf eine eingeschränkte Beweglichkeit hin.

Test der Spannung des Colon ascendens

(▶ Abb. 6.26)

Patient: in Rückenlage, Beine angestellt.

Therapeut: stehend, auf der rechten Seite des Patienten.

Handposition:

- Mit beiden Händen das Colon ascendens zwischen Flexura coli dextra und Zäkum greifen.
- Die Daumen befinden sich lateral, die restlichen Finger an der Innenseite des Colon ascendens.

Ausführung: Colon ascendens nach medial schieben und nach lateral ziehen.

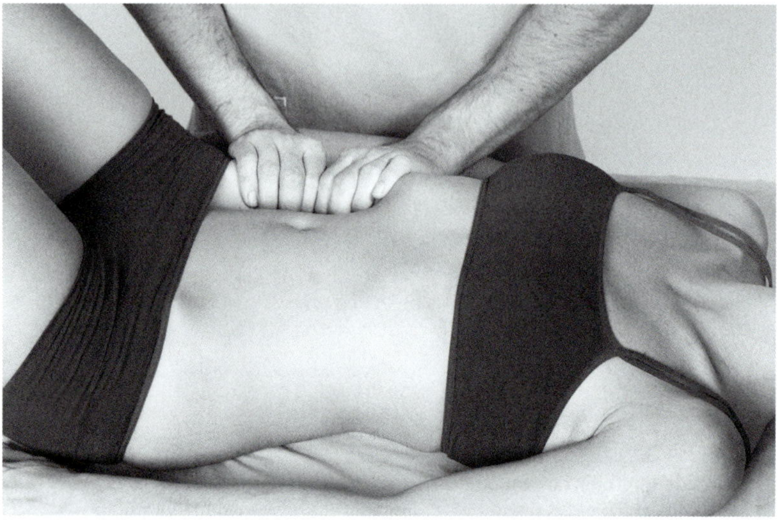

Abb. 6.26 Test der Spannung des Colon ascendens [K306]

Bewertung: Die Elastizität des Gewebes beurteilen.

- Normalbefund: Das Colon ist elastisch und kehrt schnell in die Ausgangslage zurück.
- Verspannung, Unbeweglichkeit oder Schmerzen können auf eine Passagestörung hinweisen.

Test der Spannung der Flexura coli dextra

(▸ Abb. 6.27)

Patient: sitzend, leicht nach vorne gebeugt, Beine hängend, Arme neben dem Körper.

Therapeut: stehend, hinter dem Patienten.

Handposition:

- Mit den Armen die Achseln untergreifen.
- Mit den Fingerspitzen beider Hände auf Höhe der X. Rippe anterolateral unter die Leber greifen und Kontakt mit der Flexura coli dextra aufnehmen.

Ausführung: Die Flexura coli dextra leicht nach medial und kranial ziehen.

Bewertung: Die Elastizität des Gewebes beurteilen.

- Normalbefund: Es besteht ein elastischer Widerstand.
- Verspannungen können auf eine Verengung der FCD, eine Verspannung des Colon ascendens oder des Colon transversum hinweisen.

Dieser Test kann auch als Mobilisation verwendet werden.

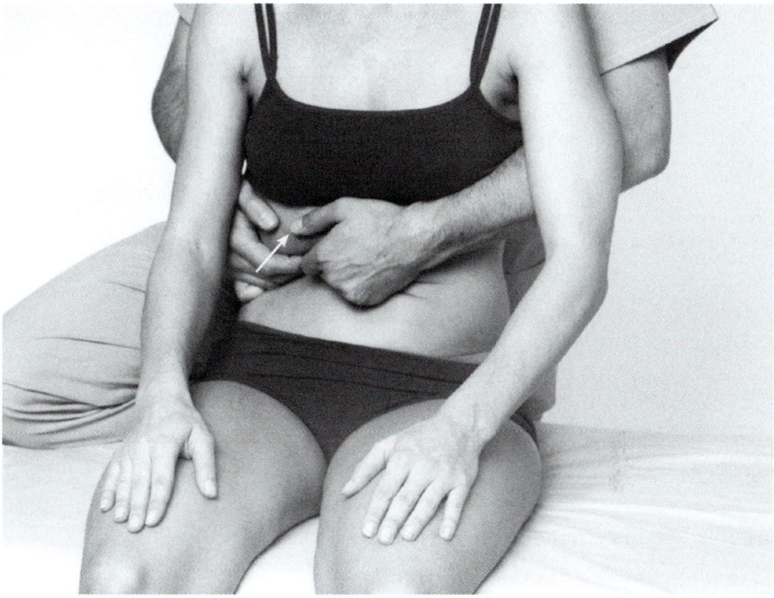

Abb. 6.27 Test der Spannung der Flexura coli dextra [K306]

Test der Spannung des Colon transversum

Das Colon transversum wird über die Kolonflexuren getestet. Es gibt keine eigenen Tests, weil die Lage des Colon transversum sehr variabel ist.

Test der Spannung der Flexura coli sinistra

(▶ Abb. 6.28)

Patient: sitzend, leicht nach vorne gebeugt, Beine hängend, Arme neben dem Körper.

Therapeut: stehend, hinter dem Patienten.

Handposition:
- Mit den Armen die Achseln untergreifen.
- Mit den Fingerspitzen beider Hände unter den linken Rippenbogen greifen und Kontakt mit der Flexura coli sinistra aufnehmen.

Ausführung: Die Flexura coli sinistra nach kranial und lateral ziehen.

Bewertung: Die Elastizität des Gewebes beurteilen.
- Normalbefund: Es besteht ein elastischer Widerstand.
- Verspannungen können auf eine Verengung der FCS, eine Verspannung des Colon descendens oder des Colon transversum hinweisen.

Dieser Test kann auch als Mobilisation verwendet werden.

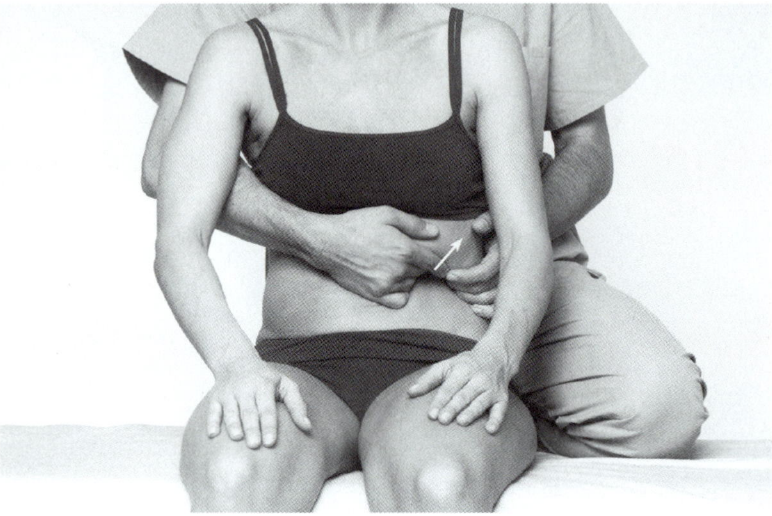

Abb. 6.28 Test der Spannung der Flexura coli sinistra [K306]

Test der Spannung des Colon descendens

(▶ Abb. 6.29)

Patient: in Rückenlage, Beine angestellt.

Therapeut: stehend, auf der linken Seite des Patienten.

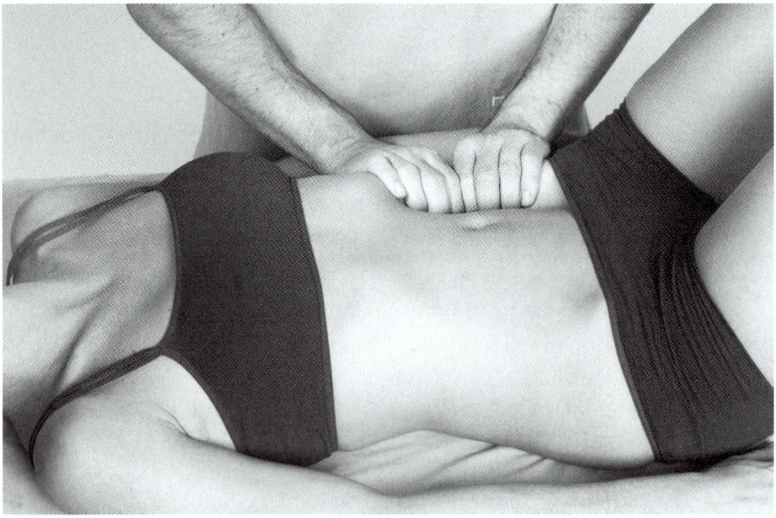

Abb. 6.29 Test der Spannung des Colon descendens [K306]

Handposition:

- Mit beiden Händen das Colon descendens zwischen Flexura coli sinistra und Colon sigmoideum greifen.
- Die Daumen befinden sich posterolateral, die restlichen Finger an der Innenseite des Colon descendens.

Ausführung: Colon descendens nach medial schieben und nach lateral ziehen.

Bewertung: Die Elastizität des Gewebes beurteilen.

- Normalbefund: Das Colon descendens ist elastisch und kehrt schnell in seine Ausgangslage zurück.
- Verspannungen, Unbeweglichkeit und/oder Schmerzen können auf eine Passagestörung des Colon descendens hinweisen.

Das Colon descendens liegt dorsaler als das Colon ascendens und ist schwieriger zu palpieren. Zur besseren Palpation daher zuerst die Dünndarmschlingen sanft zur Seite schieben.

Test der Spannung des Mesocolon sigmoideum

(▶ Abb. 6.30)

Patient: in Rückenlage, Beine angestellt.

Therapeut: stehend, auf der rechten Seite des Patienten.

Handposition:

- Finger zwischen linker Crista iliaca und Colon sigmoideum bis zum Peritoneum parietale posterius vorschieben.
- Kontakt mit dem Mesocolon sigmoideum aufnehmen.

Ausführung: Zug in Richtung Bauchnabel ausüben.

Bewertung: Die Elastizität des Gewebes beurteilen.

- Normalbefund: Es besteht ein elastischer Widerstand.
- Starker Widerstand oder Schmerzen können auf eine Restriktion des Mesocolon sigmoideum hinweisen. Der Test ist meist etwas unangenehm.

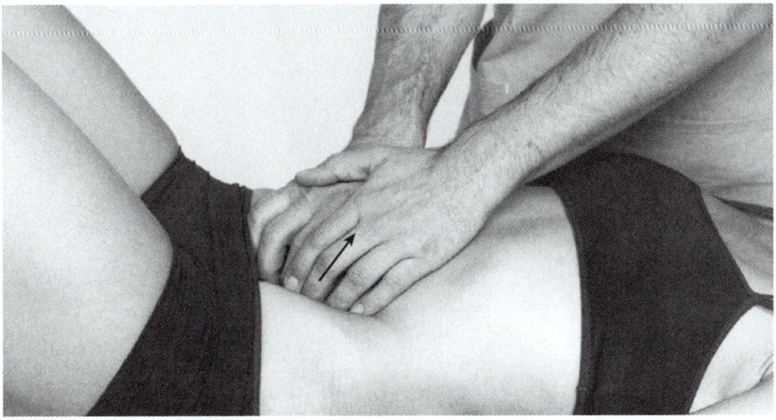

Abb. 6.30 Test der Spannung des Mesocolon sigmoideum [K306]

Fasziale Diagnostik des Kolons: Shift und/oder Induktion

Patient: in Rückenlage, Beine ausgestreckt.

Therapeut: stehend, links vom Patienten auf Höhe des Beckens für Zäkum, Colon ascendens, Flexura coli dextra und Colon transversum bzw. rechts vom Patienten auf Höhe des Beckens für Flexura coli sinistra, Colon descendens und Colon sigmoideum.

Handposition:

- Für die transversale Verschiebung (Shift): Eine Hand posterior auf die LWS und andere Hand jeweils auf die Projektionsfläche des zu testenden Kolonabschnitts legen.
- Für die anteroposteriore Induktion: Die Fingerbeeren liegen übereinander auf der Projektionsfläche des zu testenden Kolonabschnitts.

Ausführung:

- Shift: transversale Verschiebung der oberflächlichen Faszien; als Variante: kraniokaudale Verschiebung.
- Induktion: Druck nach posterior ausüben, dann den Druck plötzlich loslassen.

Bewertung der beiden Tests:

- Normalbefund: Freie Beweglichkeit, die Faszien federn zurück.
- Dysfunktion: Zähes oder fehlendes Zurückfedern deutet auf eine Dysfunktion hin.

6.5 Behandlung der Dysfunktionen

Torsten Liem (▶ 6.5.15), Michel Puylaert (▶ 6.5.1 bis ▶ 6.5.14)

6.5.1 Mobilisation des Zäkums (nach Barral)

Indikation: Spasmen, Verklebungen, Peristaltikstörungen

Mobilisation der posterioren Anheftungsstellen

(▶ Abb. 6.31)

Patient: in rechter Seitenlage, Beine leicht angewinkelt.

Therapeut: stehend, auf Beckenhöhe hinter dem Patienten.

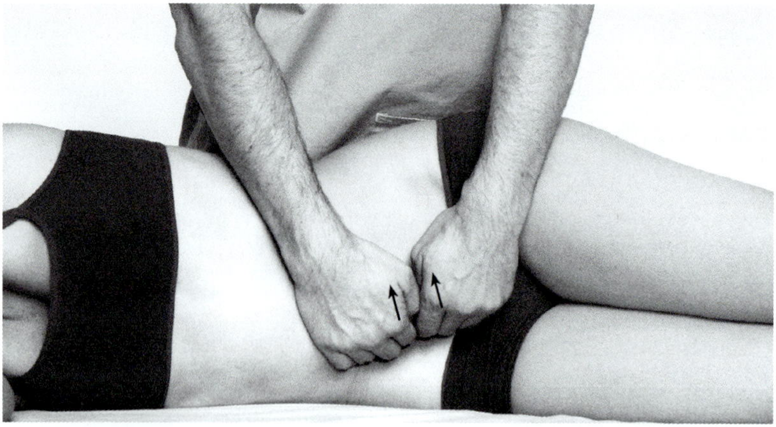

Abb. 6.31 Mobilisation der posterioren Anheftungsstellen des Zäkums [K306]

Handposition:
- Mit den Daumen in der Tiefe die Innenseite des Zäkums aufsuchen.
- Mit den restlichen Fingern die Außenseite des Zäkums greifen.
- Tief in den Bauch eindringen, um so nah wie möglich an die Anheftungsstelle des Zäkums zu kommen.

Ausführung: Mit dem Druck der Daumen nach lateral und einem Zug mit den restlichen Finger nach medial das Zäkum mobilisieren, bis ein Gefühl von Weichheit und Elastizität eintritt; die Mobilisation unterhalb der Schmerzgrenze ausführen.

Mobilisation der inferioren Anheftungsstelle

(▶ Abb. 6.32)

Patient: in Rückenlage, Beine angestellt.

Therapeut: stehend, auf Thoraxhöhe.

Handposition: Mit den Fingerspitzen in der rechten Fossa iliaca interna den tiefsten Teil des Zäkums greifen.

Ausführung: Zug nach kranial und medial ausüben, bis ein Gefühl von Weichheit und Elastizität eintritt; wegen der empfindlichen benachbarten Strukturen (u. a. N. femoralis, N. genitofemoralis) die Mobilisation sanft und unterhalb der Schmerzgrenze ausführen.

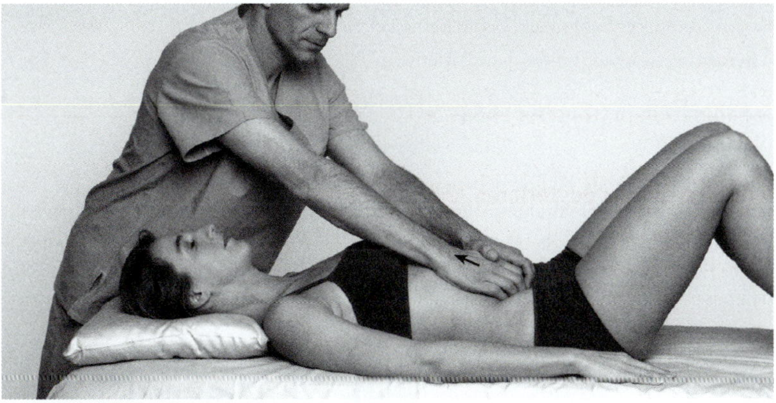

Abb. 6.32 Mobilisation der inferioren Anheftungsstelle des Zäkums [K306]

6.5.2 Mobilisation des Colon ascendens (nach Barral)

(▶ Abb. 6.33)

Indikation: Förderung der Dickdarmfunktion, Fixierungen, die eine Mobilitätsstörung des Dickdarms verursachen.

Patient: in Rückenlage, Beine angestellt.

Therapeut: sitzend, auf der rechten Seite des Patienten.

Handposition: Mit beiden Händen das Colon ascendens greifen; die Daumen befinden sich posterolateral, die restlichen Finger an der Innenseite des Colon ascendens.

Ausführung: Zuerst einen Zug nach ventral, dann Druck nach medial ausführen, bis ein Gefühl von Weichheit und Elastizität eintritt.

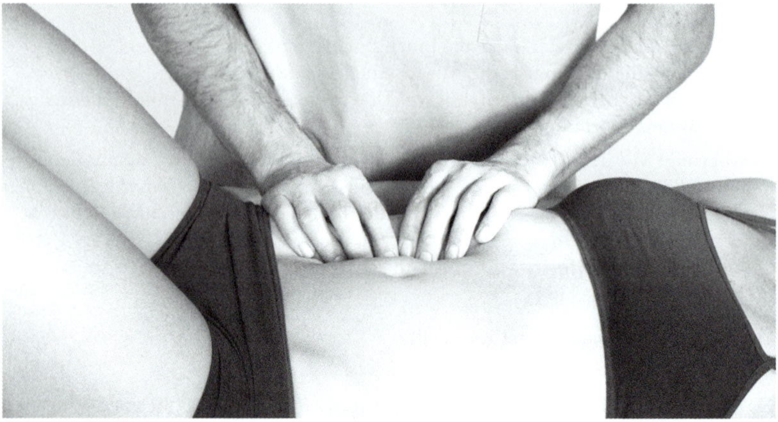

Abb. 6.33 Mobilisation des Colon ascendens [K306]

6.5.3 Dreidimensionale Mobilisation der Flexura coli dextra

Indikation: Verengung, Verspannung.

Patient: in linker Seitenlage, beide Beine gebeugt.

Therapeut: stehend, hinter dem Patienten.

Mobilisation in frontaler Ebene

(▶ Abb. 6.34)

Handposition: Beide Hände nebeneinander auf die rechte X. Rippe legen, die Daumen liegen dabei dorsal, die restlichen Finger ventral.

Ausführung: Auf Höhe der X. Rippe und im kraniokaudalen Verlauf der Kolonflexur in der Ebene der vorderen Axillarlinie Druck in Richtung Nabel ausüben und die Rippen passiv zurückfedern lassen, bis ein Gefühl von Weichheit und Elastizität eintritt.

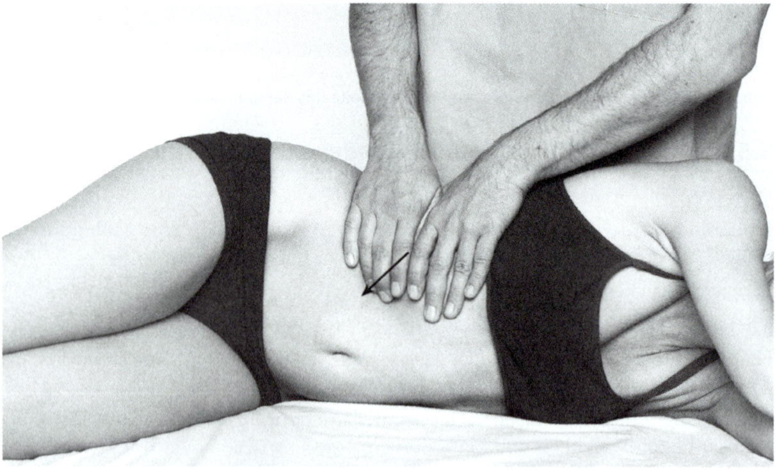

Abb. 6.34 Mobilisation der Flexura coli dextra in frontaler Ebene [K306]

Mobilisation in sagittaler Ebene

(▶ Abb. 6.35)

Handposition:

- Eine Hand dorsal in Höhe der Flexura coli dextra auflegen.
- Die andere Hand liegt ventral unterhalb des rechten Rippenbogens.

Ausführung: Mit beiden Händen eine gegenläufige Bewegung ausführen:

- Mit der ventralen Hand die Flexura coli dextra nach kranial und anteromedial bringen.
- Die dorsale Hand nach anterior und kaudal bewegen.
- Mobilisation ausführen, bis ein Gefühl von Weichheit und Elastizität eintritt.

Mobilisation in horizontaler Ebene

(▶ Abb. 6.36)

Handposition: Beide Hände auf die rechte X. Rippe legen, die Daumen liegen dabei dorsal, die restlichen Finger ventral.

Ausführung: Zug in Richtung des Proc. xiphoideus ausführen, bis ein Gefühl von Weichheit und Elastizität eintritt.

6.5.4 Dreidimensionale Mobilisation der Flexura coli sinistra

Indikation: Verengung, Verspannung.

Patient: in linker Seitenlage, beide Beine gebeugt.

Therapeut: stehend, hinter dem Patienten.

Mobilisation in frontaler Ebene

(▶ Abb. 6.37)

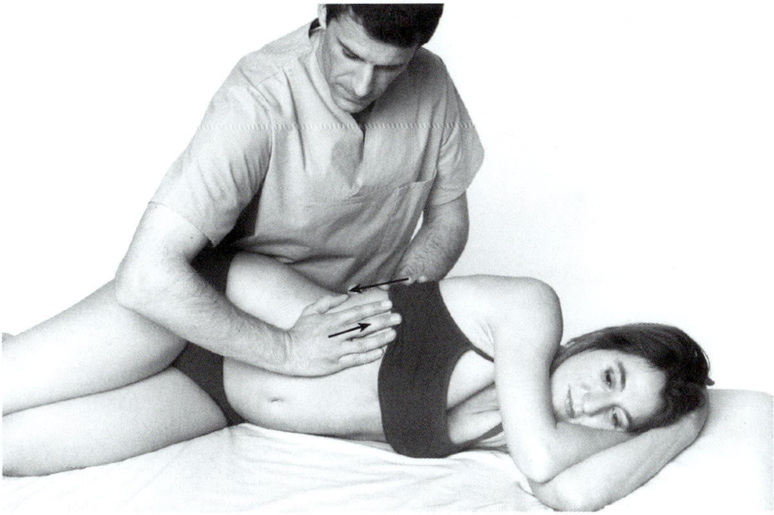

Abb. 6.35 Mobilisation der Flexura coli dextra in sagittaler Ebene [K306]

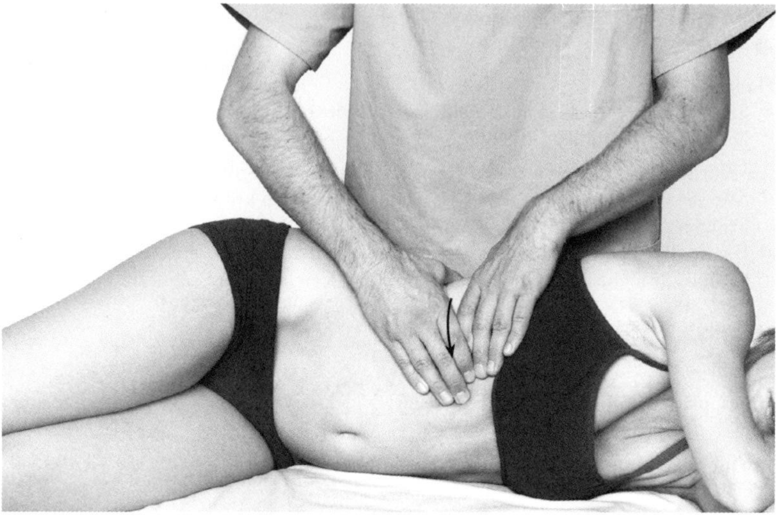

Abb. 6.36 Mobilisation der Flexura coli dextra in horizontaler Ebene [K306]

Handposition: Beide Hände nebeneinander auf die linke VIII. Rippe legen, die Daumen liegen dabei dorsal, die restlichen Finger ventral.

Ausführung: Auf Höhe der VIII. Rippe und im kraniokaudalen Verlauf der Kolonflexur in der Ebene der hinteren Axillarlinie Druck in Richtung Nabel ausüben und die Rippen passiv zurückfedern lassen, bis ein Gefühl von Weichheit und Elastizität eintritt.

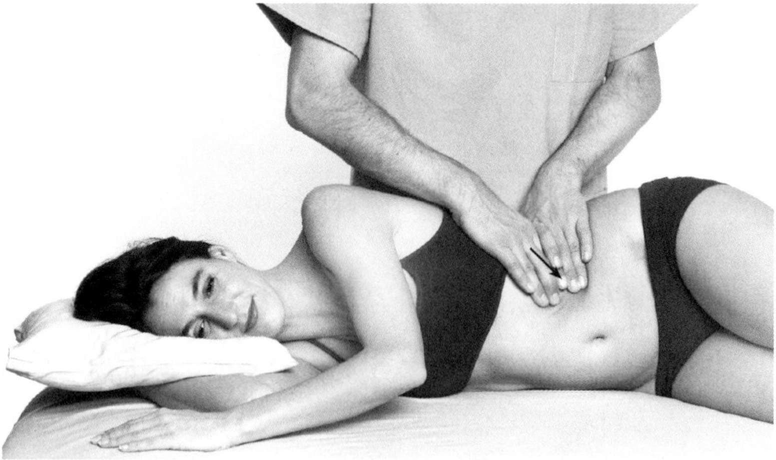

Abb. 6.37 Mobilisation der Flexura coli sinistra in frontaler Ebene [K306]

Mobilisation in sagittaler Ebene

(▶ Abb. 6.38)

Handposition:

- Eine Hand dorsal in Höhe der Flexura coli sinistra auflegen.
- Die andere Hand liegt ventral unterhalb des linken Rippenbogens.

Ausführung: Mit beiden Händen eine gegenläufige Bewegung ausführen:

- Mit der ventralen Hand die Flexura coli sinistra nach kranial und anteromedial bringen.
- Die dorsale Hand nach anterior und kaudal bewegen.
- Mobilisation ausführen, bis ein Gefühl von Weichheit und Elastizität eintritt.

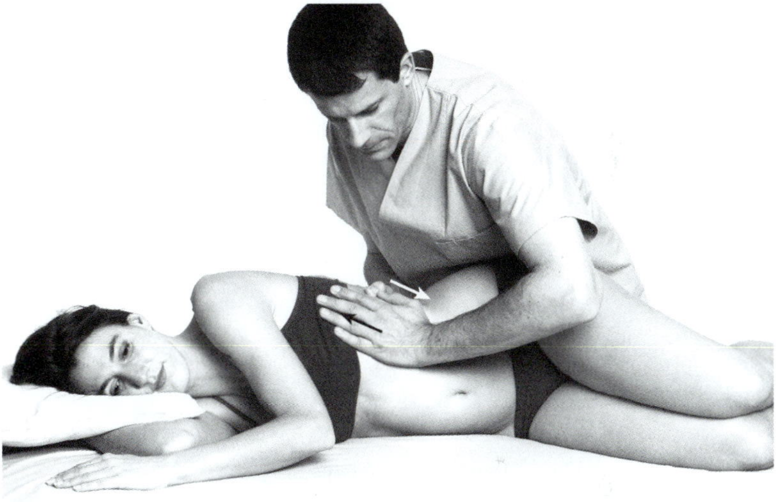

Abb. 6.38 Mobilisation der Flexura coli sinistra in sagittaler Ebene [K306]

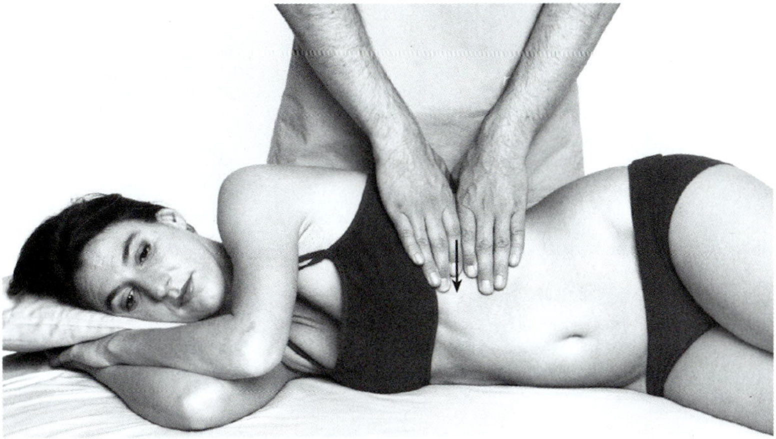

Abb. 6.39 Mobilisation der Flexura coli sinistra in horizontaler Ebene [K306]

Mobilisation in horizontaler Ebene

(▶ Abb. 6.39)

Handposition: Beide Hände auf die linke VIII. Rippe legen, die Daumen liegen dabei dorsal, die restlichen Finger ventral.

Ausführung: Zug in Richtung des Proc. xiphoideus ausführen, bis ein Gefühl von Weichheit und Elastizität eintritt.

6.5.5 Mobilisation des Colon descendens (nach Barral)

(▶ Abb. 6.40)

Indikation: Förderung der Dickdarmfunktion, Fixierungen, die eine Mobilitätsstörung des Dickdarms verursachen

Patient: in Rückenlage, Beine angestellt.

Therapeut: sitzend, auf der linken Seite des Patienten.

Handposition: Mit beiden Händen das Colon decendens greifen; die Daumen befinden sich posterolateral, die restlichen Finger an der Innenseite des Colon descendens.

Ausführung: Zuerst Zug nach ventral, dann Druck nach medial ausführen, bis ein Gefühl von Weichheit und Elastizität eintritt.

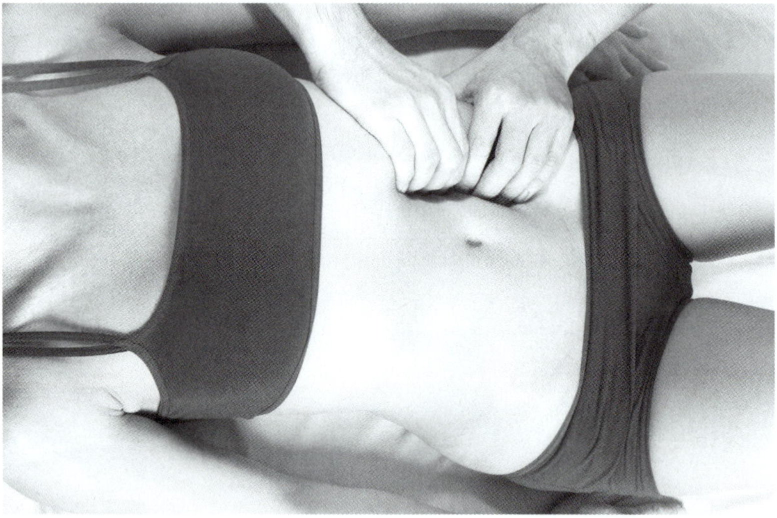

Abb. 6.40 Mobilisation des Colon descendens [K306]

6.5.6 Mobilisation des Colon sigmoideum (nach Brandt)

(▶ Abb. 6.41)

Indikation: Verengung, Verspannung, Schmerzen im ISG.

Patient: in Rückenlage, Beine angestellt.

Therapeut: stehend, auf der rechten Seite des Patienten.

Handposition: Fingerspitzen an der Innenseite des linken Ileums entlang schieben und Kontakt mit dem inferioren Teil des Colon sigmoideum aufnehmen.

Ausführung:

- Während der Ausatmung die Sigmaschlinge in Richtung rechter Schulter ziehen und sie während der Einatmung dort halten.
- Technik beenden, wenn das Colon sigmoideum weicher und beweglicher geworden ist.

Mit dieser Technik wird gleichzeitig das Rektum gehoben, was bei Rektumprolaps oder Defäkationsstörungen günstig ist. Nach Barral wird die Technik in 2 Phasen ausgeführt: zuerst den Sigmateil links des M. psoas major, dann den Teil rechts des M. psoas major behandeln.

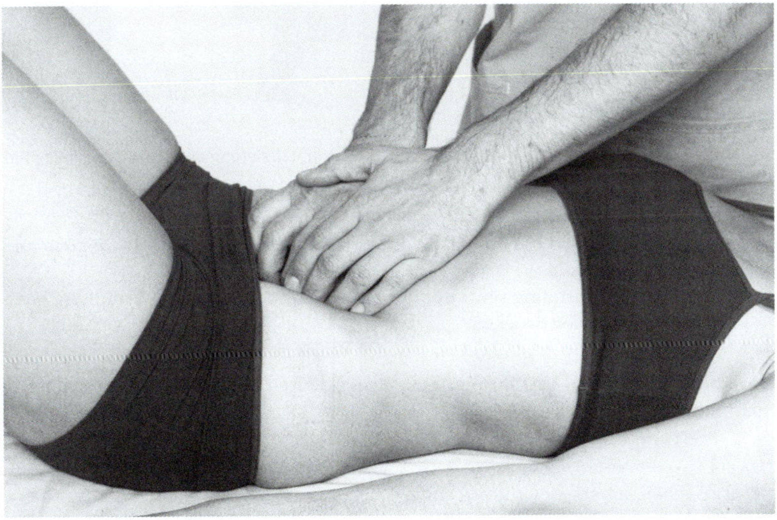

Abb. 6.41 Mobilisation des Colon sigmoideum [K306]

6.5.7 Normalisierung der ileozäkalen Invagination (nach Weischenck)

(▶ Abb. 6.42, ▶ Abb. 6.43)

Indikation: Normalisierung des Übergangs vom Ileum zum Zäkum bei Dysfunktion der Valva ileocaecalis, Darmeinstülpung.

Patient: in linker Seitenlage, Hüfte und Knie angezogen.

Therapeut: stehend, hinter dem Patienten.

Handposition:

- Mit den Fingerbeeren der linken Hand die viszerale Masse auf Höhe der Fossa iliaca sinistra in Richtung Fossa iliaca dextra heben.
- Den rechten Daumen an die Außenseite des rechten Ileums legen und mit den restlichen Fingern die Innenseite des Zäkums greifen: Dadurch wird das Zäkum in der Fossa iliaca dextra festgehalten.

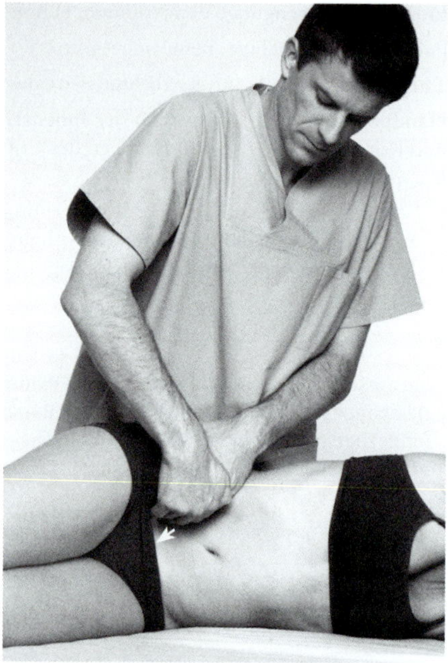

Abb. 6.42 Normalisierung der ileozäkalen Invagination [K306]

Ausführung:

- Während die rechte Hand das Zäkum festhält, den Kontakt der linken Hand am Bauch lösen und die Fingerspitzen auf das Ileum terminale legen, so nah wie möglich an die Valva ileocaecalis.
- Während der Ausatmung sanft mit der linken Hand in Richtung Symphyse nach kaudal und posterior drücken.
- Mehrmals wiederholen, bis ein elastischer Widerstand spürbar wird.

Variation – indirekte Ausführung: Den Bauch halten und abwarten, bis sich die Spannung löst.

Diese Technik ist schwierig anzuwenden und erfordert viel Feingefühl. Sie ist allerdings sehr wirksam, besonders bei Kindern, deren Darm noch sehr beweglich ist.

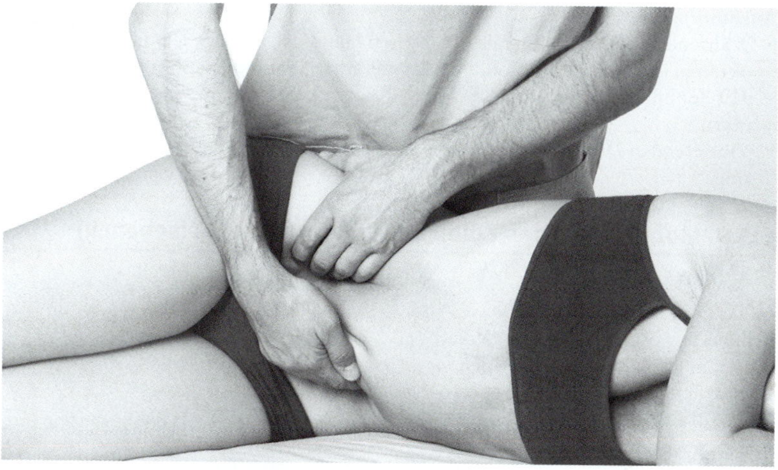

Abb. 6.43 Normalisierung der ileozäkalen Invagination (indirekte Ausführung) [K306]

6.5.8 Mobilisation des Zäkums

(▶ Abb. 6.44)

Indikation: Spasmen, Beweglichkeitseinschränkungen, zur allgemeinen Befreiung des Organs.

Patient: in Rückenlage, Beine angestellt.

Therapeut: stehend, auf der linken Seite des Patienten.

Handposition:

- Die rechte Hand auf die anterolaterale Seite des rechten Rippenbogens legen.
- Mit den rechten Fingerspitzen Kontakt zum lateralen Teil des Zäkums an der Innenseite des rechten Ileums aufnehmen.

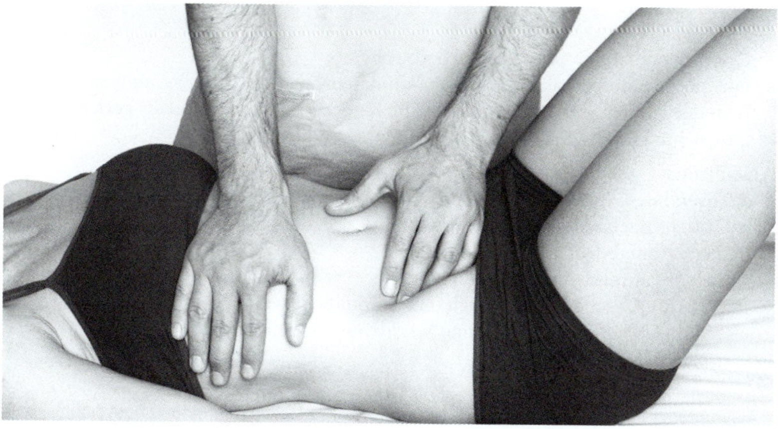

Abb. 6.44 Mobilisation des Zäkums [K306]

Ausführung:

- Während der Ausatmung mit der rechten Hand den Thorax leicht nach posterokranial drücken, um Kolon und Zäkum unter Spannung zu bringen.
- Mit der linken Hand zum Nabel hin vibrierenden Druck auf das Zäkum ausüben.
- Vibrierenden Druck anwenden, bis die Gewebe deutlich elastischer geworden sind.

6.5.9 Mobilisation des Colon ascendens (nach Weischenck)

(▶ Abb. 6.45)

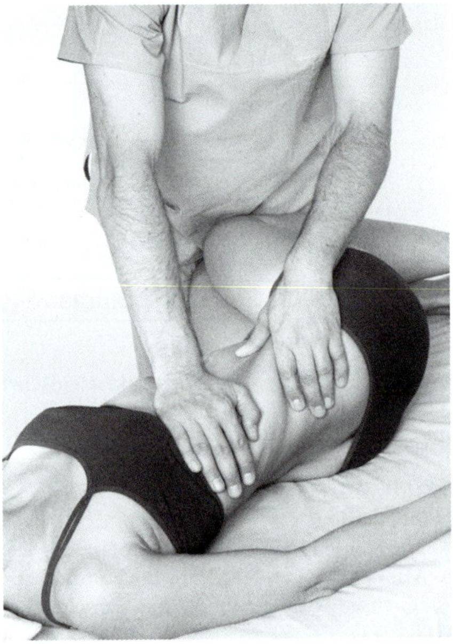

Abb. 6.45 Mobilisation des Colon ascendens [K306]

Indikation: verminderte Beweglichkeit des Colon ascendens (Voraussetzung: Wirbelsäule und Flexura coli dextra sind frei beweglich), Förderung der Verdauung.

Patient: in Rückenlage, Beine angestellt; hält sich mit der rechten Hand an der Kante fest und hat den linken Arm über dem Kopf oder entspannt auf dem Brustkorb liegen.

Therapeut: stehend, auf der linken Seite des Patienten.

Handposition:

- Mit beiden Händen das Becken rechts und links greifen, die Unterarme liegen an den Oberschenkeln.
- Das Becken zur linken Seite drehen, ohne es aus der Körperachse zu bringen, bis es senkrecht und 90° gegenüber Schultergürtel gedreht ist.
- Knie des Patienten auf die Oberschenkel oder auf dem Tisch ablegen.
- Die linke Hand breitflächig auf den kaudalen Teil des Colon ascendens oberhalb der rechten Crista iliaca legen, die Finger sind nach posterior gerichtet.
- Die rechte Hand auf den rechten Rippenbogen legen.

Ausführung:

- Während der Ausatmung mit der linken Hand den kaudalen Teil des Colon ascendens nach anterior ziehen und mit der rechten Hand den Thorax nach posterokranial drücken.
- Position während der Einatmung halten.
- Die Technik beenden, wenn sich das Colon nicht weiter dehnen lässt, wenn elastischer Widerstand und keine Verspannung mehr spürbar ist.

Aufgrund der anatomischen Verbindungen von Flexura coli dextra, Colon transversum und rechtem M. psoas major werden alle drei Strukturen bei dieser Technik gleichzeitig gedehnt.

6.5.10 Mobilisation des Colon descendens (nach Weischenck)

(▶ Abb. 6.46)

Indikation: verminderte Beweglichkeit des Colon descendens (Voraussetzung: Wirbelsäule ist frei beweglich), Förderung der Verdauung.

Patient: in Rückenlage, Beine angestellt, hält sich mit linker Hand an der Kante fest und legt den rechten Arm über den Kopf.

Therapeut: stehend, auf der rechten Seite des Patienten.

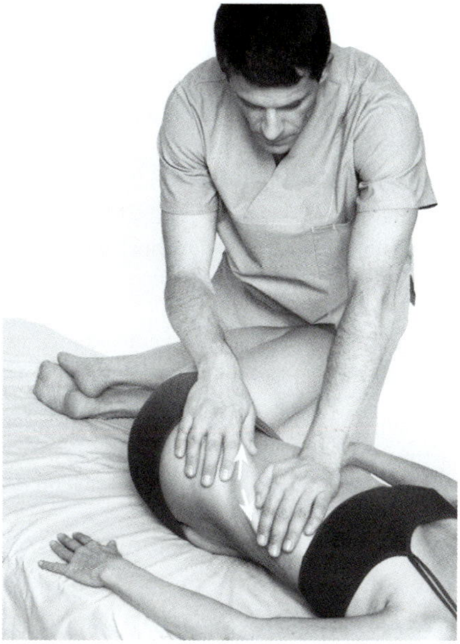

Abb. 6.46 Mobilisation des Colon descendens [K306]

Handposition:

- Mit beiden Händen das Becken rechts und links greifen, die Unterarme liegen an den Oberschenkeln.
- Das Becken zur rechten Seite drehen, ohne es aus der Körperachse zu bringen, bis es senkrecht und 90° gegenüber dem Schultergürtel gedreht ist.
- Knie des Patienten auf die Oberschenkel oder auf dem Tisch ablegen.
- Die linke Hand flach auf den kaudalen Teil des Colon descendens oberhalb der linken Crista iliaca legen, die Finger sind nach posterior gerichtet.
- Die rechte Hand links auf die VIII. bis X. Rippe legen.

Ausführung:

- Während der Ausatmung mit der rechten Hand den kaudalen Teil des Colon descendens nach anterior ziehen und mit der linken Hand den Thorax nach posterokranial drücken.
- Position während der Einatmung halten.
- Die Technik beenden, wenn sich das Colon nicht weiter dehnen lässt und elastischer Widerstand spürbar ist.

Aufgrund der anatomischen Verbindungen von Flexura coli sinistra, Colon transversum und linkem M. psoas major werden alle drei Strukturen bei dieser Technik gleichzeitig gedehnt.

6

6.5.11 Dehnung des Mesosigmoideums

(▸ Abb. 6.47)

Indikation: Hämorrhoiden, Beweglichkeitseinschränkungen des Colon sigmoideum, Defäkationsstörungen, Verbesserung der Trophik.

Patient: in Rückenlage, Beine angestellt, auf die Ellenbogen gestützt, um den Bauch zu entspannen.

Therapeut: stehend, rechts des Patienten.

Handposition:

- Die linke Hand auf die rechte Schulter legen.
- Mit der rechten Hand in der Tiefe Kontakt zur Außenseite des Colon sigmoideum aufnehmen.

Ausführung: Dehnung nach ventrokranial in 2 Phasen:

- 1. Phase: Colon sigmoideum in Richtung der rechten Schulter des Patienten ziehen.
- 2. Phase: Ohne die aufgebaute Spannung zu lösen, Colon sigmoideum in Richtung Bauchnabel ziehen.
- Die Manipulation ist erfolgreich, wenn der Patient den Zug bis zum Anus spürt.

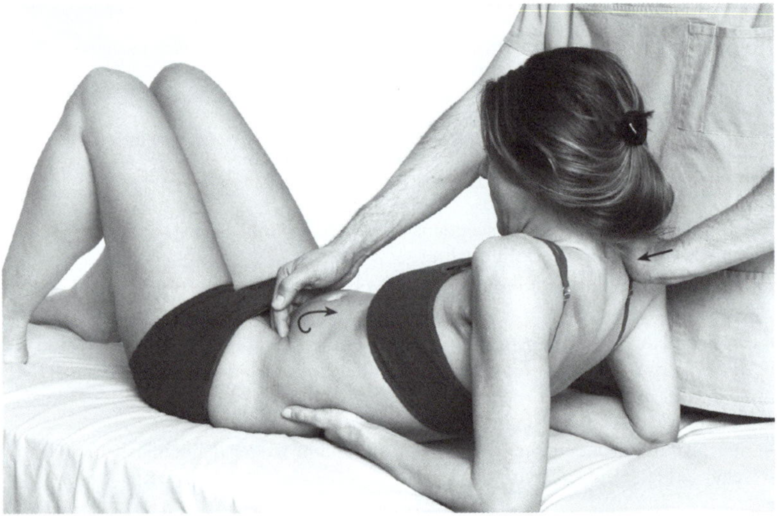

Abb. 6.47 Dehnung des Mesosigmoideums [K306]

6.5.12 Allgemeine Induktionstechnik für das Kolon

(▸ Abb. 6.48)

Indikation: gestörte Motilität des Dickdarms.

Patient: in Rückenlage.

Therapeut: stehend, auf der rechten Seite des Patienten.

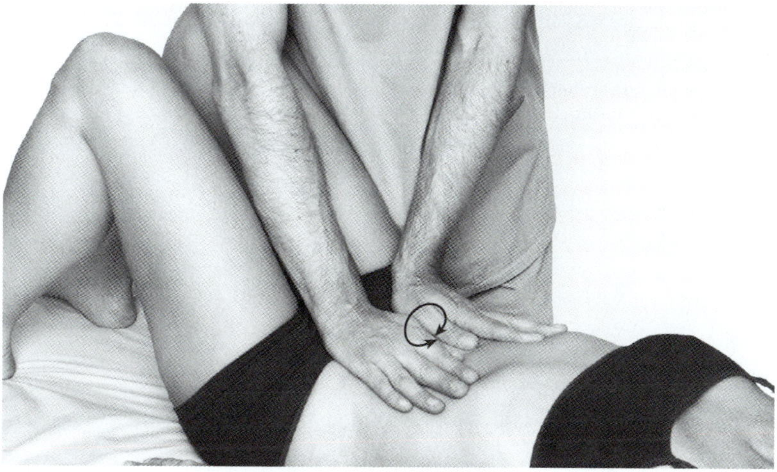

Abb. 6.48 Allgemeine Induktionstechnik für das Kolon [K306]

Handposition:

- Den linken Handballen auf das Zäkum legen, die Finger auf dem Colon ascendens sind zur Flexura coli dextra gerichtet.
- Den rechten Handballen auf das Colon sigmoideum legen, die Finger auf dem Colon descendens sind zur Flexura coli sinistra gerichtet.

Ausführung: Der Hauptbewegung (Drehung im oder gegen den Uhrzeigersinn) des Kolons folgen, bis sich die Fixierung löst und wieder eine fließende Kolonbewegung in beiden Richtungen stattfindet.

6.5.13 Lokale Induktionstechnik für das Kolon

(▶ Abb. 6.49)

Indikation: lokale Spasmen.

Patient: in Rückenlage.

Therapeut: stehend, auf der Seite der Spasmen.

Handposition: Handfläche oder Handballen auf die betroffene Stelle legen.

Ausführung:

- Die leichtere Bewegungsrichtung verstärken, in der Regel handelt es sich um eine Drehbewegung im oder gegen den Uhrzeigersinn.
- Dazu Druck nach dorsal ausüben, bis eine deutliche Entspannung spürbar ist.

> Nach Barral wird jede lokale Behandlung mit einer allgemeinen Induktion abgeschlossen, um das Gleichgewicht (Homöostase) wiederherzustellen.

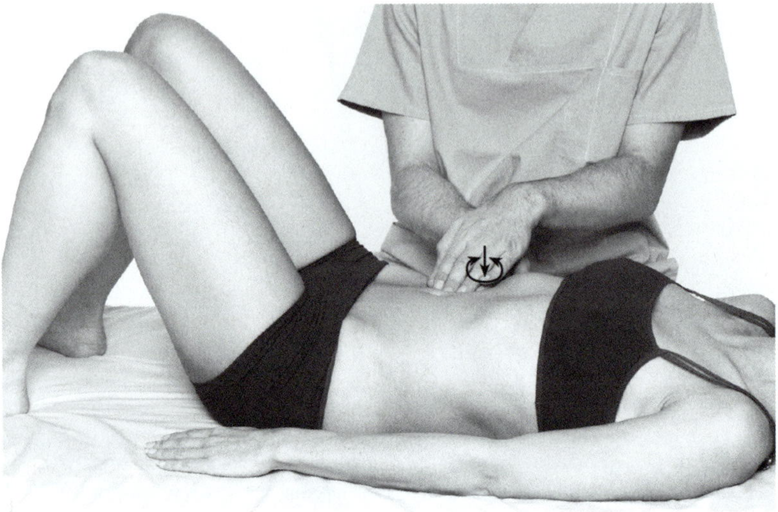

Abb. 6.49 Lokale Induktionstechnik für das Kolon [K306]

6.5.14 Fasziale Behandlung des Kolons (modifiziert nach Finet und Williame)

Zäkum, Colon ascendens

Ausatmungsdysfunktion

(▶ Abb. 6.50)

Indikation: fasziale Einschränkung nach kaudal, Verstopfung.

Patient: in Rückenlage, Beine ausgestreckt.

Therapeut: stehend, rechts vom Patienten auf Höhe des Beckens.

Handposition:

- Die rechte Hand liegt auf dem Zäkum, die Finger sind zum Nabel gerichtet.
- Die linke Hand umgreift von lateral das Colon ascendens, unmittelbar kaudal des Rippenbogens.

Ausführung:

- Druck nach posterior ausüben, um die fasziale Ebene zu erreichen.
- Die rechte Hand gegen den Uhrzeigersinn und die linke Hand im Uhrzeigersinn drehen. Beide Hände nach kaudal ziehen.
- Die Stellung beibehalten oder diesen Vorgang 2- bis 3-mal wiederholen, bis es zu einer Spannungslösung kommt.

Einatmungsdysfunktion

Indikation: fasziale Einschränkung nach kranial, Schmerzen im Epigastrium, Verdauungsstörungen.

Patient: in Rückenlage.

Therapeut: stehend, rechts vom Patienten auf Höhe des Beckens.

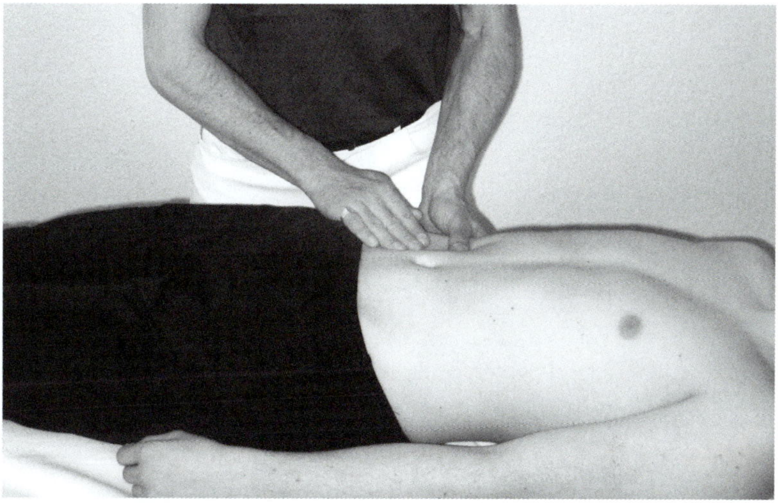

Abb. 6.50 Ausatmungsdysfunktion Zäkum, Colon ascendens [K339]

Handposition:
- Die rechte Hand liegt auf dem Zäkum, die Finger sind zum Nabel gerichtet.
- Die linke Hand umgreift von lateral das Colon ascendens, unmittelbar kaudal des Rippenbogens.

Ausführung:
- Druck nach posterior ausüben, um die fasziale Ebene zu erreichen.
- Die rechte Hand im Uhrzeigersinn und die linke Hand gegen den Uhrzeigersinn drehen. Beide Hände nach kranial ziehen.
- Die Stellung beibehalten oder diesen Vorgang 2- bis 3-mal wiederholen, bis es zu einer Spannungslösung kommt.

Colon ascendens, Flexura coli dextra, rechtes Colon transversum

Ausatmungsdysfunktion

(▶ Abb. 6.51)

Indikation: fasziale Einschränkung nach kaudal, Verstopfung.

Patient: in Rückenlage, Beine ausgestreckt.

Therapeut: stehend, rechts vom Patienten auf Höhe des Beckens.

Handposition:
- Die linke Hand umgreift von lateral das Colon ascendens, unmittelbar kaudal des Rippenbogens.
- Die rechte Hand liegt flach auf dem Bauch, kaudal des rechten Rippenbogens.

Ausführung:
- Druck nach posterior ausüben, um die fasziale Ebene zu erreichen.
- Beide Hände im Uhrzeigersinn drehen und nach kaudal ziehen.
- Die Stellung beibehalten oder diesen Vorgang 2- bis 3-mal wiederholen, bis es zu einer Spannungslösung kommt.

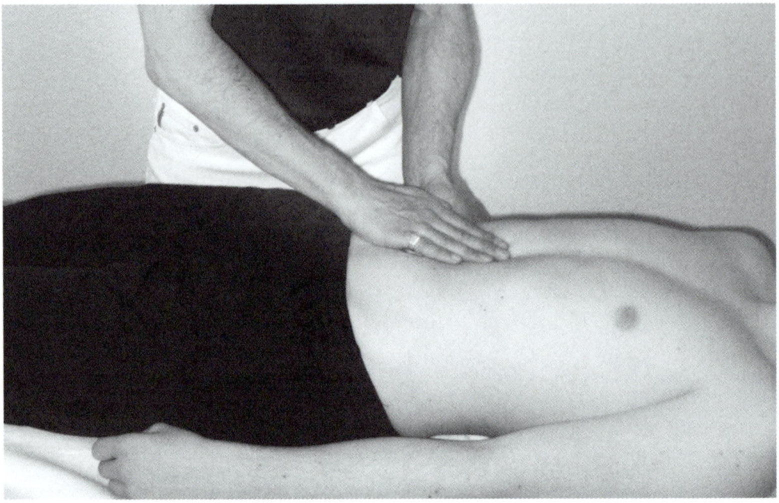

Abb. 6.51 Ausatmungsdysfunktion Colon ascendens, Flexura coli dextra, rechtes Colon transversum [K339]

Einatmungsdysfunktion

Indikation: fasziale Einschränkung nach kranial, Schmerzen im Epigastrium, Verdauungsstörungen.

Patient: in Rückenlage.

Therapeut: stehend, rechts vom Patienten auf Höhe des Beckens.

Handposition:
- Die linke Hand umgreift von lateral das Colon ascendens, unmittelbar kaudal des Rippenbogens.
- Die rechte Hand liegt flach auf dem Bauch, kaudal des rechten Rippenbogens.

Ausführung:
- Druck nach posterior ausüben, um die fasziale Ebene zu erreichen.
- Beide Hände gegen den Uhrzeigersinn drehen und nach kranial ziehen.
- Die Stellung beibehalten oder diesen Vorgang 2- bis 3-mal wiederholen, bis es zu einer Spannungslösung kommt.

Variante: Der Therapeut steht am Kopfende des Patienten und positioniert die Hände entsprechend.

Linkes Colon transversum, Flexura coli sinistra, Colon descendens

Ausatmungsdysfunktion

(▶ Abb. 6.52)

Indikation: fasziale Einschränkung nach kaudal, Verstopfung.

Patient: in Rückenlage, Beine ausgestreckt.

Therapeut: stehend, rechts vom Patienten auf Höhe des Beckens.

Handposition:

- Die rechte Hand umgreift von lateral das Colon descendens, unmittelbar kaudal des Rippenbogens.
- Die linke Hand liegt medial von der rechten Hand flach auf dem Bauch, kaudal des rechten Rippenbogens.

Ausführung:

- Druck nach posterior ausüben, um die fasziale Ebene zu erreichen.
- Die rechte Hand gegen den Uhrzeigersinn und die linke Hand im Uhrzeigersinn drehen. Beide Hände nach kaudal ziehen.
- Die Stellung beibehalten oder diesen Vorgang 2- bis 3-mal wiederholen, bis es zu einer Spannungslösung kommt.

Einatmungsdysfunktion

Indikation: fasziale Einschränkung nach kranial, Verdauungsstörungen.

Patient: in Rückenlage.

Therapeut: stehend, rechts vom Patienten auf Höhe des Beckens.

Handposition:

- Die rechte Hand umgreift von lateral das Colon descendens, unmittelbar kaudal des Rippenbogens.
- Die linke Hand liegt medial von der rechten Hand flach auf dem Bauch, kaudal des rechten Rippenbogens.

Ausführung:

- Druck nach posterior ausüben, um die fasziale Ebene zu erreichen.
- Die rechte Hand im Uhrzeigersinn und die linke Hand gegen den Uhrzeigersinn drehen. Beide Hände nach kranial ziehen.
- Die Stellung beibehalten oder diesen Vorgang 2- bis 3-mal wiederholen, bis es zu einer Spannungslösung kommt.

Variante: Der Therapeut steht am Kopfende des Patienten und positioniert die Hände entsprechend.

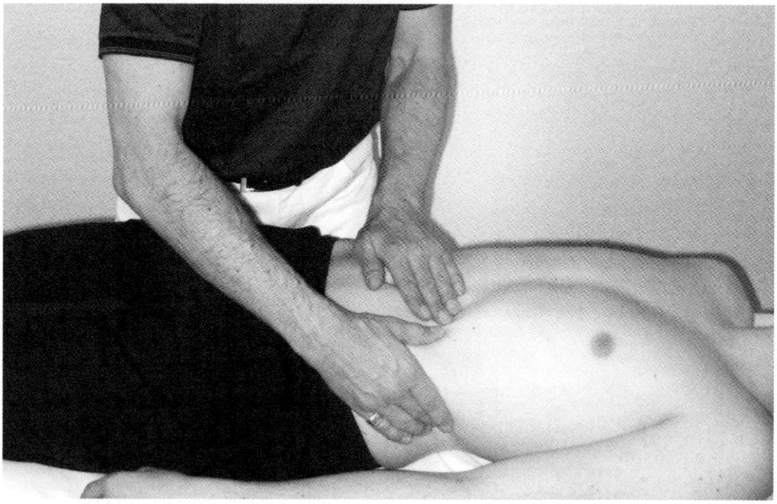

Abb. 6.52 Ausatmungsdysfunktion linkes Colon transversum, Flexura coli sinistra, Colon descendens [K339]

Colon descendens und Colon sigmoideum

Ausatmungsdysfunktion

(▶ Abb. 6.53)

Indikation: fasziale Einschränkung nach kaudal, Verstopfung.

Patient: in Rückenlage, Beine ausgestreckt.

Therapeut: stehend, rechts vom Patienten auf Höhe des Beckens.

Handposition:

- Die rechte Hand umgreift von lateral das Colon descendens, unmittelbar kaudal des Rippenbogens.
- Die linke Hand liegt auf dem Colon sigmoideum, die Finger sind zum Nabel gerichtet.

Ausführung:

- Druck nach posterior ausüben, um die fasziale Ebene zu erreichen.
- Die rechte Hand gegen den Uhrzeigersinn und die linke Hand im Uhrzeigersinn drehen. Beide Hände nach kaudal ziehen.
- Die Stellung beibehalten oder diesen Vorgang 2- bis 3-mal wiederholen, bis es zu einer Spannungslösung kommt.

Einatmungsdysfunktion

Indikation: fasziale Einschränkung nach kranial, Verdauungsstörungen.

Patient: in Rückenlage.

Therapeut: stehend, rechts vom Patienten auf Höhe des Beckens.

Handposition:

- Die rechte Hand umgreift von lateral das Colon descendens, unmittelbar kaudal des Rippenbogens.
- Die linke Hand liegt auf dem Colon sigmoideum, die Finger sind zum Nabel gerichtet.

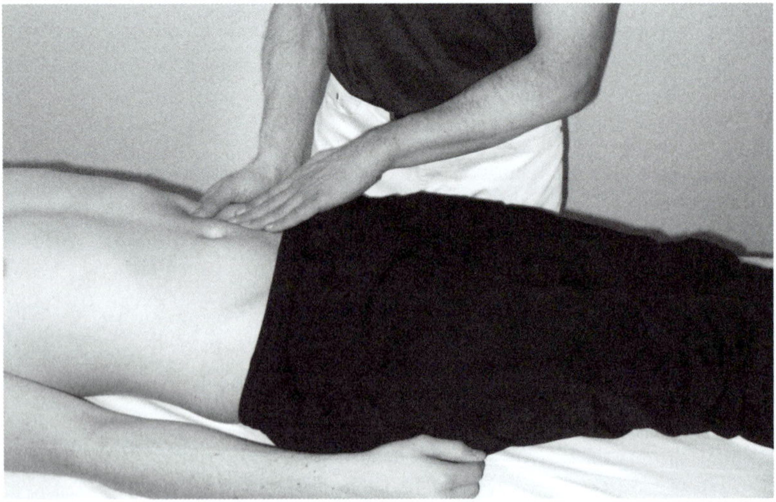

Abb. 6.53 Ausatmungsdysfunktion Colon descendens und Colon sigmoideum [K339]

Ausführung:
- Druck nach posterior ausüben, um die fasziale Ebene zu erreichen.
- Die rechte Hand im Uhrzeigersinn und die linke Hand gegen den Uhrzeigersinn drehen. Beide Hände nach kranial ziehen.
- Die Stellung beibehalten oder diesen Vorgang 2- bis 3-mal wiederholen, bis es zu einer Spannungslösung kommt.

Variante: Der Therapeut steht am Kopfende des Patienten und positioniert die Hände entsprechend.

6.5.15 BEFNT-Integration des Dickdarms

(▶ 2.4.2)

Indikation: Dickdarmdysfunktion.

Patient: in Rückenlage, Beine angestellt.

Therapeut: stehend, auf Höhe des Beckens: auf der rechten Seite des Patienten für den Abschnitt von der Valva ileocaecalis bis zum Colon transversum, auf der linken Seite für den Abschnitt von der Flexura coli sinistra bis zum Colon sigmoideum.

Handposition: Mit beiden Händen den zu behandelnden Teil des Dickdarms umfassen.
- **Valva ileocaecalis:** Finger beider Hände medial und Daumen lateral an die Valva ileocaecalis legen und sie umgreifen.
- **Zäkum:** Finger beider Hände liegen medial und Daumen lateral des Zäkums und umgreifen es.
- **Colon ascendens:** Finger beider Hände medial und Daumen lateral ans Colon ascendens anlegen und umgreifen.
- **Flexura coli dextra:** Mit linkem Daumen und Zeigefinger das Colon ascendens von medial und mit rechtem Daumen und Zeigefinger das Colon transversum von kaudal an der Kolonflexur umfassen.
- **Colon transversum:** Mit beiden Händen das Colon transversum fassen, die Daumen liegen diesem kaudal und die Finger kranial an.
- **Flexura coli sinistra:** Mit rechtem Daumen und Zeigefinger das Colon ascendens von medial und mit linkem Daumen und Zeigefinger das Colon transversum von kaudal an der Flexur umgreifen.
- **Colon descendens:** Finger beider Hände lateral und Daumen medial ans Colon descendens legen und dieses fassen.
- **Colon sigmoideum:** Vom medialen Rand des linken M. psoas in Richtung Promontorium aufsteigend das Colon sigmoideum mit Daumen und Fingern umfassen.

Point of balanced entodermal tension (PBET)

- Resistenz der entodermalen Struktur auf sanften Druck hin testen und die Dichte der Struktur bewerten.
- Der entodermalen Spannung der Dickdarmwand in die Position bzw. in die Form folgen, in der sie am besten ausgeglichen ist (→ PBET).
- Dabei die embryonalen Kraftvektoren berücksichtigen.

Neuronale Inhibition

- Eine Hand auf verschiedene Ebenen des Rückens legen, die andere Hand im jeweiligen Dickdarmbereich liegen lassen.
- Falls es einen Bereich am Rücken gibt, in dem sich der Dickdarm unter der Hand entspannt bzw. seine Bewegungseinschränkung sich verbessert, die Hand dort liegen lassen: in der Regel auf Höhe von Th10–L2 (sympathische Innervation), im kraniozervikalen Übergangsbereich (parasympathische Innervation) oder ventral ca. 2 Querfinger oberhalb (Plexus mesentericus superior) bzw. unterhalb des Bauchnabels (Plexus mesentericus inferior) oder anterior vom Os sacrum (Ganglia pelvica).
- Durch sanften konstanten Druck eine Inhibition im jeweiligen Bereich ausführen.

Point of balanced fascial tension (PBFT)

- Die fasziale Beweglichkeit passiv oder aktiv atemsynchron oder aktiv unabhängig zur Atemaktivität testen.
- Das Spannungsgleichgewicht der faszialen Strukturen des jeweiligen Dickdarmanteils einstellen (dazu ggf. die Hände anders positionieren): Versuchen, den therapeutisch induzierten Gleichgewichtszustand der viszerofaszialen Spannungen zu erreichen, sodass ein Ausgleich in alle Richtungen besteht. Dazu wird in der Regel der jeweilige Dickdarmanteil in die Position begleitet, in die er sich leicht bewegen lässt.
- Um die unterschiedlichen Spannungsmuster der Aufhängungen (und faszialen Gleitflächen) des Dickdarmanteils zu kopieren, wird die Krafteinwirkung der Hände an sie angepasst bzw. ihnen angeglichen (z. B. in der Zäkumregion; zu weiteren Dickdarmabschnitten ▶6.2.3 und ▶6.2.4).
  - Über die Fixationen: nach superior durch Peritonealfalte/Aufhängung an der hinteren Bauchwand, nach inferior und mediosuperior durch inferioren Teil des Mesenteriums sowie die zug- und biegungsfeste A. ileocolica und deren Äste (A. caecalis anterior und A. caecalis posterior).
  - Uber die Gleitflächen: Dünndarm, Peritoneum parietale posterius, Fascia iliaca, M. iliopsoas.
- Dazu ggf. eine Hand vom Zäkum lösen und z. B. auf M. iliopsoas, Dünndarm oder Ileozäkalklappe legen.
- Einstellung eines PBFT (evtl. mit leichter Kompression) → minimale Bewegungen im faszial-ligamentären viskoelastischen Umfeld des Zäkums treten auf → ein neues Gleichgewicht etabliert sich → eine physiologischere Bewegungsamplitude wird palpierbar, evtl. entsteht ein Stillpunkt; Zäkum danach in die Ausgangslage zurückbringen.

Anschließend können Techniken wie **balanced dynamic tension** und **balanced fluid tension** (BDT, BFT) angewendet werden. Darauf achten, weder bei der Untersuchung noch bei der Behandlung bis an die Bewegungsgrenzen zu gehen.

> Besonders auf Mesocolon transversum und Mesocolon sigmoideum und deren Radix achten. Diese sind nicht selten an Fixierungen des Dickdarms beteiligt, und zwar häufiger, wenn die zug- bzw. biegungsfesten Arterien in diesen Strukturen verlaufen.

6.5.16 Behandlung der Arterien des Dickdarms

Michel Puylaert

(▸ Abb. 6.54)

Indikationen: Verspannungen, Verstopfung, Ptose.

Patient: in Rückenlage.

Therapeut: stehend, rechts des Patienten.

Handposition:

- Die Fingerbeeren der linken Hand palpieren den Puls am Ursprung der A. mesenterica inferior – 2 Querfingerbreiten kaudal der Flexura duodenojejunalis etwas kranial links des Bauchnabels.
- Die Fingerbeeren der rechten Hand liegen leicht links der Mittellinie und kranial der Symphysa pubica auf Höhe der rectosigmoidalen Übergangszone.

Ausführung: Während die linke Hand den Ursprung der A. mesenterica inferior fixiert, bewegt sich der Daumen der rechten Hand nach kaudal. Die Stellung 20 Sekunden lang halten oder rhythmisch mobilisieren.

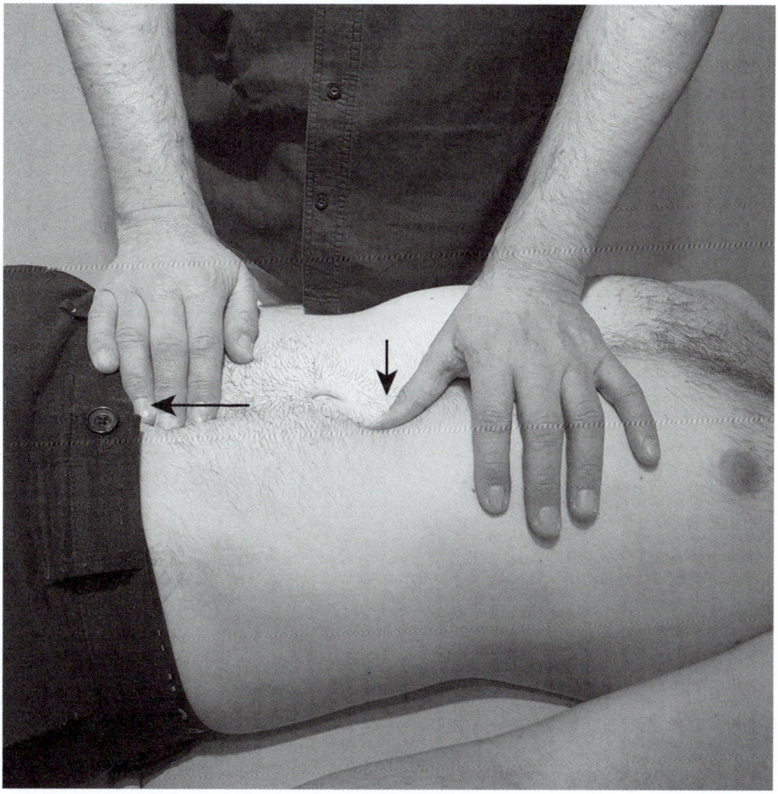

Abb. 6.54 Behandlung der A. mesenterica inferior (K339)

7 Peritoneum (Bauchfell)

Therapeut auf den Fotos: Uwe Senger, Jochen Frühwein (▸ 7.4.8, ▸ 7.5.3, ▸ 7.5.4)

7.1 Embryologie der Peritonealhöhle

Rainer Breul

Die Bauchhöhle, Cavitas peritonealis, bildet den Abschnitt der primitiven Leibeshöhle, der nach Ausbildung des Zwerchfells von der Pleura- und Perikardhöhle abgetrennt ist. In der 4. Embryonalwoche ist das Darmrohr auf der ventralen Seite bis zum Beginn der Nabelschleife durch das **Mesenterium ventrale** und auf der dorsalen Seite in gesamter Länge durch das **Mesenterium dorsale** an der Leibeswand befestigt (▶Abb. 7.1). Unterhalb der Nabelschleife ist nur das dorsale Mesenterium angelegt.

Etwa um die 5. Embryonalwoche wächst in das **Mesogastrium ventrale** die **Leberanlage** ein. Hierdurch wird der zwischen vorderer Leibeswand und Leber verbleibende Abschnitt des ventralen Mesenteriums zum **Lig. falciforme hepatis** (▶Abb. 7.2).

Aus dem zwischen Leber und Magen gelegenen Teil des Omentum minus entsteht das **Lig. hepatogastricum.** Neben dem Magen entwickeln sich auch Milz und Pankreas im Mesogastrium dorsale. Der zwischen Magen und Milz gelegene Abschnitt des Mesogastrium dorsale wird zum **Lig. gastrosplenicum.** Das **Lig. splenorenale** stellt eine Fortsetzung des Lig. gastrosplenicum dar (▶Abb. 7.3).

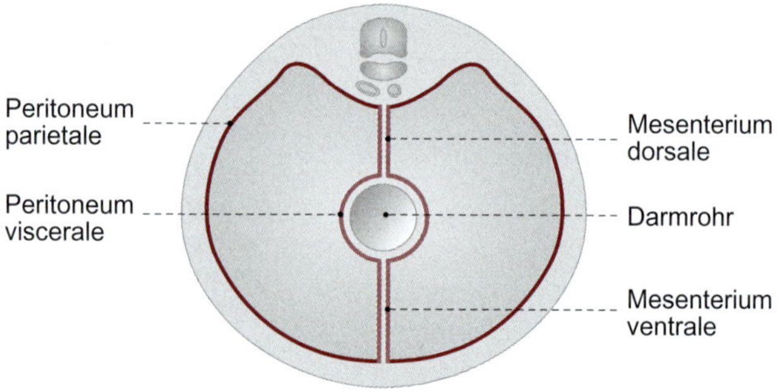

Abb. 7.1 Befestigung des Darmrohrs über seine gesamte Länge – ventral durch das Mesenterium ventrale bis zur Nabelschleife und dorsal durch das Mesenterium dorsale – an der Leibeswand [L106]

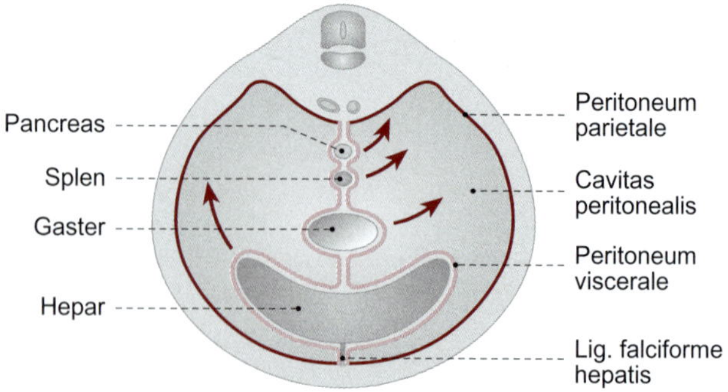

Abb. 7.2 Entwicklung der Leber im ventralen Mesenterium, Entwicklung von Magen, Milz und Pankreas im dorsalen Mesenterium. Die Pfeile zeigen die Drehungsrichtung der Organe an. [L106]

Zu dieser Zeit beginnt mit der Drehung des Magens nach links und der Verlagerung des Mesogastrium dorsale an die hintere Leibeswand (▶ Abb. 7.3) die Ausbildung der **Bursa omentalis,** ein mit Bauchfell bedeckter Spaltraum (▶ Abb. 7.4).

Als dessen Aussackung entsteht das große Netz, das **Omentum majus,** wobei in den meisten Fällen postnatal das vordere und hintere Blatt der Ausstülpung unterhalb des Magens miteinander verlöten (▶ Abb. 7.4). Die Bursa omentalis bleibt über eine kleine Öffnung, das **Foramen omentale,** mit der Bauchhöhle verbunden.

Nach der Darmdrehung verschmelzen die Gekröse des Duodenums sowie des Colon ascendens und Colon descendens mit der hinteren Bauchwand, sodass diese Or-

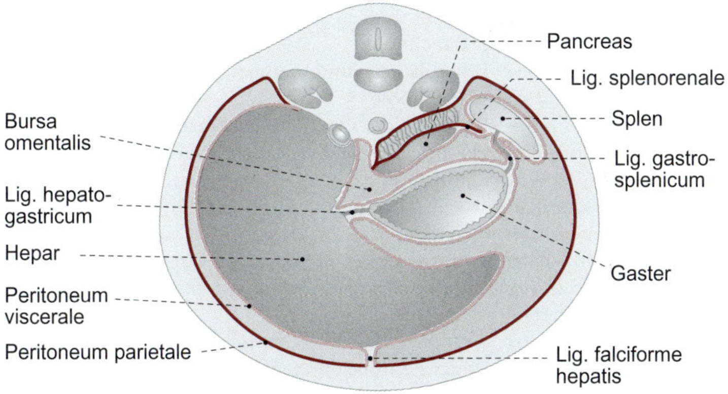

Abb. 7.3 Entstehung von Ligamenten und Verlagerung der Bauchorgane [L106]

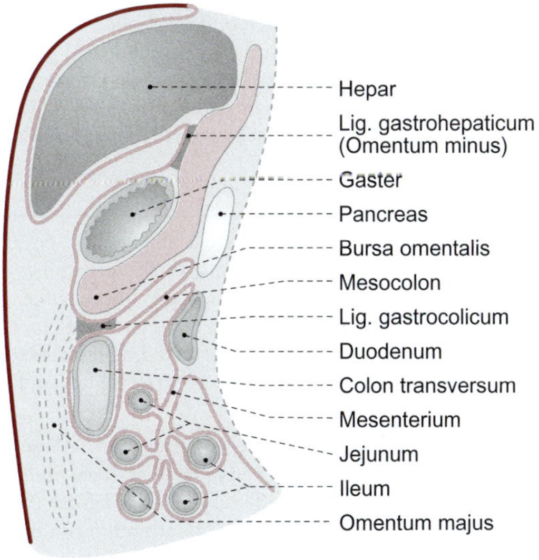

Abb. 7.4 Lage der Bursa omentalis als Spaltraum und Ausstülpung des Omentum majus [L106]

7

gane anschließend retroperitoneal liegen. Der Anfangsteil des Duodenums sowie Jejunum, Ileum, Colon transversum, Colon sigmoideum, Appendix vermiformis und der obere Teil des Rektums behalten ihre eigenen Mesenterien als Haltestruktur und liegen intraperitoneal.

7.2 Anatomie

Rainer Breul

7.2.1 Funktion

- Überkleiden der Organe mit einer serösen Haut (▶ 7.2.2)
- Befestigung der Organe der Bauchhöhle
- Separation der Organe → Ermöglichen von Organbewegungen
- Luftdichter Abschluss der Bauchhöhle
- Ermöglichen reibungsfreies Gleiten der Organe gegeneinander
- Flexible Anpassung an Form- und Volumenveränderungen der jeweiligen Darmabschnitte sowie der Bauchhöhle
- Hohe mechanische Beanspruchbarkeit durch die ausgedehnten interzellulären Kontaktflächen der Mesothelzellen
- Abwehrfunktion: bei entzündlichen Erkrankungen von Organen der Bauchhöhle Abwehr, Abgrenzung, Abdeckung sowie Verklebung eines erkrankten Organs bzw. Organabschnitts
  - Bei Verunreinigungen der Bauchhöhle z. B. durch Bakterien werden diese innerhalb von Minuten mit der Peritonealflüssigkeit über die Poren im Diaphragma abtransportiert; Voraussetzungen für diese physiologische Elimination sind eine normale Zwerchfellaktivität und physiologische Druckverhältnisse im Thorax.
  - Bei Infektionen können Abwehrzellen schnell aus dem subserösen Bindegewebe in die freie Bauchhöhle gelangen und mit Hilfe von Makrophagen Aufgaben wie Phagozytose oder Bakteriolyse übernehmen.
  - Überschreitet die Anzahl der pathogenen Keime die Grenze von 10^5 Zellen/ml Peritonealflüssigkeit, ist keine wirksame Abwehrfunktion mehr möglich.
  - Bei Peritonitis können giftige Stoffe sehr schnell in den Kreislauf eintreten.

7.2.2 Aufbau

Das Peritoneum ist eine seröse Haut und besteht aus flachen, einschichtigen polygonalen Epithelzellen, die mechanisch fest und stark verformbar sind. Synonym werden sie auch als **Mesothelzellen** oder **Serosaepithel** bezeichnet. Sie besitzen als Haltestrukturen gut ausgebildete Desmosomen und ruhen auf einer Basalmembran von etwa 50–100 nm Dicke. An ihrer Oberfläche sind die Mesothelzellen mit Mikrovilli besetzt, die im Mittel einen Durchmesser von ca. 0,1 µm und eine Länge von 2 µm haben.

Die vom Peritoneum bedeckte Oberfläche beträgt etwa 2 m^2. Als seröse Haut ist das Peritoneum ständig von einem Feuchtigkeitsfilm überzogen und spiegelnd glatt. Gleichzeitig sorgt ein mukopolysaccharidhaltiger Überzug der Mesothelzellen an der Oberfläche des Peritoneums für eine gute Wasserbindungsfähigkeit. Zusammen mit dem Flüssigkeitsfilm wird ein nahezu reibungsfreies Gleiten der Organe gegeneinander ermöglicht.

An der Unterseite der **Mesothelzellen** befinden sich **Fortsätze,** die bis ins subperitoneale Bindegewebe reichen und dort verankert sind. Zwischen den Mesothelzellen, v. a. im Bereich des Zwerchfells, liegen **Poren,** die Anschluss an das Lymphgefäßsystem haben und die Bauchhöhle drainieren. Durch diese Öffnungen können Lymphozyten und Makrophagen in die Peritonealhöhle eingeschleust werden, um sich an der Abwehr zu beteiligen. Besondere Bedeutung für die Abwehr haben die **Maculae lacteae** (**Milchflecken**) im Omentum majus, die neben Lymphozyten als Abwehrzellen Makrophagen, Granulozyten und Mastzellen enthalten. In umgekehrter Richtung können zelluläre Bestandteile der peritonealen Flüssigkeit über diese Poren ausgeschleust und an das Lymphsystem abgegeben werden.

In der Peritonealhöhle befinden sich etwa 20 ml einer Flüssigkeit, die im Sinne einer **Transsudation** aus dem subserösen Kapillarbett austritt und durch die Interzellularräume der Mesothelien in die Peritonealhöhle gelangt. Diese seröse **Peritonealflüssigkeit** wird ständig erneuert. Das Omentum majus ist wegen seiner großen Oberfläche an der Transsudation stark beteiligt. Bei Eiweißmangelzuständen, Nierenerkrankungen, Stau in der Pfortader usw. kann es jedoch zu einer starken Vermehrung der peritonealen Flüssigkeitsmenge (Aszites, Hydrops) kommen.

Innerhalb der Bauchhöhle bildet das Peritoneum **flächige Begrenzungen,** die sich den wechselnden Raumverhältnissen der Baucheingeweide sehr flexibel anpassen können. Hierbei wird die Peritonealhöhle in zahlreiche kapillare **Spalträume** (**Recessus**) untergliedert, die ihrerseits in Ausdehnung und Lage variabel sind (▶ Abb. 7.5, ▶ Abb. 7.8). Dabei fließt die Peritonealflüssigkeit zwischen den kapillaren Spalten der aneinander liegenden Organe zu den **Hauptresorptionsstellen** bzw. -flächen der Peritonealhöhle an der **Unterseite des Zwerchfells** sowie zum **Omentum majus.** Über Poren in den Mesothelien wird die Flüssigkeit in die subserösen Lymphgefäßsysteme drainiert.

An Bauchorganen wie Milz, Leber und Ovar ist das **subseröse Bindegewebe** des **viszeralen Peritoneums** besonders dünn und zart. Kräftiger ist es in Bauchhöhlenbereichen ausgebildet, in denen größere (physiologische) mechanische Beanspruchungen vorkommen, wie etwa am Darm durch den häufig schnell wechselnden Füllungszustand sowie

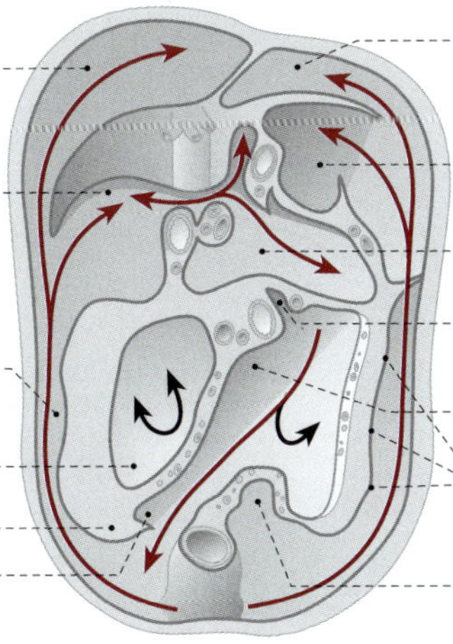

Abb. 7.5 Lage der Recessus und Drainagewege in der Peritonealhöhle [L106]

durch dessen Motilität. Abhängig vom Ernährungszustand ist im subserösen Bindegewebe des Peritoneums meist mehr oder weniger reichlich Fettgewebe eingelagert.

Die **Regenerationsfähigkeit** des Peritoneums ist sehr gut und geht von Fibroblasten und/oder Retikulumzellen aus, die sich im submesothelialen Bindegewebe befinden. Nach Verletzungen oder operativen Eingriffen ist eine schnelle peritoneale Wundheilung zu beobachten, die sich in einigen Aspekten von der Heilung epithelialer Wunden unterscheidet. Nach einer Verletzung des Peritoneum viscerale erfolgt eine rasche Defektdeckung durch die Einwanderung mesothelialer Zellen aus dem Bindegewebe sowie aus den Wundrändern. An gegenüberliegenden Serosaflächen führt das Austreten von Fibrin zu einer zügigen Verklebung, die normalerweise durch eine nachfolgende Fibrinolyse wieder beseitigt wird. Daraus resultiert eine verwachsungsfreie Serosaheilung, weshalb eine Übernähung von Serosadefekten bzw. die Naht des Peritoneums nicht notwendig ist. Bleibende Verklebungen entstehen meistens, wenn Nähte eine Ischämie verursacht haben. Außerdem wird durch die Ischämie die physiologische Fibrinolyse verhindert.

Formal unterscheidet man zwischen dem

- **Peritoneum parietale:** kleidet die Bauchfell- bzw. Peritonealhöhle wie einen geschlossenen Raum vollständig aus,
- **Peritoneum viscerale:** überzieht die frei beweglichen Organe in der Bauchhöhle, liegt direkt dem Parenchym auf; lediglich die Area nuda der Leber bleibt unbedeckt.

Im Bauchraum grenzen die vom Peritoneum viscerale überzogenen Organe, durch einen kapillaren Spalt getrennt, entweder an Nachbarorgane oder an die mit Peritoneum parietale bedeckte Bauchwand und bilden hierbei zahlreiche **Bauchfelltaschen.** In den Bauchfelltaschen können sich Darmabschnitte einklemmen, Entzündungen ausbreiten bzw. Eiter ansammeln. Auch für die Kenntnis operativer Zugangswege sind sie wichtig. Die größte Tasche ist die **Bursa omentalis** (▶ Abb. 7.6, ▶ Abb. 5.6, ▶ Abb. 12.5), ein Spaltraum in der Frontalebene, dessen einzigen offenen Zugang von ca. 3 cm Breite das zwischen dem freien Rand des Omentum minus (Lig. hepatogastricum) und der V. cava inferior befindliche Foramen omentale (epiploicum) bildet. Zur Lage aller anderen Taschen (Recessus) ▶ Abb. 7.5.

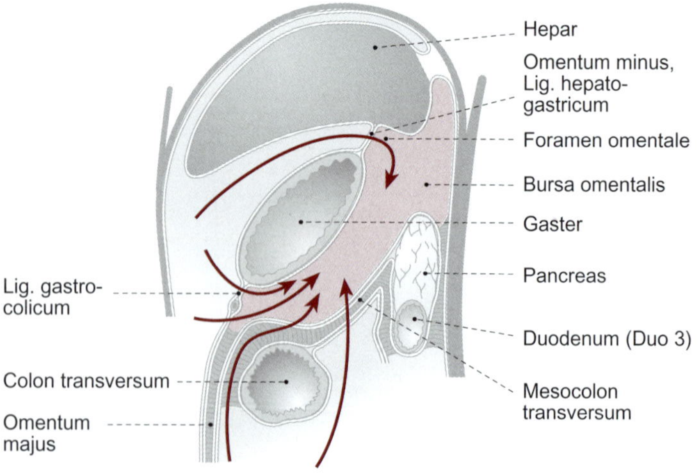

Abb. 7.6 Lage der Zugangswege zur Bursa omentalis (Ansicht von links lateral) [L106]

Von Peritoneum viscerale bedeckte Organe bedürfen der kontinuierlichen Versorgung durch **ab- und zuführende Leitungsbahnen,** die in den Bindegewebsplatten der Mesenterien untergebracht sind.

Mesenterien (Gekröse, Mesos) (▶Abb. 7.7a):

- verbinden als mobile ventrale und/oder dorsale Haltestrukturen das Darmrohr mit der Bauchwand; hierbei ist zu bedenken, dass die Bauchorgane den Bauchraum vollständig ausfüllen, sich gegenseitig tragen und in ihrer Lage halten
- bestehen aus beiden Peritonealblättern und einer dazwischenliegenden Tela subserosa, in der Blut-, Lymphgefäße und Nerven verlaufen
- werden beidseitig vom Peritoneum viscerale überzogen
- dienen der Fettspeicherung und Abwehr (enthalten viele Makrophagen)
- am Mesenterialstiel bzw. der -wurzel (Radix) schlägt das parietale auf das viszerale Peritoneum um; hier liegt die Ein- und Austrittsstelle für die Gefäße zum Mesenterium.

Das embryonale Mesenterium ventrale wird durch das Einwachsen der aus der Duodenalanlage stammenden Leber in ein vorderes Mesenterium (Mesohepaticum ventrale = Lig. falciforme hepatis) und in ein **Mesenterium dorsale (Omentum minus** ▶Abb. 7.7b) untergliedert. Es enthält zwischen den beiden Blättern des Peritoneum viscerale zu- und abführende Leitungsbahnen.

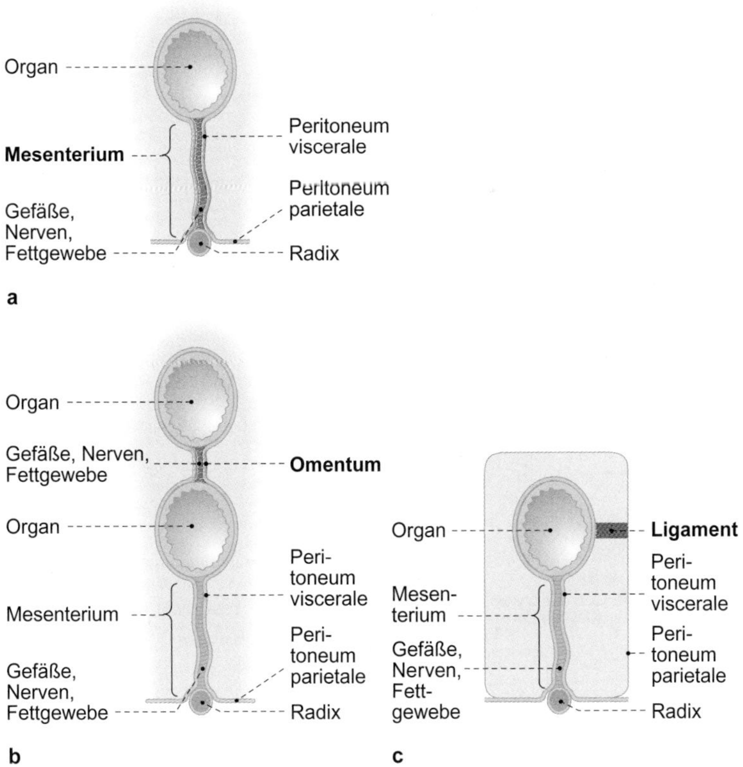

Abb. 7.7 Peritonealfalten. **a:** Mesenterium. **b:** Omentum. **c:** Ligament [L106]

Das **Omentum majus** (▶ Abb. 7.7b), das sich während der Embryonalzeit als Peritonealduplikatur von der großen Kurvatur des Magens aus nach ventral ausstülpt, ist über das Lig. gastrocolicum mit dem Colon transversum verwachsen und führt an seiner Basis die Gefäße der großen Kurvatur.

Ligamente verlaufen als verstärktes, mit Peritoneum viscerale überzogenes subperitoneales Bindegewebe zwischen zwei Organen bzw. Organ und Bauchwand (▶ Abb. 7.7c).

7.2.3 Topografische Anatomie

Lage

Das Peritoneum kleidet die Bauchhöhle, Cavitas peritonealis, aus (▶ Abb. 7.8, ▶ Abb. 11.4). Die Bauchhöhle ist sowohl beim Mann als auch bei der Frau (Öffnungen der Tubae uterinae enden jedoch frei in der Bauchhöhle) luftdicht durch das Peritoneum abgeschlossen.

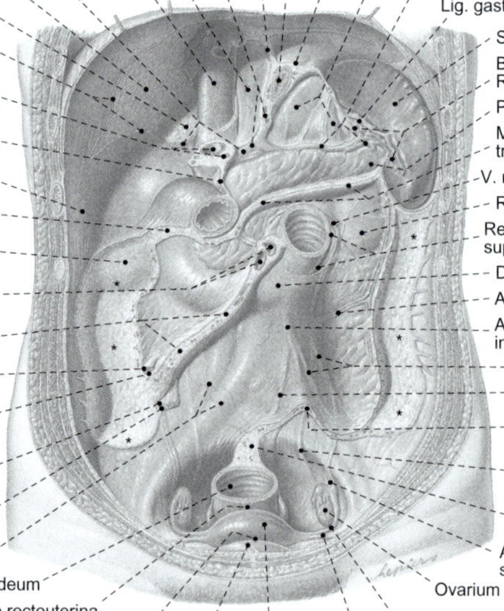

Abb. 7.8 Bedeckung der dorsalen Bauchhöhlenwand mit Peritoneum (Ansicht von ventral). Die Verklebungsstellen von Colon ascendens und Colon descendens sind mit * gekennzeichnet. [S007-0-24]

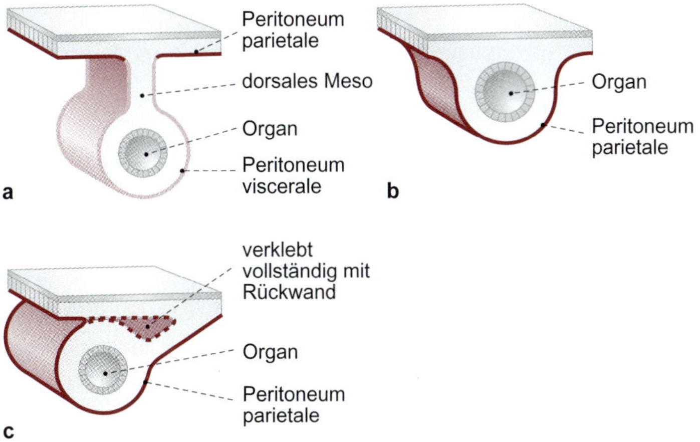

Abb. 7.9 Lagebeziehungen von Organen zum Peritoneum. **a:** Intraperitoneale Lage. **b:** Primär retroperitoneale Lage. **c:** Sekundär retroperitoneale Lage. [L107]

7

Man unterscheidet aufgrund der **Lagebeziehung** von Organen zum Bauchfell,

- **intraperitoneale** Organe, die von Peritoneum viscerale überzogen und über ein Mesenterium mit dem Peritoneum parietale verbunden sind (▶ Abb. 7.9a),
- **primär retroperitoneale** Organe, die fast vollständig hinter dem Peritoneum liegen und meistens an der hinteren Bauchwand mit dichtem Bindegewebe befestigt sind (▶ Abb. 7.9c) sowie
- **sekundär retroperitoneale** Organe, die in der Embryonalzeit zunächst intraperitoneal liegen und durch Umlagerung und Reduktion des Mesenteriums in eine retroperitoneale Lage kommen (▶ Abb. 7.9c).

Nachbarschaftsbeziehungen

(▶ Abb. 7.10, ▶ Abb. 7.8)

- **Kranial:** an der Unterseite des Zwerchfells fest mit dessen Muskelfaszie und dem Centrum tendineum verbunden
- **Ventral und lateral:** auf der Fascia transversalis liegend
- **Dorsal:** überspannt Binde- und Fettgewebe im Spatium retroperitoneale sowie die Vorderflächen der darin gelegenen Organe (Pankreas, Nieren, Nebennieren, Duodenum, Colon ascendens, Colon descendens)
- **Kaudal:** geht an der Linea terminalis kontinuierlich in die Beckenhöhle über und liegt den Organen des Retroperitonealraums (Vesica urinaria, Uterus, Ovarien, Rektum) auf

Fixationen

Die Verbindung des Peritoneums zu den benachbarten Wänden und Organen ist regional unterschiedlich fest bzw. straff.

Alle Bauchorgane sind rundum mit Peritoneum viscerale überzogen, mit Ausnahme der Area nuda der Leber. Die im Folgenden aufgeführten Verbindungen gehen von den ventralen bzw. dorsalen Mesenterien als Hüllstrukturen des Organs aus und

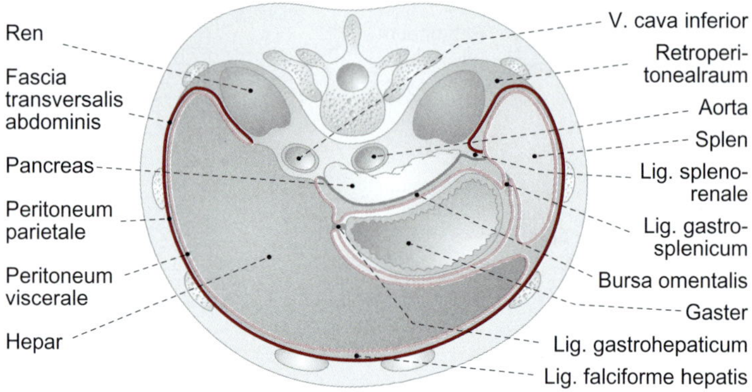

Abb. 7.10 Lagebeziehungen der Peritonealabschnitte zu den Oberbauchorganen und Begrenzungen der Bauchhöhle [L107]

nicht vom Organ selbst, das sich in der Hülle befindet. Somit stellt das Peritoneum eine mehr oder weniger kontinuierlich durch den gesamten Bauchraum verlaufende Struktur dar, innerhalb der die Bauchorgane liegen. Das unterstreicht die zentrale Rolle des Peritoneums: Es verbindet, stützt, leitet Informationen weiter, transportiert, ermöglicht Mobilität, ist für die Abwehr zuständig und enthält zur Ernährung der Organe dienende Versorgungsgefäße.

Verbindungsstrukturen zwischen den Organen sind:

- **Magen:**
  - Omentum majus
  - Omentum minus (Lig. hepatoduodenale und Lig. hepatogastricum)
  - Lig. gastrophrenicum
  - Lig. gastrosplenicum
- **Duodenum:**
  - Treitz-Faszie
  - Omentum minus (Lig. hepatoduodenale)
  - Lig. cystoduodenale
  - Mesocolon transversum
- **Jejunum, Ileum:** Mesenterium
- **Zäkum:**
  - Plica (Lig.) ileocaecalis superior
  - Plica (Lig.) ileocaecalis inferior
- **Colon ascendens:** Toldt-Faszie
- **Flexura coli dextra:**
  - Lig. phrenicocolicum dextrum
  - Lig. hepatocolicum
  - Lig. cystocolicum
  - Lig. renocolicum
  - unbenannte Verbindung zum Peritoneum parietale posterius
- **Colon transversum:**
  - Mesocolon transversum
  - Omentum majus
  - Lig. hepatocolicum
  - Lig. gastrocolicum

- **Flexura coli sinistra:**
  - Lig. phrenicosplenicum
  - Lig. phrenicocolicum sinistrum
  - Lig. sustentaculum splenicum
- **Colon sigmoideum:**
  - Mesosigmoid, erste und zweite Wurzel (Radix)
- **Leber:**
  - Lig. coronarium, vorderer und hinterer Schenkel
  - Lig. triangulare dextrum und sinistrum
  - Lig. hepatorenale
  - Lig. falciforme hepatis
  - Lig. teres hepatis
  - Omentum minus
  - Lig. hepatocolicum
  - Lig. venosum
- **Gallenblase:**
  - Lig. cystoduodenale
  - Lig. cystocolicum
- **Pankreas:**
  - Treitz-Faszie
  - Lig. pancreaticosplenicum
  - Mesocolon transversum
  - Mesenterium
- **Milz:**
  - Lig. phrenicosplenicum
  - Lig. gastrosplenicum
  - Lig. pancreaticosplenicum
  - Lig. splenocolicum
  - Lig. sustentaculum splenicum
- **Blase:**
  - Lig. pubovesicale
  - Lig. umbilicale medianum (Urachus)
  - Lig. umbilicale mediale dextrum und sinistrum

7.2.4 Gefäßversorgung, Lymphwege, Innervation

Arterien

Das **Peritoneum parietale** ist durch eine gute Vaskularisation gekennzeichnet. Seine Arterien stammen aus den Aa. subcostales, lumbales, intercostales sowie den Aa. phrenicae inferiores und den Aa. epigastricae superiores und inferiores.

Das **Peritoneum viscerale** erhält seine reichliche Vaskularisation durch Äste der Aa. mesentericae.

Venen

Venöses Blut aus dem **Peritoneum parietale** fließt über Venen der Bauchwand ab und wird hauptsächlich über die V. azygos und V. hemiazygos in die V. cava superior und über die Vv. iliacae externae und communes in die V. cava inferior drainiert.

Das **Peritoneum viscerale** gehört primär zum Einzugsgebiet der V. portae hepatis. Venen am Magenfundus und der Milz drainieren über die Vv. phrenicae inferiores.

Lymphwege

Die Lymphgefäße im Peritoneum verlaufen parallel zu den Arterien und sind engmaschig untereinander verbunden. Im Bereich des Centrum tendineum des Zwerchfells sind sie besonders zahlreich. Sie leiten die Lymphflüssigkeit hauptsächlich durch Poren im Zwerchfell über verschiedene **mediastinale Lymphwege** oder direkt zum **Ductus thoracicus** weiter.

Im Peritoneum parietale drainieren Lymphgefäße aus der ventrolateralen Bauchwand in Lymphkollektoren der lateralen Thoraxwand, aus der dorsalen Bauchwand in lumbale Lymphstämme bzw. den Ductus thoracicus.

Innervation

Somatosensible Afferenzen aus dem **Peritoneum parietale** verlaufen in den Rr. ventrales der Segmentnerven (C3–C4, Th11–Th12, L1–L2). Je nach Ursache können abdominale Schmerzen vom Peritoneum parietale, von den ursprünglich freien Mesenterien des Colon ascendens und Colon descendens, den Haltebändern der Leber (Ligg. coronaria, Lig. falciforme hepatis) sowie vom Omentum minus ausgehen. Als Schmerzursachen kommen mechanische, chemische, thermische etc. Reize in Frage. Aufgrund der Innervationsverhältnisse sind die Schmerzen sehr gut lokalisierbar.

Somatosensible Afferenzen aus der Serosa von Magenfundus, Milz, Leber, Gallenblase und Lig. hepatoduodenale (als **Peritoneum viscerale**) verlaufen über sensible Nervenfasern in den Nn. phrenici zu den Spinalganglien von C3, C4 und C5.

Viszerosensible Afferenzen des **Peritoneum viscerale** stammen aus Nervenfasern, die meist parallel zu Mesenterialgefäßen verlaufen und deren Rezeptoren im subserösen Gewebe der Bauchhöhlenorgane liegen. Die Perikaryen der zugehörigen viszerosensiblen Nervenfasern liegen entweder in einem der wandständigen vegetativen Plexus eines Organs oder in einem vom Rezeptor entfernten Spinalganglion. Die Afferenzen erreichen das zugehörige Spinalganglion größtenteils über die Plexus mesenterici inferior oder superior und über die Nn. splanchnici. Das Peritoneum viscerale ist kaum schmerzempfindlich, wobei jedoch der Zug an Bauchorganen und Mesenterien als schmerzhaft empfunden wird. Die Patienten sehen sich allerdings nicht in der Lage, den Schmerz zu lokalisieren.

7.3 Dysfunktionen

Uwe Senger

7.3.1 Ursachen

Parietale Dysfunktionen

- Th9 bis Steißbein
- Rippen VIII bis XII
- Os coxae und Os sacrum

Viszerale Dysfunktionen

- Insbesondere alle intraperitonealen und sekundär retroperitonealen Organe.

Ligamente

- Lig. gastrocolicum
- Lig. coronarium
- Lig. phrenicocolicum

Nervale Störungen

- Plexus lumbalis
- Plexus solaris

Weitere Ursachen

- Exsikkose
- Infektionen
- Traumata
- Operationen, Narben
- Allergien

7.3.2 Kompensationsmechanismen

Keine spezifischen vorhanden.

7.3.3 Folgen

Je nach Lokalisation wirken sich Dysfunktionen auf Mobilität, Motilität, Abwehr, arterielle, venöse, lymphatische und neurologische Informationsleitung aus. Es können direkte lokale/regionale oder globale Folgen sein, abhängig von der Größe und Lokalisation des primären Mobilitätsverlusts. Je nach Kompensationsfähigkeit des Individuums bauen sich sekundäre, kompensatorische Funktionen oder Dysfunktionen auf, z. B.:

- Störung der serösen Flüssigkeitsproduktion und -aufnahme → fehlende Gleitfähigkeit der beiden Blätter → Störung von Mobilität und Motilität
- Störung der Abwehr (besonders wegen des Omentum majus)
- Störung der Beweglichkeit der Mesos

7.3.4 Differenzialdiagnosen

- Peritonitis
- Aszites
- Bauchwandhernien
- Tumoren

7.4 Diagnostik der Dysfunktionen

Uwe Senger

Die Beschreibung der Diagnostik beschränkt sich auf das Peritoneum als Ganzes. Die Einzelheiten zu den Organen sind den jeweiligen Organkapiteln zu entnehmen.

7.4.1 Symptome

Keine spezifischen vorhanden.

7.4.2 Inspektion

Es gibt keine speziellen relevanten Hinweise auf eine Peritoneumdysfunktion → bei jeweiligen Organen nachsehen.

7.4.3 Reflexzonen und Hinweiszeichen

Es gibt keine Reflexzonen für das Peritoneum als Ganzes → bei jeweiligen Organen nachsehen.

7.4.4 Perkussion

Nicht möglich.

7.4.5 Palpation

Das gesamte Abdomen leicht palpieren, um festzustellen, ob ein Bereich extrem schmerzhaft ist → Verdacht auf Peritonitis. Ansonsten bei jeweiligem Organ nachsehen.

7.4.6 Motilität

Im **Exspir** bewegt sich der mediale Teil nach anterior und der laterale Teil nach medial.

7.4.7 Mobilität

Für das Peritoneum als Ganzes nicht gegeben → bei jeweiligen Organen nachsehen.

7.4.8 Allgemeine Tests

Global Listening im Stehen

Patient: stehend.

Therapeut: stehend, seitlich vom Patienten.

Handposition:
- Eine Hand liegt quer auf dem Kopf.
- Die andere Hand in Längsrichtung auf das Os sacrum legen.

Ausführung: Bei vollständiger Passivität des Patienten wahrnehmen, zu welchem Körperteil die Hände und damit zwangsläufig die darunter liegenden Gewebe gezogen werden.

Bewertung: Über die faszialen Spannungsrichtungen von oben und von unten den organisierenden Fixpunkt lokalisieren. Daraus ergibt sich ein Hinweis auf die Region und die Tiefenlage einer Dysfunktion. So kann z. B. ein Zug nach rechts, kaudal und ventral auf die Region um das Zäkum hinweisen.

Global Listening im Sitzen

Patient: sitzend.

Therapeut: sitzend, seitlich oder hinter dem Patienten.

Handposition:
- Eine Hand liegt quer auf dem Kopf.
- Die andere Hand in Längsrichtung auf das Os sacrum legen.

Ausführung: Bei vollständiger Passivität des Patienten wahrnehmen, zu welchem Körperteil die Hände und damit zwangsläufig die darunter liegenden Gewebe gezogen werden.

Bewertung: Über die faszialen Spannungsrichtungen von oben und von unten den organisierenden Fixpunkt lokalisieren. Bei diesem Test wird der Einfluss der unteren Extremität ausgeschlossen. Das Ergebnis wird mit dem des Global Listening im Stehen verglichen. Stimmen die Befunde im Stehen und Sitzen nicht überein, kann dies auf eine zusätzliche parietale Dysfunktion in der unteren Extremität hinweisen.

Global Listening im Liegen

Patient: in Rückenlage.

Therapeut: erst am Kopf-, dann am Fußende.

Handposition:
- Am Kopfende Finger II–V beider Hände unter dem Os occipitale positionieren.
- Am Fußende den rechten und linken Unterschenkel mit beiden Händen von dorsal umgreifen oder die Hände auf die Fußrücken legen.

Ausführung – einmal am Kopfende und einmal am Fußende testen:
- Bei vollständiger Passivität des Patienten wahrnehmen, zu welchem Körperteil die Hände und damit zwangsläufig die darunter liegenden Gewebe gezogen werden.
- Bei der Ausführung von kaudal kann u. U. durch leichten Zug an den Unterschenkeln bzw. Füßen der fasziale Zug deutlicher palpiert werden.

Bewertung: Über die faszialen Spannungsrichtungen den organisierenden Fixpunkt lokalisieren. Daraus ergibt sich ein weiterer Hinweis auf Region und Tiefenlage einer Dysfunktion.

Local Listening

Patient: in Rückenlage, Beine angestellt.

Therapeut: neben dem Patienten stehend oder sitzend.

Handposition: Eine Hand flach auf den Bauch des Patienten legen, Fingerspitzen zeigen zum Kopf, der Handteller liegt auf dem Bauchnabel.

Ausführung: Bei vollständiger Passivität des Patienten wahrnehmen, zu welchem Körperteil die Hände und damit die darunter liegenden Gewebe gezogen werden.

Bewertung:

- Normalbefund: Bei normaler Organfunktion sind die zu palpierenden Faszialbewegungen ungerichtet und entfalten sich frei in Abhängigkeit von Eigenrhythmus der Expansion und Retraktion (= Inspir/Exspir oder Außenrotation/Innenrotation).
- Besteht ein Fixpunkt, auf den sich die Faszienbewegungen richten, deutet dies auf eine Dysfunktion hin. Dabei wird die palpierende Hand vom betreffenden Organ in Dysfunktion angezogen.

7.4.9 Spezifischer Test: Untersuchung der Mobilität/Motilität (Frühwein)

(▶ Abb. 7.11)

Patient: in Rückenlage.

Therapeut: stehend oder sitzend auf Beckenhöhe.

Handposition:

- Beide Hände liegen paramedian auf dem Bauch, Handballen auf Höhe des Bauchnabels.
- Die Fingerspitzen zeigen nach kranial.
- Die Hände/Finger liegen parallel zueinander.

Ausführung: Während der Ruheatmung des Patienten beurteilt der Therapeut die Rotation des Peritoneums um eine kraniokaudale Achse.

Bewertung:

- Bei der Einatmung werden beide Hände in eine Außenrotation bewegt.
- Bei Ausatmung werden beide Hände in eine Innenrotation bewegt.
- Eine Asymmetrie auf einer oder beiden Seiten kann auf eine Dysfunktion hinweisen.
- Auch eine Restriktion der Außenrotation oder Innenrotation deutet auf eine Dysfunktion hin.
- Die Dysfunktion kann beidseits und einseitig vorliegen.
- Die eingeschränkte Region kann auch auf Druckschmerz untersucht werden.

Bei unauffälliger Ruheatmung kann der Patient aufgefordert werden vertieft ein- und auszuatmen. Es werden weniger deutliche Restriktionen besser spürbar.

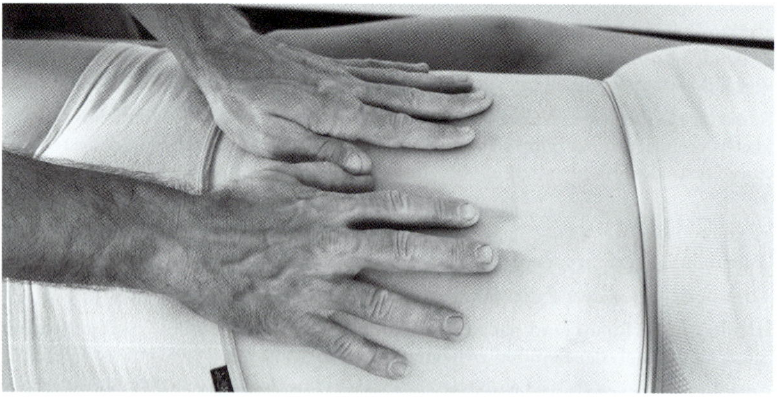

Abb. 7.11 Untersuchung der Mobilität/Motilität des Peritoneums [J811]

7.5 Behandlung der Dysfunktionen

Uwe Senger

Die Beschreibung der Therapie beschränkt sich auf das Peritoneum als Ganzes. Einzelheiten zu den Organen sind den jeweiligen Organkapiteln zu entnehmen.

7.5.1 Großes abdominales Manöver bei allgemeiner abdominaler Hypotension

(▶ Abb. 7.12)

Indikation: mobilisierende und vorbereitende Technik bei allgemeiner Hypotension, um anschließend bei besserer allgemeiner Organspannung eine spezifische, dysfunktionsgerichtete Therapie durchzuführen.

Patient: in Rückenlage, Beine angestellt, Bank am Kopfende etwa um 10–20° dekliniert.

Therapeut: stehend, am Kopfende des Patienten.

Handposition:

- Die linke Hand oberhalb des linken Schambeins und die rechte Hand oberhalb des rechten Schambeins auflegen.
- Die Finger sind nach medial gerichtet und die Fingerspitzen liegen aneinander.
- Kleinfingerseite und ulnare Handkante werden kranial des Schambeins tief unter die viszerale Masse geschoben.

Ausführung:

- Während der Ausatmung die viszerale Masse mobilisierend in Richtung Zwerchfell ziehen und eventuell vibrieren.
- Während der Einatmung Position halten.
- Durchgang über etwa 10 Atemzyklen wiederholen, bis sich die viszerale Masse nicht mehr nach kranial verschieben lässt.

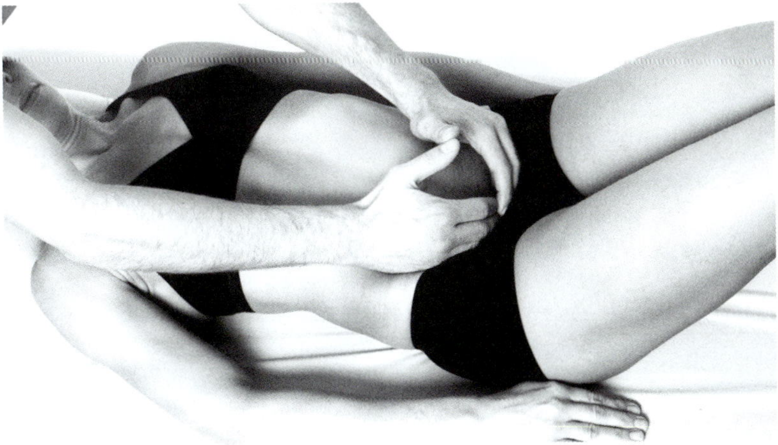

Abb. 7.12 Großes abdominales Manöver bei allgemeiner abdominaler Hypotension [K306]

Bei der Behandlung einen Hautvorschub verwenden und mit wenig Kraft arbeiten.

7.5.2 Großes abdominales Manöver bei allgemeiner abdominaler Hypertension

(▶ Abb. 7.13)

Indikation: hämodynamische und vorbereitende Technik bei allgemeiner Hypertension, um anschließend bei besserer allgemeiner Organspannung eine spezifische, dysfunktionsgerichtete Therapie durchzuführen.

Patient: in Rückenlage, Beine angestellt, Bank am Kopfende etwa um 10–20° dekliniert.

Therapeut: stehend, am Kopfende des Patienten.

Handposition:

- Die linke Hand oberhalb des linken Schambeins und die rechte Hand oberhalb des rechten Schambeins auflegen.
- Die Finger sind nach medial gerichtet und die Fingerspitzen liegen aneinander.
- Kleinfingerseite und ulnare Handkante werden kranial des Schambeins tief unter die viszerale Masse geschoben.

Ausführung:

- Während der Einatmung die viszerale Masse halten und evtl. vibrieren.
- Während der Ausatmung die viszerale Masse weiter halten.
- Durchgang über 6–10 Atemzyklen wiederholen, bis sich die Hypertension gelöst hat.

Allgemein bei Hypertension die Strukturen komprimieren, um eine Art Pumpbewegung durch das Zwerchfell zu erzeugen.

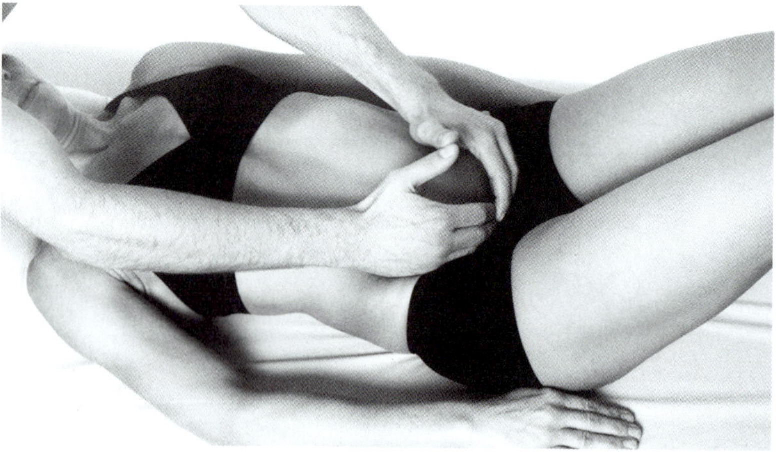

Abb. 7.13 Großes abdominales Manöver bei allgemeiner abdominaler Hypertension [K306]

7.5.3 Mobilisation des Peritoneums mittels Atmung oder Recoil (Frühwein)

(▶ Abb. 7.14, ▶ Abb. 7.15)

Indikation: eingeschränkte Gleitfähigkeit des Peritoneums, Adhäsionen/Verklebungen/Verwachsungen nach Entzündungen und Operationen, Narbenverwachsungen nach Bauchoperationen, z. B. Laparotomien, Laparoskopien, Sectiones.

Patient: in Rückenlage, Beine gebeugt und Füße aufgestellt.

Therapeut: stehend auf Beckenhöhe, Schrittstellung nach kranial.

Handposition:

- Beide Hände bilden eine Zange, die das viszerale Paket auf Bauchnabelhöhe umfasst.
- Die Finger sind auf Ebene der Medianebene verschränkt und bilden ein Fulkrum.
- Ellbogen und Unterarme sind nach den Seiten abgespreizt.
- Hände, Unterarme und Ellbogen bilden eine Art „Korkenzieher", der den „Korken" (das Peritoneum samt Viszera) aus der „Flasche" (der Bauchhöhle) herzuziehen versucht.

Ausführung:

- Der Therapeut schiebt beide Ellbogen in Richtung Fußboden.
- Gleichzeitig schieben die Hände/Handballen das viszerale Paket in Richtung Decke **Cave:** ohne zu quetschen!
- Über die Bauchhaut, das subkutane Gewebe, die Fascia transversalis, das Peritoneum parietale anterius wird das Peritoneum langsam nach ventral mobilisiert und „gedehnt".
- Je nach Ort der Einschränkung kann der Zug modifiziert und angepasst werden.
  - Ist die Spannung mehr ventral, wird im vorderen Bereich die Dehnung gehalten.
  - Ist die Spannung mehr im dorsalen Bereich, erfolgt der Zug fokussiert auf das PPP.
  - Ist die peritoneale Spannung mehr auf der rechten Seite, erfolgt der Zugvektor mehr nach links.
  - Liegt die peritoneale Restriktion kaudal, so erfolgt der Zugvektor mehr nach kranial.
  - **Cave:** Je nach Ort der Einschrankung kann der Griff auch weiter nach kranial, kaudal, rechts oder links verlagert werden!
- Während mehrerer Atemzüge wird das viszerale Paket Richtung ventral mobilisiert und dabei die peritonealen Strukturen „gedehnt". Die Dehnung erfolgt so lange, bis sich die peritonealen Spannungen/Adhäsionen auflösen bzw. nachgeben.
- Alternativ kann am Ende der Ausatmung ein Weichgewebe-Thrust eingesetzt werden oder auch ein Recoil.

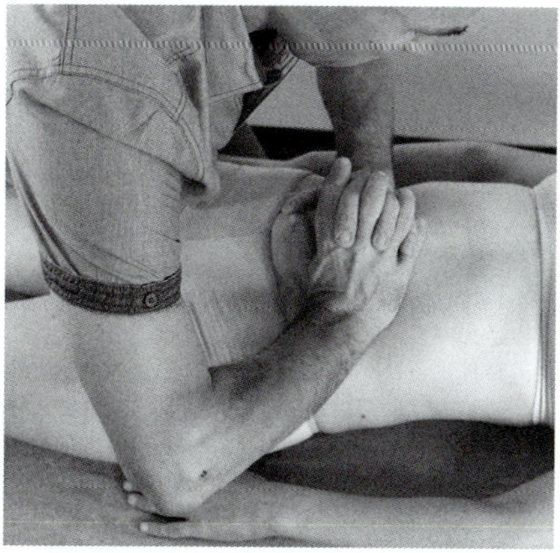

Abb. 7.14 Mobilisation des Peritoneums [J811]

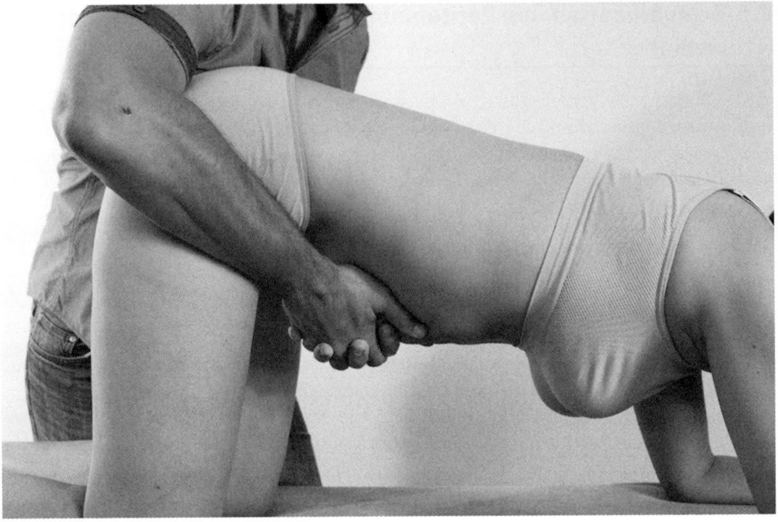

Abb. 7.15 Mobilisation des Peritoneums im Knie-Ellenbogen-Stand [J811]

Variante I mit zwei Hautfalten: Ist es bei einem stark gespannten Bauch oder kleinen Therapeutenhänden und einem großen Patientenbauch nicht möglich mittels einer Hautfalte das Peritoneum in Dehnung zu bringen, greift der Therapeut wie folgt:

- Die Hände bilden wie oben eine Zange auf Höhe des Bauchnabels.
- Die Fingerspitzen greifen jetzt rechts und links im Bereich der Linea alba in die Tiefe.
- Der Therapeut umfasst also mit zwei Zangen rechts und links den M. rectus abdominis und übt auf der rechten und linken Seite ein Zug Richtung Decke aus.
- Die Ausführung erfolgt wie oben.

Variante II im Knie-Ellenbogen-Stand: Bei einem großen, schweren oder voluminösen Patienten kann es sinnvoll sein die Schwerkraft einzusetzen:

- Der Patient nimmt hierfür den Knie-Ellenbogen-Stand ein.
- Der Therapeut steht seitlich auf Höhe des Beckens in Schrittstellung nach kranial.
- Das viszerale Paket wird mit einer Zange umfasst (s. o.).
- Die Ausführung erfolgt wie oben.

7.5.4 Universelle Peritoneum-Technik (Frühwein)

(▶Abb. 7.16)

Indikation: lokale peritoneale Adhäsionen/Verwachsungen oder Narben können mit Hebeln besser erreicht werden. Hierfür werden entweder ein Bein, beide Beine oder auch ein Arm als Hebel eingesetzt.

Patient: in Rückenlage.

Therapeut: stehend, etwas kaudal des Beckens.

Handposition (z. B. zur Mobilisation einer Appendix Narbe im rechten Unterbauch):

- Die rechte Therapeutenhand greift unter dem Unterschenkel des Patienten an die mediale Seite des Knies, der rechte Unterschenkel des Patienten ruht auf dem rechten Unterarm des Therapeuten.

- Die linke Hand des Therapeuten greift mit dem Daumenballen etwas kaudal der Narbe. **Cave:** leichten Hautvorschub beachten.

Ausführung:
- Der Therapeut nimmt mit der rechten Hand eine Zirkumduktion des rechten Patientenbeins vor.
- Die linke Hand gibt einen widerlagernden Schub der Narbe nach kranial, hierdurch werden Adhäsionen des Peritoneums im Narbenbereich gelöst, bzw. die Permeabilität der Narbe verbessert.

Variante I

Diese Technik wird angewendet, um z. B. eine Sectionarbe zu mobilisieren.

Patient: in Rückenlage, Beine in 90/90 Position.

Therapeut:
- Steht auf Beckenhöhe in kranialer Schrittstellung.
- Der kaudale Fuß steht auf der Bank.
- Die Unterschenkel des Patienten liegen auf dem Therapeutenoberschenkel.

Ausführung: Während der kaudale Oberschenkel und die kaudale Hand des Therapeuten eine Zirkumduktion der Beine des Patienten vornehmen, führt die kraniale Hand eine widerlagernde Mobilisation der Narbe durch, bis das Peritoneum weicher wird bzw. das Narbengewebe nachgibt.

Variante II

Diese Technik kommt zur Anwendung z. B. bei Oberbauch-Operationen (Gallenblasen-OP oder auch Thorax-Operationen).

Therapeut:
- Steht seitlich auf Schulterhöhe.
- Umfasst den gleichseitigen Arm.

Ausführung: Zirkumduktion des Patientenarms vornehmen und die Oberbauchnarbe widerlagernd mobilisieren.

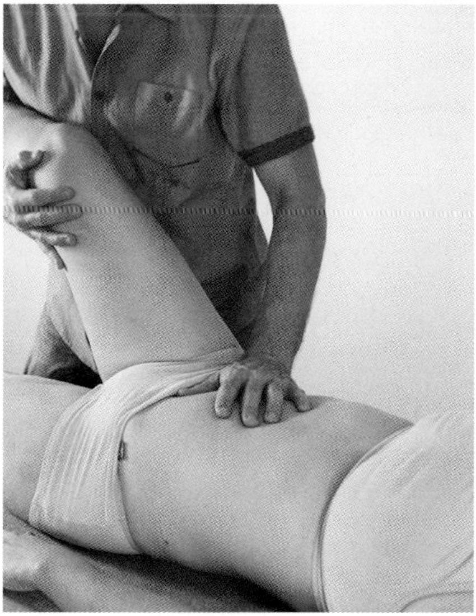

Abb. 7.16 Universelle Peritoneum-Technik (nach Frühwein)

8 Retroperitoneum (Spatium retroperitoneale)

Therapeut auf den Fotos: Michel Puylaert

8.1 Embryologie

Rainer Breul

Nach Abtrennung der Peritonealhöhle von der Pleurahöhle durch das Einwachsen des Zwerchfells (▶7.1) verbleibt **dorsal vom Peritoneum parietale** das Spatium retroperitoneale. Hier befindet sich das Bindegewebslager des Bauchraums, das sich im hinteren Mediastinalraum fortsetzt. Die hier entstehenden Organe, z. B. die Nieren, liegen somit primär retroperitoneal. Nach der 5. Embryonalwoche wird aus der paarig angelegten Aorta dorsalis dextra und sinistra eine einzige **Aorta abdominalis.** Aus der Aorta abdominalis sprossen nach ventral Äste aus, die im Bindegewebe des Mesenterium dorsale zum Darmrohr verlaufen.

8.2 Anatomie

Rainer Breul

8.2.1 Funktion

Der Retroperitonealraum bildet die Durchgangs- und Verzweigungsregion der axial verlaufenden Blut-, Lymphgefäße und Nerven.

8.2.2 Aufbau

Der Retroperitonealraum (▶Abb. 8.1, ▶Abb. 8.2) ist ein mit Bindegewebe gefüllter Spaltraum und beherbergt primär retroperitoneal angelegte Organe wie Nebennieren, Nieren, Ureter sowie sekundär retroperitoneale Organe wie Pankreas, Colon ascendens, Colon descendens und Duodenum. Hinzu kommen Aorta abdominalis, V. cava inferior, Nierengefäße, A. und V. ovarica bzw. A. und V. testicularis, die Cisterna chyli als Anfangsteil des Ductus thoracicus, Lymphbahnen, regionale Lymphknoten sowie autonome Nervengeflechte.

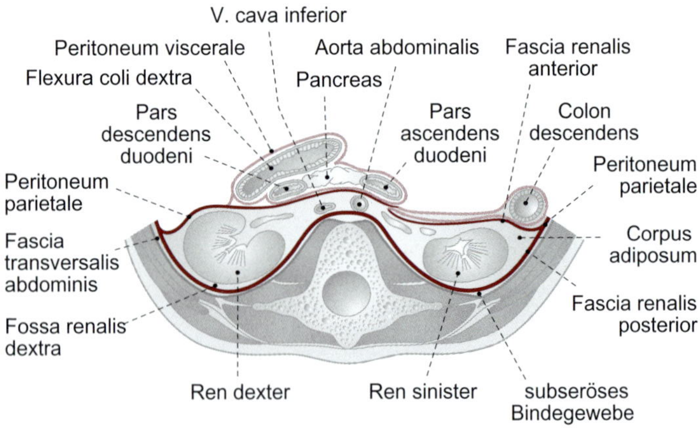

Abb. 8.1 Transversalschnitt durch den Retroperitonealraum (Ansicht von kaudal) [L106]

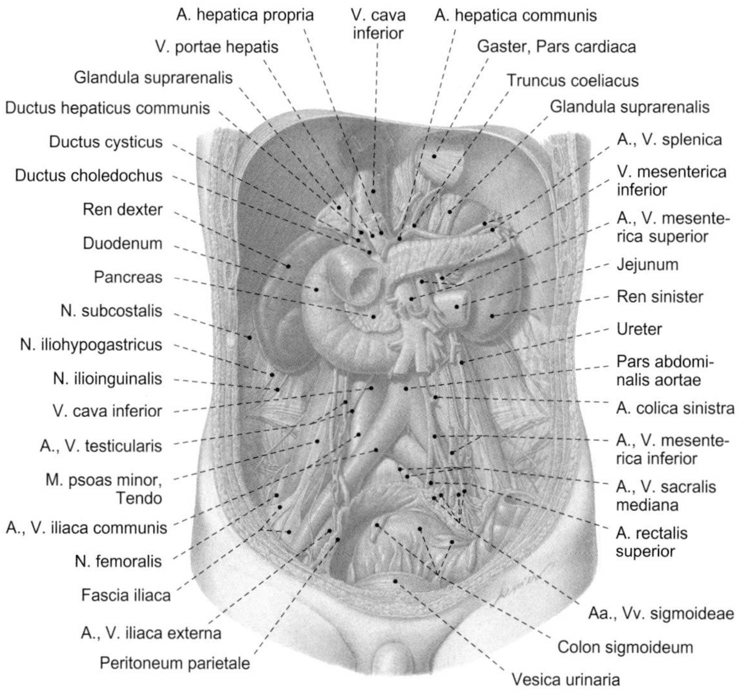

Abb. 8.2 Retroperitonealraum nach weitgehender Entfernung des Peritoneum parietale (Ansicht von ventral) [S007-0-24]

Fossae lumbales

Innerhalb des Retroperitonealraums befinden sich beiderseits der Wirbelsäule zwei tiefe Rinnen, die **Fossae lumbales,** die sich von der XII. Rippe bis zur Crista iliaca und zum Lig. iliolumbale erstrecken. Ihre dorsale **Begrenzung** bilden M. psoas major und M. quadratus lumborum. Seitlich grenzen sie an den lateralen Rand des M. quadratus lumborum, dessen Faszie sich lateral mit der Fascia thoracolumbalis verbindet. Die kräftige Faszie des M. psoas major vereinigt sich unten mit der Fascia iliaca. Auf diesen Faszien liegt lockeres Binde- und Fettgewebe, in das die retroperitoneal liegenden Strukturen eingebettet sind.

Der **M. psoas major** liegt beiderseits der LWS und entspringt mit ventralen Anteilen an den Bandscheiben von Th11/Th12 bis L4/L5 sowie mit dorsalen Anteilen an Sehnenbögen, die zwischen den Wirbelkörpern Th12–L4 und den Procc. transversi von L1–L4 ausgespannt sind. Er vereinigt sich in Höhe der Fossa iliaca mit dem **M. iliacus** zum **M. iliopsoas** und verläuft durch die Lacuna musculorum bis zum Ansatz am Trochantor minor. Umhüllt wird der M. iliopsoas von der **Fascia iliaca,** die mit der Crista iliaca, der Linea terminalis und der Aponeurose des M. obliquus externus abdominis verwachsen ist und bis zum Trochanter minor reicht. In diesem Fasziensack verlaufen die Äste des Plexus lumbalis. In der Fossa iliaca ist er geschlossen, öffnet sich jedoch gegen die Wirbelsäule.

Tela urogenitalis

Aufgrund der Embryonalentwicklung entsteht überall dort eine stark entwickelte **Tela urogenitalis,** wo sich Organe des Urogenitaltrakts befinden. Sie besteht hauptsächlich aus Binde- und Fettgewebe und breitet sich extraperitoneal aus, sodass sie als **Bindegewebsgerüst des Extraperitonealraums** betrachtet werden kann. Formal lässt sich dieser Raum einteilen

- in einen **dorsalen retroperitonealen Abschnitt** mit den Nieren,
- in einen **kaudalen subperitonealen Abschnitt** mit Uterus und Ovar sowie in einen
- in einen **ventralen präperitonealen** und **infraumbilikalen Abschnitt** mit der Blase.

Nach außen gegen die osteomuskuläre Bauchwand ist dieser Raum durch die kräftige, stark fibröse **Fascia transversalis** begrenzt, die den M. transversus abdominis und den M. quadratus lumborum bedeckt. Die Fascia transversalis setzt sich kaudal kontinuierlich in den Fasciae iliaca, obturatoria und pelvica fort. Gegen die Bauchhöhle wird der von der Tela urogenitalis eingenommene Raum vom **Peritoneum parietale** begrenzt.

Innerhalb der Tela urogenitalis **differenzieren sich** prä- und postnatal im Bereich des Retroperitonealraums **Hüllstrukturen,** die später das **Nierenlager** bilden. Hierzu zählt die Fascia renalis.

8

Nierenhüllen

(▶ Abb. 8.3)

Capsula fibrosa

Das Nierenparenchym wird von einer kollagenfasrigen, festen **Capsula fibrosa** umschlossen. Sie ist als eine flächenhafte **Verdichtung der Tela urogenitalis** aufzufassen. Mit dem Nierenparenchym ist sie nur locker verbunden und leicht zu entfernen, bis auf die festere Verbindung am Nierenhilum, wo sie die ein- und austretenden Gefäße begleitet.

Die Capsula fibrosa stellt keine einheitliche Schicht dar, sondern ist unterteilt in eine dünnere **Lamina interna** und eine **Lamina externa. Dazwischen** befinden sich im lockeren Bindegewebe **mit Lymphe gefüllte Spalten,** die **als Gleiträume** funktionelle Bedeutung haben. Dadurch können sich während der leichten pulsatorischen Volumenschwankungen der Niere Parenchym und Kapsel friktionsfrei relativ zueinander verschieben. Narbenbildungen in der Kapsel stören diesen Mechanismus und können die Nierenfunktion beeinträchtigen.

Capsula adiposa

Als **Fettkörper** um die Niere ist sie an der dorsalen Seite oft sehr kräftig und an der ventralen Seite häufig schwach ausgebildet. Die Capsula adiposahat überwiegend statische Bedeutung und **sichert die Lage der Niere** innerhalb der Capsula fibrosa. Nach kaudal kann sich dieser Fettkörper bis in die Rinne zwischen M. psoas major und M. quadratus lumborum ausbreiten. Anders als das Baufett an anderen Stellen in unserem Organismus ist die Capsula adiposa eher mit Speicherfett zu vergleichen, das sehr schnell abgebaut werden kann. Im Hungerzustand senkt sich daher die Niere aus ihrem Lager nach kaudal.

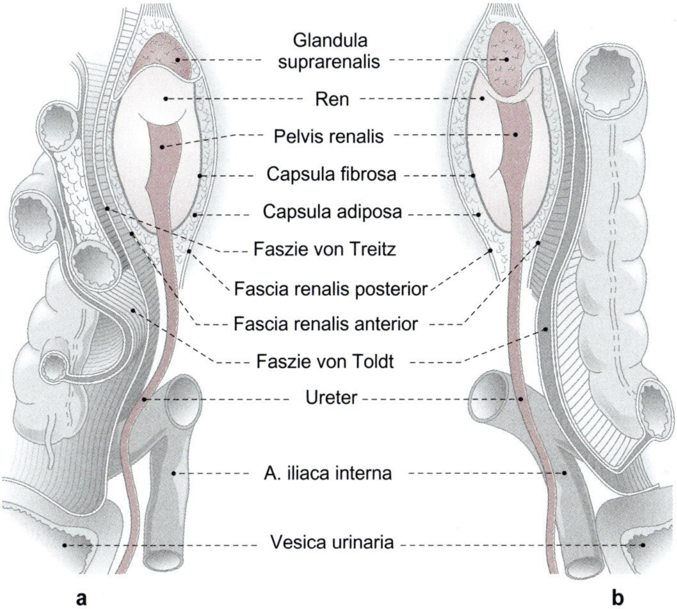

Abb. 8.3 Nierenhüllen: Capsula fibrosa, Capsula adiposa und Fascia renalis [L106]

Fascia renalis

Beide Nieren sind zudem in einen **Fasziensack** eingebettet, der zusammen mit dem darin befindlichen Binde- und Fettgewebe als **Halteapparat** für die Nieren bedeutsam ist. Die Fascia renalis entwickelt sich aus dem Bindegewebe des primären Peritoneums parietale der hinteren Bauchwand (▶ Abb. 8.1, ▶ Abb. 8.5).

Sie umhüllt als fibröser Sack die Capsula adiposa und die darin liegende Niere und Nebenniere. Es werden zwei Blätter unterschieden, die **Fascia renalis anterior** (Fascia praerenalis) als vorderes und die **Fascia renalis posterior** (Fascia postrenalis) als hinteres Blatt, die lateral ineinander übergehen. Durch diese Hüllstruktur wird ein **perirenaler Raum begrenzt.**

Es fällt auf, dass die Fascia renalis posterior deutlich als homogenes, festes Bindegewebsblatt strukturiert ist, während die Fascia renalis anterior in den meisten Fällen nicht so einheitlich ausgebildet ist. Sie wird auch als **Toldt-Faszie** bezeichnet. Ein Grund hierfür ist in der Lagebeziehung der Bauchorgane zur Niere zu sehen. Liegt ein Bauchorgan oder ein Mesenterium direkt der Niere an, befindet sich dahinter die Fascia renalis anterior. Wird jedoch die Niere direkt vom Peritoneum parietale bedeckt, ist keine gesonderte Fascia renalis anterior differenzierbar. In einigen Fällen kann die Fascia renalis anterior so dünn sein, dass es hier zu Durchbrüchen aus dem Perirenalraum in die Peritonealhöhle kommen kann.

Mechanische Doppelfunktion der Fascia renalis

Während der Filtrationsprozesse unterliegen die Nieren geringen pulssynchronen Volumenänderungen und während der In- und Exspiration größeren atemsynchro-

8

nen Lageverschiebungen (± 3–4 cm) in kraniokaudaler Richtung. Die zu- und abführenden Nierengefäße sind in diese Bewegungen eingebunden. Ferner müssen Verschiebungen mitberücksichtigt werden, die sich aus Bewegungen im Rumpf sowie bei Positionswechseln zwischen Stehen und Liegen ergeben. Insgesamt handelt es sich um friktionsfreie, mehrfach überlagerte Relativ- und Absolutbewegungen.

Unter Berücksichtigung dieser Rahmenbedingungen muss die Fascia renalis als statisch bedeutsamer Anteil eines sehr differenzierten **Bindegewebsgerüsts** und **Halteapparats** der Nieren betrachtet werden, der einerseits **Verschiebungen ermöglicht** und andererseits die **Nieren in ihrem Lager hält.** Diese mechanische Doppelfunktion kann die Fascia renalis nur erfüllen, wenn das Corpus adiposum gut entwickelt ist.

Innere Strukturierung des Perirenalraums

In sich kann der Perirenalraum einer Körperseite in einen **kranial** gelegenen Abschnitt mit der **Nebenniere** und einen **kaudal** gelegenen Abschnitt mit der **Niere** unterteilt werden. Zwischen beiden Abschnitten liegt ein dünnes **perforiertes Septum.** Beim Neugeborenen ist es noch eine vollständig geschlossene Membran, die postnatal einer starken Reduktion unterliegt.

Als statisches Element wird die **Capsula adiposa** von **Bindegewebsbündeln** durchzogen, die zwischen dem vorderen bzw. hinteren Blatt der Fascia renalis einerseits und der Capsula fibrosa der Niere andererseits verankert sind. Auch oberhalb und unterhalb der Niere werden die beiden Fasciae renales durch diese Bündel miteinander verbunden. Dadurch entsteht eine Kompartimentierung im Fettgewebe der Capsula adiposa, die eine Verschieblichkeit der Fettläppchen gegeneinander sowie gegenüber der Niere ermöglicht. Wenn nach Hungerzuständen der Fettkörper abgebaut ist, kann das verbliebene Bindegewebsgerüst die Niere nicht in ihrem Lager halten. Es entsteht eine Senkniere.

8.2.3 Topografische Anatomie

Lage

Retroperitonealraum

(▶ Abb. 8.4)

- Zwischen Peritoneum parietale und hinterer Bauchwand
- Zusammenhängender Spaltraum, der vom Zwerchfell kontinuierlich über die Linea terminalis in das kleine Becken übergeht und am Diaphragma pelvis endet
- Grenzen: dorsal durch Fascia transversalis und ventral durch Peritoneum parietale begrenzt, das sich direkt mit der Fascia transversalis im Bereich der Bauchdeckenmuskulatur verbindet; endet kranial unter dem Zwerchfell, kaudal beidseits im Bereich des Lig. inguinale sowie in den infraperitonealen Räumen des kleinen Beckens; geht lateral in eine dünne Bindegewebsplatte über, die sich zwischen Fascia transversalis abdominis und Peritoneum parietale laterale schiebt.

Fascia renalis

(▶ Abb. 8.5, ▶ Abb. 8.3)

In der Osteopathie besteht ein reges Interesse, genauere Kenntnisse über die Lagebeziehungen der Fascia renalis zu benachbarten anatomischen Strukturen zu haben, um spezifische Behandlungstechniken anzuwenden und weiterzuentwickeln.

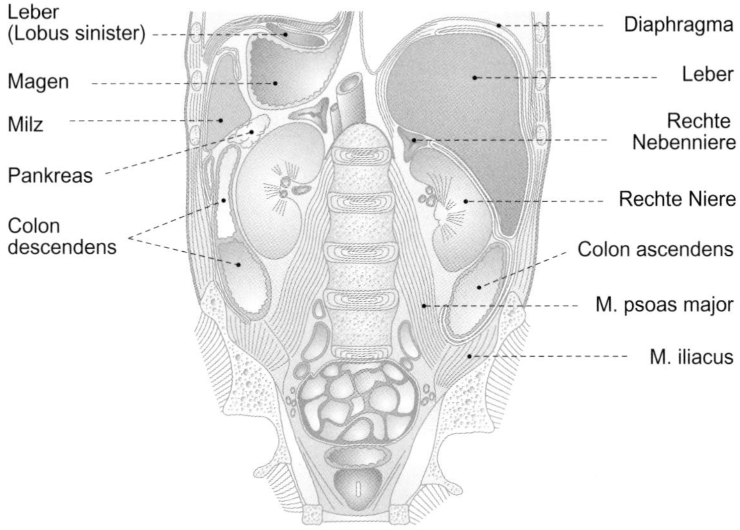

Abb. 8.4 Ausdehnung des Retroperitonealraums (Frontalschnitt) [L106]

Die Fascia renalis hat folgende Ausdehnung:

- **Kranial** bis kurz über den oberen Rand der Nebennieren → dort verschmelzen das vordere und hintere Blatt zu einer festen bindegewebigen Schicht → der perirenale Raum ist dicht abgeschlossen und mit kräftigen Bindegewebszügen an der Faszie des Diaphragmas verankert.
- **Lateral** ist der perirenale Raum durch die Verschmelzung der beiden Blätter dicht verschlossen; der Abstand von der Margo lateralis der Niere beträgt wegen des Corpus adiposum im Mittel 1–2 Querfinger.
- **Medial** zieht sie bis zum medialen Rand des M. quadratus lumborum, setzt sich dann auf der Faszie des M. psoas major bis zur Wirbelsäule fort; meistens ist die Fascia renalis posterior vom M. quadratus lumborum durch ein retrorenales Fettlager getrennt.
- **Kaudal** verläuft sie etwa bis zum Darmbeinkamm und teilweise darüber hinaus.

Nieren

(▶ Abb. 8.6)

Liegen in den Fossae lumbales auf Höhe von Th12–L3 rechts und links der Wirbelsäule, abhängig von Körperstellung und Atmungsphase.

- Die rechte Niere liegt wegen des rechten Leberlappens etwas tiefer.
- Die Längsachsen der Nieren verlaufen leicht nach lateral kaudal, wodurch die unteren Nierenpole ein wenig auseinander weichen.

Nebennieren

- Am oberen Nierenpol, anliegend am Pars lumbalis des Zwerchfells.
- Die rechte Nebenniere wird vorne von der Leber überdeckt, medial reicht sie ans Duodenum und die V. cava inferior.
- Die linke Nebenniere liegt der hinteren Wand der Bursa omentalis an und besitzt dort einen Bauchfellüberzug.

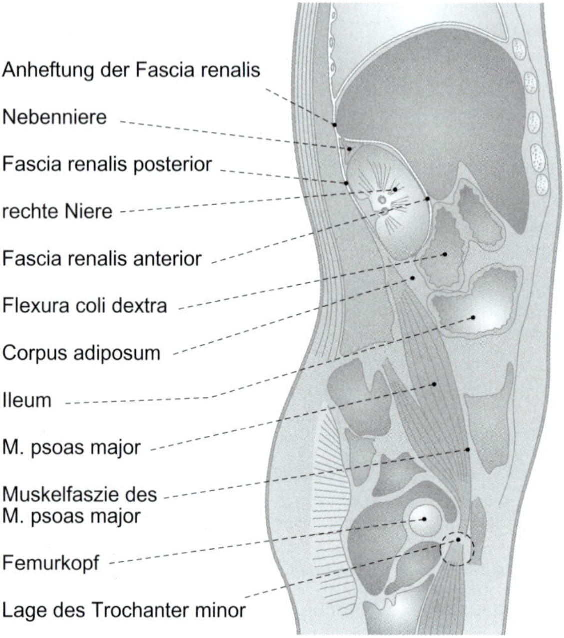

Abb. 8.5 Ausdehnung der Fascia renalis, die auf der Faszie des M. psoas major bis zum Trochanter minor reicht (Sagittalschnitt, Ansicht von rechts). [L106]

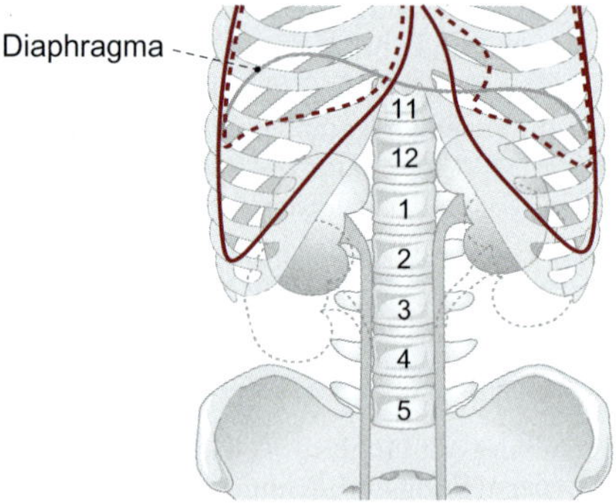

Abb. 8.6 Lage und Verschieblichkeit der Nieren [L106]

Nachbarschaftsbeziehungen

(▶ Abb. 8.7, ▶ Abb. 8.8, ▶ Abb. 8.9)

- **Ventral:** subseröses Bindegewebe des Peritoneum parietale
- **Kranial:** Crus mediale des Diaphragmas
- **Dorsal, medial und kaudal:** Übergang zwischen Crus mediale des Diaphragmas und M. psoas major
- **Lateral:** Extremitas superior der Niere

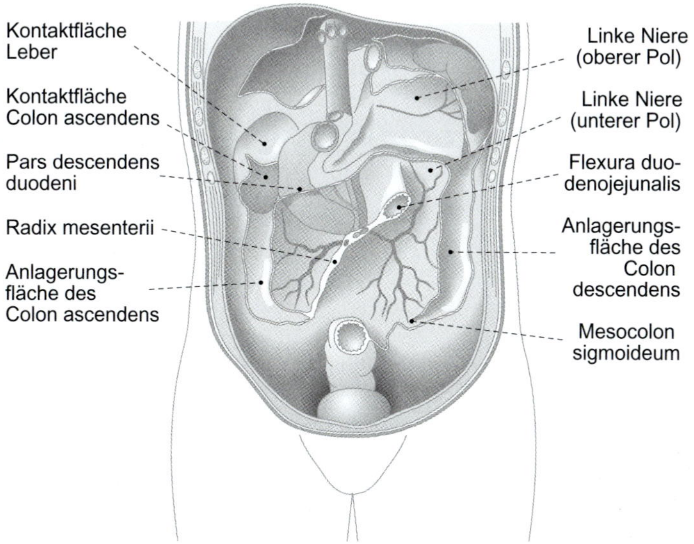

Abb. 8.7 Kontaktflächen der Nieren zu benachbarten Organen und Anlagerungsflächen des Kolons zum Retroperitonealraum [L106]

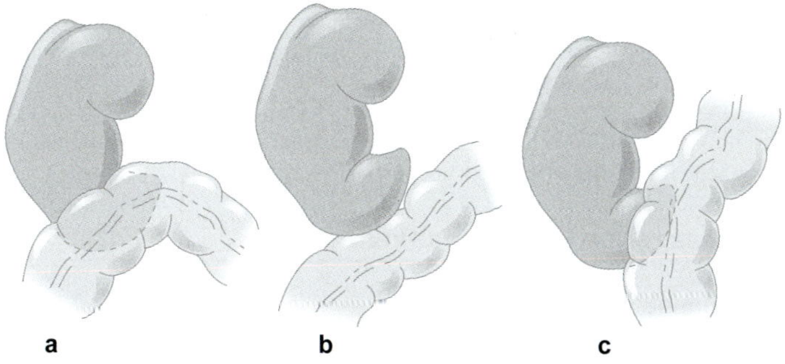

Abb. 8.8 Lagevariationen (a, b, c) der rechten Niere zum Colon ascendens bzw. zur Flexura coli dextra [L106]

Je nach Ernährungszustand ist die Nebenniere fast allseits von Fettgewebe und/oder fettdurchsetztem Bindegewebe umgeben.

Fixationen

(▶ Abb. 8.3)

- **Kranial:** mit kräftigen Bindegewebszügen an der Faszie des Diaphragmas verankert
- **Medial:** Fasziensack ist zwar geöffnet, liegt aber im Bereich der ein- und austretenden Gefäße mit beiden Blättern der Fascia renalis fest der Adventitia der Nieren- und Nebennierengefäße an; durch die Treitz-Faszie von Duodenum und Pankreaskopf getrennt.

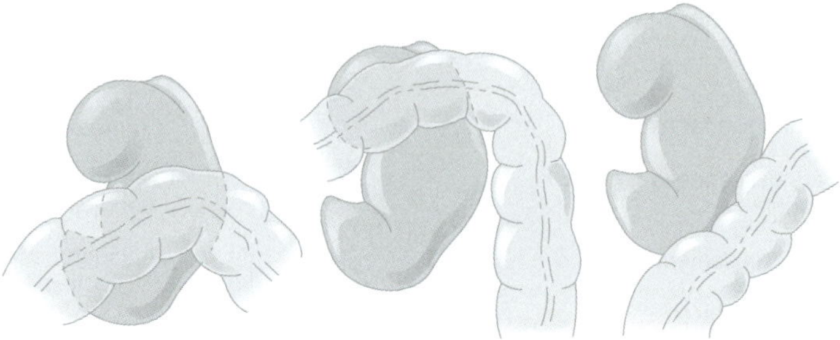

Abb. 8.9 Lagevariationen (a, b, c) der linken Niere zum Colon descendens bzw. zur Flexura coli sinistra [L106]

- **Kaudal:** Fascia renalis, das sich spaltförmig verjüngt und den Ureter mit einschließt
- **Lateral:** verschieblich mit dem subserösen Bindegewebe des Spatium retroperitoneale verbunden
- **Dorsal:** am Nierenhilum über stärkere Faserzüge mit den Faszien des M. psoas major und dem medialen Zwerchfellschenkel verbunden
- **Ventral:** durch Fascia renalis anterior (Toldt-Faszie) von Nachbarorganen oder vom Mesenterium getrennt oder direkt mit Peritoneum verbunden

Nach kaudal und medial ist der Fasziensack nicht vollständig geschlossen, sodass eine Ausbreitung pathologischer Prozesse aus dem perirenalen Raum von der einen zur anderen Seite möglich ist. Ebenso können sich solche Prozesse nach kaudal ausbreiten; gelegentlich gelangen sie zwischen dem Peritoneum parietale und der Faszie des M. psoas major bzw. des M. iliopsoas durch die Lacuna musculorum bis zum Trochanter minor. In dem Fall treten Schmerzen im Bereich des Hüftgelenks auf, deren Ursache im Perirenalraum zu suchen ist.

8.2.4 Passage von Leitungsbahnen

Aorta abdominalis

(▶ Abb. 8.10)

In Höhe von L1 tritt die Aorta am Hiatus aorticus durch das Zwerchfell und verläuft etwas links von der Wirbelsäule abwärts, wobei 3 **Abschnitte** unterschieden werden:

- 1. Abschnitt vom Hiatus aorticus bis zum Oberrand des Pankreas
- 2. Abschnitt hinter Pankreas und Duodenum
- 3. Abschnitt unterhalb des Duodenums

Vor L4 **teilt sich** die Aorta in die Aa. iliacae communes auf. Mit der sehr dünnen A. sacralis mediana, die am Os coccygis in ein arteriovenöses Geflecht übergeht, endet die Aorta. Rechts neben der Aorta verläuft die V. cava inferior und rechts hinter ihr der Ductus thoracicus.

Als **unpaare Äste** gehen aus der Aorta abdominalis hervor:

- **Truncus coeliacus** auf Höhe von L1, der sich zur A. gastrica sinistra, A. hepatica communis und A. splenica aufteilt
- **A. mesenterica superior** dicht unterhalb des Truncus coeliacus
- **A. mesenterica inferior** auf Höhe von L3.

Die paarigen Äste der Aorta abdominalis sind:

- Aa. phrenicae oberhalb des Truncus coeliacus
- Aa. suprarenales auf Höhe des Truncus coeliacus
- Aa. renales auf Höhe von L1–L2
- Aa. testiculares bzw. Aa. ovaricae auf Höhe von L2–L3
- Aa. lumbales auf Höhe von L1–L4

V. cava inferior

(▶ Abb. 8.10)

Die V. cava inferior verläuft rechts neben der Aorta, fast mittig vor der Wirbelsäule. Sie entsteht aus der Vereinigung der rechten und linken V. iliaca communis. Auf Höhe von L1 münden die beiden Nierenvenen in die V. cava inferior. Die V. cava inferior tritt durch das Foramen venae cavae des Zwerchfells und mündet nach ca. 2 cm in den rechten Vorhof des Herzens.

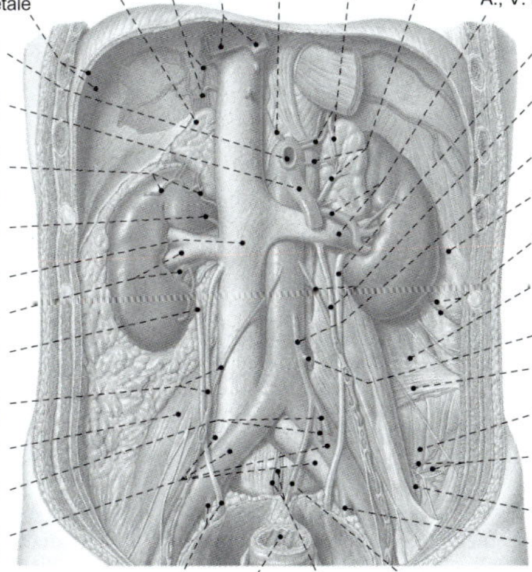

Abb. 8.10 Retroperitonealsitus mit Aorta abdominalis und V. cava inferior [S007-0-24]

Lymphwege

(▶Abb. 8.11)

Die regionalen Lymphknoten der Nieren liegen entlang der Aorta und der V. cava inferior, die **Nll. lumbales.** Die rechte Niere wird über Lymphknoten drainiert, die hinter der V. cava inferior und rechts neben der Aorta liegen, die linke Niere über Lymphknoten, die sich links der V. cava inferior und hinter der Aorta befinden. Weiterleitung der Lymphe über Trunci lymphatici lumbales → Cisterna chyli → Ductus thoracicus.

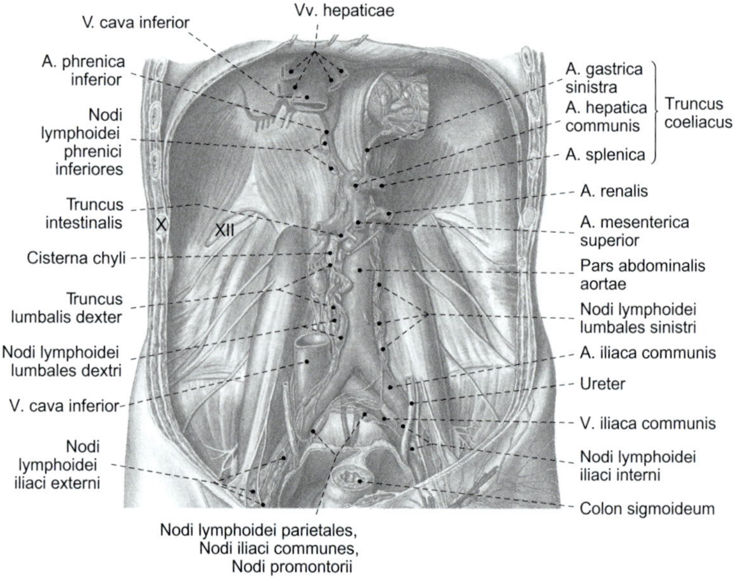

Abb. 8.11 Lymphbahnen im Retroperitonealraum [S007-0-24]

Nerven und Nervenplexus

Im Retroperitonealraum verlaufen dorsal hinter der Fascia transversalis der N. subcostalis als ventraler Ast des 12. Thorakalnervs und Äste aus dem Plexus lumbalis.

Plexus lumbalis

(▶Abb. 8.12)

Der Plexus lumbalis aus L1–L4 mit Anteilen aus Th12 liegt teilweise unter und im M. psoas major. Seine Nerven verlaufen z. T. unter der Fascia transversalis, die dorsal an den Retroperitonealraum grenzt, und z. T. unter der Fascia iliaca. Sie versorgen die Bauchwand und den Oberschenkel. Mit kurzen Ästen werden M. psoas major, M. psoas minor und M. quadratus lumborum innerviert. Aus dem Plexus gehen hervor:

- **N. iliohypogastricus (Th12, L1):** zieht durch den M. psoas major sowie zwischen dem M. transversus abdominis und dem M. obliquus internus abdominis zur vorderen Bauchwand und endet am äußeren Leistenring; Innervation: Bauchmuskeln, Haut der Leistenbeuge.

- **N. ilioinguinalis (Th12, L1):** verläuft parallel und unterhalb des N. iliohypogastricus, zieht durch den Leistenkanal; Innervation: Bauchmuskeln, Haut von Skrotum und Labia majores.
- **N. genitofemoralis (L1, L2):** zieht durch den M. psoas major, teilt sich dann in einen R. genitofemoralis und einen R. femoralis auf; Innervation: M. cremaster, Haut von Skrotum und Labia majores, Oberschenkelhaut um Hiatus saphenus.
- **N. cutaneus femoris lateralis (L2, L3):** zieht seitlich vom M. psoas major und unter der Fascia iliaca zur SIAS; Innervation: seitliche Oberschenkelhaut.
- **N. femoralis (L2–L4):** verläuft als kräftigster Ast aus dem Plexus lumbalis unter der Fascia iliaca in der Rinne zwischen M. psoas und M. iliacus zur Lacuna musculorum; Innervation: M. iliopsoas, Oberschenkel-Extensoren, Haut auf der Vorderseite des Oberschenkels und über den N. saphenus die Innenseite des Unterschenkels bis zum medialen Fußrand.
- **N. obturatorius (L2–L4):** verläuft unter und medial des M. psoas major zum Canalis obturatorius; Innervation: Oberschenkel-Adduktoren, Haut auf der Innenseite des Oberschenkels.

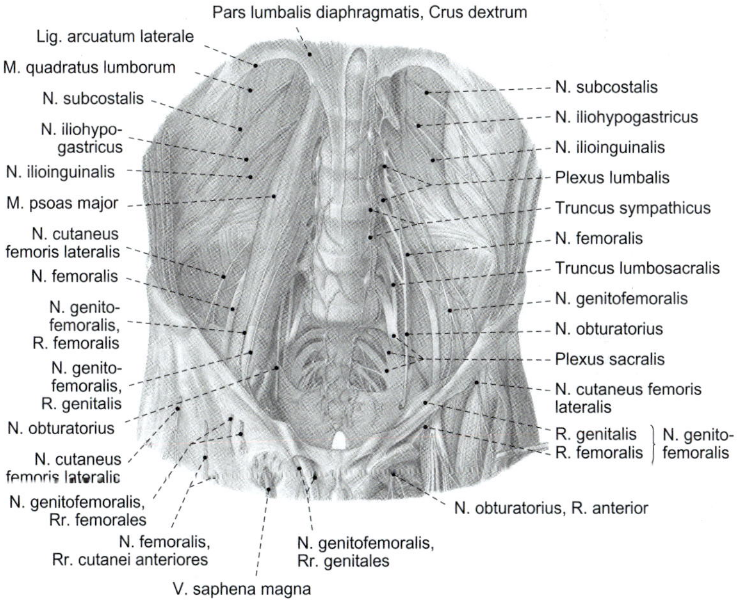

Abb. 8.12 Plexus lumbalis mit Ästen. Auf der linken Seite M. psoas major, M. pectineus und M. adductor longus entfernt [S007-0-24]

Vegetative Nerven, vegetative Plexus und Ganglien

(▶ Abb. 8.13)

Der **sympathische Teil** des vegetativen Nervensystems geht aus thorakalen und lumbalen Anteilen des Grenzstrangs (Truncus sympathicus) hervor, der **parasympathische Teil** aus Fasern des N. vagus mit geringen Zuschüssen aus den Nn. splanchnici pelvici (S2–S4). Die vegetativen Fasern umgeben mit größeren Plexus die Aorta abdominalis und deren Seitenäste. In den Plexus befinden sich Ansammlungen gut ausgeprägter prävertebraler Ganglien.

- **Truncus sympathicus (Grenzstrang):** Bildet links und rechts auf der Vorderseite der LWS gelegene **Ganglia lumbalia** und entsendet beidseits 4 Nn. splanchnici mit afferenten und efferenten Fasern, die in den Plexus hypogastricus superior und in Höhe von L5 in den Plexus aorticus eintreten.
- **N. vagus:** Aus dem Truncus vagalis anterior und dem Truncus vagalis posterior gehen nach Durchtritt durch den Hiatus oesophageus Äste zum Magen und zu den vegetativen Geflechten im retroperitonealen Bauchraum ab.
- **Plexus coeliacus:** Als dichter Faserfilz um den Truncus coeliacus enthält er beidseits die Ganglia coeliaca. Plexus und Ganglien erhalten parasympathische Fasern aus den Truncus vagalis posterior und sympathische Fasern aus den Nn. splanchnici, die aus dem Brustgrenzstrang stammen und durch den lumbalen Ursprung des Zwerchfells in den Retroperitonealraum ziehen. Vom Plexus coeliacus gehen weitere Organplexus ab: Plexus hepaticus, Plexus lienalis, Plexus pancreaticus, Plexus suprarenalis und Plexus mesentericus superior.
- **Plexus aorticus abdominalis:** Als kaudale Fortsetzung des Plexus coeliacus hat er Ausläufer, die über die Arterien zu den Organen gelangen und dort weitere Plexus bilden: Plexus renalis, Plexus uretericus, Plexus testicularis bzw. ovaricus, Plexus mesentericus inferior, Plexus rectalis superior und Plexus hypogastricus superior. Diese Plexus enthalten sympathische und parasympathische Fasern sowie sympathische Ganglien.

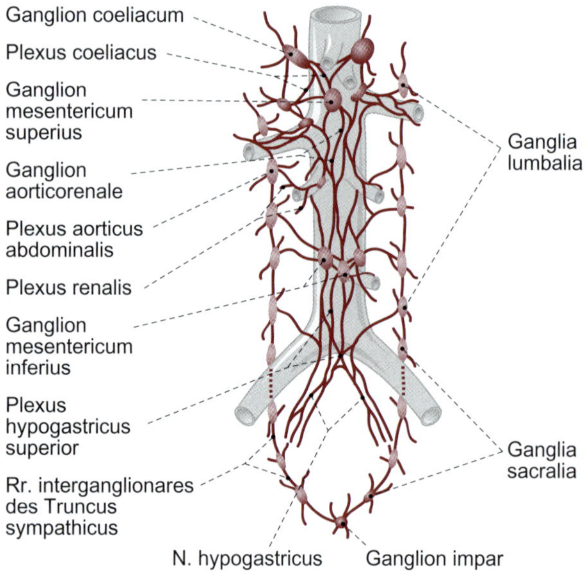

Abb. 8.13 Ganglien und Plexus des Sympathikus im Retroperitonealraum [L106]

8.3 Dysfunktionen

Michel Puylaert

Können für den Retroperitonealraum als Ganzes nicht beschrieben werden, sondern betreffen nur durch ihn hindurch ziehende Leitungsbahnen (Aorta, V. cava inferior, Lymphbahnen, Nerven) sowie die Nieren und Nebennieren (▶ 13).

8.4 Diagnostik der Dysfunktionen

Michel Puylaert

Dementsprechend kann auch die Diagnostik nicht für den Retroperitonealraum als Ganzes beschrieben werden, sondern nur in Bezug auf die Leitungsbahnen (Aorta, V. cava inferior, Lymphbahnen, Nerven) sowie die Nieren und Nebennieren (▶ 13).

8.5 Behandlung der Dysfunktionen

Michel Puylaert

Behandlung von Dysfunktionen der Niere (▶ 13.5, ▶ 10.6.5).

8.5.1 Behandlung von Aorta thoracica und Aorta abdominalis

(▶ Abb. 8.14, ▶ Abb. 8.15)

Indikation: alle Dysfunktion im Rumpfbereich.

Patient: in Rückenlage.

Therapeut: stehend, auf der linken Seite des Patienten.

Handposition:

- Fingerbeeren der rechten Hand (oder Hypothenar) auf den Aortenbogen im 1. ICR nahe am Sternum legen.
- Fingerbeeren der linken Zeige- und Mittelfinger liegen auf der Bifurcatio aortae (ca. 2 Querfinger breit kaudal und links des Nabels).

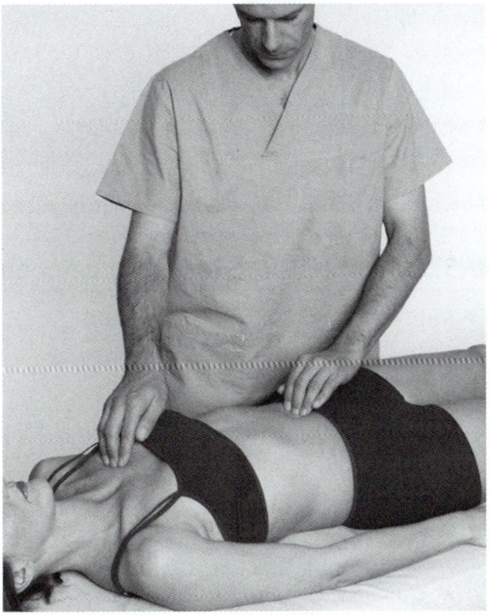

Abb. 8.14 Behandlung von Aorta thoracica und Aorta abdominalis [K306]

Ausführung:

- Mit der rechten Hand den Aortenbogen festhalten und mit der linken Hand die Bifurcatio aortae nach kaudal ziehen.
- Mit der rechten Hand Dehnung nach lateral und kranial ausüben, dabei auf die Elastizität der Gewebe achten.
- Ist der Widerstand nicht elastisch, eine Recoil-Technik anwenden oder die Aorta 3- bis 6-mal dehnen: Aortenbogen festhalten, Bifurcatio aortae nach kaudal dehnen und loslassen.

Variation: Zusätzlich kann die Aorta abdominalis auch in der Lateralität getestet und mobilisiert werden. Dabei wird sie zangenartig sanft zwischen Zeigefinger und Daumen beider Hände gehalten und sanft laterolateral mobilisiert, bis sich die Gewebe elastisch anfühlen.

> Bei starken Pulsationen, besonders wenn sie in die Breite gehen, ist die Technik wegen der Gefahr eines Aortenaneurysmas kontraindiziert.

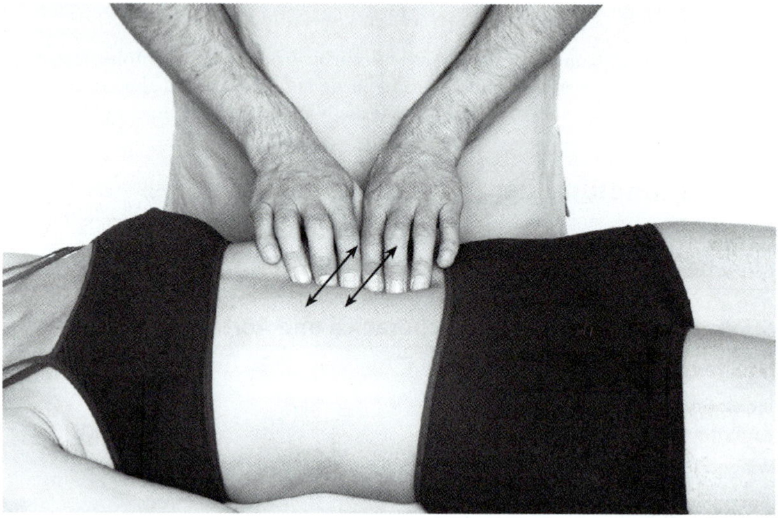

Abb. 8.15 Behandlung der Aorta abdominalis in Lateralität [K306]

8.5.2 Behandlung des Truncus coeliacus

(▶ Abb. 8.16, ▶ Abb. 8.17, ▶ Abb. 8.18)

Indikation: alle Dysfunktionen im Oberbauch.

Patient: in Rückenlage.

Therapeut: stehend, auf der linken Seite des Patienten.

Handposition:

- A. hepatica propria:
  - Eine Hand unterhalb des VIII. Rippenknorpels auf den Leberhilus legen.
  - Mit der anderen Hand leicht den Truncus coeliacus (auf Höhe von Th12) halten.
- A. splenica:
  - Mit einer Hand die Milz links auf Höhe des IX. Rippenknorpels halten.
  - Mit der anderen Hand leicht den Truncus coeliacus (auf Höhe von Th12) halten.
- A. gastrica sinistra:
  - Mit einer Hand den Magen auf Höhe der Curvatura minor (ca. 2 Querfinger breit kaudal und links vom Proc. xiphoideus) halten.
  - Mit der anderen Hand leicht den Truncus coeliacus (bei Th12) halten.

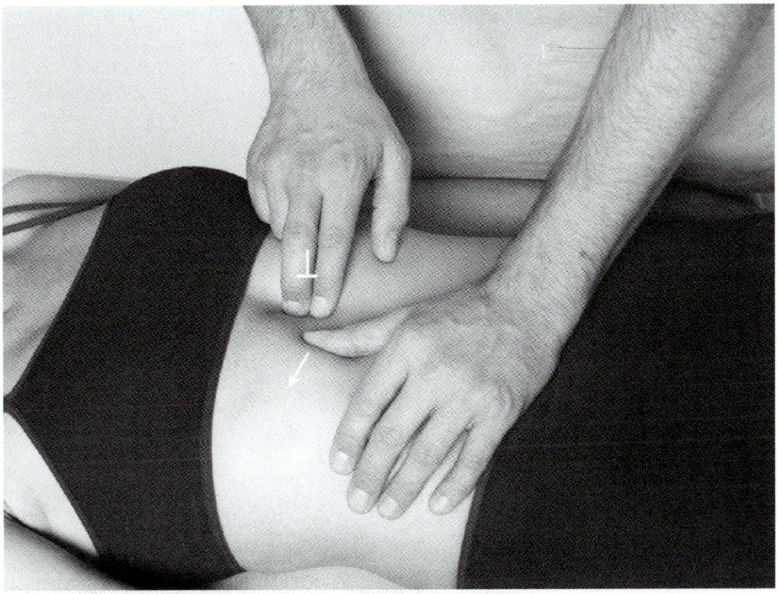

Abb. 8.16 Behandlung des Truncus coeliacus: A. hepatica [K306]

Ausführung:

- Truncus coeliacus halten und das entsprechende Organ (Leber, Milz oder Magen) leicht nach lateral mobilisieren.
- Dabei auf die Elastizität des Gewebes achten.
- Ist der Widerstand nicht elastisch,
  - eine Recoil-Technik anwenden oder
  - den Truncus coeliacus halten, das entsprechende Organ (Leber, Magen oder Milz) nach lateral dehnen und loslassen.

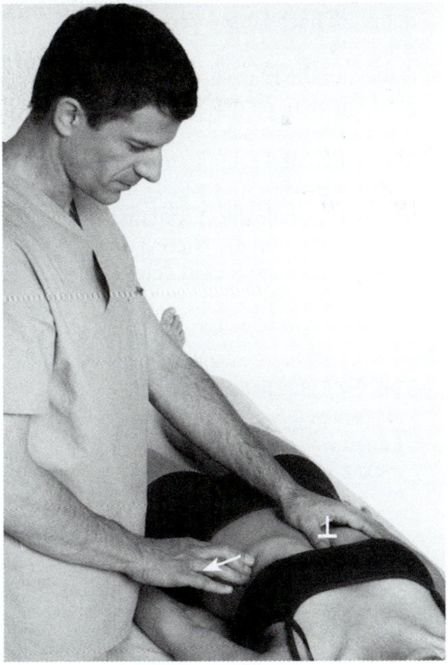

Abb. 8.17 Behandlung des Truncus coeliacus: A. splenica [K306]

8.5.3 Behandlung der A. renalis

(▶ Abb. 8.19, ▶ Abb. 8.20)

Indikation: alle Nierendysfunktionen.

Patient: in Rückenlage.

Therapeut: stehend, auf der linken Seite des Patienten.

Handposition:

- Mit einer Hand die Abgangsstelle der A. renalis aus der Aorta abdominalis (medial des M. rectus abdominis) und
- mit der anderen Hand das Nierenhilum (lateral des M. rectus abdominis, etwa auf Höhe von L1) festhalten (beachte: die rechte Niere liegt weiter kaudal als die linke).

Ausführung:

- Aorta abdominalis halten, ohne sie zu komprimieren und Nierenhilum nach lateral verschieben.
- Dabei auf die Elastizität des Gewebes achten. Ist der Widerstand nicht elastisch,
  - eine Recoil-Technik anwenden oder
  - Austrittsstelle der A. renalis festhalten und die Niere 3- bis 6-mal nach lateral dehnen und loslassen.

- Der Pediculus links ist kürzer als rechts.
- Es gibt viele Varianten, die A. renalis zu behandeln.

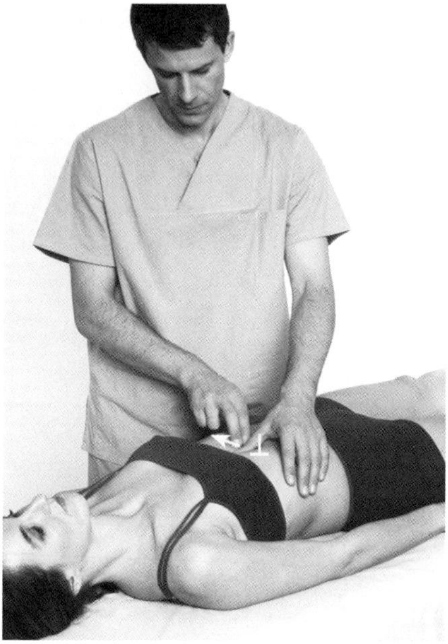

Abb. 8.18 Behandlung des Truncus coeliacus: A. gastrica sinistra [K306]

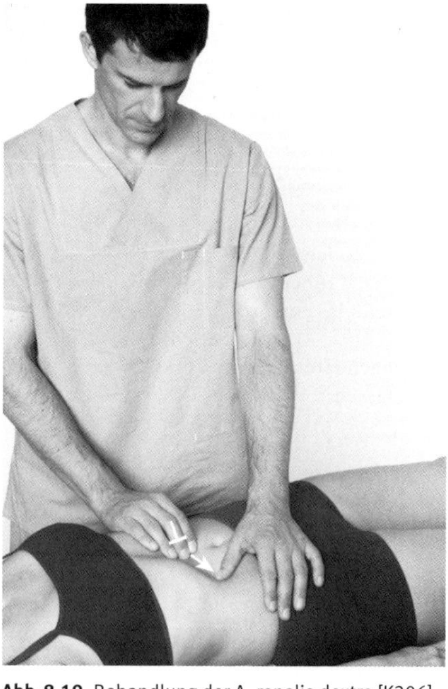

Abb. 8.19 Behandlung der A. renalis dextra [K306]

8.6 Funktionelle Aspekte und Entwicklungsdynamik

Patrick van den Heede

8.6.1 Fasziale Ebenen und Räume

Ein Großteil des viszeralen Austauschs basiert auf bestimmten „Räumen" und der Anwesenheit von definierten faszialen Ebenen. Die unterschiedlichen komprimierenden und verlängernden Kräfte, die Auswirkungen auf das mesodermale und mesenchymale embryonale Gewebe haben, schaffen diese Räume. In solchen **vorübergehenden oder endgültigen Räumen entwickeln sich die Organe,** bevor sie auswandern oder sich darin endgültig stabilisieren. Das mesodermale Gewebe fungiert als eine Art „Kraft-Platte", in der biodynamische Kräfte integriert, verteilt und reorganisiert werden. Die Kräfte schaffen die **anatomische Orientierung** der Gewebe und deren **physiologische Organisation** sowie eine Vielzahl von faszialen Räumen. Der Turgoreffekt und Spannungsunterschiede an den Membranen unterstützen die faszialen Ebenen dieser Räume funktionell.

Der Retroperitonealraum ist ein hervorragendes Beispiel dafür, wie ein faszialer Raum zu den **normalen mechanischen und physiologischen Anforderungen** der angrenzenden intraperitonealen, intrapleuralen und urogenitalen Räume beitragen kann. Wenn ein Raum frei ist und weder durch angrenzende Organe noch durch einen Flüssigkeitsstau oder anderes Gewebe komprimiert wird, ist eine normale physiologische Funktion möglich.

Das **Hauptorgan im Retroperitonealraum** ist die **Niere.** Wie ein „schwebendes Fulcrum" erhält sie die normale Interaktion zwischen respiratorischen, zirkulatorischen, biomechanischen und verdauenden Kräften aufrecht. All diese **Kräfte konvergieren im renalen Raum** durch eine Vielfalt myofaszialer Vektoren. Denn M. psoas major, Zwerchfellschenkel, Fascia transversalis und alle perivaskulären Faszien erzeugen mechanische Kräfte, die unter Umständen die Physiologie des Retroperitonealraums und dessen Inhalt destabilisieren können.

Die Niere darf demnach nicht als isoliertes rein dialysierendes Organ betrachtet werden, sondern hat viele **weitere Funktionen:**

- Vermittlung zwischen Geweben als mobile Zwischenstruktur
- Aufrechterhaltung der mechanischen Funktion der peritonealen Ebenen
- Aktivierung der Lymphdrainage im Bereich des Beckengürtels, der Beine und intraperitoneal

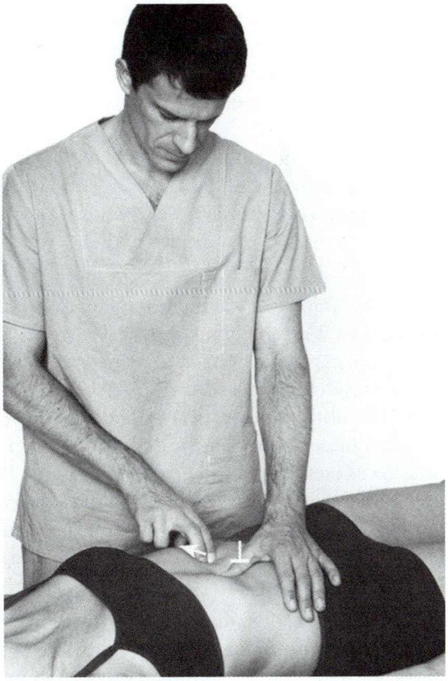

Abb. 8.20 Behandlung der A. renalis sinistra [K306]

- Kontrolle des Gleichgewichts der Körperflüssigkeiten (zum Großteil) und der Blutzirkulation
- Regulierung des Gleichgewichts zwischen Sympathiko- und Parasympathikotonus

Hierdurch wird deutlich, dass eine **Nierenptose** nicht unbedingt die dialysierende Nierenfunktion beeinträchtigt. Vielmehr ist zu überlegen, ob diese Senkniere nicht **Ausdruck eines versagenden homöostatischen Mechanismus** irgendwo im Körper sein könnte. Die Veränderung der normalen Lage und der normalen Bewegung könnte als Verlust an vitaler Energie des gesamten Körpers interpretiert werden. Den Nierenraum zu revitalisieren, könnte demnach eine wichtige Aufgabe bei der **Wiederherstellung einer normalen Vitalität** sein und die normale Physiologie unterstützen. Obwohl die Physiologie der Niere eine fast autonome innere Funktion darstellt, ist sie doch zum Großteil durch ein äußeres biodynamisches Eingreifen am Ausgleich der gesamten Körperenergie beteiligt. Hier spielen die Gesetzmäßigkeiten der Bewegung, der Gewebeintegrität und der Organstabilität eine wichtige Rolle.

8.6.2 Entwicklungsdynamische Prozesse

Nach Molmenti (1996) deutet die embryologische Entwicklung des Mesenterium dorsale auf die Existenz von retromesenterialen Ebenen hin, und auch klinische Beobachtungen sprechen dafür.

Entwicklung der Urogenitalleiste

Im frühembryonalen Stadium (um den 25. Tag) findet aufgrund einer Kombination von zwei Bewegungen eine **Kompression der intermediären mesodermalen Schichten** statt: Durch eine simultane sagittale und transversale Krümmung am anterioren Pol des Embryos wird das intermediäre Mesoderm allmählich in kraniokaudaler und dorsoventraler Richtung komprimiert. Eine Ansammlung mesodermaler Zellen ist der Beginn einer Vielzahl von epithelialen-mesenchymalen Interaktionen, bei denen zahlreiche dazwischen befindliche Komponenten angezogen, konzentriert oder auch durch Zellapoptose vernichtet werden. Auf die allmähliche räumliche Entwicklung folgt ein **Aussprossen von Gefäßen,** die **Nephrotomformation** und die **Intervention verschiedener Wachstumshormone,** die von der lokalen Konzentration dieser fortschreitenden mechanischen Kräfte abhängen.

Das heißt, an jeder anatomischen Stelle der Nephrotomformation handelt es sich um einen „Hotspot" für biodynamische, biomechanische und biochemische Einflüsse. Die **Verschiebung eines „Hotspots"** in kraniokaudaler Richtung erfolgt durch die sagittale Flexion des Embryos, die wiederum vom relativ langsameren Längenwachstum der dorsalen Aorta im Gegensatz zum Neuralrohr bestimmt wird. Die horizontal-transversale Bewegung entsteht durch die Konvergenz des präaortalen mesenchymalen Gewebes, das in ventraler und zentraler Richtung gezogen und ins Mesenterium integriert wird. Beide Bewegungen erzeugen **periaortale Räume,** in denen die Nephrotom- und Blasenformation beginnen kann. Danach folgen verschiedene Versuche der Nephrotomformation. Jedes Nephrotom kann man als Isoform der endgültigen Nierenfunktion und als ein entsprechend der Segmentation der Somiten gegliedertes anatomisches Kompartiment ansehen.

Es ergeben sich folgende Fakten für **osteopathische Überlegungen:**

- Durch Kompression des mesodermalen Gewebes im perivaskulären Raum um die Aorta entstehen ähnliche **Organ-Isoformen** wie bei der primitiven Nierenformation.

- Das perivaskuläre Mesenchym wird ins Mesenterium integriert und ist später an der Unterteilung (**Kompartimentalisierung**) der peritonealen und retroperitonealen Ebenen beteiligt (Molmenti 1996).
- Die Urogenitalleiste fungiert als **artikulierende Verbindungsstelle** zwischen dem Peritoneum (anterior) und mesenchymalen Strukturen (posterior). Pathologien beider Strukturen finden sich wahrscheinlich in beiden Bereichen gleichzeitig und manifestieren sich als leichte oder stärkere Veränderungen von Funktion, Mobilität oder Position.

Vor- und Urniere: Isoformen der endgültigen Nierenformation

Beide Strukturen erscheinen wie „Versuche" oder Vorstufen der endgültigen Nierenformation. Die **Vorniere** besitzt keine sekretorische Fähigkeit, hat aber eine vesikuläre Form. Dieses Bläschen (Vesikel) entwickelt sich unter dem Einfluss komprimierender Kräfte an der medialen Seite des Nephrotoms, weil aus den komprimierten Zellen des Nephrotoms **Flüssigkeit austritt.** In einem Muster, das durch die Flexion der Halsregion des Embryos bestimmt wird, entstehen und verschwinden die Vornierengebilde fortlaufend.

Bei der **Urniere** existiert bereits eine endgültige Verbindung zwischen den aortalen Gefäßsprossen und der Bowman-Kapsel. Durch diese vaskuläre Unterstützung erhält die Niere 2 weitere funktionelle Komponenten:

- Integration des Herzrhythmus und
- Fazilitierung ihrer Migration aus der Neuralleiste, durch die der Sympathikotonus angelegt wird

Die Urniere wird schließlich unter der progressiven Kompression durch die Leber-Herz-Anlage, die einen immer größeren Raum in der Pleura-/Peritonealhöhle einnimmt, verschwinden. Im **Pro-Urin,** den sie absondert, sind Abbauprodukte, Ionen- und Proteinkomponenten enthalten. Er wird in die Amnionflüssigkeit ausgeschieden und könnte als trophische Komponente für die weitere Zellreifung des Vorder- und Mitteldarms dienen.

Nachniere und deren mesodermale Ursprünge

Die Entwicklung der **Nachniere** wird durch das Einwachsen der Ureterknospe in den posterioren und unteren Teil des intermediären Mesoderms induziert. Mesenchymale Zellen konzentrieren sich um das metanephrogene Blastem und organisieren es. Die gesamte Nierendifferenzierung ist ein Resultat aus reziprok-induktiven Interaktionen zwischen beiden Organanlagen.

Die Nephrone sind aus 3 verschiedenen **mesodermalen Zellschichten** aufgebaut:

- Epithelzellen aus dem metanephrogenen Divertikel
- Mesenchymzellen des metanephrogenen Blastems
- Gefäßendothelzellen

Anscheinend ist der gesamte **Prozess der Nierendifferenzierung** in diesem Stadium von 3 Faktoren abhängig:

- Wachstumsfaktoren (FGH, HSF/SF, EGFR, IGF-I, IGF-II, HGF) (Goodeyer 1996, Horster 1999)
- Zell-Gewebe-Interaktionen (epitheliale-mesenchymale Interaktion)
- mechanischen Kräften (Kompression und Dekompression)

Das Nierenwachstum scheint ein **bilateral organisiertes Phänomen** zu sein, bei dem Wachstumsfaktoren und eine Art mechanischer Arbeitsüberlastung eine wichtige

Rolle spielen. Nach Mandell et al. (1993) kommt es zu einem fetalen kompensatorischen Wachstum im Rahmen einer „alleinstehenden" Niere. Sie nehmen zudem an, dass ein intrauterines kompensatorisches Wachstum vorwiegend in der Frühschwangerschaft stattfindet und dass es sich um ein biphasisches Phänomen mit einer deutlichen Wachstumsbeschleunigung nach der Geburt handelt.

Nierenmigration

Mit Beginn der Nierenmigration aus der Beckenregion kann erstmals von der **Entstehung einer faszialen Artikulation** (Gelenk) gesprochen werden. Aufgrund des schnellen und expansiven Wachstums der kaudalen Region des Embryos kann sich die endgültige Niere im Retroperitonealraum des Beckens entwickeln.

Verschiedene mechanische und biophysikalische Faktoren unterstützen die Nierenmigration:

- Während der kraniokaudalen Verschiebung von L4 zu L1 bewegen sich die Nieren nach lateral und drehen sich um 90°. Sie überqueren die großen umbilikalen Arterien und kommen mit den Nebennieren in Kontakt. Am kranialen Pol der Kapsel entsteht eine Kappe.
- Eine durch die Nierenmigration bewirkte mechanische Spannung soll für die Ureteröffnung in der Blase verantwortlich sein.
- Die Flüssigkeit in den Ureteren (Pro-Urin) könnte als hydrostatische Schiene für die Migrationsbewegung dienen.
- Interessant wäre es, die Rolle der Nebennieren und des Diaphragmas bei der Orientierung bzw. Anziehung der migrierenden Nieren zu untersuchen; hier scheinen Hormone und Wachstumsfaktoren wichtig zu sein.
- Die Niere des Erwachsenen umfasst 5 vaskuläre Lappenbereiche (Carlson 1994), die alle zu unterschiedlichen Segmentarterien gehören, ein Muster aus der Urniere, das die migrierende Nachniere übernimmt. Ihre Ursprünge aus der Aorta reduzieren sich im Normalfall auf ein Paar Nierenarterien.

Für Osteopathen ist es interessant zu wissen, dass die Ursprünge in einem definierten mesodermalen Bereich des embryonalen Körpers liegen. In der Nierenmigration könnten daher verschiedene ontogenetische Reifungsstadien zum Ausdruck kommen.

Formierung der faszialen Ebenen des Retroperitoneums

Während ihrer Migration wird die Niere durch verschiedene fasziale Ebenen gestützt und erzeugt gleichzeitig auch einige. Der normale **Aufstieg einer Niere** ist für die Formierung und Entwicklung der Fascia renalis, insbesondere das posteriore Blatt, notwendig (Feldberg 1983). Ein mechanischer Impuls scheint für die Entwicklung der Fascia renalis benötigt zu werden. Die Faszie ist bei Patienten mit Nierenptose vorhanden, fehlt jedoch bei einer wahren Ektopie. Das dorsale Mesogastrium und das primitive Mesokolon sind mit der abdominalen Wand verbunden und verstärken somit die Struktur der anterioren renalen Faszie (schon im 4. Embryonalmonat). Sogar die **intraperitoneale Strukturierung und frühe Fixierung** scheinen für die endgültige Nierenposition eine Rolle zu spielen (Chandraraj 1991). Ein fehlplatziertes Duodenum behindert die Rotation des Mitteldarms, sodass die Nieren dann auf einer tieferen Ebene an der posterioren Wand lokalisiert sind.

Dies führt zu folgenden Überlegungen:

- Intraperitoneal und retroperitoneal gelegene **Organe beeinflussen sich gegenseitig** und bestimmen ihre endgültige Stellung.

- Die „Kommunikation“ zwischen verschiedenen Kompartimenten wird durch **fasziale Ebenen** festgelegt, die fusionieren und gemeinsame Gewebekompartimente bilden, die der Artikulation und gegenseitigen Verstärkung ihrer Funktionen dienen. So sind Toldt-Faszie, Mesogastrium, Mesokolon und Treitz-Faszie auf zwei Kompartimente und unterschiedliche Organformationen verteilt.
- Die Nierenmigration wird nicht nur durch intrinsische Faktoren, sondern auch durch **intraperitoneale Organverschiebungen** (mit)bestimmt. Die Rotation des Gastrointestinaltrakts um 270° könnte ein dreidimensionaler Hebel sein, der die zwei Nieren endgültig in ihren Kompartimente organisiert.

8.6.3 Fasziale Umgebung der Niere

Anatomie und Aufbau der Fascia renalis

Die Fascia renalis (Gerota-Faszie) besteht aus einem vorderen und einem hinteren Blatt, die zwei anteriore und posteriore pararenale Räume um das Nierenkompartiment und zwei anteriore und posteriore Räume im Kompartiment selbst begrenzen (Hureau 1991). Der rechte perirenale Raum ist superior, zur Area nuda der Leber hin, offen (Bechtold 1998, Kim 1993). Beide perirenalen Räume scheinen auf der Ebene der unteren Lendenwirbel auch miteinander zu kommunizieren. Verschiedene Autoren haben die **Kontinuität der medialen Grenzen** beschrieben und die anatomische und funktionelle Beziehung der beiden Räume unterstrichen. Feldberg (1983) betont die **Wichtigkeit der Toldt-Faszie** bei der Formierung der anterioren renalen Faszie. Kolonstabilität und Nierenposition sind daher wahrscheinlich eng verknüpft. **Andere Organe** (Milz, Leber) und mit Sicherheit auch die Zwerchfellschenkel **beeinflussen die „Nierenstabilität“.** Dasselbe gilt für die untere Beckenregion, wo Verbindungen zwischen dem retroperitonealen und intraperitonealen Raum bestehen.

Raptopoulos deutet an, dass sich die anteriore und posteriore renale Faszie zu einer einzigen mehrschichtigen Faszie in der Fossa iliaca vereinen. Diese gemeinsame Faszie ist anterior locker mit dem Peritoneum parietale verbunden. In der kaudalen Fortsetzung dieser Faszie liegt der distale Teil des Ureters.

Nach Feldberg kann die renale Faszie als komprimiertes Blatt aus Bindegewebe angesehen werden, das dicke bis mitteldicke elastische Kollagenfasern enthält und deshalb die **Eigenschaften von Bindegewebe** hat. In Bezug auf das dynamische Gleichgewicht zwischen Bindegewebe und Körperflüssigkeiten ist laut Feldberg weiter anzumerken, dass Bindegewebe zwar nur wenige Blutgefäße, aber meistens ein großes Netz an Lymphgefäßen aufweist und dass es **Lymphgefäße auch in der renalen Faszie** gibt.

Beziehung der Fascia renalis zur Nierenkapsel

Die Fascia renalis steht in enger Beziehung zur Funktion der fibrösen Nierenkapsel (Capsula fibrosa). Diese Kapsel stellt eine autonome physiologische Einheit dar. Nach der Beschreibung von Hammersen und Staubesand (1961) ist die fibröse Nierenkapsel durch fibröse Stränge **am retroperitonealen Gewebe befestigt.** Diese Faserstränge scheinen eine stabilisierende Funktion zu haben. Die Kapsel selbst besteht aus zwei Schichten: einer äußeren Schicht (**Tunica fibrosa**) aus zusammenhängenden Bündeln straffen Bindegewebes, die auch in die Septen des perirenalen Fetts eindringt, und einer inneren Schicht (**Stratum fibrovasculare**). Diese innere Schicht besteht aus stark vaskularisiertem Bindegewebe, das sich im renalen Stroma fortsetzt und ein Netzwerk aus Gefäßen, elastischen Fasern, einigen Bündeln glatter Muskelzellen und Nerven darstellt. Diese Schicht ist nur in der menschlichen Niere vorhanden.

Erhalt des retroperitonealen Flüssigkeitsgleichgewichts

Nach Congdon und Edson (1941) besteht die **Hauptfunktion der renalen Faszien** darin, der kaudalen Bewegung der Niere entgegenzuwirken und nicht das renale Gewicht zu stützen. Eine weitere mechanische Funktion der anterioren renalen Faszie ist die **Unterstützung des venösen Abflusses** aus einem Teil des perirenalen und pararenalen Fettgewebes. Nach Feldberg unterstützen die renalen Faszien auch die **Lymphdrainage** des Retroperitonealraums. Diese Fakten könnten die Bedeutung der para- und perirenalen Räume für die Lymphdrainage des Beckengürtels, des Bein- und Intraperitonealbereichs aufzeigen. Durch die **Flüssigkeitsexpansion und direkte Kommunikation,** die zwischen den beiden (rechten und linken) perirenalen Räumen und den perirenalen Geweben besteht, wird die Kontinuität der venös-lymphatischen Physiologie des Beckengürtels mit dem Retroperitonealraum bestätigt.

8.6.4 Nierendynamik

Die Dynamik bzw. Mobilität der Nieren wird zum Großteil durch fibröse Stränge bestimmt, die in der Nähe des unteren Nierenpols und am Hilum stärker und dichter zu sein scheinen. Dabei handelt es sich um eine Vielzahl untereinander verbundener Bindegewebsstränge, die Nierenkapsel und Fascia renalis verbinden.

Ein weiterer wichtiger Faktor bei der Mobilität scheint die vorhandene Menge an **perirenalem Fett** zu sein. Diese Fettdepots sind nahe dem unteren Nierenpol und dem Nierenhilum dichter und stärker ausgeprägt. In den ersten Lebensjahren nehmen sie langsam zu, erreichen in der Adoleszenz ihr Maximum und gehen im Alter zurück. Die Abnahme des perirenalen Fettes scheint die **Nierenmobilität zu erhöhen,** was letztendlich auch ihr Absenken begünstigt. Der Verlust von perirenalem Fett kann die Abwärtsbewegung der Niere verstärken und zu einer Nephroptose führen. Das peri- und pararenale Fett gehört zu einem der wichtigsten, latenten **Energiespeicher des Körpers.** Der Verlust des „braunen" Körperfetts geht mit einem deutlichen Energieverlust einher und ist ein positiver Indikator für eine physiologische Störung.

Eine **Dehydrierung** könnte ein weiterer Störfaktor im Gleichgewicht der Körperflüssigkeiten sein. Indem sich das ionische Gleichgewicht in der Niere selbst verändert, wird die Elektrophysiologie des Körpers gestört; dies könnte eine starke körperliche Erschöpfung sowie Muskelspasmen und Krämpfe begünstigen. Jedes Organ badet in seinem eigenen Flüssigkeitsraum, sodass eine enge Beziehung zur gesamten Balance der Körperflüssigkeiten besteht, wie von Still beschrieben.

Ein **plötzlicher Gewichtsverlust** könnte problematisch für die renalen Mechanismen sein. Ebenso wie Haltungs- und Volumenänderungen nach der Schwangerschaft kann eine forcierte Gewichtsreduktion die normale Position und Bewegung der Niere destabilisieren. Der Stabilitätsverlust drückt sich durch eine verstärkte Nierenmobilität aus. Auch wenn sie die innere Physiologie der Niere vermutlich nicht völlig erschöpfen, erfordern diese Veränderungen einen **erhöhten Arbeitsaufwand** der umliegenden stabilisierenden Strukturen, also der perirenalen Faszien, des Zwerchfells (Spannung), der lumbalen Faszien und sogar der Lendenwirbel, zur Aufrechterhaltung des intraperitonealen Drucks. Neben lokalen Spasmen, die dadurch entstehen, wird zudem der normale Austausch im gesamten faszialen Netzwerk des Körpers eingeschränkt.

8.6.5 Osteopathische Behandlung des Retroperitoneums

Folgende Überlegungen lassen die Anwendung von manipulativen Techniken zur Behandlung des Retroperitoneums gerechtfertigt erscheinen:

- Die intraperitonealen Strukturen bieten durch ihre posterioren mesenterialen Aufhängungen anatomisch einen wichtigen Halt für die retroperitoneale Umgebung. Die normale **Rotation** um 270° **des peritonealen Sacks** stellt ein adäquates Mittel zur Stabilisation der retroperitonealen Umgebung dar. Ein größerer oder geringerer Rotationsgrad kann dazu führen, dass die retroperitonealen und intraperitonealen Organe übermäßig stark oder nur unzureichend stabilisiert werden.
- Der Übergang von der Nierenfaszie zur Toldt-Faszie bringt die intraperitonealen und retroperitonealen Strukturen eng miteinander in Verbindung. Eine Retraktion, Dilatation oder Ptose von **Colon ascendens** oder **Colon descendens** kann daher zu einem **Hauptstörfaktor** der retroperitonealen Physiologie (normale Nierenmobilität, normaler Ureterverlauf) werden.
- Der **perirenale Sack** weist eigene **konzentrische und exzentrische Motilitätsphasen** auf, die von der primären faszialen Motilität unterstützt werden und für einen ausgeglichenen Flüssigkeitsaustausch im Retroperitonealraum sorgen.
- Das **Os sacrum** scheint durch seine inhärenten Flexions- und Extensionsbewegungen sowie seine faszialen Verbindungen in der Iliosakral- und Lumbalregion wichtig für die Aufrechterhaltung der **normalen Lymphdrainage im Retroperitoneum** zu sein. Eine Kompression des Os sacrum oder ein Spasmus des M. psoas verhindert den normalen Flüssigkeitsaustausch.
- Die **unteren beiden Rippen** (XI und XII, freie Rippen) agieren als Hebel, die eine enorme **Pumpwirkung auf das Retroperitoneum** ausüben und dadurch die normale Nierenmobilität aktivieren. Osteopathen wie Still und Sutherland erwähnten die Gefahr, dass eine Dysfunktion dieser Rippen die normale Vitalität dieses Bereichs und des autonomen Nervensystems beeinträchtigen kann.

9 Leber

Therapeut auf den Fotos: Michel Puylaert

9.1 Embryologie

Herwig Hahn von Dorsche

Die **Leberentwicklung** beginnt in der 3. Woche mit einer Ausbuchtung des Entoderms am kaudalen Ende des Vorderdarms (der kaudale Abschnitt reicht von der Lungenknospe bis zur Leberanlage), der **Leberbucht.** Diese spaltet sich dann in einen größeren kranialen Abschnitt, aus dem sich das Leberparenchym bildet, und einen kleineren kaudalen, aus dem die Gallenblase und das Gallengangsystem hervorgehen. In der 4. Woche (▶Abb. 9.1a) kommt es zur **Aussprossung von Leberzellbälkchen** aus der Leberbucht nach ventral in die Nähe des Septum transversum, einer quergestellten Mesenchymplatte für die Entwicklung des Zwerchfells. Indem die epithelialen Leberzellbälkchen von Sinusoiden aus Dottersackvenen und Nabelvene durchdrungen werden, entsteht das typische **Leberparenchym.** Die bindegewebigen Anteile der Leber stammen aus dem Mesoderm des Septum transversum. Der **Ductus hepaticus communis** und der anschließende **Ductus choledochus** gehen aus der Leberbucht durch Abschnürung vom Darmrohr hervor. Aus dem unteren Teil der Leberbucht entstehen die **Gallenblase** und der **Ductus cysticus** (▶Abb. 9.1b). Erstes Auftreten von Galle in der 13. Woche.

Das schnelle Wachstum der Leber (Blutbildung ab 6. Woche bis zur Geburt) führt dazu, dass sie unter dem Septum transversum in die Leibeshöhle einwächst. Dadurch

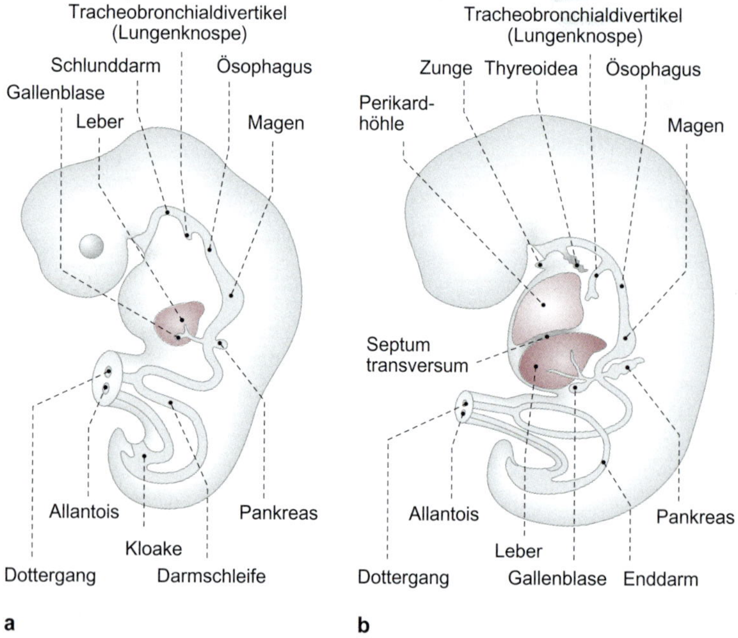

Abb. 9.1 Die Entwicklung der Leber und der Gallenblase. **a:** In der 4. Woche ist die Ausbildung der Leber so weit erfolgt, dass erste Leberzellbälkchen entstehen. Die Gallenblase ist als Anlage vorhanden. **b:** In der 6. Woche wächst die Leber nach kaudal in den Bauchraum. Das Mesenchym zwischen Leber und Perikardhöhle verdichtet sich (Septum transversum) und leitet die Entwicklung des Zwerchfells ein. Die Gallenblase ist in Ausbildung begriffen. [L106]

entsteht der am Embryo äußerlich sichtbare Leberwulst. Zwischen der ventralen Leibeswand und der Leber wird das Septum transversum zu einer dünnen Membran, dem **Lig. falciforme hepatis,** und zwischen Leber und Vorderdarm (Magen und Duodenum) zum **Omentum minus.** Im freien Rand des Lig. falciforme hepatis verläuft die **V. umbilicalis,** die nach der Geburt zum **Lig. teres hepatis** obliteriert. Am freien Rand des Omentum minus verlaufen Ductus choledochus, V. portae und A. hepatica. Durch die Magendrehung (4.1) kommt es zur Verlagerung der Leber in den rechten Oberbauch. Das Mesenchym an der Leberoberfläche wird zum Peritonealüberzug (intraperitoneale Lage) mit Ausnahme der bleibenden Verbindung zum Septum transversum, der späteren **Area nuda** der Leber an der Kontaktfläche mit dem Diaphragma.

9.2 Anatomie

Torsten Liem

9.2.1 Funktion

- Kohlenhydratstoffwechsel: Aufbau, Speicherung und Wiederabbau von Glykogen, Neusynthese von Glukose aus Laktat und Eiweißabbauprodukten
- Eiweißstoffwechsel: Aufbau von Plasmaproteinen (mit Ausnahme von Gammaglobulinen) und Enzymen aus Aminosäuren, Abbau von Proteinen zu Aminosäuren unter Bildung von Harnstoff
- Fettstoffwechsel: Auf- und Abbau von Fettsäuren, Phospholipiden, Cholesterin, Bildung von Galle
- Inaktivierung und Entgiftung von Hormonen (z. B. Thyroxin, Steroidhormonen) und Fremdstoffen (z. B. Medikamenten, Alkohol, Bilirubin)
- Produktion von Galle (ca. 1 l/Tag), die aus Gallensäuren (emulgieren Fette im Darm, werden im Ileum rückresorbiert und gelangen über den enterohepatischen Kreislauf wieder zur Leber), Gallenfarbstoffen (v. a. Bilirubin, einem Abbauprodukt des Hämoglobins), Cholesterin, Salzen, Schleim, Stoffwechsel-/Abfallprodukten und Fremdstoffen besteht
- Speicherung von Vitamin B_{12}, Eisen, Vitamin K
- Bildung von Blutgerinnungsfaktoren
- Blutspeicher
- Blutbildung in der Fetalzeit und bei Ausfall anderer Blutbildungszentren

9.2.2 Aufbau

Die Leber hat ein Gewicht von ca. 2 kg und ist die größte Drüse des menschlichen Körpers. Die Form wird von den Nachbarorganen geprägt. Man unterscheidet bei der **Leberoberfläche** 2 Hauptflächen (▶ Abb. 9.2), die vorne am Unterrand (**Margo inferior**) durch eine spitzwinklige Kante getrennt sind und hinten fließend ineinander übergehen:

- **Facies diaphragmatica:** konvex, unter der rechten Zwerchfellkuppel gelegen, mit folgenden Strukturen:
  - **Area nuda:** dreieckig, dort ist das Zwerchfell mit der Facies diaphragmatica verwachsen und nicht von Peritoneum überzogen.
  - **Lig. coronarium:** Grenze der Area nuda, an der das parietale Peritoneum von der Bauchwand und vom Zwerchfell auf das viszerale Peritoneum der Leber umschlägt; **Lig. triangulare dextrum** ist der rechte, **Lig. triangulare sinistrum** und **Appendix fibrosa hepatis** sind der linke Ausläufer.

  - **Lig. falciforme hepatis:** Dieses entsteht durch Vereinigung der beiden Schenkel des Lig. Coronarium.
- **Facies visceralis:** konkav, an Magen und Darm anliegend, wird durch ein „H" in 4 Felder (= Lappen) aufgeteilt:
  - **Fissura ligamenti venosi:** Das **Lig. venosum** ist der verödete Rest des fetalen Ductus venosus, in dem das Blut der V. umbilicalis unter Umgehung des Leberkreislaufs direkt in die V. cava inferior fließt (kranialer Teil des medialen Längsbalkens des „H").
  - **Fissura ligamenti teretis:** Das **Lig. teres hepatis** ist die zu einem Bindegewebsstrang verödete V. umbilicalis (kaudaler Teil des medialen Längsbalkens des „H").

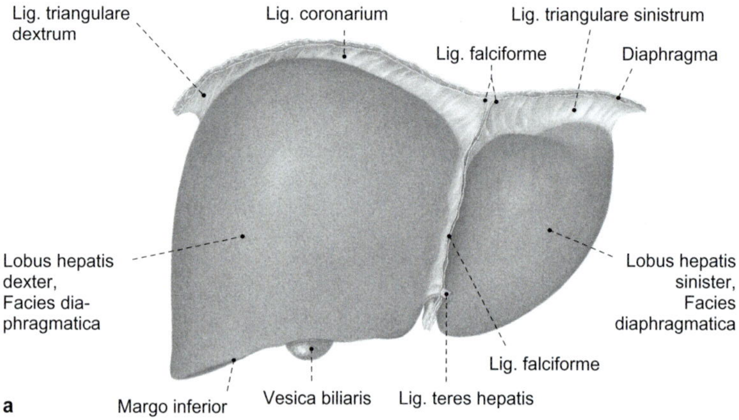

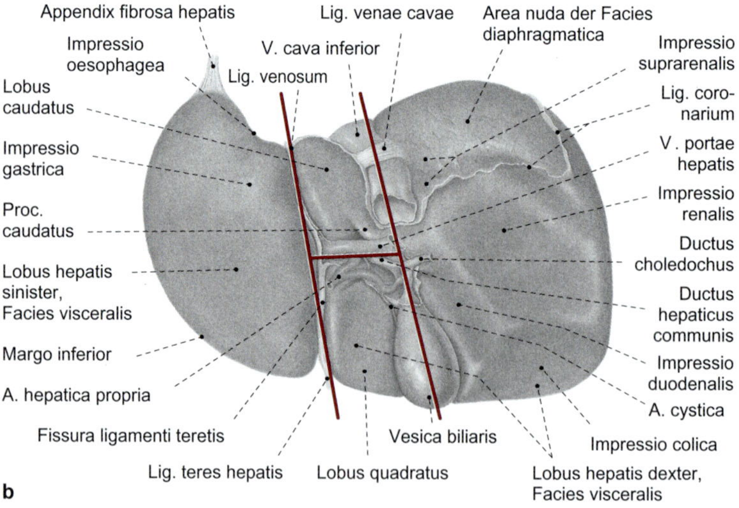

Abb. 9.2 Aufbau der Leber. **a:** Ansicht von ventral. **b:** Ansicht von dorsal. Ein „H" teilt die Leber in 4 Lappen auf. [S007-0-24]

- **Sulcus venae cavae:** eine Rinne im dorsalen Bereich der Area nuda, in der die **V. cava inferior** verläuft (kranialer Teil des lateralen Längsbalkens des „H").
- **Fossa vesicae biliaris:** Einbuchtung für die **Gallenblase** (kaudaler Teil des lateralen Längsbalkens des „H").
- **Porta hepatis** (Leberpforte): enthält lateral den **Ductus hepaticus communis,** in der Mitte hinten die **V. portae hepatis,** medial vorne die **A. hepatica propria** (bildet Querbalken des „H").
- **Lobus hepatis dexter:** rechter Leberlappen, dieser liegt lateral des lateralen Längsbalkens des „H".
- **Lobus hepatis sinister:** linker Leberlappe, dieser liegt medial des medialen Längsbalkens des „H".
- **Lobus caudatus:** Schwanzlappen – liegt kranial der Leberpforte.
- **Lobus quadratus:** quadratischer Leberlappen kaudal der Leberpforte gelegen.

Das Lig. falciforme hepatis wurde früher als **Lappengrenze** definiert. Wie Studien der Gefäßversorgung zeigen, erfolgt eine Zweiteilung der Leber allerdings besser entlang der lateralen Längsspalte, die auf der Facies diaphragmatica kein Gegenstück hat.

Da das Leberparenchym relativ weich ist, hinterlassen die Nachbarorgane folgende **Abdrücke** (Impressionen) auf der Facies visceralis:

- **Impressio suprarenalis:** durch rechte Nebenniere
- **Impressio renalis:** durch rechte Niere
- **Impressio duodenalis:** durch Duodenum 1
- **Impressio colica:** durch Flexura coli dextra und Colon transversum
- **Impressio gastrica:** durch Magen
- **Impressio oesophagea:** durch Ösophagus

Die Galle fließt über die intrahepatischen Gallenwege letztlich zu den beiden Lebergängen (Ductus hepaticus dexter und sinister) ab, die sich zum **Ductus hepaticus communis** vereinigen. Ab der Abzweigung des Ductus cysticus heißt dieser **Ductus choledochus** (▶ Abb. 9.1).

9.2.3 Topografische Anatomie

Lage

(▶ Abb. 9.3)

- **Intraperitoneal** zu ¾ im rechten, zu ¼ im linken Oberbauch, direkt unter dem Zwerchfell im Schutz des Rippenbogens
- Lage abhängig von Körperlage und Zwerchfellstand
- Lage atemverschieblich, da Leber den Zwerchfellbewegungen bei der Atmung folgt
- Kranialer Leberrand: anterior 5. ICR rechts und 6. ICR links, posterior zwischen Th8 und Th9 bis zur VIII. Rippe rechts (unterer Teil)
- Kaudaler Leberrand: anterior rechter Rippenbogen, posterior von Th12 (medial) bis zur XI. Rippe rechts (lateral)
- Übergang Lig. falciformis in das Lig. teres hepatis: lateral rechts der Linea alba, am Unterrand der Leber

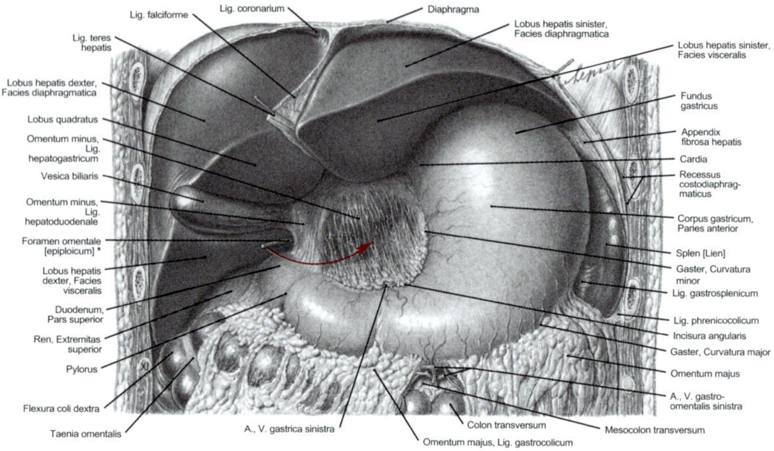

Abb. 9.3 Lage der Leber [S007-0-24]

Nachbarschaftsbeziehungen

(▶Abb. 9.2, ▶Abb. 9.3)

- **Kranial:** Diaphragma, ein Bereich des rechten Leberlappens liegt diesem direkt ohne peritoneale Bedeckung an (Area nuda); es trennt die Leber rechts von Pleura bzw. rechter Lunge und links von Perikard bzw. rechter Herzkammer
- **Ventral:** Brustkorb, Rückseite der Bauchwand (Leberfeld des Epigastriums)
- **Kaudal:** Gallenblase, Duodenum, Flexura coli dextra, Colon transversum
- **Dorsal:** rechte Nebenniere lateral der V. cava inferior im Bereich der Area nuda (Impressio suprarenalis), rechte Niere in der Mitte des rechten Leberlappens (Impressio renalis), Flexura coli dextra und Colon transversum nahe am Unterrand des rechten Leberlappens (Impressio colica), Duodenum 1 lateral der Gallenblase (Impressio duodenalis), Gallenblase (Fossa vesicae biliaris), Vorderseite des Magens am gesamten linken Leberlappen und Lobus quadratus (Impressio gastrica), Ösophagus am Oberrand des linken Leberlappens medial der Fissura ligamenti venosi (Impressio oesophagea)

Fixationen

(▶Abb. 9.2, ▶Abb. 9.3)

- Am stärksten wird die Leber durch Lig. coronarium, Ligg. triangularia, **Turgoreffekt, thorakalen Sog** und **abdominalen Druck** in ihrer Position gehalten.
- **Area nuda:** dreieckige, bauchfellfreie Verwachsungszone mit dem Diaphragma und der hinteren Bauchwand links und rechts der Mündung der Lebervenen in die V. cava inferior
- **Lig. coronarium:** Umschlagfalte des Peritoneums an der Area nuda, Anheftung am Zwerchfell
- **Lig. triangulare dextrum:** laterale Fortsetzung des Lig. coronarium, verbindet rechten Leberlappen mit rechter Zwerchfellkuppel
- **Lig. triangulare sinistrum:** laterale Fortsetzung des Lig. coronarium, verbindet linken Leberlappen mit linker Zwerchfellkuppel, verhindert, dass sich beim auf-

recht stehenden Menschen die Leber vom Zwerchfell löst und Darmteile zwischen Leber und Zwerchfell legen.

- **Lig. hepatorenale:** verbindet Leber mit rechter Niere
- **Lig. falciforme hepatis:** von der oberen Leberseite zur vorderen Bauchwand und zum Zwerchfell
- **Lig. teres hepatis:** von der ventralen Leberseite zu Bauchwand, Nabel
- **Omentum minus:** nach Barral als Verlängerung des Lig. coronarium anzusehen, setzt an der Fissura ligamenti venosi an und verbindet die Leber über das
  - **Lig. hepatogastricum (Pars flaccida)** mit der Curvatura minor des Magens; ein zartes Band, in dem der Gefäßbogen der Curvatura minor verläuft
  - **Lig. hepato(cystico)duodenale (Pars vasculosa)** mit dem Duodenum 1, bedeckt den Eingang der Bursa omentalis; darin verlaufen ventral Ductus choledochus, in der Mitte die V. portae hepatis und dorsal die A. hepatica communis
  - **Lig. phrenicogastricum (Pars tensa)** mit Ösophagus (Pars abdominalis) und Kardia

Gleitflächen

(▶ Abb. 9.4)

- **Direkte Gleitflächen:** Diaphragma, Magen, Pylorus, Colon transversum, Flexura coli dextra, rechte Niere und Nebenniere, Duodenum 1 und 2, Gallenblase, Ösophagus, V. cava inferior, Aorta abdominalis
- **Indirekte Gleitflächen:** linkes Perikard und Herz, rechte Pleura und Lunge, Recessus costodiaphragmaticus rechts, rechte Rippen V bis X

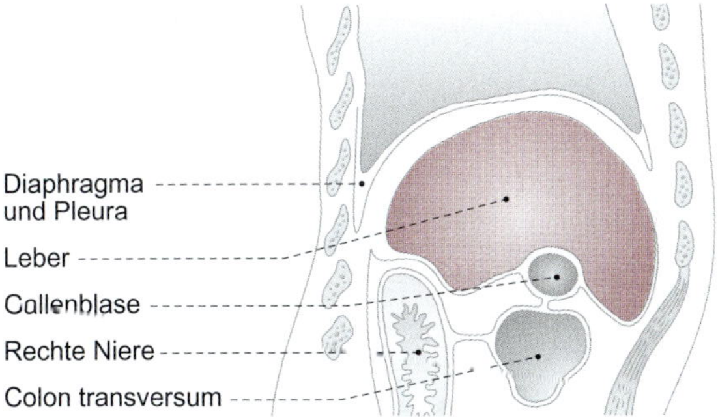

Abb. 9.4 Gleitflächen der Leber [L106]

9.2.4 Gefäßversorgung, Lymphwege, Innervation

Arterien, V. portae hepatis

Die Leber erhält Blut aus **2 Quellen:**

- **A. hepatica propria** führt sauerstoffreiches Blut zur Versorgung der Leber selbst (Vas privatum).
- **V. portae hepatis** bringt sauerstoffarmes und nährstoffreiches Blut zur Verstoffwechselung in die Leber (Vas publicum).

Aus der Bauchaorta geht der **Truncus coeliacus** ab, der neben der A. gastrica sinistra und A. splenica die **A. hepatica communis** abgibt. In ca. 25 % der Fälle kann diese allerdings auch aus der A. mesenterica superior abgehen. Nach Abzweigung der A. gastroduodenalis setzt sie sich als **A. hepatica propria** fort (▶Abb. 9.5). Bevor sie sich in der Leber aufzweigt, gibt sie noch die A. gastrica dextra und die A. cystica ab. In der Leberpforte teilt sie sich in den **Ramus dexter** zum rechten Leberlappen und rechten Teil des Lobus caudatus und den **Ramus sinister** zum linken Leberlappen, Lobus quadratus und linken Teil des Lobus caudatus auf. Anhand des weiteren Verzweigungsmusters können Lebersegmente und -subsegmente abgegrenzt werden.

Die **V. portae hepatis** entsteht aus der Vereinigung von V. splenica und V. mesenterica superior etwa auf Höhe des 2. Lendenwirbels (▶Abb. 9.6). Sie verläuft im freien Rand des Omentum minus im Lig. hepatoduodenale links vom Ductus choledochus nach kranial zur Leberpforte. Dort verzweigt sie sich in den **Ramus dexter** und den **Ramus sinister,** die sich jeweils weiter teilen, bis sie zu Vv. interlobulares werden.

Äste der A. hepatica propria (kleiner) und V. portae hepatis (größer) verlaufen immer gemeinsam mit den intrahepatischen Gallengängen (**Glisson-Trias**).

Venen

Zentralvenen vereinigen sich zu Sammel-, Segment- und Lappenvenen, aus denen die **Vv. hepaticae** entstehen. Sie verlaufen an den Segmentgrenzen und bilden 3 Gruppen: Vv. hepaticae dextrae, intermediae und sinistrae (▶Abb. 9.7). Unmittelbar unter dem Foramen venae cavae des Zwerchfells münden die 3 Gruppen im Bereich der Facies diaphragmatica in die **V. cava inferior.**

Die Grenze zwischen Pfortadersystem und direktem Stromgebiet der V. cava ist von großer Bedeutung. Wenn der Abfluss des Blutes über die Leber zum Herzen behindert ist, staut sich das Blut in der Pfortader und der Blutdruck in ihr steigt an (portale Hypertension). Das Blut fließt über „Umleitungen" in die V. cava inferior ab.

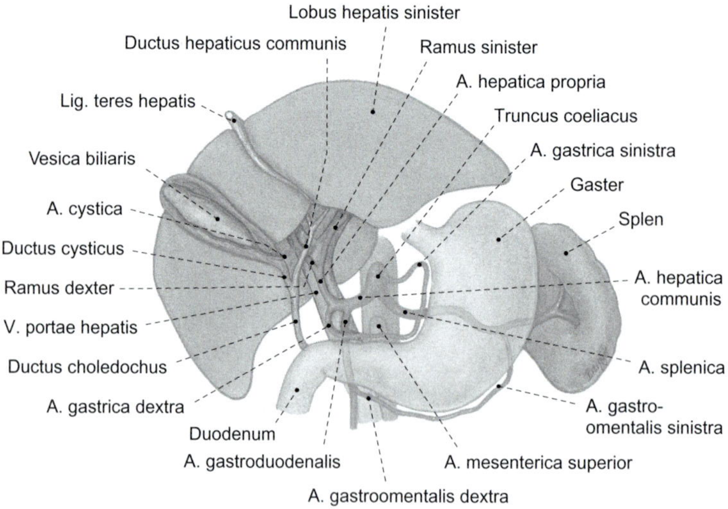

Abb. 9.5 Arterielle Versorgung der Leber [L106]

Die wichtigsten Nahtstellen (**portokavale Anastomosen**) sind zwischen

- Venen an der Curvatura minor des Magens und Ösophagusvenen → bei Stauung Ösophagusvarizen
- V. umbilicalis, Vv. paraumbilicales und Bauchwandhautvenen → bei Stauung „Medusenhaupt“
- V. rectalis superior und medialis bzw. inferior und Plexus venosus rectalis → bei Stauung Hämorrhoiden

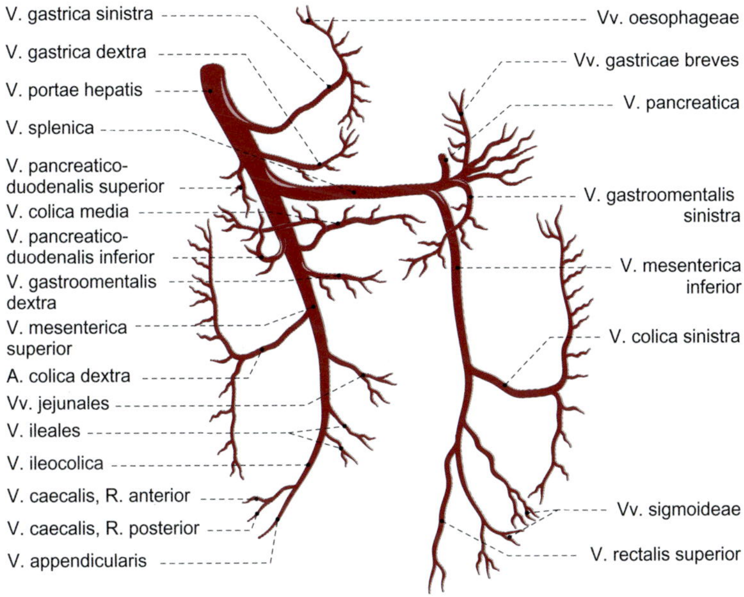

Abb. 9.6 Zuflüsse der V. portae hepatis [L106]

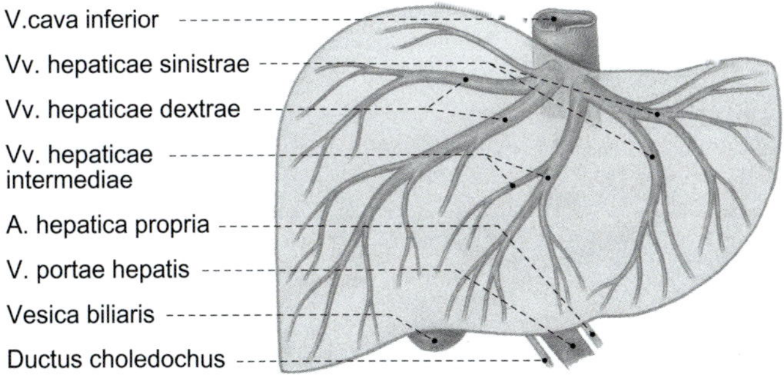

Abb. 9.7 Verzweigung der Vv. hepaticae und Mündung in die V. cava inferior [L106]

Lymphwege

Die Leberlymphgefäße bilden 2 Netze (▶ Abb. 9.8):

- Das **tiefe Lymphgefäßnetz** folgt Ästen von V. portae hepatis und A. hepatica propria zu den regionären Lymphknoten **Nll. hepatici** an der Leberpforte → Nll. coeliaci → Trunci lymphatici intestinales → Cisterna chyli → Ductus thoracicus.
- Das **oberflächliche Lymphgefäßnetz** fließt z. T. zur Leberpforte in die **Nll. hepatici** und **Nll. phrenici inferiores** (weiter s. o.), z. T. durch das Zwerchfell zu den im Brustraum gelegenen Nll. mediastinales anteriores → Truncus lymphaticus bronchomediastinalis → Ductus thoracicus.

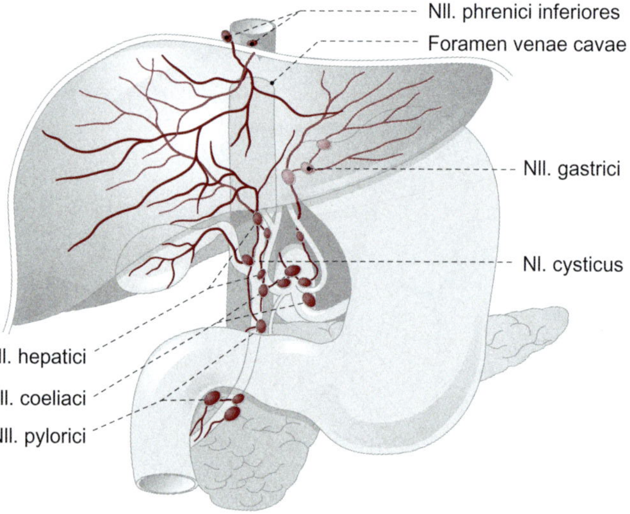

Abb. 9.8 Lymphknoten der Leber [L106]

Innervation

Sensible Innervation der Leberkapsel und des Lig. falciforme (▶ Tab. 9.1) erfolgt vom Plexus hepaticus zum N. phrenicus dexter (C3–C5), z. T. auch N. phrenicus sinister (v. a. vom Peritonealüberzug im Bereich der Gallenblasenbucht).

Tab. 9.1 Leberinnervation

Innervation	Segment, Kerngebiete	Verlauf	Umschaltung
Sympathisch	Th5–Th9 →	→ Grenzstrang (Truncus sympathicus) → N. splanchnicus major, N. splanchnicus minor	Plexus coeliacus auf Plexus hepaticus
Parasympathisch	Nucleus dorsalis nervi vagi	Medulla oblongata → N. vagus (X) → Plexus oesophageus des N. vagus → Truncus vagalis anterior und posterior	Plexus coeliacus (Truncus vagalis anterior), Plexus hepaticus (Truncus vagalis posterior)

9.3 Dysfunktionen

Torsten Liem (▸ 9.3.1, ▸ 9.3.3, ▸ 9.3.4)
Michel Puylaert (▸ 9.3.1, ▸ 9.3.2)

9.3.1 Ursachen

Parietale Dysfunktionen

- Obere HWS (C3–C5) und Schädelbasis (→ N. vagus)
- Th6–Th9 (→ Sympathikus)
- Untere Rippen
- Abnorme Spannung des Zwerchfells

Viszerale Dysfunktionen

- Alle Organe in der Umgebung der Leber können über Gleitflächen, ligamentäre und fasziale Verbindungen die Beweglichkeit der Leber einschränken: v. a. pleurodiaphragmaler Bereich, Magen (z. B. bei Hiatushernie oder Ulcus ventriculi → Omentum minus), Flexura coli dextra, Colon ascendens, Colon transversum sowie abnorme Spannungen des Peritoneums, des Weiteren rechte Niere, rechte Nebenniere, Duodenum 1 (und 2), Ösophagus (Pars abdominalis).
- Es besteht ein Missverhältnis zwischen negativem intrathorakalem Druck und positivem intraabdominellem Druck.
- Pleurodiaphragmaler Bereich:
  - Magen: über Omentum minus und die Nähe zum Lobus sinister und Lobus quadratus
  - Niere: über Gleitfläche
  - Colon transversum: über Gleitfläche
  - Duodenum: über Gleitfläche und Omentum minus
  - Ösophagus: über Omentum minus und Gleitfläche
  - Lunge: z. B. bei Emphysem

Ligamente

Omentum minus, Lig. coronarium, Ligg. triangularia, Lig. falciforme, Lig. Hepatorenale.

Nervale Störungen

- N. vagus: z. B. bei Dysfunktion der oberen HWS, Schädelbasis oder vorderen Halsfaszie
- Sympathikus auf Höhe von Th6–Th9
- Plexus coeliacus
- N. phrenicus (C3–C5)

Störungen des Herz-Kreislauf-Systems

- Stauungsleber: Rechtsherzinsuffizienz
- Dysfunktion des Truncus coeliacus
- Pfortaderhochdruck (portale Hypertension)

9

Endokrine Störungen

- Diabetes mellitus
- Schilddrüsendysfunktionen (Hypo-, Hyperthyreose)
- Hypohysendysfunktionen
- Nebennierendysfunktionen (z. B. Morbus Cushing)

Psyche

- Somatoforme Störungen, Somatisierungsstörungen
- Essstörungen (z. B. Anorexia nervosa, Bulimia nervosa)

Weitere Ursachen

- Infektionen durch Bakterien, Viren
- Toxine: Alkohol, Antibiotika, Tetrazykline, Knollenblätterpilz
- Fettreiche Nahrung

9.3.2 Kompensationsmechanismen

> Ein Großteil der genannten Kompensationsmechanismen ist rein hypothetisch und bedarf weiterer Untersuchungen.

- Stabilisation über die Blätter von Glenard: zuerst über das obere Blatt und bei fortschreitender Dysfunktion über das mittlere und untere Blatt
- Leichte Haltefunktion durch Zwerchfell und Perikard, durch Lig. coronarium und Lig. triangulare; das linke Lig. triangulare bekommt Unterstützung vom unteren Ösophagussphinkter, dessen muskulärer Tonus durch die Anregung der Nn. splanchnici erhöht wird
- Reaktion der V. portae hepatis: Steigerung im Druckgefälle des venösen Systems durch Zug oder Druck am Omentum minus
- Kräftige Haltefunktion durch die V. cava inferior
- Stützung durch rechte Niere und Flexura coli dextra
- Metabolische und Spannungsveränderungen von Colon ascendens, Zäkum und Valva ileocaecalis
- Herstellung des Gleichgewichts durch Ausbildung einer Skoliose (Leberskoliose)
- Physiologische Selbstregulation in der Leber zwischen arteriellem und venösem Blut

9.3.3 Folgen

- Anspannung des Omentum minus
- Abnorme Spannung am Zwerchfell
- Dysfunktion (mehr rechts als links) C3–C5, Th8 und Th9
- Schulterdysfunktion rechts
- Eingeschränkter Leberstoffwechsel
- Immunschwäche
- Schlechte und langsame Verdauung

9.3.4 Differenzialdiagnosen

- Akute, chronische Hepatitis
- Autoimmunhepatitis
- Fettleber
- Leberzirrhose
- Lebermetastasen (primäres Karzinom selten)
- Leberabszess
- Portale Hypertension
- Hepatorenales Syndrom
- Leberschäden bei Stoffwechselerkrankungen (Mukoviszidose, α_1-Antitrypsin-Mangel, Hämochromatose, Hämosiderose, Morbus Wilson, Porphyrie)

9.4 Diagnostik der Dysfunktionen

Michel Puylaert

9.4.1 Symptome

Einen Ikterus immer vom Facharzt abklären lassen, da eine schwerwiegende Krankheit Ursache sein kann!

- Müdigkeit
- Intrahepatischer Ikterus
- Aufgehellter Stuhl
- Immunschwäche
- Kopfschmerzen, Migräne
- Depression, nervöse Erschöpfung (nach Barral)

9.4.2 Inspektion

- Gelbes Hautkolorit: Ikterus
- Rippenbogen in Einatmung: Lebervergrößerung
- Rippenbogen in Ausatmung: Leberverkleinerung
- Diastase der Bauchmuskeln: Erhöhung des intraabdominalen Drucks
- Oberflächliche Venen sichtbar: portale Hypertension
- Skoliose oder Fehlstellung der mittleren und unteren BWS: Leberdysfunktion (z. B. Vergrößerung oder Verkleinerung)

9.4.3 Reflexzonen und Hinweiszeichen

(▶ Abb. 9.9)

Dermatom

- **Anterior:** C3–C4 rechts, Th6–Th10 rechts (am Rippenbogen), Maximalzone: Th8 rechts
- **Posterior:** C3–C4 rechts, Th6–Th10 rechts, Maximalzone über der Spina scapulae rechts

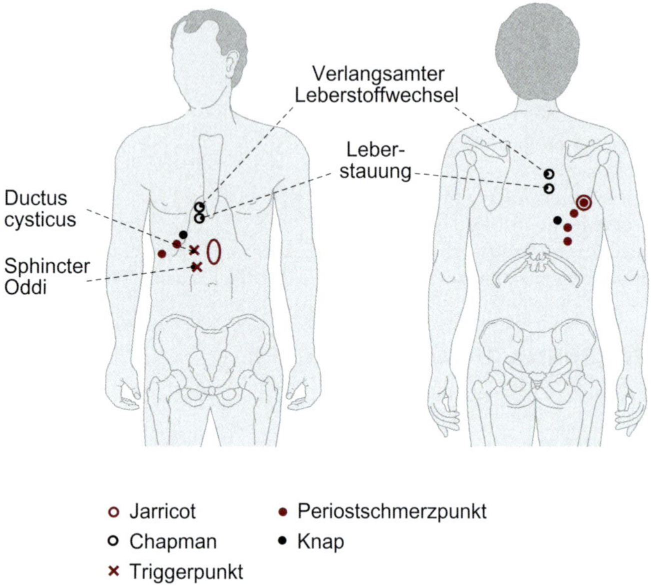

Abb. 9.9 Hinweiszeichen auf eine Dysfunktion [L106]

Dermalgiereflexe nach Jarricot

Anterior: Th8 in der Medianlinie.

Neurolymphatische Reflexe nach Chapman

Verlangsamter Leberstoffwechsel

- **Anterior:** 5. ICR rechts, von der Linea mamillaris bis zum Sternum
- **Posterior:** rechts zwischen Procc. transversi Th5 und Th6 in der Mitte zwischen Proc. transversus und Proc. spinosus

Leberstauung

- **Anterior:** 6. ICR rechts, von der Linea mamillaris bis zum Sternum
- **Posterior:** rechts zwischen Procc. transversi Th6 und Th7 in der Mitte zwischen Proc. transversus und Proc. spinosus

Triggerpunkte

- Ductus cysticus: Kreuzungspunkt der Linie zwischen Nabel und Mitte der rechten Klavikula am Rippenbogen (Knorpel der IX. und X. Rippe)
- Sphincter Oddi: auf einer gedachten Linie vom Nabel zur Mitte der rechten Klavikula etwa 3–4 Fingerbreit oberhalb des Nabels

Periostschmerzpunkte

- **Anterior:** 9. und 10. Rippe rechts
- **Posterior:** 8.–10. Rippe rechts, rechter Angulus inferior scapulae

Knap-Punkte

- **Anterior:** Th9 unter dem rechten Rippenbogen nahe dem Sternum
- **Posterior:** Th9 eine Hand breit rechts lateral des Proc. spinosus im ICR

Muskuläre Hinweiszeichen

- Hypertonie von
  - Paravertebraler Muskulatur (v.a. Th7–Th9)
  - Zwerchfell (mit Atemstörungen als Folge)
  - M. rectus abdominis links oberhalb des Nabels
  - M. psoas major
  - Mm. intercostales Th8–Th10
  - M. trapezius

Vertebrale Hinweiszeichen

- Dysfunktionen Th7–Th10 (viszerosomatischer Reflex), v.a. Th8
- Dysfunktionen C0–C2 (N. vagus)
- Dysfunktionen C3–C5 (N. phrenicus → Schulterschmerzen rechts)

Kostale Hinweiszeichen

Untere Rippen und Kostovertebralgelenke rechts (mechanische Spannung der Anheftungsregionen der Leber).

9.4.4 Perkussion: Leberperkussion

Begrenzung: nach kranial 5. ICR, nach kaudal rechter Rippenbogen.

Patient: in Rückenlage.

Therapeut: stehend, auf der rechten Seite des Patienten.

Ausführung: ab dem 3. ICR in der Medioklavikularlinie nach kaudal perkutieren.

Bewertung: Auf die Qualität des Klopfschalls (dumpf) achten, um die Position der Leber zu beurteilen. Der gedämpfte Leberschall hebt sich eindeutig vom sonoren Lungenschall und tympanitischen Klopfschall des Dickdarms ab. Gegenüber der absoluten Herzdämpfung ist die Leber allerdings schwer abzugrenzen.

9.4.5 Palpation

Palpation der Leber

(▶ Abb. 9.10, ▶ Abb. 9.11)

Patient: in Rückenlage, beide Beine angestellt.

Therapeut: stehend, auf der rechten Seite des Patienten, auf Höhe des Beckens.

Handposition:

- Linke Hand posterolateral auf Höhe der Leber positionieren und leichten Druck nach anterior ausüben.
- Mit den Fingerspitzen der rechten Hand unter dem rechten Rippenbogen palpieren.

Ausführung: Mit der rechten Hand Kontakt mit dem Unterrand der Leber aufnehmen und während der Einatmung nach kaudal palpieren.

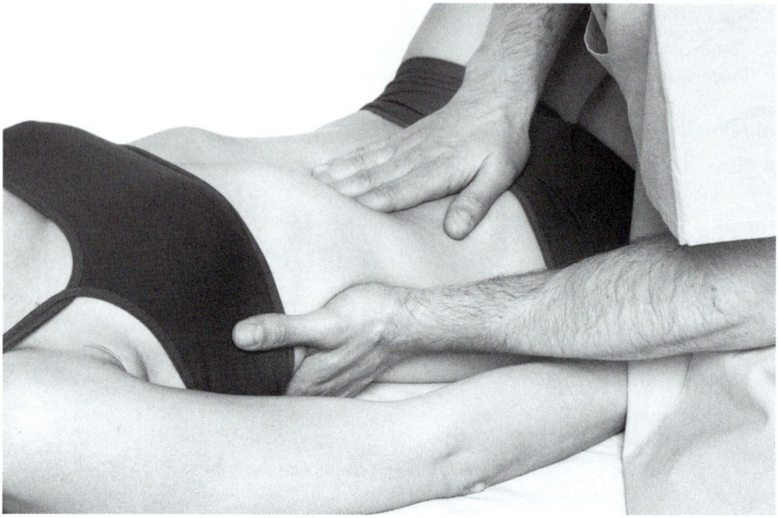

Abb. 9.10 Palpation der Leber [K306]

Bewertung: Auf Position, Form, Dichte (verhärtet oder weich), Volumen und Beweglichkeit (Motilität und Mobilität) achten.

- Normalbefund: Der Leberrand ist unauffällig elastisch, weich und glatt und bewegt sich synchron mit der Atmung.
- Härte, Vergrößerung oder Schmerzempfindlichkeit können auf eine Dysfunktion hinweisen.

Variation

Patient: sitzend.

Therapeut: stehend, hinter dem Patienten, rechtes Knie auf der Bank.

Handposition:

- Beide Hände unter den Achseln durchführen.
- Die rechte Hand an den rechten, die linke Hand an den linken unteren Leberrand legen.
- Die Fingerspitzen können sich dabei berühren oder leicht überlappen.

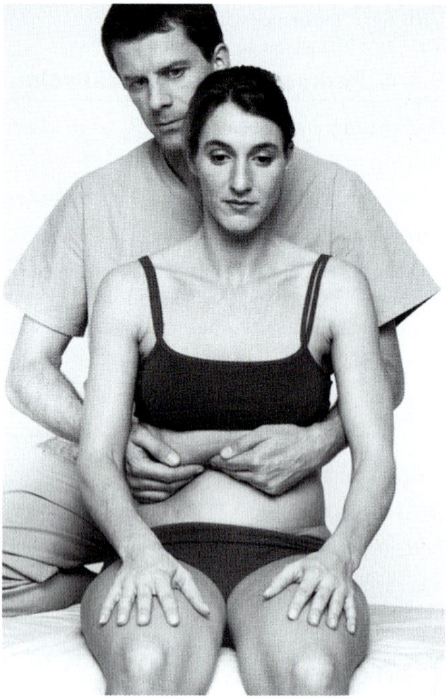

Abb. 9.11 Palpation der Leber im Sitzen [K306]

9.4.6 Motilität

(▶ Abb. 9.12)

Im **Exspir** kommt es zu folgenden Bewegungen (▶ Abb. 9.14a, ▶ Abb. 9.12) jeweils folgenden Ebenen:

- Frontalebene: rechte Lateralflexion um eine horizontale Achse, die durch das Lig. falciforme verläuft
- Sagittalebene: leichte Rotation um eine Achse zwischen den beiden Lig. triangularia, dabei geht die anteroinferiore Seite nach kaudal und dorsal
- Horizontalebene: Bewegung des lateralen Leberrands von dorsal nach ventral und von rechts nach links

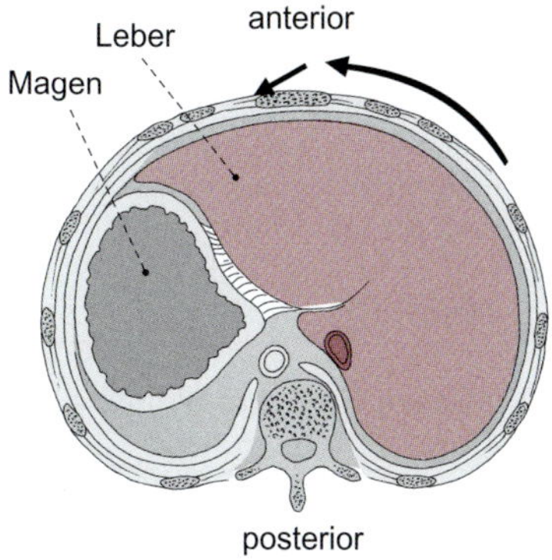

Abb. 9.12 Motilität der Leber im Exspir (Horizontalebene) [L106]

Palpation der gesamten Lebermotilität

Patient: in Rückenlage.

Therapeut: sitzend, auf der rechten Seite des Patienten.

Handposition:

- Rechte Hand flach auf den Thorax vom 5. ICR bis zum Rippenbogen legen, die Fingerspitzen sind dabei nach medial gerichtet.
- Die linke Hand im Doppelkontakt auf die rechte legen.

Bewertung: Amplitude, Kraft, Leichtigkeit und Symmetrie der Leberbewegungen beurteilen.

- Normalbefund: Die Leber verlagert sich im Exspir zur Medianachse.
- Eine fehlende Bewegung oder geringe Amplitude deutet auf eine Fixierung der Leber hin.

Die Bewegungen sind ähnlich wie bei der Mobilität. Rhythmus und Amplitude sind jedoch deutlich geringer.

Palpation der Lebermotilität der einzelnen Ebenen

Patient: in Rückenlage.

Therapeut: sitzend, auf der rechten Seite des Patienten.

Handposition:

- Die rechte Hand flach auf den Thorax vom 5. ICR bis zum Rippenbogen legen, die Fingerspitzen sind dabei nach medial gerichtet.
- Die linke Hand im Doppelkontakt auf die rechte legen.

Bewertung: Amplitude, Kraft, Leichtigkeit und Symmetrie der Leberbewegungen beurteilen.

- Normalbefund: Die Leber bewegt sich harmonisch (etwa alle 10 s) um jede Achse; d. h. in der
  - Horizontalebene verläuft die sagittale Achse durch die Metakarpophalangealgelenke, in der
  - Sagittalebene verläuft die frontale Achse durch die Handmitte und in der
  - Frontalebene verläuft die horizontale Achse durch das 3. Metakarpophalangealgelenk.
- Eine fehlende Bewegung oder geringe Amplitude einer Bewegung deutet auf eine Fixierung der Leber hin.

9.4.7 Mobilität

Mobilität nach Finet und Williame

(▶Abb. 9.13)

Bei der **Einatmung** kommt es zur Senkung in der frontalen und sagittalen Ebene.

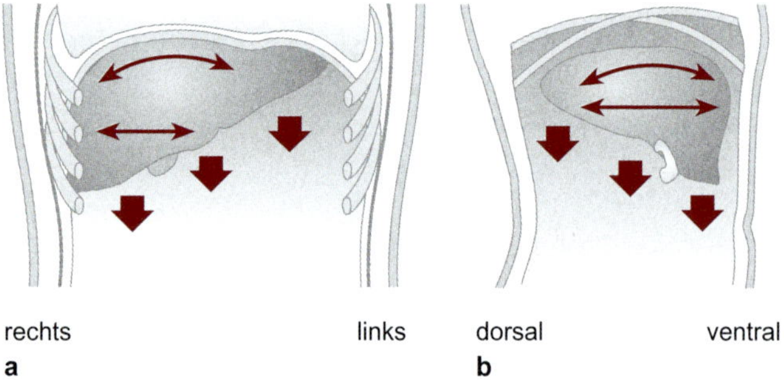

Abb. 9.13 Mobilität der Leber nach Finet und Williame. **a:** Frontalebene. **b:** Sagittalebene. [L106]

Mobilität nach Barral und Mercier

(▶Abb. 9.14)

Bei der **Einatmung** kommt es zu folgenden Bewegungen:

- Sagittalebene: Senkung, Bewegung der anteroinferioren Seite nach posteroinferior
- Frontalebene: Rotation gegen den Uhrzeigersinn
- Horizontalebene: leichte Rotation nach links

Palpation der Lebermobilität (nach Glenard)

(▶Abb. 9.15)

Patient: in Rückenlage, beide Beine angestellt.

Therapeut: stehend, auf der rechten Seite des Patienten, auf Höhe des Beckens.

Handposition:

- Die linke Hand posterior unter den Rippen hinter die Leber legen.
- Mit dem linken Daumen ventral tief Kontakt mit dem Unterrand der Leber aufnehmen.
- Die rechte Hand mit der Innenfläche zur Leber gerichtet in die Fossa iliaca sinistra legen.

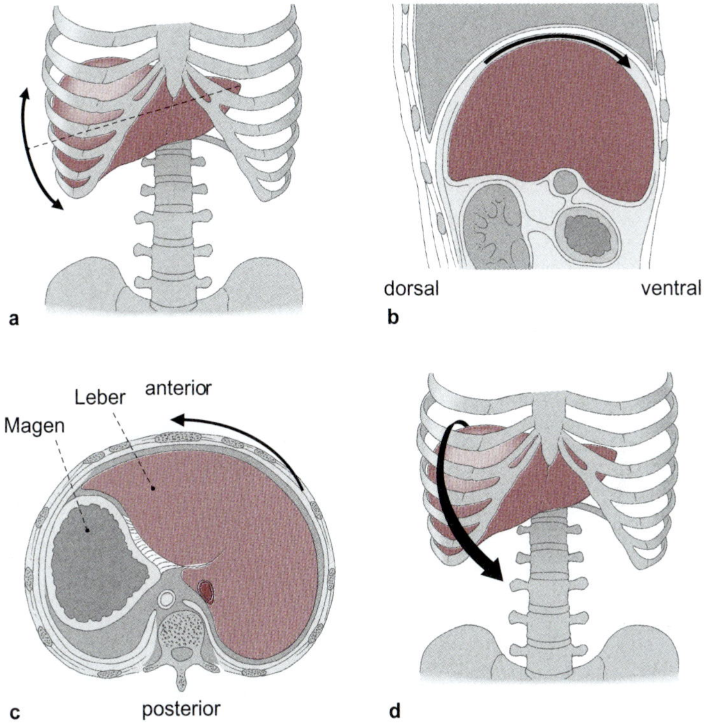

Abb. 9.14 Mobilität der Leber nach Barral und Mercier. **a:** Frontalebene. **b:** Sagittalebene. **c:** Horizontalebene. **d:** Resultante der Lebermobilität. [L106]

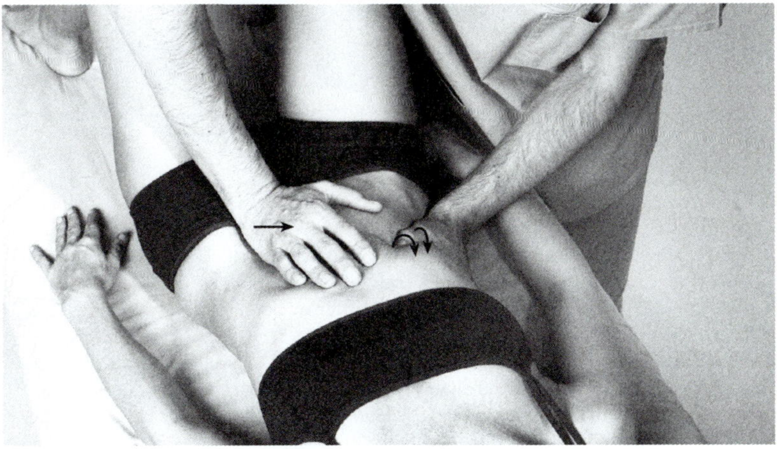

Abb. 9.15 Palpation der Lebermobilität [K306]

Ausführung: in 3 Phasen

- Mit der linken Hand die Rippen nach ventral anheben.
- Mit der rechten Hand das viszerale Paket in Richtung Leber schieben.
- Bei der Einatmung den Daumen am Leberrand entlang nach ventral, kranial und lateral bewegen.

Bewertung: Auf Beweglichkeit der Leber und auf die Konsistenz des Unterrands achten.

- Normalbefund: Der Leberrand ist elastisch, kaum spürbar und schmerzlos.
- Verhärtungen, Schmerzen oder ein unregelmäßiger Rand deuten auf eine Dysfunktion hin.

9.4.8 Tests

Test der unteren, oberen und anterioren Leberstrukturen im Sitzen

(▶ Abb. 9.16)

Patient: sitzend, leicht kyphosiert, an den Therapeuten gelehnt, Beine frei hängend.

Therapeut: stehend, hinter dem Patienten, rechtes Knie auf der Bank.

Handposition: Mit den Fingerbeeren oder Handkanten beider Hände einen flächigen Kontakt subkostal mit der Leber aufnehmen und sanft so weit wie möglich unter den zentralen Teil der Leber vordringen.

Ausführung:

- Die Leber nach kranial und dorsal in Richtung der rechten Schulter anheben und Zug nach Bewertung der Mobilität wieder loslassen.
- Mit den Fingerbeeren auf dem posteroinferioren Teil der Leber Druck nach superior ausüben, um eine Kippbewegung nach vorne zu bewirken.

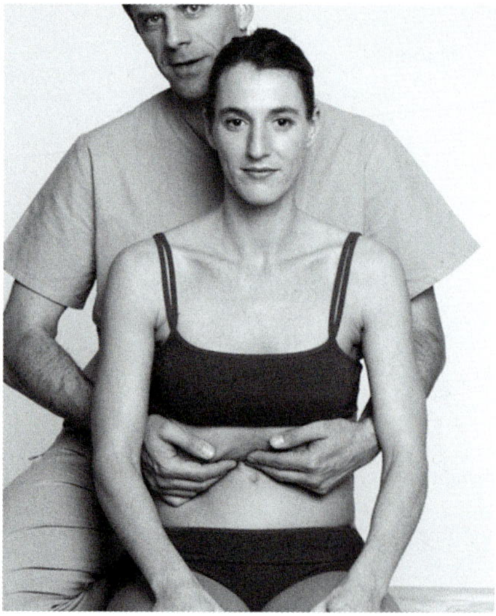

Abb. 9.16 Test der unteren, oberen und anterioren Leberstrukturen im Sitzen [K306]

Bewertung: Auf Widerstand achten, sowohl beim Heben als auch beim Rückweg.

- Normalbefund: Die Leber lässt sich elastisch mobilisieren.
- Eine erschwerte oder eingeschränkte Beweglichkeit der Leber nach kranial deutet auf eine inferiore Fixierung der Leber hin.
- Eine eingeschränkte Rückbewegung nach inferior beim Loslassen verweist auf eine superiore Fixierung der Leber.
- Eine Einschränkung der Kippbewegung nach vorne zeigt eine Fixierung durch anteriore Strukturen an. Allerdings ist diese Bewegung schwierig auszuführen, da der Therapeut die Finger so weit wie möglich nach posterior bringen sollte.

Bei der Ausführung kann die Leber etwas nach lateral und medial verschoben werden, um die Spannung der Ligg. triangulare dextrum und sinistrum zu testen.

Mobilitätstest der Leber über die Rippenbewegung

(▶ Abb. 9.17)

Patient: in linker Seitenlage, rechter Arm liegt vor dem Körper auf der Liege.

Therapeut: stehend, hinter dem Patienten.

Handposition: Mit beiden Händen rechts die VI. bis X. Rippe greifen, die Daumen liegen dabei dorsal, die restlichen Finger ventral, die Fingerspitzen berühren den Unterrand der Leber.

Ausführung: Die Rippen in der frontalen, sagittalen und horizontalen Ebene hin und her mobilisieren.

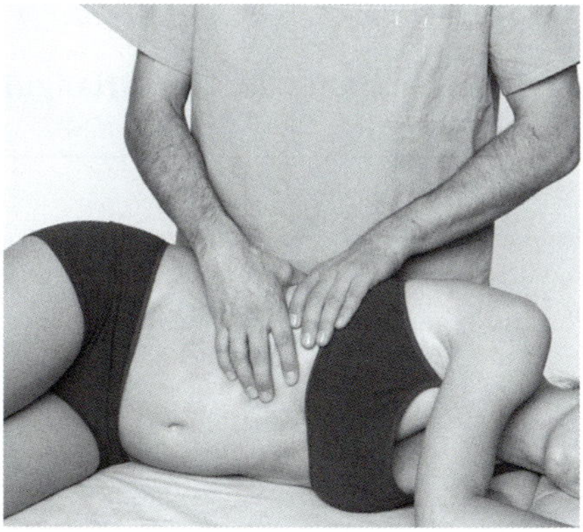

Abb. 9.17 Mobilitätstest der Leber über die Rippenbewegung [K306]

Bewertung: Auf die gesamte Elastizität achten.

- Normalbefund: Die Rippen sind elastisch, und die Leber lässt sich darunter in alle Richtungen mobilisieren.
- Oberflächlicher Widerstand deutet auf eine Rippendysfunktion hin.
- Tieferer Widerstand (Einschränkung) in einer Richtung verweist auf eine Fixierung der Leber.

9

> Die Untersuchung ist nicht leberspezifisch, da zwangsläufig Rippen, Pleura, rechte Zwerchfellhälfte und Flexura coli dextra mit getestet werden.

Fasziale Diagnostik der Leber: Shift und/oder Induktion

Patient: in Rückenlage, Beine ausgestreckt.

Therapeut: stehend, rechts vom Patienten auf Höhe des Beckens.

Handposition:

- Für die transversale Verschiebung (Shift): Die linke Hand posterior unter die XI. und XII. Rippen und die LWS legen. Die rechte Hand liegt flach auf dem Abdomen, unmittelbar kaudal und parallel zum rechten Rippenbogen.
- Für die anteroposteriore Induktion gilt dieselbe Handhaltung.

Ausführung:

- Shift: oberflächlichen Faszien kraniokaudal und kaudokranial verschieben.
- Induktion: Druck nach posterior ausüben, dann den Druck plötzlich loslassen.

Bewertung der beiden Tests:

- Normalbefund: Freie Beweglichkeit, die Faszien federn zurück.
- Zähes oder fehlendes Zurückfedern deutet auf eine Dysfunktion hin.

9

9.5 Behandlung der Dysfunktionen

Torsten Liem (▶ 9.5.9), Michel Puylaert (▶ 9.5.1 bis ▶ 9.5.8)

9.5.1 Behandlung der Ligg. triangularia, des Lig. coronarium und Recoil-Technik

(▶ Abb. 9.18)

Indikation: Verbesserung der Beweglichkeit der Leber, fasziale Entspannung, Stimulation der arteriellen, venösen und lymphatischen Zirkulation bei Hypertension.

Patient: sitzend, an den Therapeuten gelehnt, Beine frei hängend, die rechte Hand liegt auf dem rechten Oberschenkel.

Therapeut: stehend, hinter dem Patienten.

Handposition:

Mit dem rechten Arm die rechte Achsel des Patienten untergreifen, mit dem linken Arm über die linke Schulter greifen.

- Das linke Knie kann zur Stabilisierung unter der linken Achsel des Patienten positioniert werden.
- Mit beiden Händen unter dem rechten Rippenbogen (so weit wie möglich dorsal) die Leber greifen.

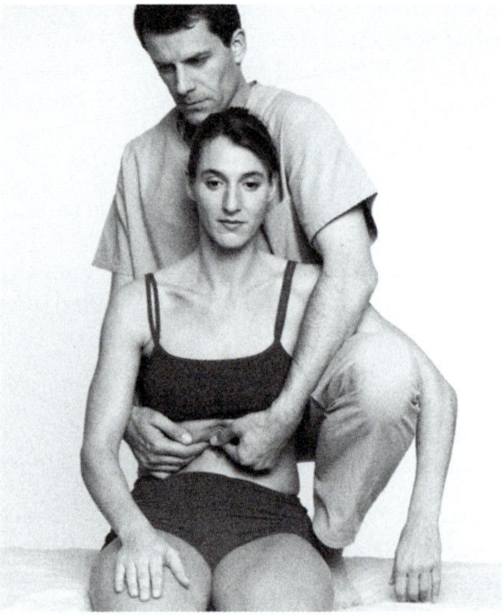

Abb. 9.18 Behandlung der Ligg. triangularia dextrum und sinistrum, des Lig. coronarium und Recoil-Technik [K306]

Ausführung:

- Während der Ausatmung die Leber sanft nach kraniodorsal anheben.
- Während der Einatmung den Druck halten, bis sich die Leber nicht weiter anheben lässt.
- Nach Barral wird lateral begonnen und progressiv nach medial vorgegangen, um alle Leberstrukturen zu erreichen,
  - für das Lig. triangulare dextrum Druck nach rechts kranial und dorsal ausüben,
  - für das Lig. coronarium Druck nach kranial und dorsal in der Mitte der Leber anwenden,
  - für das Lig. triangulare sinistrum Leber mit den Fingern nach links kranial und dorsal schieben.
- Die Technik ist beendet, wenn sich die Leber nicht weiter anheben lässt.
- Recoil-Technik: Die Leber oder einen Teil davon so weit wie möglich anheben und am Ende plötzlich loslassen.

9.5.2 Fasziale Mobilisation der Leber in drei Ebenen

Indikation: Verbesserung der Beweglichkeit, z. B. bei Hypotension oder Ptose, Entspannung der faszialen Umgebung, Stimulation der arteriellen, venösen und lymphatischen Zirkulation

Mobilisation in der Frontalebene

(▶ Abb. 9.19)

Patient: in Rückenlage.

Therapeut: stehend, auf der rechten Seite des Patienten, auf Höhe der Schulter.

Handposition:

- Die linke Hand breitflächig auf die linke Schulter legen.
- Die rechte Hand liegt auf den rechten VII. bis X. Rippen, mit den Fingerspitzen am Unterrand der Leber.

Ausführung:

- Mit der linken Hand die linke Schulter fixieren.
- Mit der rechten Hand die Rippen rhythmisch (ca. 10-mal/min) in Richtung Bauchnabel drücken und dann passiv zurückkommen lassen.
- Nach einigen Mobilisationen kann man zusätzlich mit der linken Hand die Schulter nach kranial drücken oder den Arm nach kranial dehnen, um Zwerchfell und Pleura mitzudehnen.

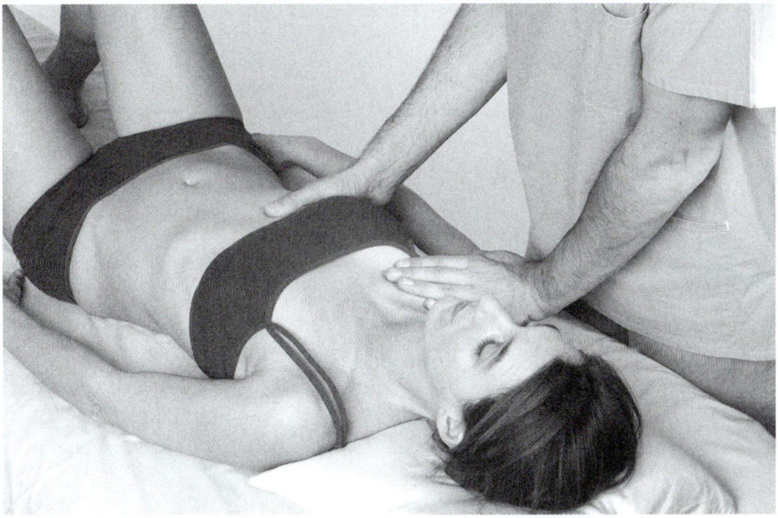

Abb. 9.19 Fasziale Mobilisation der Leber in der Frontalebene [K306]

Mobilisation in der Sagittalebene

(▶ Abb. 9.20)

Patient: in linker Seitenlage.

Therapeut: stehend, hinter dem Patienten.

Handposition:

- Die linke Hand posterolateral auf dem rechten Rippenbogen über den dorsokranialen Teil der Leber legen.
- Die rechte Hand anterolateral liegt unmittelbar auf dem ventrokaudalen Teil der Leber.

Ausführung:

- Beide Hände arbeiten zusammen: Eine Hand dient als Fixpunkt, während die andere mobilisiert.
- Nacheinander mit jeweils einer Hand die Leber nach ventrokaudal mobilisieren, die andere Hand dabei nicht bewegen.
- Recoil-Technik: Mit einer Hand die Leber nach ventrokaudal mobilisieren und dort am Ende der Bewegung bleiben; mit der anderen Hand die Leber so weit wie möglich nach dorsokranial schieben, dann beide Hände plötzlich loslassen.

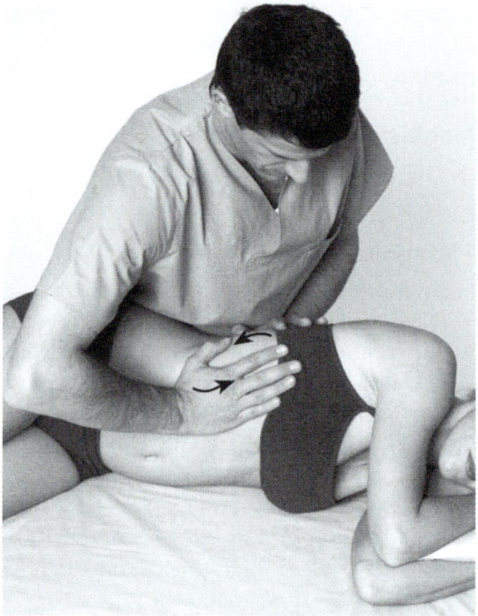

Abb. 9.20 Mobilisation der Leber in der Sagittalebene [K306]

Mobilisation in der Transversalebene

(▶ Abb. 9.21)

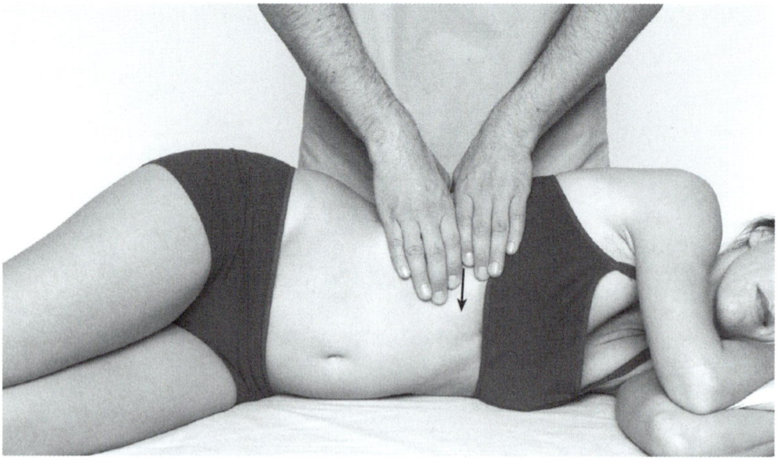

Abb. 9.21 Mobilisation der Leber in der Transversalebene [K306]

Patient: in linker Seitenlage.

Therapeut: stehend, hinter dem Patienten.

Handposition: Beide Hände nebeneinander lateral auf die rechten VI. bis X. Rippen legen, die Daumen auf die Anguli posteriores und die Finger zum Proc. xiphoideus gerichtet.

Ausführung: Die Einheit Rippe-Leber rhythmisch zum Proc. xiphoideus schieben und wieder loslassen.

9.5.3 Allgemeine Entspannungstechnik für die Leber

(▶ Abb. 9.22)

Indikation: Entspannung der faszialen Strukturen, Stimulation der arteriellen, venösen und lymphatischen Zirkulation bei Hypertension.

Patient: in Bauchlage.

Therapeut: stehend, auf der linken Seite des Patienten.

Handposition: Die Hände flächig auf die Projektionsfläche der Leber auf den unteren Thorax legen, die Handwurzeln befinden sich lateral der Dornfortsätze Th8–Th12, die Finger sind nach lateral gerichtet.

Ausführung: Vibrierenden Druck nach ventral ausüben, bis die Spannung deutlich nachlässt und sich die Zone elastisch anfühlt.

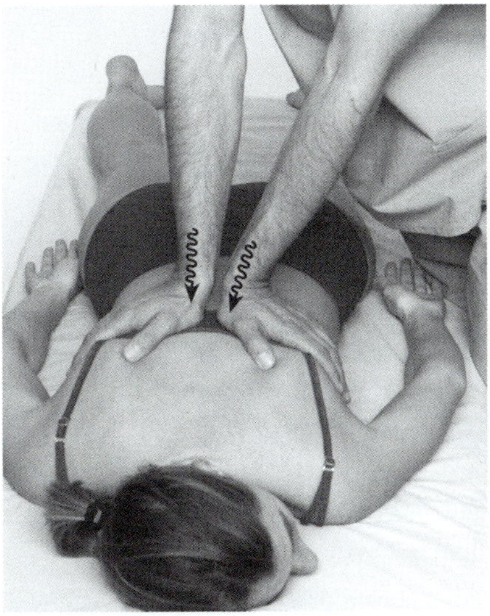

Abb. 9.22 Allgemeine Entspannungstechnik für die Leber [K306]

9.5.4 Hebetechnik für die Leber im Liegen

(▶ Abb. 9.23)

Indikation: Entspannung der Gewebe um die Leber, Verbesserung der gesamten Zirkulation, Korrektur der Lebersenkung bei Hypotension oder Ptose.

Patient: in rechter Seitenlage, Hüften und Knie 90° gebeugt, rechter Arm liegt vor dem Körper, linker Arm auf dem Thorax.

Therapeut: stehend, hinter dem Patienten auf Höhe des Beckens.

Handposition:
- Die rechte Hand unter die rechte IX. und X. Rippe legen.
- Mit der linken Handkante in der Fossa iliaca sinistra Kontakt mit der viszeralen Masse aufnehmen, die Handinnenfläche ist dabei zur Leber gerichtet.

Ausführung:
- Während der Einatmung mit der linken Hand die Spannung der viszeralen Masse aufnehmen und die Unterseite der Leber in Richtung der rechten Schulter schieben.

- Die linke Hand passt sich dabei der Bauchspannung an, von der die Amplitude der Korrektur abhängig ist.
- Während der Ausatmung mit beiden Händen das viszerale Paket in Richtung der rechten Schulter schieben und damit die Leber anheben.
- Den Vorgang 2- bis 3-mal wiederholen.

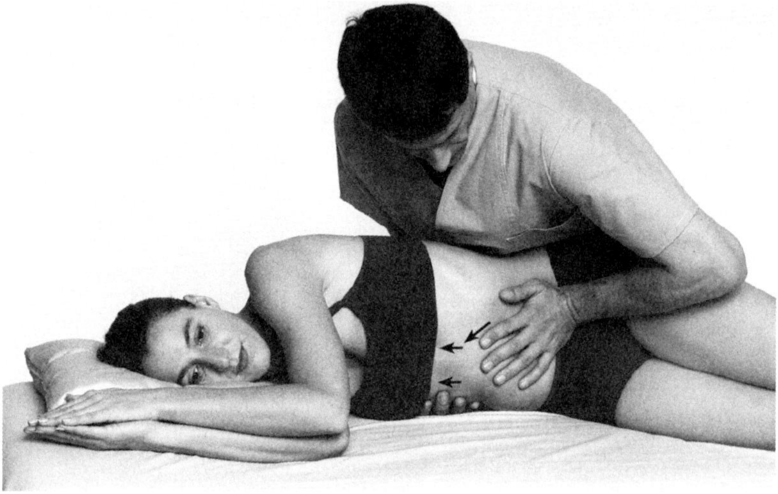

Abb. 9.23 Hebetechnik für die Leber im Liegen [K306]

9.5.5 Hebetechnik für die Leber im Sitzen

(▶ Abb. 9.24)

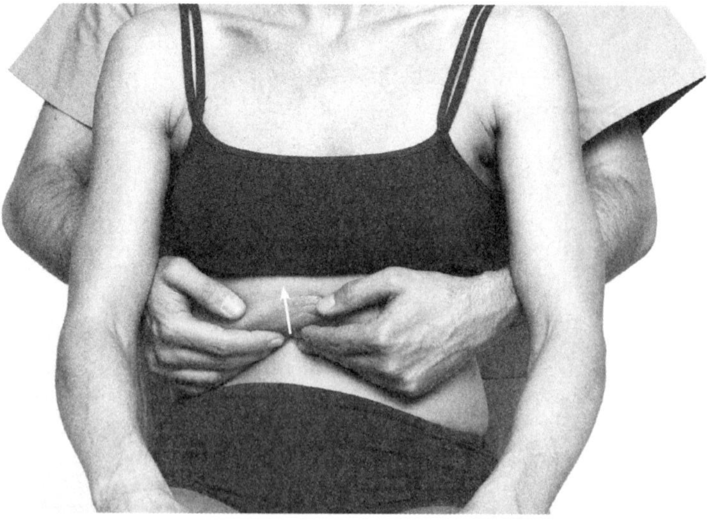

Abb. 9.24 Hebetechnik für die Leber im Sitzen [K306]

Indikation: Fixierungen der Leber, Einschränkung der venösen Blutzirkulation, Hypotension, Ptose.

Patient: sitzend, an den Therapeuten gelehnt.

Therapeut: stehend, hinter dem Patienten, nach Bedarf mit Kissen zwischen sich und Patienten.

Handposition: Beide Hände wie einen Löffel formen und hauptsächlich rechts unter den Leberrand legen.

Ausführung:

- Während der Patient einige Mal tief ein- und ausatmet, die Leberbewegung palpieren.
- Dann bei jeder Ausatmung Druck nach kraniodorsal ausüben, bis das Gewebe deutlich weicher wird.
- Während der Einatmung die Stellung beibehalten.
- Eine sanfte, tiefe Vibration kann die Technik verstärken bzw. unterstützen.

9.5.6 Kompression der Leber

(▶ Abb. 9.25)

Indikation: Entgiftung, Stimulation des venösen Systems, Hypertension.

Patient: in Rückenlage, linkes Bein oder beide Beine angestellt.

Therapeut: stehend, auf der linken Seite des Patienten.

Handposition:

- Mit der linken Hand den Thorax oberhalb der rechten XII. Rippe untergreifen, die Fingerspitzen sind dabei nach medial gerichtet.
- Die rechte Hand vorn auf die rechten V. bis VII. Rippen legen, der Handballen liegt neben dem Sternum.

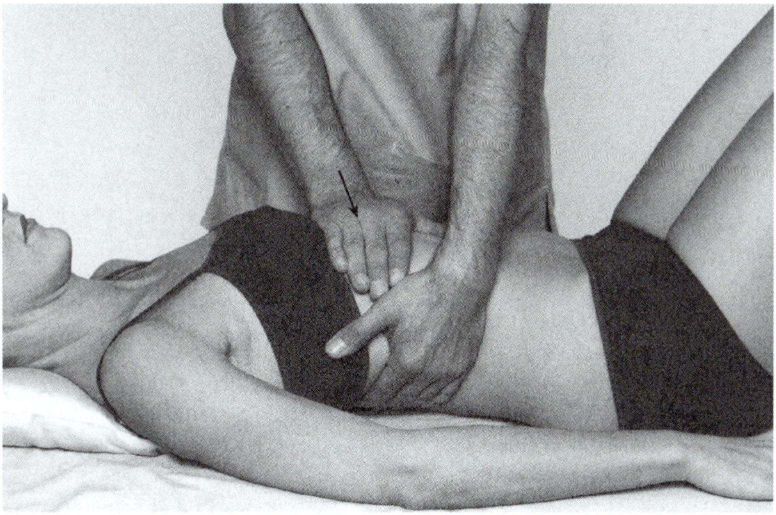

Abb. 9.25 Kompression der Leber [K306]

Ausführung:

- Während der tiefen Einatmung den Thorax nach anterior anheben.
- Während der Patient kurz die Luft anhält, mit der rechten Hand – gegen den Druck der linken Hand – den Thorax nach lateral drücken und vibrieren.
- Während der langsamen und tiefen Ausatmung den Thorax wieder zurückführen, ohne den Druckkontakt zwischen den Händen zu verlieren.
- Am Ende der Ausatmung die Spannung abbauen.
- Diesen Vorgang 2- bis 3-mal wiederholen.

Aufgrund der starken Entgiftung der Leber sollte der Patient am Tag der Behandlung viel (2–3 Liter) trinken.

9.5.7 Induktionsbehandlung der Leber

(▶ Abb. 9.26)

Indikation: Hypertension, Entgiftung, Zustand nach schweren Krankheit.

Patient: in Rückenlage.

Therapeut: stehend, auf der rechten Seite des Patienten.

Handposition: Die rechte Hand auf den unteren Teil des Brustkorbs legen: den Handballen anterolateral (je nach Hand- oder Lebergröße), die Fingerspitzen so nah wie möglich am Lig. triangulare sinistrum, den Kleinfinger unmittelbar kaudal des Rippenbogens auf das Abdomen.

Ausführung:

- Die Richtung, die am wenigstens eingeschränkt ist, in Inspir oder Exspir unterstützen.
- Falls dabei Stillpunkte auftreten, diese respektieren.

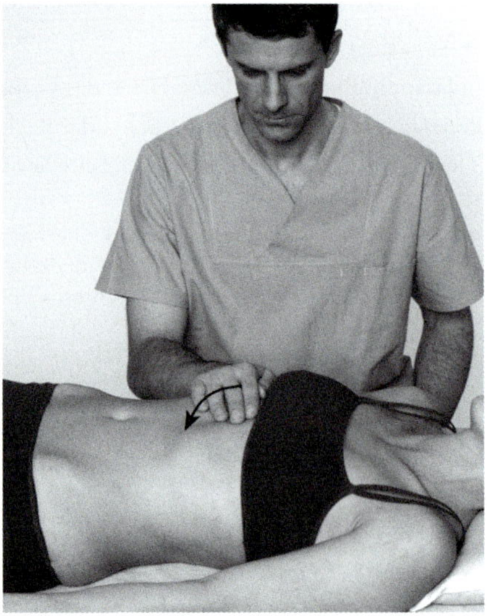

Abb. 9.26 Induktionsbehandlung der Leber [K306]

Variation 1

Die gesamte dreidimensionale Motilitätsbewegung induzieren.

Variation 2

- Jede einzelne Motilitätsbewegung induzieren (z. B. im Exspir):
  - In der Frontalebene Bewegung gegen den Uhrzeigersinn.
  - In der Transversalebene dreht sich rechte Seite der Leber nach links.
  - In der Sagittalebene bewegt sich der kraniale Teil der Leber nach ventrokaudal.
- Die Technik wird beendet, sobald Exspir- und Inspirbewegungen harmonisch und uneingeschränkt stattfinden.

Laut Barral wird zuerst die Bewegung in der Frontalebene induziert, weil sie die wichtigste und einfachste ist. Danach folgt die Induktion der anderen Bewegungen.

9.5.8 Fasziale Behandlung der Leber (modifiziert nach Finet und Williame)

(▶ Abb. 9.27)

Ausatmungsdysfunktion

Indikation: fasziale Einschränkung nach kaudal, Schmerzen im Epigastrium, Fettunverträglichkeit.

Patient: in Rückenlage, Beine ausgestreckt.

Therapeut: stehend, rechts vom Patienten auf Höhe des Beckens

Handposition:

- Die linke Hand posterior unter die XI. und XII. Rippen und die LWS legen.
- Die rechte Hand liegt flach auf dem Abdomen, unmittelbar kaudal und parallel zum rechten Rippenbogen.

Ausführung:

- Beide Hände zueinander drücken und nach kaudal ziehen.
- Die Stellung beibehalten oder diesen Vorgang 2- bis 3-mal wiederholen, bis es zu einer Spannungslösung kommt.

Variante: Rechten und linken Leberlappen einzeln behandeln.

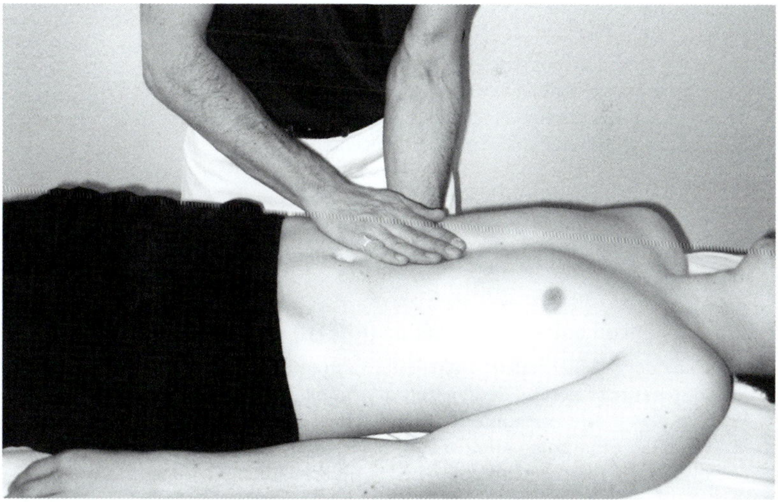

Abb. 9.27 Ausatmungsdysfunktion [K339]

Einatmungsdysfunktion

Indikation: fasziale Einschränkung nach kranial, Schmerzen im Epigastrium, Verdauungsstörungen.

Patient: in Rückenlage.

Therapeut: stehend, rechts vom Patienten auf Höhe des Beckens.

Handposition:
- Die linke Hand posterior unter die XI. und XII. Rippen und die LWS legen.
- Die rechte Hand liegt flach auf dem Abdomen, unmittelbar kaudal und parallel zum rechten Rippenbogen.

Ausführung:
- Beide Hände zueinander drücken und nach kranial ziehen.
- Die Stellung beibehalten oder diesen Vorgang 2- bis 3-mal wiederholen, bis es zu einer Spannungslösung kommt.

Variante:
- Der Therapeut steht am Kopfende des Patienten und positioniert die Hände entsprechend.
- Rechter und linker Leberlappen werden einzeln behandelt.

9.5.9 BEFNT-Integration der Leber

(▶ 2.4.2)

Indikation: Dysfunktion an der Leber.

Patient: in Rückenlage, Beine angestellt.

Therapeut: stehend, auf der rechten Seite des Patienten, auf Höhe der Hüftgelenke.

Handposition:
- Die linke Hand zwischen Th8 und Th12 auf den Rücken legen.
- Die rechte Hand liegt etwa 2–3 Querfinger unterhalb des Rippenbogens auf dem Bauch; die Finger sind nach kranial gerichtet.
- Finger in den Bauchraum einsinken lassen und langsam nach kranial bewegen, um sanft an den Unterrand der Leber zu gelangen.
- Die Leber sanft in die Hand kommen lassen.
- Mit der linken Hand den Rücken etwas anheben, um die rechte Hand dabei zu unterstützen, Kontakt zur Leber zu bekommen.
- Nun auch die linke Hand auf den Bauch legen und mit beiden Händen die Leber palpieren.

Point of balanced entodermal tension (PBET)

- Resistenz der entodermalen Struktur auf sanften Druck hin testen und die Dichte der Struktur bewerten: Patient auffordern, tief ein- und auszuatmen.
- Während der Ausatmung mit den Händen der Leber nach kranial folgen.
- Während der Einatmung mit den Händen leichten Widerstand nach kranial ausüben, sodass die Leber deutlich in die Handfläche hineingedrückt wird.
- Der entodermalen Spannung der Leber in die Position bzw. in die Form folgen, in der die Spannung am besten ausgeglichen ist (→ PBET).
- Dabei die embryonalen Kraftvektoren berücksichtigen.

9

Neuronale Inhibition

- Die linke Hand auf verschiedene Ebenen auf den Rücken legen, die rechte Hand im Bereich der Leber liegen lassen.
- Falls es einen Bereich am Rücken gibt, in dem sich die Leber unter der Hand entspannt bzw. sich ihre Bewegungseinschränkung verbessert, die Hand dort liegen lassen: in der Regel auf Höhe von Th6–Th9 (sympathische Innervation), im kraniozervikalen Übergangsbereich (parasympathische Innervation) oder ventral etwa 3–4 Querfinger oberhalb des Bauchnabels (Ganglion coeliacum).
- Durch sanften konstanten Druck eine Inhibition im jeweiligen Bereich ausführen.

Point of balanced fascial tension (PBFT)

- Die fasziale Beweglichkeit passiv oder aktiv atemsynchron oder aktiv unabhängig zur Atemaktivität testen.
- Spannungsgleichgewicht der faszialen Strukturen der Leber einstellen: versuchen, den therapeutisch induzierten Gleichgewichtszustand der viszerofaszialen Spannung zu erreichen, in dem die faszialen Spannungen gleichmäßig in alle Richtungen ausgeglichen sind.
- In der Regel wird die Leber in die Position begleitet, in die sie sich leicht bewegen lässt.
- Um die unterschiedlichen Spannungsmuster der Aufhängungen (und faszialen Gleitflächen) der Leber zu kopieren, die Krafteinwirkung der Hände an sie anpassen bzw. ihnen angleichen:
  - Über die Fixationen: nach kranial zum Zwerchfell (Lig. coronarium, Ligg. triangularia), zur V. cava inferior (Lig. venosum), nach anterior zur Bauchwand bzw. zum Bauchnabel (Lig. falciforme hepatis, Lig. teres hepatis), zur Curvatura minor des Magens (Lig. hepatogastricum), zum Duodenum (Lig. hepato[-cystico]duodenale), Ösophagus (Lig. phrenicogastricum), nach inferior zur rechten Niere (Lig. hepatorenale), nach posterior zur V. portae hepatis (mehr über den „Inhalt" als über die Gefäßwand) sowie zur A. hepatica propria.
  - Über die Gleitflächen: Lobus sinister am Diaphragma (→ Pleura, Lunge, Perikard, Herz, Magen), über Lobus dexter am Colon transversum, an rechter Niere und Nebenniere, Duodenum 1 und 2, über Lobus sinister am Ösophagus (sowie indirekt zu linkem Perikard und Herz, rechter Pleura und Lunge, rechtem Recessus costodiaphragmaticus, rechten V. bis X. Rippen).
- Dazu eine Hand ggf. von der Leber lösen und z. B. auf Magen, Duodenum oder rechte Niere legen.
- Einstellung eines PBFT (evtl. mit Unterstützung leichter Kompression) → minimale Bewegungen im faszial-ligamentären-viskoelastischen Umfeld der Leber treten auf → ein neues Gleichgewicht etabliert sich → eine physiologischere Bewegungsamplitude wird palpierbar, evtl. entsteht ein Stillpunkt → die Leber in die Ausgangslage zurückbringen.

Anschließend können Techniken wie **balanced dynamic tension** und **balanced fluid tension** (BDT, BFT) angewendet werden. Darauf achten, dass weder Untersuchung noch Behandlung bis an die Bewegungsgrenzen gehen.

9.5.10 Behandlung der Arterien der Leber

Michel Puylaert

Die Aa. hepatica communis und hepatica propria können mit der Technik für den Truncus coeliacus (▶ 8.5.2) behandelt werden.

10 Gallenblase und Gallenwege

Therapeut auf den Fotos: Michel Puylaert

10.1 Embryologie

Herwig Hahn von Dorsche

Gallenblase, Ductus cysticus, Ductus hepaticus communis und Ductus choledochus entstehen aus der Leberbucht, ihrem kleineren kaudalen Abschnitt.

Die **Gallenblase** bildet sich aus der Gallenblasenknospe, die in das Mesogastrium ventrale einwächst, der **Ductus cysticus** aus dem Stiel der Gallenblasenknospe und der **Ductus hepaticus communis** aus dem Leberstiel. Das **intrahepatische Gallengangsystem** bildet sich nachträglich, indem Leberzellbälkchen zu Gallengängen umgebildet und über Gallenkapillaren mit Galle gespeist werden.

Erstes Auftreten von Galle in der 13. Woche. Die Entwicklung der Gallenblase und -wege ist eng mit der der Leber verbunden ist (▶9.1, ▶Abb. 9.1).

10.2 Anatomie

Torsten Liem

10.2.1 Funktion

- Eindickung und Speicherung von Galle: Die goldgelbe Lebergalle gelangt über Ductus hepaticus communis und Ductus choledochus in das Duodenum; verhindern dies die an der Einmündungsstelle gelegenen Schließmuskeln, wird die Galle über den Ductus cysticus in die Gallenblase geleitet und dort durch Wasserentzug zur grünlichen Blasengalle eingedickt wird; Galle besteht aus Gallensäuren (emulgieren Fette im Darm, werden im Ileum wieder rückresorbiert und gelangen über den enterohepatischen Kreislauf wieder zur Leber), Gallenfarbstoffen (v. a. Bilirubin, einem Abbauprodukt des Hämoglobins), Cholesterin, Salzen, Schleim, Stoffwechsel-Abfallprodukten und Fremdstoffen.
- Bei Bedarf Freisetzung von Galle; die Kontraktion der Gallenblase wird durch die Freisetzung von Cholezystokinin und den N. vagus gefördert.

10.2.2 Aufbau

Gallenblase

Die **birnenförmige,** dünnwandige (Wanddicke 1–2 mm) Gallenblase ist ca. 10 cm lang und 4 cm breit. Sie hat ein Volumen von ca. 30–100 ml. Man unterscheidet ohne scharfe Grenze 3 Abschnitte (▶Abb. 10.1):

- **Fundus vesicae biliaris** (Gallenblasenboden): komplett von Peritoneum überzogen, unterragt die Leber um 1–2 cm, Verlauf von oben nach links unten
- **Corpus vesicae biliaris** (Gallenblasenkörper): breitflächig mit der Leber verwachsener Teil, verengt sich am Übergang ins Collum zum Infundibulum, das meist gegenüber dem Collum abgeknickt ist
- **Collum vesicae biliaris** (Gallenblasenhals): nicht mit der Leber verwachsener Teil, medial des Corpus gelegen, Verlauf von hinten nach vorne medial, geht in den Ductus cysticus über

Gallenwege

Intrahepatische Gallenwege durchziehen die Leber, extrahepatische führen die Galle zu Gallenblase und Duodenum (▶Abb. 10.1).

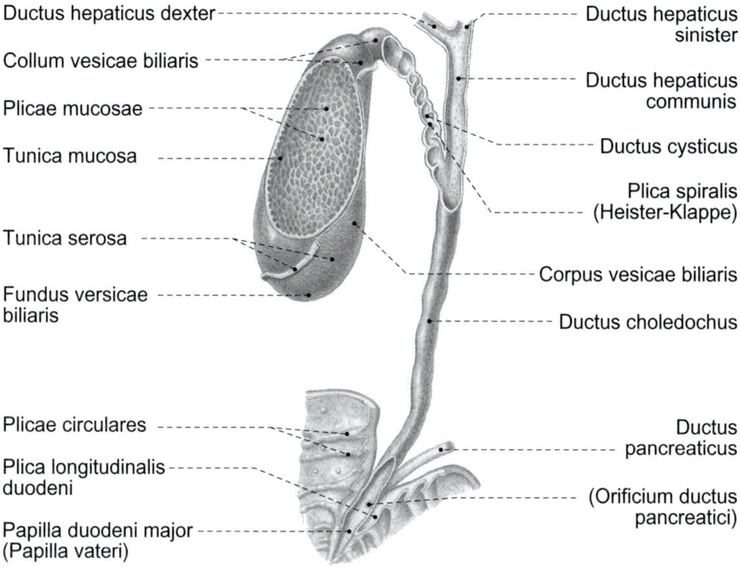

Abb. 10.1 Form und Aufbau der Gallenblase und Gallenwege [L106]

Die Galle fließt über die intrahepatischen Gallenwege letztlich zu den beiden Lebergängen **Ductus hepaticus dexter** (aus dem rechten Leberlappen) und **Ductus hepaticus sinister** (aus dem linken Leberlappen) ab, die sich in der Leberpforte zum **Ductus hepaticus communis** vereinigen.

Der **Ductus cysticus** verbindet die Gallenblase mit dem Ductus hepaticus communis. Eine spiralige Schleimhautfalte (Plica spiralis, Heister-Klappe) verhindert den ungewollten Abfluss der Galle. Verläuft schräg nach unten links und hinten.

Ab der Abzweigung des Ductus cysticus heißt der Ductus hepaticus communis **Ductus choledochus,** der in die Papilla duodeni major (Papilla Vateri) in das Duodenum 2 mündet. Meist endet er dort gemeinsam mit dem Ductus pancreaticus über eine Erweiterung (Ampulla hepatopancreatica). Jeder dieser Gänge hat vor der Ampulle einen eigenen Sphinkter (**M. sphincter ductus choledochi** bzw. M. sphincter ductus pancreatici) und direkt anschließend im Bereich der Ampulle vor der Einmündung in das Duodenum einen gemeinsamen Sphinkter (**M. sphincter ampullae hepatopancreaticae = Sphincter Oddi**).

10.2.3 Topografische Anatomie

Lage

(▶ Abb. 10.2, ▶ Abb. 10.3, ▶ Abb. 10.4)

Gallenblase

- Folgt allen Bewegungen der Leber → atemverschieblich, da Leber den Zwerchfellbewegungen bei der Atmung folgt
- Lage abhängig von Körperlage und Zwerchfellstand: im Stand senkrecht und im Liegen annähernd horizontal ausgerichtet

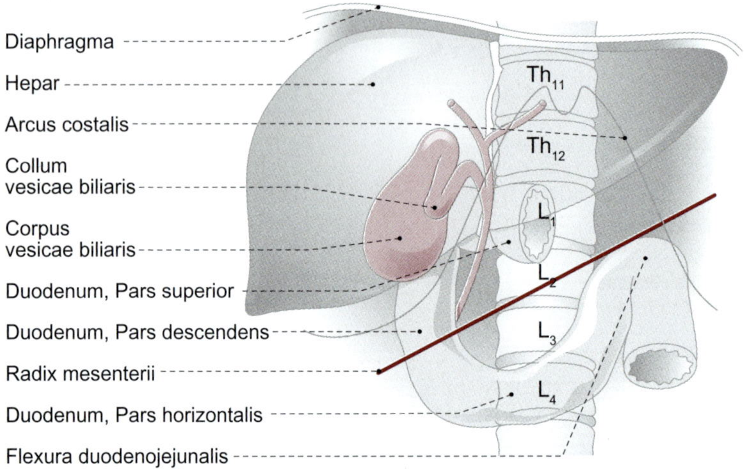

Abb. 10.2 Lage der Gallenblase und Gallenwege [L106]

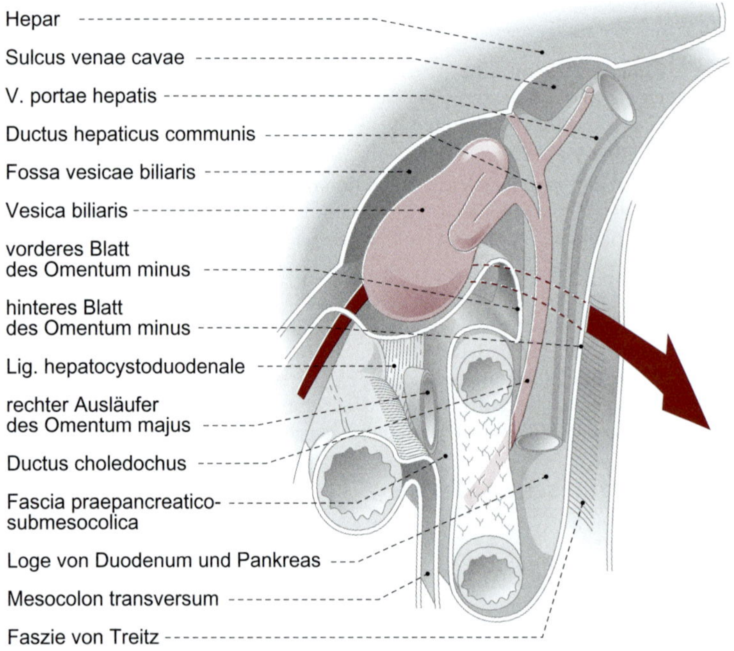

Abb. 10.3 Peritonealverhältnisse der Gallenblase und Gallenwege (Sagittalschnitt). Der Pfeil führt durch das Foramen omentale in die Bursa omentalis. [L106]

- An der Facies visceralis der Leber in der Fossa vesicae biliaris zwischen Lobus quadratus und Lobus dexter der Leber
- Kann lose angelagert oder tief eingebettet sein
- **Intraperitoneal,** bis auf den Bereich des Corpus, der mit der Leber verwachsen ist
- Peritoneum kann beiderseits zwischen Corpus und Leber eindringen, sodass nur eine Peritonealduplikatur die Gallenblase mit der Leber verbindet („Pendelgallenblase") → erhöhte Beweglichkeit der Gallenblase (s. u.)
- **Fundus:** im Bereich der Spitze der linken IX. Rippe, im Schnittpunkt des M. rectus abdominis mit dem Rippenbogen, auf Höhe von L3/4
- **Corpus:** auf Höhe von Th12–L1

Ductus choledochus

- Verläuft im freien Rand des Lig. hepatoduodenale, begrenzt den Eingang (Foramen epiploicum) in die Bursa omentalis, kreuzt dorsal Duodenum 1, zieht am Kopf des Pankreas oder in Drüsengewebe eingebettet zur Papilla duodeni major (Papilla Vateri) in der Hinterwand der unteren Hälfte des Duodenum 2, wo er mit dem Ductus pancreaticus über ein gemeinsames Endstück mündet (▶ Abb. 5.3)
- Zuerst **intraperitoneal,** hinter Duodenum und Pankreaskopf bis kurz vor Einmündung **extraperitoneal,** dann wieder **intraperitoneal**

Nachbarschaftsbeziehungen

(▶ Abb. 10.4)

Gallenblase

- **Ventral:** Leber
- **Dorsal:** Peritoneum viscerale, Duodenum 1 und 2, Colon transversum und Flexura coli dextra
- **Medial:** Lig. falciforme hepatis

10

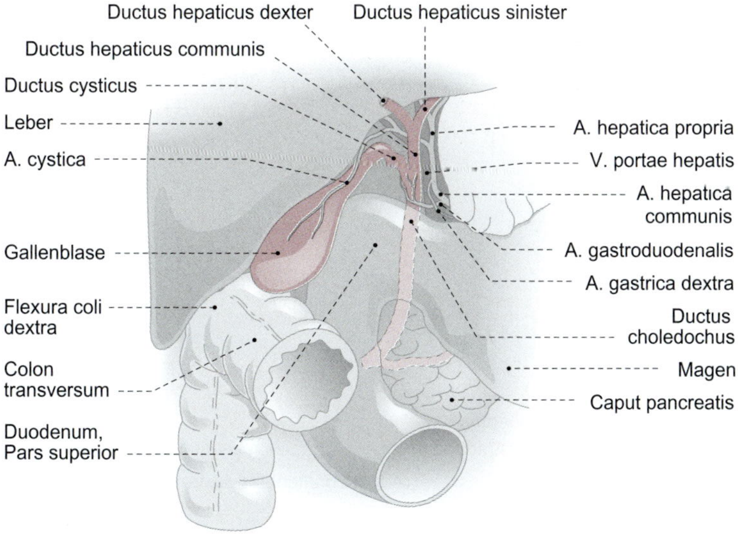

Abb. 10.4 Nachbarschaftsbeziehungen der Gallenblase und Gallenwege [L106]

Ductus choledochus

- **ventral:** Pylorus, Duodenum 1 und 2, Pankreas
- kann auch in das Pankreas eingebettet sein

Fixationen

- **Bindegewebige Verbindung** zur Leber
- **Peritoneum viscerale,** das beiderseits zwischen Corpus und Leber eindringen kann, sodass nur eine Peritonealduplikatur die Gallenblase mit der Leber verbindet („Pendelgallenblase") → erhöhte Beweglichkeit der Gallenblase
- **Ductus cysticus**
- **Lig. hepatocysticoduodenale:** im Omentum minus, zieht vom Leberhilum und von der Gallenblase zur Curvatura minor des Magens

Gleitflächen

- **Direkte Gleitflächen:** Duodenum 1, Flexura coli dextra bzw. Colon transversum
- **Indirekte Gleitflächen:** Omentum minus

10.2.4 Gefäßversorgung, Lymphwege, Innervation

Arterien

Aus der Bauchaorta geht der **Truncus coeliacus** ab, der neben der A. gastrica sinistra und A. splenica die **A. hepatica communis** abgibt. In ca. 25 % der Fälle kann diese allerdings auch aus der A. mesenterica superior abgehen. Nach Abzweigung der A. gastroduodenalis setzt sie sich als **A. hepatica propria** fort. In der Leberpforte teilt sie sich in den Ramus sinister und den **Ramus dexter,** von dem die **A. cystica** abgeht (▶ Abb. 10.5). Die Gefäße weisen eine gewisse Verlaufsvariabilität auf.

10

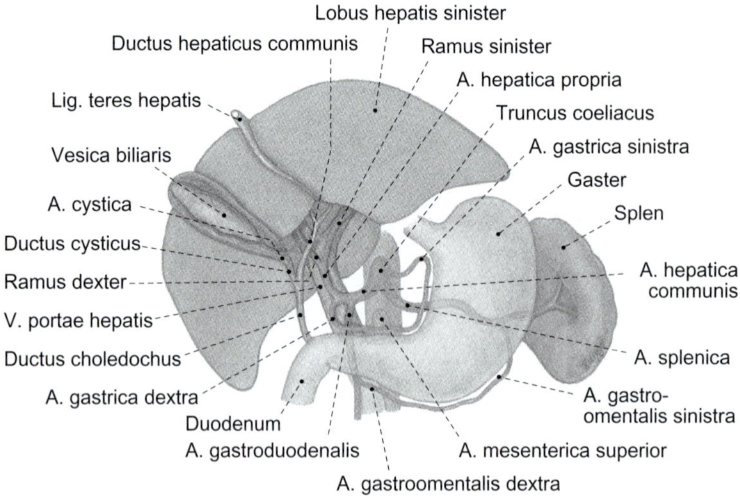

Abb. 10.5 Arterielle Versorgung der Gallenblase [L106]

Venen

Die **V. cystica** mündet im Lig. hepatoduodenale in die **V. portae hepatis.** Sie existiert in ⅔ der Fälle.

Lymphwege

Lymphabfluss erfolgt zu den regionalen **Nll. hepatici** an der Leberpforte (▶ Abb. 10.6) → Nll. coeliaci → Trunci lymphatici intestinales → Cisterna chyli → Ductus thoracicus.

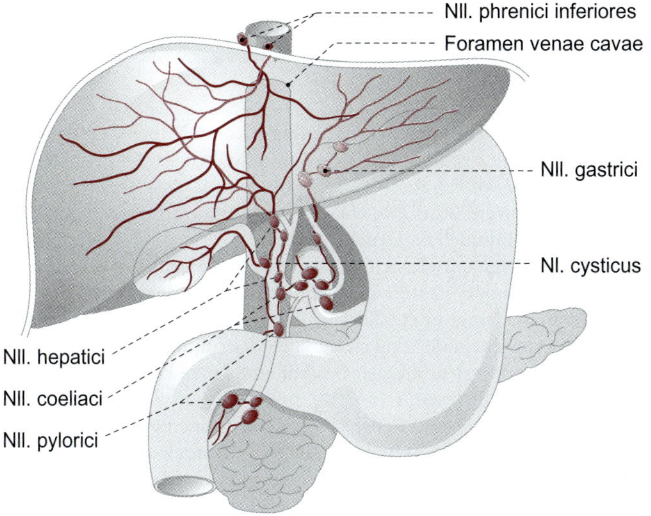

Abb. 10.6 Lymphknoten der Gallenblase [L106]

Innervation

Sensible Innervation (▶ Tab. 10.1) des die Gallenblase überziehenden Peritoneums erfolgt vom Plexus hepaticus zum N. phrenicus dexter (C3–C5) über Rr. phrenicoabdominales.

Tab. 10.1 Gallenblaseninnervation

Innervation	Segment, Kerngebiete	Verlauf	Umschaltung
Sympathisch	Th5–Th9 →	→ Grenzstrang (Truncus sympathicus) → N. splanchnicus major, N. splanchnicus minor	Plexus coeliacus auf Plexus hepaticus
Parasympathisch	Nucleus dorsalis nervi vagi	Medulla oblongata →→ N. vagus (X) → Plexus oesophageus des N. vagus → Truncus vagalis anterior und posterior	Plexus coeliacus (Truncus vagalis anterior), Plexus hepaticus (Truncus vagalis posterior)

10.3 Dysfunktionen

Torsten Liem (▶ 10.3.1, ▶ 10.3.3, ▶ 10.3.4)
Michel Puylaert (▶ 10.3.1, ▶ 10.3.2)

10.3.1 Ursachen

Parietale Dysfunktionen

- Obere HWS und Schädelbasis (→ N. vagus)
- C3–C5
- Th6–Th9 (→ Sympathikus)

Viszerale Dysfunktionen

- Alle Organe in der Umgebung der Gallenblase können über Gleitflächen, ligamentäre und fasziale Verbindungen die Beweglichkeit der Gallenblase einschränken: Duodenum 1, Leber, Flexura coli dextra, Colon transversum.
- Es besteht ein Missverhältnis zwischen negativem intrathorakalem Druck und positivem intraabdominellem Druck.
- Peritoneum: Je nachdem, wie sich das Peritoneum zwischen Gallenblase und Leber schiebt, verändert sich die Beweglichkeit der Gallenblase:
  - Die Gallenblase dringt in die Glisson-Kapsel der Leber ein und ist umhüllt von Peritoneum viscerale → mechanische Obstruktion des Galleflusses.
  - Zwischen Gallenblase und Leber besteht eine kurze Peritonealduplikatur, d. h. eine Gleitmöglichkeit.
  - Zwischen Gallenblase und Leber besteht eine große Peritonealduplikatur → Gallenblase erreicht eine hohe Beweglichkeit (Pendelgallenblase) → Druck innerhalb der Gallenblase → Gallenblase befindet sich relativ weit unterhalb der Leber.

Ligamente

- Lig. hepatocysticoduodenale
- Lig. colocysticoduodenale

Nervale Störungen

- N. vagus: bei Dysfunktion im Bereich der oberen HWS, der Schädelbasis, vorderen Halsfaszie
- Sympathikus auf Höhe Th6–Th9
- Ganglion coeliacum
- N. phrenicus (C3–C5)

Störungen des Herz-Kreislauf-Systems

- Fasziale Spannung und arteriovenöser Kreislauf beeinflussen sich gegenseitig, z. B. wirkt sich ein Zwerchfellhochstand oder eine thorakale Hochatmung durch die gestörte Zwerchfellmobilität negativ auf die mechanische Stimulation der Gallenblase aus
- Dadurch wird der venöse Rückfluss behindert, da beim Zwerchfellhochstand die Durchtrittsstelle der V. cava enger wird.

Endokrine Störungen

- Enge Korrelation zwischen Gallenblasenproblemen und Menstruation; die meisten Symptome treten in der prämenstruellen Phase auf.
- Barral berichtet über hormonelle Schwankungen bei Männern, die die Gallenblase beeinflussen können.
- Schilddrüsenunterfunktion, Diabetes mellitus und Einnahme der Pille begünstigen die Steinbildung.

Psyche

Die Gallenblase ist das „Organ des Ärgers".

Weitere Ursachen

- Entzündungen
- Steinbildung: „5-F-Regel" (Risikofaktoren für Gallensteinbildung): female (weiblich), fat (übergewichtig), fair (hellhäutig), forty (über 40 Jahre), fertile (fruchtbar)
- Dyskinesie des Gallensystems (Störung im Bewegungsablauf zwischen Gallenblase, Gallenwegen und Sphincter Oddi)

10.3.2 Kompensationsmechanismen

Ein Großteil der genannten möglichen Kompensationsmechanismen ist rein hypothetisch und bedarf weiterer Untersuchungen.

- Stabilisation über die Blätter von Glenard: zuerst über das obere Blatt und bei fortschreitender Dysfunktion über das mittlere und untere Blatt
- Leichte Haltefunktion durch Zwerchfell und Perikard, durch Lig. coronarium und Lig. triangulare hepatis; das linke Lig. triangulare bekommt Unterstützung vom unteren Ösophagussphinkter, dessen muskulärer Tonus durch die Anregung der Nn. splanchnici erhöht wird.
- Reaktion der V. portae hepatis: Steigerung des Druckgefälles im venösen System durch Zug oder Druck am Omentum minus
- Kräftige Haltefunktion durch die V. cava inferior
- Stützung durch rechte Niere und Flexura coli dextra
- Metabolische und Spannungsveränderungen von Colon ascendens, Zäkum und Valva ileocaecalis

10.3.3 Folgen

- Leberstörung, z. B. durch „Übertragung" von Entzündungen
- HWS-Problematik über N. phrenicus (C3–C5)
- Schmerzen paravertebral rechts (Th7–Th12)
- Spannung des Omentum minus
- Dysfunktion des Duodenums oder der Dünndarmmukosa (zu viel Gallensaft reizt die Schleimhaut)
- Beeinträchtigung des Fettstoffwechsels
- Dysfunktion des Pankreas oder des Sphincter Oddi
- Beeinträchtigung des enterohepatischen Kreislaufs des Gallensäuren
- Hormonelle Störung (Cholesterin ist ein wichtiger Baustein von Östrogen)

10.3.4 Differenzialdiagnosen

- Chole(zysto)lithiasis
- Cholezystitis
- Cholangitis
- Primär biliäre Zirrhose (PBC)
- Primär sklerosierende Cholangitis (PSC)
- Tumore der Gallenblase und Gallenwege

10.4 Diagnostik der Dysfunktionen

Torsten Liem (▶ 10.4.1, ▶ 10.4.2), Michel Puylaert (▶ 10.4.3 bis ▶ 10.4.8)

10.4.1 Symptome

- Kolikartige Schmerzen im rechten Oberbauch
- Schmerzausstrahlung in Rücken und rechte Schulter
- Fettunverträglichkeit
- Posthepatischer Ikterus
- Aufgehellter oder entfärbter Stuhl
- Druckgefühl im rechten Oberbauch, während oder nach dem Essen
- Kopfschmerzen in Abhängigkeit von der Nahrungsaufnahme
- Evtl. Einschränkung der tiefen Einatmung
- Schmerzen an der rechten Skapula oder links am Kopf
- Leichte Müdigkeit und Depressionen (nach Barral)

10.4.2 Inspektion

- Gelbe Skleren und graugelblicher Teint sind charakteristische Zeichen einer Erkrankung der Leber und der Gallenwege.
- Patienten mit einer verstärkten Nasolabialfalte rechts neigen zu Leber- und Gallenwegserkrankungen (nach Bach).

10.4.3 Reflexzonen und Hinweiszeichen

(▶ Abb. 10.7)

Dermatom

- **Anterior:** Th9 rechts am Rippenbogen
- **Posterior:** unterhalb des rechten Angulus inferior der Skapula

Dermalgiereflexe nach Jarricot

Anterior: Th9 rechts, etwa auf der Linie vom Bauchnabel zur rechten Schulter.

Neurolymphatische Reflexe nach Chapman

- **Anterior:** 6. ICR rechts von der Mamillarlinie bis zum Sternum
- **Posterior:** rechts zwischen Proc. transversus von Th6 und in der Mitte zwischen Proc. transversus und Proc. spinosus von Th7

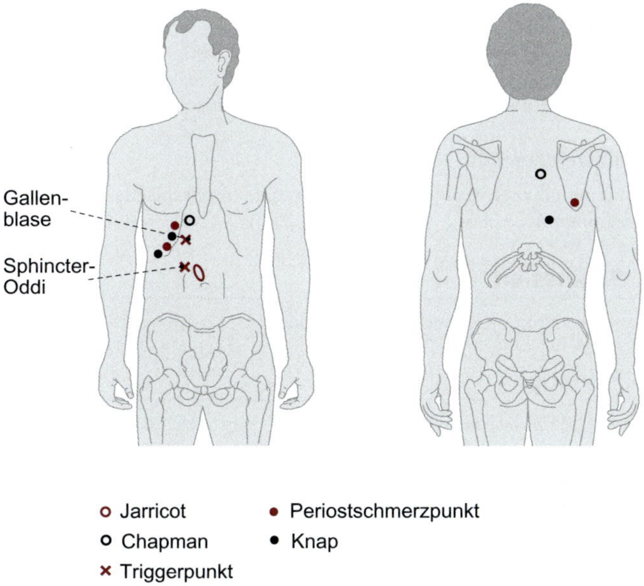

Abb. 10.7 Hinweiszeichen auf eine Dysfunktion [L106]

Triggerpunkte

- Ductus cysticus: Kreuzungspunkt der Linie zwischen Nabel und Mitte der rechten Klavikula am Rippenbogen (Knorpel der IX. und X. Rippe)
- Sphincter Oddi: auf einer gedachten Linie vom Nabel zur Mitte der rechten Klavikula, etwa 3–4 Finger breit oberhalb des Nabels

10

Periostschmerzpunkte

- **Anterior:** 9. und 10. Rippe rechts
- **Posterior:** rechter Angulus inferior scapulae

Knap-Punkte

- **Anterior:** 9. und 10. ICR am rechten Rippenbogen nahe dem Sternum
- **Posterior:** Th9, eine Handbreit lateral des Proc. spinosus im 9. ICR

Muskuläre Hinweiszeichen

- Hypertonie von
  - Paravertebraler Muskulatur (v. a. Th7–Th9)
  - Zwerchfell (mit der Folge von Atemstörungen)
  - M. rectus abdominis, links oberhalb des Nabels
  - M. psoas major
  - Mm. intercostales Th8–Th10
  - M. trapezius

Vertebrale Hinweiszeichen

- Dysfunktionen Th7–Th10 (viszerosomatischer Reflex), v. a. Th8
- Dysfunktionen C0–C2 (N. vagus)
- Dysfunktionen C3–C5 (N. phrenicus → Schulterschmerzen rechts)

Kostale Hinweiszeichen

Untere Rippen und kostovertebrale Gelenke rechts (mechanische Spannung der Anheftungsregionen der Leber).

10.4.4 Perkussion

Die Gallenblase kann nicht perkutiert werden.

10.4.5 Palpation

Die gesunde Gallenblase ist schwer zu tasten. Es gibt viele anatomische Varianten. Vor dem Essen palpieren, sonst ist die Gallenblase leer und nicht mehr tastbar.

Auf Courvoisier-Zeichen achten: prallelastisch tastbare, schmerzlose Gallenblase mit Ikterus ohne Fieber bei tumorbedingtem Verschluss des Ductus choledochus bei Pankreaskarzinom. Schulmedizinisch abklären lassen!

Palpation der Gallenblase in Rückenlage

Patient: in Rückenlage.

Therapeut: stehend, auf der rechten Seite des Patienten.

Handposition: Mit den Fingerspitzen der rechten Hand unter dem rechten Rippenbogen etwas medial der rechten Medioklavikularlinie palpieren.

Ausführung: Sanfte Bewegung nach kranial und medial ausführen, um den Fundus der Gallenblase zu spüren.

Bewertung: Auf Position, Form, Dichte (verhärtet oder weich), Volumen und Beweglichkeit achten.

- Normalbefund: leicht sensibel, weil mit Peritoneum bedeckt, aber nicht schmerzhaft.
- Schmerzen deuten auf eine gereizte und gestaute Gallenblase hin.

Palpation der Gallenblase im Sitzen

Patient: sitzend.

Therapeut: stehend, hinter dem Patienten.

Handposition: Mit beiden Armen die Arme des Patienten untergreifen und mit den Fingerbeeren beider Händen unter dem rechten Rippenbogen etwas lateral der rechten medioklavikularen Linie palpieren.

Ausführung: Vorsichtig unter dem Rippenbogen von lateral nach medial palpieren und den Fundus der Gallenblase lokalisieren.

Bewertung: Auf Position, Form, Dichte, Volumen und Beweglichkeit achten.

- Normalbefund: sensibel, aber nicht schmerzhaft.
- Schmerzen oder Verhärtungen deuten auf eine gereizte oder gestaute Gallenblase hin.

10.4.6 Motilität

Eine Motilität der Gallenblase ist nicht palpierbar, da diese Bewegung nicht von der Leberbewegung zu trennen ist.

Sie wird automatisch mit der Lebermotilität (▶ 9.4.6, ▶ Abb. 9.12) palpiert und entsprechend behandelt.

10.4.7 Mobilität

Mobilität nach Finet und Williame

Bei der **Einatmung** kommt es, der Leberbewegung folgend (▶ 9.4.7, ▶ Abb. 9.13), zur Bewegung nach kaudal und anterior.

Mobilität nach Barral und Mercier

Bei der **Einatmung** kommt es, den dreidimensionalen Bewegungen der Leber (▶ 9.4.7) folgend, zur

- Senkung und
- Rotation nach links.

Palpation: Palpation der Gallenblasenmobilität

Die Mobilität der Gallenblase stimmt mit der Mobilität der Leber überein und wird nicht einzeln untersucht. Bei der Gallenblase ist die Palpation (▶ 9.5.4) der wichtigste Parameter für die Feststellung einer Dysfunktion.

10.4.8 Tests: Murphy-Test

(▶ Abb. 10.8)

Patient: in Rückenlage.

Therapeut: stehend, auf der rechten Seite des Patienten.

Handposition: Mit den Fingerspitzen einer Hand im Winkel zwischen Proc. xiphoideus und rechtem Rippenbogen (Projektionsfläche der Pars condensa des Omentum minus) Kontakt aufnehmen.

Ausführung: Während tiefer Einatmung Druck nach dorsal ausüben.

Bewertung: Auf Reaktion des Patienten, insbesondere auf dessen Atmung und Mimik, achten.

- Normalbefund: nicht schmerzhaft, keine Veränderung der Atmung.
- Eine sofortige Veränderung der Mimik oder Atmung des Patienten (nur noch hochthorakal oder Atemanhalten) deuten auf eine Entzündung der Gallenblase hin.

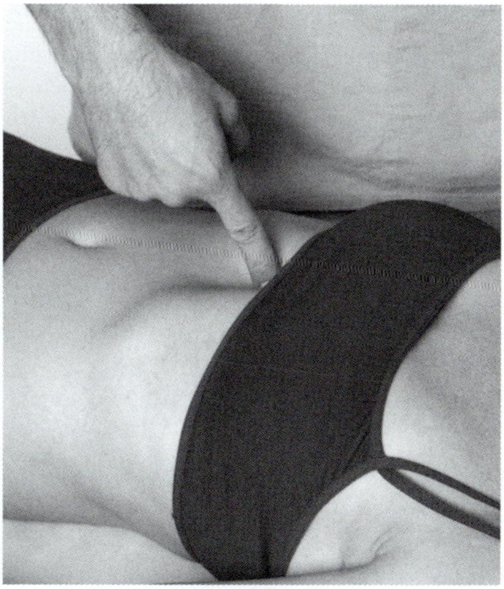

Abb. 10.8 Murphy-Test [K306]

Dies ist nur eine mögliche Variante des Murphy-Tests, von dem es verschiedene Ausführungen gibt.

10.5 Behandlung der Dysfunktionen

Torsten Liem (▶ 10.5.5), Michel Puylaert (▶ 10.5.1 bis ▶ 10.5.4)

10.5.1 Drainage der Gallenblase

(▶ Abb. 10.9)

Indikation: Normalisierung der Gallenausscheidung, Entspannung der Gallenblase und Gallengänge.

Patient: sitzend, leicht kyphosierter Rücken.

Therapeut: stehend, hinter dem Patienten, rechtes Knie auf der Bank.

Handposition:

- Arme links und rechts unter den Achseln durchführen und beide Hände ca. 2–3 Fingerbreit unterhalb des rechten Rippenbogens positionieren.
- Patient nach vorne beugen und mit den ulnaren Seiten der Finger sanft in den Bauch eintauchen.
- Fingerspitzen im Bereich des Schnittpunkts zwischen einer Linie vom Nabel zur Mitte der rechten Klavikula und Rippenbogen sanft in Richtung Gallenblase nach ventral, superior und links schieben.

Ausführung:

- Bewegung mit sanftem Druck von der Gallenblase nach superior und medial in Richtung des Ductus cysticus und anschließend.
- Bewegung nach inferior und medial in Richtung des Ductus choledochus durchführen.
- Ausstreichung 4- bis 5-mal wiederholen.

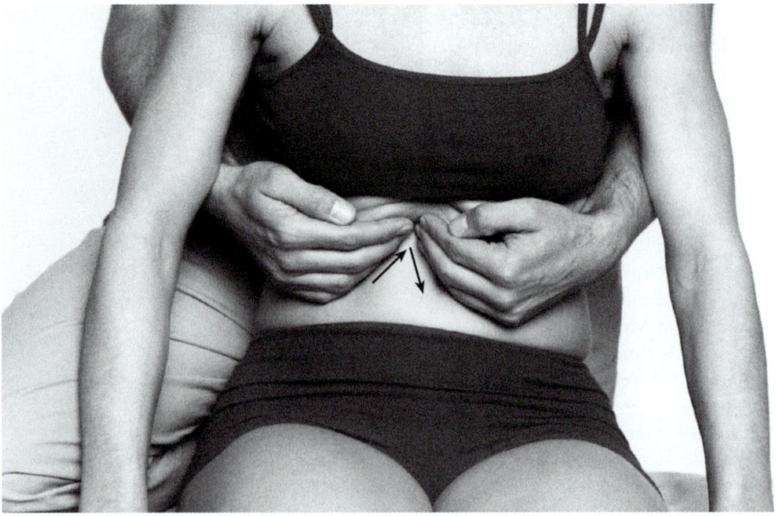

Abb. 10.9 Drainage der Gallenblase [K306]

10.5.2 Dehnung der Gallengänge (Ductus choledochus, Ductus hepaticus communis, Ductus cysticus und Omentum minus)

(▶ Abb. 10.10)

Indikation: Gallenkolik, Cholezystitis, biliogastraler Reflux.

Patient: sitzend, leicht kyphosierter Rücken.

Therapeut: stehend, hinter dem Patienten.

Handposition:

- Linken Arm unter der linken Achsel des Patienten durchführen, rechten Arm über die rechte Schulter.
- Patient nach vorne beugen.
- Fingerspitzen der linken Hand sanft auf der Projektionsfläche des Ductus choledochus, zwei Querfinger unter dem Rippenrand, auf einer Linie von der rechten Brustwarze zum Nabel, positionieren.
- Fingerspitzen der rechten Hand kaudal des VII. Rippenknorpels medial der Gallenblase auflegen.

Ausführung:

- Mit der rechten Hand die oberen Gallengänge medial der Gallenblase fixieren.
- Mit der linken Hand (Daumen oder Fingerspitzen) sanften Druck nach kaudal und dorsal in Richtung Sphincter Oddi ausüben.
- Am Ende der Bewegung den Sphincter Oddi und damit das Duodenum 2 fixieren.
- Den Patienten rhythmisch in eine leichte Extension und wieder leicht zurückführen, dabei werden die Gallengänge gedehnt.
- Die Technik wird beendet, wenn sich die Gewebe zwischen beiden Händen elastisch anfühlen und die Empfindlichkeit deutlich nachgelassen hat.

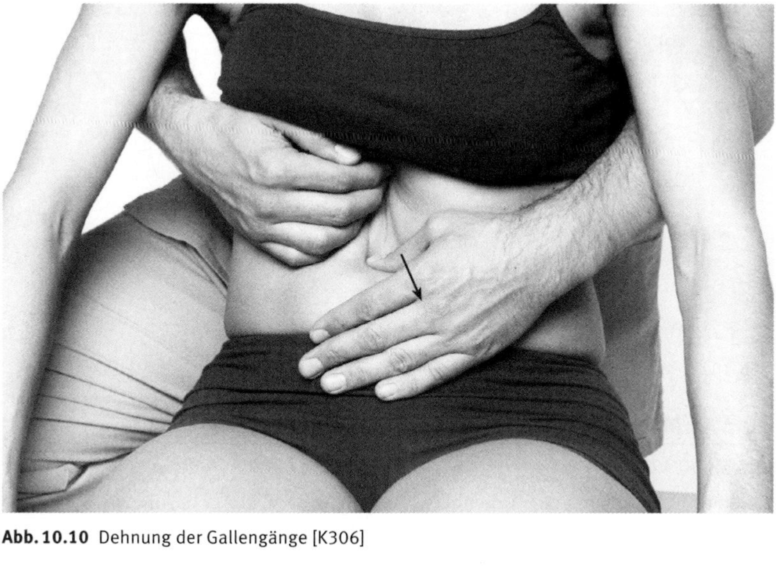

Abb. 10.10 Dehnung der Gallengänge [K306]

- Der Druck darf nicht schmerzhaft sein, da sonst der Spasmus verstärkt wird.
- Immer genügend Hautreserve beibehalten, da sonst die Haut oberflächlich gedehnt und gereizt wird.

10.5.3 Manipulation der Gallenblase in Rückenlage (nach Glenard)

(▶ Abb. 10.11)

Indikation: Förderung der Gallenblasenentkrampfung.

Patient: in Rückenlage.

Therapeut: stehend, auf der linken Seite des Patienten.

Handposition:
- Den linken Daumen unterhalb der Gallenblase auf den Kreuzungspunkt zwischen rechtem Rippenbogen und M. rectus abdominis legen.
- Die rechte Hand auf den Bauchnabel legen, die Fingerspitzen zeigen dabei zur rechten SIAS.

Ausführung:
- Während der Einatmung mit der rechten Hand in Richtung Leber und mit dem linken Daumen vibrierend nach kraniodorsal und medial auf die Gallenblase drücken.
- Dabei an das Schmerzempfinden des Patienten anpassen und wiederholen, bis sich der Bereich schmerzfrei anfühlt.

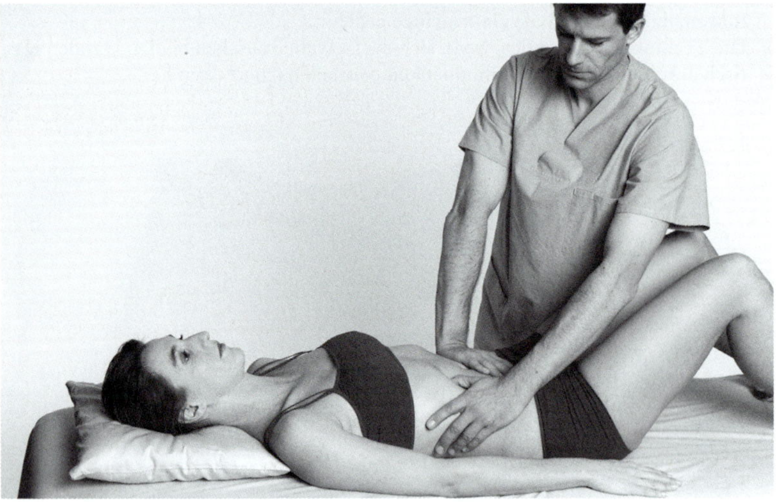

Abb. 10.11 Manipulation der Gallenblase in Rückenlage [K306]

10.5.4 Manipulation der Gallenblase in Seitenlage

(▶ Abb. 10.12)

Indikation: Förderung der Gallenblasenleerung, Lösen von Fixierungen.

Patient: in linker Seitenlage (guter Zugang zur Gallenblase).

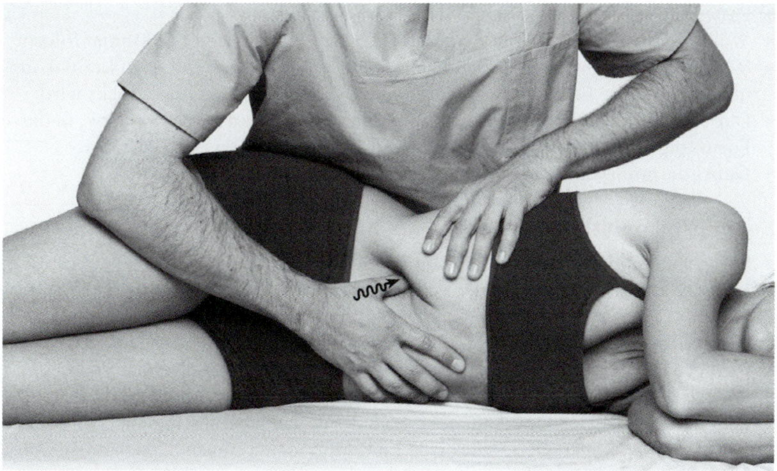

Abb. 10.12 Manipulation der Gallenblase in Seitenlage [K306]

Therapeut: stehend, hinter dem Patienten, mit dem Thorax an das Becken gelehnt.

Handposition:

- Die linke Hand breitflächig auf den rechten Thorax im Bereich der V. bis VIII. Rippe legen.
- Den rechten Daumen unterhalb der Gallenblase auf den Kreuzungspunkt zwischen rechtem Rippenbogen und M. rectus abdominis positionieren.

Ausführung:

- Während der Einatmung mit der linken Hand der Rippenbewegung folgen und mit dem rechten Daumen einen vibrierenden Druck nach kraniodorsal und medial auf die Gallenblase ausüben.
- Während der Ausatmung mit der linken Hand die Rippenbewegung begleiten und mit der rechten Hand die Gallenblase nach kraniodorsal unter die Leber schieben.
- Die Technik wird beendet, wenn sich das Gewebe elastisch anfühlt und der Schmerz deutlich nachgelassen hat

10.5.5 BEFNT-Integration der Gallenblase

(▶ 2.4.2)

Indikation: Dysfunktion der Gallenblase.

Patient: in Rückenlage.

Therapeut: stehend, auf der rechten Seite des Patienten.

Handposition:

- Fingerspitzen der rechten Hand unter dem rechten Rippenbogen etwas medial der rechten Medioklavikularlinie auflegen.
- Kranial und medial den Fundus der Gallenblase palpieren.

Point of balanced entodermal tension (PBET)

- Resistenz der entodermalen Struktur auf sanften Druck hin testen und die Dichte der Struktur bewerten.

- Patient auffordern, tief ein- und auszuatmen.
- Während der Ausatmung mit den Händen der Gallenblase nach kranial folgen.
- Während der Einatmung mit den Händen leichten Widerstand nach kranial ausüben, sodass die Gallenblase deutlich in die Handfläche hineingedrückt wird.
- Der entodermalen Spannung der Gallenblasenwand in die Position bzw. in die Form folgen, in der die Spannung am besten ausgeglichen ist → PBET.
- Dabei die embryonalen Kraftvektoren berücksichtigen.

Neuronale Inhibition

- Die linke Hand in unterschiedlichen Bereichen auf den Rücken legen.
- Die rechte Hand im Bereich der Gallenblase liegen lassen.
- Gibt es einen Bereich am Rücken, in dem sich die Gallenblase unter der Hand entspannt bzw. eine Bewegungseinschränkung sich verbessert, wird die Hand dort liegen gelassen: in der Regel auf Höhe von Th6–Th9 (sympathische Innervation), im Bereich des kraniozervikalen Übergangs (parasympathische Innervation) oder auf dem Bauch: etwa 3–4 Querfinger oberhalb des Bauchnabels (Ganglion coeliacum).
- Durch sanften konstanten Druck eine Inhibition im jeweiligen Bereich ausführen.

Point of balanced fascial tension (PBFT)

- Die fasziale Beweglichkeit passiv oder aktiv atemsynchron oder aktiv unabhängig von der Atemaktivität testen.
- Ein Spannungsgleichgewicht der faszialen Strukturen der Gallenblase einstellen, d.h. therapeutisch den Gleichgewichtszustand der viszerofaszialen Spannung zu induzieren versuchen, in dem die faszialen Spannungen in allen Richtungen ausgeglichen sind.
- In der Regel wird die Gallenblase in die Position begleitet, in die sie sich leicht bewegen lässt.
- Die unterschiedlichen Spannungsmuster der Aufhängungen (und faszialen Gleitflächen) der Gallenblase kopieren, indem die Druckstärke der Hände ihnen angeglichen bzw. ihnen ähnlich wird,
  - über die Fixationen: nach kranial zur Leber, zum Ductus cysticus, nach medial zur Curvatura minor des Magens (Lig. hepatocystoduodenale), A. cystica, nach medial zum Truncus coeliacus (über V. cystica nach posterior in die V. portae);
  - über die Gleitflächen: nach dorsal zum Duodenum 1, zur Flexura coli dextra bzw. zum Colon transversum.
- Dazu ggf. eine Hand von der Gallenblase lösen und z.B. auf Duodenum oder Flexura coli dextra legen.
- Einstellung eines PBFT (evtl. unterstützt von z.B. leichter Kompression): → minimale Bewegungen im faszial-ligamentären-viskoelastischen Umfeld der Gallenblase treten auf → ein neues Gleichgewicht etabliert sich → eine physiologischere Bewegungsamplitude wird palpierbar, evtl. entsteht ein Stillpunkt → die Gallenblase in die Ausgangslage zurückbringen

Anschließend können eine **balanced dynamic tension** und eine **balanced fluid tension** (BDT, BFT) ausgeübt werden. Dabei darauf achten, weder bei der Untersuchung noch bei der Behandlung bis an Bewegungsgrenzen zu gehen.

> Bei der Behandlung des Ductus choledochus entsprechend vorgehen.

11 Milz

Therapeut auf den Fotos: Uwe Senger

11.1 Embryologie

Herwig Hahn von Dorsche

Die Milz entwickelt sich aus dem **Mesoderm** zwischen den beiden Blättern des dorsalen Mesogastriums (▶Abb. 11.1). Dadurch behält sie ihre intraperitoneale Lage bei.

In der 5. Woche entsteht links hinter dem Magen durch die Vermehrung der Mesenchymzellen des **dorsalen Mesogastriums** die **Milzanlage.** Aus den Mesenchymzellen werden das bindegewebige Stützgerüst (Parenchym) und die Organkapsel gebildet. Die funktionellen Zellen wandern erst später ein (s. u.).

Im 2. Monat ist die Milz ein länglicher Körper. Von der 8./10. Woche bis in den 5. Monat ist sie an der **Blutbildung** beteiligt. Form- und Lageänderung des Magens bewirken die **Lageverschiebung** der Milz in den linken Oberbauch. Dieser Vorgang ist in der 16. Woche abgeschlossen, und es beginnt das Größenwachstum der Milz.

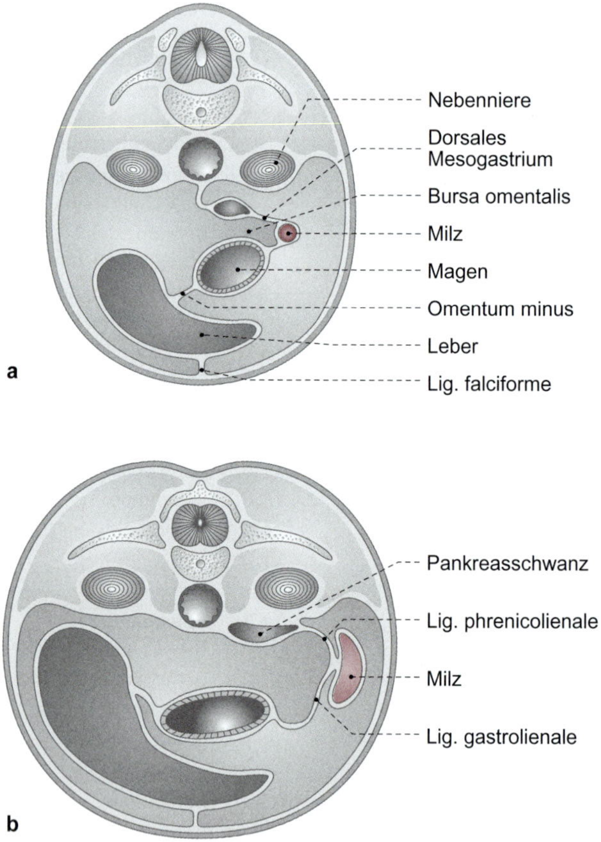

Abb. 11.1 Die Entwicklung der Milz und ihre Lageveränderung. **a:** In der 8. Woche befindet sich die Milz zwischen den Blättern des dorsalen Mesogastriums. **b:** Durch die Magendrehung verlagert sich die Milz in der 16. Woche in den linken Oberbauch. Sie bleibt intraperitoneal gelegen. [L106]

Die Besiedlung mit Lymphozyten beginnt ab der 15. Woche, erste **B-Zell-Regionen** sind in der 17., erste **T-Zell-Regionen** in der 24. Woche nachweisbar. In der 26. Woche ist die Aufteilung der beiden funktionellen Zellregionen in der Milz abgeschlossen.

11.2 Anatomie

Torsten Liem

11.2.1 Funktion

- Sekundär lymphatisches Organ: Lymphozytenbildung und Immunabwehr
- Blutmauserung (= Erythrozytenabbau) von alten und deformierten Erythrozyten
- Erythrozytenbildung in der Fetalperiode
- Thrombozytenspeicherung
- Blutspeicher (beim Menschen jedoch weniger wichtig als bei manchen Tieren, wie z. B. Hund, Katze)

11.2.2 Aufbau

Die **Form** wechselt je nach Lage, meist hat die Milz ein **kaffeebohnenförmiges** Aussehen. Sie ist ca. 4 cm dick, 7 cm breit und 11 cm lang. Man findet eine (▶ Abb. 11.2)

- konvexe **Facies diaphragmatica** unter der linken Zwerchfellkuppel und eine
- konkave **Facies visceralis,** die an die benachbarten Eingeweide grenzt, dadurch eingedellt und unterteilt wird in eine
  - **Facies gastrica:** vorn oben, grenzt an den Magen, in eine
  - **Facies colica:** vorn unten, grenzt an die linke Kolonflexur (kann fehlen) sowie in eine
  - **Facies renalis:** hinten unten, grenzt an die linke Niere.

An der Grenze zwischen Facies gastrica und Facies renalis liegt das **Milzhilum** (Hilum splenicum), durch das die Gefäße und Nerven ein- und austreten (A. splenica kranial der V. splenica). Pole und Ränder heißen

- **Extremitas anterior:** vorderer Pol
- **Extremitas posterior:** hinterer Pol
- **Margo superior:** oberer Rand
- **Margo inferior:** unterer Rand

11.2.3 Topografische Anatomie

Lage

(▶ Abb. 11.3)

- Macht die Atembewegungen 2–4 cm mit
- Längsachse folgt im Liegen der X. Rippe
- **Intraperitoneal** im linken Oberbauch, bis auf das Milzhilum von Peritoneum umgeben
- **Begrenzung:**
  - **Oben:** hinter dem linken Rippenbogen auf Höhe der IX. bis XI. Rippen, Angulus inferior scapulae
  - **Unten:** etwas oberhalb der Spitze der XII. Rippe, auf Höhe von L1

11

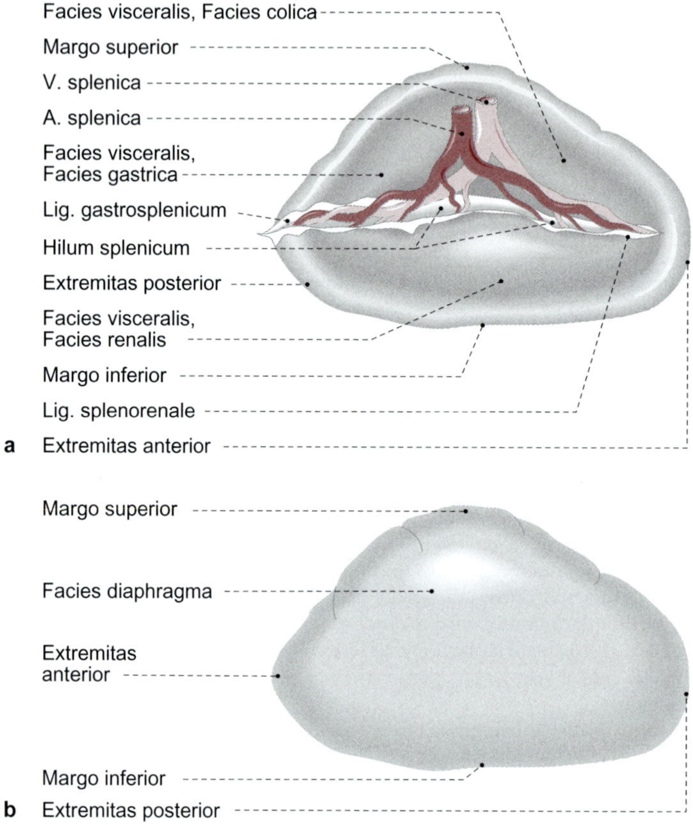

Abb. 11.2 Form und Oberflächengliederung der Milz. **a:** Ansicht von ventromedial. **b:** Ansicht von kraniolateral. [L106]

- **Vorn lateral:** etwa 30° schräg nach vorn hinunter, unterer Pol in Axillarlinie auf Höhe der IX. Rippe
- **Hinten medial:** etwas lateral vom Angulus costae der X. und XI. Rippen, dem Verlauf der XI. Rippe folgend

Nachbarschaftsbeziehungen

(▶ Abb. 11.5)

- **Magen und Dickdarm:** Größe der Anlagerungsfläche an die Milz hängt vom Füllungszustand dieser Organe ab.
- **Niere:** Lagebeziehung der Milz zur Vorderfläche und zum äußeren Rand der linken Niere wird durch Körperhaltung und Atmung beeinflusst.
- **Zwerchfell:** Die Milz liegt ihm direkt an und folgt daher den Zwerchfellbewegungen bei der Atmung.
- **Pankreasschwanz:** reicht etwa an die Mitte des Milzhilums heran.
- **Linker Lungenunterlappen:** mit Zwerchfell dazwischen.

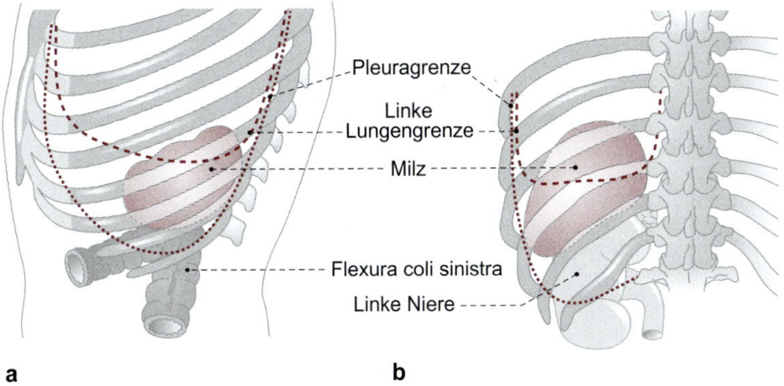

Abb. 11.3 Projektion der Milz auf die Bauchwand. **a:** Ansicht von lateral. **b:** Ansicht von posterior [L106]

Fixationen

(▶ Abb. 11.4, ▶ Abb. 11.5)

- **Lig. splenorenale (= Lig. phrenicosplenicum):** vom Milzhilum zur dorsalen Bauchwand (Peritoneum parietale) im Bereich der linken Niere, zum Zwerchfell und Pankreasschwanz, enthält A. und V. splenica.
- **Lig. gastrosplenicum:** vom Magen (Curvatura major) zum Milzhilum, enthält A. und V. gastrica brevis und A. gastroomentalis sinistra; erscheint in vivo zusammen mit dem Lig. pancreaticosplenicum (vom Pankreasschwanz zum Milzhilum) als ein Ligament mit unterschiedlichem Faserverlauf, embryologisch sind die Ligamente aber verschiedenen Ursprungs.
- **Lig. phrenicocolicum:** mit dem **Lig. splenocolicum** (zwischen Milz und linker Kolonflexur) und **Lig. sustentaculum splenicum** (von der Milz zum diaphragmalen Peritoneum auf Höhe der X. Rippe und Colon transversum) in vivo eine Struktur mit unterschiedlicher Faserausrichtung.
- **Milzhilum:** Gefäße und hämodynamischer Druck halten als Drucksystem die Milz in ihrer Position.

Im Präparat stellt man fest, dass fixierende ligamentäre Strukturen zwischen Milz, Pankreas, Magen und Flexura coli sinistra ineinander übergehen.

Gleitflächen

- **Direkte Gleitflächen:** Diaphragma, Curvatura major des Magens
- **Indirekte Gleitflächen:** Flexura coli sinistra, linke Niere, linke Pleura, Recessus costodiaphragmaticus rechts, rechte IX. bis XI. Rippen, Omentum majus

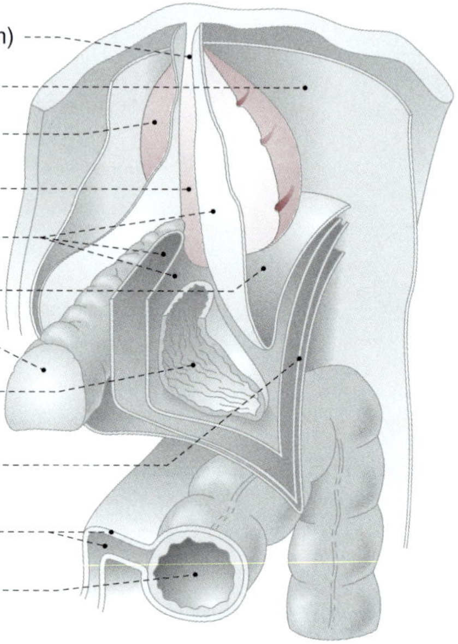

Abb. 11.4 Peritoneale und ligamentäre Beziehungen der Milz (Ansicht von medial) [L106]

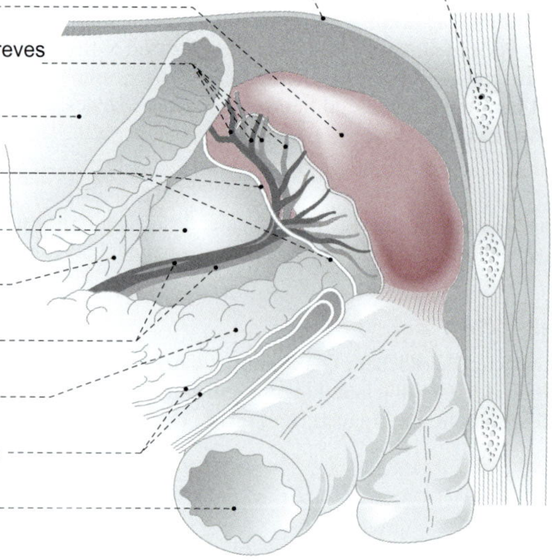

Abb. 11.5 Lage und Fixation der Milz im linken Oberbauch [L106]

11

11.2.4 Gefäßversorgung, Lymphwege, Innervation

Arterien

Von der **Bauchaorta** geht als 1. Aufzweigung unterhalb des Zwerchfells der **Truncus coeliacus** ab, der sich in 3 Äste aufteilt:

- A. splenica
- A. gastrica sinistra
- A. hepatica propria

Die **A. splenica** (▶ Abb. 11.6) verläuft unter bzw. hinter dem Oberrand des Pankreas und teilt sich vor dem Eintritt ins Milzhilum in mehrere Äste auf, die in einer Linie in die Milz eintreten.

Venen

Die **V. splenica** (▶ Abb. 11.7) läuft parallel zur A. splenica. Sie nimmt neben zahlreichen Magen- und Pankreasvenen die V. mesenterica inferior auf und vereinigt sich mit der V. mesenterica superior zur **V. portae hepatis.**

Lymphwege

(▶ Abb. 12.8)

Die Lymphgefäße verlassen die Milz am Milzhilum. Der Lymphabfluss erfolgt zu den regionalen **Nll. splenici** → am Oberrand des Pankreas entlang zu Nll. coeliaci → Trunci lymphatici intestinales → Cisterna chyli → Ductus thoracicus.

Innervation

(▶ Tab. 11.1)

Tab. 11.1 Milzinnervation

Innervation	Segment, Kerngebiete	Verlauf	Umschaltung
Sympathisch	Th5–Th9	→ Grenzstrang (Truncus sympathicus) → N. splanchnicus major, N. splanchnicus minor	Plexus coeliacus auf Plexus splenicus und z. T. vom Plexus mesentericus superior auf Plexus gastroomentalis
Parasympathisch	Nucleus dorsalis nervi vagi	Medulla oblongata → N. vagus (X) → Plexus coeliacus → zur Milz	intramural

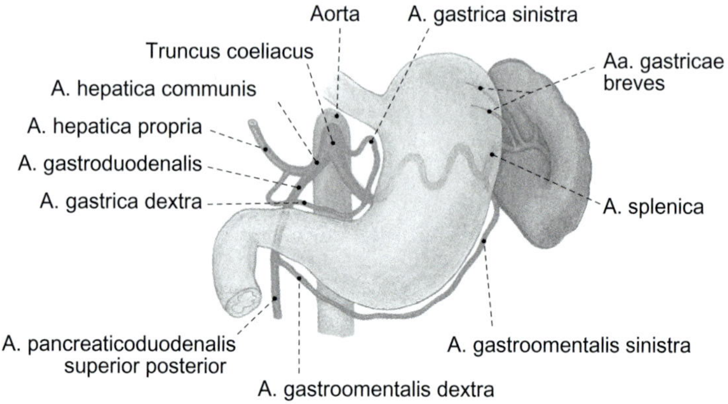

Abb. 11.6 Arterielle Versorgung der Milz [L106]

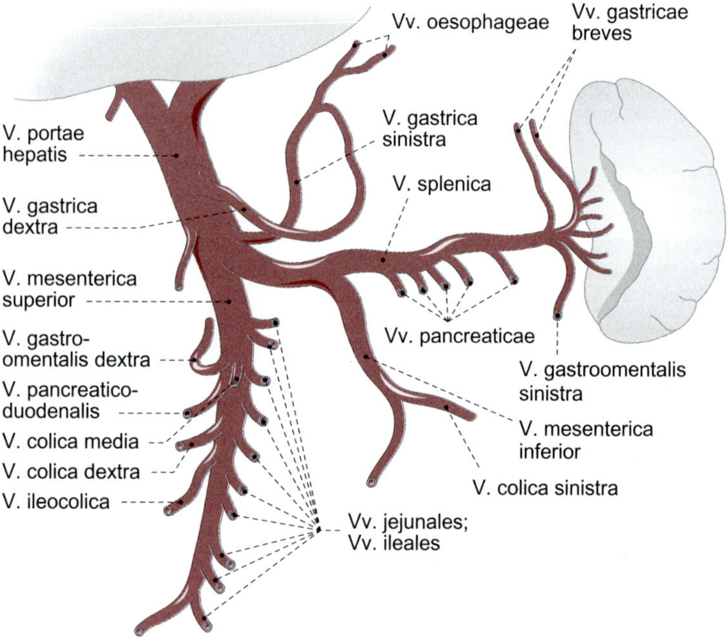

Abb. 11.7 Venöser Abfluss der Milz [L106]

11.3 Dysfunktionen

Torsten Liem (▸ 11.3.1, ▸ 11.3.3, ▸ 11.3.4)
Michel Puylaert (▸ 11.3.2)

11.3.1 Ursachen

Parietale Dysfunktionen

- Obere HWS und Schädelbasis (→ N. vagus)
- Th6–Th9 (→ Sympathikus)
- VIII. bis XI. Rippen über Gleitfläche oder Lig. sustentaculum splenicum
- Hyper- oder Hypotonus des Zwerchfells über Gleitfläche, Lig. sustentaculum splenicum oder Lig. phrenicosplenicum

Viszerale Dysfunktionen

- Alle Organe in der Umgebung der Milz können über Gleitflächen, ligamentäre und fasziale Verbindungen die Beweglichkeit der Milz einschränken oder kompensatorisch ändern:
  - Linke Lunge, Pleura (Mobilitätsverlust, Verklebungen, Erguss) über Facies diaphragmatica, Lig. phrenicosplenicum, Lig. sustentaculum splenicum
  - Magen über Gleitfläche, Lig. gastrosplenicum
  - Colon transversum und Flexura coli sinistra über Gleitfläche, viszerotensorische Stützwirkung, Lig. splenocolicum, Lig. sustentaculum splenicum
  - Linke Niere über Gleitfläche, viszerotensorische Stützwirkung, Lig. phrenicosplenicum
  - Pankreas über Kontakt zum Milzhilum, Lig. pancreaticosplenicum
- Mobilitätsverlust von Zäkum und/oder Ileum terminale über Radix mesenterii und Pankreasschwanz
- Peritoneale Fixierungen, Narben
- Enteroptose
- Stützverlust (embryologisch bedingt) durch Flexura coli sinistra oder linke Niere

Ligamente

Viszerale Dysfunktionen.

Nervale Störungen

- N. vagus: z. B. bei intrakraniellen Prozessen; Dysfunktionen der Schädelbasis, der oberen HWS, der vorderen Halsfaszien, des Mediastinums, des Zwerchfells
- Sympathikus auf Höhe von Th5–Th9 intraspinal oder paravertebral
- Plexus coeliacus

Störungen des Herz-Kreislauf-Systems

- Hypotonie (niedriger Blutdruck)
- Stauung V. portae, Ösophagusvenen
- Herzinsuffizienz
- Anämie
- Polyglobulie

Weitere Ursachen

- Schlag oder Fall auf Rücken oder Seite
- Unfälle
- Hypotension von linker Kolonflexur oder Dünndarm
- Infektionen (viral oder bakteriell)

11.3.2 Kompensationsmechanismen

Ein Großteil der genannten Kompensationsmechanismen ist rein hypothetisch und bedarf weiterer Untersuchungen.

- Selbstregulation: Veränderung der Spannungsverhältnisse innerhalb des ersten Blatts von Glenard
- Stabilisation durch Magen und Pankreasschwanz
- Stützfunktion durch Lig. splenocolicum, Lig. phrenicocolicum und Peritoneum parietale
- Aktivierung verschiedener kompensatorischer Kräfte durch Spannungsänderungen an Colon descendens, linker Niere und Toldt-Faszie
- Übernahme einer kompensatorischen Funktion durch die linke Zwerchfellhälfte

11.3.3 Folgen

- Zervikomyalgien, Kopfschmerzen
- Dysfunktion der Kopfgelenke (okzipito-atlanto-axialer Komplex, OAA)
- Dysfunktion Th8–Th9 (viszerosomatischer Reflex)
- Dysfunktion Th9–Th10, IX. und X. Rippe (mechanisch)
- Abnorme Spannung am/an
  - Zwerchfell
  - M. quadratus lumborum links
  - Paravertebraler Muskulatur (v. a. Th5–Th9)
- Dysfunktion in NSR des thorakolumbalen Übergangs (Th11–L1)

11.3.4 Differenzialdiagnosen

- Splenomegalie (▶ 11.7)
- Milzruptur
- Milzstauung
- Milzinfarkt
- Morbus Hodgkin
- Leukämie

11.4 Diagnostik der Dysfunktionen

Torsten Liem (▶ 11.4.1, ▶ 11.4.2), Michel Puylaert (▶ 11.4.3), Uwe Senger (▶ 10.4.4 bis ▶ 10.4.8)

11.4.1 Symptome

(▶ 11.7.2)

- Keine charakteristischen Symptome
- Bei Lageanomalien evtl. uncharakteristische Bauchbeschwerden
- Bei Splenomegalie evtl. diffuser Schmerz im linken Oberbauch (Kapselspannung), jedoch auch meistens asymptomatisch

11.4.2 Inspektion

- Linker Rippenbogen (Rippen IX bis XI) in Einatmungsposition: Milzvergrößerung
- Linker Rippenbogen (Rippen IX bis XI) in Ausatmungsposition: Milzverkleinerung

11.4.3 Reflexzonen und Hinweiszeichen

(▶ Abb. 11.8)

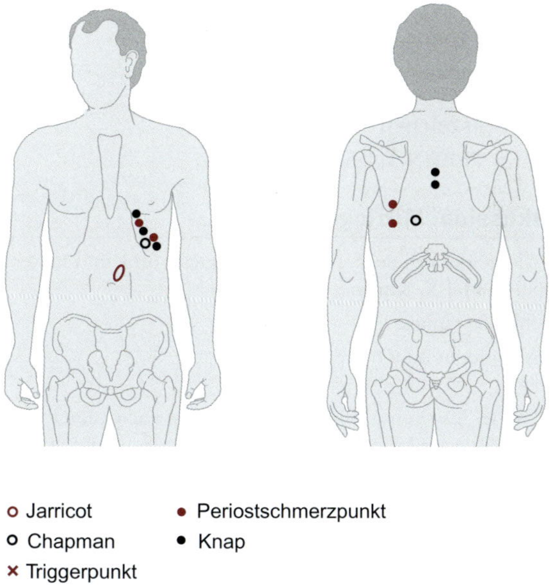

Abb. 11.8 Hinweiszeichen auf eine Dysfunktion [L106]

Dermatom

- **Anterior:** Th7–Th11 links
- **Posterior:** Th7–Th11 links

Dermalgiereflexe nach Jarricot

Anterior: vom Nabel aus 45° nach links kranial im Dermatom Th9.

Neurolymphatische Reflexe nach Chapman

- **Anterior:** 7. ICR links nahe der knorpeligen Verbindung
- **Posterior:** links zwischen Procc. transversi von Th6 und Th7

Triggerpunkte

Es sind keine Triggerpunkte bekannt.

Periostschmerzpunkte

- **Anterior:** VII. und VIII. Rippe links in der Medioklavikularlinie
- **Posterior:** VII. und VIII. Rippe links in der Medioklavikularlinie

Knap-Punkte

- **Anterior:** 6.–8. ICR (nahe der knorpeligen Verbindung)
- **Posterior:** Procc. spinosi von Th5 und Th6

Muskuläre Hinweiszeichen

Subkostales Ziehen links.

Vertebrale Hinweiszeichen

Dysfunktion Th5–Th10 (N. splanchnicus major).

11.4.4 Perkussion: Milzloge

Begrenzung: Medioaxillarlinie ± 2 Querfinger nach vorne und hinten, kranial VII. bis VIII. Rippe, kaudal X. Rippe.

Patient: in rechter Seitenlage.

Therapeut: stehend, vor oder hinter Patienten.

Ausführung:

- Brustwand in der hinteren Axillarlinie von kranial nach kaudal perkutieren.
- Um die Axillarlinie auf Höhe der VIII. bis X. Rippe von hinten nach vorne perkutieren.
- Den Patienten auffordern, tief einzuatmen, und dabei hinter der Axillarlinie auf Höhe L1 perkutieren.

Bewertung: Auf die Qualität des Klopfschalls achten, um die Position und Größe der Milz zu beurteilen.

- Auf Übergang von sonorem Lungenschall zu gedämpftem Klopfschall der Milz achten. Splenomegalie verkleinert den Traube-Raum von und/oder verlagert diesen nach rechts (▶ Abb. 4.14).

- Nach vorne Milz gegen den tympanitischen Klopfschall des Magens und Dickdarms abgrenzen.
- Auf Höhe der VII./VIII. Rippe wird durch das Senken der Lunge und die Milzbewegung nach unten der Klopfschall sonor. Bleibend gedämpfter Klopfschall deutet auf Splenomegalie (→ Verkleinerung des Traube-Raums, ▶ Abb. 4.14) oder allgemeine viszerale Hypertension im Endstadium oder Lungenpathologie hin. Die gesamte Ausdehnung der Milz kann jedoch nicht perkutiert werden, da sie z. T. von der Lunge überlagert wird.

11.4.5 Palpation: „Klassische" Palpation der Milz

(▶ Abb. 11.9)

Patient: in Rückenlage, Beine angestellt.

Variation 1

Therapeut: stehend, auf der linken Seite des Patienten.

Handposition:
- Die linke Hand unter den linken Rippenbogen legen, die Fingerspitzen zeigen dabei nach kranial und etwas lateral; Hautreserve beachten.
- Die Fingerspitzen der rechten Hand auf den Unterrand des linken Rippenbogens, lateral der Medioklavikularlinie, legen.

Ausführung:
- Mit der linken Hand die Rippen heben.
- Während der Einatmung mit den Fingerspitzen der rechten Hand am Unterrand der Milz die Abwärtsbewegung tasten; Hautreserve beachten.

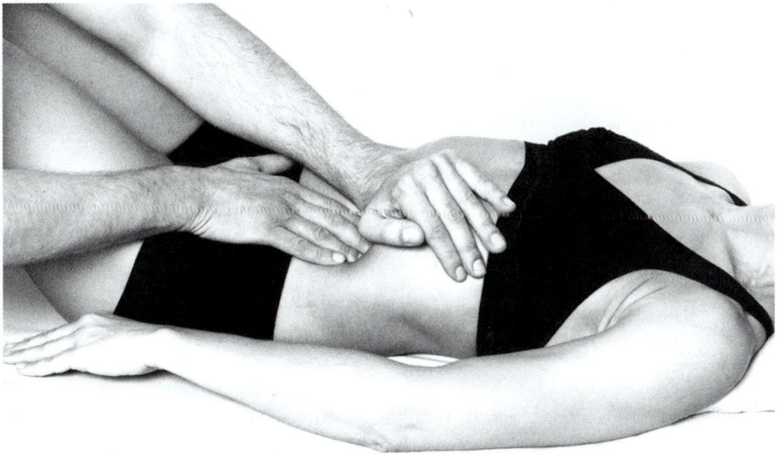

Abb. 11.9 „Klassische" Milzpalpation (Variation 1) [K306]

Variation 2

(▶ Abb. 11.10)

Therapeut: stehend, am Kopfende des Patienten auf der linken Seite.

Handposition:

- Die linke Hand auf den Rand des linken Rippenbogens, lateral der Medioklavikularlinie, legen.
- Die rechte Hand liegt unter dem Rippenbogen, die Fingerspitzen zeigen dabei nach lateral; dabei eine Weichteilreserve behalten.

Ausführung:

- Mit der linken Hand die Rippen heben.
- Mit der rechten Hand während der Einatmung die Milz tasten.

Bewertung:

- Normalbefund: Milz ist nicht tastbar.
- Kann die Milz als feste Masse unterhalb des linken Rippenbogens auf Höhe der X. Rippe getastet werden, deutet dies auf ein Ptose und/oder Splenomegalie hin.

Beim Einatmen gleitet die Milz nach kaudal, beim Ausatmen nach kranial.

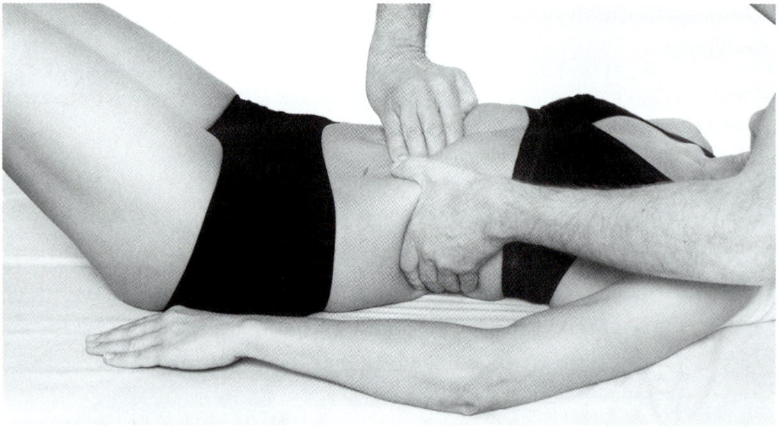

Abb. 11.10 „Klassische" Milzpalpation (Variation 2) [K306]

11.4.6 Motilität: Palpation der Milzmotilität

Im **Inspir** kommt es zu einer internen Rotation und zu folgenden Bewegungen: Bewegung nach kranial und lateral, Vertikalisation, leichte Rotation gegen den Uhrzeigersinn.

Palpation der Milzmotilität:

- Nur über den Thorax ohne direkten Kontakt möglich.
- Bei Splenomegalie ist ein direkter Kontakt möglich.

11.4.7 Mobilität

Mobilität nach Finet und Williame

Bei der **Einatmung** kommt es zu folgenden Bewegungen (▶ Abb. 11.11):

- In Abhängigkeit vom Zwerchfell bewegt sich die Milz nach kaudal.
- Die rechte, dem Centrum tendineum nahe Seite der Milz vollführte bei 80 % der von Finet und Williame untersuchten Personen eine leichte, nach medial gerichtete Bewegung.
- Bei 70 % der untersuchten Personen war eine bis 3,9 mm nach ventral gerichtete Bewegung festzustellen.

Mobilität nach Barral und Mercier

Bei der **Einatmung** kommt es zu folgenden Bewegungen (▶ Abb. 11.9):

- Milzbewegung hauptsächlich nach kaudal
- Ein wenig nach rechts
- Leichte Seitneigung nach rechts

Palpation

- Eine Milz ohne Störungen ist mit direktem Kontakt nicht palpabel. Zur Beurteilung von Quantität und Qualität einer Dysfunktion sind die im Folgenden dargestellten Varianten möglich.
- Bei Auffälligkeiten bei der Milzpalpation nach Lymphknotenschwellung suchen, um andere Pathologien auszuschließen: subokzipital, submandibulär, zervikal, sublingual, vor und hinter M. sternocleidomastoideus, retroklavikulär, 1.–4. ICR, Achselhöhle, im Bereich des M. pectoralis minor und im oberen Teil des M. latissimus dorsi.
- Lymphknotenschwellungen müssen unverzüglich durch einen Arzt weiter abgeklärt werden. Den Patienten nicht unnötig beunruhigen.

11

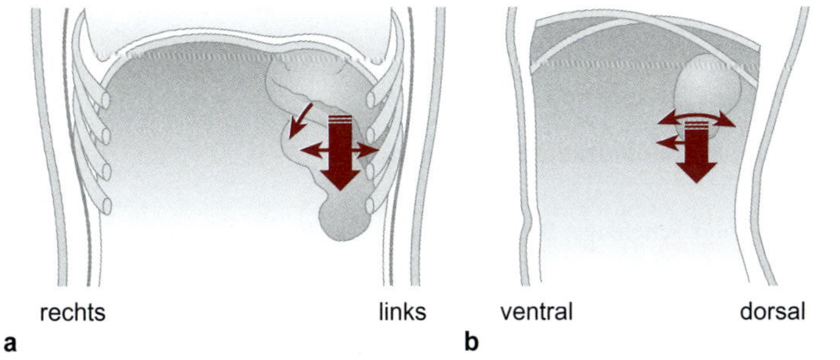

Abb. 11.11 Mobilität der Milz nach Finet und Williame. **a:** Frontalebene. **b:** Sagittalebene. [L106]

Palpation der Milzmobilität in Rückenlage

(▶ Abb. 11.12)

Patient: in Rückenlage, Beine angestellt.

Therapeut: stehend, auf der linken Seite des Patienten.

Handposition:

- Mit der rechten Hand die linken VII. bis X. Rippen von dorsolateral nach medial stützen.
- Gleichzeitig die Fingerspitzen der linken Hand von anteromedial vorsichtig mit Weichteilreserve von Haut und Bauchmuskulatur unter den linken Rippenbogen in Richtung Milz schieben.
- Um tief palpieren zu können, beide Hände gut an die Gewebespannung anpassen.
- Alternativ können auch die Daumen zum Kontakt genutzt werden (nach Glenard).

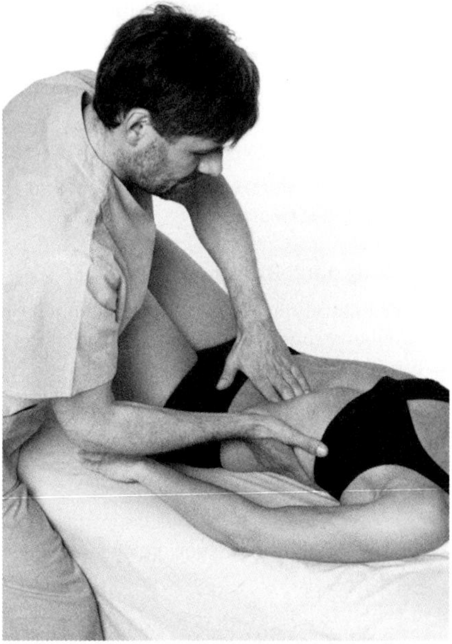

Abb. 11.12 Palpation der Milzmobilität in Rückenlage [K306]

Ausführung:

- Während der Einatmung das Absenken der Milz am Unterpol palpieren.
- Während der anschließenden Ausatmung die qualitative Mobilität der Milz nach oben palpieren (kraniales Weggleiten), Rotation und Seitneigung mit beachten.

11

Bewertung: Spannung in der Region, Lokalisation von Fixierungen, Beurteilung der Position und Mobilität des Organs.

- Normalbefund: Die Milz ist nicht palpierbar, die Region ist weich und spannungsfrei.
- Erhöhte Spannung, veränderte Position oder verringerte Mobilität der Milz deutet auf eine Dysfunktion hin.

Palpation der Milzmobilität in Seitenlage

(▶ Abb. 11.13)

Patient: in rechter Seitenlage, Beine gebeugt.

Therapeut: stehend, hinter dem Patienten.

Handposition:

- Mit der rechten Hand die linken VII. bis X. Rippen von dorsolateral nach medial stützen.
- Gleichzeitig die Fingerspitzen der linken Hand von anteromedial vorsichtig mit Weichteilreserve von Haut und Bauchmuskulatur unter den linken Rippenbogen in Richtung Milz schieben.
- Um tief palpieren zu können, beide Hände gut an die Gewebespannung anpassen.

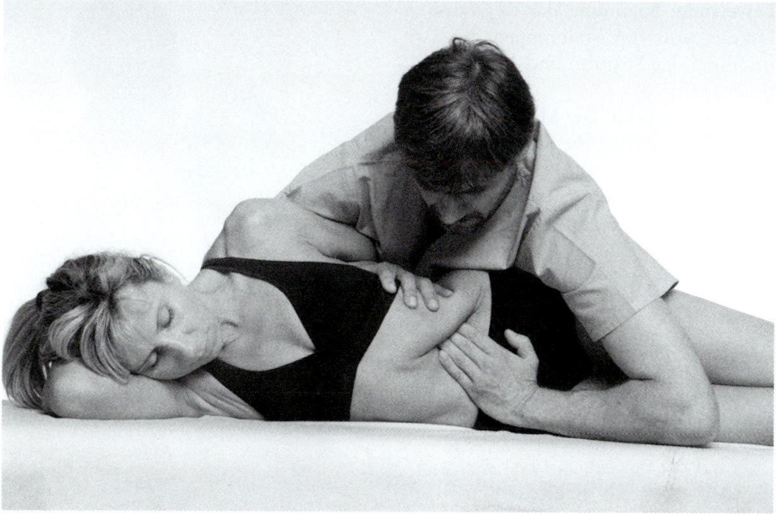

Abb. 11.13 Palpation der Milzmobilität in Seitenlage [K306]

Ausführung:
- Während der Einatmung die Bewegung der Milz nach kaudal und medial palpieren.
- Während der Ausatmung der Organbewegung nach kranial und lateral so weit wie möglich folgen.

Bewertung: Spannung der Region, Lokalisation von Fixierungen, Beurteilung von Position und Mobilität des Organs.
- Normalbefund: Die Milz ist nicht palpierbar, die Region ist weich und spannungsfrei.
- Erhöhte Spannung, veränderte Position oder verringerte Mobilität der Milz deutet auf eine Dysfunktion hin.

Palpation der Milzmobilität im Sitzen

(▶ Abb. 11.14)

Patient: sitzend, Hände auf den Oberschenkeln, leicht an den Therapeuten angelehnt.

Therapeut: stehend, hinter dem Patienten; den Rumpf gut an den Rücken des Patienten anpassen, um ihm eine entspannte und bequeme Position zu ermöglichen.

Handposition:
- Die Fingerspitzen beider Hände mit Weichteilreserve unter den linken Rippenbogen in Richtung der linken Kolonflexur schieben.
- Zur Entspannung der Region gleichzeitig mit der linken Hand die Rippen nach anteromedial schieben und über den Rumpf eine Seitneigung nach links ausführen.

Ausführung:
- Während der Atmung die Milzbewegung nach oben und unten palpieren.
- Zusätzlich kann man die Milz nach kraniolateral schieben und abrupt loslassen, um dann die Milzbewegung nach kaudal und medial zu palpieren.

Bewertung: Spannung der Region, Lokalisation von Fixierungen, Beurteilung der Position und Mobilität des Organs.

- Normalbefund: Die Milz ist nicht palpierbar, die Region ist weich und spannungsfrei.
- Erhöhte Spannung, veränderte Position oder verringerte Mobilität der Milz deutet auf eine Dysfunktion hin.

Laut Barral ist die Milz sehr schwer zu palpieren. Die Diagnostik basiert eher auf der Palpation von Spannungszuständen und weniger auf der Bewegung. Lässt sich die Milz sehr leicht palpieren, deutet das auf eine Splenomegalie oder Ptose hin.

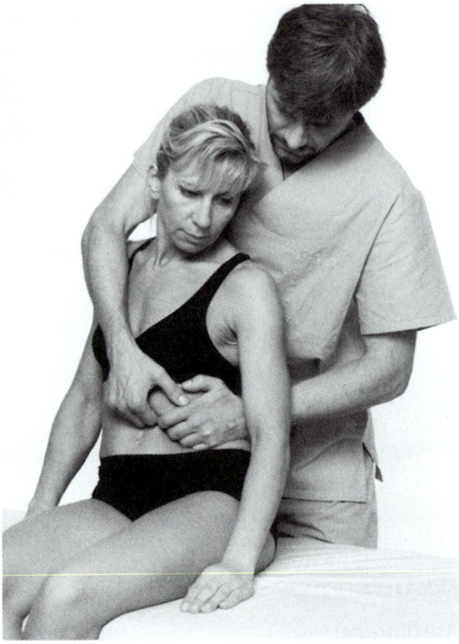

Abb. 11.14 Palpation der Milzmobilität im Sitzen [K306]

Palpation der Milzmobilität

(▶Abb. 11.15)

Patient: in Rückenlage, Beine angestellt.

Therapeut: stehend, auf der linken Seite des Patienten.

Handposition:

- Mit der linken Handfläche einen tiefen, unterstützenden Kontakt mit den Organen in der rechten Fossa iliaca unterhalb des Zäkums aufnehmen.
- Mit Daumen und Zeigefinger der rechten Hand von lateral einen kneifzangenartigen Kontakt direkt unter dem linken Rippenbogen mit einer Weichteilreserve aufnehmen.
- Den rechten Ellenbogen mit der rechten Leiste unterstützen.

Ausführung:

- Die viszerale Masse global aus der rechten Fossa iliaca in Richtung Milz (nach mediokranial) schieben.
- Während der Einatmung die mediokaudale Milzbewegung palpieren.
- Während der Ausatmung qualitative Mobilität der Milz nach oben palpieren (kraniolaterales Weggleiten).

Bewertung: Spannung der Region, Position und Mobilität des Organs beurteilen.

- Normalbefund: Die Milz ist nicht palpierbar, die Region ist weich und spannungsfrei.
- Erhöhte Spannung, veränderte Position oder verringerte Mobilität der Milz deutet auf eine Dysfunktion hin.

Bei dieser Palpation die Bewegung der Milz nicht mit der Bewegung der linken Niere verwechseln. Die Milz bewegt sich während der Einatmung nach kaudal und medial, die Niere nach kaudal und lateral.

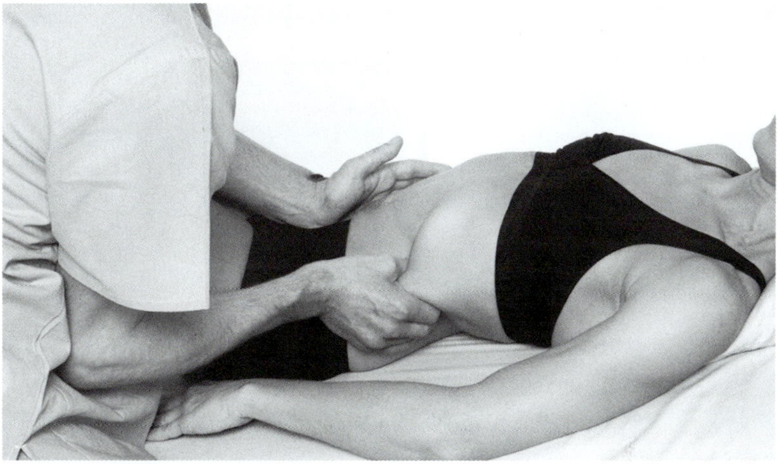

Abb. 11.15 Palpation der Milzmobilität [K306]

11.4.8 Tests

Test des Lig. gastrosplenicum

(▶ Abb. 11.16)

Patient: in Rückenlage, Beine angestellt, Kopf auf einem Kissen.

Therapeut: stehend, auf der linken Seite des Patienten.

Handposition:

- Mit Daumen und Zeigefinger der rechten Hand von lateral einen kneifzangenartigen Kontakt mit der Facies visceralis der Milz direkt unter dem linken Rippenbogen aufnehmen und dabei eine Weichteilreserve behalten.
- Den rechten Ellenbogen mit der rechten Leiste unterstützen.
- Die Fingerspitzen der linken Hand berühren den an die Milz angrenzenden Teil der Curvatura major des Magens.

Ausführung:

- Mit der rechten Hand die Milz nach kraniolateral drücken und halten.
- Mit der linken Hand über den Magen das Lig. gastrosplenicum nach medial ziehen.

Bewertung: Das Lig. gastrosplenicum auf Konsistenz und Zug prüfen.

- Normalbefund: festelastische Gewebekonsistenz.
- Laxität des Ligaments weist auf eine Änderung der Mobilität und/oder eine Ptose hin.
- Ein kollagenes Ligament schränkt Mobilität und vaskulären Fluss ein.

Test des Lig. phrenicocolicum

(▶ Abb. 11.17)

Patient: in Rückenlage, Beine angestellt, Kopf auf einem Kissen.

Therapeut: stehend, auf der linken Seite des Patienten.

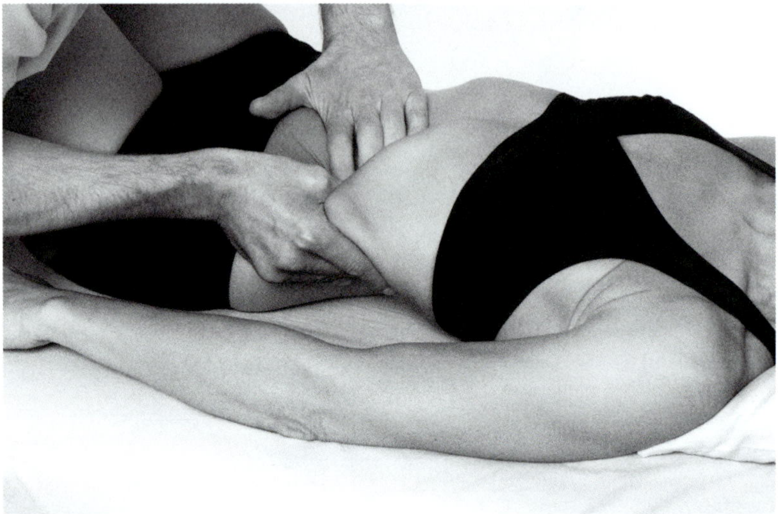

Abb. 11.16 Test des Lig. gastrosplenicum [K306]

Handposition:

- Mit Daumen und Zeigefinger der rechten Hand von lateral einen kneifzangenartigen Kontakt mit dem Unterpol der Milz direkt unter dem linken Rippenbogen aufnehmen und dabei eine Weichteilreserve behalten.
- Den rechten Ellenbogen mit der rechten Leiste unterstützen.
- Den linken Daumen unterhalb, den rechten Daumen möglichst weit lateral auf das Colon transversum legen.

Ausführung:

- Mit der rechten Hand die Milz nach kraniolateral drücken und halten.
- Mit der linken Hand das Lig. phrenicocolicum über das Colon transversum nach unten ziehen.

Bewertung: Das Lig. phrenicocolicum auf Konsistenz und Zug prüfen.

- Normalbefund: festelastische Gewebekonsistenz.
- Alle Spannungsänderungen der haltgebenden Ligamente deuten auf eine Dysfunktion der Milz primärer oder kompensatorischer Art hin.

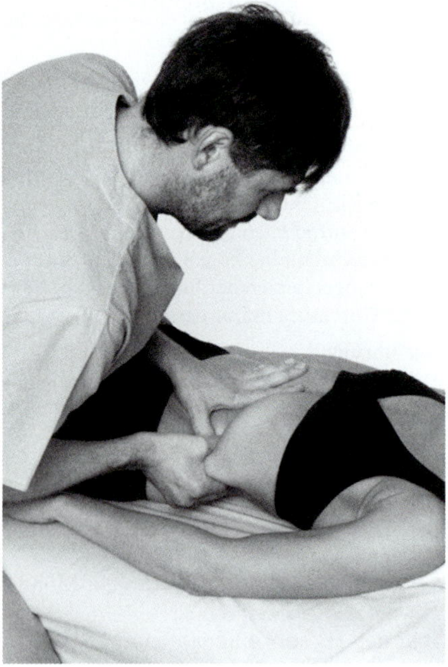

Abb. 11.17 Test des Lig. phrenicocolicum [K306]

Fasziale Diagnostik der Milz: Shift und/oder Induktion

Patient: in Rückenlage, Beine ausgestreckt.

Therapeut: stehend, rechts vom Patienten auf Höhe des Beckens.

Handposition:
- Für die transversale Verschiebung (Shift):
  - Die linke Hand posterior unter den linken Rippenbogen schieben, sodass der Patient auf dem Unterarm des Therapeuten liegt.
  - Die rechte Hand liegt unmittelbar kaudal vom linken Rippenbogen. Die Radialseite ist parallel zum Rippenbogen ausgerichtet, die Finger zeigen zum Proc. xiphoideus.
- Für die anteroposteriore Induktion gilt dieselbe Handposition.

Ausführung:
- Shift: oberflächliche Faszien kraniokaudal und kaudokranial verschieben.
- Induktion: Mit der rechten Hand Druck nach posterior ausüben, dann den Druck plötzlich loslassen.

Bewertung beider Tests:
- Normalbefund: Freie Beweglichkeit, die Faszien federn zurück.
- Zähes oder fehlendes Zurückfedern deutet auf eine Dysfunktion hin.

11.5 Behandlung der Dysfunktionen

Torsten Liem (▶ 11.5.8), Uwe Senger (▶ 11.5.1 bis ▶ 11.5.7), Michel Puylaert (▶ 11.5.8)

11.5.1 Mobilisation der Milz

(▶ Abb. 11.18)

Indikation: Mobilitätsverlust der Milz.

Patient: in Rückenlage.

Therapeut: stehend, auf der rechten Seite des Patienten.

Handposition:
- Mit den Fingerspitzen der linken Hand einen tiefen, globalen Kontakt mit den Organen lateral des rechten M. rectus abdominis aufnehmen.
- Die Finger der rechten Hand dorsal auf die unteren linken Rippen legen.

Ausführung:
- Mit den Händen die unteren Rippen und Organe in Richtung Milz ziehen, um eine Weichteilreserve zu schaffen, die zur Kontaktaufnahme der Daumen notwendig ist.
- Mit nebeneinander liegenden Daumen Kontakt zum unteren Pol der Milz aufnehmen.
- Während der Einatmung bewegt sich die Milz gegen die Daumen.
- Während der Ausatmung mit den Daumen die Milz in kranialer und lateraler Richtung mobilisieren.
- Vorgang während einiger Atemzyklen wiederholen, dann Mobilität der Milz testen und evtl. Mobilisation wiederholen.

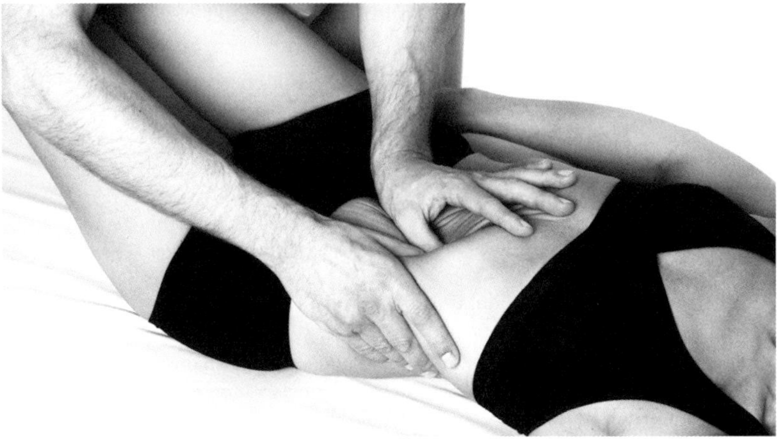

Abb. 11.18 Mobilisation der Milz [K306]

11.5.2 Mobilisation der Milz im Sitzen

(▶ Abb. 11.19)

Indikation: Mobilitätsverlust der Milz.

Patient: sitzend, Hände im Nacken, die Ellenbogen vor dem Gesicht aneinandergedrückt, leicht an den Therapeuten gelehnt.

Therapeut: stehend, hinter dem Patienten, rechter Fuß auf der Behandlungsliege.

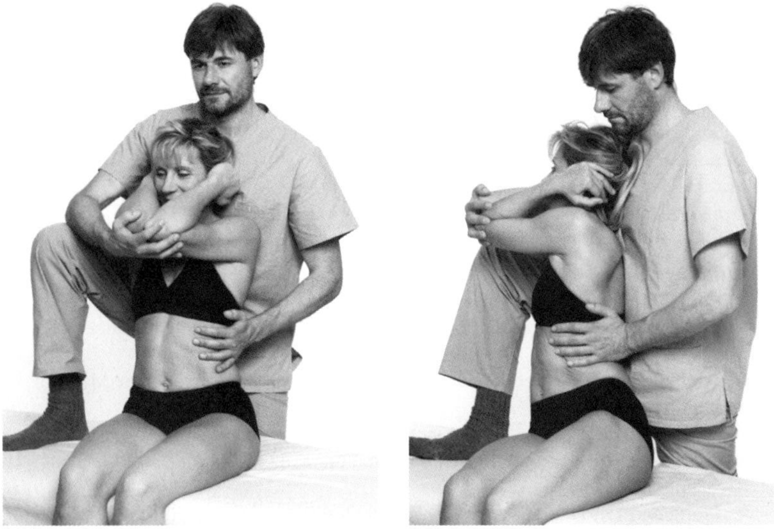

Abb. 11.19 Mobilisation der Milz im Sitzen [K306]

Handposition:

- Mit der rechten Hand die zusammengeführten Ellenbogen umfassen.
- Dabei den rechten Ellenbogen dabei auf das rechte Knie abstützen.
- Die linke Hand posterolateral auf die linken VII. bis IX. Rippen legen.

Ausführung:

- Mit der linken Hand die Milz über die Rippen nach anteromedial mobilisieren.
- Gleichzeitig mit der rechten Hand eine Rumpfrotation nach rechts durchführen.
- Dann den Rumpf in die Ausgangsposition zurückbewegen und den Rippen nach posterolateral folgen.
- Durch Einhaken der Fingerspitzen unter dem linken Rippenbogen kann die Milz auch nach posterolateral mobilisiert werden.
- Den Vorgang rhythmisch ca. 10-mal wiederholen.

11.5.3 Mobilisation der Milz in Rückenlage

(▶ Abb. 11.20)

Indikation: Mobilitätsverlust der Milz.

Patient: in Rückenlage, Beine angestellt.

Therapeut: stehend, auf der rechten Seite des Patienten.

Handposition:

- Mit der linken Hand die Knie umfassen.
- Die rechte Hand von lateral auf die linken VII. bis IX. Rippen legen.

Ausführung:

- Rippen nach anteromedial ziehen und gleichzeitig die Knie des Patienten nach links in Richtung Behandlungsliege führen.
- Dabei auf eine Zugwirkung zwischen den in Gegenrichtung mobilisierten Körperteilen achten.

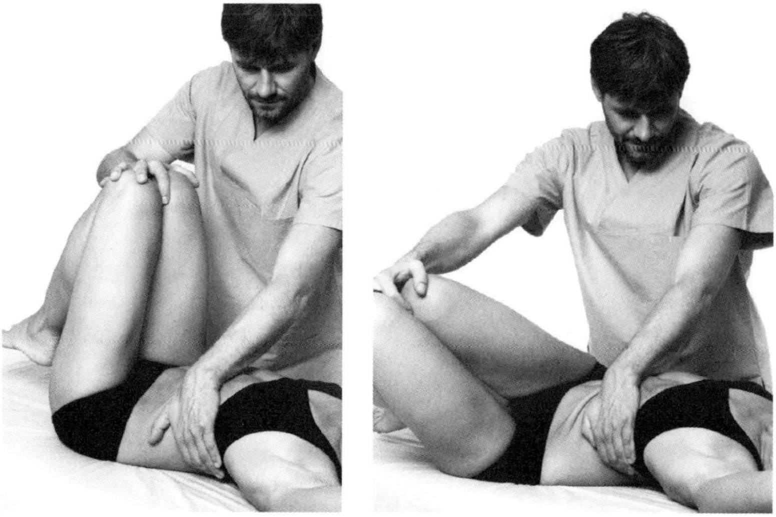

Abb. 11.20 Mobilisation der Milz in Rückenlage [K306]

- Dann Knie und Rippen in die Ausgangsposition zurückführen.
- Den Vorgang rhythmisch einige Male ausführen, dann Mobilität der Milz testen und evtl. Mobilisation wiederholen.

11.5.4 Mobilisation und Hämodynamisierung der Milz

(▶ Abb. 11.21)

Indikation: Verbesserung der Mobilität und Hämodynamik der Milz.

Patient: in rechter Seitenlage, Beine gebeugt.

Therapeut: stehend, hinter dem Patienten auf Höhe der Milz.

Handposition:

- Die rechte Hand lateral auf die VII. bis IX. Rippen legen.
- Die linken Fingerspitzen von kaudal und medial unter den linken Rippenbogen in Richtung der Milz führen.

Ausführung:

- Während der Ausatmung die Rippen nach anteromedial und kaudal mobilisieren.
- Gleichzeitig mit den Fingerspitzen Vibrationen auf dem unteren Pol der Milz ausführen.
- Während der Einatmung die Rippen in die Gegenrichtung mobilisieren mit den Vibrationen aussetzen.

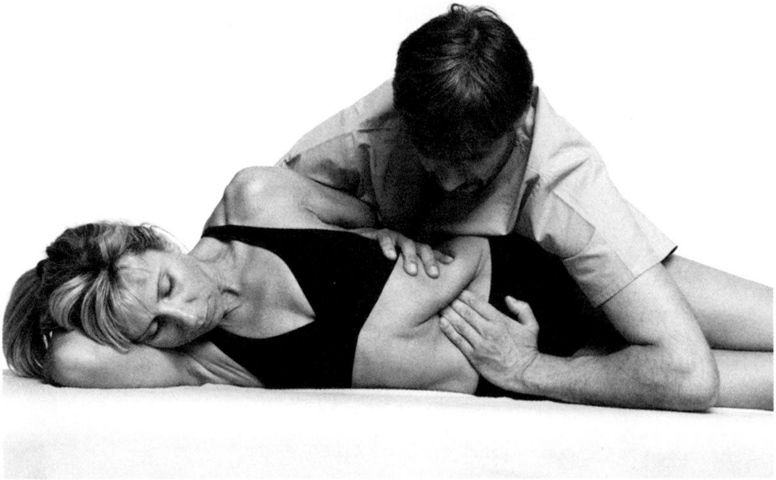

Abb. 11.21 Mobilisation und Hämodynamisierung der Milz [K306]

11.5.5 Dehnung des Lig. pancreaticosplenicum

(▶ Abb. 11.22)

Indikation: Verbesserung der Mobilität und Hämodynamik der Milz.

Patient: in Rückenlage, Beine angestellt, Kopf auf einem Kissen.

Therapeut: stehend, auf der linken Seite des Patienten.

Handposition:
- Mit den Fingern der rechten Hand die unteren linken Rippen auf Höhe der Milz nach medial ziehen.
- Unmittelbar danach den rechten Daumen langsam tief nach lateral und kranial unter den Rippenbogen führen und vorsichtig die Milz von mediokaudal fixieren.
- Mit den Fingern der linken Hand die abdominale Masse im Zäkumbereich großflächig umgreifen und zur Milz ziehen.
- Danach mit dem linken Daumen unmittelbar neben dem rechten Daumen Kontakt zum Pankreasschwanz (Lig. pancreaticosplenicum) aufnehmen.

Ausführung:
- Das Ligament durch Auseinanderführen der Daumen dehnen.
- Die Dehnung kann auch mit der Ausatmung oder Luftanhalten nach der Ausatmung kombiniert werden, um sich den tonischen Verhältnissen besser anzupassen.

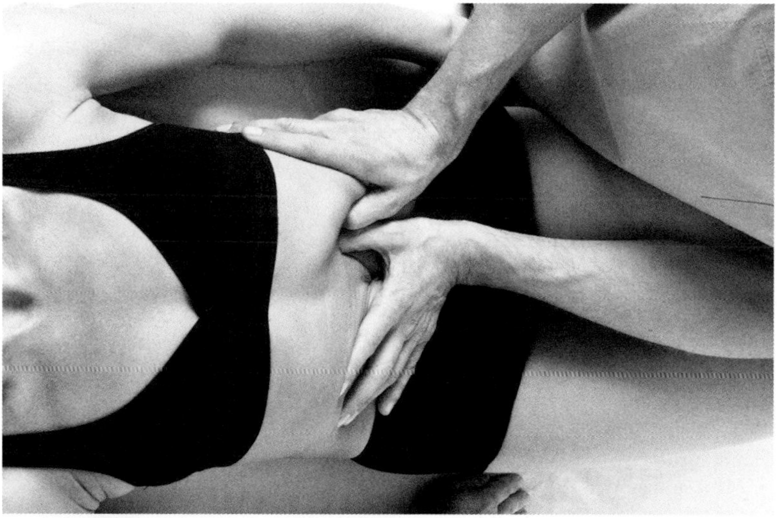

Abb. 11.22 Dehnung des Lig. pancreaticosplenicum [K306]

11.5.6 Dehnung des Lig. gastrosplenicum

(▶ Abb. 11.23)

Indikation: Mobilitätsverlust, arterielle, venöse oder lymphatische Stauung.

Patient: in Rückenlage, Beine angestellt, Kopf auf einem Kissen.

Therapeut: stehend, auf der linken Seite des Patienten.

11

Handposition:

- Mit Daumen und Zeigefinger der rechten Hand von lateral einen kneifzangenartigen Kontakt direkt unter dem linken Rippenbogen mit der Facies visceralis am Milzhilum aufnehmen; dabei eine Weichteilreserve behalten.
- Den rechten Ellenbogen mit der rechten Leiste unterstützen.
- Die Fingerspitzen der linken Hand an die Curvatura major des Magens direkt neben der Milz legen.

Ausführung:

- Mit der rechten Hand die Position der Milz halten.
- Mit den Fingern der linken Hand den Magen nach medial ziehen und eine Dehnung mit Fokus auf dem Lig. gastrosplenicum ausführen.
- Die Dehnung kann auch mit der Ausatmung oder Luftanhalten nach der Ausatmung kombiniert werden, um sich den tonischen Verhältnissen besser anzupassen.

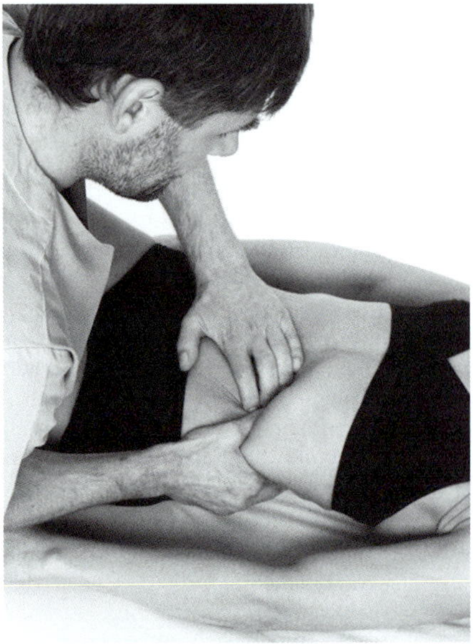

Abb. 11.23 Dehnung des Lig. gastrosplenicum [K306]

11.5.7 Dehnung des Lig. phrenicocolicum

(▶ Abb. 11.24)

Indikation: Mobilitätsverlust.

Patient: in Rückenlage, Beine angestellt, Kopf auf einem Kissen.

Therapeut: stehend, auf der linken Seite des Patienten.

Handposition:

- Mit Daumen und Zeigefinger der rechten Hand von lateral einen kneifzangenartigen Kontakt mit dem Unterpol der Milz direkt unter dem linken Rippenbogen aufnehmen; dabei eine Weichteilreserve behalten.
- Die Fingerspitzen der linken Hand berühren den an die Milz angrenzenden Teil des Colon transversum. Alternativ mit dem Daumen arbeiten

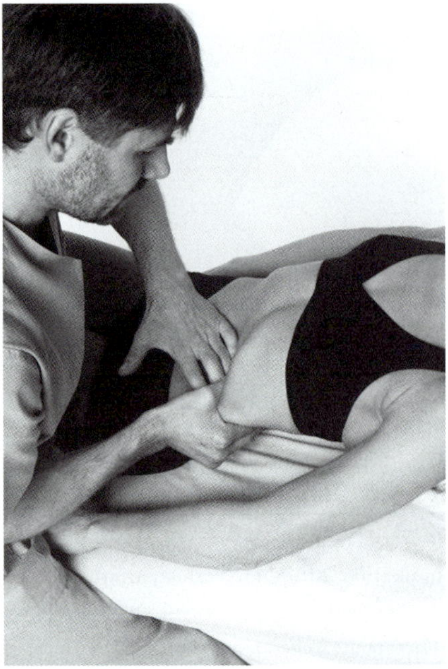

Abb. 11.24 Dehnung des Lig. phrenicocolicum [K306]

Ausführung:

- Mit der rechten Hand die Position der Milz halten.
- Mit den Fingern der linken Hand das Colon transversum nach unten ziehen und eine Dehnung mit Fokus auf dem Lig. phrenicocolicum ausführen.
- Die Dehnung kann auch mit der Ausatmung oder Luftanhalten nach der Ausatmung kombiniert werden, um sich den tonischen Verhältnissen besser anzupassen.

11.5.8 Fasziale Behandlung der Milz (modifiziert nach Finet und Williame)

Ausatmungsdysfunktion

(▶ Abb. 11.25)

Indikation: fasziale Einschränkung nach kaudal, schwaches Immunsystem, Seitenstechen links.

Patient: in Rückenlage, Beine ausgestreckt.

Therapeut: stehend, rechts vom Patienten auf Höhe des Beckens.

Handposition:

- Die linke Hand posterior unter den linken Rippenbogen schieben, sodass der Patient auf dem linken Unterarm des Therapeuten liegt.
- Die rechte Hand liegt unmittelbar kaudal vom linken Rippenbogen. Die radiale Seite ist parallel zum Rippenbogen ausgerichtet, die Finger zeigen zum Proc. xiphoideus.

Ausführung:

- Beide Hände nach kaudal ziehen und eine Adduktionsbewegung ausüben.
- Die Stellung beibehalten oder diesen Vorgang 2- bis 3-mal wiederholen, bis es zu einer Spannungslösung kommt.

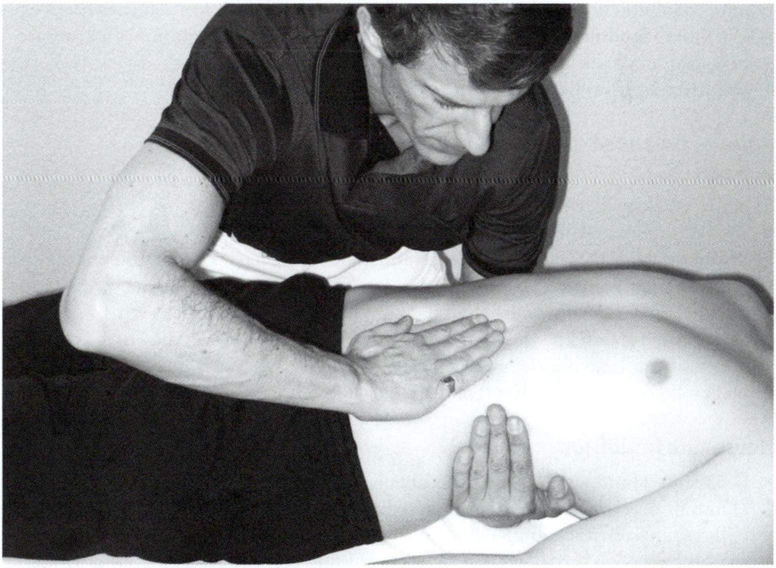

Abb. 11.25 Ausatmungsdysfunktion [K339]

Einatmungsdysfunktion

Indikation: fasziale Einschränkung nach kranial, Schmerzen im Epigastrium, Malabsorption.

Patient: in Rückenlage.

Therapeut: stehend, rechts vom Patienten auf Höhe des Beckens.

Handposition:
- Die linke Hand posterior unter den linken Rippenbogen schieben, sodass der Patient auf dem linken Unterarm des Therapeuten liegt.
- Die rechte Hand liegt unmittelbar kaudal vom linken Rippenbogen. Die radiale Seite ist parallel zum Rippenbogen ausgerichtet, die Finger zeigen zum Proc. xiphoideus.

Ausführung:
- Beide Hände nach kranial ziehen und eine Abduktionsbewegung ausüben.
- Die Stellung beibehalten oder diesen Vorgang 2–3-mal wiederholen, bis es zu einer Spannungslösung kommt.

Anmerkung: Die fasziale Behandlung der Milz ist auch für die linke Niere gültig.

11.5.9 BEFNT-Integration der Milz

(▶2.4.2)

Indikation: Dysfunktion der Milz.

Patient: in Rückenlage, Beine angestellt.

Therapeut: stehend, auf der linken Seite des Patienten.

Handposition:
- Die rechte Hand lateral auf die linken VII. bis IX. Rippen und die linke Hand unter den linken Rippenbogen legen, die Finger sind nach kranial gerichtet.
- Die linke Hand in den Bauchraum einsinken lassen und langsam nach kranial bewegen, um sanft an den Unterrand der Milz zu gelangen.
- Die Milz sanft in die Hand kommen lassen.

Point of balanced entodermal tension (PBET)

- Resistenz der entodermalen Struktur auf sanften Druck hin testen und die Dichte der Struktur bewerten.
- Den Patienten auffordern, tief ein- und auszuatmen.
- Während der Ausatmung mit den Händen der Milz nach kranial folgen.
- Während der Einatmung mit den Händen leichten Widerstand nach kranial ausüben, sodass die Milz deutlich in die Handfläche hineingedrückt wird.
- Der entodermalen Spannung der Milz in die Position bzw. in die Form folgen, in der sie am besten ausgeglichen ist (→ PBET).
- Dabei die embryonalen Kraftvektoren berücksichtigen.

Neuronale Inhibition

- Die rechte Hand auf verschiedene Ebenen des Rückens legen und dabei die linke Hand im Bereich der Milz liegen lassen.
- Falls es einen Bereich am Rücken gibt, in dem sich Milz unter der Hand entspannt bzw. sich ihre Bewegungseinschränkung verbessert, die Hand dort liegen lassen: in der Regel auf Höhe von Th6–Th9 (sympathische Innervation), im

kraniozervikalen Übergangsbereich (parasympathische Innervation) oder ventral etwa 3–4 Querfinger (Ganglion coeliacum) bzw. etwa 2 Querfinger oberhalb des Bauchnabels (Plexus mesentericus superior).
- Durch sanften konstanten Druck eine Inhibition im jeweiligen Bereich ausführen.

Point of balanced fascial tension (PBFT)

- Die fasziale Beweglichkeit passiv oder aktiv atemsynchron oder aktiv unabhängig zur Atemaktivität testen.
- Spannungsgleichgewicht der faszialen Strukturen der Milz einstellen, d. h. versuchen, den therapeutisch induzierten Gleichgewichtszustand der viszerofaszialen Spannung zu erreichen, in dem sie gleichmäßig in allen Richtungen ausgeglichen sind.
- In der Regel wird die Milz in die Position begleitet, in die sie sich leicht bewegen lässt.
- Die unterschiedlichen Spannungsmuster der Aufhängungen (und faszialen Gleitflächen) der Milz kopieren, indem die Krafteinwirkung der Hände an sie angepasst bzw. ihnen angeglichen wird:
  - Über die Fixationen: vom Milzhilum zur dorsalen Bauchwand im Bereich der linken Niere, zum Zwerchfell und Pankreassschwanz (Lig. splenorenale = Lig. phrenicosplenicum), vom Milzhilum zur Curvatura major des Magen (Lig. gastrosplenicum), zur linken Kolonflexur, zum diaphragmalen Peritoneum auf Höhe der X. Rippe und Colon transversum (Lig. phrenicocolicum), nach medial zur A. splenica und V. splenica (Lig. splenorenale).
  - Über die Gleitflächen: nach lateral und kranial zum Diaphragma (linke Pleura, Recessus costodiaphragmaticus), nach medial zur Curvatura major des Magens, nach kaudal zur Flexura coli sinistra, nach medioposterior zur linken Niere.
- Dazu ggf. eine Hand von der Milz lösen und z. B. auf den Magen, die linke X. Rippe, linke Niere oder das Zwerchfell legen.
- Einstellung eines PBFT (evtl. mit leichter Kompression) → minimale Bewegungen im faszial-ligamentären-viskoelastischen Umfeld der Milz treten auf → ein neues Gleichgewicht etabliert sich → eine physiologischere Bewegungsamplitude wird palpierbar, evtl. entsteht ein Stillpunkt → die Milz in die Ausgangslage zurückbringen.

Anschließend können Techniken wie **balanced dynamic tension** und **balanced fluid tension** (BDT, BFT) angewendet werden. Dabei darauf achten, weder bei der Untersuchung noch bei der Behandlung bis an die Bewegungsgrenzen zu gehen.

11.6 Milzptose

Uwe Senger

Eine Milzptose ohne individuelle Fixation ist eine kompensatorische, funktionelle Anpassung. Im Gesamtkontext kann eine Mobilisation zur Dynamisierung der Regio hypogastrica notwendig sein. Besteht ein Mobilitätsverlust (Milzptose mit Fixation = Dysfunktion), zuerst die Dysfunktion und erst danach die Ptose behandeln.

11.6.1 Ursachen

- Höheres Alter
- Starke abdominale Hypotension

- Enteroptose
- Zustand nach zurückgebildeter Splenomegalie
- Stützverlust durch Niere, Flexura coli sinistra, Magen, Pankreas
- Hämodynamischer Druck dauerhaft unzureichend (Anämie, niedriger Blutdruck)

11.6.2 Symptome

Eine Milzptose ist asymptomatisch.

11.6.3 Osteopathische Diagnostik

- Perkussion (▶ 11.4.4) und Palpation (▶ 11.4.5) zeigen eine mediokaudale, oberflächliche Lage der Milz.
- Der palpatorisch zu erfassende Spannungszustand der Milzregion unter dem linken Rippenbogen kann erniedrigt oder erhöht sein (▶ 11.4.5).

11.6.4 Osteopathische Behandlung

Reposition der Milz in Rückenlage (nach Glenard)

(▶ Abb. 11.26)

Indikation: Milzptose mit Fixation.

Patient: in Rückenlage, in negativer Schräglage, Beine angestellt.

Therapeut: stehend, auf der linken Seite des Patienten.

Handposition:

- Die linke Hand in die rechte Regio inguinalis zwischen Fossa iliaca und viszerale Masse legen.
- Mit rechtem Daumen und Zeigefinger im Zangengriff Kontakt zum unteren Milzpol unter dem linken Rippenbogen aufnehmen; bei genügend Weichteilreserve.
- Den rechten Ellenbogen auf die rechte Leiste stützen.

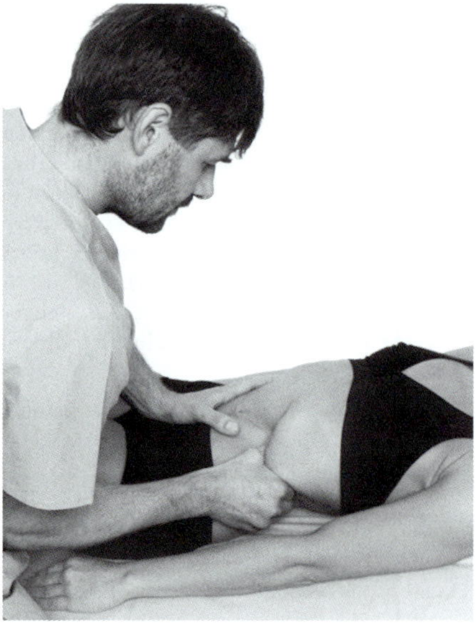

Abb. 11.26 Reposition der Milz in Rückenlage [K306]

Ausführung:

- Während der Einatmung bewegt sich die Milz gegen rechten Daumen und Zeigefinger.
- Während der Ausatmung mit der linken Hand die viszerale Masse in Richtung Milz und gleichzeitig mit der rechten Hand die Milz nach kraniolateral schieben.
- Vorgang während einiger Atemzyklen durchführen, dann Mobilität erneut testen und Reposition evtl. wiederholen.

- Bei viszeraler Hypotension zuerst die allgemeine Tension behandeln (▶ 7.5.1).
- Am Ende der Behandlung stets die direkten Stützorgane (linke Niere, Flexura coli sinistra und Pankreas) untersuchen und ggf. behandeln, um später dann die Bewegungskoordination mit der Milz abzugleichen.
- Diese Technik eignet sich auch für die Reposition einer Splenomegalie (die vergrößerte Milz verschiebt sich nach anteromedial).

Reposition der Milz in Seitenlage

(▶ Abb. 11.27)

Indikation: Milzptose mit Fixation.

Patient: in rechter Seitenlage, in negativer Schräglage, Beine gebeugt.

Therapeut: stehend, am Kopfende hinter dem Patienten.

Handposition:

- Mit der linken Hand die unteren linken Rippen von dorsal stützen.
- Die Finger der rechten Hand von anterolateral unter den linken Rippenbogen schieben.

Ausführung:

- Während der Einatmung bewegt sich die Milz gegen die Fingerspitzen der rechten Hand.
- Während der Ausatmung mit beiden Händen die Milz nach kraniolateral schieben.
- Vorgang während einiger Atemzyklen durchführen, danach Mobilität erneut testen und Reposition evtl. wiederholen.

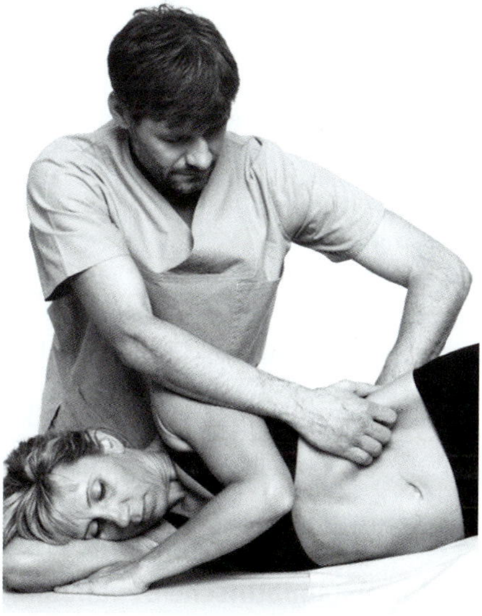

Abb. 11.27 Reposition der Milz in Seitenlage [K306]

11.7 Splenomegalie

Uwe Senger

Die Milz ist kranial und posterolateral am Thorax fixiert. Sie weitet sich bei physiologischer oder pathologischer Anpassung nach anteromedial aus (= Splenomegalie). Kommt ein Mobilitätsverlust hinzu, sprechen wir von **fixierter Splenomegalie.**

Eine deutliche Splenomegalie ist grundsätzlich leicht diagnostizierbar und muss, falls noch nicht erfolgt, erst vom zuständigen Arzt abgeklärt werden, um schwerwiegende Erkrankungen auszuschließen.

11.7.1 Ursachen

- Infektionskrankheiten (Mononukleose, Toxoplasmose, Sepsis, Endokarditis, Malaria, Virushepatitis, Tuberkulose, Schistosomiasis, HIV-Infektion, Trypanosomen, Morbus Bang, Leptospirose)
- Kollagenose
- Maligne Lymphome
- Non-Hodgkin-Lymphome
- Akute Leukämie
- Myeloproliferative Erkrankung (chronisch myeloische Leukämie, Osteomyelosklerose, Polycythaemia vera)
- Speicherkrankheiten (z. B. Morbus Gaucher)
- Milzabszess
- Milzzysten
- Kapselhämatom (traumatisch bedingt)
- Metastasen
- Pfortaderthrombose oder Leberzirrhose (portale Stauung)
- Hämolytische Anämien (Kugelzellanämie = Sphärozytose, Thalassämie, Sichelzellanämie)
- Hämochromatose
- Viszerale Hypertension

11.7.2 Symptome

Eine Splenomegalie ist nicht schmerzhaft. Eine fixierte Splenomegalie ist durch die Kapselspannung empfindlich bis schmerzhaft.

11.7.3 Osteopathische Diagnostik

- Perkussion (▶ 11.4.4) und Palpation (▶ 11.4.5) zeigen eine Vergrößerung und festere Konsistenz
- Mobilitätsverlust bei fixierter Splenomegalie (▶ 11.4.7)

11.7.4 Osteopathische Behandlung

Mobilisation und Hämodynamisierung der Milz

Indikation: fixierte Splenomegalie, Verbesserung der Hämodynamik (▶ 11.5.4).

Reposition der Milz in Seitenlage

(▶ Abb. 11.28)

Indikation: fixierte Splenomegalie.

Patient: in rechter Seitenlage, in negativer Schräglage, Beine gebeugt.

Therapeut: stehend, am Kopfende hinter dem Patienten.

Handposition:
- Mit der linken Hand die unteren Rippen von dorsal stützen.
- Die Finger der rechten Hand von anteromedial unter den linken Rippenbogen in Richtung Milz schieben.

Ausführung:

- Während der Einatmung bewegt sich die Milz gegen die Fingerspitzen der rechten Hand.
- Während der Ausatmung mit beiden Händen die Milz nach kraniolateral schieben.
- Vorgang während einiger Atemzyklen durchführen, dann Mobilität erneut testen und Reposition evtl. wiederholen.

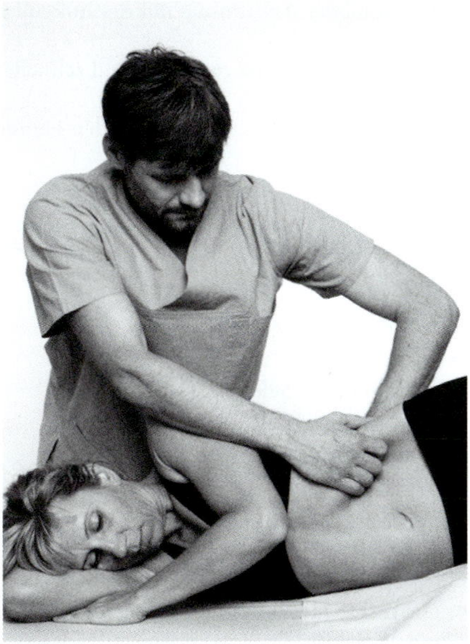

Abb. 11.28 Reposition der Milz in Seitenlage [K306]

Dehnung des Lig. gastrosplenicum

Indikation: Verbesserung der Mobilität und Hämodynamik (▶10.5.6).

Dehnung des Lig. pancreaticosplenicum

Indikation: Verbesserung der Mobilität und Hämodynamik (▶10.5.5).

Vibration am Milzhilum

(▶Abb. 11.29)

Indikation: Verbesserung der Hämodynamik.

Patient: in linker Seitenlage, Beine gebeugt.

Therapeut: stehend, hinter dem Patienten.

Handposition:
- Mit der linken Hand (Handrücken auf der Behandlungsliege) die unteren Rippen von posterolateral nach medial stützen.
- Die Fingerspitzen der rechten Hand unter den linken Rippenbogen lateral der Curvatura major in Richtung des Milzhilums positionieren, dabei Gewebespannung und Weichteilreserve beachten.

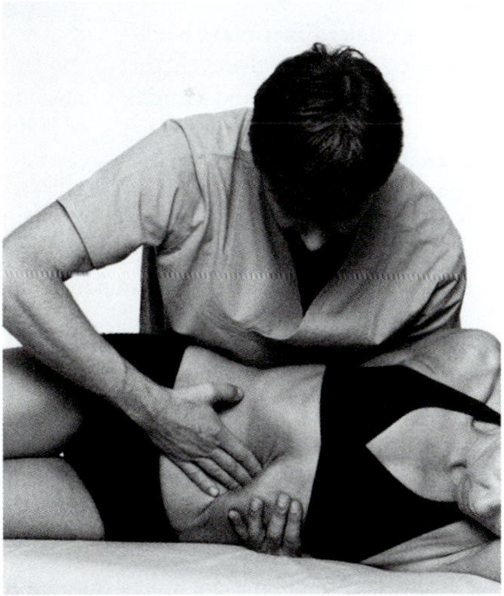

Abb. 11.29 Vibration am Milzhilum [K306]

Ausführung:

- Während der Ausatmung mit der linken Hand die Milz nach anteromedial stützen.
- Gleichzeitig mit der rechten Hand schnelle vibrierende Impulse in Richtung Milzhilum geben.
- Während der Einatmung mit beiden Händen der Milzbewegung ohne Vibrationen folgen.
- Vorgang 10- bis 20-mal durchführen.

Drainagetechnik für die Milz in Seitenlage

(▶Abb. 11.30)

Indikation: Verbesserung der Hämodynamik.

Patient: in linker Seitenlage.

Therapeut: stehend, hinter dem Patienten.

Handposition:

- Die linke Hand unter die linke Seite, oberhalb der XII. Rippe legen.
- Die rechte Hand so tief wie möglich unter den linken Rippenbogen legen und so die Milzloge global von anterior, medial und inferior umfassen.

Ausführung:

- Während der Einatmung beide Hände zueinander drücken, die linke nach anterior und kranial, die rechte nach posterior und kranial; den Druck der Organspannung anpassen.
- Falls die Organtension zu hoch ist, kann alternativ vibrierender Druck eingesetzt werden: So kann zusätzlich eine Entspannung der umliegenden Gewebe erreicht und die Drainagefunktion häufig noch gesteigert werden.

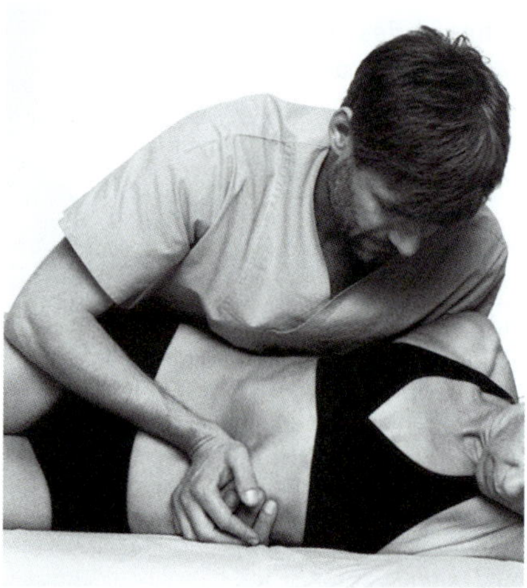

Abb. 11.30 Drainagetechnik für die Milz in Seitenlage [K306]

Drainagetechnik für die Milz in Rückenlage

(▶Abb. 11.31)

Indikation: Verbesserung der Hämodynamik.

Patient: in Rückenlage, in 30° negativer Schräglage, beide Beine angestellt.

Therapeut: stehend, auf der linken Seite des Patienten.

Handposition:

- Mit der rechten Hand die linken unteren Rippen umgreifen, den Daumen unter dem linken Rippenbogen Richtung Milz schieben.
- Die linke Hand in die rechte Fossa iliaca legen, die Handinnenfläche zeigt Richtung Milz.

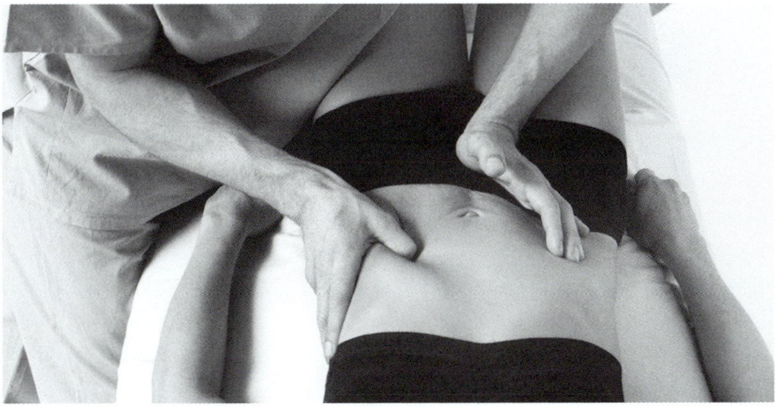

Abb. 11.31 Drainagetechnik für die Milz in Rückenlage [K306]

Ausführung:

- Während der Einatmung bewegt sich die Milz nach kaudal, dabei tiefe Vibrationen mit dem rechten Daumen ausüben.
- Während der Ausatmung die Milz mit beiden Händen nach kranial schieben.
- Vorgang mehrmals wiederholen.

11.7.5 Behandlung der Arterien der Milz

Michel Puylaert

Die A. splenica kann mit der Technik für Aa. pancreatica inferior und caudae (▶ 12.5.10) behandelt werden.

12 Pankreas

Therapeut auf den Fotos: Uwe Senger

12.1 Embryologie

Herwig Hahn von Dorsche

Das **exokrine Pankreas** entwickelt sich aus einer **dorsalen** (Beginn am 26. Tag) und einer **ventralen Anlage** (Beginn am 28. Tag) (▶ Abb. 12.1). Die ventrale Knospe entwickelt sich unterhalb der Leberanlage in enger Beziehung zum Gallengang, die dorsale auf der gegenüberliegenden Seite der Leberknospe. Beide Pankreasanlagen sind Ausstülpungen des **entodermalen Epithels** und entstehen am unteren Ende des Vorderdarms.

Die **ventrale Anlage** wandert bei der Darmdrehung nach dorsal um das Duodenum herum (Drehung). Dadurch ist ihr Wachstum dorsokranial gerichtet. Außerdem dreht sie sich um ihre Längsachse und verschmilzt schließlich mit dem dorsalen Pankreas. So ist es zu erklären, dass die Rückfläche des **Pankreaskopfes** von der ventralen Anlage gebildet wird. Ferner bildet sie den Proc. uncinatus.

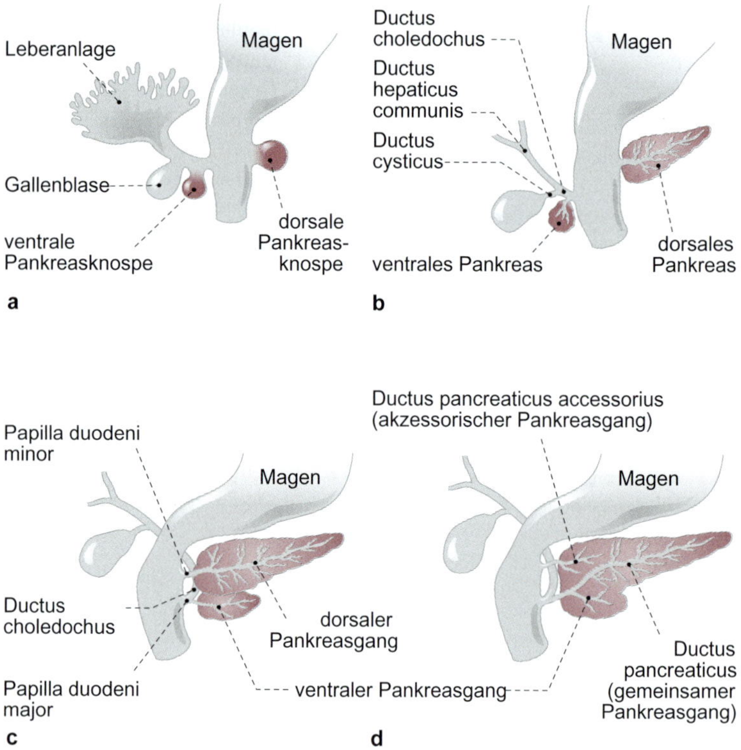

Abb. 12.1 Entwicklung des Pankreas. **a:** Um den 30. Tag ist die dorsale Anlage stärker ausgeprägt als die ventrale. Die ventrale Anlage liegt in unmittelbarer Nachbarschaft zur Leber- und Gallenblasenanlage. **b:** Das dorsale Pankreas wächst schneller und bildet den größeren Teil des Organs. **c:** In der 6. Woche ist das ventrale Pankreas um das Duodenum herum nach dorsal gewandert. **d:** Es verschmilzt mit dem dorsalen Pankreas und bildet den Hauptausführungsgang (Ductus pancreaticus), der mit dem Ductus choledochus an der Papilla duodeni major ins Duodenum einmündet. [L106]

Die **dorsale Anlage** bildet den größten Teil des Pankreas: **Körper, Schwanz** und einen Teil des Kopfes.

Im 2. Monat beginnt die **Läppchengliederung** des Pankreas am Gangsystem. Im 3. Monat startet die Ausbildung der **Azini** in Form von kappenartigen Zellgruppen an den Gangknospen.

Später vereinigen sich Parenchym und Ausführungsgänge. Der gemeinsame Hauptausführungsgang, der **Ductus pancreaticus** (Wirsung-Gang), wird vom gesamten ventralen Pankreasgang und vom Endabschnitt des dorsalen Pankreasgangs gebildet. Er mündet auf der Papilla duodeni major. Der proximale Anteil des dorsalen Pankreasgangs kann obliterieren oder als **Ductus pancreaticus accessorius** (Santorini-Gang) erhalten bleiben, der auf der Papilla duodeni minor mündet.

Der **endokrine Anteil** des Pankreas, die **Langerhans-Inseln,** differenzieren sich an der dorsalen Pankreasanlage aus dem Gangepithel und beginnen erst mit ihrer Entwicklung, wenn das exokrine Pankreasgewebe aus einem verzweigten Gangsystem besteht. In der 9.–10. Woche entwickeln sich die **4 Hauptzelltypen,** die vorwiegend Insulin, Glukagon, Somatostatin und pankreatisches Polypeptid bilden.

Diese Zellen sind schon beim Embryo funktionell aktiv, was für die Wachstumsvorgänge des gesamten fetalen Organismus von Bedeutung ist. Nach komplizierten Umbauvorgängen haben die Langerhans-Inseln ab der 26. Woche eine zelluläre Zusammensetzung wie zum Zeitpunkt der Geburt.

12.2 Anatomie

Torsten Liem

12.2.1 Funktion

- **Exokriner Teil:** Bildung und Ausschüttung von
  - „Bauchspeichel", einem dünnflüssigen, bikarbonatreichen Sekret zur Neutralisation des sauren Speisebreis im Duodenum
  - Trypsinogen und Chymotrypsinogen zur Enzymspaltung und zum Proteinabbau
  - α-Amylase zur Stärkespaltung
  - Pankreaslipase zum Abbau von Triglyzeriden zu Monoglyzeriden und freien Fettsäuren
- **Endokriner Teil** (= **Langerhans-Inseln, Inselorgan**)**:** Bildung und Ausschüttung von
  - Glukagon, das den Blutzuckerspiegel erhöht; Antagonist des Insulins
  - Insulin, das als einziges Hormon den Blutzuckerspiegel senkt; Antagonist des Glukagons
  - pankreatischem Polypeptid, das die Bildung von Salzsäure im Magen hemmt; Antagonist des Gastrins
  - Somatostatin, das über den Hypothalamus die Insulin- und Glukagonsekretion hemmt

12.2.2 Aufbau

Funktionell unterscheidet man einen **exokrinen** und einen **endokrinen** Pankreasanteil (▶ 12.2.1). **Anatomisch-topografisch** wird das s-förmige Pankreas (▶ Abb. 12.2) gegliedert in:

- **Caput pancreatis** (Kopf): Der vom „C" des Duodenums umgebene Teil bis zur Incisura pancreatis; besitzt einen nach unten hakenförmig gebogenen **Proc. uncinatus** (von Winslow), der sich um die V. mesenterica superior schlingt.
- **Corpus pancreatis** (Körper): Hauptteil mit dreieckigem Querschnitt mit oberer, vorderer und unterer Kante.
- **Cauda pancreatis** (Schwanz): geht ohne scharfe Grenze aus dem Körper hervor.

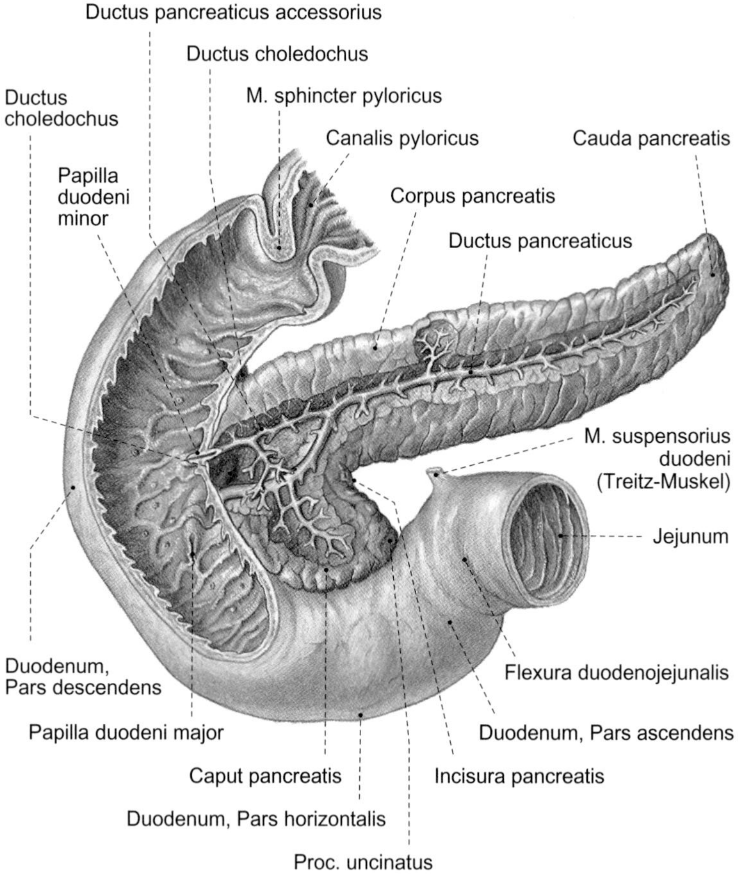

Abb. 12.2 Gliederung des Pankreas (Ansicht von ventral) [S007-0-24]

12

Das **Ausführungsgangsystem** besteht aus einem Haupt- und Nebenausführungsgang.

- Hauptausführungsgang, dem **Ductus pancreaticus** (Wirsung-Gang): durchzieht die Drüse in ganzer Länge, sammelt viele kleine Drüsengänge und mündet auf der Papilla duodeni major (Vater-Papille, Papilla Vateri) zusammen mit dem Ductus choledochus ins Duodenum; an seinem Ende im Bereich der Ampulle kann er durch den **M. sphincter ductus pancreatici** verschlossen werden, um einen Rückfluss von Darminhalt oder Galle in den Ductus pancreaticus zu verhindern.
- Nebenausführungsgang, dem bei 40 % der Sektionen gefundenen **Ductus pancreaticus accessorius** (Santorini-Gang): mündet auf der Papilla duodeni minor ins Duodenum.

12.2.3 Topografische Anatomie

Lage

(▶ Abb. 12.3)

- **Sekundär retroperitoneal,** dorsal der Bauchwand anliegend, Vorderseite von Peritoneum überzogen
- **Caput:** in der Konkavität (C-förmige Schlinge) des Duodenums; posterior L2–L3; anterior Nabel
- **Corpus:** posterior L1–L2, XII. Rippe links; anterior vom Nabel zum Knorpel der VII. und VIII. Rippe
- **Cauda:** posterior X. bis XII. Rippe; anterior VII. bis VIII. Rippe

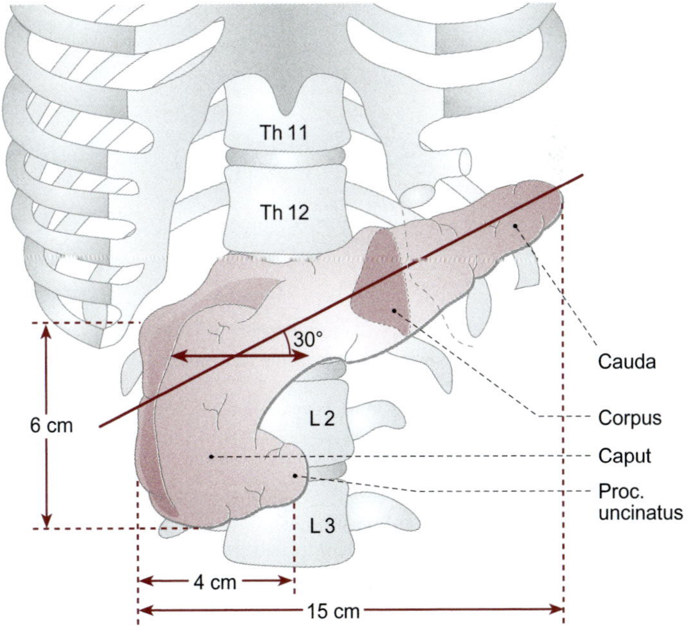

Abb. 12.3 Lage des Pankreas zur Wirbelsäule [L106]

12

Nachbarschaftsbeziehungen

(▶ Abb. 12.4)

- **Caput:** umgeben vom Duodenum (Pars superior, descendens, horizontalis), posterior an V. cava inferior und rechte Niere grenzend, anterior an Mesocolon transversum, medial an A. und V. mesenterica superior (verlaufen in der Incisura pancreatis), lateral an Ductus choledochus mit Sphincter Oddi
- **Corpus:** posterior an Aorta abdominalis, V. cava inferior, linke Nebenniere und linke Niere grenzend, anterior an Pylorus (zwischen Magen und Pankreas befindet sich die Bursa omentalis), superior an Leber und A. hepatica communis aus dem Truncus coeliacus, inferior an Mesocolon transversum und Dünndarm (Flexura duodenojejunalis)
- **Cauda:** lateral an Milzhilum grenzend, posterior über Hilum und Mitte der linken Niere ans untere Ende der linken Nebenniere, anterior an Flexura coli sinistra und Magen (zwischen Magen und Pankreas befindet sich die Bursa omentalis), inferior an linke Niere, superior an A. und V. splenica und Bursa omentalis

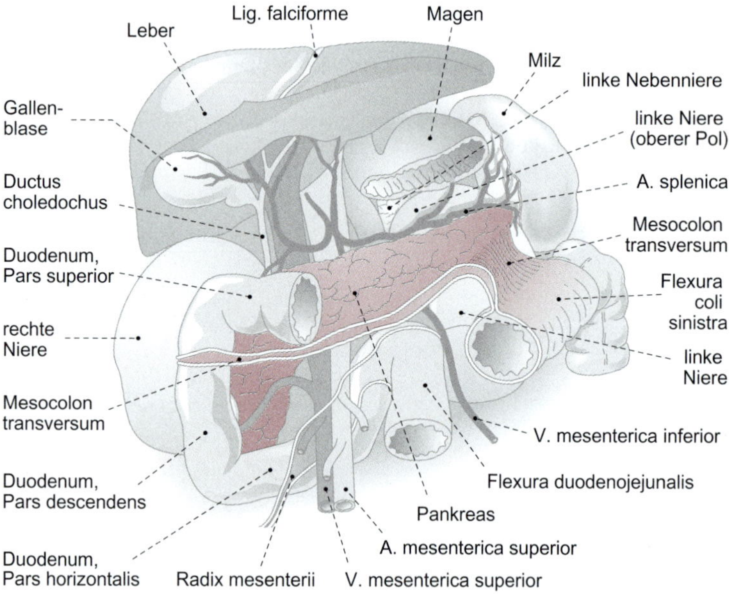

Abb. 12.4 Pankreas mit Nachbarorganen (Ansicht von ventral) [L106]

Fixationen

(▶ Abb. 12.5)

- **Duodenum:** Einbindung des Pankreaskopfes
- **Mesocolon transversum:** Radix mesocoli transversi verläuft quer über Caput, Corpus und Cauda pancreatis
- **Treitz-Faszie:** feste Anheftung an der hinteren Bauchwand (peritoneale Duplikatur durch Verklebung des viszeralen und parietalen Peritoneums während der Fetalzeit und Verschmelzung mit dorsaler Bauchwand)

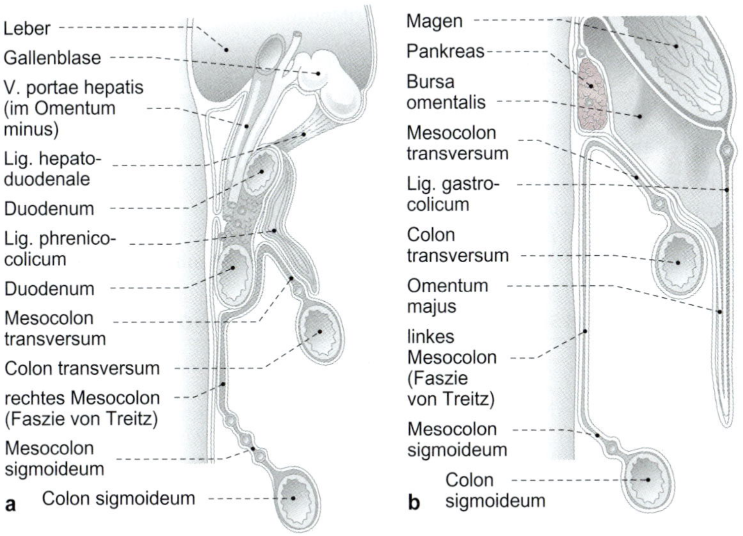

Abb. 12.5 Peritoneale und ligamentäre Lagebeziehungen des Pankreas. Schnitt in der Sagittalebene auf Höhe der rechten (a) und linken (b) Medioklavikularlinie [L106]

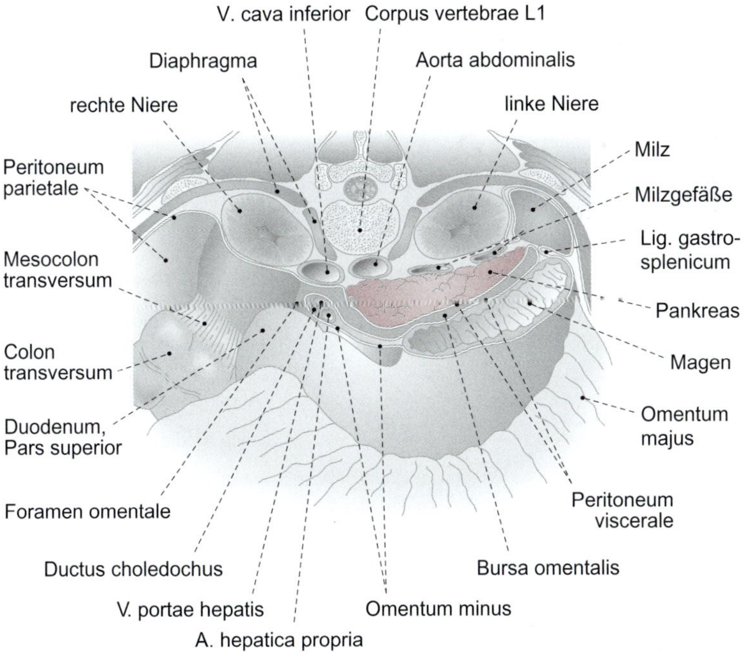

Abb. 12.6 Querschnitt durch die Bursa omentalis (Schnitt in der Transversalebene, Ansicht von kranial) [L106]

- **Plica gastropancreatica:** nicht immer vorhandene ligamentäre Verbindung zum Corpus gastricum
- **Lig. gastrosplenicum:** Verbindung von der Milz mit der Curvatura major des Magens

Gleitflächen

Das Pankreas ist an der Hinterseite und rundherum fest mit den umgebenden Strukturen verbunden (Peritoneum parietale posterior, Duodenum). Das Ende des Pankreasschwanzes steckt frei beweglich im Lig. phrenicosplenicum (Milzstiel). Eine **direkte Gleitfläche** gibt es mit der Bursa omentalis (▶ Abb. 12.6) an der Vorderseite.

12.2.4 Gefäßversorgung, Lymphwege, Innervation

Arterien

Pankreasarterien (▶ Abb. 12.7) entspringen aus Ästen des Truncus coeliacus und der A. mesenterica superior aus der **Bauchaorta.** Abgänge und Verlauf weisen eine große Variabilität auf.

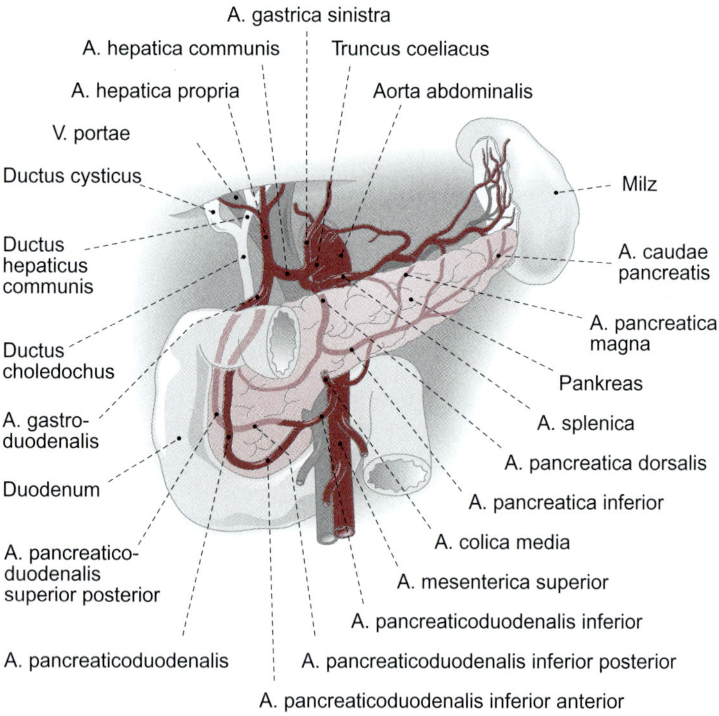

Abb. 12.7 Arterielle Versorgung des Pankreas [L106]

Der **Truncus coeliacus** teilt sich in 3 Äste auf: A. splenica, A. gastrica sinistra und A. hepatica propria. An der Versorgung des distalen Teils des Corpus und der Cauda pancreatis beteiligen sich folgende Arterien:

- A. splenica: verläuft parallel zum Oberrand des Pankreas und gibt die **A. pancreatica dorsalis,** die **A. pancreatica magna** und die **A. caudae pancreatis** ab.
- A. hepatica communis: teilt sich in A. hepatica propria und A. gastroduodenalis auf, deren Äste die **A. pancreaticoduodenalis superior anterior** und **A. pancreaticoduodenalis superior posterior** sind.

Von der **A. mesenterica superior** geht die A. pancreaticoduodenalis inferior ab, die sich in die **A. pancreaticoduodenalis inferior anterior** und **A. pancreaticoduodenalis inferior posterior** aufteilt. Sie versorgen Caput und medialen Teils des Corpus pancreatis.

Anastomosen bilden

- auf der ventralen Pankreasseite: A. pancreaticoduodenalis superior anterior und A. pancreaticoduodenalis inferior anterior,
- auf der dorsalen Pankreasseite,
  - A. pancreaticoduodenalis superior posterior und A. pancreaticoduodenalis inferior posterior und die
  - **A. pancreatica inferior** (d. h. A. pancreatica dorsalis, A. pancreatica magna und A. caudae pancreatica).

Venen

Die **Vv. pancreaticae** münden in V. splenica und V. mesenterica superior → V. portae hepatis.

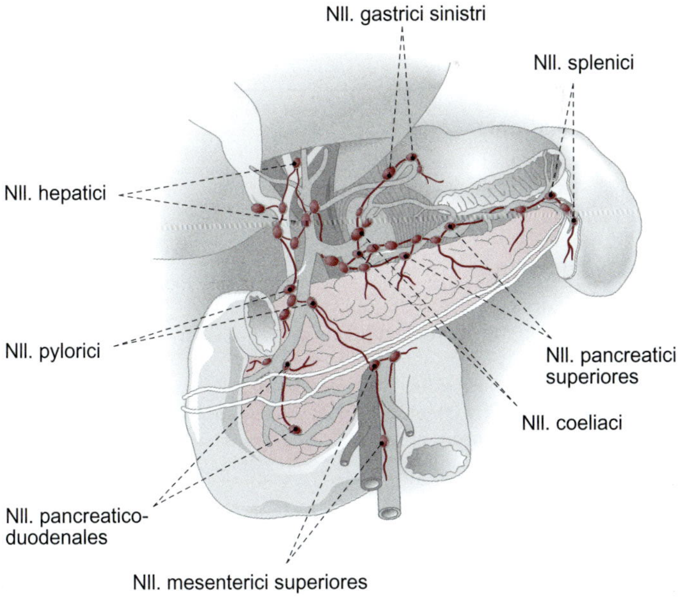

Abb. 12.8 Lymphgefäße und Lymphknoten des Pankreas [L106]

Tab. 12.1 Pankreasinnervation

Innervation	Segment, Kerngebiete	Verlauf	Umschaltung
Sympathisch	Th5–Th9 →	→ Grenzstrang (Truncus sympathicus) → N. splanchnicus major, N. splanchnicus minor	Plexus coeliacus und z. T. Plexus mesentericus superior auf Plexus pancreaticus
Parasympathisch	Nucleus dorsalis nervi vagi	Medulla oblongata → → N. vagus (X) → Truncus vagalis anterior et posterior → Plexus coeliacus → zum Pankreas	intramural

Lymphwege

Der Lymphabfluss (▶ Abb. 12.8) erfolgt zu den regionalen Lymphknoten:

- **Nll. pancreaticoduodenales** superiores und inferiores aus dem Pankreaskopf →
- **Nll. pancreatici** superiores und inferiores aus Pankreaskörper und -schwanz →

→ Nll. coeliaci → Trunci lymphatici intestinales → Cisterna chyli → Ductus thoracicus.

Innervation

Der **Sympathikus** (▶ Tab. 12.1) bewirkt eine Hemmung der Insulinsekretion und Steigerung der Glukagonsekretion. Der **Parasympathikus** (▶ Tab. 12.1) bewirkt eine Steigerung der Insulinsekretion.

12.3 Dysfunktionen

Torsten Liem (▶ 12.3.1, ▶ 12.3.3, ▶ 12.3.4), Michel Puylaert (▶ 12.3.2)

12.3.1 Ursachen

Parietale Dysfunktionen

- Obere HWS und Schädelbasis (→ N. vagus)
- Th5–Th9 (→ Sympathikus)
- L2–L3 (anatomische Lage)

Viszerale Dysfunktionen

- Einschränkung der Gleitfläche der Bursa omentalis
- Dysfunktionen von Magen und Duodenum
- Dysfunktionen der Milz
- Dysfunktion Zäkum oder Valva ileocaecalis: über Radix mesenterii
- Dysfunktion von Leber, Gallenblase über Ductus choledochus
- Dysfunktion vom Omentum minus über gemeinsamen Ausführungsgang an der Papilla duodeni major
- Enteroptose

Ligamente

- Treitz-Faszie: bei Narben, Fixationen oder entzündlichen Prozessen der hinteren Bauchwand

- Lig. splenorenale (→ Niere links)
- Lig. gastrosplenicum (→ Milz, Magen)
- Radix mesenterii (→ Dünndarm, Zäkum)

Nervale Störungen

- N. vagus: bei intrakraniellen Prozessen, Dysfunktionen der Schädelbasis, der oberen HWS, vorderen Halsfaszien, des Mediastinums oder Zwerchfells
- Sympathikus auf Höhe Th5–Th9, intraspinal oder paravertebral
- Plexus coeliacus

Störungen des Herz-Kreislauf-Systems

- Stauung der V. portae, Ösophagusvenen

Weitere Ursachen

- Mangelernährung (chronisch)
- Alkoholmissbrauch
- Schlag oder Fall auf den Rücken
- Unfälle

12.3.2 Kompensationsmechanismen

Ein Großteil der genannten Kompensationsmechanismen ist rein hypothetisch und bedarf weiterer Untersuchungen.

- Abstützen auf Duodenum durch Treitz-Faszie
- Unterstützung des Pankreaskopfes durch rechte Niere und Duodenum 2 und des Pankreasschwanzes durch die Ligamente von Milz und Magen
- Stabilisation durch mittleres und unteres Blatt von Glenard
- Selbstregulation: Veränderung der Spannungsverhältnisse innerhalb des ersten Blatts von Glenard
- Bildung eines Korsetts durch A. und V. mesenterica superior und inferior
- Kompensation des parietalen Systems durch Rotation von Th9

12.3.3 Folgen

- Verdauungsstörungen
- Störung der Blutzuckerregulation
- Gallenstau bei Spannung des Sphincter Oddi
- Druck auf A. mesenterica superior → Verminderung der arteriellen Durchblutung von Dünndarm, Zäkum, Colon ascendens, ersten ⅔ des Colon transversum
- Druck oder Zug auf die Aorta (Druck ist bei allgemeiner oder lokaler viszeraler Hypertension, Zug bei viszeraler Ptose zu erwarten) → Verminderung der arteriellen Durchblutung von Becken, Beckenorganen, unteren Extremitäten
- Beeinflussung der Nierendurchblutung (Aa. renales)
- Venöse Stauung: Portalsystem (→ Abfluss Magen, Dünndarm, Dickdarm, Nieren, linker Eierstock bzw. Hoden, Vv. renales und z. T. lumbale Wirbelsäule links), kavales System (→ Abfluss untere Extremität, Becken, LWS)

- Lymphstauung (Pankreas liegt auf der Cisterna chyli)
- Einfluss auf große vitale Zentren wie Herz und auf präaortale und paravertebrale Sympathikusganglien aufgrund der Beziehung zur Aorta
- Psyche: allgemeine Müdigkeit, Depression

12.3.4 Differenzialdiagnosen

- Pankreatitis (akute und chronische)
- Pankreaskarzinom (v. a. Pankreaskopfkarzinom)
- Diabetes mellitus

12.4 Diagnostik der Dysfunktionen

Torsten Liem (▶12.4.1, ▶12.4.2), Michel Puylaert (▶12.4.3), Uwe Senger (▶12.4.4 bis▶12.4.8)

12.4.1 Symptome

- Übelkeit
- Brechreiz bis Erbrechen
- Völlegefühl
- Schmerzen im Epigastrium, plötzlich auftretend und lang andauernd, Ausstrahlung in Rücken, Flanken oder in die Seite möglich; Embryonalhaltung, gekrümmte Haltung vermindert den Schmerz
- Schmerzen zwischen den Schulterblättern
- Schmerzen nach Nahrungsaufnahme im Epigastrium (bei lang andauerndem Verlauf), selten im Rücken
- Meteorismus
- Maldigestion, Malabsorption oder Blutzuckerregulationsstörung führen zu Abgeschlagenheit, Müdigkeit, Kachexie
- Stuhl: breiig, pastenartig, fettglänzend, stinkend (wie faule Eier)

12.4.2 Inspektion

Zur direkten Befunderhebung des Pankreas gibt die Inspektion keine Hinweise.

12.4.3 Reflexzonen und Hinweiszeichen

(▶Abb. 12.9)

Dermatom

- **Anterior:** Th6–Th9 links
- **Posterior:** Th6–Th9 links

Dermalgiereflexe nach Jarricot

Anterior: vom Nabel aus 45° nach links kranial, im Dermatom Th9.

Neurolymphatische Reflexe nach Chapman

- **Anterior:** 7. ICR links, nahe dem Knorpel
- **Posterior:** links zwischen Procc. transversi von Th6 und Th7

Triggerpunkte

Sphincter Oddi: auf der Linie vom Nabel zur rechten Schulter, 3 Querfinger vom Nabel entfernt.

Periostschmerzpunkte

- **Anterior:** IX. und X. Rippenknorpel links
- **Posterior:** IX. und X. Rippen links in der Medioklavikularlinie

Knap-Punkte

- **Anterior:** 8. und 9. ICR links am Rippenbogen
- **Posterior:** 9. ICR, 5 Querfinger lateral der Procc. spinosi

Muskuläre Hinweiszeichen

Ziehen, subkostal links.

Vertebrale Hinweiszeichen

Dysfunktion C6–Th1, Th5–Th9.

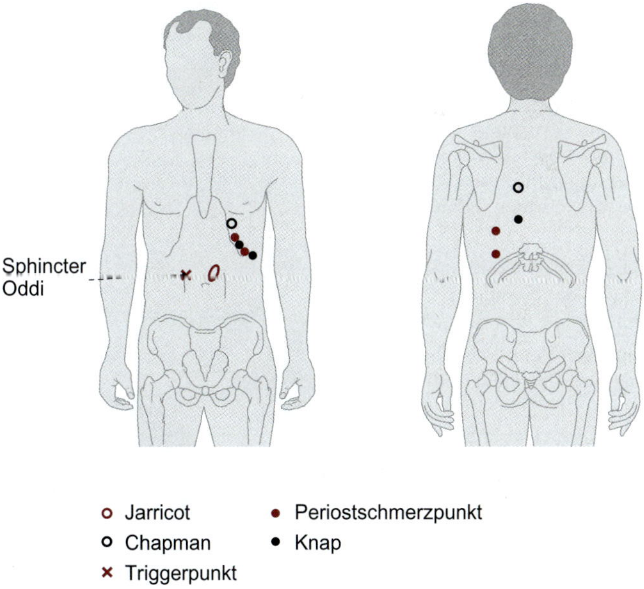

Abb. 12.9 Hinweiszeichen auf eine Dysfunktion [L106]

12.4.4 Perkussion

Das Pankreas kann nicht perkutiert werden.

12.4.5 Palpation

- Palpation der C-förmigen Schlinge des Duodenums und der Flexura duodenojejunalis (▶ 5.4.5) zur Positionsbestimmung des Pankreas mit indirektem Kontakt
- Positionsbestimmung mit direktem Kontakt von Caput und Corpus pancreatis (▶ 5.4.5)
- Palpation der Milz bzw. des Milzhilums (▶ 11.4.5) zur indirekten Positionsbestimmung der Cauda pancreatis
- Positionsbestimmung mit direktem Kontakt der Cauda pancreatis (▶ 11.4.5)

- Das Pankreas immer in Rückenlage mit angestellten Beinen und erhöht liegendem Kopf palpieren, da es tief im Bauchraum lokalisiert ist. Bauchmuskeltonus und erhöhte Organtension der aufliegenden Organe können so neutralisiert werden.
- Da das Organ empfindlich ist, langsam vorgehen und zu starken Kontakt vermeiden.

Palpation des Sphincter Oddi
(▶ Abb. 12.10)

Patient: in Rückenlage, Beine angestellt.

Therapeut: stehend, auf der rechten oder linken Seite des Patienten.

Handposition: Das Os pisiforme einer Hand auf den Sphincter Oddi etwa 2–3 Querfinger oberhalb des Nabels auf der Linie vom Nabel zur Mitte des rechten Schlüsselbeins legen.

Ausführung: Den lokalen Spannungszustand des Sphincter Oddi palpieren.

Bewertung: Auf Verschieblichkeit, Konsistenz und lokale Verhärtung achten.

- Normalbefund: Der Sphinkter ist im gleichen Tonus wie die Umgebung.
- Eine harte, centgroße Spannung deutet auf eine Sphinkterdysfunktion hin.

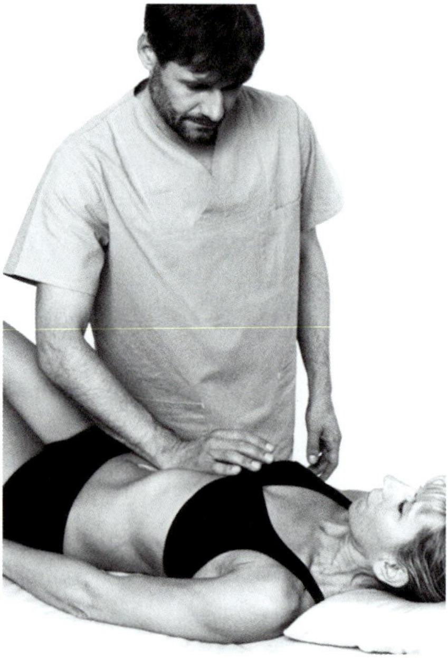

Abb. 12.10 Palpation des Sphincter Oddi [K306]

Palpation des Caput pancreatis
(▶ Abb. 12.11)

Patient: in Rückenlage, Beine angestellt.

Therapeut: stehend, auf der linken Seite des Patienten.

Handposition:
- Mit der rechten Hand die viszerale Masse leicht von der linken Flanke aus nach medial schieben.
- Den linken Daumen lateral auf den rechten M. rectus abdominis auf Höhe der Pars descendens des Duodenums legen (rechts auf einer Linie zwischen Mitte der Klavikula und Bauchnabel, 2–3 Fingerbreit oberhalb des Bauchnabels).

Ausführung:
- Daumen nach dorsal und medial schieben, um
- Außenseite der Pars descendens des Duodenums zu palpieren.
- Daumen auf die mediale Seite der Pars descendens des Duodenums verschieben, dort
- Abgrenzung zum Pankreas (wellige Oberfläche, drüsenartige Konsistenz) palpieren.

Bewertung: Auf Größe, Verschieblichkeit, Konsistenz, lokale Verhärtung, Beziehung zum Duodenum achten.
- Normalbefund: Das Pankreas ist praktisch nicht zu palpieren.
- Bei Dysfunktionen kann man eine lokale oder globale Verhärtung des ansonsten weichen, welligen Drüsengewebes palpieren. Zudem kann ein faszialer Zug oder eine verringerte Verschieblichkeit zur Umgebung, v. a. zum Duodenum, spürbar sein.

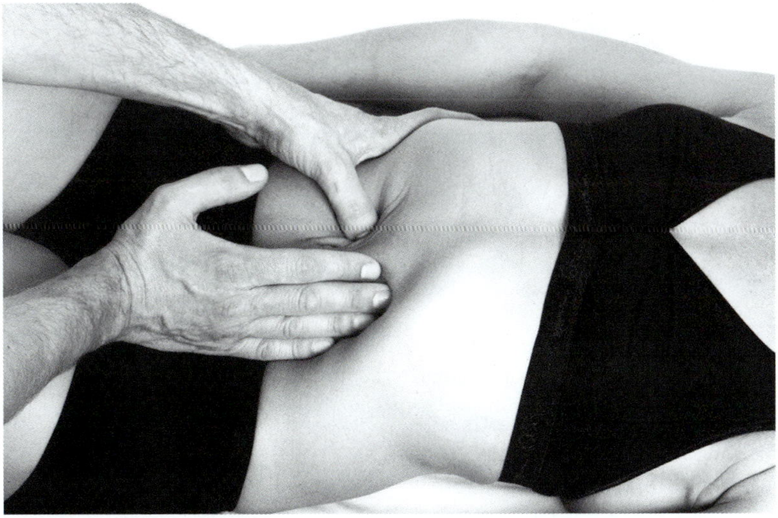

Abb. 12.11 Palpation des Caput pancreatis [K306]

Palpation des Corpus pancreatis
(▶ Abb. 12.12)

Patient: in Rückenlage, Beine angestellt, Kopf auf einem Kissen.

Therapeut: stehend, auf der linken Seite des Patienten.

Handposition: Fingerspitzen der 2.–4. Finger beider Hände leicht links auf Höhe des Bauchnabels auf den Bauch legen.

Ausführung:

- Mit den Fingerspitzen von kaudal in einem Winkel von 60° langsam schräg in die Tiefe der abdominalen Masse gehen.
- Die Finger von kaudal nach kranial bis zum Corpus pancreatis hochschieben (das Pankreas hat eine wellige Oberfläche und drüsenartige Konsistenz).
- Dabei die Pars horizontalis des Duodenums als Referenzpunkt verwenden.

Bewertung: Auf Größe, Verschieblichkeit, Konsistenz, lokale Verhärtung, Beziehung zum Duodenum achten.

- Normalbefund: Das Pankreas ist praktisch nicht zu palpieren.
- Bei Dysfunktionen kann man eine lokale oder globale Verhärtung des ansonsten weichen, welligen Drüsengewebes palpieren. Zudem kann ein faszialer Zug oder eine geringere Verschieblichkeit zur Umgebung spürbar sein.

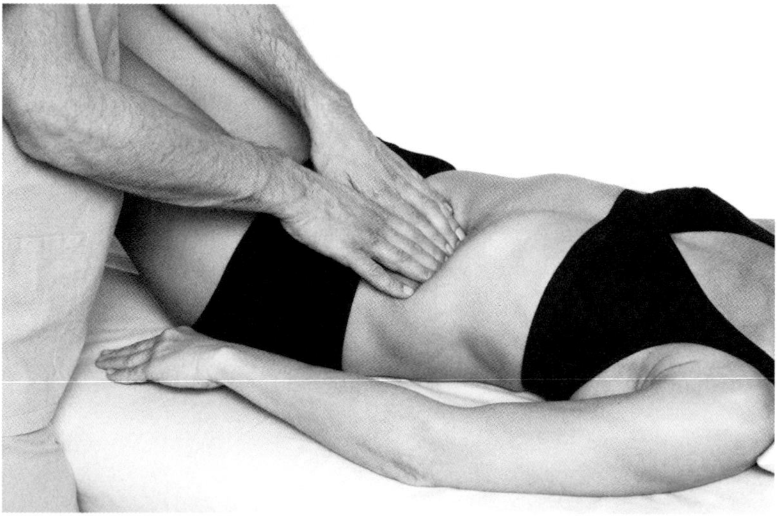

Abb. 12.12 Palpation des Corpus pancreatis [K306]

Palpation der Cauda pancreatis
(▶ Abb. 12.13)

Patient: in Rückenlage, Beine angestellt.

Therapeut: stehend, auf der rechten Seite des Patienten.

Handposition:

- Den rechten Zeige- und Mittelfinger lateral des linken M. rectus abdominis auf Höhe des Bauchnabels legen.
- Mit der linken Hand die linken unteren Rippen von lateral stützen.

Ausführung:

- Die rechten Finger mit einer Rotationsbewegung in Richtung Milz und gleichzeitig nach dorsal schieben, bis der Pankreasschwanz erreicht wird.
- Gleichzeitig die unteren Rippen auf Höhe der Milz nach medial ziehen.
- Um eine Hypertension (erhöhte Organspannung) oder einen Hypertonus (erhöhte Muskelspannung, hier der Bauchmuskeln) zu vermeiden, kann alternativ mit den Daumen palpiert werden: Dabei mit den übrigen Fingern die abdominale Masse von außen her etwas anheben, um eine Tonus- bzw. Tensionsentspannung zu erreichen.

Bewertung: Auf Größe, Verschieblichkeit, Konsistenz, lokale Verhärtung, Beziehung zum Duodenum achten.

- Normalbefund: Das Pankreas ist praktisch nicht zu palpieren.
- Bei Dysfunktionen kann man eine lokale oder globale Verhärtung des ansonsten weichen, welligen Drüsengewebes palpieren. Zudem kann ein faszialer Zug oder eine geringere Verschieblichkeit zur Umgebung, v. a. zur Milz, spürbar sein.

Vorsicht bei der Palpation: Dorsal dieser Region befindet sich die Einmündung der V. mesenterica inferior in die V. splenica. Bei Spannungen in dieser Region kann es daher vermehrt zu Drainageproblemen, v. a. des Colon sigmoideum, kommen, z. B. bei bereits vorhandenen inneren Hämorrhoiden.

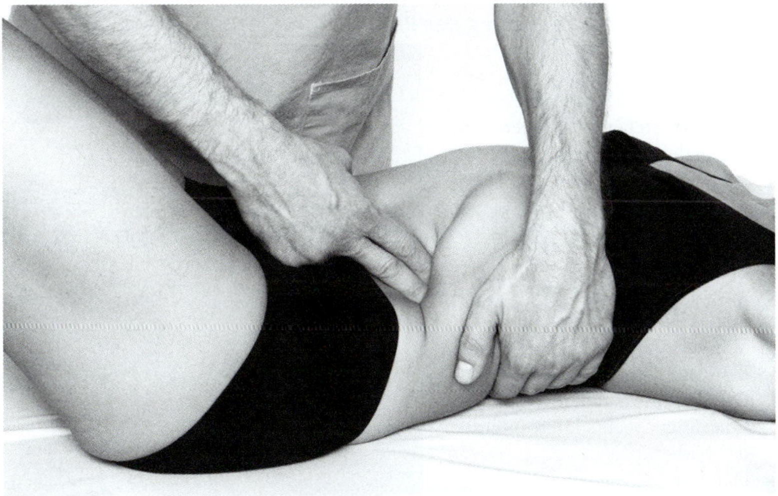

Abb. 12.13 Palpation der Cauda pancreatis [K306]

12.4.6 Motilität

Im **Exspir** kommt es zu folgenden Bewegungen:
- Rotation nach rechts von Proc. uncinatus und Caput pancreatis
- Rotation nach links von Corpus und Cauda pancreatis

Palpation: Palpation der Pankreasmotilität

Patient: in Rückenlage, Beine angestellt, Kopf auf einem Kissen.

Therapeut: stehend, auf der rechten Seite des Patienten.

Handposition:
- Das rechte Os pisiforme auf den Sphincter Oddi legen, d. h. auf die Linie vom Nabel zur Mitte des rechten Schlüsselbeins, etwa 2–3 Querfinger oberhalb des Nabels.
- Rechte Handfläche und Finger auf die Längsachse des Pankreas legen.

Bewertung: Auf Amplitude, Kraft, Leichtigkeit und Symmetrie der Motilitätsbewegung des Pankreas achten.
- Normalbefund: Das Pankreas macht eine Schaukelbewegung. In der Inspir-Phase senken sich die Handwurzel und die Fingerspitzen nach dorsal. In der Exspir-Phase ist es entgegengesetzt.
- Andere Pankreasbewegungen während der In- und Exspir-Phase deuten auf eine Pankreasdysfunktion hin.

Palpation: Vierpunkt-Prüfung des Pankreas

(▶ Abb. 12.14)

Patient: in Rückenlage.

Therapeut: stehend, auf der rechten Seite des Patienten.

Handposition:
- Den rechten Zeigefinger etwa 3 Querfinger unterhalb des Proc. xiphoideus auf den Pylorus legen.
- Den rechten Daumen auf den Winkel zwischen Pars descendens und Pars horizontalis des Duodenums legen, d. h. etwa 2 Querfinger rechts lateroinferior des Nabels.
- Den linken Zeigefinger auf die Flexura duodenojejunalis legen, d. h. etwa 2 Querfinger links laterosuperior des Nabels.
- Den linken Daumen auf den Winkel zwischen Pars superior und Pars descendens des Duodenums legen, d. h. etwa 3 Querfinger rechts lateral und superior des Nabels.

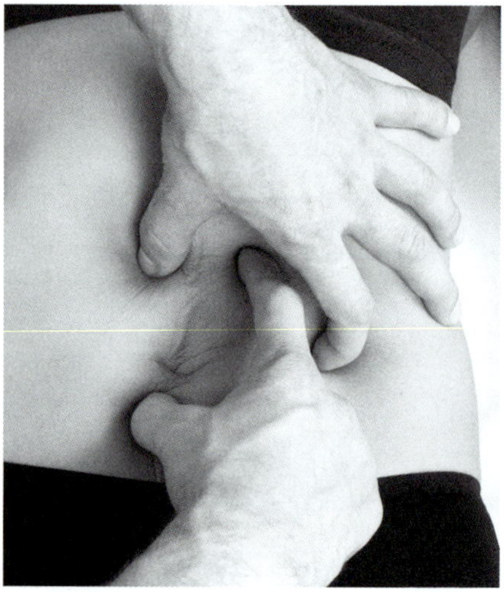

Abb. 12.14 Vierpunkt-Prüfung des Pankreas [K306]

Bewertung: Über die Fingerkontakte auf dem Duodenum auf Amplitude, Kraft, Leichtigkeit und Symmetrie der Bewegungen während der In- und Exspir-Phase

12

achten, um Motilität und Bewegungsfreiheit des Pankreas so mit indirektem Kontakt zu beurteilen.

- Normalbefund: Während der Inspir-Phase drehen sich die 4 Kontaktpunkte im Uhrzeigersinn und kommen sich näher (konvergieren). Während der Exspir-Phase drehen sich die 4 Kontaktpunkte gegen den Uhrzeigersinn und entfernen sich voneinander (divergieren).
- Andere Pankreasbewegungen während der In- und Exspir-Phase deuten auf eine Pankreasdysfunktion hin.

12.4.7 Mobilität

Zum besseren Verständnis der Pankreasbewegung führe man sich die topografische Lage vor Augen (▶ 12.2.3):

- Das Pankreas hat tief im Bauchraum wenig Bewegungsmöglichkeiten.
- Es ist um Wirbelsäule und Aorta herumgewunden: Das Corpus liegt am weitesten anterior, Cauda und Caput liegen eher posterior → bei der Atmung macht dadurch das Corpus pancreatis die größte Bewegung in kraniokaudaler Richtung.

Mobilität nach Finet und Williame

Bei der **Einatmung** kommt es zu folgenden Bewegungen (▶ Abb. 12.15):

- Leichte Senkung, Corpus senkt sich mehr als Caput und Cauda pancreatis → Verlängerung des Pankreas in der Gesamtlänge
- Leichte Rotation nach anterior
- Rotation von Cauda und Caput nach dorsal
- Auseinandergehen und eine Art Anlegen oder Anpressen an die Wirbelsäule

Mobilität nach Barral und Mercier

Bei der **Einatmung** kommt es zu folgenden Bewegungen (▶ Abb. 12.15):

- Leichte Senkung, Corpus senkt sich mehr als Caput und Cauda pancreatis → Verlängerung des Pankreas in der Gesamtlänge
- Leichte Rotation nach anterior
- Rotation von Cauda und Caput nach dorsal und Auseinandergehen

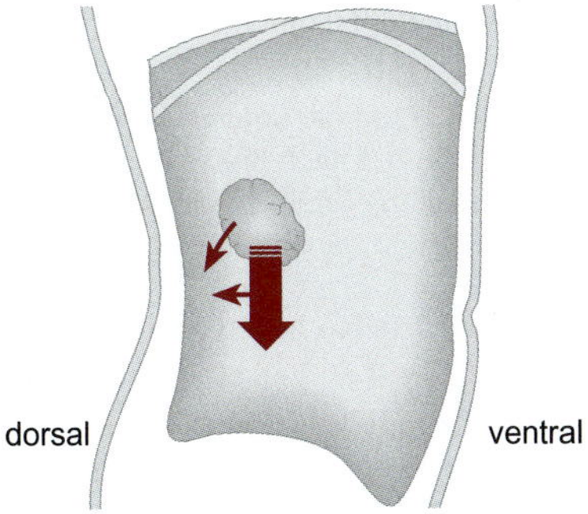

Abb. 12.15 Mobilität des Pankreas nach Finet und Williame (Sagittalebene) [L106]

Palpation: Palpation der Pankreasmobilität

Patient: in Rückenlage, Beine angestellt, Kopf auf einem Kissen.

Therapeut: stehend, auf der linken Seite des Patienten.

Handposition: Zeige- und Mittelfinger oder Daumen einer Hand jeweils an den Pankreaskopf und den Pankreasschwanz legen.

Bewertung: Pankreasbewegungen während der Atmung bewerten. Die Wahrnehmung auf das Absenken und Aufsteigen des Organs sowie auf das Auseinandergehen und Zusammenziehen an seinen Enden richten. Auf Amplitude, Kraft, Leichtigkeit und Symmetrie der Bewegung achten.

- Normalbefund: Bei der diaphragmalen Atembewegung bewegt sich das Pankreas harmonisch und ohne Restriktion mit. Während der Einatmung senkt sich das Organ und seine Enden entfernen sich voneinander. Während der Ausatmung steigt das Organ und seine Enden nähern sich einander an.
- Eine Abweichung dieser Bewegungen deutet auf eine Pankreasdysfunktion hin.

Ist ein Mobilitätsverlust wahrzunehmen, kann auf 2 Arten weiter getestet werden:

- **Direkt:** Impuls in die eingeschränkte Bewegungsrichtung geben; liegt eine Dysfunktion vor, zeigt sich der Mobilitätsverlust bei Impulsgabe noch deutlicher.
- **Indirekt:** Ausdruck der Mobilität an der Bewegungsgrenze und Ausdruck der Motilität in der Position der uneingeschränkten Richtung vergleichen; in der Position der eingeschränkten Richtung verliert die Motilität deutlich an Ausdruck, somit liegt eine Dysfunktion (zumindest kompensatorischer Art) vor.

12.4.8 Tests

Test des Lig. gastrolienale

(▶ Abb. 12.16)

Patient: in Rückenlage, Beine angestellt, Kopf auf einem Kissen.

Therapeut: stehend, auf der linken Seite des Patienten.

Handposition:

- Die Finger der rechten Hand auf die unteren Rippen auf Höhe der Milz legen; Daumen mit Hautreserve unter den Rippenbogen schieben.
- Die linke Hand auf den Dünndarm legen, den Daumen dabei mediokaudal direkt neben den rechten Daumen platzieren.

Ausführung:

- Mit den Fingern der rechten Hand die unteren Rippen nach medial ziehen.
- Den rechten Daumen langsam tief nach links lateral und kranial unter den Rippenbogen schieben und vorsichtig die Milz von mediokaudal fixieren.
- Mit den Fingern der linken Hand die abdominale Masse umgreifen und zur Milz ziehen.
- Mit dem linken Daumen unmittelbar neben dem rechten Daumen den Pankreasschwanz palpieren.

Bewertung: Das Ligament auf Konsistenz und Zug prüfen.

- Der Normalbefund zeigt ein ligamentäres, festelastisches Gefühl.
- Erhöhte Elastizität deutet auf Organptose, Milzptose, Splenomegalie oder Bindegewebeschwäche hin.
- Verminderte Elastizität deutet auf Mobilitätsverlust von Pankreas, Milz oder Magen hin, die Hämodynamik der Milz kann vermindert sein.

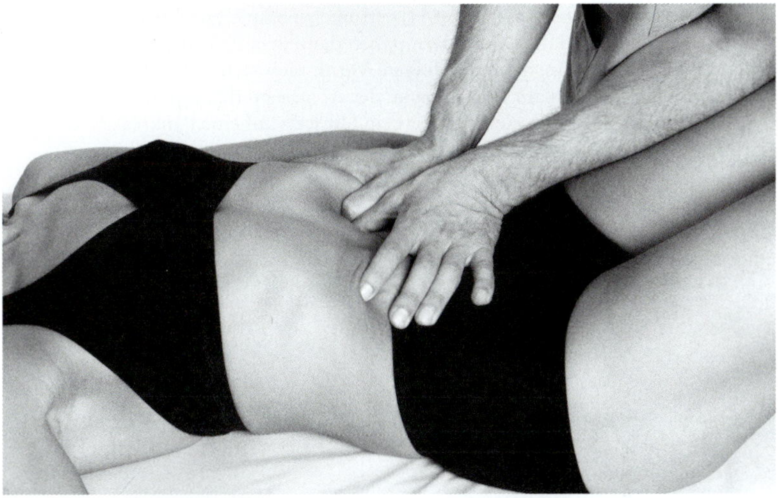

Abb. 12.16 Test des Lig. gastrolienale [K306]

Fasziale Diagnostik des Pankreas: Shift und/oder Induktion

Patient: in Rückenlage, Beine ausgestreckt.

Therapeut: stehend, rechts vom Patienten auf Höhe des Beckens.

Handposition:
- Für die transversale Verschiebung (Shift): Die linke Hand posterior unter die XI. und XII. Rippen und auf die LWS legen. Die rechte Hand liegt flach auf der Projektionsfläche des Pankreas, der Handballen auf dem Caput pancreatis, die Finger auf der Cauda pancreatis.
- Für die anteroposteriore Induktion: Nur Handballen oder Fingerbeeren auf das Caput pancreatis legen.

Ausführung:
- Shift: oberflächliche Faszien nach kraniokaudal und kaudokranial verschieben.
- Induktion: Druck nach posterior ausüben, dann den Druck plötzlich loslassen.

Bewertung der beiden Tests:
- Normalbefund: Freie Beweglichkeit, die Faszien federn zurück.
- Zähes oder fehlendes Zurückfedern deutet auf eine Dysfunktion hin.

Aortenpulsation im Epigastrium

(▶ Abb. 12.17)

Patient: in Rückenlage.

Therapeut: stehend, auf der linken Seite des Patienten.

Handposition: Mit dem rechten Daumen die Aorta auf der Medianlinie ca. 3 Querfinger unterhalb des Proc. xiphoideus palpieren.

Bewertung: Auf Pulsationen achten.
- Normalbefund: Keine Pulsation tastbar.
- Eine Pulsation ist bei Zug an der A. mesenterica superior (z. B. bei Dysfunktion des Dünndarms), einer Pankreasdysfunktion, einem aortalen Problem (z. B. Ste-

nose, Verkalkung) oder arterieller Hypertonie zu palpieren. Zur Differenzierung mit der linken Hand dem Dünndarmpaket, dann dem Zäkum und Colon ascendens in die fasziale Entspannung folgen. Vermindert sich dabei die Stärke der Pulsation, deutet dies auf einen Zug an der A. mesenterica superior hin, bleibt die Stärke der Pulsation gleich, ist das ein Hinweis auf eine Pankreasdysfunktion.

Die Palpation sehr dosiert ausführen, um nicht durch den Palpationsdruck eine Pulsation auszulösen.

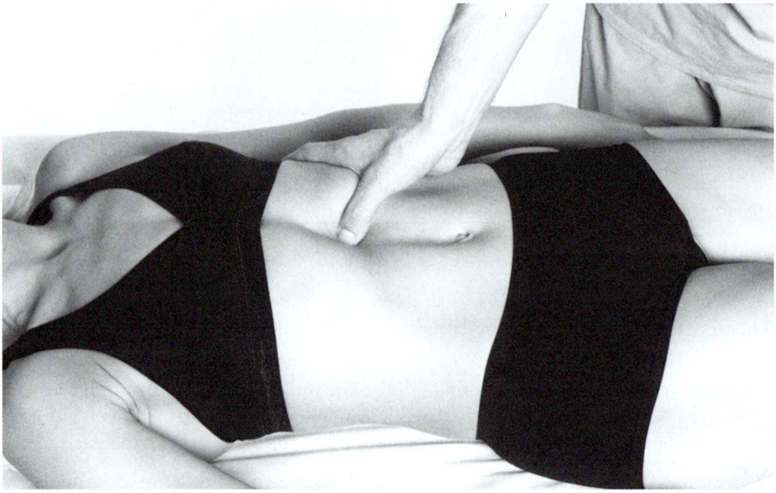

Abb. 12.17 Aortenpulsation im Epigastrium [K306]

12.5 Behandlung von Dysfunktionen

Torsten Liem (▸12.5.9), Michel Puylaert (▸12.5.8), Uwe Senger (▸12.5.1 bis ▸12.5.7)

Das Pankreas steht aufgrund seiner Lage und Funktion mit allen Organen in enger Verbindung. Es integriert Informationen der Bauchorgane direkt auf mechanischem, faszialem, arteriellem, venösem, lymphatischem, vegetativem, physiologischem und hormonellem Weg. Umgekehrt hat eine Pankreasdysfunktion und auch ein therapeutischer Eingriff globale und vielfältige Folgen. Die zentrale Stellung des Pankreas bedingt daher ein äußerst sensibles Vorgehen des Therapeuten in der manuellen Diagnostik und Therapie.

12.5.1 Entspannung des Sphincter Oddi

(▶ Abb. 12.18)

Indikation: Spannung auf dem Sphinkter (Gefühl einer harten centgroßen Struktur, mit eingeschränkter Sekretion des exokrinen Pankreas und der Galle), zur Therapie der Dysfunktion oder als Vorbereitung, um Stauung vor Pankreasbehandlungen zu vermeiden.

Patient: in Rückenlage, Beine angestellt.

Therapeut: stehend, auf der rechten oder linken Seite des Patienten.

Handposition: Os pisiforme einer Hand auf den Sphincter Oddi etwa 2–3 Querfinger vom Nabel rechts auf die Medioklavikularlinie legen.

Ausführung:

- Während der Atmung den Sphinkterbewegungen in rechte und linke Rotation folgen.
- Am Ende einer Atembewegung einen lang gezogenen Impuls horizontal, fortlaufend in Bewegungsrichtung auf den Sphinkter setzen.
- Die Behandlung wird bei Entspannung des Sphincter Oddi beendet, sobald sich das harte Gefühl unter dem Os pisiforme neutralisiert hat.

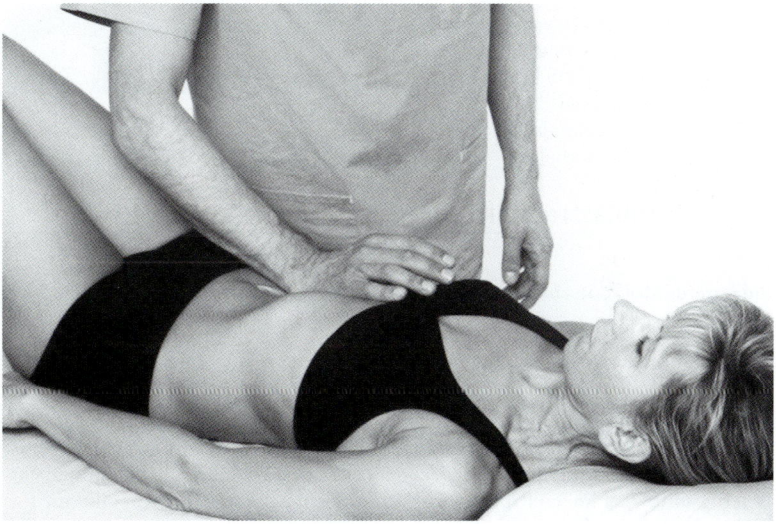

Abb. 12.18 Entspannung des Sphincter Oddi [K306]

12

12.5.2 Mobilisation des Pankreas

(▶ Abb. 12.19)

Indikation: Mobilitätsverlust des Pankreas.

Patient: in Rückenlage, Beine angestellt.

Therapeut: stehend, auf der rechten Seite des Patienten.

Handposition:
- Mit den linken Fingerspitzen unmittelbar oberhalb des Nabels nach dorsal in den Bauchraum gehen und breitflächig Kontakt mit dem Pankreaskopf und -körper aufnehmen.
- Mit den rechten Fingerspitzen in gleicher Weise Kontakt mit dem Pankreasschwanz bis -körper aufnehmen; frontal in einer Linie ausgerichtet und auf der Kleinfingerseite etwas höher (Richtung Milzhilum).
- Die Fingerspitzen befinden sich in einer Linie und halten breitflächig Kontakt mit dem Organ.

Ausführung:
- Während der Einatmung die Pankreasbewegungen in kaudaler Richtung verstärken.
- Während der Ausatmung die Pankreasbewegung in kranialer Richtung verstärken.
- Technik nicht mehr als 10 Atemzyklen wiederholen.

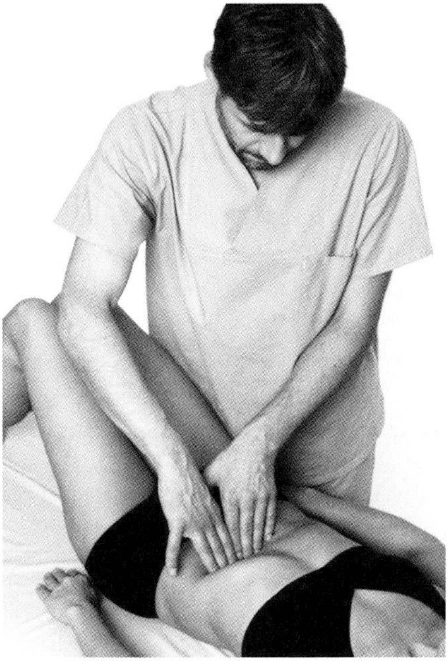

Abb. 12.19 Mobilisation des Pankreas [K306]

12.5.3 Motilitätstechnik im Liegen

(▶ Abb. 12.20)

Indikation: Motilitätseinschränkung des Pankreas.

Patient: in Rückenlage, Beine angestellt.

Therapeut: stehend, auf der rechten Seite des Patienten.

Handposition:
- Mit Zeige- und Mittelfinger der linken Hand unmittelbar oberhalb des Nabels in die Tiefe palpieren und Kontakt mit dem Pankreaskopf aufnehmen.
- Mit Zeige- und Mittelfinger der rechten Hand eine Handbreit vom Sternum entfernt unter dem linken Rippenbogen in die Tiefe palpieren und Kontakt mit dem Pankreasschwanz aufnehmen.

Ausführung:
- Zunächst der Motilitätsbewegung folgen, dann entweder Motilitätsbewegung betonen oder halten.
  - Motilitätsbewegung betonen: Dazu am Ende der Inspir-Bewegung einen direkten Motilitätsimpuls zur Verlängerung der Längsachse und am Ende der Exspir-Bewegung einen direkten Motilitätsimpuls zur Verkürzung der Längsachse des Organs geben; oder
  - Motilitätsbewegung zur Position des bestmöglichen Ausdrucks gefolgt und diese Position halten: indirekte Technik zum Spannungsausgleich vom Organ zur Umgebung.

12

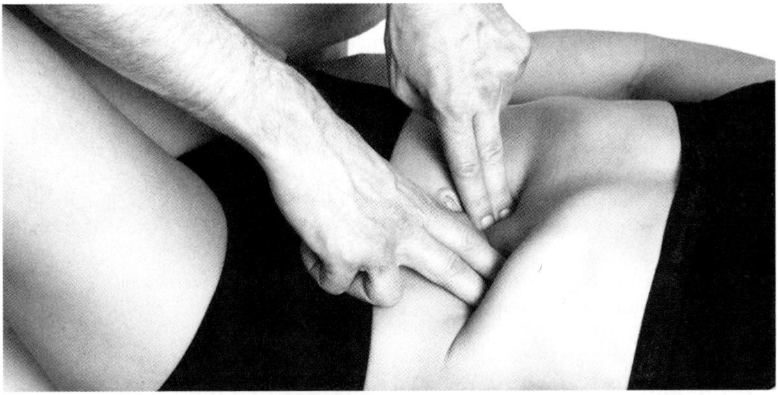

Abb. 12.20 Motilitätstechnik im Liegen [K306]

- Beide Vorgehensweisen können wechselweise kombiniert werden.
- Die Behandlung so lange ausführen, bis sich der Ausdruck der Motilität verbessert.

12.5.4 Motilitätstechnik im Sitzen

(▶ Abb. 12.21)

Indikation: Motilitätseinschränkung des Pankreas.

Patient: sitzend, am Therapeuten angelehnt.

Therapeut: stehend, hinter dem Patienten.

Handposition:

- Von kranial aus mit linkem Zeige- und Mittelfinger eine Handbreit vom Sternum entfernt unter dem linken Rippenbogen in die Tiefe palpieren und Kontakt mit dem Pankreasschwanz aufnehmen.
- Von kranial aus mit rechtem Zeige- und Mittelfinger direkt oberhalb des Nabels in die Tiefe palpieren und Kontakt mit dem Pankreaskopf aufnehmen.

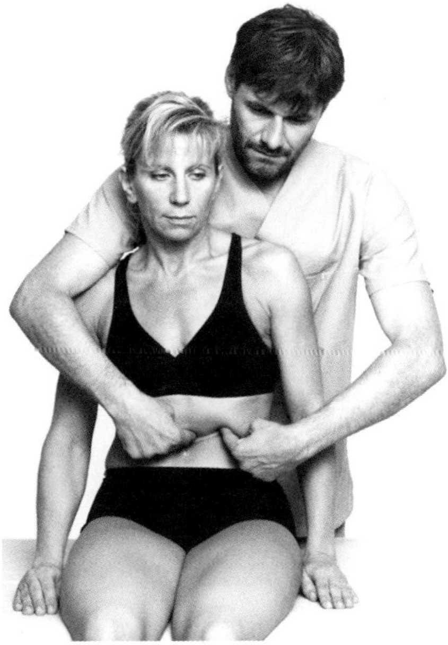

Abb. 12.21 Motilitätstechnik im Sitzen [K306]

Ausführung:

- Zunächst der Motilitätsbewegung folgen, dann entweder Motilitätsbewegung betonen oder halten.
  - Motilitätsbewegung betonen: Dazu am Ende der Inspir-Bewegung einen direkten Motilitätsimpuls zur Verlängerung der Längsachse und am Ende der Exspir-Bewegung einen direkten Motilitätsimpuls zur Verkürzung der Längsachse des Organs geben; oder
  - Motilitätsbewegung zur Position des bestmöglichen Ausdrucks gefolgt und diese Position halten: indirekte Technik zum Spannungsausgleich vom Organ zur Umgebung.
- Beide Vorgehensweisen können wechselweise kombiniert werden.
- Die Behandlung so lange ausführen, bis sich der Ausdruck der Motilität verbessert.

12.5.5 Motilitätstechnik für das Pankreas (nach Barral)

(▶ Abb. 12.22)

Indikation: Motilitätseinschränkung des Pankreas.

Patient: in Rückenlage, Beine angestellt.

Therapeut: stehend, auf der rechten Seite des Patienten.

Handposition:

- Das rechte Os pisiforme auf den Sphincter Oddi legen, d. h. auf die Linie vom Nabel zur Mitte des rechten Schlüsselbeins etwa 2–3 Querfinger oberhalb des Nabels.
- Handfläche und Finger auf die Längsachse des Pankreas legen.

Ausführung: Während Inspir und Exspir die Motilitätsbewegungen des Organs verstärken, bis sich der Ausdruck der Motilität verbessert.

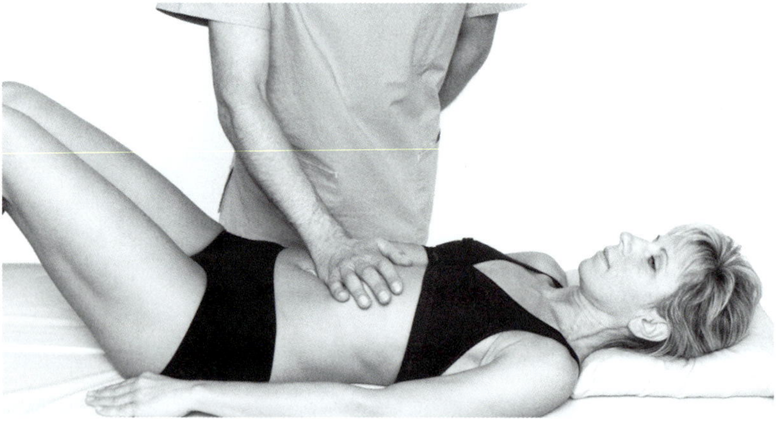

Abb. 12.22 Motilitätstechnik für das Pankreas [K306]

12.5.6 Vierpunkt-Technik

(▶ Abb. 12.23)

Indikation: regionale Spannung, Motilitätseinschränkung des Pankreas.

Patient: in Rückenlage.

Therapeut: stehend, auf der rechten Seite des Patienten.

Handposition:

- Den rechten Zeigefinger auf den Pylorus (etwa 2 Querfinger unterhalb des Proc. xiphoideus), den rechten Daumen auf den Winkel zwischen Pars descendens und Pars horizontalis des Duodenums legen.
- Den linken Zeigefinger auf die Flexura duodenojejunalis, den linken Daumen auf den Winkel zwischen Pars superior und Pars descendens des Duodenums legen.

Ausführung:

- Im Inspir die konvergierende Bewegung des Pankreas im Uhrzeigersinn verstärken.
- Im Exspir die divergierende Bewegung des Pankreas gegen den Uhrzeigersinn verstärken.

Bei dieser Technik kann der Reiz auf die Inselzellen unmittelbar danach zu einer Hypoglykämie führen. Der Patient erlebt dies als Schwäche-, Schwindelgefühl, starke Müdigkeit o. Ä. Darauf hinweisen und dem Patienten ggf. etwas Traubenzucker geben oder ihn bitten, noch 10 Minuten zur Beobachtung in der Praxis zu bleiben.

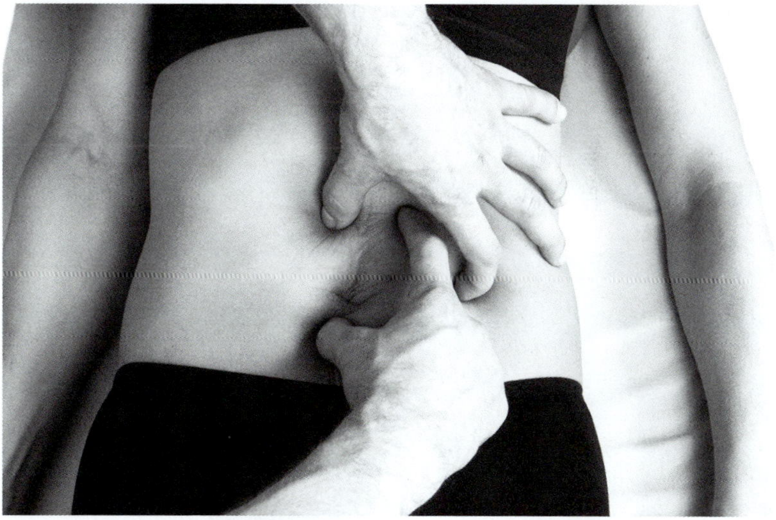

Abb. 12.23 Vierpunkt-Technik [K306]

12.5.7 Dehnung des Lig. gastrolienale

(▶Abb. 12.24)

Indikation: Elastizitätsverlust des Ligaments.

Patient: in Rückenlage, Beine angestellt, Kopf auf einem Kissen.

Therapeut: stehend, auf der linken Seite des Patienten.

Handposition:

- Finger der rechten Hand auf die unteren Rippen auf Höhe der Milz legen, Daumen mit Hautreserve unter den Rippenbogen schieben.
- Die linke Hand auf den Dünndarm legen, Daumen nach mediokaudal führen und direkt neben dem rechten Daumen platzieren.

Ausführung:

- Mit den Fingern der rechten Hand die unteren Rippen nach medial ziehen.
- Den rechten Daumen langsam tief nach links lateral und kranial unter den Rippenbogen schieben und vorsichtig die Milz von mediokaudal fixieren.
- Mit den Fingern der linken Hand die abdominale Masse umgreifen und zur Milz ziehen.
- Mit dem linken Daumen unmittelbar neben dem rechten Daumen Kontakt mit dem Pankreasschwanz aufnehmen.
- Durch Auseinanderbewegen der Daumen das Ligament dehnen.

Die Dehnung kann auch mit der Ausatmung oder Luftanhalten nach der Ausatmung kombiniert und verstärkt werden, um sich den tonischen Verhältnissen besser anzupassen.

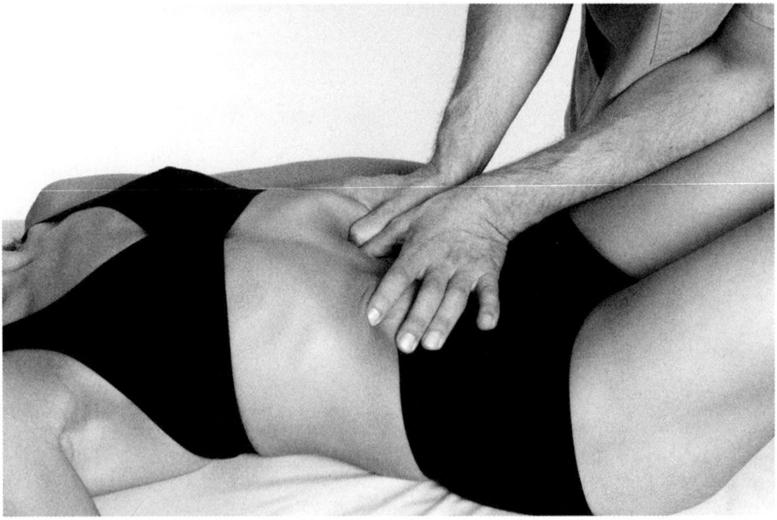

Abb. 12.24 Dehnung des Lig. gastrolienale [K306]

12.5.8 Fasziale Behandlung des Pankreas (modifiziert nach Finet und Williame)

Ausatmungsdysfunktion

(▶ Abb. 12.25)

Indikation: fasziale Einschränkung nach kaudal, Schmerzen im Epigastrium, Malabsorption.

Patient: in Rückenlage, Beine ausgestreckt.

Therapeut: stehend, rechts vom Patienten auf Höhe des Beckens.

Handposition:

- Die linke Hand posterior unter die XI. und XII. Rippen und die LWS legen.
- Die rechte Hand liegt flach auf der Projektionsfläche des Pankreas, der Handballen auf dem Caput pancreatis, die Finger liegen auf der Cauda pancreatis.

Ausführung:

- Beide Hände nach kaudal ziehen.
- Die Stellung beibehalten oder diesen Vorgang 2–3-mal wiederholen, bis es zu einer Spannungslösung kommt.

Einatmungsdysfunktion

Indikation: fasziale Einschränkung nach kranial, Schmerzen im Epigastrium, Malabsorption.

Patient: in Rückenlage.

Therapeut: stehend, rechts vom Patienten auf Höhe des Beckens.

Handposition:

- Die linke Hand posterior unter die XI. und XII. Rippen und die LWS legen.
- Die rechte Hand liegt flach auf der Projektionsfläche des Pankreas, der Handballen auf dem Caput pancreatis, die Finger liegen auf der Cauda pancreatis.

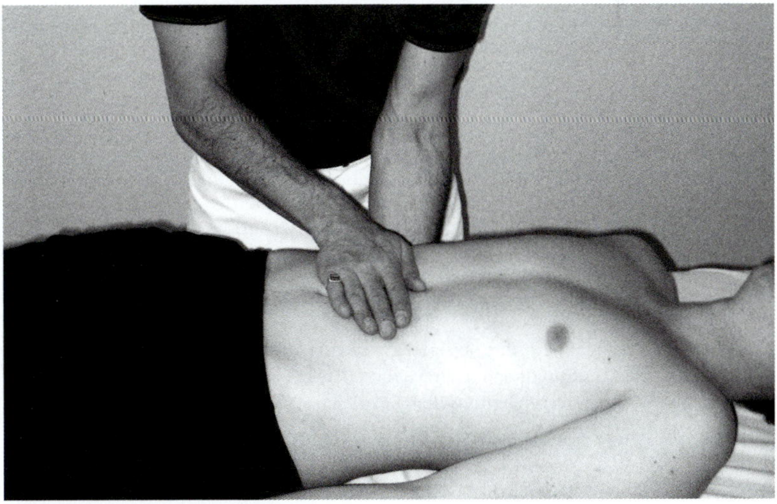

Abb. 12.25 Ausatmungsdysfunktion [K339]

Ausführung:

- Beide Hände nach kranial ziehen.
- Die Stellung beibehalten oder diesen Vorgang 2- bis 3-mal wiederholen, bis es zu einer Spannungslösung kommt.

12.5.9 BEFNT-Integration des Pankreas

(▶ 2.4.2)

Indikation: Dysfunktion des Pankreas.

Patient: in Rückenlage, Beine angestellt.

Therapeut: stehend, auf der rechten Seite des Patienten.

Handposition:

- Das rechte Os pisiforme auf den Sphincter Oddi legen, auf eine gedachte Linie vom Nabel zur Mitte des rechten Schlüsselbeins, etwa 2–3 Querfinger oberhalb des Nabels.
- Rechte Handfläche und Finger auf die Längsachse des Pankreas legen.
- Die rechte Hand in den Bauchraum einsinken lassen und das Pankreas sanft in die Hand kommen lassen.

Point of balanced entodermal tension (PBET)

- Resistenz der entodermalen Struktur auf sanften Druck hin testen und die Dichte der Struktur bewerten.
- Der entodermalen Spannung des Pankreas in die Position bzw. in die Form folgen, in der sie am besten ausgeglichen ist (→ PBET).
- Dabei die embryonalen Kraftvektoren berücksichtigen.

Neuronale Inhibition

- Die linke Hand auf verschiedene Ebenen des Rückens legen, die rechte Hand dabei im Bereich des Magens liegen lassen.
- Falls es einen Bereich am Rücken gibt, in dem sich das Pankreas unter der Hand entspannt bzw. seine Bewegungseinschränkung sich verbessert, die Hand dort liegen lassen: in der Regel auf Höhe Th6–Th9 (sympathische Innervation), im kraniozervikalen Übergangsbereich (parasympathische Innervation) oder ventral etwa 2–4 Querfinger oberhalb des Bauchnabels (Ganglion coeliacum, Plexus mesentericus superior).
- Durch sanften konstanten Druck eine Inhibition im jeweiligen Bereich ausführen.

Point of balanced fascial tension (PBFT)

- Die fasziale Beweglichkeit passiv oder aktiv atemsynchron oder aktiv unabhängig zur Atemaktivität testen.
- Spannungsgleichgewicht der faszialen Strukturen des Pankreas einstellen, d. h. versuchen, den therapeutisch induzierten Gleichgewichtszustand der viszerofaszialen Spannung zu erreichen, in dem sie gleichmäßig in allen Richtungen ausgeglichen sind.
- In der Regel wird das Pankreas in die Position begleitet, in die es sich leicht bewegen lässt.

- Um die unterschiedlichen Spannungsmuster der Aufhängungen (und faszialen Gleitflächen) des Pankreas zu kopieren, die Krafteinwirkung der Hände an sie anpassen bzw. ihnen angleichen:
  - Über die Fixationen: vom Pankreaskopf nach medial zum Duodenum, nach anterior zur Radix mesocoli transversi, nach posterior zur hinteren Bauchwand (Treitz-Faszie), unregelmäßig zum Corpus gastricum (Plica gastropancreatica), von der Spitze des Pankreasschwanzes nach lateral zur Milz (Lig. splenorenale, Lig. gastrosplenicum), nach kranial über die A. pancreatica dorsalis, die A. pancreatica magna (→ A. splenica), über die A. pancreaticoduodenalis inferior anterior und die A. pancreaticoduodenalis inferior posterior (→ A. gastroduodenalis → A. hepatica communis) sowie über die A. pancreaticoduodenalis superior (→ posterior des Pankreas gelegene A. mesenterica superior).
  - Über die Gleitflächen: zur Bursa omentalis.
- Dazu eine Hand ggf. vom Pankreas lösen und z. B. auf Duodenum, Mesenterium oder Milz legen.
- Einstellung eines PBFT (evtl. mit leichter Kompression) → minimale Bewegungen im faszial-ligamentären viskoelastischen Umfeld des Pankreas treten auf → ein neues Gleichgewicht etabliert sich → eine physiologischere Bewegungsamplitude wird palpierbar, evtl. entsteht ein Stillpunkt → das Pankreas in die Ausgangslage zurückbringen.

Anschließend können Techniken wie **balanced dynamic tension** und **balanced fluid tension** (BDT, BFT) angewendet werden. Dabei darauf achten, weder bei der Untersuchung noch bei der Behandlung bis an die Bewegungsgrenzen zu gehen.

> Das Pankreas ist nur indirekt erreichbar. Bei der Palpation und Behandlung keinen Druck auf das Pankreas ausüben.

12.5.10 Behandlung der Arterien des Pankreas

Michel Puylaert

Aa. pancreaticoduodenalis superior anterior und posterior, Aa. pancreatica magna und dorsalis

(▶ Abb. 12.26a)

Indikationen: Verdauungsprobleme, Allergien, Asthma, Psoriasis, Neurodermitis.

Patient: in Rückenlage.

Therapeut: stehend, am Kopfende.

Handposition:

- Der Daumen der einen Hand nimmt flächig Kontakt mit dem Duo 2 so nah wie möglich am Genu superior auf.
- Der Daumen der anderen Hand nimmt flächig Kontakt mit der kranialen Seite des Pankreas unmittelbar kaudal des linken Rippenbogens und lateral des linken M. rectus abdominis auf.

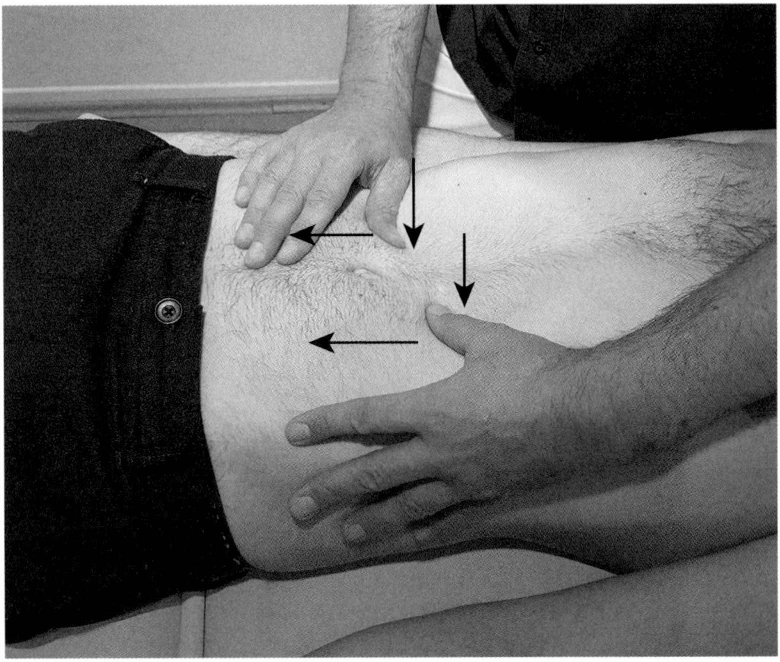

Abb. 12.26a Behandlung der A. pancreatica

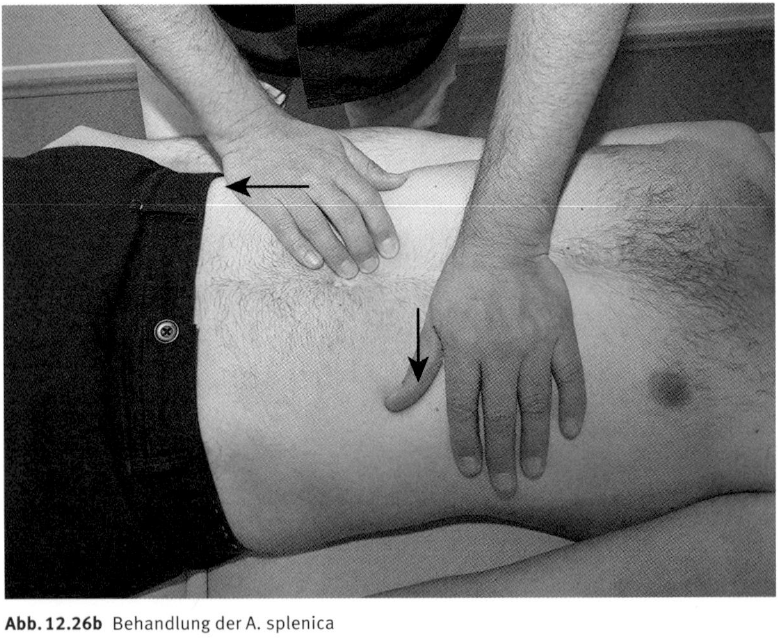

Abb. 12.26b Behandlung der A. splenica

Ausführung: Sanft nach posterior drücken und anschließend nach kaudal. Halten oder rhythmisch mobilisieren.

Aa. pancreatica inferior und caudae, A. splenica

(▶ Abb. 12.26b)

Indikationen: Verdauungsprobleme, Allergien, Asthma, Psoriasis, Neurodermitis.

Patient: liegend, in Rückenlage.

Therapeut: stehend, rechts des Patienten.

Handposition:

- Die Fingerbeeren einer Hand liegen am medialen Rand vom Duo 2.
- Die andere Hand hält leicht den linken Rippenbogen auf Milzhöhe.

Ausführung: Die Hand am Duo 2 übt einen Zug nach lateral rechts und nach kaudal in Richtung zur rechten Crista iliaca aus.

13 Niere und Ureter

Herwig Hahn von Dorsche (▶13.1)
Torsten Liem (▶13.5.9),
Michel Puylaert (▶13.2 bis ▶13.4, ▶13.5.1 bis ▶13.5.8)
Therapeut auf den Fotos: Michel Puylaert

13.1 Embryologie

Herwig Hahn von Dorsche

Die Nierenentwicklung geschieht in 3 Stufen. Zuerst wird die Vorniere angelegt, dann folgen Ur- und Nachniere. Die exokrinen Einheiten des Nierensystems entstehen aus dem intermediären Mesoderm (▶ Abb. 13.1a).

Beim menschlichen Embryo ist die **Vorniere** nur eine vorübergehende Bildung, die sich in der 3. Woche entwickelt und aus 7–10 soliden Strängen oder Kanälchen im Zervikalbereich besteht. Die Segmente des intermediären Mesoderms dieses Abschnitts werden als **Nephrotome** bezeichnet. Die Enden der Kanälchen vereinigen sich miteinander zum longitudinalen **Vornierengang.** Am Ende der 5. Woche ist das Vornierensystem verschwunden.

In der 4.–5. Woche entsteht die **Urniere** in der Thorakal- und Lumbalregion. Die segmentale Gliederung ist aufgehoben, das intermediäre Mesoderm bildet einen zusammenhängenden **nephrogenen Strang.** Die exokrinen Kanälchen wachsen schnell, krümmen sich S-förmig und werden zu **Urnierenkanälchen.** Ihr abführender Schenkel mündet in den **Urnierengang** oder **Wolff-Gang.** Am medialen Ende der Urnierenkanälchen entsteht ein Glomerulus (Kapillarknäuel) mit der Bowman-Kapsel. Das Nierenkörperchen ist vorhanden. Am Ende des 2. Monats bildet sich die Urniere z. T. zurück. Im kaudalen Abschnitt bleiben einige Kanälchen erhalten, die beim männlichen Embryo zu den **Ductuli efferentes testis** (abführenden Hodenkanälchen) werden und beim weiblichen Embryo als funktionslose Reste im Gekröse des Eileiters liegen bleiben. Aus dem Urnierengang geht beim männlichen Embryo der **Ductus deferens** hervor (▶ 16.1), beim weiblichen bildet sich dieser zurück.

Als letztes Ausscheidungsorgan entwickelt sich die definitive Niere, die **Nachniere.** Aus dem kaudalen Abschnitt des Urnierengangs sprosst in der 4. Woche (um den 33. Tag) nach dorsokranial die Ureterknospe aus, über die sich kappenförmig das metanephrogene Blastem der Sakralsegmente stülpt. Die Enden der **Ureterknospe** erweitern sich zu einem Bläschen. Aus dem Stiel entsteht der **Ureter** (Harnleiter), der in die Kloake mündet (▶ Abb. 13.1c), aus dem Bläschen das **Nierenbecken.** Dieses bildet 2–3 größere Aufzweigungen, an deren Enden jeweils 2 Knospen, die **Nierenkelche,** entstehen. Diese teilen sich weiter auf und bilden **Sammelrohre,** die über **Verbindungsstücke** an die Nephrone angeschlossen sind.

13

Unter dem induktiven Einfluss der wachsenden Gangknospe treten am Rand des **metanephrogenen Blastems** Zellanhäufungen auf. Diese differenzieren sich zu Nierenbläschen, aus denen die Nierenkanälchen aussprossen. Bläschen und Kanälchen bilden zusammen ein **Nephron.** Der proximale Nephronabschnitt wird zur Bowman-Kapsel, in die eine kapillarähnliche Schlinge einwächst und sie ausbuchtet. Ein **Nierenglomerulus** entsteht. Der distale Abschnitt gewinnt Anschluss an ein Verbindungsstück und damit an das Sammelrohrsystem. Durch Längenwachstum bildet sich aus den Nierenkanälchen der tubuläre Apparat, der aus **proximalem Tubulus contortus, Henle-Schleife** und **distalem Tubulus contortus** besteht (▶ Abb. 13.1b). Finden die Enden von Nierenkanälchen und Sammelrohr nicht zueinander, endet das Kanälchen blind, und es entstehen Nierenzysten.

Durch das Wachstum des Embryos wird die Nachniere, die ursprünglich im Bereich des Beckens liegt, nach kranial verlagert: **Aszensus der Nieren.** Dadurch wird der Ureter in die Länge gezogen. In der 2. Hälfte der Schwangerschaft nimmt die Niere ihre Funktion auf.

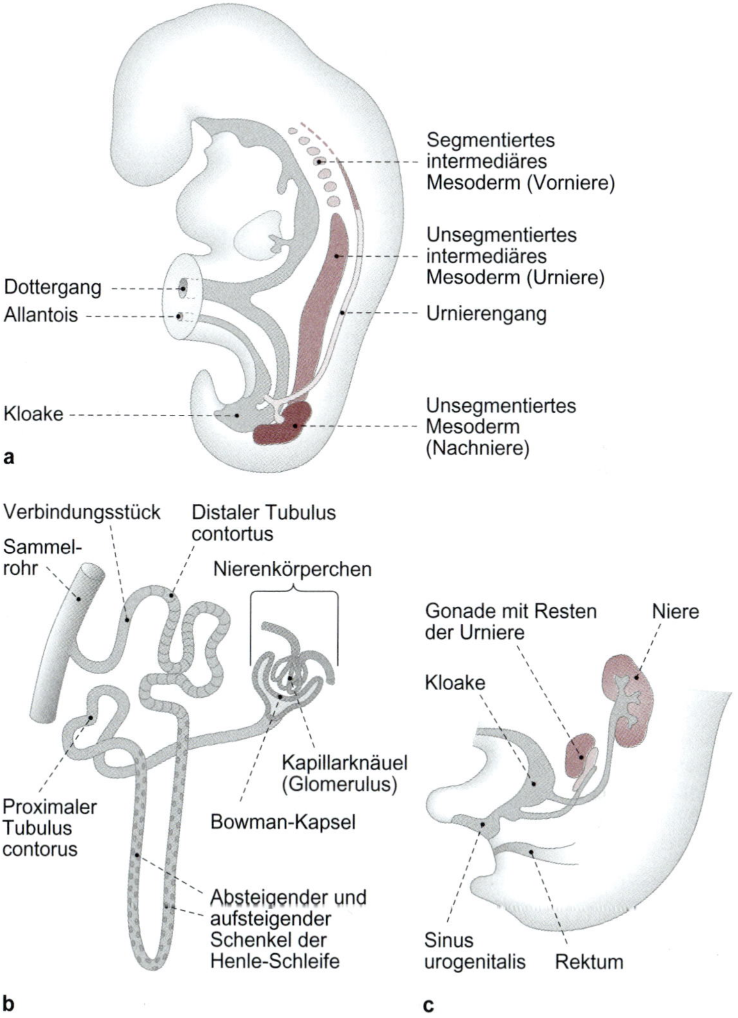

Abb. 13.1 Entwicklung der Niere und des Harnleiters. **a:** Schematische Darstellung des intermediären Mesoderms für Vor-, Ur- und Nachniere. Im Zervikalbereich ist es segmentiert, im Thorakal- und Lumbalbereich bildet es den unsegmentierten nephrogenen Strang. **b:** Entwicklung der exokrinen Einheit in der Nachniere. Glomerulus und tubulärer Apparat entstehen aus dem Mesenchym, Verbindungsstück und Sammelrohr aus der Ureterknospe. Sammelrohr und tubulärer Apparat eines Nephrons müssen sich vereinigen, andernfalls entstehen Nierenzysten. **c:** Zustand nach Aszensus der Niere. Der Ureter mündet als Fortsetzung des Nierenbeckens in die Kloake. Die Urniere ist fast vollständig degeneriert. [L106]

13.2 Anatomie

Michel Puylaert

13.2.1 Funktion

Niere

- Entfernung von Stoffwechselendprodukten und Giftstoffen aus dem Blut und deren Ausscheidung als harnpflichtige Substanzen
- Regulation des Wasser-, Elektrolyt- und Säure-Basen-Haushalts
- Hormonproduktion von:
  - Renin, das den Blutdruck beeinflusst
  - Erythropoetin für die Blutbildung

Ureter

Weiterleitung des Harns von der Niere zur Harnblase durch peristaltische Bewegungen.

13.2.2 Aufbau

Niere

Die Niere hat ein **bohnenförmiges** Aussehen. Sie ist von innen nach außen **umgeben** (▶ Abb. 13.5) von folgenden Strukturen:

- **Capsula fibrosa (Organkapsel)**, einer derben kollagenfaserhaltigen Kapsel um die Niere
- **Capsula adiposa (Fettkapsel)**, in der die Niere und die auf ihrem oberen Pol liegende Nebenniere eingebettet sind; dorsal ist mehr Fettgewebe vorhanden als ventral
- **Fascia renalis (Gerota-Faszie)**, die als **Fasziensack** Niere und Nebenniere mit der Fettkapsel umschließt; sie erstreckt sich von der XI. Rippe bis zur Crista iliaca und besteht aus einem vorderen und hinteren Blatt, die sich kranial über die Zwerchfellfaszie und lateral in der Lamina propria des Peritoneums vereinigen

Man unterscheidet an der uneröffneten Niere (▶ Abb. 13.2b):

- **Margo lateralis:** den konvexen lateralen Rand
- **Margo medialis:** den konkaven medialen Rand mit dem Nierenhilum in der Mitte (s. u.)
- **Facies anterior:** die gewölbte Vorderfläche
- **Facies posterior:** die platte Hinterfläche
- **Extremitas superior:** den oberen Nierenpol
- **Extremitas inferior:** den unteren Nierenpol

Am **Nierenhilum (Hilum renale)** treten Blutgefäße, Ureter und Nerven ein bzw. aus. Nach innen erweitert es sich zur **Nierenbucht (Sinus renalis)**, die das **Nierenbecken (Pelvis renalis)** und die großen Gefäße beherbergt. Im Nierenhilum liegen

- kranial bzw. in der Mitte die A. renalis,
- in der Mitte bzw. anterior die V. renalis,
- kaudal bzw. dorsal der Ureter.

Schneidet man die Niere von lateral nach medial auf, können Nierenparenchym und Hohlraumsystem der Niere unterschieden werden (▶ Abb. 13.2a, b).

Das **Parenchym** gegliedert sich in die **Nierenrinde** (**Cortex renalis**) als körnige Außenschicht und das **Nierenmark** (**Medulla renalis**) als „streifige" Innenschicht. In der Nierenrinde befinden sich die Glomeruli und die gewundenen Anteile, im Nierenmark die geraden Anteile der Nierentubuli. Stellenweise reicht die Rinde bis ans Nierenbecken; diese **Nierensäulen** heißen **Columnae renales.** Durch die Columnae renales wird das Nierenmark in 10–20 keilförmige Bereiche, die **Pyramides renales,** unterteilt. Jede Markpyramide bildet mit der umgebenden Rinde eine funktionelle Einheit, einen **Nierenlappen** (**Lobus renalis**). Die stumpfen Kuppen der Pyramiden ragen in die Kelche des Nierenbeckens hinein und werden **Nierenpapillen** (**Papillae renales**) genannt. Auf jeder Papille münden ca. 10–30 **Papillengänge** (**Ductus papillares**), die durch den Zusammenfluss mehrerer Sammelrohre entstehen.

Das **Hohlraumsystem** besteht aus den **Nierenkelchen** (**Calices renales**), in die die Nierenpapillen mit ihren Papillengängen hineinragen, die sich zum **Nierenbecken** (**Pelvis renalis**) vereinigen. Das Nierenbecken verjüngt sich zum Ureter. Je nach Form unterscheidet man

- ein trichterförmiges, meist kleines Nierenbecken mit guter Harnableitung,
- ein weiträumiges Nierenbecken des ampullären Typs mit kurzen Nierenkelchen und schlechter Entleerung oder
- ein baumartig verzweigtes Nierenbecken des dendritischen Typs mit langen Nierenkelchen.

Ureter

Er verbindet das Nierenbecken mit der Harnblase und ist ca. 30 cm lang. Man unterscheidet 2 **Abschnitte:**

- **Pars abdominalis** (Bauchteil) vom Nierenbecken bis zur Beckeneingangsebene
- **Pars pelvica** (Beckenteil) von der Beckeneingangsebene bis zur Mündung in die Harnblase (Ostium ureteris) seitlich hinten.

Der Ureter besitzt 3 physiologische **Engen,**

- am Übergang vom Nierenbecken in den Ureter,
- an der Kreuzungsstelle von A. und V. iliaca communis,
- beim Durchtritt durch die Harnblasenwand.

13.2.3 Topografische Anatomie

Lage

(▶ Abb. 13.3, ▶ Abb. 13.4, ▶ Abb. 13.5, ▶ Abb. 13.6, ▶ Abb. 13.7, ▶ Abb. 13.8)

Nieren

- Sie liegen **retroperitoneal** beidseits lateral der Wirbelsäule.
- Die **rechte Niere** liegt wegen der Leber ca. eine halbe Wirbelhöhe **kaudaler** als die linke; rechts in Höhe von Th12 bis L3, links von Th11–L2.
- Der obere Nierenpol liegt oft unter dem Trigonum lumbocostale, einer Muskellücke, die nur von der Zwerchfellfaszie verschlossen ist → entzündliche Prozesse können vom retrorenalen Raum in den Pleuraraum aufsteigen.
- Die **unteren Nierenpole** liegen ca. 3 Fingerbreit oberhalb der Darmbeinschaufeln und sind durch den M. psoas major nach lateral (30° von der Mittellinie) und nach ventral (30° zur Frontalebene) **gekippt** → obere Nierenpole konvergieren.

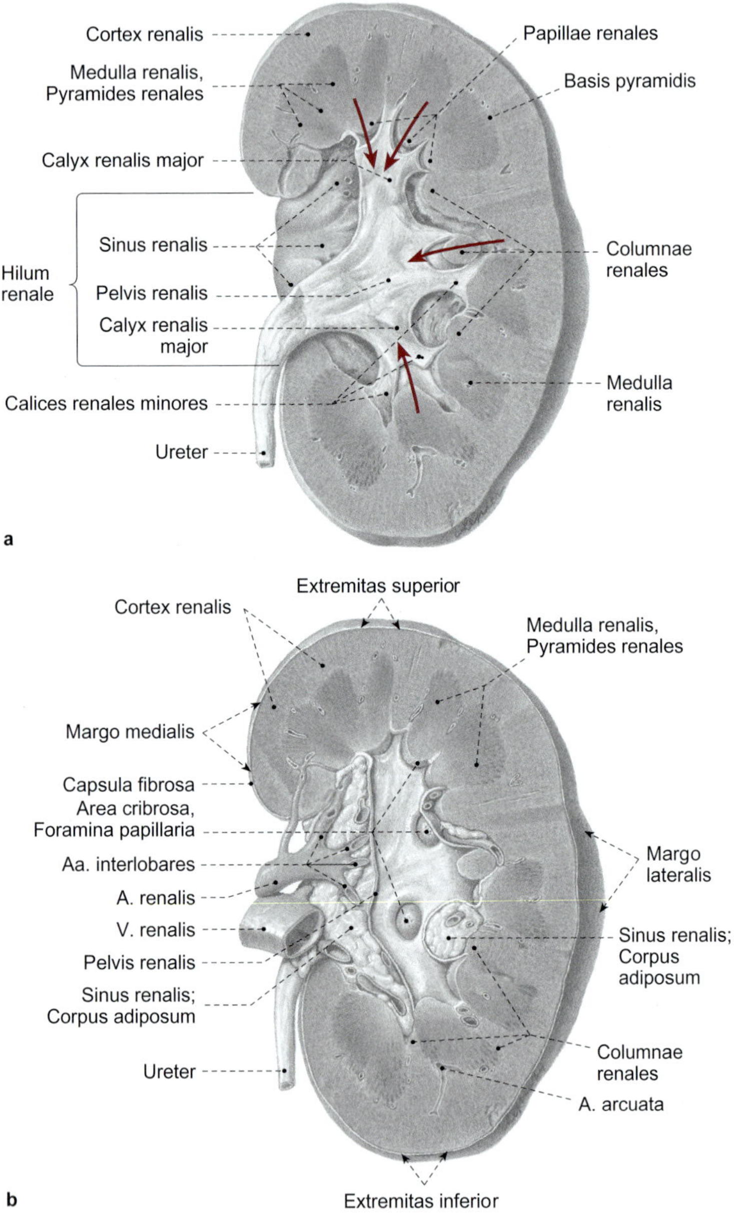

Abb. 13.2 Aufbau von Niere und Ureter (Ansicht von ventral, schräger vertikaler Halbierungsschnitt). **a:** Darstellung von Rinde, Mark und Nierenbecken nach Entfernung der Gefäße und des Fettgewebes im Nierensinus. Die Pfeile geben die Harnflussrichtung von den Pyramiden zu den Nierenkelchen an. **b:** Darstellung von Rinde, Mark, Becken und Hilum der Niere. [L106]

- Vorderflächen liegen unmittelbar unter dem Peritoneum, außer der
  - mediale Rand der rechten Niere, der dem Duodenum angelagert ist, und dem
  - Bereich im unteren Drittel der rechten Niere, den die Wurzel des Mesocolon transverum überquert, der
  - y-förmiger Bereich der linken Niere, über den die Wurzeln des Mesocolon transversum und des Lig. splenorenale verlaufen.
- Durch bewegliche Aufhängung an den Blutgefäßen → **atemverschiebliche Lage,** wobei die Nieren eine Kreisbahn um die Abgangspunkte der Nierenarterien aus der Bauchaorta beschreiben.
- Der Höhenunterschied zwischen Ein- und Ausatmung beträgt ca. 3 cm.
- Das **Nierenhilum** liegt auf Höhe von L1–L2, das **Nierenbecken** in der Nierenbucht reicht von der Höhe des Proc. costalis von L1 bis in Höhe der Mitte von L3.
- Dorsal bildet der **Grynfelt-Raum** einen guten Zugangsweg zu den Nieren; er wird lateral und kaudal vom M. obliquus abdominis internus, medial vom M. erector spinae, kranial von der XII. Rippe begrenzt.

Ureter

- Die Ureteren liegen **retroperitoneal.**
- Sie gehen ab kaudal und medial von den Nierengefäßen aus dem Nierenbecken auf Höhe von L2 und ca. 4 cm von der Körpermittellinie entfernt
- Sie verlaufen in einem sanften medial-konvexen Bogen zunächst nach mediokaudal, dann parallel zur LWS und vor den ISG, ventral der A. und V. iliaca communis vor deren Gabelung in der Nähe der Spina ischiadica, in einem Bogen nach medial zur Harnblase.

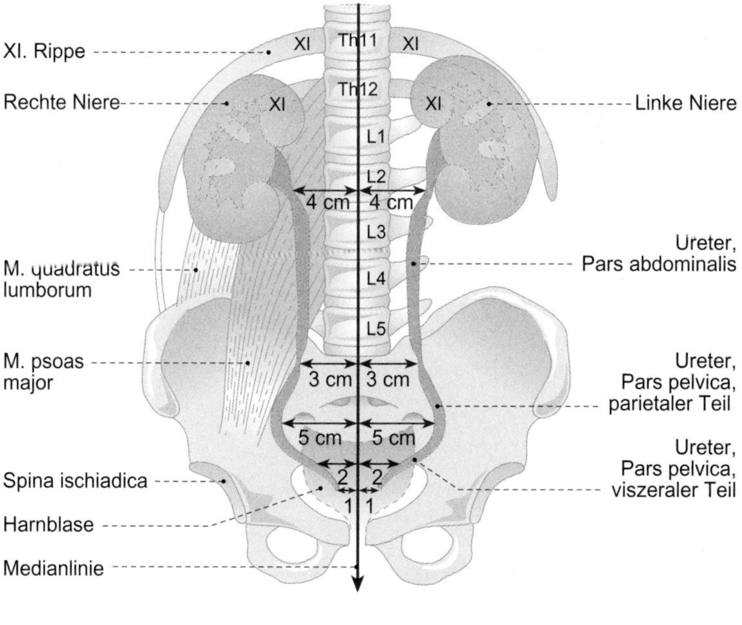

Abb. 13.3 Lagebeziehung der Nieren und Ureteren zu Rippen, Wirbelsäule und Medianlinie [L106]

- An der seitlich schrägen Mündung (durch die Harnblasenwand) in die Harnblase entsteht eine Art Druckverschluss, der ein Zurückströmen des Urins aus der Harnblase verhindert.
- In seinem Verlauf
  - **unterkreuzt** er A. und V. testicularis beim Mann bzw. A. und V. ovarica bei der Frau,
  - **überkreuzt** er die Teilungsstelle der A. und V. iliaca communis,
  - **unterkreuzt** er den Ductus deferens beim Mann bzw. die A. uterina bei der Frau.
- Bei der Frau tritt er, bevor er die A. ovarica unterkreuzt, in das Lig. latum uteri ein.
- Die gesamte Pars abdominalis liegt auf dem M. psoas.

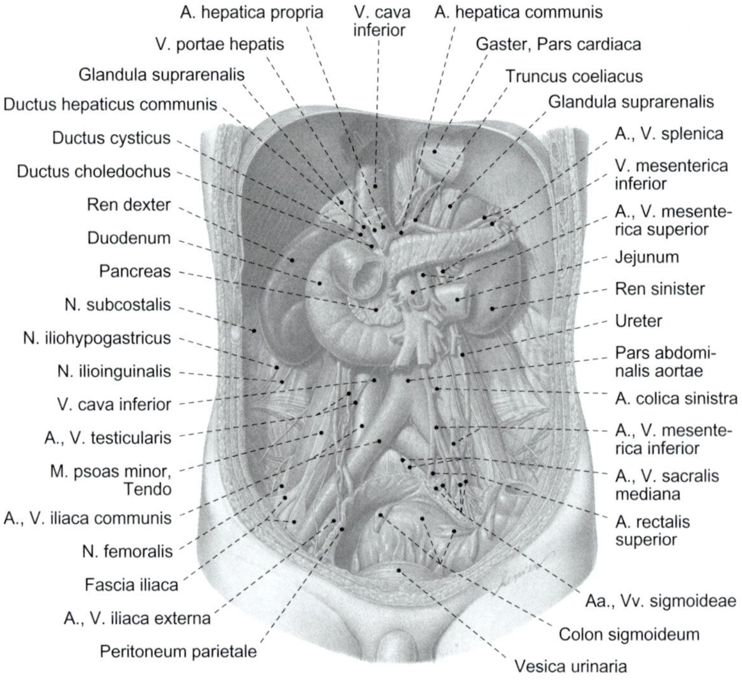

Abb. 13.4 Lage der Nieren und Ureteren im Retroperitonealraum (Ansicht von ventral) [S007-0-24]

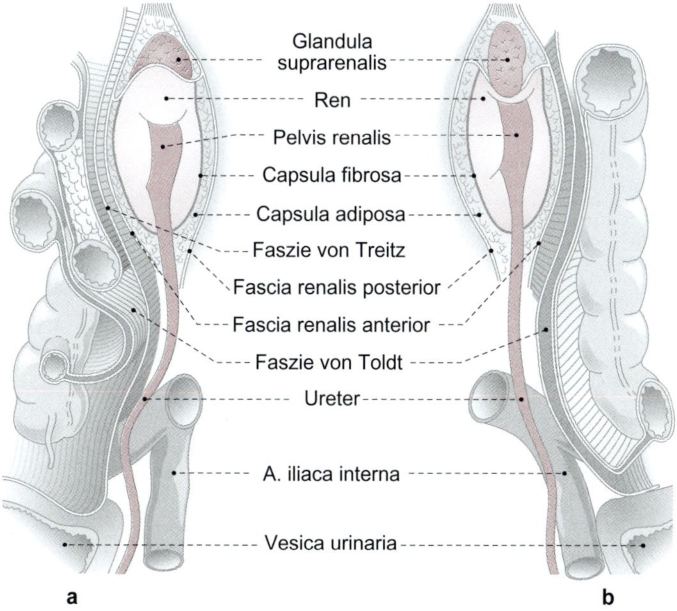

Abb. 13.5 Faszienverhältnisse der Nieren (Paramedianschnitte). **a:** Ansicht von medial rechts. **b:** Ansicht von medial links. [L106]

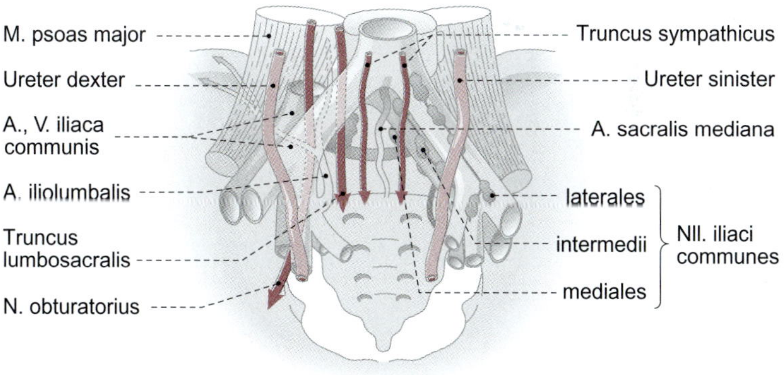

Abb. 13.6 Lagebeziehung der Pars pelvica des Ureters zu Gefäßen und Nerven [L106]

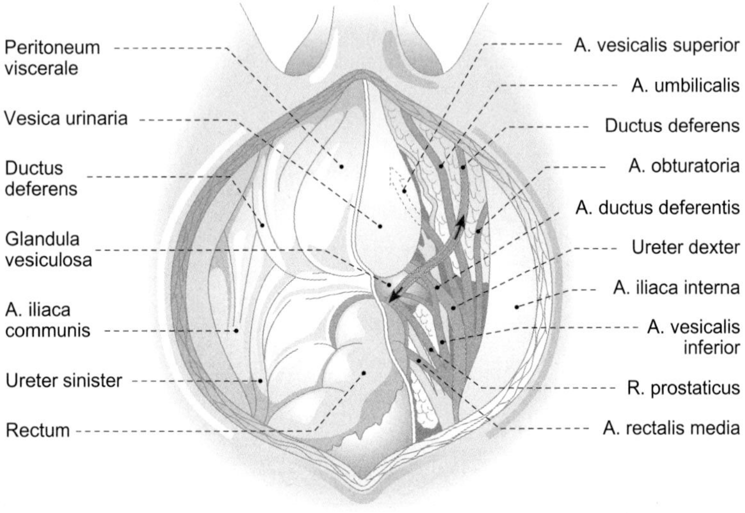

Abb. 13.7 Lage der Pars pelvica des Ureters vor Eintritt in die Harnblase beim Mann (Ansicht von dorsokranial) [L106]

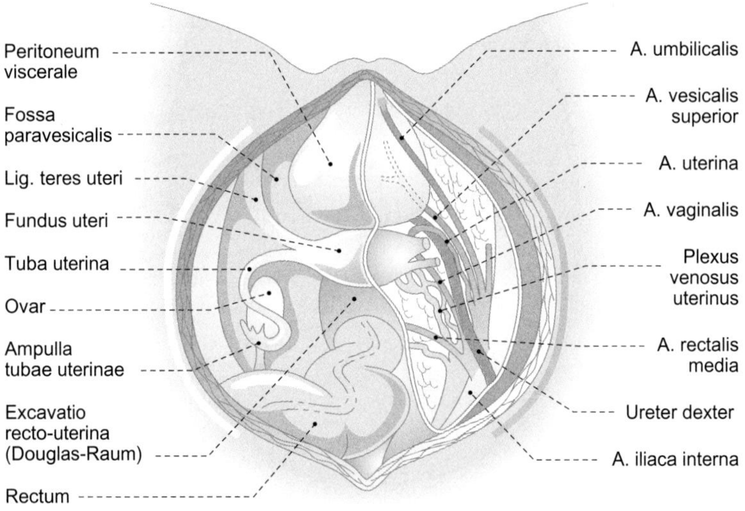

Abb. 13.8 Lage der Pars pelvica des Ureters vor Eintritt in die Harnblase bei der Frau (Ansicht von dorsokranial) [L106]

13

Nachbarschaftsbeziehungen

Niere

(▶ Abb. 13.9)

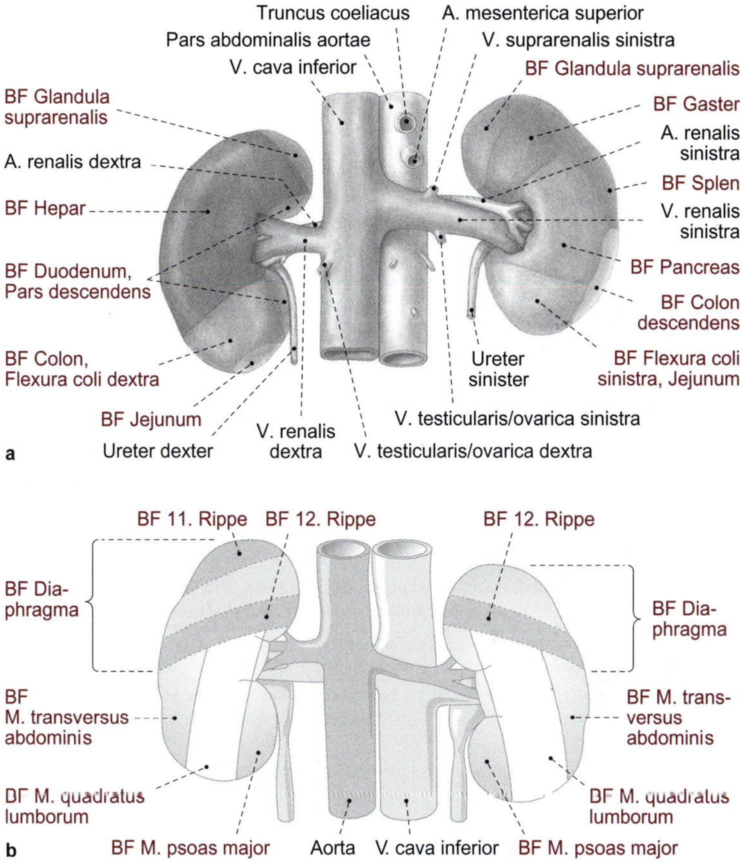

Abb. 13.9 Nieren und benachbarte Organe. BF = Berührungsfeld. **a:** Ventralseite (Ansicht von ventral). **b:** Dorsalseite (Ansicht von dorsal) [L106]

- **Rechte Niere:** posterior kraniolateral an Diaphragma, Pleura, XII. Rippe und Recessus costodiaphragmaticus, posterior an M. psoas major, M. quadratus lumborum, M. transversus abdominis, N. subcostalis, N. iliohypogastricus, N. ilioinguinalis, N. intercostalis XI bei tiefer Inspiration, kranial an Nebenniere, ventral und lateral an Lobus dexter der Leber, medial an Duodenum 2, kaudal an Mesocolon transversum, Flexura coli dextra und Jejunum
- **Linke Niere:** posterior kraniolateral an Diaphragma, Pleura, XI. und XII. Rippe und Recessus costodiaphragmaticus, posterior an M. psoas major, M. quadratus lumborum, M. transversus abdominis, N. subcostalis, N. iliohypogastricus,

N. ilioinguinalis, N. intercostalis XI bei tiefer Inspiration, kranial medial an Nebenniere, kranial ventral an Magenrückseite, ventral lateral an Milz, medial an Pankreasschwanz und Bursa omentalis, ventral kaudal an Mesocolon transversum, Flexura coli sinistra und Jejunum
- Die Fascia postrenalis bedeckt den M. quadratus lumborum und den M. psoas, die Fascia prerenalis das Hilum und ist durch die Toldt-Faszie mit dem Kolon verbunden (links mehr als rechts).

Ureter

(▶Abb. 13.4, ▶Abb. 13.6, ▶Abb. 13.7, ▶Abb. 13.8)

- **Pars abdominalis:** ventral an Fascia renalis (Gerota-Faszie), A. und V. testicularis bzw. A. und V. ovarica, rechts ventral an Duodenum 2 (über Treitz-Faszie), A. ileocolica, Radix mesenterii und Mesocolon ascendens (Toldt-Faszie), links ventral an A. mesenterica inferior, Truncus sympathicus, Duodenum 4 und Mesosigmoideum, dorsal an M. psoas major und N. genitofemoralis
- **Pars pelvica:** lateral an Äste der A. iliaca interna, ventral an A. uterina bzw. Ductus deferens, dorsal an ISG, rechts dorsal an A. iliaca externa, links dorsal an A. iliaca communis

Fixationen

Niere

(▶Abb. 13.5)

- **Blutdruck,** der im Gefäßstiel herrscht
- **Thorakale Ansaugung** (Unterdruck) und abdominaler Druck
- **Capsula adiposa,** in die die Niere und die auf ihr liegende Nebenniere eingebettet sind
- **Fascia renalis** (Gerota-Faszie), die Niere, Nebenniere und Capsula adiposa umhüllt, besteht aus den 2 Blättern, die sich kranial in der Zwerchfellfaszie und lateral in der Lamina propria des Peritoneums vereinigen
  - **Fascia prerenalis:** zieht über die Vorderfläche der Niere und ist teilweise durch die Toldt-Faszie verstärkt, einer sekundären Verwachsung vom Mesocolon ascendens (rechts) bzw. Mesocolon descendens (links) und dem primären parietalen Peritoneum
  - **Fascia postrenalis:** retroperitoneales Bindegewebe, das über die Hinterfläche der Niere zieht, setzt medial an der Wirbelsäule an

Ureter

(▶Abb. 13.4, ▶Abb. 13.6, ▶Abb. 13.7, ▶Abb. 13.8)

Lockeres Bindegewebe, Tunica adventitia verbindet den Ureter mit der Umgebung.

Gleitflächen

Niere

- **Direkte Gleitflächen:** Fascia renalis, Capsula adiposa renalis
- **Indirekte Gleitflächen rechte Niere:** Diaphragma, Recessus costodiaphragmaticus, XII. Rippe, Faszie des M. psoas und M. quadratus lumborum, Flexura coli dextra, Duodenum 2, Leber (Lobus dexter), rechte Nebenniere
- **Indirekte Gleitflächen linke Niere:** Diaphragma, Recessus costodiaphragmaticus, Lig. phrenicocolicum, XI. und XII. Rippe, Colon transversum, Milz, Pankreasschwanz, Jejunum, Faszie des M. psoas und M. quadratus lumborum, linke Nebenniere

Ureter

- **Direkte Gleitflächen:** Peritoneum
- **Indirekte Gleitflächen rechter Ureter:** M. psoas, Duodenum 2, rechte Toldt-Faszie, Colon ascendens, V. und A. ovarica bzw. testicularis, rechte Niere, V. cava inferior, Radix mesenterii
- **Indirekte Gleitflächen linker Ureter:** M. psoas, linke Toldt-Faszie, Colon descendens, V. und A. ovarica bzw. testicularis, Aorta abdominalis, Mesocolon sigmoideum

13.2.4 Gefäßversorgung, Lymphwege, Innervation

Arterien

(▶ Abb. 13.10)

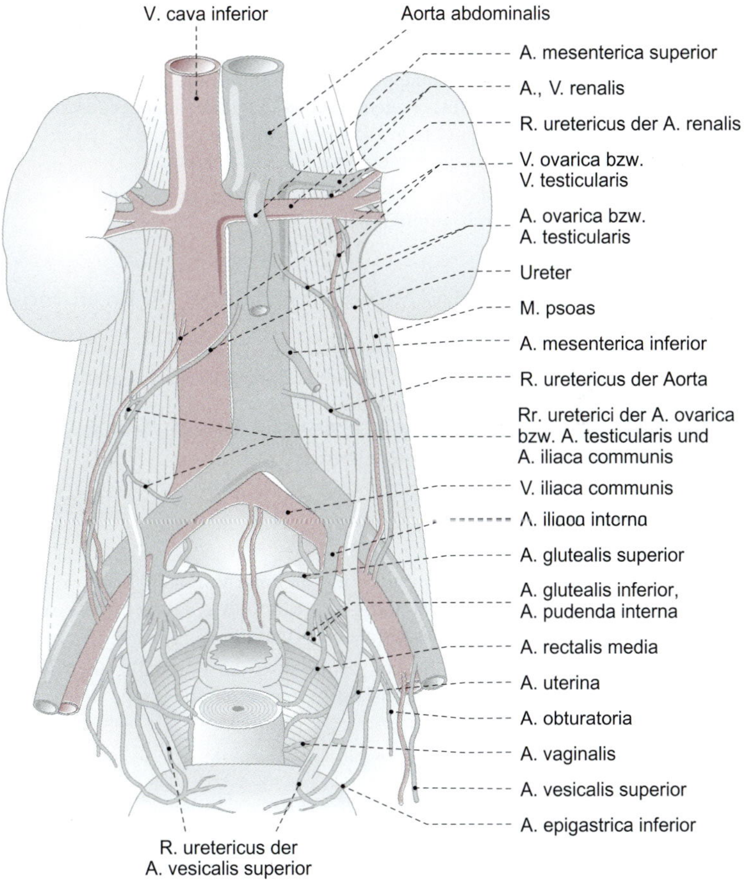

Abb. 13.10 Arterielle und venöse Versorgung von Niere und Ureter [L106]

Niere

Etwa auf Höhe von L1 entspringt aus der **Aorta abdominalis** kaudal des Ursprungs der A. mesenterica superior die **A. renalis.** Die rechte A. renalis entspringt weiter kranial als die linke, ist länger, verläuft steiler absteigend und zieht normalerweise dorsal der V. cava inferior zur rechten Niere.

In der Regel teilt sich die A. renalis in 2 Hauptäste, den **R. anterior** und **R. posterior,** die sich weiter aufzweigen. Etwa 5–7 getrennte Äste entstehen, die **Segmentarterien,** die jeweils ein Nierensegment bzw. einen Teil davon versorgen. Sie können aber auch direkt aus der Aorta entspringen.

Weiterer **Kreislauf innerhalb der Niere:** A. interlobaris (Zwischenlappenarterie) verläuft an den Grenzen der Nierenlappen → A. arcuata (Bogenarterie) zieht ohne Arkadenbildung an der Mark-Rinden-Grenze entlang → A. interlobularis (Zwischenläppchenarterie) steigt zwischen 2 Nierenläppchen auf → Arteriola glomerularis afferens (zuführende Arteriole) zieht zum Glomerulus → Rete capillare glomerulare (arterielles Wundernetz des Nierenkörperchens) presst Primärharn ab → Arteriola glomerularis efferens (wegführende Arteriole) leitet das gefilterte, aber noch sauerstoffreiche Blut aus dem Glomerulus ab → Rete capillare peritubulare (Kapillarnetz der Nierenkanälchen) → V. interlobularis (Zwischenläppchenvene) nimmt Blut aus dem Kapillarnetz der Nierenrinde auf → Vv. arcuatae (Bogenvenen) bilden untereinander Arkaden → V. interlobaris (Zwischenlappenvene) zieht zwischen Nierenlappen zur V. renalis. Einige Aa. interlobulares ziehen als Aa. perforantes zur Nierenoberfläche.

Auch das **Nierenbecken** wird durch die **A. renalis** versorgt, der Nierenbeckenkreislauf ist jedoch vom Nierenkreislauf unabhängig.

Ureter

In der Ureterwand wird ein dichtes Arteriengeflecht gebildet. Die **Rr. ureterici** entspringen aus mehreren Gefäßen:

- **A. renalis** aus der Aorta abdominalis für das obere Drittel
- **A. testicularis bzw. A. ovarica** aus der Aorta abdominalis für das mittlere Drittel
- **A. iliaca communis** für das mittlere Drittel
- **A. vesicalis superior, A. vesicalis inferior, A. ductus deferentis** bzw. **A. uterina** aus der A. iliaca interna für das untere Drittel

Venen

Niere

Die **V. renalis** mündet in die V. cava inferior. Die linke V. renalis liegt wie in einer Zange zwischen Aorta (überkreuzt diese ventral) und A. mesenterica superior (unterkreuzt diese dorsal) und ist länger als die rechte.

Auch der Abfluss aus dem **Nierenbecken** erfolgt über die **V. renalis,** der Nierenbeckenkreislauf ist jedoch vom Nierenkreislauf (Arterien) unabhängig.

Ureter

Der Abfluss aus dem Ureter erfolgt über die

- **V. renalis** im oberen Drittel → V. cava inferior
- **V. testicularis** bzw. **V. ovarica** im mittleren Drittel → rechts direkt in V. cava inferior, links über V. renalis in V. cava inferior
- **V. iliaca communis** im mittleren Drittel → V. cava inferior
- **Vv. vesicales, Vv. ductus deferentis** bzw. **Vv. uterinae** im unteren Drittel → V. iliaca interna → V. iliaca communis → V. cava inferior

Lymphwege

Niere

Der Lymphabfluss erfolgt zu folgenden regionalen Lymphknoten entlang der großen Bauchgefäße (▶ Abb. 13.11): **Nll. lumbales** (Nll. preaortici, Nll. postaortici, Nll. aortici laterales, Nll. precavales, Nll. postcavales, Nll. cavales laterales) → Trunci lymphatici lumbales → Cisterna chyli → Ductus thoracicus.

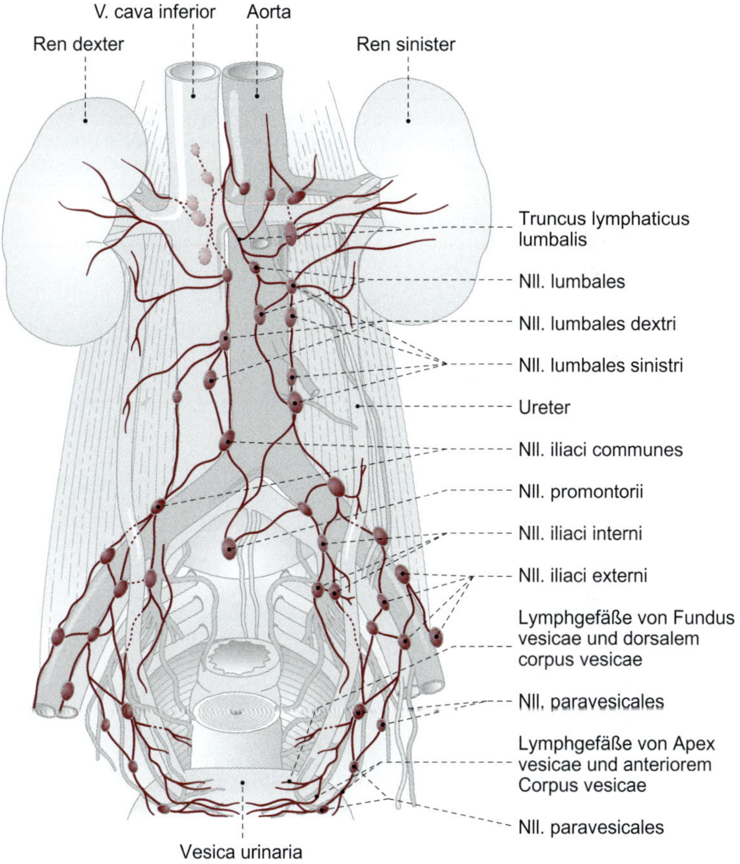

Abb. 13.11 Lymphgefäße und Lymphknoten von Niere und Ureter [L106]

Ureter

Der Lymphabfluss erfolgt zu den regionalen Lymphknoten (▶ Abb. 13.11)

- **Nll. lumbales** →
- **Nll. iliaci communes** (Nll. iliaci communes laterales, Nll. iliaci communes intermedii, Nll. iliaci communes mediales, Nll. promontorii, Nll. subaortici) →

- **Nll. iliaci externi** (Nll. iliaci externi laterales, Nll. iliaci externi intermedii, Nll. iliaci externes mediales, Nll. interiliaci) → Nll. iliaci communes →
- **Nll. iliaci interni** → Nll. iliaci communes

→ Trunci lymphatici lumbales → Cisterna chyli → Ductus thoracicus.

Innervation

(▶Tab. 13.1)

Tab. 13.1 Innervation von Niere und Ureter

Innervation	Segment, Kerngebiete	Verlauf	Umschaltung
Sympathisch	Th10–Th12 →	→ Grenzstrang (Truncus sympathicus) → N. splanchnicus minor	Ganglion coeliacum auf Plexus aorticorenalis, für Ureter auch auf Plexus uretericus
Parasympthisch	Nucleus dorsalis N. vagi	Medulla oblongata – N. vagus über Plex. aorticorenalis	Intramural

13.3 Dysfunktionen

Michel Puylaert

13.3.1 Ursachen

Parietale Dysfunktionen

- Th7–Th11
- VII. bis XI. Rippe
- Fehlspannung des M. psoas major
- L1–L3
- HWS und Schädelbasis (Reizung des N. vagus)
- Os sacrum (Reizung der Nn. pelvici)
- Becken (z. B. Ilium in outflare): Störung des Ureters bei Linea terminalis
- Verminderung der Mobilität des Zwerchfells
- Fehlspannung des Beckenbodens

Viszerale Dysfunktionen

- Nierenptose (meist rechts wegen Leber und Kolon).
- Alle Organe in der Umgebung der Niere können über Gleitflächen, ligamentäre und fasziale Verbindungen die Beweglichkeit einschränken: Peritoneum parietale posterior, Mesocolon transversum, Flexura coli dextra, Duodenum 2, Leber, Milz, Pankreas, Magen, Colon transversum, Flexura coli sinistra, Dünndarm.

Ligamente

- Nebennieren-Nieren-Verbindung (Lig. interadrenorenale): Verschmelzung der Lamina pre- und postrenalis, die die Nebenniere umringt und an der Unterseite des Zwerchfells anhaftet
- Lig. lienorenale (zwischen Milz und Niere)

13

Nervale Störungen

- N. vagus bei Dysfunktionen der oberen HWS, Schädelbasis, vorderen Halsfaszie
- N. pelvici bei Dysfunktionen des Os sacrum
- Sympathikus auf Höhe Th10–L3
- Plexus renalis
- Plexus hypogastricus

Störungen des Herz-Kreislauf-Systems

- Stauung des Blutabflusses (V. renalis)
- Störung der A. renalis (z. B. Arteriosklerose)
- Blutdruckstörungen (Renin-Angiotensin-Aldosteron-System oder idiopathisch)

Endokrine Störungen

- Pankreas: Diabetes mellitus kann Mikroangiopathie verursachen.
- Hypothalamus und Hypophyse können Störung des ADH-Sekretion (ADH = antidiuretischen Hormon) hervorrufen.

Psyche

- Depression (veränderter Grundtonus)
- Existenzängste haben negative Wirkung auf die Niere (empirisch)

Weitere Ursachen

- Nierensteine
- Gewichtsabnahme (plötzliche) → Verlust des Fettgewebes um die Niere → Ptose
- Durch schnelle Druckveränderung bei der Entbindung wird → Nierensenkung begünstigt und Ureter an der Linea terminalis komprimiert.
- Bewegungsmangel
- Arbeitshaltung (einseitige Belastung)
- Vibrationen (z. B. Motorradfahren)

13.3.2 Kompensationsmechanismen

Ein Großteil der genannten Kompensationsmechanismen ist rein hypothetisch und bedarf weiterer Untersuchungen.

- Fibrosierung von Lig. renocolicum, Lig. phrenicocolicum und Lig. cysticocolicum bei Ptose, um dem kaudalen Zug entgegenzuwirken
- Zunahme der gesamten Bauchspannung, um einer oder beiden Nieren Halt zu geben → evtl. Entwicklung einer Hypertension
- Zunahme der Spannung von Colon ascendens und Colon descendens → Stabilisation der Nieren durch Toldt-Faszien
- Kompensatorische Fixierung der unteren Rippen in Ein- oder Ausatmungsposition über Zwerchfell und Kolonflexuren
- Anpassung des parietalen Systems durch Spannungsänderungen von M. psoas major und M. quadratus lumborum

- Entwicklung einer thorakolumbalen Skoliose
- Kompensatorische Stabilisation bei Zug und Druck an Nierengefäßen: bei Senkniere könnten Wandtonus und lokaler Gefäßdruck der A. renalis (in geringerem Ausmaß über den Inhalt der V. renalis) als zugfeste Haltestruktur der Senkung entgegenwirken

13.3.3 Folgen

- Inkontinenz
- Hyperhidrose (verstärktes Schwitzen, besonders nachts)
- Ödeme
- (Arterielle) Hypertonie
- Urintrübung
- (Unspezifische) Verdauungsstörungen mit Spasmen
- Veränderungen der Statik (Fehlbelastung der unteren Extremitäten)
- Schulterproblematik durch Verspannung oder reflektorisch
- Oberschenkelschmerzen (über N. femoralis)
- Schwierigkeit, die Arme oben zu halten (Fasziendehnung eingeschränkt)
- Rückenschmerzen (bewegungsunabhängig)

13.3.4 Differenzialdiagnosen

- Akutes Nierenversagen/chronische Niereninsuffizienz
- Harnwegsinfekt
- Pyelonephritis
- Urolithiasis
- Glomerulonephritis
- Nephritis
- Kongenitale Anomalien
- Nephrotisches Syndrom
- Nierenarterienstenose
- Tumor (z. B. Hypernephrom = Nierenzellkarzinom)

13.4 Diagnostik der Dysfunktionen

Michel Puylaert

13.4.1 Symptome

- Kopfschmerzen
- Schmerzen beim Wasserlassen
- Müdigkeit
- Lumbalgie: nach Barral typischer Schmerz beim Aufwachen, lässt nach dem Aufstehen schnell nach und kommt abends wieder
- Nierenptose:
  - Grad 1: Schmerzen entlang der 12. Rippe, beim Einatmen (N. subcostalis)
  - Grad 2: tiefe Bauchschmerzen bis in Leiste und Genitalien (N. iliohypogastricus, N. ilioinguinalis)
  - Grad 3: Schmerzen vom Canalis inguinalis bis zum Genitalbereich (N. genitofemoralis, N. cutaneus femoris lateralis)
  - Grad 4: Schmerzen im Oberschenkel bis zum Knie (N. femoralis)

- Schmerzen homolaterales Knie (Reizung N. femoralis)
- Schmerzen im betroffenen Nierenbereich durch Niesen (erhöhter Druck)
- Unwohlsein nach dem Trinken, besonders nach schnellem Trinken

13.4.2 Inspektion

Die allgemeine Inspektion ergibt seltener Hinweise auf Nierendysfunktionen. Diese sind oft symptomlos und lösen Krankheitserscheinungen an anderer Stelle aus. Nur einige Zeichen können auf eine Nierendysfunktion hinweisen. Eine Differenzialdiagnose ist aber unentbehrlich (z. B. Ödeme durch Herzinsuffizienz oder durch die Niere bedingt).

- Blässe: renale Anämie
- Aufgedunsenes Gesicht: z. B. bei Glomerulonephritis
- Ödeme, v. a. morgens an Händen und Füßen, oder Lidödem: z. B. bei chronischer Pyelonephritis
- Skoliose oder Fehlhaltung in LWS-Bereich: durch Nierenkapselspannung
- Deutliche Pulsation im Abdomenbereich: evtl. Hufeisenniere

13.4.3 Reflexzonen und Hinweiszeichen

(▶ Abb. 13.12)

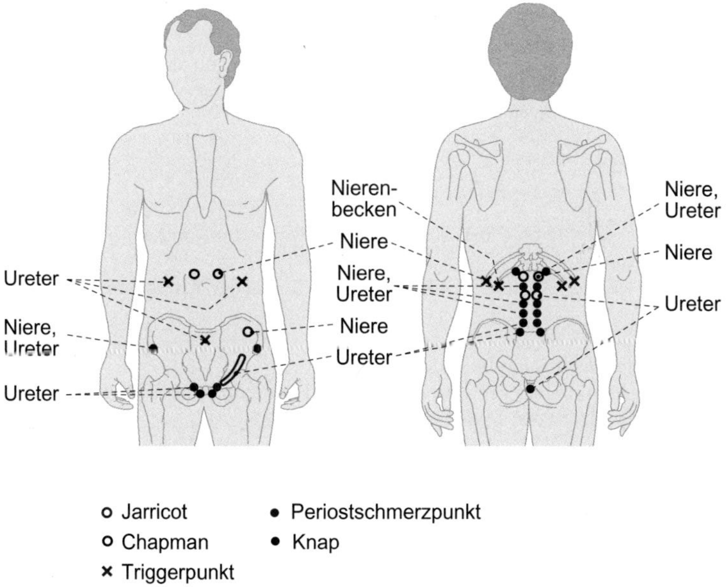

Abb. 13.12 Hinweiszeichen auf eine Dysfunktion [L106]

Dermatom

Niere

- **Anterior:** Th8–L3
- **Posterior:** Th8–L3

Ureter

- **Anterior:** Th12–L1
- **Posterior:** Th12–L1

Dermalgiereflexe nach Jarricot

Niere

Anterior: runde Zone (Durchmesser 1,5 cm) medial und leicht kranial der SIAS.

Ureter

Anterior: von der SIAS aus nach kaudal, parallel zum Leistenband im Dermatom L1.

Neurolymphatische Reflexe nach Chapman

Niere

- **Anterior:** 2 cm kranial des Nabels, rechts und links der Linea alba
- **Posterior:** rechts und links zwischen Procc. transversi von Th12–L1

Ureter

- **Anterior:** Symphysis pubica
- **Posterior:** Proc. transversus L2 links und rechts

Triggerpunkte

Niere

- Nierenbecken: Guyon-Punkt (unter der XII. Rippe am Rand der paravertebralen Muskulatur)
- Nieren: zwischen XI. und XII. Rippe, an der Spitze der XII. Rippe

Ureter

- 4 Fingerbreit rechts und links des Nabels
- Kreuzungspunkt einer gedachten vertikalen Linie durch die Symphysis pubica und einer horizontalen Linie zwischen beiden SIAS

Periostschmerzpunkte

Niere

- **Anterior:** SIAS
- **Posterior:** XI. und XII. Rippe, Procc. transversi von L1–L3

Ureter

- **Anterior:** Mitte der Crista iliaca an der Außenseite
- **Posterior:** Procc. transversi von L1–L5

Knap-Punkte

Niere

- **Anterior:** keine
- **Posterior:** unterhalb der XII. Rippe lateral des Proc. transversus

Ureter

- **Anterior:** Symphysis pubica
- **Posterior:** Os coccygis, unterhalb der XII. Rippe, lateral des Proc. transversus

Muskuläre Hinweiszeichen

- Hypertonie von
  - M. psoas major
  - M. trapezius (Pars descendens)
  - M. iliacus
  - M. quadratus lumborum
  - paravertebraler Muskulatur (Th11–L1)
  - Mm. intercostales 11 und12
  - M. obliquus abdominis internus
  - M. obliquus abdominis externus
  - M. cremaster

Vertebrale Hinweiszeichen

Niere

Dysfunktion Th10–Th11.

Ureter

Dysfunktion Th11–Th12.

13.4.4 Perkussion

Niere und Ureter können nicht direkt perkutiert werden. Es gibt allerdings einen Test für ein **klopfschmerzhaftes Nierenlager:**

Patient: sitzend, Oberkörper leicht nach vorne gebeugt.

Therapeut: stehend, hinter dem Patienten.

Handposition: Eine Hand breitflächig in die homolaterale Regio inguinalis legen.

Ausführung: Auf Höhe der XI. und XII. Rippe mit der lockeren Faust der anderen Hand großflächig perkutieren.

Bewertung: Beide Seiten auf Klopfschmerz testen.
- Normalbefund: Es bestehen keine Schmerzen.
- Bei Klopfempfindlichkeit den Patienten an einen Arzt verweisen.

13.4.5 Palpation

„Klassische“ Palpation der Niere

(▶ Abb. 13.13, ▶ Abb. 13.14)

Patient: in Rückenlage, beide Beine angestellt.

Therapeut: stehend, auf der zu palpierenden Seite.

Handposition:

- Palpation rechte Niere:
  - Die linke Hand dorsal auf die Nierenloge legen, der Mittelfinger liegt dabei kaudal der XII. Rippe.
  - Mit den Fingerspitzen der rechten Hand sanft an der medialen Seite des Zäkums etwas kranial der Ileozäkalklappe in die Tiefe vordringen.
- Palpation linke Niere:
  - Die rechte Hand dorsal auf die Nierenloge legen, der Mittelfinger liegt dabei kaudal der XI. Rippe.
  - Mit den Fingerspitzen der linken Hand sanft an der Innenseite des Colon sigmoideum in die Tiefe vordringen, ohne dabei die A. iliaca zu komprimieren.

Ausführung:

- Die ventrale Hand am M. psoas major entlang nach kranial führen, dabei mit der dorsalen Hand konstanten Druck nach ventral ausüben.
- Der untere Pol der rechten Niere befindet sich 1 Finger unterhalb und 2–3 cm rechts lateral vom Bauchnabel.
- Der untere Pol der linken Niere befindet sich 2–3 cm links lateral vom Bauchnabel.

Bewertung: Auf Position, Form und Beweglichkeit achten.

- Normalbefund: Die Niere ist relativ weich, schmerzlos und hat einen ebenen Rand.
- Schmerzen oder Härte des Organs deuten auf eine Nierenstörung hin und sollten schulmedizinisch abgeklärt werden, u. a. um Tumore auszuschließen.

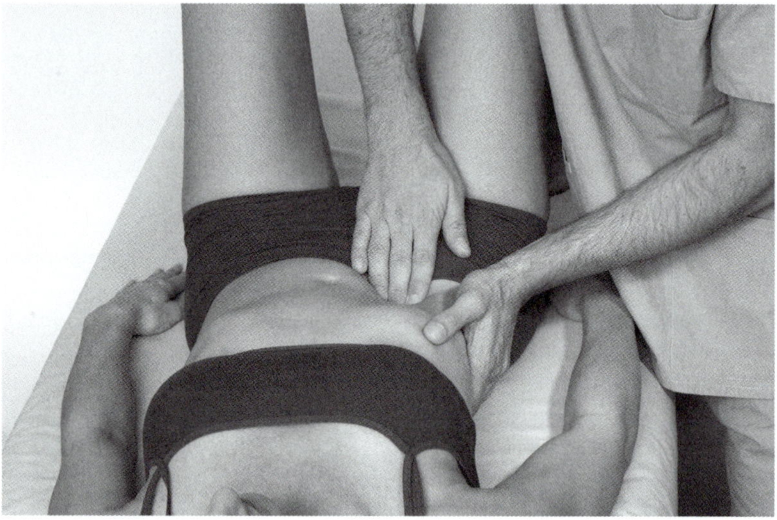

Abb. 13.13 „Klassische" Palpation der rechten Niere [K306]

Palpation des Ureters

Patient: in Rückenlage, beide Beine angestellt.

Therapeut: stehend, auf Höhe des Beckens.

Handposition: Hände mit nach dorsal gerichteten Fingerspitzen nebeneinander an die laterale Seite des M. rectus abdominis legen.

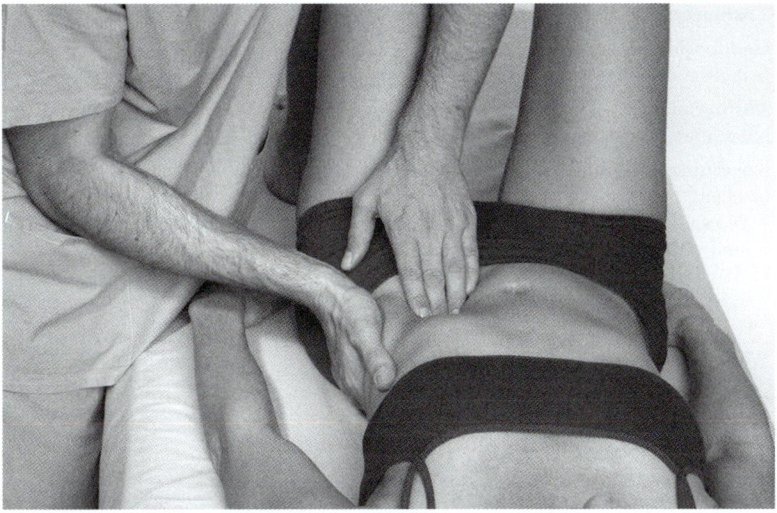

Abb. 13.14 „Klassische" Palpation der linken Niere [K306]

Ausführung: In einem Winkel von 60° zur Horizontalen in den Bauch eindringen und den Ureter auf dem M. psoas major tasten.

Bewertung: Auf Position, Form und Beweglichkeit achten.

- Normalbefund: Der Ureter ist kaum palpierbar. Unter Umständen ist ein weicher, schmerzloser Schlauch auf dem M. psoas major zu palpieren.
- Schmerzhafte Palpation und harte Stellen deuten auf eine Ureterdysfunktion hin.

13.4.6 Motilität

Bewegungen bei Inspir

Die Motilität ist der Mobilität der ähnlich, bei **Inspir** kommt es zu folgenden Bewegungen der Niere (▶ Abb. 13.15):

- Es handelt sich um eine Bewegung von medial-kranial nach lateral-kaudal, verbunden mit einer leichten Außenrotation.
- Dies entspricht der Bewegung eines Scheibenwischers, dessen oberes Ende fixiert ist.

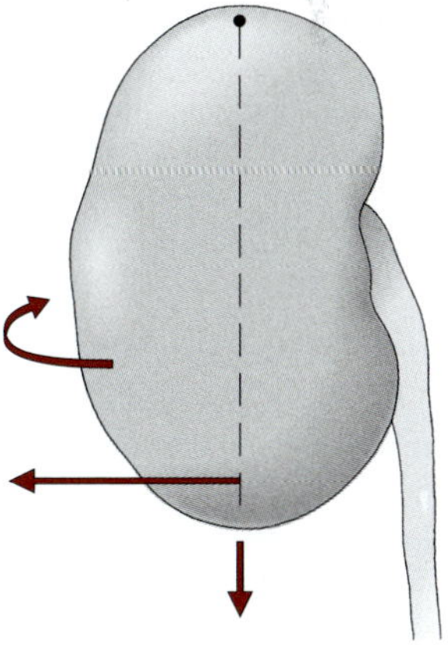

Abb. 13.15 Motilität der rechten Niere im Inspir (Frontalebene) [L106]

Palpation: Palpation der Nierenmotilität

Patient: in Rückenlage, beide Beine angestellt.

13

Therapeut: stehend, auf der zu palpierenden Seite.

Handposition: Handwurzel der sensibleren Hand lateral und leicht unterhalb des Nabels auf die Bauchdecke legen.

Ausführung: Den Dünndarm mit leichtem Druck nach kranial schieben, um die Nierenbewegung (besonders am unteren Pol) wahrzunehmen.

Bewertung: Amplitude, Kraft, Leichtigkeit und Symmetrie der Nierenbewegung beurteilen.

- Normalbefund: Während der Inspir-Phase bewegt sich die Niere nach kaudal und weicht von der Mittellinie nach lateral ab.
- Abweichungen von dieser Bewegung können auf eine Nierendysfunktion hinweisen.

13.4.7 Mobilität

Mobilität nach Finet und Williame

Bei der **Einatmung** kommt es zu folgenden Bewegungen der Niere:

- Senkung
- Bewegung nach anterior
- Kippbewegung leicht nach posterior am Ende der Einatmung
- Nur bei der linken Niere: leichte Adduktion

Mobilität nach Barral und Mercier

Bei der **Einatmung** kommt es zu folgenden Bewegungen der Niere (▶ Abb. 13.16):

- Bewegung nach lateral und kaudal
- Kippbewegung des oberen Pols nach anterior

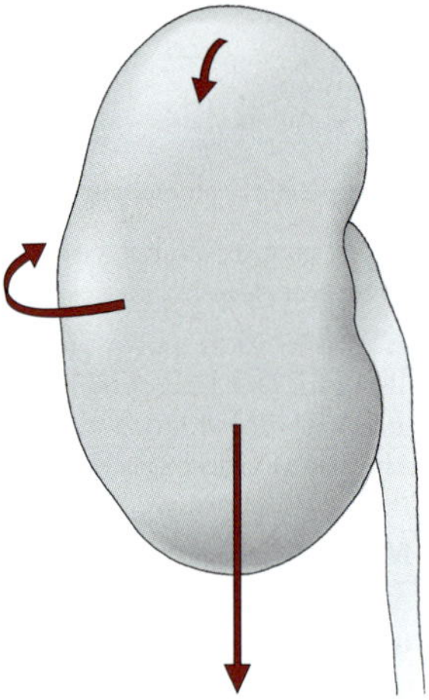

Abb. 13.16 Mobilität der rechten Niere nach Barral und Mercier (Frontalebene) [K306]

Palpation: Palpation der Nierenmobilität I

(▶ Abb. 13.16, ▶ Abb. 13.17, ▶ Abb. 13.18)

Patient: in Rückenlage, beide Beine angestellt.

Therapeut: stehend, auf der zu palpierenden Seite.

Handposition:

- Palpation rechte Niere:
  - Die linke Hand dorsal auf die Nierenloge legen, der Mittelfinger liegt dabei kaudal der XII. Rippe.
  - Mit den Fingerspitzen der rechten Hand sanft an der medialen Seite des Zäkums etwas kranial der Ileozäkalklappe in die Tiefe dringen.

- Palpation linke Niere:
  - Die rechte Hand dorsal auf die Nierenloge legen, der Mittelfinger liegt dabei kaudal der XII. Rippe.
  - Mit den Fingerspitzen der linken Hand sanft an der Innenseite des Colon sigmoideum in die Tiefe dringen, ohne dabei die A. iliaca zu komprimieren.

Ausführung:

- Die ventrale Hand am M. psoas major entlang nach kranial führen.
- Der untere Pol der rechten Niere befindet sich 1 Finger unterhalb und 2–3 cm rechts lateral vom Bauchnabel.
- Der untere Pol der linken Niere befindet sich 2–3 cm links lateral vom Bauchnabel.

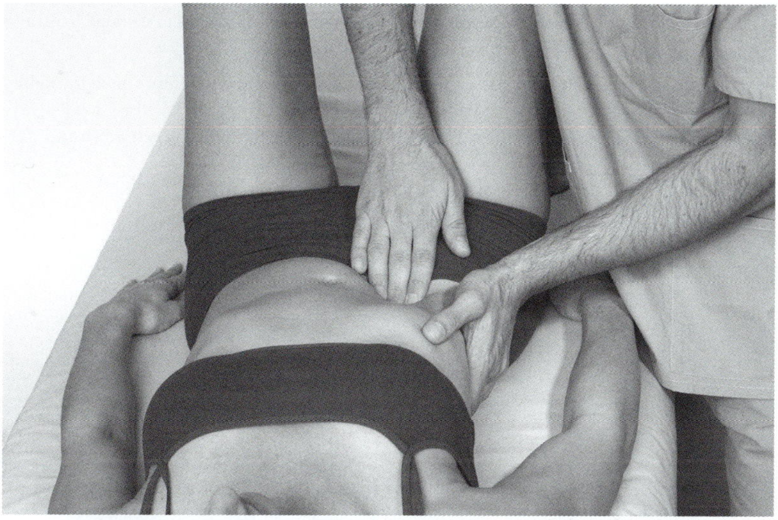

Abb. 13.17 Palpation der rechten Nierenmobilität I [K306]

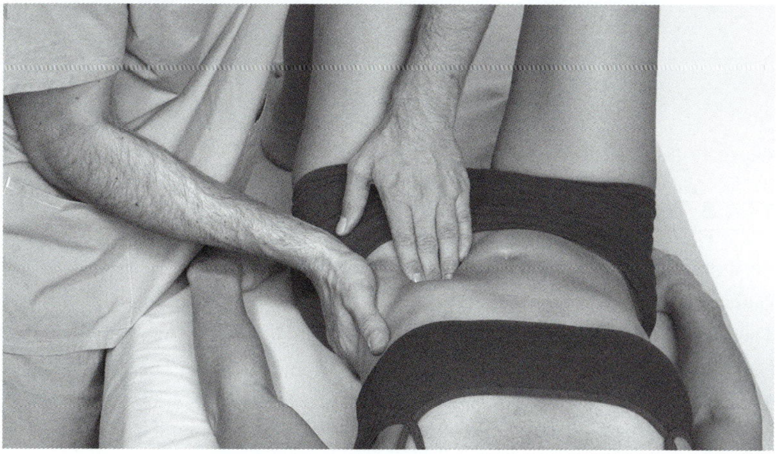

Abb. 13.18 Palpation der linken Nierenmobilität I [K306]

Bewertung: Amplitude, Kraft, Leichtigkeit und Symmetrie der Nierenbewegung beurteilen.

- Normalbefund: Die Niere führt synchron zur Atmung eine kraniokaudale Bewegung durch.
- Fehlende Bewegungen deutet auf eine Nierendysfunktion hin.

Palpation: Palpation der Nierenmobilität II

(▶ Abb. 13.19)

Patient: in Rückenlage, beide Beine angestellt.

Therapeut: stehend, am Kopfende auf der nicht zu palpierenden Seite.

Handposition: Beide Hände übereinander legen und mit den Fingerspitzen Kontakt mit dem unteren Pol der kontralateralen Niere aufnehmen.

Bewertung: Amplitude, Kraft, Leichtigkeit und Symmetrie der Nierenbewegung beurteilen.

- Normalbefund: Bewegung der Niere in Richtung der Fingerspitzen während der Einatmung.
- Fehlende Bewegung deutet auf eine Nierendysfunktion hin.

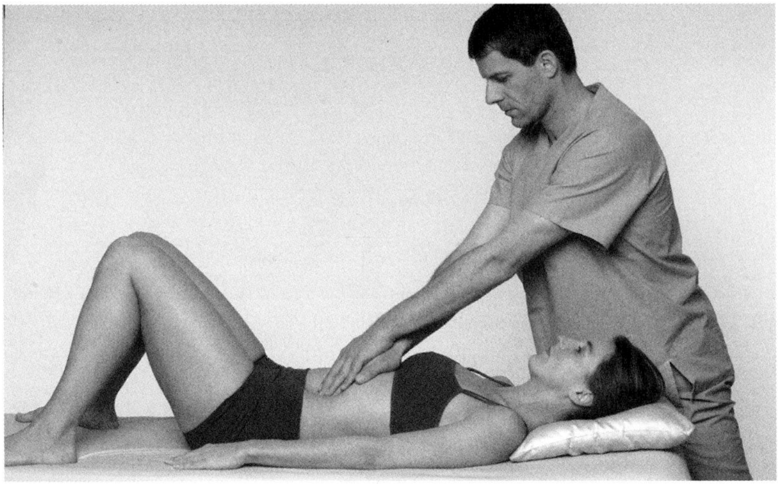

Abb. 13.19 Palpation der Nierenmobilität II [K306]

13.4.8 Tests

Perkussion einer Hydronephrose (nach Surraco)

Patient: sitzend, leicht kyphosiert, beide Beine hängen frei.

Therapeut: stehend, auf der rechten Seite.

Handposition: Die rechte Hand unterhalb des Rippenbogens auf den Bauch legen und einen leichten Druck nach dorsal ausüben.

Ausführung: Mit 2 oder 3 Fingern der linken Hand rechts lateral des M. erector spinae kurze Stöße auf die unteren Rippen und kaudal dazu ausüben.

Bewertung: Auf ventralen Bewegungsausschlag achten.

- Normalbefund: unauffällig.
- Eine Vibration oder Flüssigkeitsbewegung deutet auf eine Hydronephrose (Harnstauungsniere) hin.

Rebound-Test (z. B. rechts)

(▶ Abb. 13.20)

Patient: in Rückenlage, beide Beine angestellt.

Therapeut: stehend, auf der rechten Seite.

Handposition:

- Fingerbeeren des linken Zeige- und Mittelfingers dorsal auf den Grynfelt-Raum (lateral und kaudal vom M. obliquus abdominis internus, medial vom M. erector spinae, kranial von der XII. Rippe begrenzt) legen.
- Fingerspitzen der rechten Hand an die Innenseite des Zäkums, kranial der Ileozäkalklappe legen (etwas oberhalb der Verbindungslinie zwischen rechter SIAS und Nabel).

Ausführung: Mit dem linken Mittelfinger rhythmisch Impulse nach ventral geben, während die rechte Hand die Bewegung wahrnimmt.

Bewertung: Leichtigkeit und Freiheit der Bewegung beurteilen, besonders des unteren Nierenpols.

- Normalbefund: Die Niere ist frei beweglich, und die ventrale Hand nimmt den Impuls wahr.
- Erhöhte Spannung im Grynfelt-Raum kann auf eine Nierendysfunktion hindeuten.

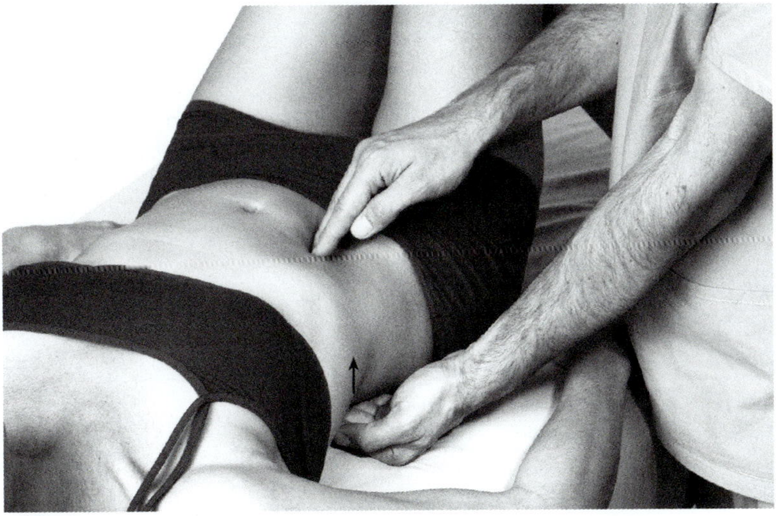

Abb. 13.20 Rebound-Test (rechte Niere) [K306]

Fasziale Verschieblichkeit der Niere

(▶ Abb. 13.21)

Patient: in Rückenlage.

Therapeut: stehend, auf der rechten Seite des Patienten für die rechte Niere.

Handposition:
- Die linke Hand dorsal auf den Grynfelt-Raum (lateral und kaudal vom M. obliquus abdominis internus, medial vom M. erector spinae, kranial von der XII. Rippe begrenzt) legen.
- Die rechte Hand ventral gegenüber der linken Hand auflegen.

Ausführung:
- Beide Hände aufeinander zu drücken, um einen guten Kontakt mit den Gewebe zu erreichen.
- Ohne den Druck loszulassen, mit beiden Händen eine fasziale Verschiebung nach kaudal und kranial ausüben.

Bewertung: Leichtigkeit und Freiheit der Bewegung beurteilen.
- Normalbefund: In beiden Richtungen ist elastischer Widerstand spürbar.
- Eine kaudale oder kraniale Einschränkung deutet auf eine fasziale Störung im Nierenbereich hin.

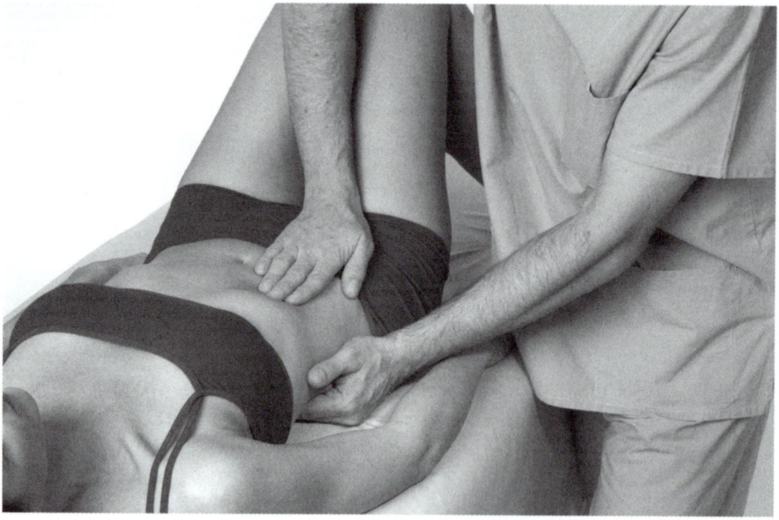

Abb. 13.21 Fasziale Verschieblichkeit der Niere [K306]

13.5 Behandlung der Dysfunktionen

Torsten Liem (▶13.5.10), Michel Puylaert (▶13.5.1 bis ▶13.5.9)

13.5.1 Mobilitätstechnik für die Niere in Rückenlage

(▶Abb. 13.22)

- Die Technik darf nicht schmerzhaft sein, um eine Abwehrspannung oder Gewebeverletzung zu vermeiden.
- Außerdem die Aorta abdominalis nicht komprimieren.

Indikation: Ptose, Mobilitätsverlust, fasziale Verklebung.

Patient: in Rückenlage, beide Beine angestellt.

Therapeut: stehend, am Kopfende auf der nicht zu behandelnden Seite.

Handposition:
- Für die rechte Niere eine Hand über die andere legen und zwischen Zäkum und M. rectus abdominis in die Tiefe gehen.
- Für die linke Niere eine Hand über die andere legen und zwischen Colon sigmoideum und M. rectus abdominis in die Tiefe gehen.
- Die Fingerspitzen liegen auf dem äußeren Rand des M. psoas major, untere Hand hakenförmig beugen.

Ausführung:
- Während der Ausatmung die Niere am unteren Pol nach kranial drücken und vibrieren.
- Druck während der Einatmung halten.

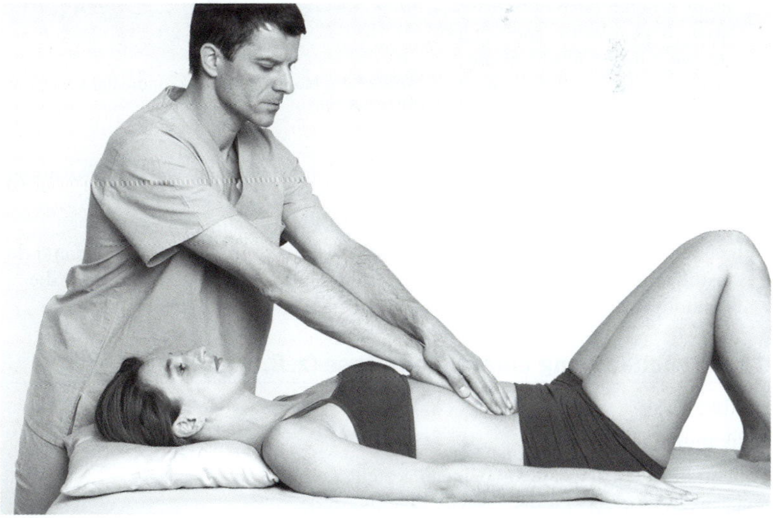

Abb. 13.22 Mobilitätstechnik für die Niere in Rückenlage [K306]

- In der Regel reichen 8–10 Wiederholungen, um den normalen elastischen Widerstand zu spüren.
- Behandlung mit Recoil beenden: am Ende der Bewegung nach einer minimalen Übertreibung sofort loslassen.

13.5.2 Mobilitätstechnik für die Niere im Sitzen

(▶ Abb. 13.23)

Indikation: Ptose, Mobilitätsverlust, fasziale Verklebung.

Patient: sitzend, gegen den Therapeuten gelehnt.

Therapeut: stehend, hinter dem Patienten.

Handposition:

- Für die rechte Niere das linke Knie unter die linke Achsel stellen; linken Arm über die linke Schulter legen und rechten Arm unter der rechten Achsel durchführen.
- Für die linke Niere das rechte Knie unter die rechte Achsel stellen; rechten Arm über die rechte Schulter legen und linken Arm unter der linken Achsel durchführen.
- Mit den Fingerspitzen beider Hände unteren Nierenpol fassen.
- Patient leicht nach vorne beugen und somit eine LWS-Kyphose einstellen, um Bauchdeckenspannung zu verringern.

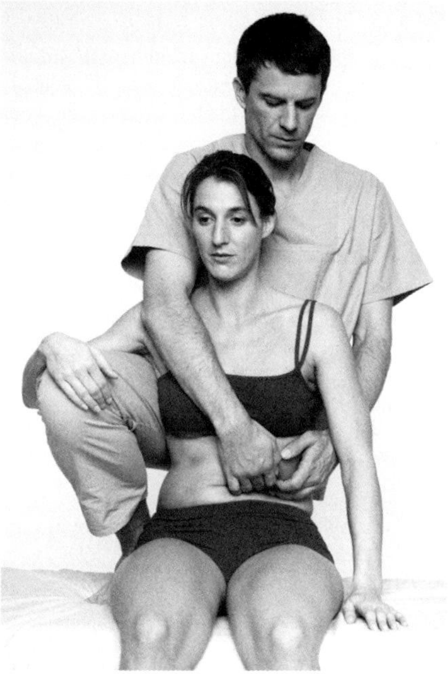

Abb. 13.23 Mobilitätstechnik für die linke Niere im Sitzen [K306]

Ausführung:

- Während der Ausatmung Niere nach kranial anheben, während der Einatmung die Position halten.
- 8- bis 10-mal wiederholen, bis elastischer Widerstand spürbar ist.
- Um den Druck auf die rechte Niere zu verringern, kann der Rumpf während der Ausführung etwas nach links rotiert werden (anteriorisiert die Niere); für die Behandlung der linken Niere den Rumpf entsprechend nach rechts rotieren.

13.5.3 Behandlung einer Nierenptose (z. B. rechts)

(▶ Abb. 13.24)

Indikation: Ptose.

Patient: in Rückenlage, beide Beine angestellt.

Therapeut: stehend, auf der zu behandelnden Seite.

Handposition:

- Die rechte Hand auf die Projektionsfläche der rechten Niere auf den Bauch legen (1 Querfinger breit lateral und kaudal des Nabels), die Handwurzel liegt dabei unterhalb des unteren Nierenpols.
- Mit den Fingerspitzen der linken Hand in Höhe des Grynfeldt-Raums (lateral und kaudal vom M. obliquus abdominis internus, medial vom M. erector spinae, kranial von der XII. Rippe begrenzt) Kontakt aufnehmen.

Ausführung:

- Während der Ausatmung mit Vibrationen Druck nach kranial und medial ausüben.
- Während der Einatmung wird der Druck gehalten.
- Je nach Grad der Ptose Druck ausüben:
  - Grad 1. nach kranial, medial und leicht dorsal
  - Grad 2: nach kranial, dorsal und in Innenrotation
  - Grad 3: nach kranial, dorsal und in Außenrotation
- Technik kann mit Recoil beendet werden: am Ende der Bewegung nach einer minimalen Übertreibung sofort loslassen.
- Die Technik wird beendet, wenn normaler elastischer Widerstand palpierbar ist.

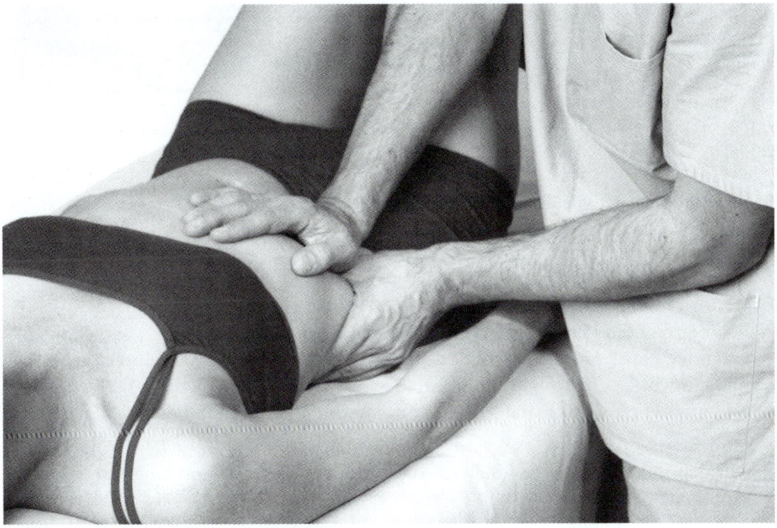

Abb. 13.24 Behandlung einer Nierenptose (z. B. rechts) [K306]

Die Niere wird nicht in ihre Ausgangslage zurückkehren. Ziel ist es, einen Umgebungsreiz auszuüben und eine propriozeptive Veränderung zu erreichen. Dadurch kann sich die physiologische Mobilität und Funktion der Niere wieder normalisieren.

13.5.4 Kombinierte Technik zur Behandlung einer Nierenptose mit einem Bein (z. B. rechts)

(▶ Abb. 13.25)

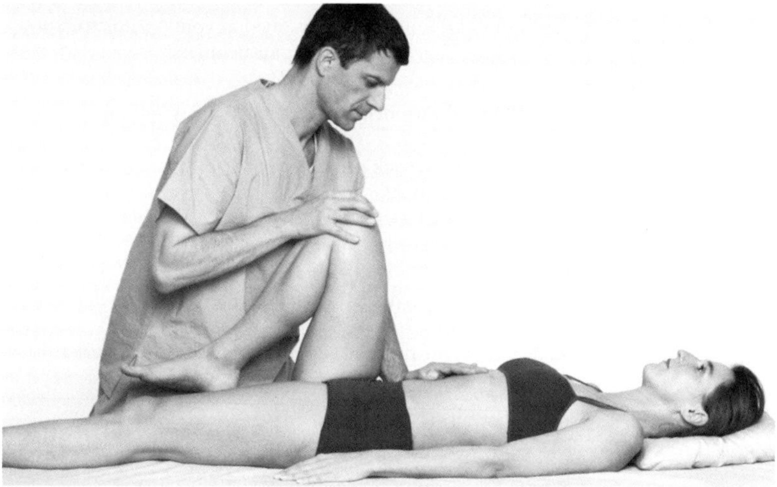

Abb. 13.25 Kombinierte Technik zur Behandlung einer Nierenptose mit einem Bein (z. B. rechts) [K306]

Indikation: Ptose, fasziale Verklebung.

Patient: in Rückenlage, rechtes Bein angestellt.

Therapeut: stehend, auf der rechten Seite des Patienten.

Handposition:
- Mit der rechten Hand das Knie des Patienten umgreifen.
- Die linke Hand auf die Projektionsfläche der Niere (lateral des M. rectus abdominis, rechts 1 Querfinger unterhalb des Nabels, links auf Nabelhöhe) legen und mit dem Os pisiforme Kontakt zum unteren Pol aufnehmen.

Ausführung:
- Mit der rechten Hand das Bein in Abduktion, Adduktion und langsam in Flexion bewegen.
- Mit der linken Hand Zug nach kranial und dorsal an der Niere ausüben.
- Bei Ptose 2. Grades Niere zusätzlich in Innenrotation bewegen.
- Bei Ptose 3. Grades Niere zusätzlich in Außenrotation bewegen.
- Technik beenden, sobald elastischer Widerstand spürbar ist.

13.5.5 Dehnung der Fascia perirenalis (z. B. links)

(▶ Abb. 13.26)

Indikation: Dehnung der Nierenfaszie, Wiederherstellung der Elastizität der Nierenloge.

Patient: in rechter Seitenlage, am Rand der Bank; hält das rechte (gebeugte) Knie mit den Händen umgriffen, das linke Bein hängt hinter der Bank.

Therapeut: stehend, hinter dem Patienten, ihn mit dem Rumpf stabilisierend.

Handposition:
- Die kraniale Hand liegt unter dem linken Rippenbogen.
- Die kaudale Hand auf die laterale Seite des linken Knies legen.

Ausführung:
- Während der Einatmung den Patienten auffordern, das linke Bein leicht zu abduzieren; dabei dagegenhalten und den Rippenbogen nach kranial begleiten.
- Während der Ausatmung das linke Bein in Adduktion bringen und den Rippenbogen nach kranial halten.
- Technik beenden, wenn die Dehnungsgrenze erreicht ist.

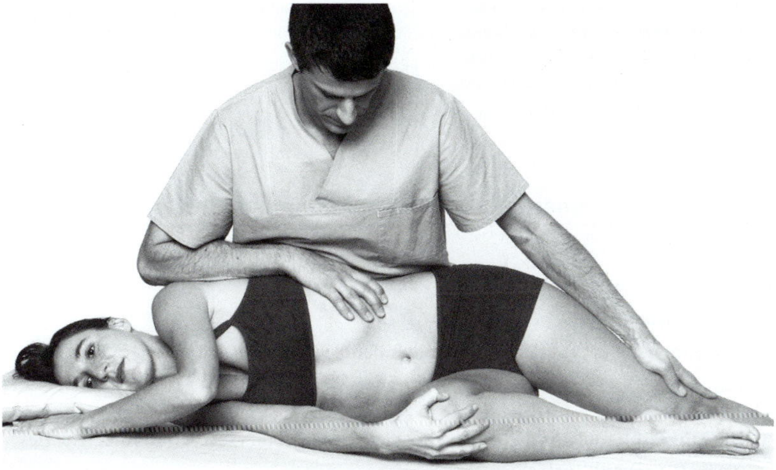

Abb. 13.26 Dehnung der Fascia perirenalis (z. B. links) [K306]

13.5.6 Induktionstechnik für die Niere (Motilität)

(▶ Abb. 13.27)

Indikation: fasziale Verklebungen, Adhäsionen im Nierenlager, nach Ausführung der Mobilisation.

Patient: in Rückenlage.

Therapeut: stehend, hinter dem Patienten.

Handposition: Die Hand flach auf die Projektionsfläche der Niere legen (lateral des M. rectus abdominis, rechts 1 Querfinger unterhalb des Nabels, links auf Nabelhöhe), mit der Handwurzel inferior des unteren Pols.

Ausführung:
- Motilitätsbewegung wahrnehmen; dann die leichtere Bewegungsrichtung verstärken und die andere passiv begleiten.
- Technik beenden, wenn sich die Niere im Inspir und Exspir in einem harmonischen Rhythmus (ca. 5- bis 8-mal/min) bewegt.

> Damit sich die Niere in allen Ebenen harmonisch bewegen kann, empfiehlt Barral, eine Nierenbehandlung immer mit einer Induktionstechnik zu beenden.

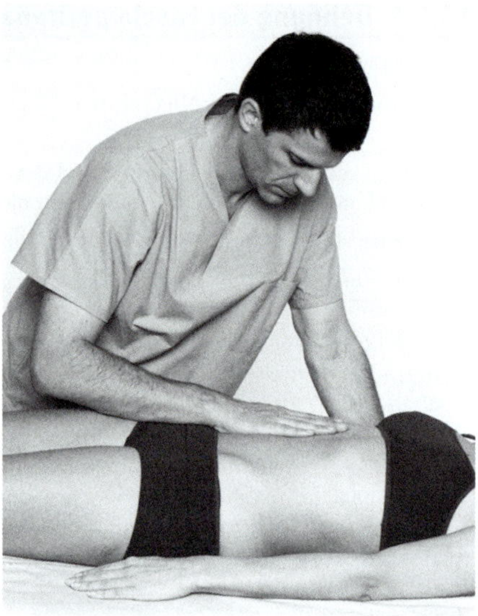

Abb. 13.27 Induktionstechnik für die Niere (Motilität) [K306]

13.5.7 Lösung einer lokalen Verspannung des Ureters

(▶ Abb. 13.28)

Indikation: Ureterschmerzen bei der Palpation, Nierenptose.

Patient: in Rückenlage, beide Beine angestellt.

Therapeut: stehend, auf der zu behandelnden Seite des Patienten.

Handposition:
- Beide Hände übereinander legen.
- Die Fingerspitzen auf die Projektionsfläche des Ureters legen (laterale Seite des M. rectus abdominis).

Ausführung:
- Mit den Fingerspitzen langsam nach dorsal eindringen, um mit der Fixation Kontakt aufzunehmen.
- Druck nach dorsal und eine Rotationsbewegung im/gegen den Uhrzeigersinn ausüben.
- Druck halten, bis sich die Verspannung gelöst hat.
- Anschließend diese Stelle leicht dehnen: mit einer Hand nach kaudal, mit der anderen nach kranial ziehen.

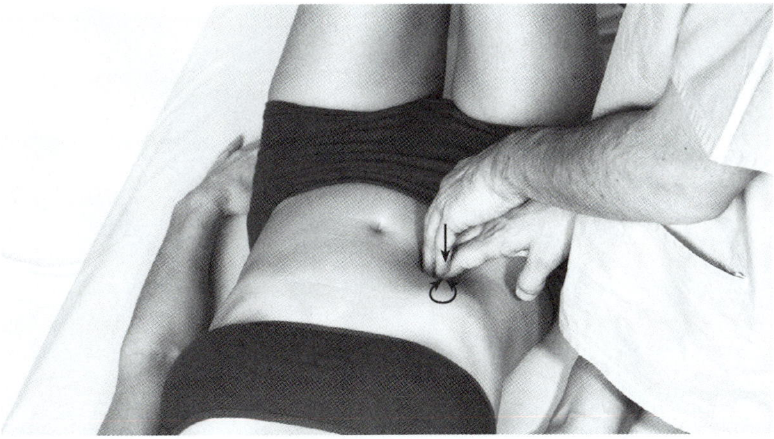

Abb. 13.28 Lösung einer lokalen Verspannung des Ureters [K306]

13.5.8 Dehnung des Ureters

(▶ Abb. 13.29)

Indikation: Nierenptose, Ureterverspannung.

Patient: in Rückenlage, ein Kissen unten dem Knie.

Therapeut: stehend, auf der zu behandelnden Seite.

Handposition:

- Mit der kaudalen Hand am Kreuzungspunkt der Verbindungslinie zwischen beiden SIAS und einer vertikale Linie durch das Tuberculum pubicum Kontakt zum Ureter aufnehmen.
- Mit der kranialen Hand Kontakt zum unteren Nierenpol aufnehmen.

Ausführung:

- Mit der kaudalen Hand den Ureter nach kaudal ziehen, während die kraniale Hand die Niere bei der Ausatmung nach kranial schiebt.
- Technik beenden, wenn ein elastischer Widerstand spürbar ist.

13.5.9 Fasziale Behandlung der Niere (modifiziert nach Finet und Williame)

Ausatmungsdysfunktion

(▶ Abb. 13.30)

Patient: in Rückenlage.

Therapeut: stehend, auf der rechten Seite des Patienten für die rechte Niere.

Handposition:

- Die linke Hand dorsal auf den Grynfelt-Raum (lateral und kaudal vom M. obliquus abdominis internus, medial vom M. erector spinae, kranial von der XII. Rippe begrenzt) legen.
- Die rechte Hand ventral gegenüber der linken Hand auflegen.

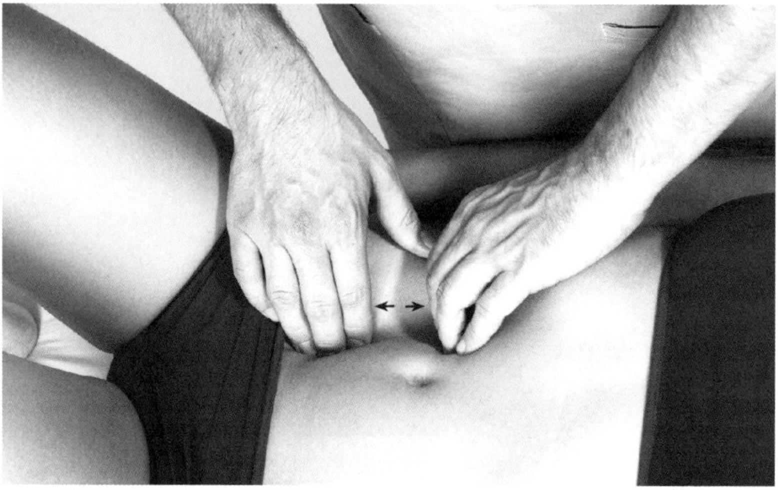

Abb. 13.29 Dehnung des Ureters [K306]

Ausführung:

- Beide Hände aufeinander zu drücken, um einen guten Kontakt mit den Gewebe zu erreichen.
- Ohne den Druck loszulassen, mit beiden Händen eine fasziale Verschiebung nach kaudal und kranial ausüben.
- Nur bei der linken Niere wird zusätzlich noch eine Adduktionsbewegung ausgeführt.
- Die Stellung beibehalten oder diesen Vorgang 2- bis 3-mal wiederholen, bis es zu einer Spannungslösung kommt.

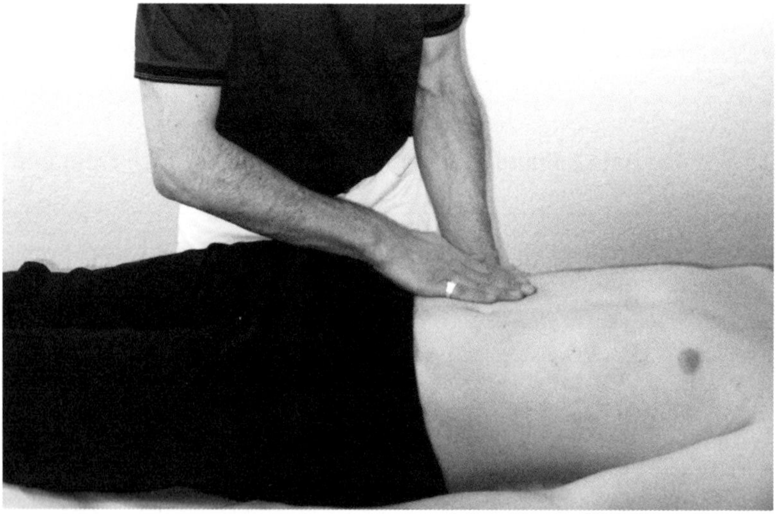

Abb. 13.30 Ausatmungsdysfunktion [K339]

Einatmungsdysfunktion

Patient: in Rückenlage.

Therapeut: stehend, auf der rechten Seite des Patienten für die rechte Niere.

Handposition:

- Die linke Hand dorsal auf den Grynfelt-Raum (lateral und kaudal vom M. obliquus abdominis internus, medial vom M. erector spinae, kranial von der XII. Rippe begrenzt) legen.
- Die rechte Hand ventral gegenüber der linken Hand auflegen.

Ausführung:

- Beide Hände aufeinander zu drücken, um einen guten Kontakt mit den Gewebe zu erreichen.
- Ohne den Druck loszulassen, mit beiden Hände eine fasziale Verschiebung nach kranial ausüben.
- Nur bei der linken Niere wird zusätzlich noch eine Abduktionsbewegung ausgeführt.
- Die Stellung beibehalten oder diesen Vorgang 2- bis 3-mal wiederholen, bis es zu einer Spannungslösung kommt.

Anmerkung: Die fasziale Behandlung der linken Niere ist auch für die Milz gültig.

13.5.10 BEFNT-Integration der Niere (z. B. rechts)

(▶ 2.4.2)

Indikation: Dysfunktion der Niere.

Patient: in Rückenlage, Beine angestellt.

Therapeut: stehend, auf der rechten Seite des Patienten.

Handposition:

- Die rechte Hand ca. 2 cm rechts lateral etwas unterhalb des Bauchnabels auflegen, die Finger sind nach kranial gerichtet.
- Die Hand in den Bauchraum einsinken und die Niere sanft in die Hand kommen lassen.
- Die linke Hand am Rücken auf Höhe der Dornfortsätze von Th12–L3 rechts neben die Wirbelsäule legen.

Point of balanced entodermal tension (PBET)

- Resistenz der entodermalen Struktur auf sanften Druck hin testen und die Dichte der Struktur bewerten.
- Patient auffordern, tief ein- und auszuatmen.
  - Während der Ausatmung der Niere mit den Händen nach kranial folgen.
  - Während der Einatmung mit den Händen leichten Widerstand nach kranial ausüben, sodass die Niere deutlich in die Hand hineingedrückt wird.
- Der entodermalen Spannung der Nieren in die Position bzw. in die Form folgen, in der die Spannung am besten ausgeglichen ist (→ PBET).
- Dabei die embryonalen Kraftvektoren berücksichtigen.

Neuronale Inhibition

- Linke Hand auf verschiedene Ebenen des Rückens legen, rechte Hand im Nierenbereich liegen lassen.
- Falls es einen Bereich am Rücken gibt, in dem sich die Niere unter der Hand entspannt bzw. ihre Bewegungseinschränkung sich verbessert, die Hand dort

liegen lassen: in der Regel in Höhe von Th10–Th12 (sympathische Innervation), im kraniozervikalen Übergangsbereich (parasympathische Innervation) oder ventral etwa 3–4 Querfinger oberhalb des Bauchnabels (Ganglion coeliacum).
- Durch sanften konstanten Druck eine Inhibition im jeweiligen Bereich ausführen.

Point of balanced fascial tension (PBFT)

- Fasziale Beweglichkeit passiv oder aktiv atemsynchron oder aktiv unabhängig zur Atemaktivität testen.
- Spannungsgleichgewicht der faszialen Strukturen der Niere einstellen: versuchen, den therapeutisch induzierten Gleichgewichtszustand der viszerofaszialen Spannung zu erreichen, in dem sie gleichmäßig in allen Richtungen ausgeglichen sind.
- In der Regel wird die Niere in die Position begleitet, in die sie sich leicht bewegen lässt.
- Um die unterschiedlichen Spannungsmuster der Aufhängungen (und faszialen Gleitflächen) der Niere zu kopieren, die Krafteinwirkung der Hände an sie anpassen bzw. ihnen angleichen:
  - Über die Fixationen: nach kranial zum Zwerchfell, nach lateral zum Peritoneum (Fascia renalis), nach anterior zum Mesocolon ascendens bzw. descendens (Fascia prerenalis, Toldt-Faszie), nach posterior zur Wirbelsäule (Fascia postrenalis), nach medial zur A. und V. renalis.
  - Über die Gleitflächen: direkt zur Fascia renalis, Capsula adiposa renalis, indirekt rechts nach posterokranial zum Diaphragma, Recessus costodiaphragmaticus, zur XII. Rippe, nach posteromedial zur Faszie des M. psoas, nach posterior zur Faszie des M. quadratus lumborum, nach posterolateral zur Faszie des M. transversus abdominis, Flexura coli dextra, nach posterior zum Duodenum 2, zur Leber (Lobus dexter), nach kraniomedial zur rechten Nebenniere, indirekt links nach posterokranial zum Diaphragma, Recessus costodiaphragmaticus, Lig. phrenicocolicum, XI. und XII. Rippe, Colon transversum, Milz, Pankreasschwanz, Jejunum, nach posteromedial zur Faszie des M. psoas, nach posterior zur Faszie des M. quadratus lumborum, nach posterolateral zur Faszie des M. transversus abdominis, nach medial-kranial zur linken Nebenniere.
- Dazu ggf. eine Hand von der Niere lösen und z. B. auf Flexura coli dextra, A. renalis oder M. psoas legen.
- Einstellung eines PBFT (evtl. mit leichter Kompression): minimale Bewegungen im faszial-ligamentären viskoelastischen Umfeld der Niere treten auf → ein neues Gleichgewicht etabliert sich → eine physiologischere Bewegungsamplitude wird palpierbar, evtl. entsteht ein Stillpunkt; dann die Niere in die Ausgangslage zurückbringen.

Anschließend können Techniken wie **balanced dynamic tension** und **balanced fluid tension** (BDT, BFT) angewendet werden. Darauf achten, weder bei der Untersuchung noch bei der Behandlung bis an die Bewegungsgrenzen zu gehen.

Den Ureter entsprechend der oben dargestellten Vorgehensweise behandeln.

13.5.11 Behandlung der Arterien der Niere

Michel Puylaert

Zur Vorgehensweise ▶ 8.5.3.

14 Harnblase

Therapeut auf den Fotos: Michel Puylaert

14.1 Embryologie

Herwig Hahn von Dorsche

Bereits in der 4. Woche ist die **Kloake** als gemeinsamer Endabschnitt des Verdauungs- und Harnsystems ausgebildet. In sie mündet die Allantois ein, der embryonale Harnsack, der während der weiteren Entwicklung degeneriert. In der 5. Woche entwickelt sich das **Septum urorectale,** eine Bindegewebsmembran, die anschließend zur Kloakenmembran vorwächst und die Kloake in einen vorderen Abschnitt, den **primitiven Sinus urogenitalis,** und einen hinteren Abschnitt, den **Anorektalkanal,** unterteilt (▶ Abb. 14.1a). Der Bereich der Kloakenteilung durch das Septum urorectale wird äußerlich als Beginn des späteren Damms (Perineum) sichtbar.

Der Sinus urogenitalis gliedert sich in folgende Abschnitte:

- Der **obere Abschnitt** erweitert sich zur **Harnblasenanlage;** der von seinem Scheitel zum Nabel ziehende Allantoisgang (Urachus) verödet zu einem fibrösen Strang, dem **Lig. umbilicale medianum.**
- Aus dem **mittleren Abschnitt** (Pars pelvina) entstehen beim Mann die Pars prostatica und die Pars membranacea der Urethra, die Prostata sowie Bulbourethraldrüsen und bei der Frau die gesamte Urethra.
- Der **untere Abschnitt** (Pars phallica) wird durch die Urogenitalmembran abgeschlossen; aus ihm geht beim Mann die Pars spongiosa der Urethra und bei der Frau das Vestibulum vaginae hervor.

Die Harnleiter münden bis zur 7. Woche gemeinsam mit den Urnierengängen in den Sinus urogenitalis. Mit zunehmender Ausdehnung der Harnblase lösen sich die **Urnierengänge** von den **Ureteren,** die dann direkt in die Blase münden, während die Urnierengänge zum Blasenhals herabwandern (▶ Abb. 14.1b). Die Mündungsstellen werden zum **Trigonum vesicae.**

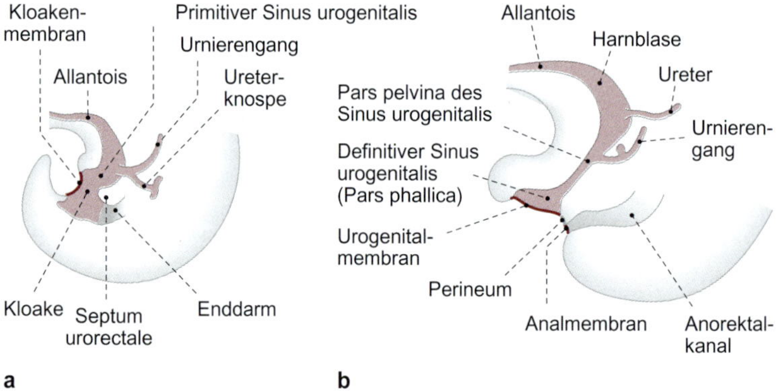

Abb. 14.1 Entwicklung der Harnblase. **a:** Unterteilung der Kloake in Sinus urogenitalis und Anorektalkanal durch das Septum urorectale in der 5. Woche. **b:** Bildung des Perineums durch Vorwachsen des Septum urorectale und Verlagerung der Mündungsstellen von Ureter und Urnierengang im Alter von 8 Wochen. [L106]

14.2 Anatomie

Michel Puylaert

14.2.1 Funktion

- Sammeln des Harns (Fassungsvermögen 300–500 ml), ab einer Blasenfüllung von ca. 200 ml kommt es zum Harndrang.
- Kontrollierte Abgabe des Harns durch Kontraktion des M. sphincter vesicae und Erweiterung des Blasenhalses bei gleichzeitiger Öffnung des Ostium urethrae internum und Entspannung des M. sphincter urethrae.

14.2.2 Aufbau

Die Form der Harnblase (Vesica urinaria) hängt vom Füllungszustand ab. Entleert wird sie vom Dünndarm zusammengepresst, mit zunehmender Füllung ist sie zuerst breit, flach und von oben eingedellt und wird dann **kugelförmig.** Man unterscheidet ohne scharfe Grenze (▶ Abb. 14.2):

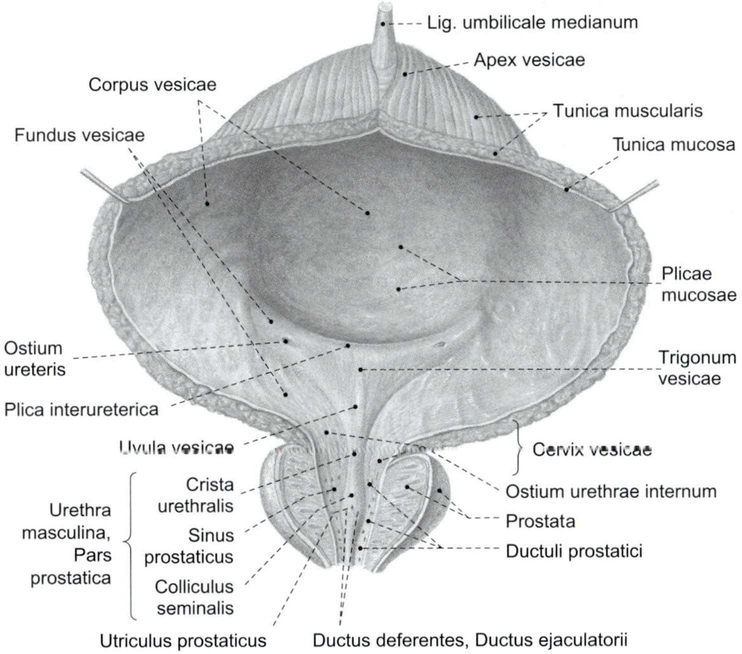

Abb. 14.2 Aufbau der Harnblase [S007-0-24]

- **Apex vesicae** (Harnblasenscheitel): dort befindet sich das Lig. umbilicale medianum (▶ 14.2.3, Fixationen).
- **Corpus vesicae** (Harnblasenkörper): Dies ist der Hauptteil der Harnblasenwand
- **Fundus vesicae** (Harnblasengrund): Boden der Harnblase mit Uretermündungen; die Schleimhaut eines dreieckigen Feldes, des **Trigonum vesicae,** bleibt immer glatt und faltenlos; dessen Eckpunkte sind die Einmündungsstellen der Ureteren (**Ostia ureterum**), die durch die Plica interureterica verbunden sind, und die Austrittsstelle der Urethra (**Ostium urethrae internum**).
- **Cervix vesicae** (Harnblasenhals): Übergang in Urethra am **Ostium urethrae internum;** in dieses ragt die **Uvula vesicae** hinein, die die Blase abdichtet und keinen Urin durchlässt.

Die beiden Harnleiter verlaufen seitlich schräg durch die Harnblasenwand und münden am Ostium ureteris in die Harnblase ein. So entsteht eine Art Druckverschluss, der ein Zurückströmen des Urins aus der Harnblase verhindert.

14.2.3 Topografische Anatomie

Lage

(▶ Abb. 14.3, ▶ Abb. 14.4)

- Der Blasenkörper ist zur Peritonealhöhle, der Blasengrund zum Beckenboden gerichtet.
- Sie liegt hinter der Symphyse **subperitoneal** im kleinen Becken auf dem Beckenboden gelegen.
- Je mehr die Harnblase gefüllt ist, desto mehr schiebt sie sich zwischen Bauchwand und Bauchfell nach kranial.
- Apex vesicae, hinterer und seitlicher Teil des Corpus vesicae sind von Peritoneum überzogen, am Apex vesicae schlägt das Peritoneum auf die vordere Bauchwand um.
- Das Peritoneum sinkt seitlich der Harnblase zur **Fossa paravesicalis** ein.
- An der Harnblasenhinterwand zieht das Peritoneum,
  - beim **Mann** bis zur Samenblase, schlägt dort auf das Rektum um und bildet die **Excavatio rectovesicalis** als Peritonealtasche,
  - bei der **Frau** bis zum Blasengrund, schlägt dort auf die Vorderwand des Uterus um und bildet die **Excavatio vesicouterina** als Peritonealtasche.
- Bei leerer Blase bildet das Peritoneum eine Reservefalte (Plica vesicalis transversa).
- Zwischen Symphysis pubica und Harnblase befindet sich ein Spaltraum mit lockerem Bindegewebe, das **Spatium retropubicum** bzw. der **Retzius-Raum,** der die Bewegungen der Harnblase erleichtert.

Nachbarschaftsbeziehungen

(▶ Abb. 14.3, ▶ Abb. 14.5)

- **Kranial:** Dünndarm, Colon sigmoideum, bei der Frau Uterus
- **Kaudal:** Diaphragma urogenitale (Beckenboden), beim Mann Prostata und Ligg. puboprostatica
- **Ventral:** Os pubis (dazwischen liegt Spatium retropubicum)
- **Dorsal:** bei der Frau Uterus und Vagina, beim Mann Rektum
- **Lateral:** bei der Frau Lig. latum und Excavationes paravesicales, beim Mann dorsolateral Glandula vesiculosa und Ductus deferens

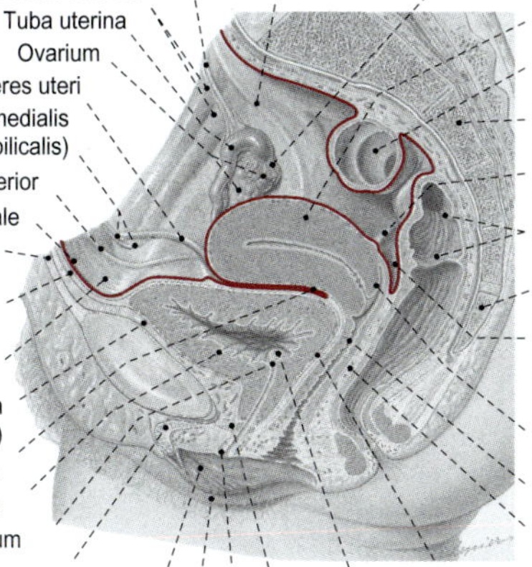

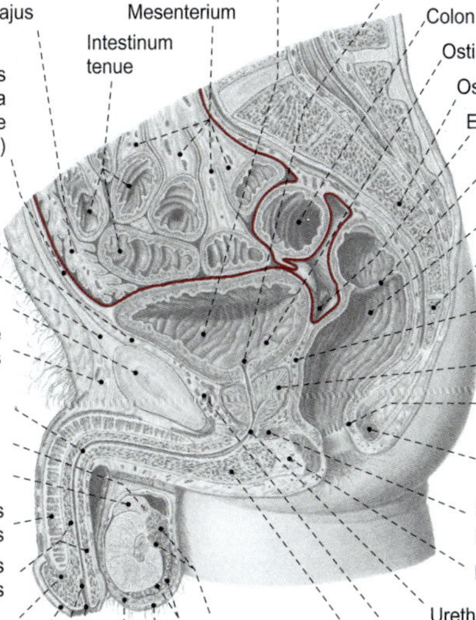

Abb. 14.3 Lage der Blase im kleinen Becken (Medianschnitte). **a:** bei der Frau, **b:** beim Mann [S007-0-24]

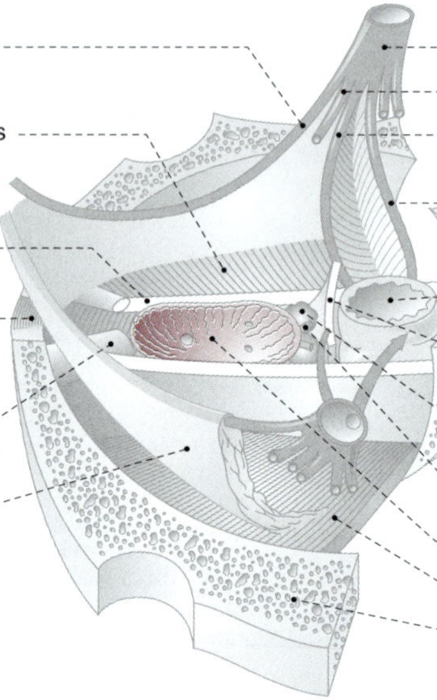

Abb. 14.4 Faszienverhältnisse und Lage der Blase im kleinen Becken (Ansicht von links) [L106]

Fixationen

(▶ Abb. 14.3, ▶ Abb. 14.5)

- **Lig. umbilicale medianum:** vom Apex vesicae als Rest des obliterierten Urachus (= embryonaler Verbindungsgang zur Allantois) auf Höhe der Linea alba zum Nabel, verläuft in der **Plica umbilicalis mediana** (medianen Nabelfalte)
- **Lig. umbilicale mediale:** verläuft beidseits vom höchsten lateralen Punkt des Blasenkörpers – als Rest der verödeten Nabelarterie (A. umbilicalis) – jeweils in der **Plica umbilicalis medialis** (mediale Nabelfalte) zum Nabel
- **Lig. pubovesicale:** vom Harnblasengrund zur Symphyse
- **Lig. puboprostaticum:** beim Mann von der Prostata und damit vom Blasenhals zur Symphyse
- **Septum vesicovaginale:** Bindegewebsband bei der Frau zwischen Blasenkörper und Vagina
- **Septum rectovaginale:** Bindegewebsband bei der Frau zwischen Rektum und Vagina, Teil der Fascia rectovaginalis
- **Septum rectoprostaticum:** Bindegewebsband beim Mann zwischen Rektum und Prostata sowie Blasenhals, Teil der Fascia rectoprostatica (Denonvillier-Faszie)

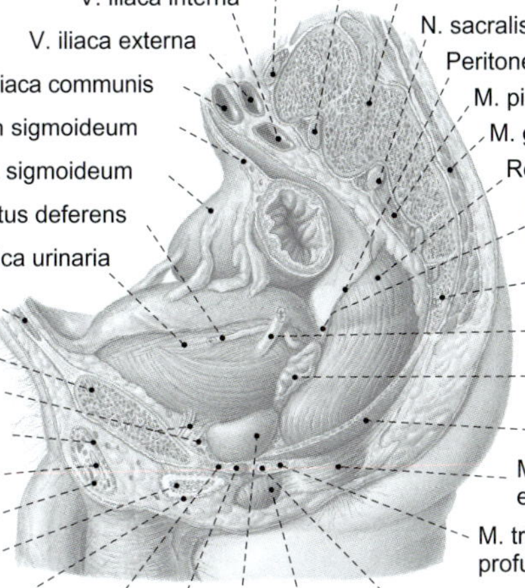

Abb. 14.5 Nachbarschaftsbeziehungen der Harnblase (beim Mann, linker Paramedianschnitt) [L106]

Gleitflächen

- **Direkte Gleitflächen beim Mann:** Peritoneum, Os pubis, Prostata, Mündungen der Samenleiter und Samenbläschen (sind bindegewebig aneinander befestigt)
- **Direkte Gleitflächen bei der Frau:** Peritoneum, Cervix uteri, Vagina, Beckenboden
- **Indirekte Gleitflächen beim Mann:** Dünndarm, Rektum, Beckenboden, M. obturatorius internus
- **Indirekte Gleitflächen bei der Frau:** Dünndarm, Rektum, Corpus uteri, Beckenboden, M. obturatorius internus

14.2.4 Gefäßversorgung, Lymphwege, Innervation

Arterien

Harnblasenarterien entspringen der A. iliaca interna (▶ Abb. 14.6):

- **Aa. vesicales superiores:** Äste der proximalen A. umbilicalis aus der A. iliaca interna; distal des Abgangs dieser Arterien verödet die A. umbilicalis nach der Geburt zum Lig. umbilicale mediale; versorgen Apex vesicae und Blasenkörper.
- **A. vesicalis inferior:** direkter Ast der A. iliaca interna; versorgt den Blasengrund.

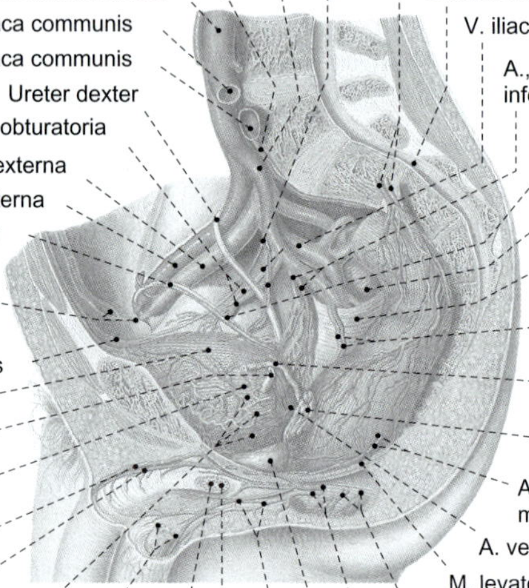

Abb. 14.6 Arterielle Versorgung und venöser Abfluss der Harnblase [S007-0-24]

Venen

Im Bereich des Harnblasengrundes bildet der **Plexus venosus vesicalis** (Abb. 14.6) ein dichtes Venengeflecht, aus dem das Blut über die **Vv. vesicales** in die V. iliaca interna fließt → V. iliaca communis → V. cava inferior.

Lymphwege

(▶ Abb. 14.7)

Der Lymphabfluss erfolgt zu den regionären **Nll. paravesicales** (Nll. prevesicales, Nll. vesicales laterales, Nll. postvesicales) → Nll. iliaci interni → Nll. iliaci communes → Trunci lymphatici lumbales → Cisterna chyli → Ductus thoracicus.

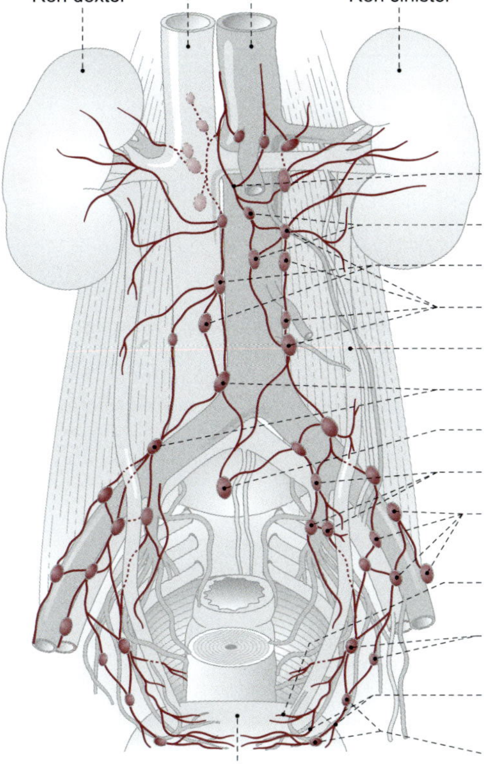

Abb. 14.7 Lymphgefäße und Lymphknoten der Harnblase [L106]

Innervation

Der **M. detrusor vesicae** wird vom Parasympathikus aktiviert/kontrahiert und vom Sympathikus gehemmt (▶ Tab. 14.1). Der **M. sphincter urethrae** wird willkürlich vom N. pudendus innerviert.

Tab. 14.1 Innervation der Harnblase

Innervation	Segment, Kerngebiete	Verlauf	Umschaltung
Sympathisch	Th12–L2 →	→ Grenzstrang (Truncus sympathicus) → Nn. splanchnici lumbales	Ganglion mesentericum inferius auf Plexus vesicalis
Parasympthisch	S2–S4	→ Nn. splanchnici pelvici	Plexus hypogastricus inferior

14.3 Dysfunktionen

Michel Puylaert

14.3.1 Ursachen

Parietale Dysfunktionen

- Os ilium
- Os pubis
- Os sacrum
- Os coccygis
- L1/L2

Viszerale Dysfunktionen

- Alle Organe in der Umgebung der Blase können über Gleitflächen, ligamentäre und fasziale Verbindungen die Beweglichkeit der Harnblase einschränken: Peritoneum, Dünndarm, Colon sigmoideum, Rektum, Prostata, Uterus, Vagina
- Veränderungen des abdominalen Drucks, besonders bei Harnblasenptose

Ligamente

- Lig. pubovesicale
- Lig. umbilicale medianum
- Ligg. umbilicalia medialia
- Lig. puboprostaticum

Nervale Störungen

- Nn. splanchnici lumbales L1/L2 (Blasenverschluss)
- Nn. pelvici S2–S4 (Blasenöffnung)

Störungen des Herz-Kreislauf-Systems

- Stauungen im kleinen Becken
- Kompression des Plexus venosus vesicalis

Endokrine Störungen

- Ungleichgewicht zwischen Östrogenen und Progesteron beeinflusst die Blasenfunktion → oft leichte Inkontinenz vor der Periode und Besserung danach
- Klimakterium

Psyche

- Depression und Frustration
- Stress oder Angst → oft eine Outflare-Dysfunktion des Beckens → Verspannung des kleinen Beckens (z. B. bei introvertierten Jugendlichen)

Weitere Ursachen

- Höheres Alter, möglicherweise durch trophische Störungen und muskulären Hypotonus
- Häufiges Husten, z. B. bei chronischen Lungenerkrankungen

14.3.2 Kompensationsmechanismen

Ein Großteil der genannten Kompensationsmechanismen ist rein hypothetisch und bedarf weiterer Untersuchungen.

- Da die Blase wie in einem Trichter liegt, kompensieren alle Organe, die kranial der Blase liegen, nach deren Möglichkeiten.
- Hochstellung des Zwerchfells
- Versuch einer Spannungsänderung durch Zug am Mesenterium und an der Radix des Dünndarms
- Spannungsänderung der Lamina pubovesico-utero-rectosacralis → optimale Kompensation jedes Organs
- Kompensation der Druckänderungen der Harnblase durch die venösen „Kissen" (Plexus von Santorini)
- Spannungsänderung der Membrana obturatoria → optimaler Halt für die Harnblase → Beeinflussung der Versorgung der Hüfte durch N. obturatorius sowie A. und V. obturatoria → Hüften bewegen sich mehr in Innen- oder Außenrotation (Hypertonus des M. piriformis)
- Kompensation der viszeralen Kette Leber, Lig. teres uteri, Nabel, Urachus durch Spannungserhöhung
- Skoliose, Anteversion oder Torsion des Beckens, Lordose
- Kompensation des Os sacrum hat möglicherweise Rückwirkung auf Dura mater und Schädel
- Kompensatorische Haltefunktion über Zug- und Haltesystem der obliterierten Arterien (nach von Hayek): über die Kontinuität der anterior verlaufenden Bänder (Lig. venosum, Lig. teres hepatis, Lig. umbilicale mediale, Lig. umbilicale medianum), über die A. hypogastrica zur Aorta und nach kranial zum Zwerchfell, über die Zwerchfellfaszie zur V. cava inferior und weiter zum Lig. venosum

14.3.3 Folgen

- (Stress-)Inkontinenz
- Blasensenkung
- Ptose und Fixation der Harnblase
- Fehlstellungen der Gebärmutter
- Harnblasenentzündungen (rezidivierend)
- Verspannung der paravertebralen Muskulatur (besonders im Lendenbereich und kleinen Becken)
- Dysfunktionen von Os ilium, Os sacrum, Os coccygis

14.3.4 Differenzialdiagnosen

- Zystitis
- Blasensteine
- Reizblase (neurogene Blase)
- Inkontinenz
- Bilharziose
- Harnblasentumoren

14.4 Diagnostik der Dysfunktionen

Michel Puylaert

14.4.1 Symptome

- Inkontinenz
- Schmerzen beim Wasserlassen
- Schmerzen beim Geschlechtsverkehr
- Gefühl von allgemeiner Verspannung und Steifheit
- Allgemeines Schweregefühl (besonders bei Blasenptose)

14.4.2 Inspektion

Typische Zeichen für eine Blasendysfunktion gibt es kaum, da die Harnblase innerhalb des kleinen Beckens wie in einem Trichter liegt und oft Opfer anderer Dysfunktion ist.

Es können zwei Grundmuster erkannt werden:

- Verschiebung des Beckens nach anterior im Stehen und Außenrotation der unteren Gliedmaßen, um die Spannung von Beckenboden und pelvitrochanterischer Muskulatur zu erhöhen: z. B. bei Inkontinenz
- Verschiebung des Beckens nach posterior im Stehen und Innenrotation der unteren Gliedmaßen, um die Spannung von Beckenboden und pelvitrochanterischer Muskulatur zu verringern: z. B. bei Zystitis

Bei Dysfunktionen, die kranialer oder kaudaler liegen:

- Gestörtes posturales Gleichgewicht kann anteroposteriore Haltungsstörungen verursachen.
- Gewölbter Unterbauch kann erhöhten Druck auf die Blase ausüben.
- Narben stören die fasziale Beweglichkeit, z. B. nach Kaiserschnitt.
- Hüftfehlstellungen können über die Membrana obturatoria eine Fehlspannung auf die Harnblase übertragen.

14.4.3 Reflexzonen und Hinweiszeichen

(▶ Abb. 14.8)

Dermatom

- **Anterior:** Th10-Th12
- **Posterior:** L1–L5 und S2

14

Dermalgiereflexe nach Jarricot

Anterior: oberhalb der Symphyse im Dermatom Th12.

Neurolymphatische Reflexe nach Chapman

- **Anterior:** um den Nabel
- **Posterior:** Proc. transversus von L2

Triggerpunkte

Unmittelbar kranial der Symphysis pubica.

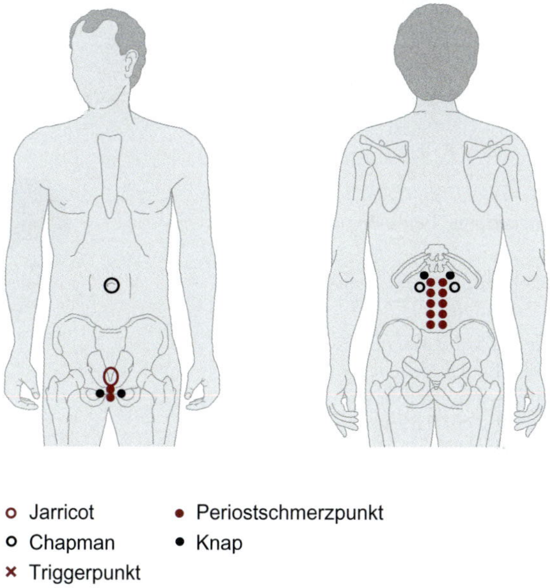

Abb. 14.8 Hinweiszeichen auf eine Dysfunktion [L106]

Periostschmerzpunkte

- **Anterior:** Symphysis pubica
- **Posterior:** Procc. transversi von L1–L5

Knap-Punkte

- **Anterior:** auf der anterioren Fläche rechts und links der Symphysis pubica
- **Posterior:** etwas lateral des Proc. transversus von L1 rechts und links unter der XII. Rippe

Muskuläre Hinweiszeichen

- Hypertonie von:
  - Beckenbodenmuskulatur
  - M. erector spinae im Bereich der LWS

Vertebrale Hinweiszeichen

Dysfunktion von L2–L3.

14.4.4 Perkussion

Da die entleerte Harnblase posterokaudal der Symphysis pubica liegt, ist keine Perkussion möglich.

14.4.5 Palpation: Palpation der Harnblase

Um Harndrang zu vermeiden, die Blase vor Untersuchung und Behandlung immer entleeren lassen.

(▶Abb. 14.9)

Patient: in Rückenlage, beide Beine aufgestellt.

Therapeut: stehend, auf der rechten Seite des Patienten.

Handposition: Beide Hände nebeneinander auf die Bauchdecke legen, die Fingerspitzen unmittelbar kranial und jeweils 2 cm lateral der Symphysis pubica.

Ausführung: Die Finger sanft nach dorsal, kaudal und medial bewegen, um Kontakt mit der Spitze des Blasenfundus aufzunehmen.

Bewertung: Elastizität des Gewebes beurteilen.

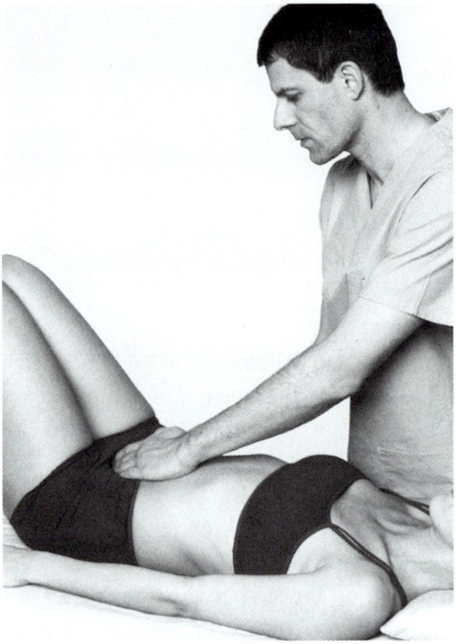

Abb. 14.9 Palpation der Harnblase [K306]

- Normalbefund: weich-elastisches Palpationsgefühl. Da die Harnblase im entleerten Zustand untersucht wird, ist sie schwer zu palpieren. Sie bleibt immer unter den Rr. superiores ossis pubis. Eine gefüllte Blase kann bis zu 3 cm über das Os pubis ragen. Wenn der Patient bei der Palpation einen Harndrang verspürt, ist das selbstverständlich kein Hinweis auf eine Dysfunktion.
- Ein festes Palpationsgefühl im Bereich der Symphysis pubica deutet auf eine ligamentäre Störung (z. B. des Lig. pubovesicale) hin.

14.4.6 Motilität

14

Eigenbewegung

Im **Exspir** bewegt sich der Apex vesicae nach dorsal und kranial (▶Abb. 14.10). Die Bewegung ähnelt der des Uterus.

Palpation der Harnblasenmotilität

(▶Abb. 14.11)

Patient: in Rückenlage.

Therapeut: stehend, neben dem Patienten.

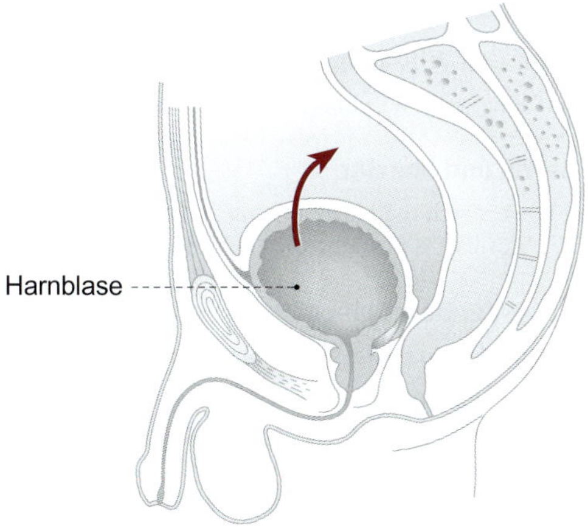

Abb. 14.10 Motilität der Harnblase im Exspir (Sagittalebene) [L106]

Handposition:

- Eine Hand mit der Handwurzel knapp oberhalb der Symphyse auflegen, sodass die Finger flach auf dem Bauch liegen und der Mittelfinger zum Nabel zeigt.
- Die andere Hand unter das Os sacrum legen, die Fingerspitzen sind dabei nach kranial gerichtet.

Bewertung: Amplitude, Kraft, Leichtigkeit und Symmetrie der Blasenbewegung beurteilen.

- Normalbefund: Während der Exspir-Phase wird die obere Hand nach kranial und dorsal und die untere am Os sacrum nach kaudal und ventral bewegt.
- Eine Restriktion deutet auf eine Senkung oder ein verkürztes Band (z. B. Lig. pubovesicale) hin.

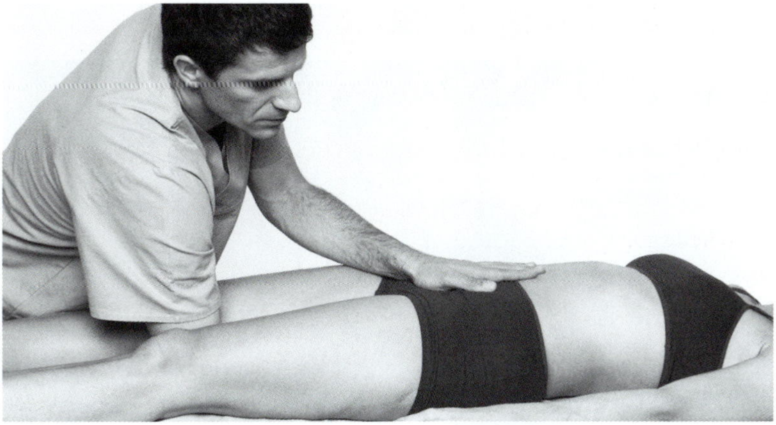

Abb. 14.11 Palpation der Harnblasenmotilität [K306]

14.4.7 Mobilität

Mobilität nach Finet und Williame

Die Blase wurde von Finet und Williame nicht untersucht.

Mobilität nach Barral und Mercier

Bei der **Einatmung** bewegt sich die Harnblase nach dorsal und kranial (▶Abb. 14.10) und ähnelt somit der Motilität – sie hat jedoch eine andere Amplitude und Frequenz.

Palpation: Palpation der Harnblasenmobilität

Patient: in Rückenlage, Hüften und Knie leicht gebeugt.

Therapeut: stehend, neben dem Patienten, auf Beckenhöhe.

Handposition: Eine Hand flach auf den Bauch legen mit dem Handballen oberhalb der Symphyse, die Finger sind zum Nabel gerichtet.

Ausführung: Mit dem Handballen nach dorsokranial zum Bauchnabel hin drücken.

Bewertung: Amplitude, Kraft, Leichtigkeit und Symmetrie der Blasenbewegungen beurteilen.

- Normalbefund: Die Blase bewegt sich harmonisch mit der Atembewegung.
- Bewegungsveränderungen deuten auf eine Blasensenkung oder verkürzte Bänder hin.

14.4.8 Tests

Um Harndrang zu vermeiden, die Harnblase vor Untersuchung und Behandlung immer entleeren lassen.

Test der Spannung des Lig. umbilicale medianum

(▶Abb. 14.12)

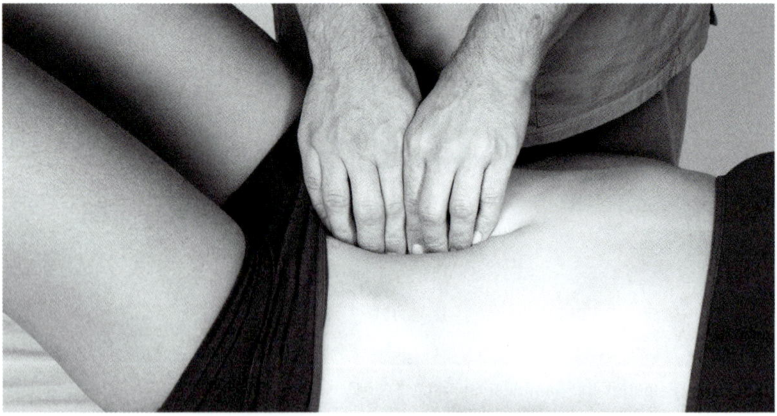

Abb. 14.12 Test der Spannung des Lig. umbilicale medianum [K306]

Patient: in Rückenlage.

Therapeut: stehend, neben dem Patienten.

Handposition: Die Fingerspitzen nebeneinander senkrecht auf eine gedachte Linie vom Nabel zur Symphysis pubica legen.

Ausführung: Die Fingerspitzen nach dorsal bewegen, bis eine Art runde Sehne deutlich spürbar wird.

Bewertung: Elastizität der Gewebe beurteilen.

- Normalbefund: Das Lig. umbilicale medianum ist unauffällig und fühlt sich elastisch an.
- Eine feste, verspannte Sehne deutet auf eine Instabilität der Harnblase hin. Manchmal sind Mikrorisse palpierbar.

Test der Elastizität der Membrana obturatoria (z. B. rechts)

(▶ Abb. 14.13)

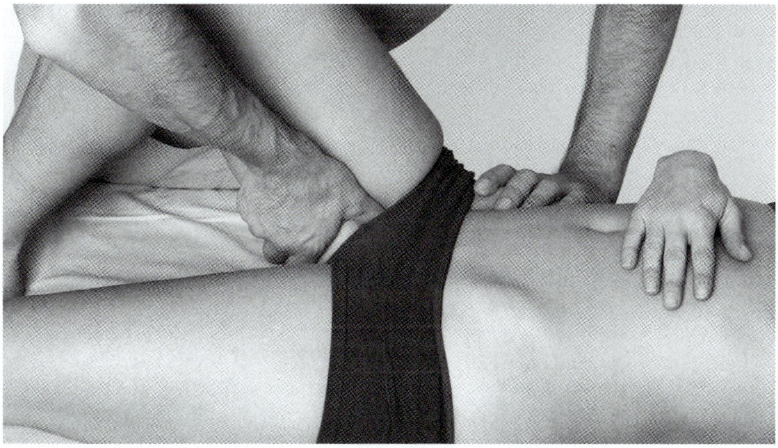

Abb. 14.13 Test der Elastizität der rechten Membrana obturatoria [K306]

Patient: in Rückenlage, Beine angestellt.

Therapeut: stehend, auf der zu untersuchenden Seite (z. B. rechts), auf Beckenhöhe des Patienten.

Handposition:

- Mit dem rechten Daumen an der Sehne des M. adductor longus entlang nach kranial und etwas lateral in Richtung Foramen obturatorium palpieren.
- Mit der linken Hand das homolaterale Darmbein durch leichten Druck auf die Crista iliaca nach kaudal fixieren.

Ausführung:

- Druck nach kranial und leicht dorsal ausüben und den Patienten auffordern, dabei tief ein- und auszuatmen.
- Beide Seiten vergleichen.

Bewertung: Elastizität der Gewebe beurteilen.

- Normalbefund: Die elastische kraniokaudale Bewegung der Membrana obturatoria während der Atmung ist mit dem Daumen palpierbar.
- Deutlicher Widerstand oder keine Bewegung während der Atmung deuten auf eine Hypertonie der Membran und eine Fixierung der Harnblase hin.

Ausführung und Bewertung dieses Tests sind schwierig und bedürfen einiger Erfahrung.

Mobilitätstest der Harnblase

(▶ Abb. 14.14)

Patient: sitzend, leicht nach vorne gebeugt, gegen den Therapeuten gelehnt.

Therapeut: stehend, hinter dem Patienten.

Handposition:

- Mit den Armen den Thorax umfassen.
- Mit den Händen kraniodorsal der Symphyse und lateral des M. rectus abdominis Kontakt zum Apex der Blase aufnehmen.
- Alternativ unter dem Nabel das Lig. umbilicale medianum aufsuchen.

Ausführung:

- Leichten Druck nach posterior ausüben, um die Blase an der posterioren Wand zu fixieren.
- Dann Zug nach kranial induzieren, um die Blase nach kranial zu bewegen.
- Darauf achten, dass Haut und Bauchmuskulatur dabei nicht gespannt werden.

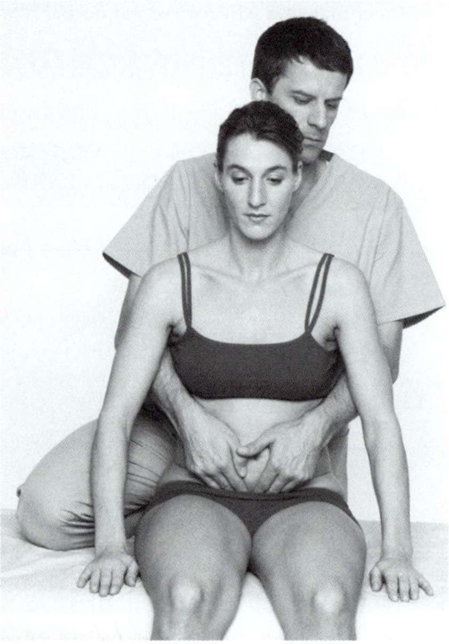

Abb. 14.14 Mobilitätstest der Harnblase [K306]

Bewertung: Elastizität der Gewebe beurteilen.

- Normalbefund: Die Blase lässt sich ca. 2 cm nach kranial anheben. Am Lig. umbilicale medianum ist elastischer Widerstand palpierbar.
- Verhärtungen und Verspannungen deuten auf eine fixierte Harnblase, u. U. eine Ptose, hin.

Faszialer Spannungstest für die Harnblase

(▶ Abb. 14.15)

Patient: in Rückenlage.

Therapeut: stehend, auf Beckenhöhe des Patienten.

Handposition: Den Handballen einer Hand unmittelbar kranial der Symphyse auf die Bauchdecke legen, die Finger sind nach kranial gerichtet.

Ausführung: Handballen nach kraniodorsal bewegen, um die Harnblase in der Tiefe nach kranial zu verschieben.

Bewertung: Elastizität der Gewebe beurteilen.

- Normalbefund: Elastische Widerstand der Harnblase ist palpierbar.
- Unverschieblichkeit der Harnblase deutet auf eine Blasenfixierung hin.

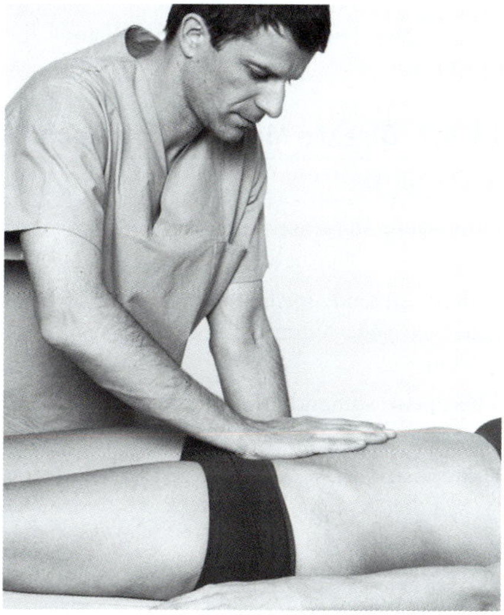

Abb. 14.15 Faszialer Spannungstest für die Harnblase [K306]

14.5 Behandlung der Dysfunktionen

Torsten Liem (▶ 14.5.13), Michel Puylaert (▶ 14.5.1 bis ▶ 14.5.12)

Um einen Harndrang zu vermeiden, die Harnblase vor Untersuchung und Behandlung immer entleeren lassen.

14.5.1 Allgemeine Entspannungstechnik für Diaphragma pelvis und Diaphragma urogenitale

Indikation: gestörte Trophik, Mobilitätsverlust des Uterus, Hämorrhoiden.

Patientin: in Seitenlage, Kissen unter dem Kopf und evtl. zwischen den Knien.

Therapeut: stehend, vor dem Patienten, auf Höhe der Beckens; hat mit dem Oberkörper engen Kontakt zum Becken.

Handposition:

- Die kraniale Hand auf Höhe der SIPS, der Unterarm liegt auf der posterolateralen Seite der Crista iliaca.
- Die kaudale Hand liegt medial am Tuber ischiadicum.

Ausführung:

- Mit dem Oberkörper verschiedene Druckrichtungen einstellen (z. B. Inflare/Outflare).
- Die Hände positionieren das Os coxae in die leichtere Stellung (z. B. anterior/posterior).

14

- Variante: Dehnung der Gewebe in die eingeschränkte Richtung ausführen.
- Die Technik beenden, wenn sich die Beckenhälfte fest-elastisch anfühlt.

Anmerkung: Die Technik eignet sich auch zur Behandlung der Gebärmutter und der Prostata.

14.5.2 Direkte Mobilisationstechnik der Harnblase

(▶ Abb. 14.16)

Indikation: Blasensenkung, Inkontinenz.

Patient: sitzend, leicht nach vorne gebeugt, gegen den Therapeuten gelehnt.

Therapeut: stehend, hinter dem Patienten.

Handposition:

- Mit den Armen den Thorax umfassen.
- Mit den Händen jeweils kraniodorsal der Symphyse und lateral des M. rectus abdominis Kontakt zum Apex vesicae aufnehmen.

Ausführung:

- Den Patienten langsam aufrichten, ohne den Fixpunkt (Apex) loszulassen; dabei wird das Aufhängungssystem der Blase gedehnt.
- Vorgang wiederholen, bis ein elastisches Gefühl spürbar wird.
- Die Finger dann auf einer gedachten Linie vom Nabel zum Os pubis weiter kranial bis zum Nabel legen.
- Den Patienten aus der Kyphose mehrmals langsam aufrichten, bis ein elastisches Gefühl spürbar wird; dabei werden weitere Strukturen in Verbindung mit der Harnblase gedehnt (z. B. Omentum majus, Dünndarm, Peritoneum, Uterus, Prostata).

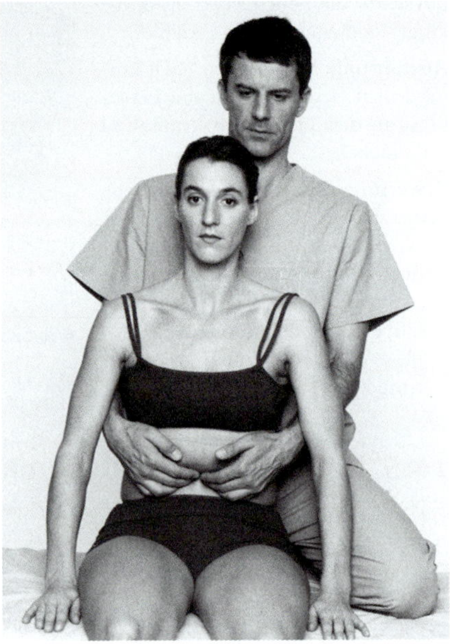

Abb. 14.16 Direkte Mobilisationstechnik der Harnblase [K339]

14.5.3 Heben der Harnblase und Dehnung der Urethra

(▶ Abb. 14.17)

Indikation: Blasensenkung, Inkontinenz.

Patient: in Rückenlage, beide Beine angestellt.

Therapeut: stehend, rechts oder links am Kopfende des Patienten.

Handposition:

- Beide Hände übereinander über die Symphyse legen, die Finger sind nach kaudal gerichtet.
- Haut nach kaudal schieben und Druck nach dorsal ausüben.

Ausführung:
- Während der Ausatmung das Gewebe nach kranial ziehen und es während der Einatmung kranial halten; davon wird auch die Elastizität der Urethra günstig beeinflusst.
- Nach 8–10 Wiederholungen die Finger jeweils auf den Bereich lateral des M. rectus abdominis verlagern.
- Während der Ausatmung wieder Zug nach kranial ausüben, um auf die Ligg. umbilicalia einzuwirken; der Zug kann abwechselnd nach kranial links oder kranial rechts ausgeübt werden.
- Technik beenden, wenn sich die Harnblase nach kranial mobilisieren lässt und elastischer Widerstand palpierbar ist.

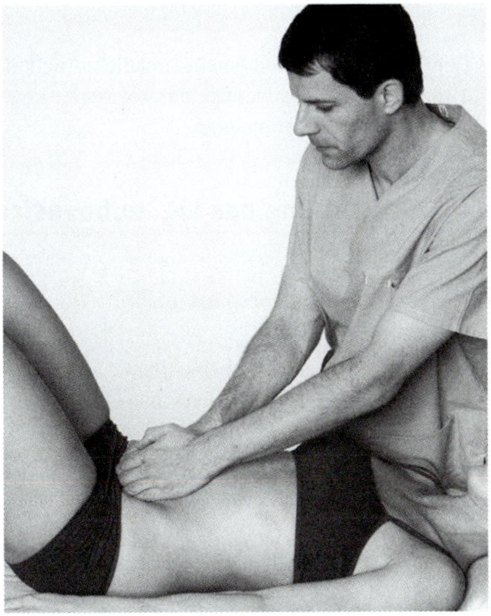

Abb. 14.17 Heben der Harnblase und Dehnung der Urethra [K306]

14.5.4 Lösung von Verklebungen mit dem Dünndarm

(▶ Abb. 14.18)

Indikation: Ptose, Verklebungen.

Patient: in Rückenlage, beide Beine angestellt.

Therapeut: stehend, rechts oder links am Kopfende des Patienten.

Handposition: Mit beiden Händen den Dünndarm breitflächig und zangenförmig greifen, die Fingerspitzen zeigen dabei zur Symphyse.

Ausführung:
- Während der Ausatmung den Dünndarm nach kranial ziehen, dabei mit den Händen eine leichte Supinationsbewegung ausführen und vibrieren.
- Während der Einatmung leicht dagegenhalten, 8- bis10-mal wiederholen.
- Hierbei werden auch eventuelle Verklebungen mit dem Colon sigmoideum, Zäkum oder Uterus gelöst.

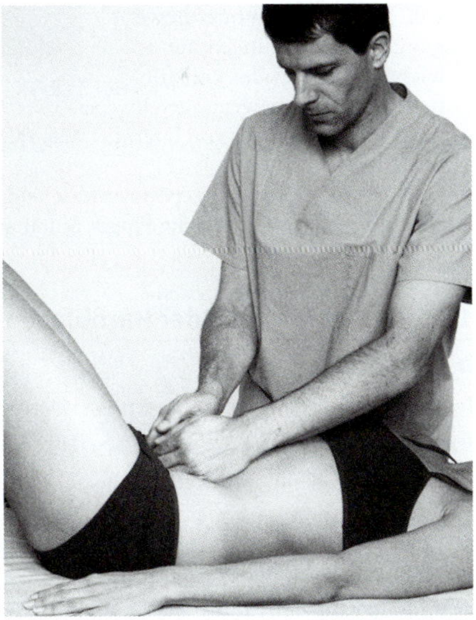

Abb. 14.18 Lösung von Verklebungen mit dem Dünndarm [K306]

14

Der Patient kann nach Anweisung diese Technik als Selbstbehandlung anwenden (z. B. 1-mal tgl.), um die Trophik der gesamten Region zu verbessern und die Wirkung der Behandlung zu stabilisieren.

14.5.5 Dehnung des Lig. pubovesicale

(▶ Abb. 14.19)

Indikation: Ptose, Verspannungen, Verklebungen.

Patient: in Rückenlage, beide Beine angestellt, ein Kissen unter den Knien.

Therapeut: stehend, rechts oder links am Kopfende des Patienten.

Handposition:

- Hände flach nebeneinander auf die Bauchdecke legen, die Fingerspitzen leicht kranial der Symphyse.
- Mit den Fingerspitzen jeweils 2 cm lateral der Symphyse nach dorsokaudal eindringen, um den Bereich zwischen Os pubis und Blase zu erreichen.

Ausführung:

- Alle Verklebungen oder Bewegungseinschränkungen mit leichtem Druck oder kreisförmigen Massagebewegungen lösen, dabei die Finger von lateral nach medial bewegen.
- Dadurch werden das Lig. pubovesicale und das Lig. puboprostaticum beeinflusst.
- Technik beenden, wenn die Finger aufeinandertreffen und nur noch elastischer Widerstand besteht.

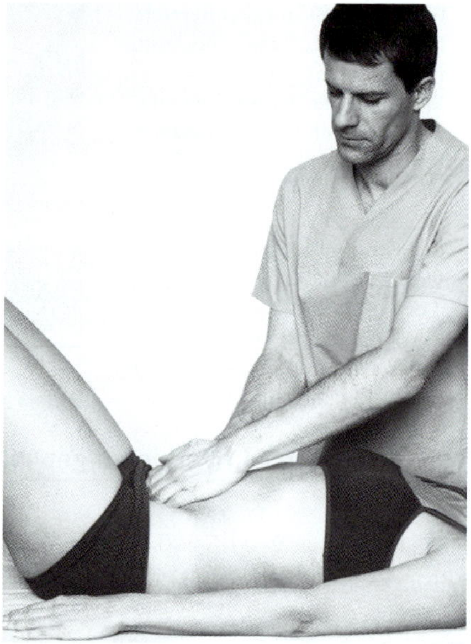

Abb. 14.19 Dehnung des Lig. pubovesicale [K306]

14.5.6 Mobilisation der Harnblase mit langem Hebel

(▶ Abb. 14.20)

Indikation: Ptose, Verspannungen, Verklebungen, Inkontinenz.

Patient: in Rückenlage.

Therapeut: stehend, auf Beckenhöhe des Patienten.

Handposition:

- Mit einer Hand die angewinkelten Beine des Patienten halten oder einen Fuß auf die Liege stellen, Unterschenkel des Patienten auf die Oberschenkel legen und die Knie halten.
- Die Fingerspitzen der anderen Hand auf die gedachte Linie von der Symphyse zum Nabel legen oder zangenförmig lateral des M. rectus abdominis und posteroinferior der Symphyse die Harnblase greifen.

Ausführung:

- Während die Beine in verschiedene Richtungen (Extension, Seitneigung etc.) bewegt werden, mit der anderen Hand Lig. umbilicale medianum oder Harnblase mobilisieren oder fixieren.
- Diese Technik ermöglicht zahlreiche Variationen durch die Beinbewegungen, sodass der Therapeut jeden Bereich erreichen kann.
- Die Technik beenden, wenn überall elastischer Widerstand palpierbar ist.

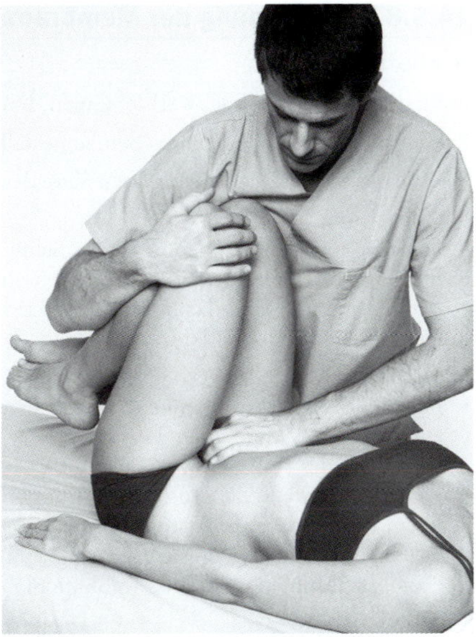

Abb. 14.20 Mobilisation der Harnblase mit langem Hebel [K306]

14.5.7 Dehnung des Lig. umbilicale medianum

(▶Abb. 14.21)

Indikation: Verspannungen, nach Durchführung der Blasenmobilisierung.

Patient: in Rückenlage.

Therapeut: stehend, seitlich des Patienten.

Handposition: Die Finger senkrecht auf eine gedachte Linie vom Nabel zur Symphyse legen und nach dorsal drücken, um Kontakt zum Lig. umbilicale medianum aufzunehmen.

Ausführung:

- Um das Lig. umbilicale medianum auseinanderzuziehen, die Hände in gegenläufige Richtungen bewegen oder eine Hand an einer Stelle festhalten und mit der anderen Hand die Dehnung ausüben.
- Die Technik beenden, wenn elastischer Widerstand palpierbar ist.

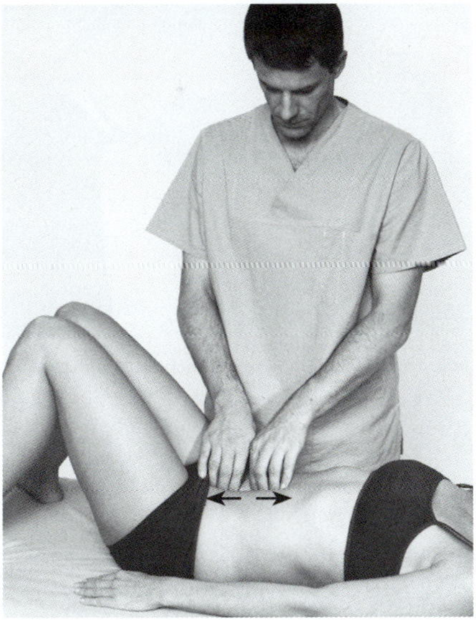

Abb. 14.21 Dehnung des Lig. umbilicale medianum [K306]

14.5.8 Entspannung der Membrana obturatoria

(▶ Abb. 14.22)

Indikation: Verspannung, Verklebungen, Hüftgelenkdysfunktion.

Patient: in Rückenlage, rechtes Bein angestellt.

Therapeut: stehend, auf der rechten Seite des Patienten, auf Beckenhöhe.

Handposition:

- Mit dem rechten Daumen unter der Sehne des M. adductor longus nach kranial und etwas lateral in Richtung Foramen obturatorium palpieren.
- Mit der linken Hand das homolaterale Darmbein durch leichten Druck auf die Crista iliaca nach kaudal fixieren.

Ausführung:

- Phase 1: Sanfte kreisförmige Massagebewegungen ausführen, um die Zone zu entspannen; es kann auch das Hüftgelenk mobilisiert werden, um die Kontaktaufnahme des Daumens zu erleichtern.
- Phase 2: Während der Ausatmung mit dem Daumen Druck nach kranial ausüben, während der Einatmung den Druck leicht nachlassen.
- Technik beenden, wenn sich die Membrana obturatoria und ihre Umgebung elastisch anfühlen und die kraniokaudale Atembewegung gut wahrnehmbar ist.

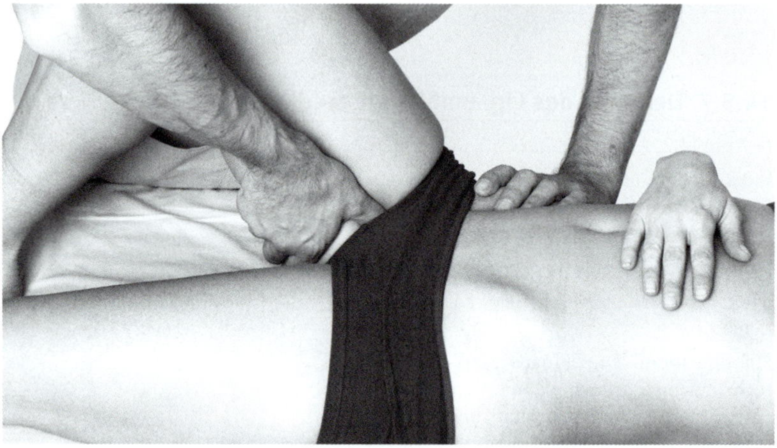

Abb. 14.22 Entspannung der rechten Membrana obturatoria [K306]

Die Manipulation erfolgt zwar unter der Schmerzgrenze, ist aber für den Patienten oft leicht unangenehm.

14.5.9 Kombinierte Technik: Entspannung der Membrana obturatoria und Mobilisation der Harnblase (z. B. rechts)

Indikation: Verklebungen, Inkontinenz, Prostatadysfunktion, Hüftgelenkdysfunktion.

Patient: in Rückenlage, rechtes Bein angestellt.

Therapeut: stehend, auf der rechten Seite des Patienten, auf Beckenhöhe.

Handposition:

- Mit dem rechten Daumen hinter der Sehne des M. adductor longus nach kranial und etwas lateral in Richtung Foramen obturatorium palpieren. Variante: Der Daumen liegt anterior der Sehne des M. adductor longus.
- Mit dem linken Daumen lateral des M. rectus abdominis oder an der lateralen Seite der Harnblase sanft in den Anulus inguinalis superficialis eindringen.

Ausführung:

- Beide Daumen zueinander drücken.
- Technik beenden, wenn sich die Gewebe zwischen beiden Daumen und ihre Umgebung elastisch anfühlen und die kraniokaudale Atembewegung gut wahrnehmbar ist.

14.5.10 Entspannung des Anulus superficialis inguinalis

Indikation: Schmerzen im kleinen Becken, Störung der lymphatischen und venösen Zirkulation.

Patientin: in Rückenlage, Beine aufgestellt.

Therapeut: stehend, vor dem Patienten, auf Höhe des Beckens.

Handposition:

- Den Zeigefinger der kaudalen Hand kranial und lateral des Tuberculum pubicum auf den Leistenring legen.
- Die kraniale Hand liegt unmittelbar kranial der Symphysis pubica und stabilisiert den Unterbauch.

Ausführung:

- Sanft in den Canalis inguinalis eindringen und nach verspannten Stellen suchen.
- Eine leichte Kreisbewegung ausführen oder konstanten Druck ausüben, bis die Spannung nachlässt.

14.5.11 Induktion der Harnblasenmotilität

(▶ Abb. 14.23)

Indikation: Motilitätsdysfunktion, nach Durchführung der Mobilisation.

Patient: in Rückenlage.

Therapeut: stehend, auf Beckenhöhe des Patienten.

Handposition: Eine Hand auf die Bauchdecke legen, den Handballen auf die Symphyse, die Finger zum Nabel gerichtet.

Ausführung:

- Durch leichten Druck die Exspir-Bewegung der Blase nach dorsokranial etwas verstärken.
- Dann halten, bis sich die Bewegung wieder harmonisch anfühlt.

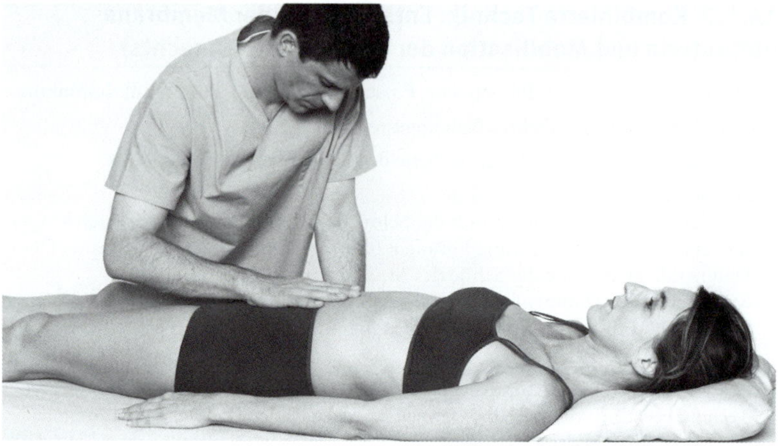

Abb. 14.23 Induktion der Harnblasenmotilität [K306]

Häufig ist eine Erwärmung des gesamten Bereichs ein Zeichen der Entspannung.

14.5.12 BEFNT-Integration der Harnblase

(▶ 2.4.2)

Indikation: Dysfunktion der Harnblase.

Patient: in Rückenlage, Beine angestellt.

Therapeut: stehend, seitlich des Patienten, auf Beckenhöhe.

Handposition:

- Die rechte Hand flach auf den Bauch legen, den Handballen oberhalb der Symphyse, die Finger sind zum Nabel gerichtet.
- Hand in den Bauchraum einsinken und die Harnblase sanft in die Hand kommen lassen.
- Die linke Hand auf das Os sacrum legen, die Finger zeigen nach kranial.

Point of balanced entodermal tension (PBET)

- Resistenz der entodermalen Struktur auf sanften Druck hin testen und die Dichte der Struktur bewerten.
- Der entodermalen Spannung der Harnblasenwand in die Position bzw. in die Form folgen, in der sie am besten ausgeglichen ist (→ PBET).
- Dabei die embryonalen Kraftvektoren berücksichtigen.

Neuronale Inhibition

- Die linke Hand auf verschiedene Ebenen des Rückens legen, dabei die rechte Hand im Bereich der Harnblase liegen lassen.
- Falls es einen Bereich am Rücken gibt, in dem sich die Harnblase unter der Hand entspannt bzw. sich ihre Bewegungseinschränkung verbessert, die Hand dort liegen lassen: in der Regel auf Höhe von L1–L3 (sympathische Innerva-

tion), S2–S4 (parasympathische Innervation) oder ventral unterhalb des Bauchnabels (Ganglion mesentericum inferius) oder anterior vom Os sacrum (Plexus hypogastricus inferior).
- Durch sanften konstanten Druck eine Inhibition im jeweiligen Bereich ausführen.

Point of balanced fascial tension (PBFT)

- Fasziale Beweglichkeit passiv oder aktiv atemsynchron oder aktiv unabhängig zur Atemaktivität testen.
- Spannungsgleichgewicht der faszialen Strukturen der Harnblase einstellen, d. h. versuchen, den therapeutisch induzierten Gleichgewichtszustand der viszerofaszialen Spannungen zu erreichen, in dem sie gleichmäßig in allen Richtungen ausgeglichen sind.
- Harnblase in die Position begleiten, in die sie sich leicht bewegen lässt.
- Um die unterschiedlichen Spannungsmuster der Aufhängungen (und faszialen Gleitflächen) der Harnblase zu kopieren, die Krafteinwirkung der Hände an sie anpassen bzw. ihnen angleichen.
  - Über die Fixationen: nach superior zum Nabel (Lig. umbilicale medianum, Ligg. umbilicalia medialia), vom Blasengrund zur Symphyse (Lig. pubovesicale), vom Blasenkörper zur Vagina (Septum vesicovaginale), nach superior (Aa. vesicales superiores, A. vesicalis inferior) vom Rektum zur Vagina bzw. Prostata.
  - Über die Gleitflächen beim Mann: direkt zum Peritoneum, Os pubis, zur Prostata, Mündung der Samenleiter und Samenbläschen, indirekt nach superior zum Dünndarm, nach posterior zum Rektum, nach inferior zum Beckenboden, nach inferolateral zur Fascia obturatoria interna.
  - Über die Gleitflächen bei der Frau: direkt zum Peritoneum, zur Cervix uteri, Vagina, indirekt nach superoanterior zum Dünndarm, nach superoposterior zum Corpus uteri, nach posterior zum Rektum, nach inferior zum Beckenboden, nach inferolateral zur Fascia obturatoria interna.
- Dazu ggf. eine Hand z. B. auf die Ligg. umbilicalia medialia, den Dünndarm oder die Symphyse legen.
- Einstellung eines PBFT (evtl. mit leichter Kompression) → minimale Bewegungen im faszial-ligamentären viskoelastischen Umfeld der Harnblase treten auf → ein neues Gleichgewicht etabliert sich → eine physiologischere Bewegungsamplitude wird palpierbar, evtl. entsteht ein Stillpunkt; Harnblase in die Ausgangslage zurückbringen.

Anschließend können Techniken wie **balanced dynamic tension** und **balanced fluid tension** (BDT, BFT) angewendet werden. Darauf achten, weder bei der Untersuchung noch bei der Behandlung bis an die Bewegungsgrenzen zu gehen.

14.5.13 Behandlung der Arterien der Harnblase: Arteria iliaca interna

Michel Puylaert

(▶ Abb. 14.24)

Indikationen: alle urogenitale Dysfunktionen.

Patient: in Seitenlage.

Therapeut: stehend, hinter dem Patienten.

Handposition: Die Fingerbeeren greifen an der Gabelung der A. iliaca interna mit der A. Iliaca externa, leicht kaudal der Mitte einer gedachten Verbindungslinie zwischen SIAS und Bauchnabel.

Ausführung: Durch mäßigen Druck nach posterior den Kontakt mit dem Ursprung der A. Iliaca interna halten und Zug nach kranial ausüben. Diesen Zug 20 Sekunden lang halten oder mobilisierend vorgehen.

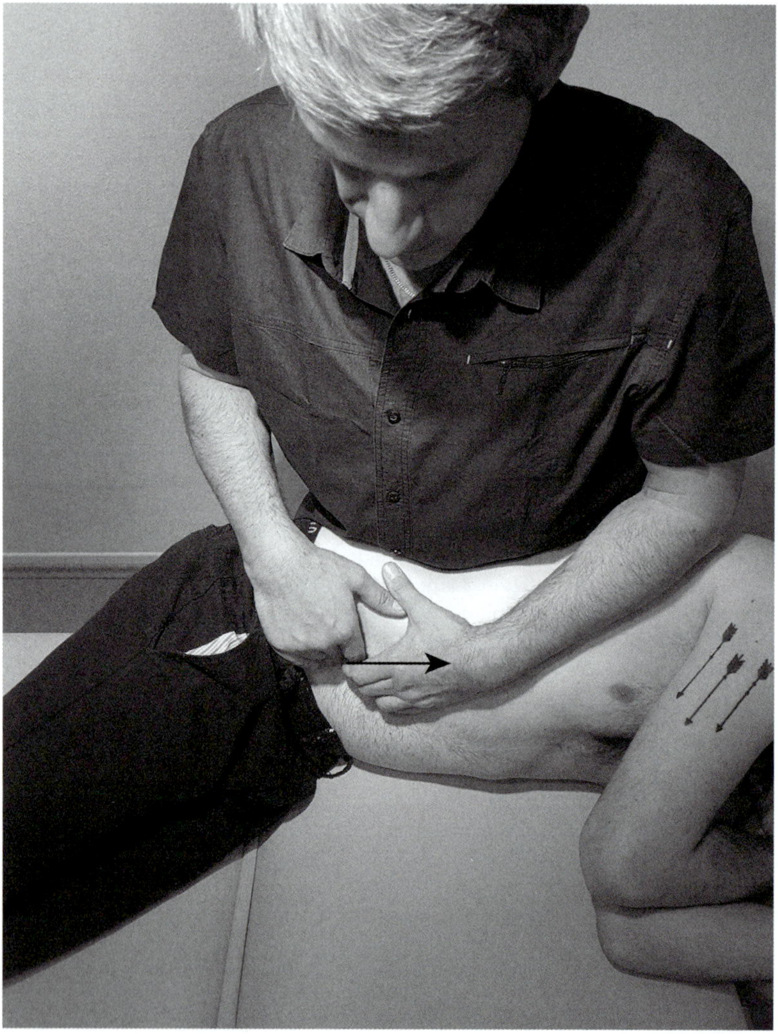

Abb. 14.24 Behandlung der A. iliaca interna [K339]

15 Weibliche Geschlechtsorgane

Therapeut auf den Fotos: Michel Puylaert

15.1 Embryologie

Herwig Hahn von Dorsche

Das **genetische** oder **chromosomale Geschlecht** wird bei der Befruchtung der Eizelle durch die Samenzelle bestimmt (weiblich XX, männlich XY). Die Ausbildung der Ovarien geschieht unter Mitwirkung der weiblichen Geschlechtshormone (Festlegung des **hormonellen Geschlechts**). Durch den Einfluss der Geschlechtshormone wird der gesamte Körperbau geschlechtstypisch ausgebildet, was zum Begriff des **phänotypischen** oder **körperlichen Geschlechts** geführt hat. Dieser hormonelle Prägungsprozess betrifft auch das Gehirn, wodurch das **psychische Geschlecht** festgelegt wird.

15.1.1 Entwicklung der Ovarien

Die Entwicklung der Gonaden beginnt im Gegensatz zu den anderen Organen mit einer **indifferenten Gonadenanlage,** die für beide Geschlechter gleich ist.

Die Entwicklung der Ovarien beginnt in der 7. Woche. Die **primären Keimstränge** werden durch eindringendes Mesenchym aufgelöst. Als zweite Generation der Keimstränge werden die **Rindenstränge** in der Rindenzone der Ovaranlage gebildet. In der 8. Woche wandern Oogonien, die aus Urkeimzellen entstehen, in die Eierstockanlage ein. Bis zur 12. Woche ist die Differenzierung von Rinde und Mark des Ovars erfolgt. Die Keimzellen vermehren sich innerhalb der Rindensträngedurch mitotische Teilung, wobei die Rindenstränge zerfallen. Am Beginn des 5. Monats startet die Ausbildung der **Primärfollikel:** Die Oogonien treten in die Prophase der 1. Reifeteilung ein und werden von Follikelzellen umgeben (▶Abb. 15.1). Diese verhindern weitere Teilungen, sodass die Oogonien in der Prophase im **Diktyotänstadium** arretiert werden. Nicht von Follikelzellen eingeschlossene Oogonien gehen zugrunde. Diese Entwicklung ist ca. im 6. Monat abgeschlossen, danach können keine neuen Eizellen mehr entstehen. Vor der Geburt produziert das Ovar keine Hormone.

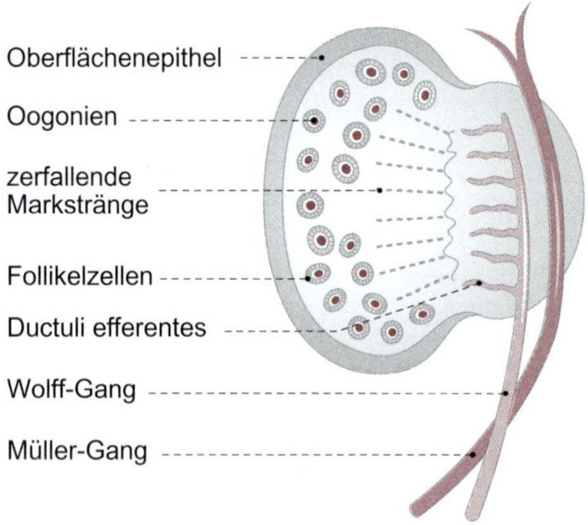

Abb. 15.1 Das Ovar im 5. Entwicklungsmonat. Die Markstränge zerfallen, der Wolff-Gang degeneriert, die Urnierenkanälchen (Ductuli efferentes) erhalten keinen Anschluss an das Rete ovarii. Der Müller-Gang bildet den Eileiter. Oogonien sind bereits in der Rindenzone vorhanden und werden von Follikelzellen umgeben. [L106]

Aus den Primärfollikeln bilden sich mit Beginn der Pubertät (Menarche) sprungreife Tertiärfollikel (sog. Graaf-Follikel). Durch den Follikelsprung werden befruchtungsfähige Eizellen freigesetzt.

15.1.2 Entwicklung von Tuba uterina und Uterus

In der 6. Woche sind sowohl beim weiblichen als auch beim männlichen Embryo beidseits ein Urnierengang oder Wolff-Gang und der Müller-Gang vorhanden: **Indifferenzphase.** Sie entstehen aus der Urogenitalfalte (Plica urogenitalis). Die Müller-Gänge sind Schläuche aus Epithelgewebe und gehen aus dem mittleren Keimblatt, dem Mesoderm, hervor.

Beim weiblichen Geschlecht entwickelt sich der **Müller-Gang** zum Hauptausführungsgang für die Keimdrüse weiter und bildet **Eileiter, Uterus** und **Vagina.** Der Wolff-Gang bildet sich nach der Entwicklung der Vagina bis auf wenige Überreste zurück. Beim männlichen Geschlecht werden die Müller-Gänge zwischen der 10. und 12. Woche zurückgebildet.

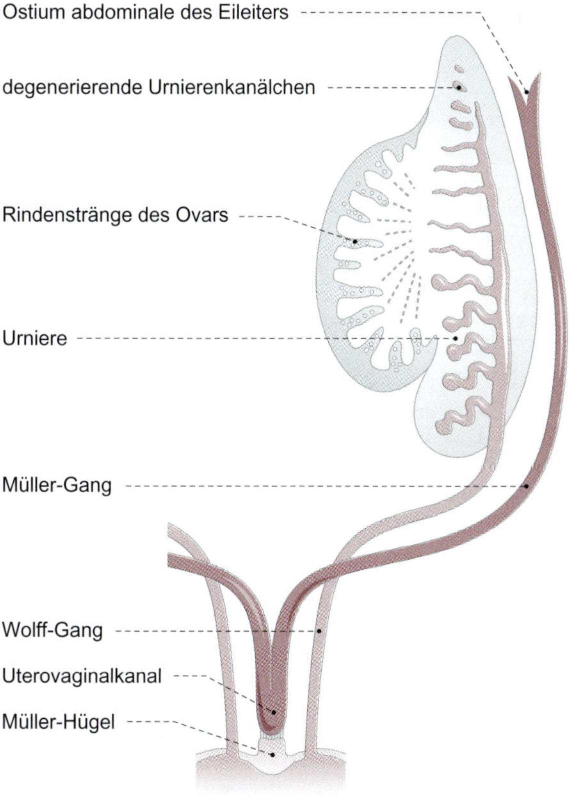

Abb. 15.2 Die weiblichen Genitalien am Ende der 8. Woche. Die Müller-Gänge vereinigen sich unten und bilden den Uterovaginalkanal, aus dem Uterus und Vagina hervorgehen. Am oberen Ende wächst er sich zu den Eileitern aus. Der Wolff-Gang degeneriert. [L106]

In der frühen Fetalperiode, im 4. Monat der Entwicklung, wachsen die Müller-Gänge stark und bilden die **Eileiter.** In der Mittellinie treffen die Müller-Gänge beider Seiten zusammen. Ihre kaudalen Enden vereinigen sich zum **Uterovaginalkanal,** aus dessen oberem Teil der **Uterus** hervorgeht (▶ Abb. 15.2). Im umgebenden Mesenchym bildet sich das **Lig. latum uteri** aus, eine beidseits vom Uterus zur seitlichen Wand des kleinen Beckens verlaufende Bauchfellduplikatur.

15.2 Anatomie

Michel Puylaert

15.2.1 Funktion

Ovar

- Oogenese
- Follikelreifung (bis zum sprungreifen Graaf-Follikel)
- Östrogen- und Progesteronproduktion

Tuba uterina

- Aufnahme der Eizelle aus dem Ovar
- Eizellentransport vom Ovar zum Uterus

Uterus

- Fruchthalter und Ernährung des Keims während der Schwangerschaft
- Austreibung der reifen Frucht am Ende der Schwangerschaft durch die Uterusmuskulatur

15.2.2 Aufbau

Ovar

Das Ovar ist **oval,** hat bei der geschlechtsreifen Frau etwa die Form einer großen **Dörrpflaume** (ca. 4 × 2 × 1 cm), nach dem Klimakterium ist es nur noch mandelgroß. Bis zur Menarche ist es klein und glatt, von der Menarche bis zur Menopause groß und durch die Follikelsprünge zunehmend gyriert (Narben), ab der Menopause klein und gyriert. Die Farbe ist grau-rosa (abhängig vom zyklisch wechselnden Ausmaß der Durchblutung).

Pole und Seiten heißen (▶ Abb. 15.7):

- **Extremitas tubaria:** oberer Pol, lateral
- **Extremitas uterina:** unterer Pol, medial
- **Margo liber**
- **Margo mesovaricus**
- **Facies medialis**
- **Facies lateralis**

Tuba uterina (Salpinx)

Der Eileiter ist ein ca. 10–15 cm langer **Schlauch,** der sich am **freien Ende trichterartig** erweitert und daher an eine Trompete erinnert, wird auch Salpinx (= Muttertrompete) genannt. Der Durchmesser beträgt am uterinen 6–8 mm, am abdominalen Ende 2–4 mm.

Der Eileiter wird in **4 Abschnitte** (▶ Abb. 15.4) unterteilt:

- **Pars uterina** (Gebärmutterteil): vollständig in die Muskelwand des Uterus eingebettet
- **Isthmus tubae uterinae** (enger Teil): mediales Drittel, das an den Uterus anschließt, ist die engste Stelle und gestreckt ca. 3–4 cm lang
- **Ampulla tubae uterinae** (weiter Teil): laterale ⅔, aufgeweitet und bogenförmig um das Ovar gelegen
- **Infundibulum tubae uterinae** (Trichter): trichterförmiges abdominales Ende, ragt frei in die Bauchhöhle; der Trichterrand ist mit fransenförmigen Fimbrien besetzt, die über das Ovar streifen.
- **Ostium abdominale:** über Mesosalpinx am Lig. latum fixiert.

Uterus

Er ist **birnenförmig,** von vorne nach hinten abgeflacht, ca. 7–10 cm lang, 4–5 cm breit und 2–3 cm dick. Man unterscheidet 2 Hauptabschnitte der Gebärmutter (▶ Abb. 15.3):

- **Corpus uteri** (Gebärmutterkörper): obere ⅔, am oberen Ende mit **Fundus uteri,** die Enge zwischen Corpus und Cervix uteri heißt **Isthmus uteri** (= innerer Muttermund).
- **Cervix uteri** (Gebärmutterhals): unteres Drittel, mit **Portio supravaginalis cervicis** zwischen Isthmus und Ansatz der Scheidenwand (von subperitonealem Bindegewebe umgeben) und **Portio vaginalis cervicis,** dem unteren Zervixteil, der in die Vagina hineinragt.

Die **Cavitas uteri** (Gebärmutterhöhle) gleicht von ventral gesehen einem auf die Spitze gestellten Dreieck. Die beiden oberen Eckpunkte entsprechen den Mündungsstellen der Eileiter, die untere Spitze geht am Isthmus in den **Canalis cervicis uteri** über. Dieser endet am äußeren freien Ende der Portio vaginalis cervicis als **Ostium uteri** (= äußerer Muttermund).

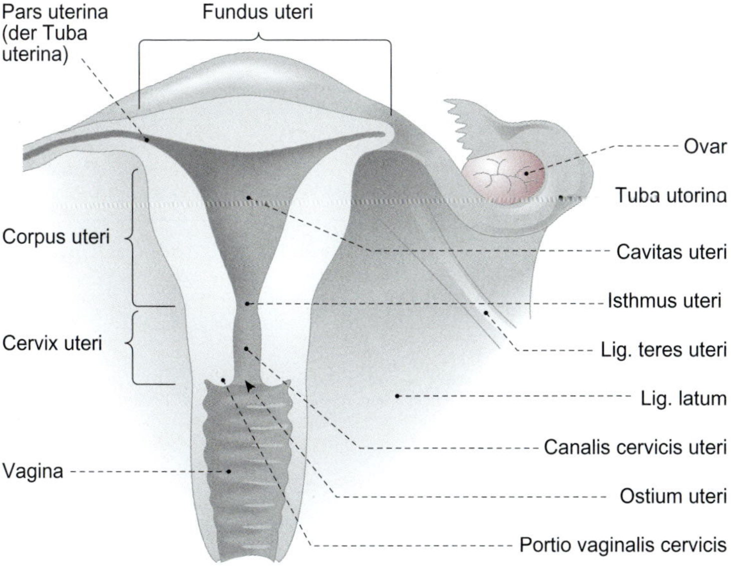

Abb. 15.3 Unterteilung des Uterus [L106]

15.2.3 Topografische Anatomie

Lage

(▶ Abb. 15.4, ▶ Abb. 15.5)

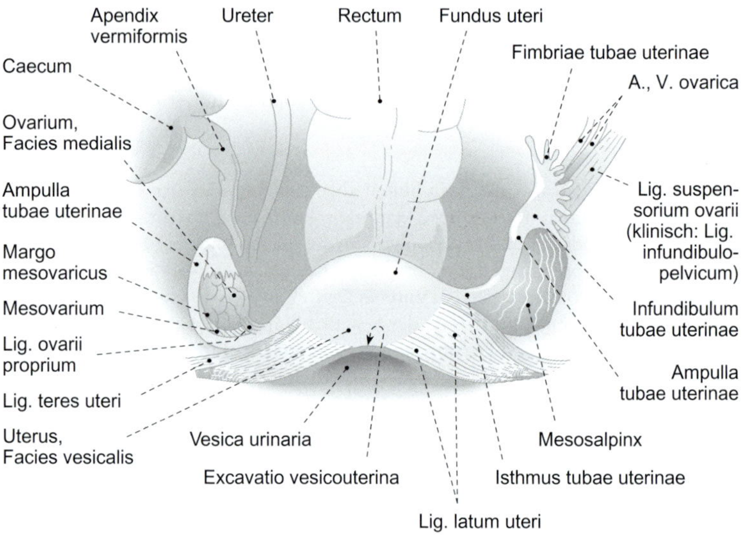

Abb. 15.4 Innere weibliche Geschlechtsorgane (Ansicht von ventral) [L106]

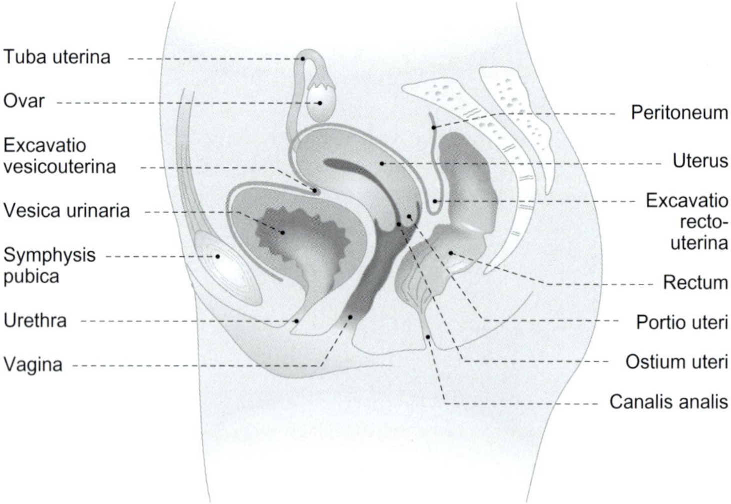

Abb. 15.5 Peritonealverhältnisse im kleinen Becken (Ansicht von lateral) [L106]

Ovar

- **Intraperitoneal** im hinteren Blatt des Lig. latum uteri an der lateralen Wand des kleinen Beckens in der Fossa ovarica gelegen, knapp unter dem Übergang vom kaudalen zum mittleren Drittel einer Verbindungslinie zwischen Symphyse und SIAS.
- Die **Fossa ovarica** breitet sich zwischen der Aufzweigung der A. iliaca communis in die A. iliaca interna und A. iliaca externa aus und wird begrenzt:
  - Ventral: durch V. iliaca externa,
  - dorsal: durch Ureter, A. und V. iliaca interna, A. umbilicalis, N. obturatorius, A. obturatoria,
  - lateral: durch M. obturatorius internus.
- Die Lage wird durch das Lig. latum uteri und den Uterus (abhängig vom Alter) bestimmt, auch die Füllung des Dickdarms kann das Ovar verlagern.
- **Längsachse** verläuft im Liegen schräg von dorsokranial nach ventrokaudal, im Stehen fast senkrecht.

Tuba uterina

- **Intraperitoneal** im oberen freien Rand des Lig. latum uteri gelegen.
- Die Lage ist **sehr variabel,** es gibt kaum eine typische Lage.
- Die Ampulle ist gut, der Isthmus gering beweglich.
- Zwischen Lig. teres uteri und Lig. ovarii proprium wirft der Eileiter die **mittlere Bauchfellfalte** auf (Mesosalpinx).

Uterus

- **Fundus und Corpus uteri** sind **intraperitoneal** und teilweise **subperitoneal** im kleinen Becken zwischen Harnblase und Rektum in der **Cavitas uteri** gelegen.
  - Fundus uteri liegt je nach Blasenfüllung 2–3 cm über der Symphyse.
  - Corpus uteri liegt auf Höhe der Spina ischiadica.
- **Cervix uteri** liegt zum größten Teil primär, zum kleineren Teil sekundär **retroperitoneal,** etwas vor dem Tuber ischiadicum.
- Lage abhängig vom Füllungszustand von Harnblase und Rektum; bei gefüllter Blase ist der Uterus aufgerichtet, bei leerer Blase ist er nach vorn über sie gebogen.
- Bei der **Lagebeschreibung** des Uterus ist zu unterscheiden zwischen:
  - **Flexio:** Knick zwischen Corpus und Cervix uteri, normal ist eine **Anteflexio** von 70–90° (= Knick nach vorn)
  - **Versio:** Winkel zwischen Uterus und Vagina, normal ist die **Anteversio** (= Winkel von etwa 90° bei leerer Harnblase nach vorn)
  - **Positio:** Stellung des Uterus im Beckenkanal, normalerweise in der Körpermitte; es gibt auch **Dextro-** oder **Sinistroposition** (= Rechts- oder Linkslage)
- **Bauchfelltaschen** vor bzw. hinter dem Uterus:
  - **Excavatio vesicouterina:** zwischen Harnblase und Facies vesicalis (Vorderseite) des Uterus, hier schlägt das Peritoneum etwa auf Höhe des Isthmus uteri vom Uterus auf die Blase um.
  - **Excavatio rectouterina (Douglas-Raum):** zwischen Rektum und Facies intestinalis (Dorsalseite) des Uterus, bei aufgerichtetem Körper tiefster Punkt des Peritonealraums; ventral von der Cervix uteri und dem hinteren Scheidengewölbe, lateral von der Plica rectouterina und dorsal vom Rektum begrenzt.

Nachbarschaftsbeziehungen

(▶ Abb. 15.6)

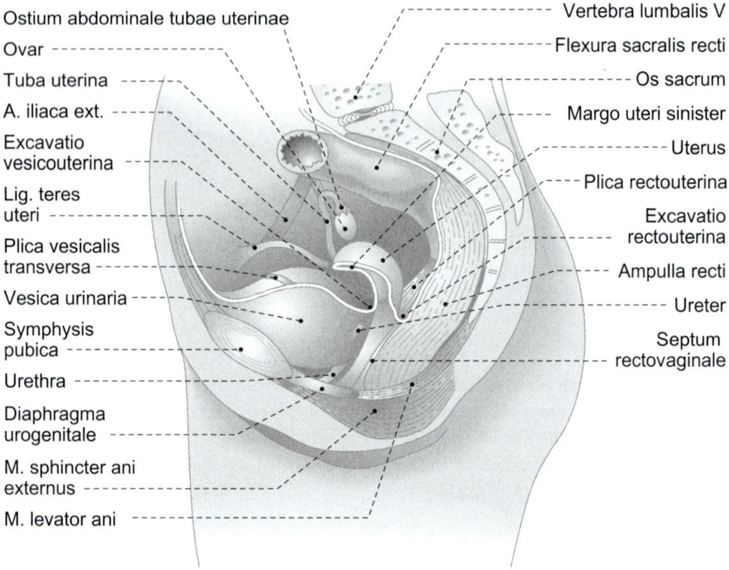

Abb. 15.6 Beckeneingeweide der Frau [L106]

Ovar

- **Extremitas tubaria** (oberer Pol): Fimbrien der Tuba uterina
- **Extremitas uterina** (unterer Pol): Uterus
- **Ventral:** durch das Mesovarium mit dem Lig. latum verbunden
- **Dorsal:** Rektum
- **Medial:** Dünn- und Dickdarmschlingen
- **Lateral:** in die Beckenwand eingebettet (Fossa ovarica), in der Nähe von A. und V. obturatoria, N. obturatorius
- **Superior:** Tuba uterina
- **Inferior:** „Claudius-Grube" zwischen Os sacrum, Ureter und A. uterina

Tuba uterina

- **Ventral:** Lig. teres uteri
- **Dorsal:** Ovar
- **Medial:** Corpus uteri, Ileum, Harnblase (an Isthmus)
- **Lateral:** links Colon sigmoideum, rechts Appendix vermiformis, Zäkum

Uterus

- **Ventral:** Harnblase
- **Dorsal:** kranial Dünndarm, kaudal Rektum
- **Lateral:** Lig. latum
- **Superior:** Ileum, Colon sigmoideum
- **Inferior:** Vagina

15

- In den lateralen Winkeln des Corpus uteri setzen jeweils das Lig. teres uteri und das Lig. ovarii proprium an.
- Die Portio supravaginalis cervicis steht ventral mit dem Blasenfundus und dorsal auf Höhe des Sakrokokzygealgelenks mit dem Rektum in Verbindung.

Fixationen

Ovar

(▶ Abb. 15.7, ▶ Abb. 15.9)

- **Lig. suspensorium ovarii** (klinisch: Lig. infundibulopelvicum): von der Extremitas tubaria zur lateralen Beckenwand, enthält A. und V. ovarica, Lymphbahnen und Nerven
- **Lig. ovarii proprium:** von der Extremitas uterina zum Tubenwinkel des Uterus, enthält R. ovaricus der A. uterina, glatte Muskelzellen, elastische Fasern
- **Mesovarium:** ist mit oberem Rand am Lig. latum uteri fixiert

Tuba uterina

(▶ Abb. 15.7)

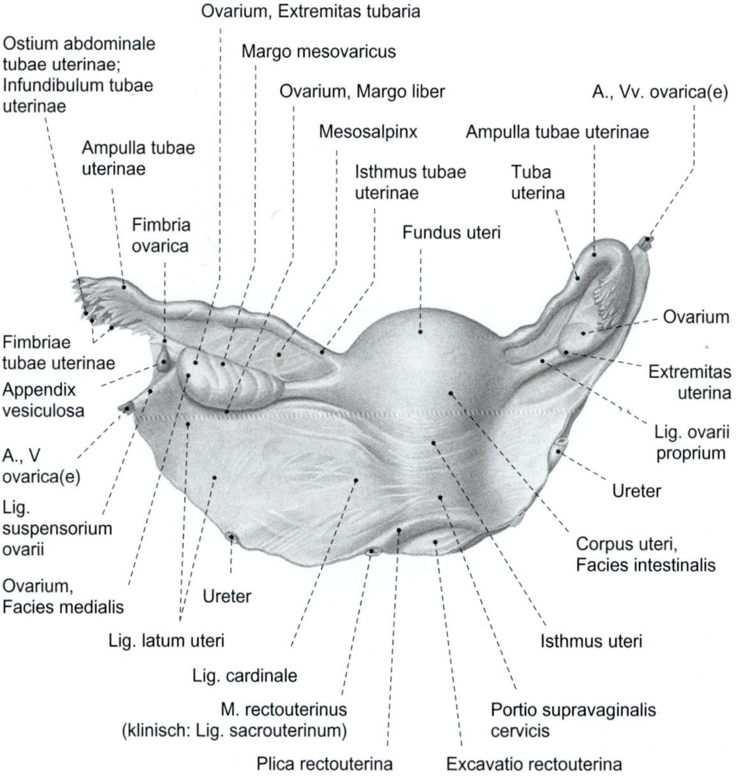

Abb. 15.7 Innere weibliche Geschlechtsorgane (Ansicht von dorsal) [S007-0-24]

- **Mesosalpinx:** Bauchfellduplikatur um die Tuba uterina aus beiden Blättern des Lig. latum uteri, zur Beckenwand
- **Pars uterina:** am Uterus
- **Lig. tuba-ovaricum:** zwischen Fimbrien und kranialem Pol der Ovarien
- **Lig. tuba-colicum:** Verbindung durch das Lig. latum mit dem Colon sigmoideum
- **Lig. von Glado:** Verbindung zwischen Tuba uterina und Appendix

Uterus

Mutterbänder

(▶Abb. 15.4, ▶Abb. 15.7, ▶Abb. 15.9)

- **Lig. latum uteri:** frontal gestellte quere Bauchfellduplikatur von Corpus und Cervix uteri zur lateralen Beckenwand, trennt Excavatio vesicouterina von Excavatio rectouterina, enthält im vorderen oberen Rand das Lig. teres uteri, im hinteren oberen Rand die Tuba uterina, unterhalb davon das Lig. ovarii proprium und das Ovar; in ihm verlaufen A. und V. uterina, vereint die 3 Mesos Mesovarium (Gekröse der Ovarien), Mesosalpinx (Peritonealduplikatur um Tuba uterina) und Mesometrium (Bauchfellduplikatur des Uterus)
- **Lig. teres uteri:** vom seitlichen oberen Rand des Uterus (Tubenwinkel) zur seitlichen Beckenwand und durch den Canalis inguinalis (Leistenkanal) zu den Labia majora, entspricht in seinem Verlauf dem Ductus deferens des Mannes, für Anteversion des Uterus verantwortlich

Parametraner Halteapparat

(▶Abb. 15.8, ▶Abb. 15.9)

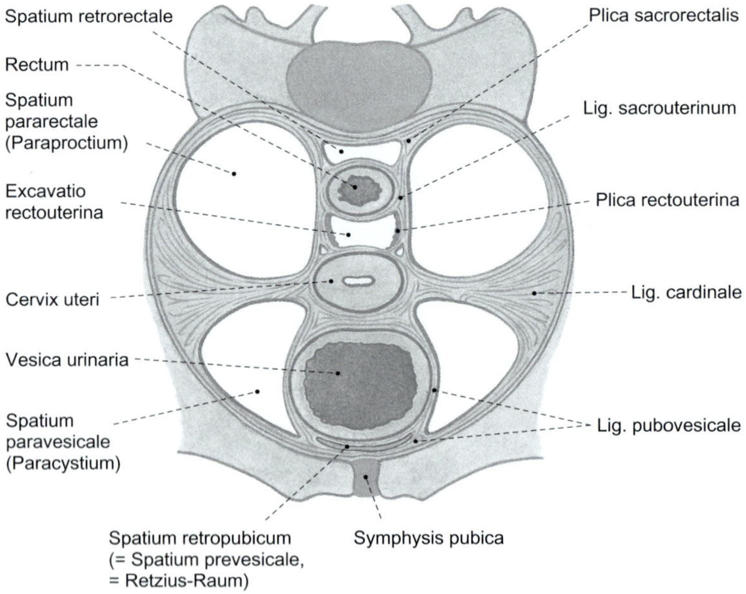

Abb. 15.8 Schematische Darstellung der Fixierungsbänder des Uterus (Transversalschnitt auf Höhe der Cervix uteri, Ansicht von kranial) [L106]

Züge straffen Bindegewebes und glatter Muskelzellen mit dazwischen liegendem lockerem Bindegewebe, die fächerförmig von der Cervix uteri (Portio supravaginalis cervicis) in die Beckenwand einstrahlen.

- **Lig. sacrouterinum:** zum Os sacrum, hält Uterus von dorsal in seiner Lage
- **Lig. cardinale:** speziell im Zervixbereich, zieht als stärkster Anteil des Halteapparats zur lateralen Beckenwand, hält mit M. levator ani den Uterus in einer Art Schwebelage und verhindert Seitneigung.
- **Lig. pubovesicale:** nach ventral an der Harnblase vorbei zum Os pubis
- **M. rectouterinus:** nach dorsal am Rektum vorbei zum Os sacrum, wirft die Plica rectouterina als seitliche Begrenzung der Excavatio rectouterina auf (Teil des Beckenbodens)

Beckenboden

Diaphragma pelvis und Diaphragma urogenitale, v. a. M. **levator ani.**

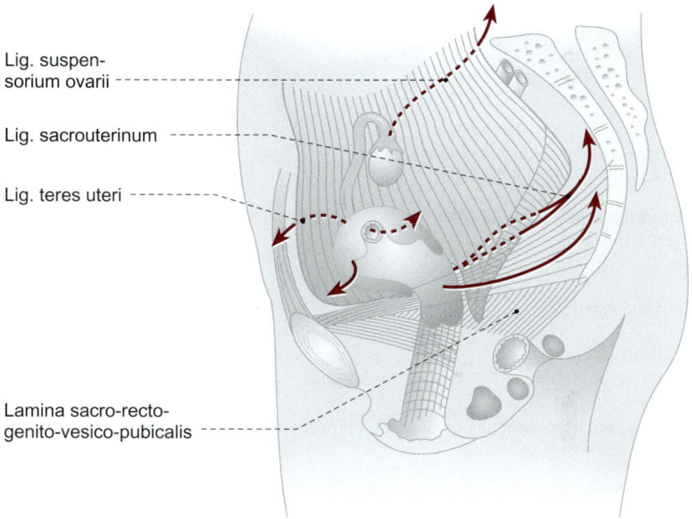

Abb. 15.9 Halteapparat von Uterus und Ovar [L106]

Gleitflächen

Ovar

- **Direkte Gleitflächen:** Extremitas tubaria (oberer Pol), Extremitas uterina (unterer Pol), Peritoneum
- **Indirekte Gleitflächen:** Dünndarm, Colon sigmoideum, Zäkum, Harnblase

Tuba uterina

- **Direkte Gleitflächen:** Peritoneum, Lig. latum uteri
- **Indirekte Gleitflächen:** Dünndarm, Colon sigmoideum, Zäkum, Harnblase, Ureter

Uterus

- **Direkte Gleitflächen:** Peritoneum (Facies vesicalis, Facies intestinalis), Vagina
- **Indirekte Gleitflächen:** Dünndarm, Colon sigmoideum, Rektum, Blase, Ureter

15.2.4 Gefäßversorgung, Lymphwege, Innervation

Arterien

(▶ Abb. 15.10)

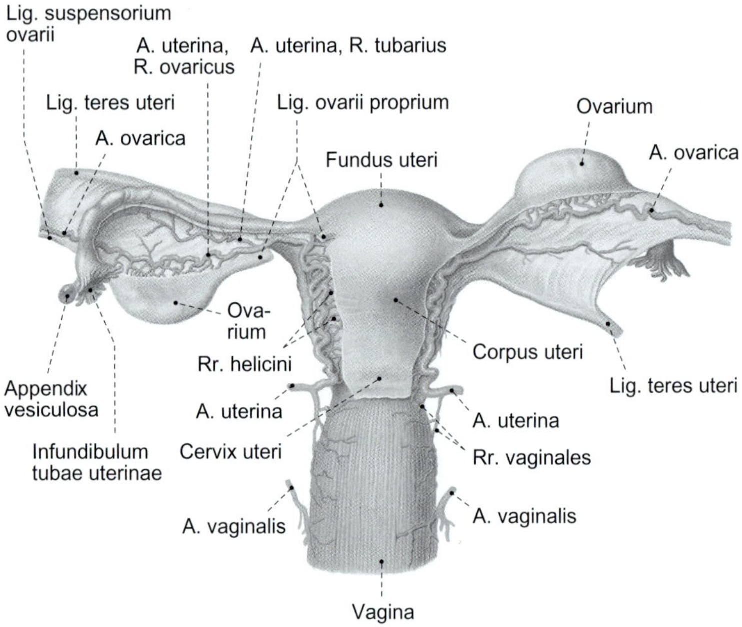

Abb. 15.10 Arterielle Versorgung der inneren weiblichen Geschlechtsorgane (Ansicht von dorsal) [L106]

Ovar

Eintrittsstelle der Arterien über das Mesovarium ist das Hilum ovarii:

- **A. ovarica:** aus Aorta abdominalis, über Lig. suspensorium ovarii, entspricht der A. testicularis beim Mann.
- **R. ovaricus der A. uterina:** A. uterina entspringt aus der A. iliaca interna, R. ovaricus verläuft im Lig. ovarii proprium vom Uterus zum Ovar.

Die Äste der A. ovarica bilden mit den Endästen des A. uterina **2 Gefäßarkaden,** aus denen zahlreiche kleine Arterien in das Ovar ziehen.

Tuba uterina

- **R. tubarius der A. uterina:** A. uterina entspringt aus der A. iliaca interna, R. tubarius zieht in Mesosalpinx an der Tuba uterina entlang.
- **Äste der A. ovarica:** aus der Aorta abdominalis, versorgen direkt Infundibulum.

Uterus

Die **A. uterina** entspringt aus der A. iliaca interna, verläuft im Lig. cardinale zuerst lateral vom Ureter und überkreuzt ihn ca. 2 cm seitlich der Zervix (Ureterknie), erreicht Uterus auf Höhe der Zervix, legt sich dem Isthmus uteri an und zieht dann an der seitlichen Uteruskante entlang zum Tubenwinkel, gibt dabei zahlreiche Äste ab und teilt sich am Ende in ihre Äste: R. ovaricus und R. tubarius. Sie ist stark geschlängelt als Reservelänge für die Schwangerschaft, wächst aber trotzdem während der Zeit noch mit (bis zum Dreifachen der ursprünglichen Länge von 15–20 cm), ihr Durchmesser (2–3 mm) kann sich verdoppeln, um die Blutzufuhr zu erhöhen, im Bereich des Fundus anastomosieren die Gefäße beider Zuflussgebiete.

Venen

> Die Venengeflechte des kleinen Beckens sind untereinander verbunden, sodass sich viele verschiedene Nebenabflusswege ergeben.

Ovar

Die Venen treten aus dem Hilum ovarii aus und bilden im Lig. suspensorium ovarii den **Plexus pampiniformis ovarii** (ein Venengeflecht), aus diesem geht die V. ovarica hervor:

- **V. ovarica dextra** → V. cava inferior
- **V. ovarica sinistra** → V. renalis sinistra → V. cava inferior

Tuba uterina

Das venöse Blut kann abfließen über den

- **Plexus pampiniformis ovarii** → V. ovarica → Ovar
- **Plexus venosus uterinus** → Vv. uterinae → V. iliaca interna → V. iliaca communis → V. cava inferior

Uterus

Plexus venosus uterinus, umgibt den Uterus in der Tiefe des Lig. latum uteri: → Vv. uterinae → V. iliaca interna → V. iliaca communis → V. cava inferior.

Lymphwege

(▶ Abb. 15.11)

Ovar und Tuba uterina

Lymphgefäße treten am Hilum ovarii aus und begleiten die Venen.

- Hauptabflussweg: über das Lig. suspensorium ovarii zu **Nll. lumbales dextri und sinistri** →
- Nebenwege:
  - **Nll. parauterini** → Nll. iliaci externi und interni → Nll. iliaci communes → Nll. lumbales →
  - **Nll. iliaci interni** → Nll. iliaci communes → Nll. lumbales →
  - **Nll. inguinales superficiales** → Nll. iliaci externi → Nll. iliaci communes → Nll. lumbales →
- Einmündung: Trunci lymphatici lumbales → Cisterna chyli → Ductus thoracicus.

Uterus

- Cervix uteri: **Nll. parauterini, Nll. paravesicales, Nll. paravaginales, Nll. pararectales** → Nll. iliaci externi und interni und obturatorii → Nll. iliaci communes → Nll. lumbales →

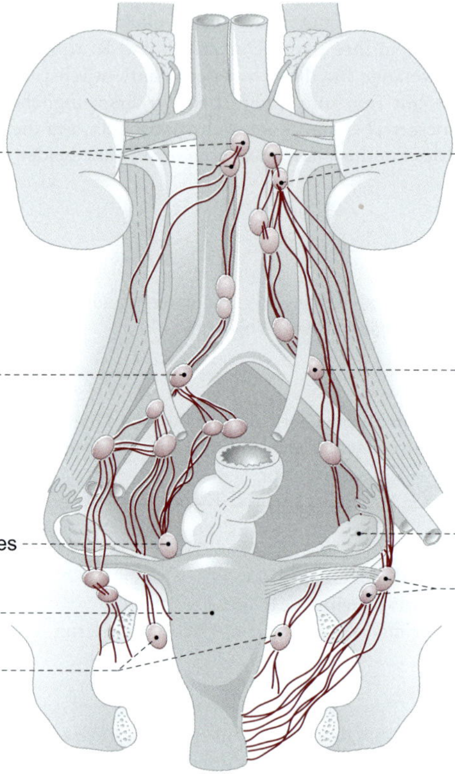

Abb. 15.11 Lymphbahnen und Lymphknoten der inneren weiblichen Geschlechtsorgane [L106]

- Corpus uteri, Tubenwinkel: zusätzlich zu den Lymphknoten wie bei der Cervix uteri auch **Nll. inguinales superficiales** (Tractus horizontalis); die Lymphgefäße verlaufen dabei im Lig. teres uteri → Nll. iliaci externi → Nll. iliaci communes → Nll. lumbales →
- Fundus uteri: über Lig. suspensorium ovarii zu **Nll. lumbales** →
- Einmündung: Trunci lymphatici lumbales → Cisterna chyli → Ductus thoracicus.

Innervation

(▶Tab. 15.1)

15

Tab. 15.1 Innervation der inneren weiblichen Geschlechtsorgane

Innervation	Verlauf	Umschaltung
Sympathisch	Th10–L3 → Grenzstrang (Truncus sympathicus) → N. splanchnicus minor und Nn. splanchnici sacrales	Plexus renalis (Ovar), Plexus mesentericus superior (Ovar), Plexus mesentericus inferior, Plexus hypogastricus inferior (Plexus uterovaginalis)
Parasympthisch	S2–S4 → Nn. splanchnici pelvici (Nn. erigentes)	Plexus hypogastricus inferior (Plexus uterovaginalis)

15.3 Dysfunktionen

Michel Puylaert

15.3.1 Ursachen

Parietale Dysfunktionen

Ovar und Tuba uterina

- Reizung des N. obturatorius → Schmerzen an der Innenseite des Oberschenkels
- Os sacrum

Uterus

- Dysfunktion oder Fehlspannung von Beckenboden, M. obturatorius internus, M. piriformis
- Art. sacrococcygea
- Os sacrum (Ligg. uterosacralia, Parasympathikus)
- Reizung der Fascia pelvis (Auswirkung auf Fascia iliopsoas)
- Störung der Verbindung Perimetrium–Peritoneum parietale pelvis

Viszerale Dysfunktionen

Ovar und Tuba uterina

- Alle Organe, die mit Tuba uterina und Ovar verbunden sind, können über Ligamente, Gleitflächen oder fasziale Verbindungen die Motilität beeinflussen.
- Beweglichkeit der Adnexe bestimmt v. a. der Uterus.

Uterus

- Der Uterus ist ein Stützpunkt für die darüber liegenden Organe (besonders den Dünndarm) und wird von deren Spannung beeinflusst.
- Alle Organe in der Umgebung können über Gleitflächen die Mobilität und Motilität einschränken (so schiebt z. B. eine volle Blase den Fundus uteri nach posterior und superior, ein gefülltes Rektum den Uterus nach anterior).
- Fixation des Uterus in Retroversion (Fundus nach hinten gekippt), z. B. nach Schwangerschaft
- Fixation des Corpus-Cervix-Winkels in Retroflexion (nach dorsal offen) durch ligamentäre Fehlspannung
- Fixation des Uterus in Lateralflexion durch Verspannung eines Lig. teres uteri
- Adhäsionen nach operativen Eingriffen

Ligamente

Ovar und Tuba uterina

- Dysfunktionen von Zäkum oder Colon sigmoideum: über ligamentäre Verbindungen mit den Tuben.
- Torsion des Uterus bei ungleicher Spannung der Ligamente: führt zur Tubenkompression.

Uterus

- Hypotonie des Lig. teres uteri oder Läsion der uterosakralen Bänder führt zur Retroversion.
- Verklebungen entwickeln sich nach chirurgischen Eingriffen oder Infektionen.

Nervale Störungen

Ovar und Tuba uterina

- N. vagus: Kontrolle der Ovarfunktion läuft über peptiderge Fasern im N. vagus.
- Sympathikus auf lumbaler Höhe
- Nn. pelvici

Uterus

- Sympathikus Th10–L3
- Parasympathikus S2–S4

Störungen des Herz-Kreislauf-Systems

Ovar und Tuba uterina

- Rechtsherzinsuffizienz: venöse Stauung
- Kompression des arteriellen Zuflusses und/oder des venösen Abflusses, z. B. bei Ptose

Uterus

- Erhöhung des intrapelvinen Drucks (z. B. bei Ptose) → Kompression der A. uterina, Störungen des venösen Abflusses → Zirkulationsstörungen in den unteren Extremitäten

Weitere Ursachen

Ovar und Tuba uterina

- Zysten
- Eileiterschwangerschaft
- Entzündungen

Uterus

- Geburtstrauma (mechanisches)
- Bewegungsmangel
- Fehlhaltung (einseitig, im Sitzen)
- Gewichtsabnahme

15.3.2 Kompensationsmechanismen

Ein Großteil der genannten Kompensationsmechanismen ist rein hypothetisch und bedarf weiterer Untersuchungen.

- Hochstellung des Zwerchfells
- Versuch einer Spannungsänderung durch Zug am Mesenterium und an der Radix des Dünndarms
- Spannungsänderung der Lamina pubovesico-utero-rectosacralis → optimale Kompensation jedes Organs (z. B. Ante- oder Retroversion des Uterus)
- Kompensation der viszeralen Kette Leber, Lig. teres uteri, Nabel, Urachus durch Spannungserhöhung
- Skoliose, Anteversion oder Torsion des Beckens, Lordose

- Kompensation des Os sacrum mit möglicher Rückwirkung auf Dura mater und Schädel
- Kompensatorische Stabilisation über Zug- und Biegungsfestigkeit der lateral verlaufenden A. uterina oder der Ovar- und Tubararterien bei Zug und Druck auf diese Gefäße

15.3.3 Folgen

- Dysfunktionen des Os sacrum und der Iliosakralgelenke
- Dysfunktionen Th10–L3
- Knieschmerzen (über N. genitofemoralis)
- Blasenreizung, Inkontinenz
- Vasomotorikstörungen (venöser Stau im Plexus venosus vesicalis = Santorini-Plexus)
- Zirkulationsprobleme in den unteren Extremitäten
- Zyklusstörungen

15.3.4 Differenzialdiagnosen

Ovar und Tuba uterina

- Ovarialzysten
- Polyzystische Ovarien
- Tuboovarialabszess
- Salpingitis
- Hydrosalpinx
- Hämatosalpinx
- Extrauteringravidität
- Karzinom

Uterus

- Endometritis
- Zysten
- Myome
- Endometriose
- Karzinom

15.4 Diagnostik der Dysfunktionen

Michel Puylaert

15.4.1 Symptome

- Unterbauchschmerzen, Schwere- oder Druckgefühl im Unterbauch
- Dysmenorrhö
- Zyklusstörungen
- Schmerzen bei Geschlechtsverkehr
- Inkontinenz
- Verdauungsprobleme
- Rückenschmerzen (besonders LWS)
- Venenprobleme in den Beinen: Krampfadern (Varikose), venöse Insuffizienz
- Statische Probleme, z. B. Spannung oder Schmerzen im Stehen oder Sitzen

15.4.2 Inspektion

- Erschlaffung oder Verspannung der Bauchmuskulatur: mechanisches Ungleichgewicht
- Bauchvorwölbung: Zwerchfellhochstand, Stau im Beckenraum
- Ptose der Unterbauchorgane: gestörte Druckverhältnisse im kleinem Becken
- Durchblutung der unteren Extremitäten, Schwellung und Farbe, z. B. bei venöser Insuffizienz. Abflussstörungen im Becken
- Kyphose oder Hyperlordose der LWS: Druckveränderungen im Becken
- Lumbosakraler Übergang: z. B. bei Verspannung des Lig. sacrouterinum → Sakrumdysfunktion → Dysfunktion von L5–S1

15.4.3 Reflexzonen und Hinweiszeichen

(▶ Abb. 15.12)

Dermatom

Ovar

- **Anterior:** Th10, Th11
- **Posterior:** L1, L2, lumbosakraler Übergang

Tuba uterina und Uterus

- **Anterior:** Th11, Th12
- **Posterior:** Th11

Dermalgiereflexe nach Jarricot

Ovar

Anterior: in der Mitte der Linie zwischen SIAS und Symphysis pubica, Zone mit einem Durchmesser von ca. 4 cm.

Tuba uterina

Anterior: rechts und links von der Linie vom Bauchnabel zur Symphyse, kranial auf Höhe der Crista iliaca.

Uterus

Anterior: auf der Linie vom Bauchnabel zur Symphyse, im Dermatom von Th11.

Neurolymphatische Reflexe nach Chapman

Ovar

- **Anterior:** kaudal des Lig. pubicum, auf der ventralen Fläche des Os pubis
- **Posterior:** jeweils dicht am Proc. transversus für die
  - Extremitas uterina: zwischen IX. und X. Rippe
  - Extremitas tubaria: zwischen X. und XI. Rippe

Tuba uterina

- **Anterior:** zwischen Incisura ischiadica major und Acetabulum
- **Posterior:** zwischen SIPS und Proc. spinosus von L5

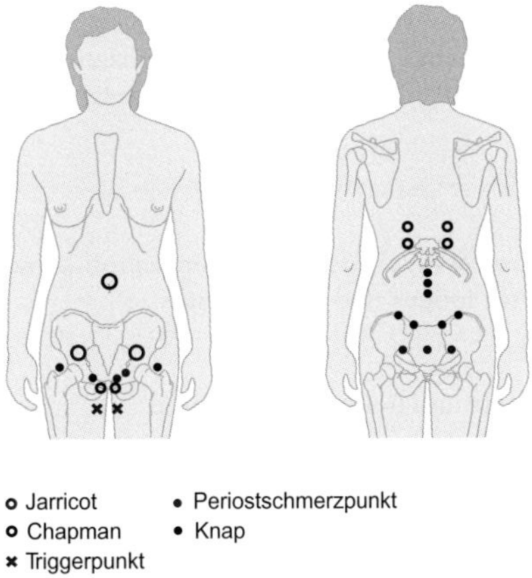

a

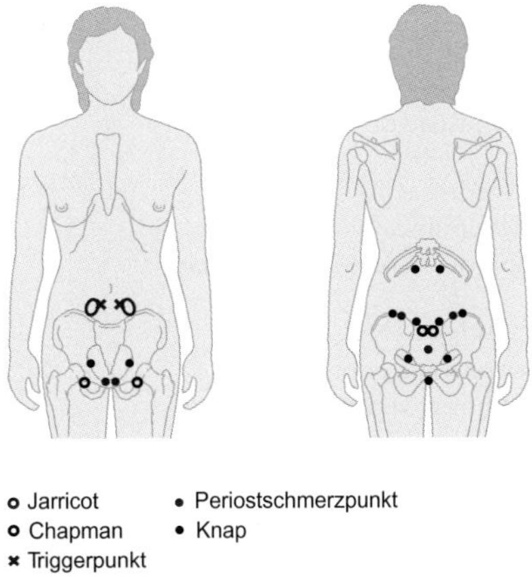

b

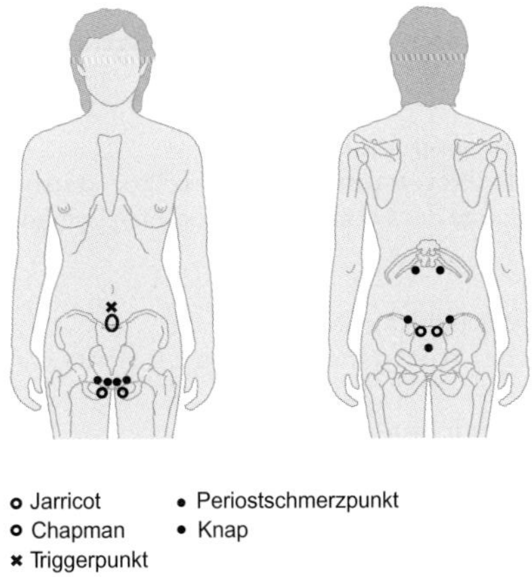

c

Abb. 15.12 Hinweiszeichen auf eine Dysfunktion. **a:** Ovar. **b:** Tuba uterina. **c:** Uterus. [L106]

Uterus

- **Anterior:** ventrale Fläche zwischen R. ossis pubis und Os ischii
- **Posterior:** zwischen SIPS und Proc. spinosus von L5

Triggerpunkte

Ovar

Auf Höhe des unteren Winkels des Trigonum femorale mediale (Scarpa-Dreieck), zwischen M. adductor longus und M. sartorius.

Tuba uterina

Dermatom Th11 rechts und links der Mittellinie.

Uterus

Dermatom Th11 beidseits der Mittellinie.

Periostschmerzpunkte

Ovar

- **Anterior:** R. superior ossis pubis
- **Posterior:** Proc. spinosus von S2, SIPS

Tuba uterina

- **Anterior:** Symphysis pubica
- **Posterior:** Proc. spinosus von S2, Crista iliaca

Uterus

- **Anterior:** R. superior ossis pubis
- **Posterior:** Proc. spinosus von S2

Knap-Punkte

Ovar

- **Anterior:** Os pubis rechts und links der Symphysis pubica, auf der anterioren Fläche des Trochanter major
- **Posterior:** Procc. spinosi von L1–L3, Proc. transversus von L5, Crista iliaca

Tuba uterina

- **Anterior:** Eminentia iliopubica
- **Posterior:** lateral des Proc. transversus von L1, Proc. transversus von L5, Crista iliaca, auf der Außenkante des Os sacrum im Foramen ischiadicum majus, Os coccygis

Uterus

- **Anterior:** Symphysis pubica
- **Posterior:** lateral des Proc. transversus von L1, Crista iliaca

Muskuläre Hinweiszeichen

Ovar und Tuba uterina

- Dysfunktion von
  - M. peroneus brevis, M. peroneus longus
  - M. tibialis anterior, M. tibialis posterior

  - Adduktorengruppe des Oberschenkels
  - Beckenbodenmuskulatur
  - M. erector spinae

Uterus

- Dysfunktion von
  - M. psoas (unterer Teil)
  - M. rectus abdominis (unterer Teil)
  - M. quadratus lumborum (Außenkante)
  - Adduktorengruppe des Oberschenkels
  - Beckenbodenmuskulatur
  - Pelvitrochanterischer Muskulatur

Vertebrale Hinweiszeichen

- Dysfunktion von Th12, L1
- Dysfunktion des lumbosakralen Übergangs
- Sakrumdysfunktion
- Kopfgelenke und Dura mater

15.4.4 Perkussion

Ovar, Tuba uterina und Uterus können nicht perkutiert werden.

15.4.5 Palpation

Die Patientin vor Durchführung aller internen Techniken über die Vorgehensweise aufklären, die Behandlung begründen und Zustimmung einholen. Dies sollte in schriftlicher Form erfolgen.

Palpation der Ovarien und Tuben

(▶ Abb. 15.13)

Patientin: in Rückenlage, Beine angestellt und etwas abduziert

Therapeut: stehend, rechts oder links neben der Patientin.

Handposition:

- Mit einem Zeigefinger sanft in die Vagina eindringen.
- Die andere Hand auf den lateralen Unterbauch legen, auf einer Verbindungslinie von der SIAS zur Symphyse, medial und leicht kranial vom Innenrand des M. psoas major, die Finger zeigen nach posterior.

Ausführung:

- Mit dem Zeigefinger in lateraler und dorsaler Richtung palpieren.
- Mit der Hand auf dem Bauch sanften Druck in Richtung Ovar nach dorsal ausüben.
- Dabei Ovar und Tuben zwischen beiden Händen tasten.

Bewertung: Auf Position, Form und Beweglichkeit achten.

- Normalbefund: Ohne Dysfunktion sind Ovarien und Tuben schwer zu tasten.
- Schmerzen bei der Palpation können auf eine Hypertrophie oder Fixierung des Ovars hinweisen, gespannte Tuben auf eine Uterusdysfunktion oder ligamentäre Störung.

15

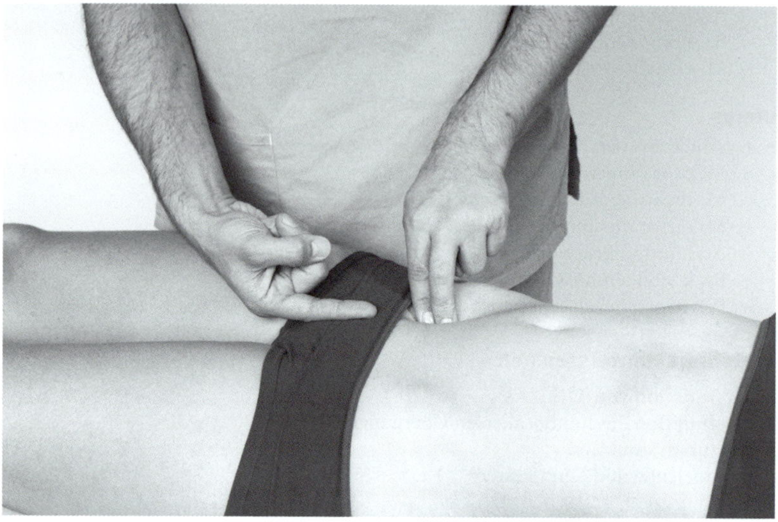

Abb. 15.13 Palpation der Ovarien und Tuben [K306]

Manchmal ist es möglich, die Ovarien nur durch die Bauchdecke zu palpieren, aber den besten Aufschluss über deren Zustand gibt die bimanuelle Palpation.

Palpation des Uterus

(▶ Abb. 15.14)

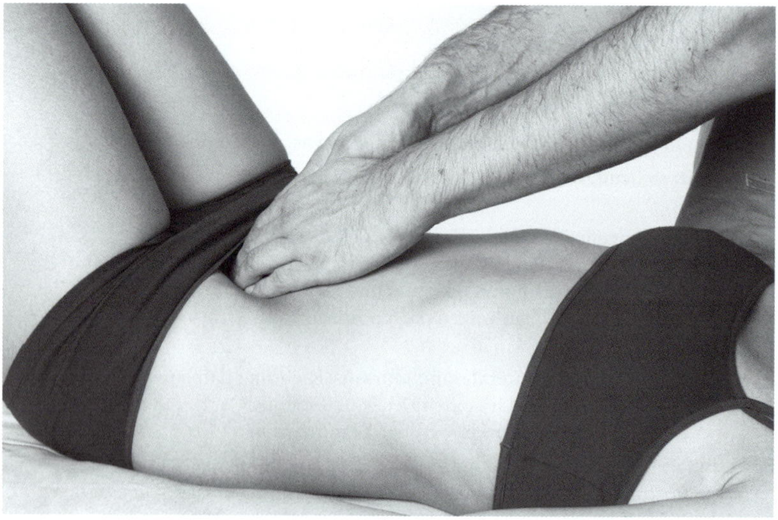

Abb. 15.14 Palpation des Uterus [K306]

Patientin: in Rückenlage, Beine angestellt (stärkere Hüftflexion erleichtert die Palpation; Beine der Patientin können auch angehoben werden, um die Hüftflexion zu vergrößern).

Therapeut: stehend, rechts oder links neben der Patientin.

Handposition: Finger einer oder beider Hände lateral des M. rectus abdominis auf den Unterbauch legen, unmittelbar kranial der Symphysis pubica und nach posterior gerichtet.

Ausführung:
- Mit den Fingern nach posterior und medial in die Tiefe tasten, um den kranialen Teil des Fundus uteri zu spüren.
- Zuerst tasten und dann die Gewebe mobilisieren, um festzustellen, ob eine Fixation vorhanden ist.

Bewertung: Auf Position, Form und Beweglichkeit achten.
- Normalbefund: Es besteht ein elastischer Widerstand.
- Kein Widerstand deutet auf eine Retroversio uteri hin.
- Schmerzhaftigkeit oder fester Widerstand kann auf eine Fixierung des Uterus hindeuten.

15.4.6 Motilität

Ovar, Tuba uterina und Uterus bewegen sich bei **Exspir** nach dorsal und kranial (▶Abb. 15.15).

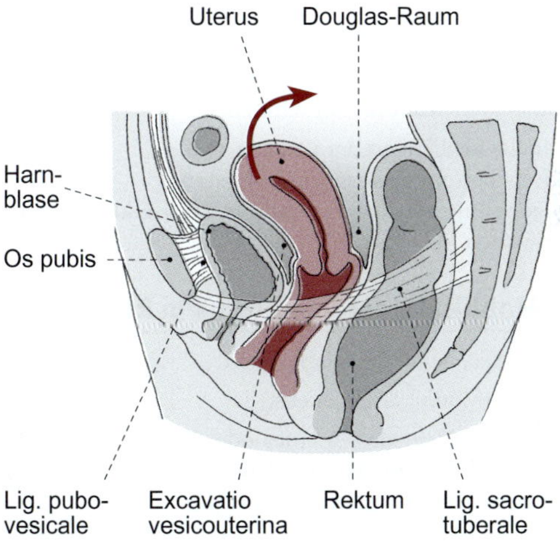

Abb. 15.15 Motilität des Uterus im Exspir (Sagittalebene) [L106]

Palpation: Palpation der Ovar-, Tuben- und Uterusmotilität

Patientin: in Rückenlage, beide Beine angestellt.

Therapeut: stehend, auf der linken oder rechten Seite der Patientin, auf Höhe des Beckens.

Handposition: Handballen einer Hand oberhalb der Symphyse auf den Unterbauch legen, die Finger sind dabei nach kranial gerichtet.

Bewertung: Amplitude, Kraft, Leichtigkeit und Symmetrie der Bewegungen beurteilen.
- Normalbefund: Die Organe bewegen sich im Exspir nach posterosuperior. Diese Bewegung ist aufgrund der räumlichen Enge eher minimal.
- Andere Bewegungsrichtungen oder eine verringerte Kraft und Amplitude können auf eine Dysfunktion der Organe hinweisen.

15.4.7 Mobilität

Mobilität nach Finet und Williame

Wurde von Finet und Williame nicht untersucht.

Mobilität nach Barral und Mercier

Bei der **Einatmung** kommt es zu folgenden Bewegungen des Uterus (▶ Abb. 15.15):
- Er bewegt sich nach kranioposterior.
- Die Schwerkraftwirkung neigt dazu, den Uterus nach kaudal zu drücken.
- Positionsänderungen durch andere Organe:
  - Eine volle Harnblase drückt den Uterus nach dorsal.
  - Ein volles Rektum drückt den Uterus nach ventral.

Palpation: Palpation der Ovar-, Tuben- und Uterusmobilität

Patientin: in Rückenlage, beide Beine angestellt.

Therapeut: stehend, auf Höhe des Beckens.

Handposition: Eine Hand quer auf den Bauch, knapp oberhalb der Symphyse, legen und mit dem Fundus uteri Kontakt aufnehmen.

Bewertung: Auf die Beweglichkeit der Organe achten.
- Normalbefund: Es besteht elastischer Widerstand.
- Widerstand oder Schmerzen können auf eine Dysfunktion des Uterus und/oder der Adnexe hinweisen.

15.4.8 Tests: Mobilitätstest des Uterus in Rückenlage

Patientin: in Rückenlage, beide Beine angestellt.

Therapeut: stehend, auf Höhe des Beckens.

Handposition: Mit den Fingerspitzen einer oder beider Hände oberhalb der Symphyse sanft in den Bauch eindringen, den Dünndarm zur Seite schieben und etwas lateral mit dem Fundus uteri Kontakt aufnehmen.

Ausführung: Den Fundus uteri nach lateral und dorsal mobilisieren.

Bewertung: Elastizität und Beweglichkeit des Gewebes beurteilen.
- Normalbefund: Es besteht elastischer Widerstand.
- Widerstand oder Schmerzen können auf eine Dysfunktion des Uterus und/oder der Adnexe hinweisen.

15.5 Behandlung der Dysfunktionen

Torsten Liem (▶ 15.5.10, ▶ 15.5.11), Michel Puylaert (▶ 15.5.1 bis ▶ 15.5.9)

- Bei Schwangerschaft oder liegendem Intrauterinpessar darf nicht behandelt werden.
- Die Patientin vor Durchführung aller internen Techniken über die Vorgehensweise aufklären, die Behandlung begründen und Zustimmung einholen. Dies sollte in schriftlicher Form erfolgen.
- Die Behandlung konzentriert sich nur auf die Mobilität und die Motilität der Organe. Die Position ist nicht ausschlaggebend. Durch eine Uterusmanipulation werden Ovarien und Tuben automatisch mit beeinflusst.

15.5.1 Allgemeine Entspannungstechnik des Uterus

(▶ Abb. 15.16)

Indikation: gestörte arterielle Versorgung, gestörte venöse oder lymphatische Drai-

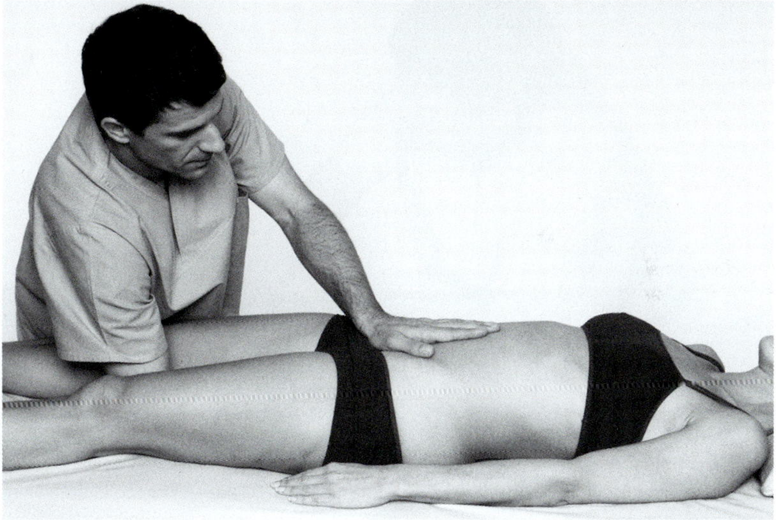

Abb. 15.16 Allgemeine Entspannungstechnik des Uterus (Variation 1) [K306]

nage, Mobilitätsverlust des Uterus.

Variation 1

Patientin: in Rückenlage.

Therapeut: stehend, auf Höhe der Knie.

Variation 2

Patientin: in Seitenlage, Kissen unter dem Kopf und eventuell zwischen den Knien.

Therapeut: stehend, hinter der Patientin, auf Höhe der Knie.

Handposition:

- Eine Hand flach auf den Bauch legen, die Handwurzel am Os pubis, die Finger nach kranial gerichtet.
- Die andere Hand unter das Os sacrum legen, die Finger sind dabei nach kranial gerichtet.

Ausführung:

- Mit der ventralen Hand zuerst Druck nach dorsal, dann nach kranial ausüben.
- Die dorsale Hand nach ventral und kaudal bewegen.
- Dehnung der Gewebe, bis sie sich nicht weiter dehnen lassen.
- Um die Wirkung der Mobilisation zu erhöhen, kann der Kopfteil um 30° nach unten gekippt werden.

15.5.2 Allgemeine Entspannungstechnik für Ovarien und Tuben

(▶Abb. 15.17)

Indikation: Förderung der Trophik, Entspannung der Tuba uterina.

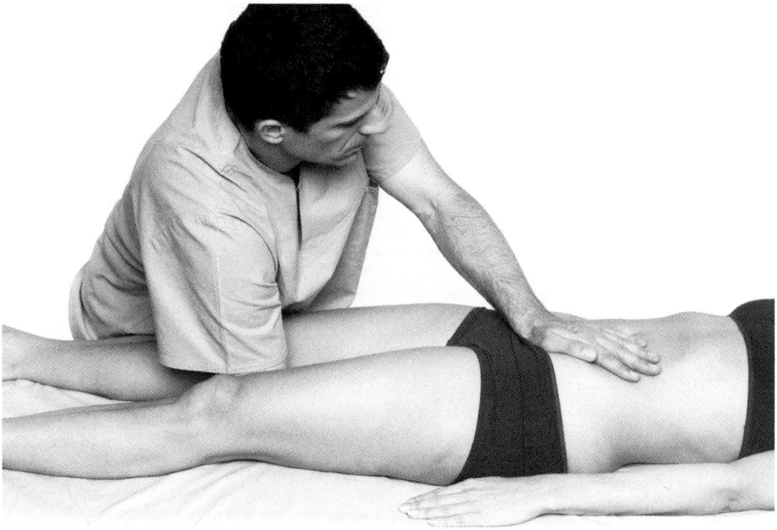

Abb. 15.17 Allgemeine Entspannungstechnik für Ovarien und Tuben [K306]

Patientin: in Rückenlage, Beine angestellt.

Therapeut: stehend, auf der Seite des Patienten.

Handposition:

- Eine Hand rechts oder links der Medianlinie auf die Verbindungslinie zwischen beiden SIAS.
- Die andere Hand unter das Os sacrum legen.

Ausführung:

- Bei der Einatmung die ventrale Hand nach kranial und lateral, die dorsale Hand nach kaudal und ventral bewegen.
- Technik beenden, wenn bei der Einatmung deutlich ein elastischer Widerstand spürbar ist.

15.5.3 Heben des Uterus

(▶ Abb. 15.18)

Indikation: Ptose, Mobilitätsverlust, Zirkulationsprobleme (z.B. gestörter venöser Rückfluss) im Bereich des Beckens und der unteren Extremitäten.

Patientin: sitzend, leicht nach vorne gebeugt, an den Therapeuten gelehnt.

Therapeut: stehend, hinter der Patientin, linkes Knie auf der Bank.

Handposition:
- Mit den Armen den Thorax der Patientin umfassen.
- Mit den Fingerspitzen kraniodorsal der Symphyse und lateral des M. rectus abdominis Kontakt zum Fundus uteri aufnehmen.

Ausführung:
- Phase 1: bis zu 10-mal rhythmische Bewegungen nach dorsokranial ausführen, bis elastischer Widerstand fühlbar ist.
- Phase 2: Uterus und Harnblase durch Zug nach kraniodorsal anheben (normal: ca. 3 cm) und die Patientin in Extension bringen, ohne mit dem Zug nachzulassen; dadurch wird der Uterus hochgehoben und das kleine Becken entlastet.

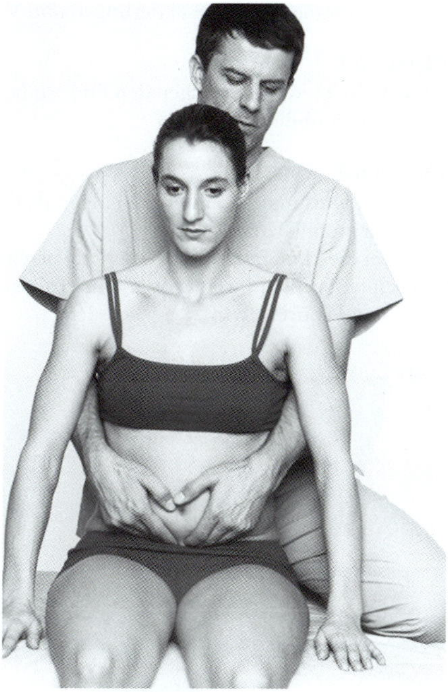

Abb. 15.18 Heben des Uterus [K306]

Jede Phase ist eine Behandlung für sich und kann auch alleine ausgeführt werden.

15.5.4 Bimanuelle Mobilisationstechnik des Uterus

(▶ Abb. 15.19)

Indikation: Mobilitätsverlust der Uterus, Verklebungen.

Patientin: in Rückenlage, Beine angestellt und etwas abduziert.

Therapeut: stehend, rechts oder links der Patientin.

Handposition:

- Langsam und vorsichtig einen Zeigefinger in kraniodorsaler Richtung in die Vagina einführen, bis er an die Cervix uteri stößt.
- Mit den Fingerspitzen der anderen Hand oberhalb der Symphyse durch die Bauchdecke Kontakt zum Fundus uteri aufnehmen.
- Beide Hände berühren sich dabei fast.

Ausführung:
- Zuerst auf Spannungen und Fixierungen achten: Die Hand auf dem Bauch mobilisiert dazu den Fundus uteri in verschiedene Richtungen, während der Finger in der Vagina mögliche Fixierungen und Verspannungen ertastet.

Variation 1

Verspannte Gewebe zwischen den Fingern beider Hände bis zur Entspannung massieren und mobilisieren.

Variation 2

- Cervix uteri mit dem internen Finger als Festpunkt halten und den Uterus von außen mobilisieren.
- Dabei die Hand am Fundus uteri in verschiedene Richtungen bewegen.
- Technik beenden, wenn sowohl intern als auch extern ein weich-elastischer Widerstand spürbar wird.

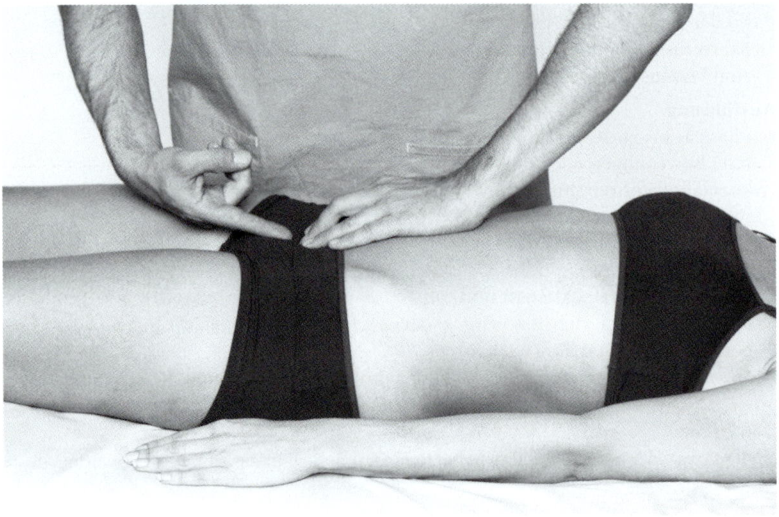

Abb. 15.19 Bimanuelle Mobilisationstechnik des Uterus [K306]

15.5.5 Dehnung der Tuba uterina

(▶ Abb. 15.20)

Indikation: gestörte arterielle Versorgung, gestörte venöse oder lymphatische Drainage, Mobilitätsverlust oder Verklebungen der Tuba uterina.

Patientin: in Rückenlage, Beine angestellt.

Therapeut: stehend, auf Höhe des Beckens.

Handposition:

- Mit den Fingern einer Hand den Fundus uteri oberhalb der Symphyse und lateral des M. rectus abdominis durch die Bauchdecke greifen.
- Mit den Fingerspitzen der anderen Hand auf der Linie SIAS-Symphysis pubica am Tuberculum pubicum medial und leicht kranial vom medialen Rand des M. psoas das Ovar stabilisieren bzw. halten.

Ausführung:

- Mit der Hand am Ovar eine leichte Traktion nach lateral bei gleichzeitiger Vibration ausüben.
- Mit der anderen Hand dabei den Fundus uteri fixieren.
- Solange ausführen, bis eine deutliche Entspannung fühlbar ist.

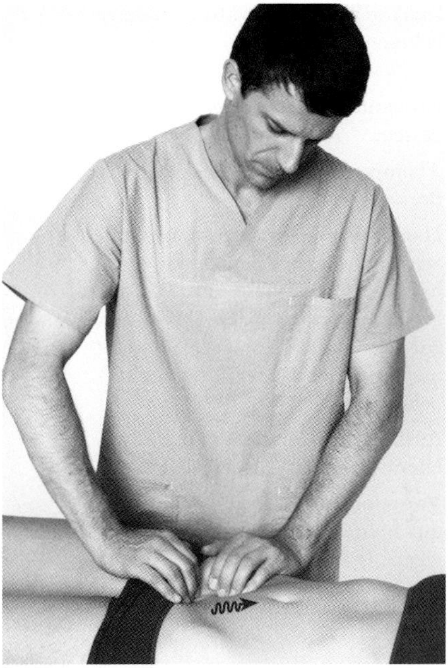

Abb. 15.20 Dehnung der Tuba uterina [K306]

15.5.6 Mobilisation des Lig. latum uteri

(▶ Abb. 15.21)

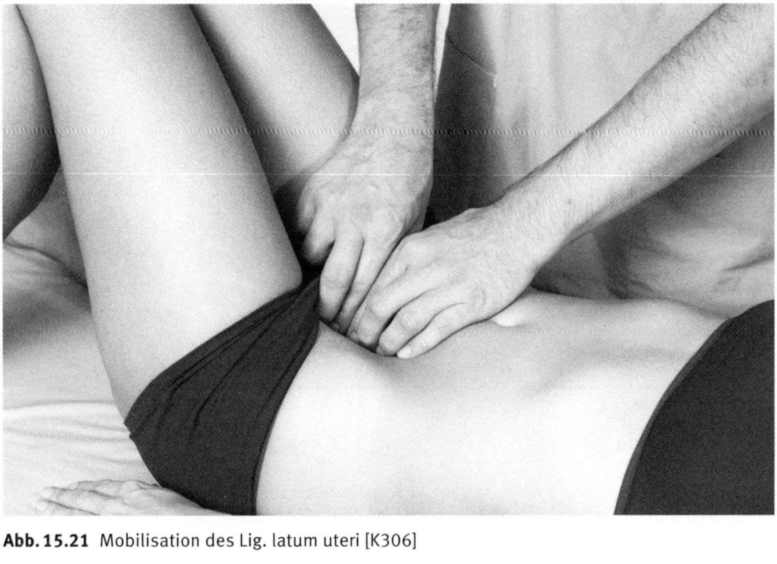

Abb. 15.21 Mobilisation des Lig. latum uteri [K306]

Indikation: zyklusabhängige Schmerzen, Dyspareunie, prämenstruelles Syndrom.

Patientin: in Rückenlage, Beine angestellt.

Therapeut: stehend, auf Höhe des Beckens.

Handposition: Mit den Fingerspitzen einer oder beider Hände oberhalb der Symphyse sanft in den Bauch eindringen, den Dünndarm zur Seite schieben und etwas lateral mit dem Fundus uteri Kontakt aufnehmen.

Ausführung: Den Fundus uteri nach lateral und dorsal mobilisieren.

Variation – Ausführung: Den Fundus uteri halten und die Beine bewegen (▶ Abb. 15.22).

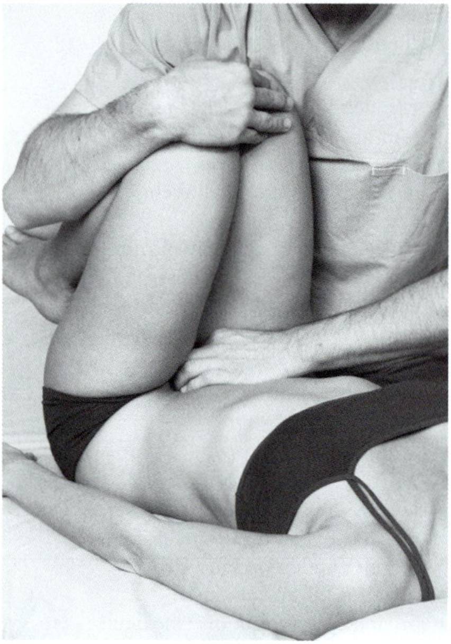

Abb. 15.22 Mobilisation des Lig. latum uteri uteri (Variation) [K306]

15.5.7 Induktion des Uterus

(▶ Abb. 15.23)

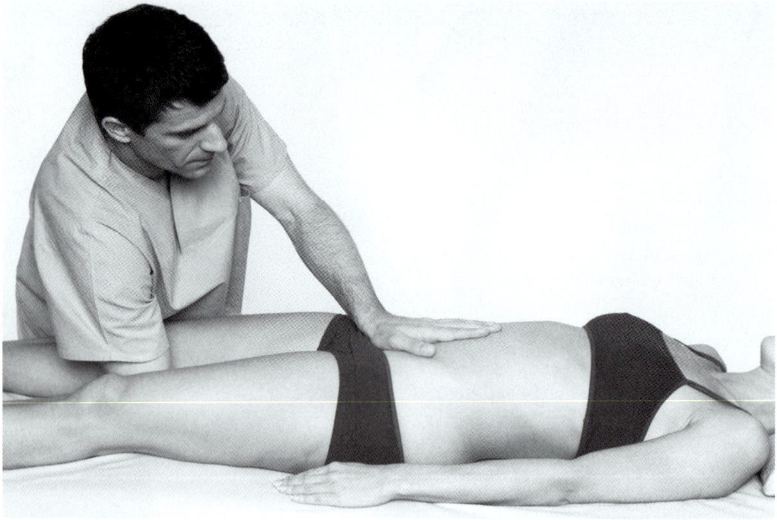

Abb. 15.23 Induktion des Uterus [K306]

Indikation: Entspannung der sakrouterinen Bänder.

Patientin: in Rückenlage, Beine angestellt.

Therapeut: stehend, auf der Seite des Patienten.

Handposition:
- Den Handballen einer Hand knapp oberhalb der Symphyse auf den Bauch legen, die Finger sind dabei nach kranial gerichtet.
- Die andere Hand unter das Os sacrum legen, die Finger sind nach kranial gerichtet.

Ausführung:
- Die obere Hand nach posterosuperior drücken, dabei die untere Hand nach anteroinferior ziehen.
- Entweder kurze und schnelle Bewegungen oder eine rhythmisch dehnende Bewegung ausführen, bis eine Entspannung der Gewebe spürbar wird.

- Barral schlägt eine Mischung zwischen direkter und indirekter Technik vor, d. h. mehr Druck als bei einer klassischen Motilitätstechnik, aber weniger als bei einer direkten Technik anzuwenden.
- Dabei dürfen keine Schmerzen und keine Abwehrspannung auftreten.

15.5.8 Mobilisation der Excavatio vesicouterina

(▶ Abb. 15.24)

Indikation: Mobilitätsverlust, Zirkulationsprobleme, fixierte Anteversion oder Anteflexion.

Patientin: in Rückenlage, beide Beine angestellt.

Therapeut: stehend, auf der rechten Seite der Patientin, auf Höhe des Beckens.

Handposition:
- Beide Handrücken gegeneinander legen, die Finger sind nach posterior gerichtet.
- Mit der rechten Hand Kontakt mit der Harnblase aufnehmen.
- Mit der linken Hand Kontakt zum Uterus herstellen.

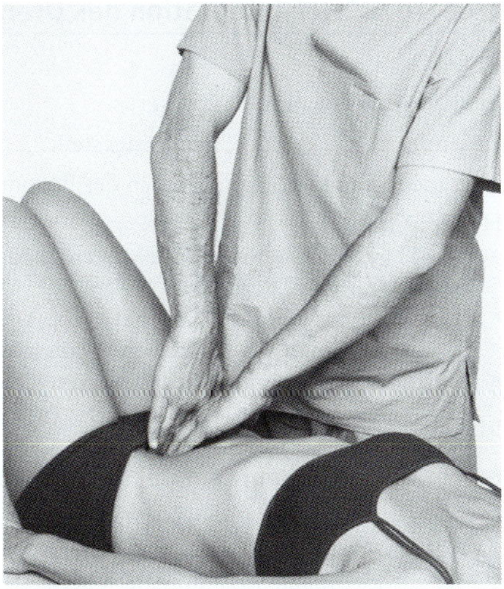

Abb. 15.24 Mobilisation der Excavatio vesicouterina [K306]

Ausführung:
- Phase 1:
  - Sanften Druck nach posterior geben, bis die Gewebe nachlassen.
  - Sobald die Finger zwischen Uterus und Blase gleiten, die Richtung ändern und den Druck nach postero-inferior zum After ausüben.
- Phase 2: Sanft vibrieren oder die Harnblase mit der rechten Hand halten und den Uterus leicht in alle Richtungen mobilisieren.

15

- Diese Technik kann auf die gleiche Art auch an der Excavatio rectouterina oder der Excavatio rectovesicalis durchgeführt werden.
- Es dürfen keine Schmerzen oder Abwehrspannung auftreten.

15.5.9 Mobilisation des Iliosakralgelenks (ISG) und Uterus

Indikation: bei Beckentorsion, trophischen Störungen, Uterus-, Blasen-, Prostata-, Rektumdysfunktionen.

Patientin: in Seitenlage, Knie flektiert.

Therapeut: stehend, auf Höhe des Beckens.

Handposition:
- Daumen und Zeigefinger einer Hand liegen posterior am ISG entlang, der Daumen zeigt nach kaudal und der Zeigefinger nach kranial.
- Der Handballen der anderen Hand liegt unmittelbar oberhalb der Symphysis pubica auf dem Bauch, die Finger sind dabei nach kranial gerichtet.

Ausführung:
- Beide Hände zueinander drücken.
- Gewebe in die leichtere Richtung bewegen und die Entspannung abwarten.

15.5.10 BEFNT-Integration des Uterus

(▶ 2.4.2)

Indikation: Dysfunktion des Uterus.

Patientin: in Rückenlage, Beine angestellt.

Therapeut: stehend, seitlich neben der Patientin, auf Höhe der Knie.

Handposition:
- Eine Hand flach auf den Bauch legen, die Handwurzel am Os pubis, die Finger sind nach kranial gerichtet.
- Hand nach posterior und medial in die Tiefe einsinken lassen und den Uterus (v. a. den kranialen Teil des Fundus uteri) sanft in die Hand kommen lassen.
- Die andere Hand unter das Os sacrum legen, die Finger sind dabei nach kranial gerichtet.

Point of balanced entodermal tension (PBET)

- Resistenz der entodermalen Struktur auf sanften Druck hin testen und die Dichte der Struktur bewerten.
- Der entodermalen Spannung der Uteruswand in die Position bzw. in die Form folgen, in der sie am besten ausgeglichen ist (→ PBET).
- Die embryonalen Kraftvektoren berücksichtigen.

Neuronale Inhibition

- Die linke Hand auf verschiedene Ebenen des Rückens legen, die rechte Hand im Bereich des Uterus liegen lassen.

- Falls es einen Bereich am Rücken gibt, in dem sich der Uterus unter der Hand entspannt bzw. sich seine Bewegungseinschränkung verbessert, die Hand dort liegen lassen: In der Regel auf Höhe von Th10–L3 (sympathische Innervation), S2–S4 (parasympathische Innervation) oder ventral auf der Vorderseite des Os sacrum (Plexus hypogastricus inferior).
- Durch sanften konstanten Druck eine Inhibition im jeweiligen Bereich ausführen.

Point of balanced fascial tension (PBFT)

- Fasziale Beweglichkeit passiv oder aktiv atemsynchron oder aktiv unabhängig zur Atemaktivität testen.
- Spannungsgleichgewicht der faszialen Strukturen des Uterus einstellen: Versuchen, den therapeutisch induzierten Gleichgewichtszustand der viszerofaszialen Spannungen zu erreichen, indem diese gleichmäßig in allen Richtungen ausgeglichen sind.
- In der Regel wird der Uterus in die Position begleitet, in die er sich leicht bewegen lässt.
- Um die unterschiedlichen Spannungsmuster der Aufhängungen (und faszialen Gleitflächen) des Uterus zu kopieren, die Krafteinwirkung der Hände an sie anpassen bzw. ihnen angleichen.
  - Über die Fixationen: von Corpus und Cervix uteri zur lateralen Bauchwand (Lig. latum uteri), vom seitlichen oberen Rand des Uterus zur seitlichen Beckenwand und durch den Leistenkanal zu den Labia majora (Lig. teres uteri), von der Zervix nach posterior zum Os sacrum (Lig. sacrouterina), von der Zervix zur lateralen Beckenwand (Lig. cardinale), nach anterior zum Os pubis (Lig. pubovesicale), nach posterior zum Os sacrum (M. rectouterinus), nach inferior zum Beckenboden, nach lateral zur A. uterina (im Lig. cardinale).
  - Über die Gleitflächen: zum Peritoneum (Facies vesicalis, Facies intestinalis) und zur Vagina (direkt) sowie indirekt nach superior und anterior zum Dünndarm, nach posterosuperior zum Colon sigmoideum, nach posterior zum Rektum, nach anterior zur Blase, seitlich anterior zum Ureter.
- Dazu ggf. eine Hand z. B. auf den Dünndarm oder die Blase legen.
- Einstellung eines PBFT (evtl. mit leichter Kompression): → minimale Bewegungen im faszial-ligamentären viskoelastischen Umfeld des Uterus treten auf → ein neues Gleichgewicht etabliert sich → eine physiologischere Bewegungsamplitude wird palpierbar, evtl. entsteht ein Stillpunkt. Danach den Uterus in die Ausgangslage zurückbringen.

Anschließend können Techniken wie **balanced dynamic tension** und **balanced fluid tension** (BDT, BFT) angewendet werden. Weder bei der Untersuchung noch bei der Behandlung bis an die Bewegungsgrenzen gehen.

15.5.11 BEFNT-Integration von Ovar und Tuba uterina

(▶ 2.4.2)

Indikation: Dysfunktion von Ovar oder Tuba uterina.

Patientin: in Rückenlage, Beine angestellt und etwas abduziert.

Therapeut: stehend, seitlich der Patientin.

Handposition:

- Mit einem Zeigefinger sanft in die Vagina eindringen (lateral und dorsal in Richtung Ovar palpieren).

- Die andere Hand auf den lateralen Unterbauch legen, auf der Verbindungslinie zwischen SIAS und Symphyse, medial und leicht kranial vom medialen Rand des M. psoas. Die Finger zeigen nach posterior, sodass Ovar und Tuba uterina zwischen beiden Händen palpiert werden.
- Alternativ versuchen, Ovar und Tuben zu palpieren, indem eine Hand rechts oder links der Medianlinie auf die Verbindungslinie zwischen beiden SIAS gelegt wird.

Zur **PBET, Neuronale Inhibition, PBFT, BDT, BFT** (▶ 14.5.9).

15.5.12 Behandlung der Arterien des Uterus und der Ovarien

Michel Puylaert

A. uterina

(▶ Abb. 15.25)

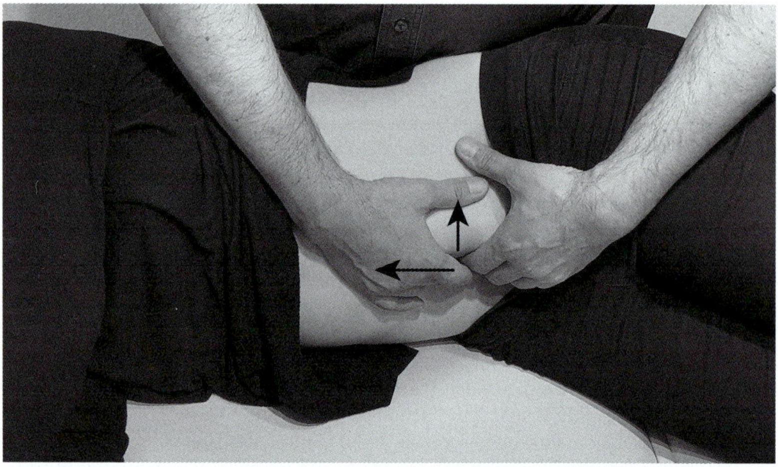

Abb. 15.25 Behandlung der A. uterina [K339]

Indikationen: prämenstruelles Syndrom, Uterussenkung, Stauung in den unteren Extremitäten.

Patientin: in rechter Seitenlage für die rechte A. uterina, in linker Seitenlage für die linke A. uterina.

Therapeut: stehend, hinter der Patientin.

Handposition: Die Finger beider Hände greifen lateral der Mittellinie zur homolateralen Wand des Uterus bzw. zur Harnblase/bzw. zum Uterus. Die Richtung ist nach posterior und kaudal, superior der Symphysa pubica.

Ausführung: Zug nach kranial und anschließend nach medial ausüben. Die Stellung 20 Sekunden halten oder rhythmisch mobilisieren.

Arterien der Ovarien

Zur Behandlung der A. abdominalis (▶ 17.5.11) und der A. iliaca interna (▶ 14.5.13).

15

16 Prostata

Therapeut auf den Fotos: Michel Puylaert

16.1 Embryologie

Herwig Hahn von Dorsche

Für die Entwicklung des **Ductus deferens** ist der **Wolff-Gang** (Urnierengang) von Bedeutung, der von der Urniere in die Kloake führt. Er entsteht teils aus der Vorniere und teils aus der Urniere und ist bereits am 26. Tag voll ausgebildet (▶ Abb. 15.2).

Zur Ausbildung des Ductus deferens beim männlichen Geschlecht müssen im fetalen Hoden die Leydig-Zellen mit der Bildung der Androgene (Testosteron) und die Sertoli-Zellen mit der des Anti-Müller-Hormons (Müllerian Regression Factor, MRF) begonnen haben, das die Ausbildung des Müller-Gangs, der für das weibliche Geschlecht von Bedeutung ist (▶ 14.1), unterdrückt.

In der 12.–13. Woche bildet sich aus dem Wolff-Gang der Hoden, und in der 20. Woche sind Verbindungen zwischen Hoden und Nebenhoden hergestellt. Im 4.–5. Monat folgt die Glandula vesiculosa.

Die **Prostata** ist aufgrund ihrer Lage unter der Harnblase und um die Urethra herum ein Abkömmling des Sinus urogenitalis. In der frühen Fetalperiode (ca. in der 12. Woche) entsteht sie an der Einmündung des Wolff-Gangs in den Sinus urogenitalis aus **Knospen,** die **aus der Urethra** hervorgehen (▶ Abb. 16.1). Die Entwicklung der Prostata im engeren Sinne beginnt mit der Aussprossung zahlreicher Drüsengänge (ca. in der 14. Woche). Dieser Vorgang wird durch das zellreiche Gewebe der unmittelbaren Umgebung veranlasst, das später als sog. M. prostaticus zum Bindegewebe und der glatten Muskulatur in der Prostata wird.

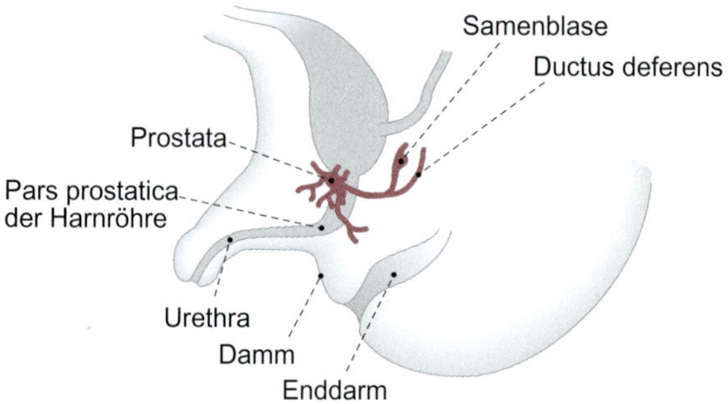

Abb. 16.1 Entwicklung der Prostata. Sie entsteht aus Knospen, die aus der Urethra hervorgehen, an der Einmündung des Wolff-Gangs in den Sinus urogenitalis. [L106]

16.2 Anatomie

Michel Puylaert

16.2.1 Funktion

- Produktion und Speicherung eines dünnflüssigen, trüben, sauren (pH 6,45) Sekrets, das u. a. Zitronensäure und hydrolytische Enzyme enthält.
- Abgabe dieses Sekrets bei der Ejakulation fördert die Bewegungsfähigkeit der Spermien.

16.2.2 Aufbau

Die Prostata hat ungefähr die Form und Größe einer **Kastanie** und ist von anterior nach posterior abgeflacht (▶ Abb. 16.2). Sie wiegt 20–25 g, ist 3,2–4,2 cm lang, 3,5–5 cm breit und 1,7–2,3 cm dick. Sie besteht aus **30–50 Einzeldrüsen,** die durch Bindegewebe und glatte Muskulatur verbunden sind und über die Ausführungsgänge, **Ductuli prostatici,** in die Urethra münden. Sie wird von einer festen bindegewebigen Organkapsel, **Capsula prostatica,** umgeben. Diese liegt unter der **Fascia prostatica,** die aus der viszeralen Beckenfaszie hervorgeht. Man unterscheidet zwischen der

- **Basis prostatae,** die der Harnblase zugewandt ist und den Abgang der Urethra umgreift, und dem
- **Apex prostatae,** der dem Diaphragma urogenitale zugewandt und leicht kegelförmig ist.

Die Prostata wird anatomisch unterteilt in:

- **Lobus dexter:** rechts der Urethra
- **Lobus sinister:** links der Urethra
- **Lobus medius** (= **Isthmus prostatae**) zwischen Urethra und den beiden Ductus ejaculatorii

Die Begrenzung der Seitenlappen (Lobus dexter und sinister) ist unscharf. Es gibt nur an der posterioren Seite eine mittlere Rinne. Klinisch wird die Prostata nach pathologischen und topografischen Gesichtspunkten in folgende 3 konzentrische Zonen eingeteilt:

- **Periurethrale Mantelzone:** unmittelbar um die Urethra
- **Innenzone** (Transitionalzone, Übergangszone, zentrale Zone) die in etwa dem Lobus medius entspricht und die periurethrale Mantelzone umschließt
- **Periphere Zone:** die den Seitenlappen entspricht und an die anatomische Kapsel angrenzt

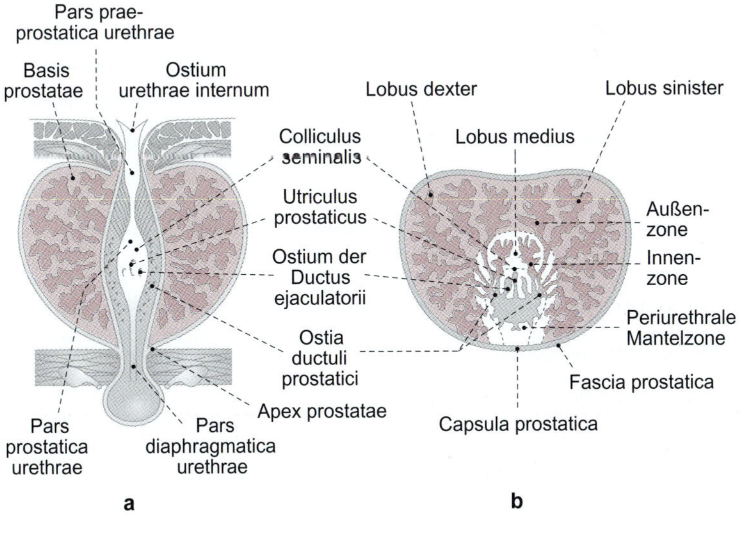

Abb. 16.2 Aufbau der Prostata. **a:** Frontalschnitt. **b:** Transversalschnitt. [L106]

16.2.3 Topografische Anatomie

Lage

(▶ Abb. 16.3)

- Die Prostata liegt **extraperitoneal** im subperitonealen Raum zwischen Diaphragma urogenitale und Harnblase und umgibt die Urethra.
- Ihre anteriore Fläche steht vertikal.
- Ihre posteriore Fläche liegt schräg anterokaudal unmittelbar unterhalb der Kohlrausch-Falte (Plica transversalis) und ist ca. 3–4 cm vom After entfernt durch die Fascia rectoprostatica (Denonvillier-Faszie) vom Rektum getrennt.

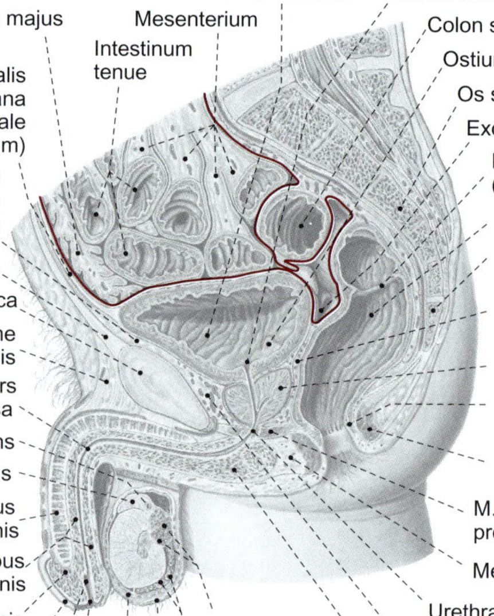

Abb. 16.3 Lage und Nachbarschaftsbeziehungen der Prostata (Medianschnitt) [S007-0-24]

Nachbarschaftsbeziehungen

(▶ Abb. 16.3, ▶ Abb. 14.5)

- **Kranial:** Fundus vesicae
- **Ventral:** ca. 2 cm hinter Os pubis, Lig. puboprostaticum, Santorini-Plexus
- **Dorsal:** über Fascia rectoprostatica ans Rektum angrenzend
- **Kaudal:** Fascia diaphragmatis urogenitalis superior
- **Lateral:** Levatorschenkel
- Umschließt Urethra

16

Fixationen

(▶Abb. 16.3)

Die Prostata ist grundsätzlich stabil im Beckenbindegewebe fixiert.

- **Lig. puboprostaticum:** von Prostata zur Symphyse
- **Lig. rectoprostaticum:** von Prostata zum Rektum
- **Lamina sacro-recto-genito-vesico-pubica:** Bindegewebezüge des Subperitonealraums, die Os pubis und Os sacrum verbinden und alle Organe verankern, die dazwischen liegen

Gleitflächen

- **Direkte Gleitflächen:** Blase, Lamina sacro-recto-genito-vesico-pubica, Denonvilier-Faszie
- **Indirekte Gleitflächen:** Rektum, M. levator ani

16.2.4 Gefäßversorgung, Lymphwege, Innervation

Arterien

Prostataarterien sind die **Rr. prostatici** der **A. vesicalis inferior,** die aus der A. iliaca interna entspringt (▶Abb. 16.4).

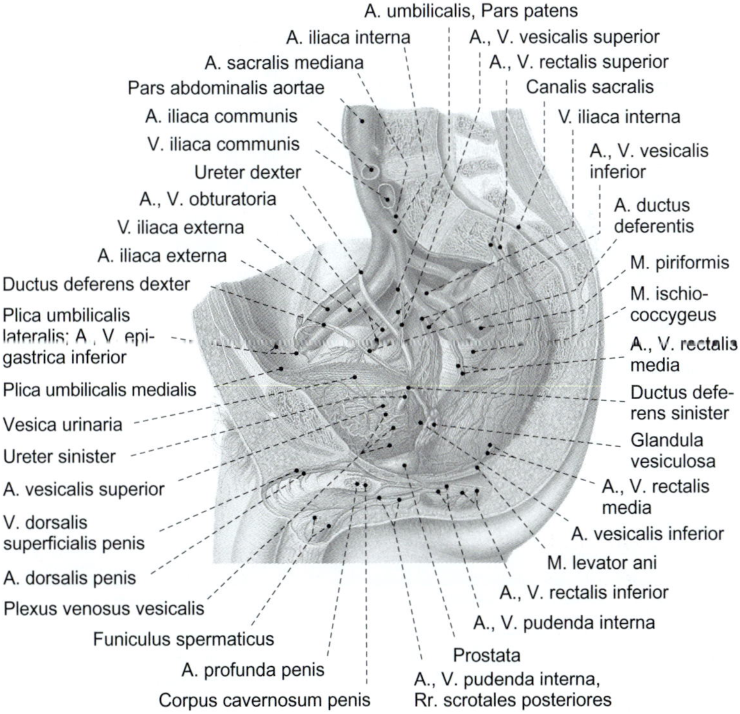

Abb. 16.4 Arterielle Versorgung und venöser Abfluss der Prostata [S007-0-24]

Venen

Die Venen bilden den **Plexus venosus prostaticus** (**Santorini-Plexus**), der hufeisenförmig zwischen Fascia prostatica und Capsula prostatica liegt und mit dem Plexus venosus vesicalis (▶ Abb. 16.4) anastomosiert → Vv. vesicales → V. iliaca interna → V. iliaca communis → V. cava inferior.

Lymphwege

(▶ Abb. 16.5)

Der Lymphabfluss erfolgt zu den regionalen **Nll. iliaci externi** und **Nll. iliaci interni** → Nll. iliaci communes → Trunci lymphatici lumbales → Cisterna chyli → Ductus thoracicus.

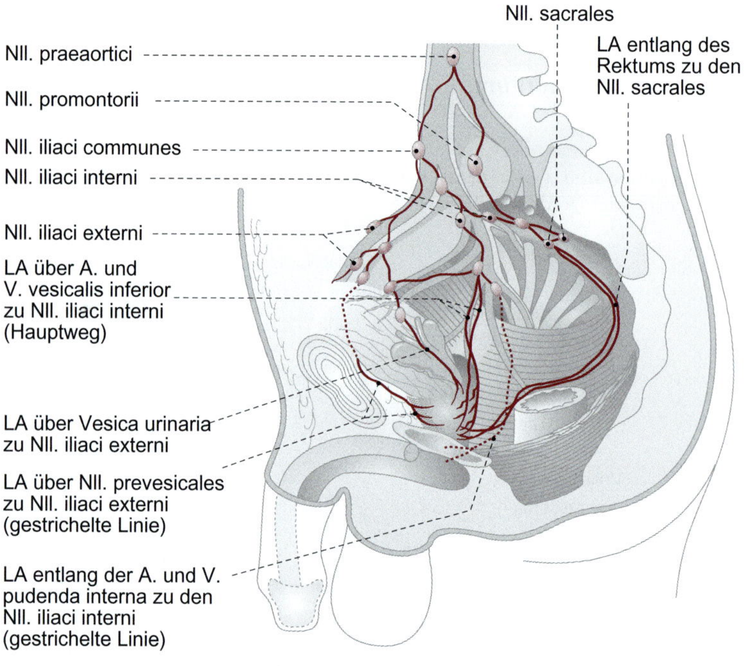

Abb. 16.5 Lymphwege und Lymphknoten der Prostata. LA = Lymphabfluss [L106]

Innervation

(▶ Tab. 16.1)

Tab. 16.1 Innervation der Prostata

Innervation	Segment, Kerngebiete	Verlauf	Umschaltung
Sympathisch	L1–L3 →	→ Grenzstrang (Truncus sympathicus) → Nn. splanchnici lumbales	Plexus prostaticus (Ausläufer des Plexus hypogastricus inferior)
Parasympathisch	S2–S4	→ Nn. splanchnici pelvici	Plexus prostaticus

16

16.3 Dysfunktionen

Michel Puylaert

16.3.1 Ursachen

Parietale Dysfunktionen

- LWS, v. a. L1–L3
- Os sacrum
- Os pubis
- Os ilium (oft Outflare)

Viszerale Dysfunktionen

Alle Organe in der Umgebung der Prostata können über Gleitflächen, ligamentäre und fasziale Verbindungen die Beweglichkeit einschränken: Diaphragma urogenitale, Rektum, Blase.

Ligamente

- Lamina sacro-recto-genito-vesico-pubica
- Lig. puboprostaticum

Nervale Störungen

- Sympathikus auf Höhe L1–L3
- Parasympathikus auf Höhe S2–S4

Vaskuläre Störungen

- Venöse Stauung im Plexus venosus prostaticus

Endokrine Störungen

Durch eine Verschiebung im Hormonhaushalt (ab 40. Lebensjahr) kommt es oft zu einer benignen Prostatahyperplasie (BPH), besonders im zentralen Drüsenanteil.

Psyche

Psychische Reize werden über die Lumbal- und Sakralregion des Rückenmarks vermittelt → Reizung des Sympathikus im lumbalen Bereich → Kontraktion der glatten Muskulatur der akzessorischen Geschlechtsdrüsen (u. a. der Prostata).

16.3.2 Kompensationsmechanismen

Ein Großteil der genannten Kompensationsmechanismen ist rein hypothetisch und bedarf weiterer Untersuchungen.

- Hochstellung des Zwerchfells
- Versuch einer Spannungsänderung durch Zug am Mesenterium und an der Radix des Dünndarms

- Spannungsänderung der Lamina sacro-recto-genito-vesico-pubica → optimale Kompensation jedes Organs
- Kompensation der viszeralen Kette Leber, Lig. teres uteri, Nabel, Urachus durch Spannungserhöhung
- Skoliose, Anteversion oder Torsion des Beckens, Lordose
- Kompensation des Os sacrum hat möglicherweise Rückwirkung auf Dura mater und Schädel

16.3.3 Folgen

- Dysfunktion des Os sacrum und der LWS
- Abnorme Spannung von
  - Beckenboden
  - Symphysis pubica
  - Blasengegend (z. B. Urethra)

16.3.4 Differenzialdiagnosen

- Prostatitis
- Prostataabszess
- Prostataadenom (benigne Prostatahyperplasie, BPH)
- Prostatakarzinom

16.4 Diagnostik der Dysfunktionen

Michel Puylaert

16.4.1 Symptome

- Häufiger Harndrang
- Zu geringer Druck beim Wasserlassen
- Gestörtes Wohlbefinden, Schlappheitsgefühl
- Schmerzen im Unterbauch
- Nachlassendes Sexualleben

16.4.2 Inspektion

Nur die intrarektale Palpation gibt Hinweise auf eine Dysfunktion der Prostata, es gibt keine zuverlässigen externen Zeichen.

16.4.3 Reflexzonen und Hinweiszeichen

(▶ Abb. 16.6)

Dermatom

- **Anterior:** Th11
- **Posterior:** keines

Dermalgiereflexe nach Jarricot

- **Anterior:** in der Mitte einer gedachten Linie zwischen Symphysis pubica und Nabel

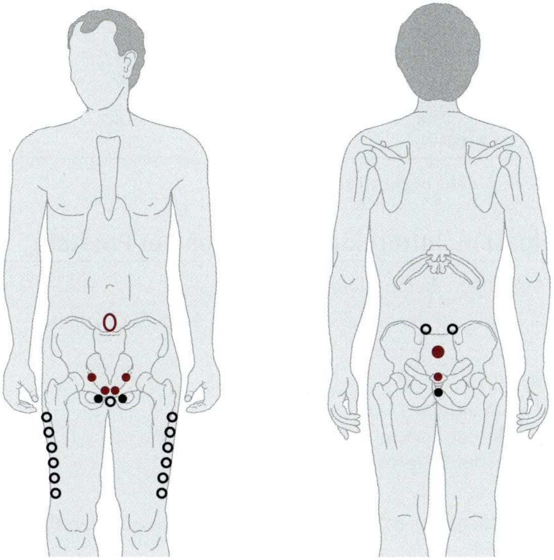

○ Jarricot
○ Chapman
× Triggerpunkt
• Periostschmerzpunkt
• Knap

Abb. 16.6 Hinweiszeichen auf eine Dysfunktion [L106]

Neurolymphatische Reflexe nach Chapman

- **Anterior:** auf der lateralen Seite des Oberschenkels, vom Trochanter major bis ca. 5 cm oberhalb des Kniegelenks, Symphysis pubica
- **Posterior:** zwischen SIPS und Proc. spinosus von L5

Triggerpunkte

Es gibt keine Triggerpunkte.

Periostschmerzpunkte

- **Anterior:** R. superior ossis pubis
- **Posterior:** Os sacrum (bei S2), Art. sacrococcygea

Knap-Punkte

- **Anterior:** Crista obturatoria ossis pubis, am Foramen obturatum
- **Posterior:** posteriore Fläche des Os coccygis

Muskuläre Hinweiszeichen

- Hypertonie von
  - Beckenbodenmuskulatur
  - pelvitrochanterischen Muskeln

Vertebrale Hinweiszeichen

- Dysfunktion von Th12–L2
- Dysfunktion Sakrum
- Dysfunktion der Articulatio sacrococcygea

16.4.4 Perkussion

Die Prostata kann nicht perkutiert werden.

16.4.5 Palpation: intrarektale Palpation der Prostata

Patient: in Rückenlage, Beine leicht abduziert.

Therapeut: stehend, auf der rechten oder linken Seite des Patienten, auf Beckenhöhe.

Handposition:
- Eine Hand flach auf das Os sacrum legen.
- Den Zeigefinger der anderen Hand auf den Anus legen, die Hand ist dabei in Supination und der Finger zum Nabel gerichtet.

Ausführung:
- Mit dem Zeigefinger leicht gegen den Anus drücken und den Patienten auffordern, 3–5 Sekunden lang dagegen anzuspannen.
- Bei der folgenden Entspannung den Finger bis zum Grundgelenk mühelos ins Rektum gleiten lassen.
- Die Hand in Pronation drehen und etwas unterhalb der Kohlrausch-Falte die Prostata palpieren.
- In der Mitte des posterioren Teils ist eine Rinne gut tastbar, die zur weiteren Orientierung dient.

Bewertung: Auf Position, Form, Dichte (verhärtet oder weich), Volumen und Beweglichkeit (Motilität und Mobilität) achten.
- Normalbefund: Festigkeit des Gewebes wie beim Augapfel (prall-elastisch wie Hartgummi), keine Knoten tastbar.
- Fehlende Abgrenzbarkeit, höckrige oder unregelmäßige Oberfläche und isolierte harte Knoten deuten auf ein Karzinom hin.
- Eine deutliche Vergrößerung oder ein verstrichener Sulcus spricht für eine benigne Hyperplasie.
- Eine sehr schmerzhafte Struktur deutet auf eine Entzündung hin.
- Fluktuation deutet auf einen Abszess hin.

16.4.6 Motilität

Es gibt keine Motilität der Prostata bzw. kann man sie nicht von der Motilität der anderen Organe unterscheiden.

16.4.7 Mobilität

Es gibt, wenn überhaupt, eine sehr begrenzte Mobilität der Prostata, die abhängig ist von den umgebenden Strukturen, wie z. B. der Lamina sacro-recto-genito-vesico-pubica.

16.4.8 Tests

Externer Drucktest für die Prostata

Patient: in Rückenlage, Beine angestellt.

Therapeut: stehend, seitlich des Patienten.

Handposition: Daumen einer Hand zwischen Anus und Skrotum legen.

Ausführung: Druck nach kranial ausüben.

Bewertung: Auf Dichte (verhärtet oder weich), Volumen und Beweglichkeit achten.
- Normalbefund: kein Druckschmerz, elastisches Gewebegefühl.
- Schmerzhafter Druck und ein festes Palpationsgefühl des Perineums können auf eine Dysfunktion der Prostata hinweisen.

Elastizitätstest der Lamina sacro-recto-genito-vesico-pubica

Patient: in Rückenlage, Beine leicht angestellt, Blase und Rektum entleert.

Therapeut: stehend, auf der rechten Seite des Patienten.

Handposition:
- Den linken Daumen rechts und die anderen Finger links der Symphyse auf die Projektionsfläche der Lamina legen (2 cm lateral der Symphysis pubica).
- Die rechte Hand unter das Os sacrum legen, Zeige- und Ringfinger befinden sich dabei auf Höhe der Iliosakralgelenke.

Ausführung:
- Testung des anterioren Teils der Lamina mit der linken Hand: zuerst Druck nach dorsal, dann eine leichte Verschiebung nach rechts und nach links ausführen.
- Testung des posterioren Teils der Lamina mit der rechten Hand: Flexion, Extension und Lateralflexion nach rechts und links ausführen, während die linke Hand nicht bewegt wird.

Bewertung: Auf die Konsistenz des Gewebes achten.
- Normalbefund: elastisches Gewebegefühl.
- Schmerzen oder Verspannungen weisen auf eine Dysfunktion der Lamina bzw. auf eine Störung zwischen Os pubis und Os sacrum hin.

16.5 Behandlung der Dysfunktionen

Torsten Liem (▶ 16.5.3), Michel Puylaert (▶ 16.5.1, ▶ 16.5.2, ▶ 16.5.2)

16.5.1 Drainage und Entspannung der Prostata (interne Technik)

Indikation: gutartige Prostatavergrößerung, Stauung im kleinen Becken.

Patient: in Rückenlage, Beine angestellt und leicht gespreizt, Blase und Rektum entleert.

Therapeut: stehend, auf der rechten Seite des Patienten.

Handposition:
- Eine Hand flach auf das Os sacrum legen.
- Den Zeigefinger der anderen Hand auf den Anus legen, die Hand ist dabei in Supination und der Finger zum Nabel gerichtet.

Ausführung:

- Mit der externen Hand sanften Druck in Richtung Nabel ausüben und mit dem Zeigefinger leicht gegen den Anus drücken.
- Den Patienten auffordern, 3–5 Sekunden lang dagegen anzuspannen.
- Bei der folgenden Entspannung den Finger bis zum Grundgelenk mühelos ins Rektum gleiten lassen.
- Sobald der Zeigefinger die Prostata berührt, leichte (Scheibenwischer-)Bewegungen entlang der medianen Rinne nach rechts und links ausführen.
- Mit der externen Hand leicht vibrierenden Druck zum Os sacrum hin ausüben – mobilisiert die Prostata und begünstigt den venösen Rückfluss.
- Die Technik beenden, wenn sich das Organ und seine Umgebung weich-elastisch anfühlen.
- Die Behandlung darf nicht schmerzhaft sein und nicht zu lange dauern, um Reizungen zu vermeiden.

16.5.2 Entspannung der Lamina sacro-recto-genito-vesico-pubica

(▶ Abb. 16.7)

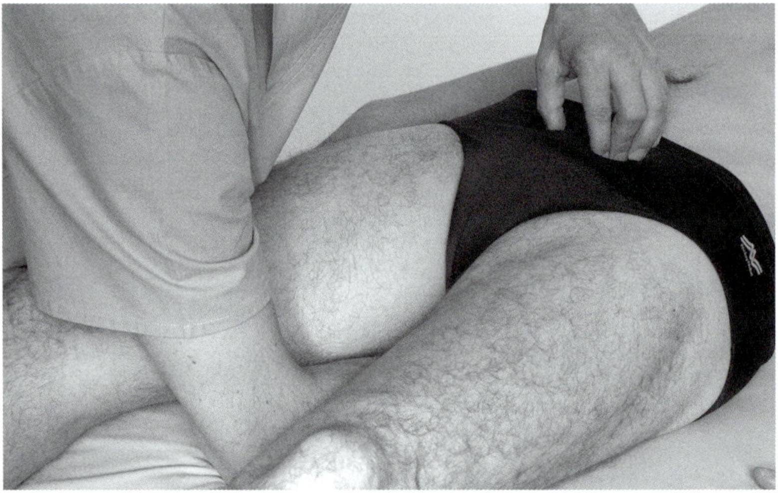

Abb. 16.7 Entspannung der Lamina sacro-recto-genito-vesico-pubica [L106]

Indikation: Stauung im kleinem Becken, Störung des venösen Rückflusses in den unteren Extremitäten.

Patient: in Rückenlage, Beine leicht angestellt, Blase und Rektum entleert.

Therapeut: stehend, auf der rechten Seite des Patienten.

Handposition:

- Den linken Daumen rechts und die anderen Finger links der Symphyse auf die Projektionsfläche der Lamina legen (2 cm lateral der Symphysis pubica).
- Die rechte Hand unter das Os sacrum legen, Zeige- und Ringfinger befinden sich dabei auf Höhe der Iliosakralgelenke.

Ausführung:

- Zur Entspannung des anterioren Teils der Lamina mit der linken Hand zunächst Druck nach dorsal, dann Druck in Richtung der erhöhten Spannung nach rechts oder links ausüben.
- Zur Entspannung des posterioren Teils der Lamina mit der rechten Hand eine Flexion, Extension und Lateralflexion nach rechts und links, je nach Spannungszustand, ausführen, während die linke Hand nicht bewegt wird.
- Die Dehnung so lange ausführen, bis eine Entspannung zu palpieren ist.
- Im Anschluss die Bewegungsrichtungen erneut testen.

16.5.3 BEFNT-Integration der Prostata

(▶ 2.4.2)

Indikation: Dysfunktion an der Prostata.

Patient: in Rückenlage, Beine angestellt und leicht gespreizt, entleerte Harnblase und Rektum.

Therapeut: stehend, auf der rechten Seite des Patienten.

Handposition:

- Linke Hand flach auf das Os sacrum legen.
- Mit dem Zeigefinger der rechten Hand in den Anus hineingleiten und die Prostata palpieren.

Point of balanced entodermal tension (PBET)

- Resistenz der entodermalen Struktur auf sanften Druck hin testen und die Dichte der Struktur bewerten.
- Der entodermalen Spannung der Prostata in die Position bzw. in die Form folgen, in der sie am besten ausgeglichen ist (→ PBET).
- Dabei die embryonalen Kraftvektoren berücksichtigen.

Neuronale Inhibition

- Die linke Hand auf verschiedene Ebenen des Rückens legen, die rechte Hand im Bereich der Prostata liegen lassen.
- Falls es einen Bereich am Rücken gibt, in dem sich die Prostata unter der Hand entspannt bzw. sich ihre Bewegungseinschränkung verbessert, die Hand dort liegen lassen: in der Regel auf Höhe von L1–L3 (sympathische Innervation), S2–S4 (parasympathische Innervation) oder ventral auf der Vorderseite des Os sacrum (Plexus prostaticus).
- Durch sanften konstanten Druck eine Inhibition im jeweiligen Bereich ausführen.

Point of balanced fascial tension (PBFT)

- Fasziale Beweglichkeit passiv oder aktiv atemsynchron oder aktiv unabhängig zur Atemaktivität testen.
- Spannungsgleichgewicht der faszialen Strukturen der Prostata einstellen: den therapeutisch induzierten Gleichgewichtszustand der viszerofaszialen Spannungen zu erreichen versuchen, indem diese gleichmäßig in allen Richtungen ausgeglichen sind.
- In der Regel wird die Prostata in die Position begleitet, in die sie sich leicht bewegen lässt.

- Um die unterschiedlichen Spannungsmuster der Aufhängungen (und faszialen Gleitflächen) der Prostata zu kopieren, die Krafteinwirkung der Hände an sie anpassen bzw. ihnen angleichen.
  - Über die Fixationen: nach anterior zur Symphyse (Lig. puboprostaticum), nach posterior zum Rektum (Lig. rectoprostaticum), seitlich zur Lamina sacro-recto-genito-vesico-pubica.
  - Über die Gleitflächen: direkt zur Blase, Lamina sacro-recto-genito-vesico-pubica und Denonvillier-Faszie, indirekt zum Rektum und M. levator ani.
- Dazu ggf. die Hand vom Os sacrum lösen und z. B. auf die Symphyse legen.
- Einstellung eines PBFT (evtl. mit leichter Kompression) → minimale Bewegungen im faszial-ligamentären viskoelastischen Umfeld der Prostata treten auf → ein neues Gleichgewicht etabliert sich → eine physiologischere Bewegungsamplitude wird palpierbar, evtl. entsteht ein Stillpunkt. Dann die Prostata in die Ausgangslage zurückbringen.

Anschließend können Techniken wie **balanced dynamic tension** und **balanced fluid tension** (BDT, BFT) angewendet werden. Darauf achten, weder bei der Untersuchung noch bei der Behandlung bis an die Bewegungsgrenzen zu gehen.

16.5.4 Behandlung der Arterien der Prostata

Michel Puylaert

Zur Behandlung der Prostataarterien s. A. iliaca interna (▶ 14.5.13).

17 Herz und Perikard

Therapeut auf den Fotos: Michel Puylaert (▶ 17.5.6 bis ▶ 17.5.9) und Gudrun Wagner (▶ 17.5.1 bis ▶ 17.5.5)

17.1 Embryologie

Herwig Hahn von Dorsche

Die Herzentwicklung beginnt am Ende der 3. Woche und endet mit der Ausbildung der Septen (Vorhof- und Kammerscheidewand) in der 8. Woche.

Am Anfang der Herzentwicklung steht die Ausbildung der **Perikardhöhle** im vorderen Mesenchym, deren dorsale, zellreiche Wand das Anlagegebiet des Herzens, die **kardiogene Zone,** ist. Zunächst liegt die Perikardhöhle sehr weit vorne (Kopfregion des Keimlings). Durch den Descensus der Darmpforte drehen sich die kardiogene Zone und die Perikardhöhle um 180°.

In der kardiogenen Zone entstehen **2 Endothelschläuche** und verschmelzen zu einem gemeinsamen **Endokardschlauch.** Die Herzanlage beginnt daraufhin zu schlagen. Aus dem viszeralen Mesoderm, das den Endokardschlauch umgibt, bilden sich Myokard und Epikard. Der primär gerade Herzschlauch beginnt etwa am 21. Tag schnell in die Länge zu wachsen, wobei sich die **Herzschleife** mit Verdickungen und Erweiterungen entwickelt (▶ Abb. 17.1a). Von kaudal nach kranial kann man folgende Abschnitte unterscheiden: **Sinus venosus** (Einmündungsstelle der großen Venen), **Vorhofteil, Kammerteil** und **Bulbus cordis.** Der absteigende Schenkel der Herzschleife enthält den embryonalen Ventrikel, der zum linken Ventrikel wird, und der aufsteigende Schenkel den Bulbus cordis, der zum rechten Ventrikel, Conus cordis und Truncus arteriosus wird. Die Umbiegestelle der beiden Schenkel entspricht der späteren Herzspitze. Durch die Drehung der Herzschleife verlagert sich die Einflussbahn nach dorsal und kranial, der Kammerteil liegt dann vorne.

Der Truncus arteriosus dellt das Dach des **einheitlichen Vorhofs** ein und deutet die spätere Vorhofunterteilung an. Zwischen Vorhof und Kammer bleibt ein dünner Abschnitt des Herzschlauchs, der als **Atrioventrikularkanal** die spätere Vorhof-Kammer-Grenze, die Atrioventrikularklappen, kennzeichnet. Eine **Bulboventrikularfalte** und ein **Septum interventriculare** deuten die späteren 2 Ventrikel an. Während des Descensus cordis verlagert sich die Herzanlage nach unten in den Brustbereich. Die Ausbildung der angrenzenden Gefäßabschnitte wird in die Herzentwicklung einbezogen. Die Venen auf der linken Seite obliterieren; der Sinus venosus wird zum **Sinus coronarius,** das rechte Sinushorn wird in den rechten Vorhof aufgenommen, der venöse Zufluss verlagert sich nach rechts, der Stamm der Lungenvenen wird bis zur 1. Aufzweigung in den linken Vorhof einbezogen.

Vom Vorhofdach wächst das **Septum primum** als sichelförmige Falte nach unten. Zwischen ihm und der (Atrioventrikular-)Klappenebene bleibt zunächst ein Loch, das **Foramen primum,** bestehen, das dann vom Septum primum verschlossen wird. Vor seinem kompletten Verschluss reißt das Septum primum oben ein, und das **Foramen secundum** entsteht. Wieder wächst vom Vorhofdach eine Falte, das **Septum secundum,** nach unten in Richtung Endokardkissen. Als kleines Loch bleibt das **Foramen ovale** bestehen, sodass weiterhin Blut vom rechten in den linken Vorhof gelangen kann (▶ Abb. 17.1b). Erst nach der Geburt schließt sich das Foramen ovale mit Einsetzen des Lungenkreislaufs, indem der Rest des Septum primum gegen das Septum secundum gepresst wird.

Etwa zeitgleich beginnt eine Abgrenzung der Vorhofregion und der späteren Vorhof-Kammer-Grenze im Sulcus atrioventricularis durch die **Atrioventrikularsepten.** Aus endokardüberzogenem Mesenchym bilden sich Segelklappen, rechts die **Trikuspidalklappe** und links die **Bikuspidal-** oder **Mitralklappe,** in den beiden Vorhof-Kammer-Öffnungen heraus. Sie kommen mit dem Myokard in Verbindung (spätere Papillarmuskeln). Die Verbindungen zum Myokard werden teilweise durch kollagenes Bindegewebe in Form der Sehnenfäden (Chordae tendineae) ersetzt. Um den 26.–28. Tag kommt es zur Ausbildung eines Kammerteils mit einer Ausflussbahn. Die endgültige Form der Ventrikel zeigt sich jedoch erst ca. am 37. Tag.

Nach den bindegewebigen Atrioventrikularsepten entsteht das muskuläre Kammerseptum als Auffaltung des Myokards. Zuerst besteht über das **Foramen interventriculare** zwischen beiden Ventrikeln noch eine Öffnung, die oben von der Bulboventrikularfalte und unten vom Septum interventriculare begrenzt wird. Durch Verschmelzung der mittleren Wandschichten entsteht der muskulöse Teil des **Septum interventriculare,** durch das herabwachsende Septum aorticopulmonale der membranöse Teil (▶Abb. 17.1c). Der Prozess der Septenbildung ist etwa am 51.–53. Tag (8. Woche) abgeschlossen.

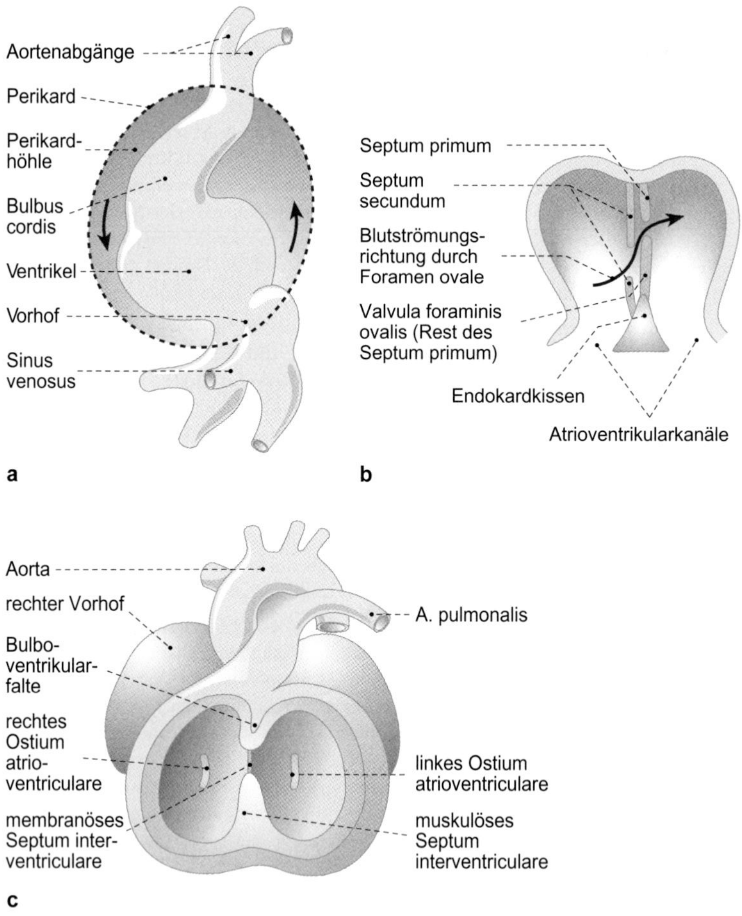

Abb. 17.1 **a:** Herzschleife mit den Abschnitten Sinus venosus, Vorhofteil, Kammerteil, Bulbus cordis (von kaudal nach kranial). **b:** Trennung der Vorhöfe. Bis zur Geburt fließt das Blut vom rechten in den linken Vorhof durch das Foramen ovale. **c:** Ausbildung des Kammerseptums, das aus einem muskulösen und einem membranösen Teil besteht. Aorta und A. pulmonalis sind spiralig umeinander geschlungen. [L106]

Auf ähnlichem Wege entstehen die **Taschenklappen** (Semilunarklappen der Pulmonal- und Aortenklappe). Die jeweils 3 Valvulae semilunares dieser zwei Klappen beginnen als mesenchymale Höckerchen, die von Endokard überzogen sind. Die zur Blutströmungsrichtung gewandte Fläche der Höckerchen wird ausgehöhlt (Konkavität), damit sie sich später während der Kammerdiastole (flüssigkeits)dicht schließen können.

Das **Septum aorticopulmonale** trennt die Aorta ascendens vom Truncus arteriosus und ist spiralig gedreht (▶ Abb. 17.1c). Bis zur Geburt kann über den **Ductus arteriosus** weiterhin Blut aus dem Truncus pulmonalis in die Aorta descendens fließen.

Als das erste voll funktionsfähige Organ arbeitet das Herz ungefähr ab Beginn der Fetalperiode (57. Tag, Ende des 2. Monats).

17.2 Anatomie

Patrick Van Den Heede

17.2.1 Funktion

Herz

- Pumpe zur Bewegung des Blutes in den Blutgefäßen und damit zur Blutversorgung aller Körperstrukturen und Organe
- Bildung des atrialen natriuretischen Peptids (ANP) in den Vorhofmyokardzellen, das über eine Dilatation arterieller Gefäße natri- und diuretisch wirkt
- Herzklappen sorgen für gleichbleibende Strömungsrichtung und verhindern Zurückfließen des Blutes
- Autonom, d. h., es schlägt rhythmisch, unabhängig, automatisch

Perikard

Ermöglicht freie Herzbewegung.

17.2.2 Aufbau

Herz

Das Herz ist **kegelförmig** und etwas größer als die geballte Faust des betreffenden Menschen.

An der Herzoberfläche kann man erkennen (▶ Abb. 17.2a, b)

- **Apex cordis** (Herzspitze): von der linken Kammerwand gebildet
- **Basis cordis** (Herzbasis): gegenüber der Herzspitze, von der linken Vorhofwand gebildet
- **Auricula dextra** (rechtes Herzohr): Ausstülpung des rechten Vorhofs, umschließt Anfangsteil der Aorta ascendens
- **Auricula sinistra** (linkes Herzohr): Ausstülpung des linken Vorhofs links vom Truncus pulmonalis
- **Sulcus coronarius** (Herzkranzfurche): Einschnitt zwischen Vorhöfen und Kammern mit Herzkranzgefäßen (A. coronaria dextra, A. coronaria sinistra, R. circumflexus der A. coronaria sinistra und Sinus coronarius)
- **Sulcus interventricularis anterior:** Grenze zwischen rechter und linker Kammer auf der anterioren Seite, mit R. interventricularis anterior der A. coronaria sinistra und V. interventricularis anterior

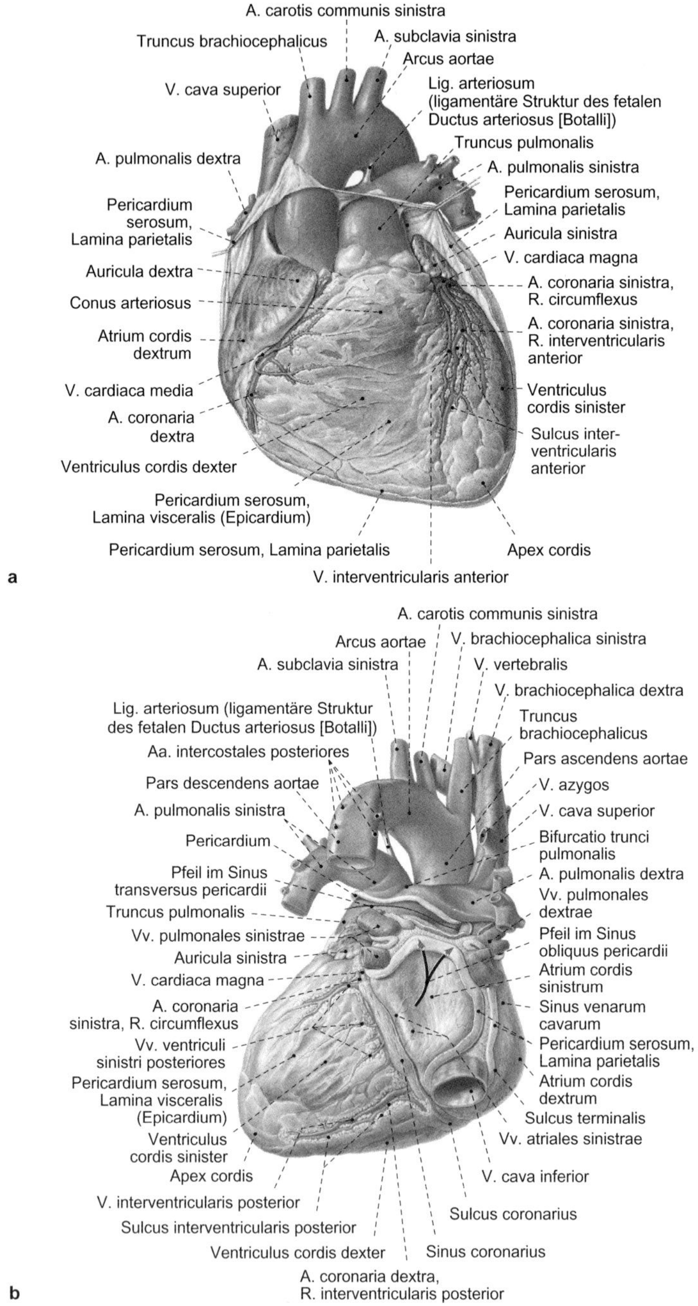

Abb. 17.2 Aufbau des Herzens. **a:** Ansicht von ventral. **b:** Ansicht von dorsal. [S007-0-24]

- **Sulcus interventricularis posterior:** Grenze zwischen rechter und linker Kammer auf der posterioren Seite, mit R. interventricularis posterior der A. coronaria dextra und V. interventricularis posterior

Man unterscheidet die folgenden 3 **Herzflächen.**
- **Facies sternocostalis:** Vorderseite, zum größten Teil von rechter Kammer gebildet, aber auch von rechtem Vorhof, V. cava superior, V. cava inferior, linker Kammer, rechtem und linkem Herzohr, Aorta ascendens, Truncus pulmonalis; mit **Trigonum pericardiacum,** wo das Perikard direkt dem Sternum und den knorpeligen Ansatzstellen der IV. bis VII. Rippe anliegt
- **Facies posterior:** Rückseite, von linkem Vorhof und linker Kammer gebildet
- **Facies diaphragmatica:** Unterseite, von linker Kammer (teilweise auch rechter Kammer) gebildet

Septum interatriale (Vorhofscheidewand) und **Septum interventriculare** (Kammerscheidewand) unterteilen das Herz in einen linken und einen rechten Teil mit vier Hohlräumen:
- **Atrium dextrum** (rechter Vorhof): dort münden V. cava superior, V. cava inferior und Herzvenen, die sich im Sinus coronarius sammeln
- **Ventriculus dexter** (rechte Kammer): mit Ausflussbahn Truncus pulmonalis
- **Atrium sinistrum** (linker Vorhof): dort münden 4 Lungenvenen – V. pulmonalis dextra superior, V. pulmonalis dextra inferior, V. pulmonalis sinistra superior, V. pulmonalis sinistra inferior
- **Ventriculus sinister** (linke Kammer): mit Ausflussbahn Aorta ascendens

Die 2 **Segelklappen** (Atrioventrikularklappen) verschließen die Vorhöfe gegen die Kammern und sind über die Chordae tendineae an den Papillarmuskeln (Mm. papillares) befestigt (▶Abb. 17.3):
- **Trikuspidalklappe** (Valva atrioventricularis dextra): trennt rechten Vorhof von rechter Kammer.
- **Mitralklappe** (Bikuspidalklappe, Valva atrioventricularis sinistra): trennt linken Vorhof von linker Kammer.

Die 2 **Taschenklappen** (Semilunarklappen) verschließen die Öffnungen der Ausflussbahnen zu den Kammern und bestehen jeweils aus 3 Taschen:
- **Pulmonalklappe** (Valva trunci pulmonalis): zwischen rechter Kammer und Truncus pulmonalis
- **Aortenklappe** (Valva aortae): zwischen linker Kammer und Aorta ascendens

Das **Herzskelett** (▶Abb. 17.4), ein kompliziertes, verformbares, dreidimensionales Kontinuum („Herzgerüst"), liegt ungefähr in Höhe der Ventrikelbasis und besteht aus kollagenem Bindegewebe mit fibroelastischen, tendinösen und membranösen Ausläufern. Es trennt die Vorhof- von der Kammermuskulatur und verhindert dadurch eine ungeordnete Erregungsleitung. An der Innenseite befindet sich die Verbindungszone, in der das Vorhof- ins Ventrikelseptum übergeht; beide Septen sind (45°) schräg gestellt, liegen links von der Mittellinie und ihre posterioren Flächen sind annähernd von der rechten Skapula zur linken Brustwarze orientiert. Das Herzskelett stellt einen komplexen Rahmen dar; so ist an der Vorhof-Kammer-Grenze jeweils ein Faserring (**Anulus fibrosus dexter** bzw. **Anulus fibrosus sinister**) ausgebildet, von dem die Klappensegel entspringen, und jeweils ein Faserring für die Wurzel der Aorta und des Truncus pulmonalis. Alle 4 Faserringe sind miteinander verbunden. Zwischen Aorta und Anulus fibrosus dexter sind sie zum **Trigonum fibrosum dextrum** ausgezogen bzw. zwischen Aorta und Anulus fibrosus sinister zum **Trigonum fibrosum sinistrum.** Auch die **Pars membranacea,** der oberste Teil des Septum interventriculare, gehört zum Herzskelett.

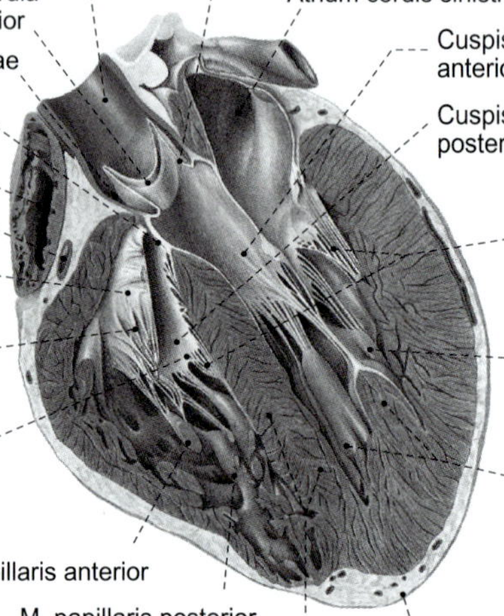

Abb. 17.3 Rechte und linke Herzkammer durch Längsschnitt in der Herzachse eröffnet: mit Trikuspidalklappe aus 3 Segeln (Cuspides) und Mitralklappe, als Bikuspidalklappe aus 2 Segeln bestehend (Ansicht von links ventral, lateral). Man erkennt deutlich das wesentlich dickere Myokard der linken Kammer im Gegensatz zu dem der rechten Kammer. [S007-0-24]

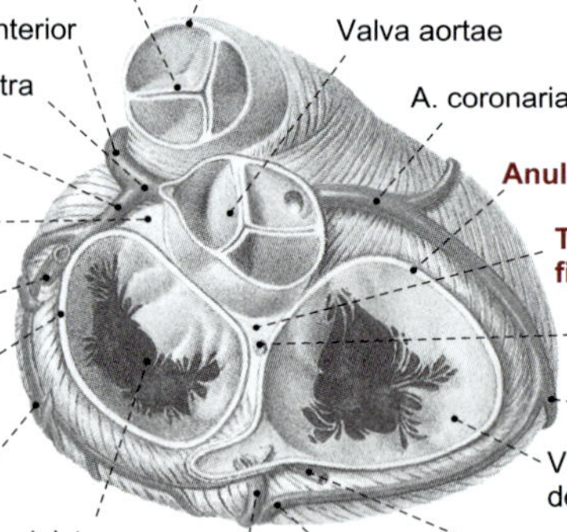

Abb. 17.4 Herzskelett. Die Klappensegel entspringen von den Faserringen (Anuli fibrosi). Diese sind untereinander verbunden und in den Winkeln zwischen Mitral- und Aortenklappe zu Faserdreiecken (Trigona) ausgezogen, die bei manchen Säugetieren durch Knorpel oder Knochen verstärkt sind, was den Begriff „Herzskelett“ rechtfertigt. [S007-0-24]

Perikard

Das Perikard (Herzbeutel) umhüllt das Herz als geschlossener Sack. Man unterscheidet 2 Anteile (▶ Abb. 17.2):

- **Pericardium fibrosum:** äußere Schicht aus einer Kollagenfaserplatte, deren scherengitterartig angeordnete Fasern mit dem Centrum tendineum des Zwerchfells verwachsen sind.
- **Pericardium serosum:** innere Schicht; sie besteht aus der
  - **Lamina parietalis,** die die Innenseite des Herzbeutels bedeckt, und der
  - **Lamina visceralis (Epikard),** die das Herz von außen bedeckt und fest mit dem Myokard verbunden ist.

Zwischen Epikard und Perikard befindet sich die **Perikardhöhle** (Cavitas pericardialis).

Die Umschlagstelle vom Epikard (Lamina visceralis) auf das Perikard (Lamina parietalis) liegt an den Ein- und Ausflussbahnen des Herzens. Hier gibt es die folgenden 2 **Umschlagfalten** (▶ Abb. 17.5):

- **Porta arteriosa** (arterielle Pforte): um die Aorta (ca. 1 cm vor dem Abgang des Truncus brachiocephalicus) und den Truncus pulmonalis, an der Aufzweigung in die Aa. pulmonales
- **Porta venosa** (venöse Pforte): um die Vv. pulmonales, V. cava inferior und V. cava superior

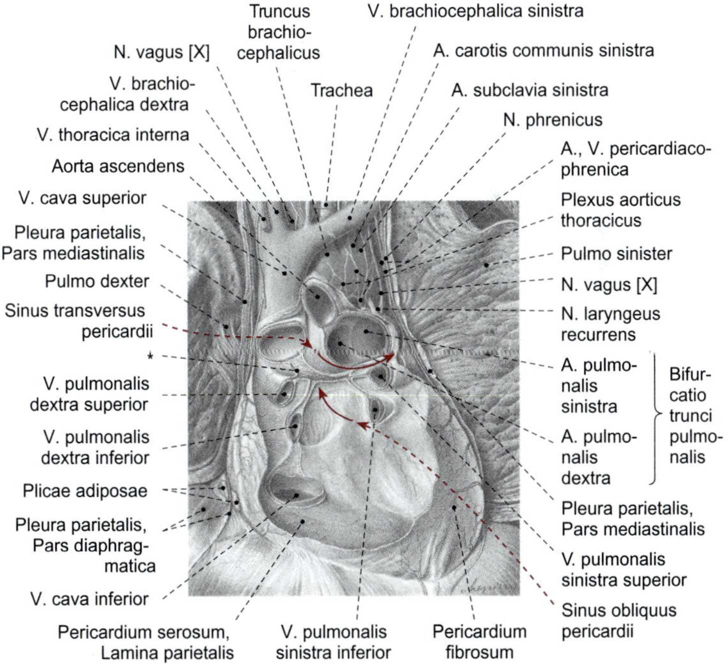

Abb. 17.5 Umschlagverhältnisse des Perikards (Ansicht von ventral). *Umschlagstelle der Lamina visceralis (Epicardium) in die Lamina parietalis des Pericardium serosum. [S007-0-24]

Im Bereich der Umschlagfalten sind folgende Perikardausbuchtungen vorhanden (▶ Abb. 17.5, ▶ Abb. 17.2b):

- **Sinus transversus pericardii:** zwischen Porta arteriosa und Porta venosa,
- **Sinus obliquus pericardii:** zwischen den Vv. pulmonales dextrae und der V. cava inferior sowie den Vv. pulmonales sinistrae; er bildet im Liegen die tiefste Stelle des Herzbeutels

17.2.3 Topografische Anatomie

Lage

(▶ Abb. 17.6)

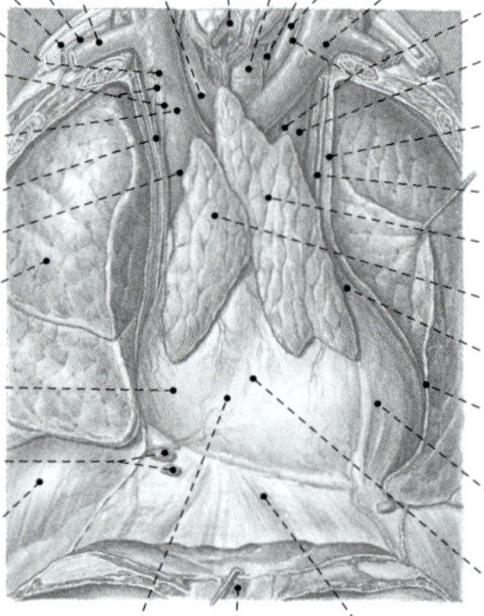

Abb. 17.6 Lage des Herzens im unteren mittleren Mediastinum (Ansicht beim Jugendlichen von ventral, Lunge zur Seite gezogen) [S007-0-24]

Herz

- Im **mittleren Mediastinum** zwischen den beiden Lungenflügeln gelegen, zu ⅔ links und ⅓ rechts der Medianlinie.
- Es folgt den Atembewegungen, da das Perikard mit dem Centrum tendineum des Zwerchfells verwachsen ist → dreht sich dabei (bei der Einatmung steht es tiefer und steiler als bei der Ausatmung).
- **Herzachse:** verläuft von hinten oben rechts nach vorne unten links, da das Herz
  - sich schräg im Brustkorb befindet → rechte Herzkammer liegt auf Zwerchfell, nicht Apex cordis,
  - um seine Längsachse gedreht ist → rechte Herzkammer nach ventral, linke nach dorsal gerichtet,
  - nach hinten geneigt ist → Apex reicht an Brustwand, linker Vorhof an Ösophagus.

- Alle 4 Klappen (Ventile) und das Herzskelett liegen in einer Ebene (**Ventilebene**), die außen durch den Sulcus coronarius markiert wird und rechtwinklig zur Herzachse von links oben vorne nach rechts hinten unten geneigt verläuft.
- Anordnung der Herzklappen innerhalb der Ventilebene:
  - Trikuspidalklappe rechts hinten
  - Pulmonalklappe links vorne
  - Mitralklappe links hinten
  - Aortenklappe zentral

Projektion des Herzens auf die vordere Brustwand

(▶ Abb. 17.7)

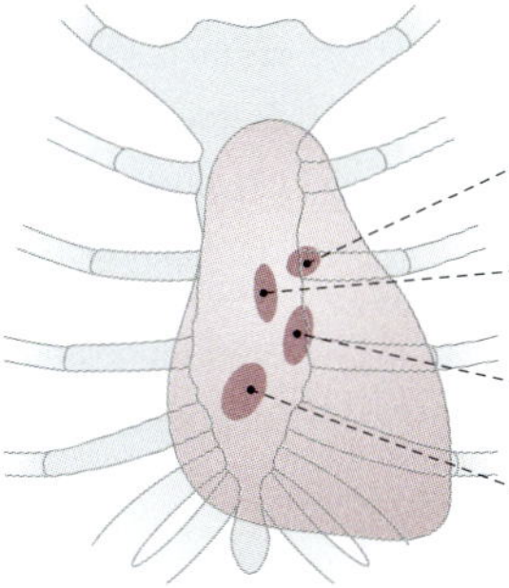

Abb. 17.7 Projektion des Herzens und der Herzklappen auf die vordere Brustwand [L106]

- **Aortenklappe:** auf Höhe des 3. ICR hinter dem linken Rand des Sternums
- **Pulmonalklappe:** linker Rand des Sternums am Ansatz der linken III. Rippe
- **Trikuspidalklappe:** Sternum im Bereich des rechten V. Rippenknorpels
- **Mitralklappe:** linker Rand des Sternums am Ansatz der linken IV. Rippe
- **Rechte Herzkontur** (rechter Vorhof): rechtskonvexer Bogen vom Ansatz der rechten III. Rippe am Sternum zum Ansatz der rechten VI. Rippe am Sternum
- **Untere Herzkontur** (rechte Kammer): nach unten konvexer Bogen vom Ansatz der rechten VI. Rippe am Sternum zum 5. ICR etwas medial der Medioklavikularlinie
- **Linke Herzkontur** (linker Vorhof und linke Kammer): linkskonvexer Bogen vom 5. ICR etwas medial der Medioklavikularlinie nach lateral, etwa 1 Fingerbreit vom Ansatz der linken III. Rippe am Sternum
- **Obere Herzgrenze:** vom oberen Rand des rechten III. Rippenknorpels leicht schräg in den linken 2. ICR
- **Untere Herzgrenze:** Medioklavikularlinie rechts (Lungen-Leber-Grenze) am Oberrand der VI. Rippe

Perikard

- Projektion kaum größer als das Herz, reicht v. a. weiter nach kranial
- Kranial: höchster Punkt auf Höhe des Brustbeinwinkels (Ansatz der II. Rippen am Sternum)
- Kaudal: bis zum Centrum tendineum des Zwerchfells

Nachbarschaftsbeziehungen

(▶ Abb. 17.6)

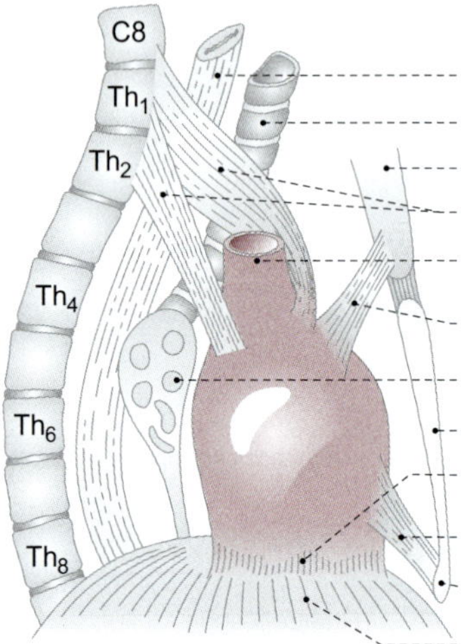

Abb. 17.8 Fixationen des Herzens bzw. Perikards [L106]

Herz

- **Rechter Vorhof:** Mittel- und Unterlappen der rechten Lunge, Beginn der Aorta ascendens, Truncus pulmonalis, Thymus
- **Rechte Herzkammer:** Sternum, Zwerchfell (→ darunter Leber), kleiner Bereich der linken Lunge
- **Linker Vorhof:** Ösophagus, Aorta descendens, Truncus pulmonalis, Thymus
- **Linke Herzkammer:** Lingula (bedeckt Herzspitze) und Unterlappen der linken Lunge, Zwerchfell
- **Facies sternocostalis:** von Lunge überlagert, Sternum, Rippen
- **Facies posterior:** Ösophagus

Perikard

- Nachbarschaftsbeziehungen ergeben sich aus denen des Herzens
- Lateral: N. phrenicus, A. und V. pericardiacophrenica (zwischen Perikard und Pleura)

Fixationen

(▶ Abb. 17.8)

- Unterdruck im Perikardspalt
- Nach kranial und dorsal durch große Blutgefäße fixiert, hängt das Herz sozusagen an seiner Blutbahn.
- Lateral ist das Herz nicht fixiert, sondern wird durch Lungen und Pleura in seiner Position gehalten.
- Pericardium fibrosum ist mit dem Centrum tendineum des Zwerchfells verwachsen.
- **Lig. phrenicopericardiacum:** von Unterseite des Pericardium fibrosum zum Zwerchfell
- **Lig. sternopericardiacum superius:** von Ober- und Vorderseite des Pericardium fibrosum zum Manubrium sterni

- **Lig. sternopericardiacum inferius:** von Unter- und Vorderseite des Pericardium fibrosum zum Proc. xiphoideus
- **Lig. vertebropericardiacum:** von Ober- und Rückseite des Pericardium fibrosum zu C7–Th2
- **Lig. tracheopericardiacum:** zur Trachea
- **Lig. transversum pericardii:** Fixation auf Höhe der A. pulmonalis
- **Lig. aorticopericardiacum:** zur Aorta (auf Höhe des Aortenbogens)
- **Lig. thymopericardiacum:** zum Thymus
- **Lamina thyropericardiaca** (Lamina cervicalis media): Verbindung zur Schilddrüse

Gleitflächen

- **Direkte Gleitflächen:** viszerales Blatt der inneren Perikardschicht
- **Indirekte Gleitflächen:** parietales Blatt der inneren Perikardschicht, Pericardium fibrosum, Diaphragma (→ Oberfläche der Leber), Fascia endothoracica, rechte Lunge (Lobus medius und Lobus inferior) über Pleura, linke Lunge (Lingula und Lobus inferior) über Pleura, Ösophagus, Aorta descendens, Sternum, Leber

17.2.4 Gefäßversorgung, Lymphwege, Innervation

Arterien

Herz

Die Hauptstämme der Koronararterien (Aa. coronariae, Herzkranzgefäße) entspringen direkt aus der **Aorta** noch im Bereich der Aortenklappe und verlaufen im Sulcus coronarius (▶Abb. 17.9, ▶Abb. 17.4):

- **A. coronaria dextra:** zweigt rechtwinklig aus der Aorta ascendens ab → zwischen Truncus pulmonalis und Auricula dextra zum Sulcus coronarius → Endast – **R. interventricularis posterior** steigt im Sulcus interventricularis posterior ab.
- **A. coronaria sinistra:** geht spitzwinklig von der Aorta ab → zwischen Truncus pulmonalis und Auricula sinistra zum Sulcus coronarius → teilt sich nach ca. 1 cm in folgende Endäste auf:
  - **R. interventricularis anterior,** der im Sulcus interventricularis anterior absteigt,
  - **R. circumflexus,** der im Sulcus coronarius nach dorsal verläuft.

Die **A. coronaria dextra** versorgt den

- rechten Vorhof mit Sinusknoten und AV-Knoten, die
- Wand der rechten Kammer, bis auf Umgebung des Sulcus interventricularis anterior, die
- Wand der linken Kammer im Bereich des Sulcus interventricularis posterior und das
- Septum interventriculare im dorsalen Teil.

Die **A. coronaria sinistra** versorgt den

- linken Vorhof, die
- Wand der rechten Kammer im Bereich des Sulcus interventricularis anterior,
- Wand der linken Kammer, bis auf Umgebung des Sulcus interventricularis posterior, die und das
- Septum interventriculare im ventralen und mittleren Teil.

Variationen der arteriellen Blutversorgung sind häufig!

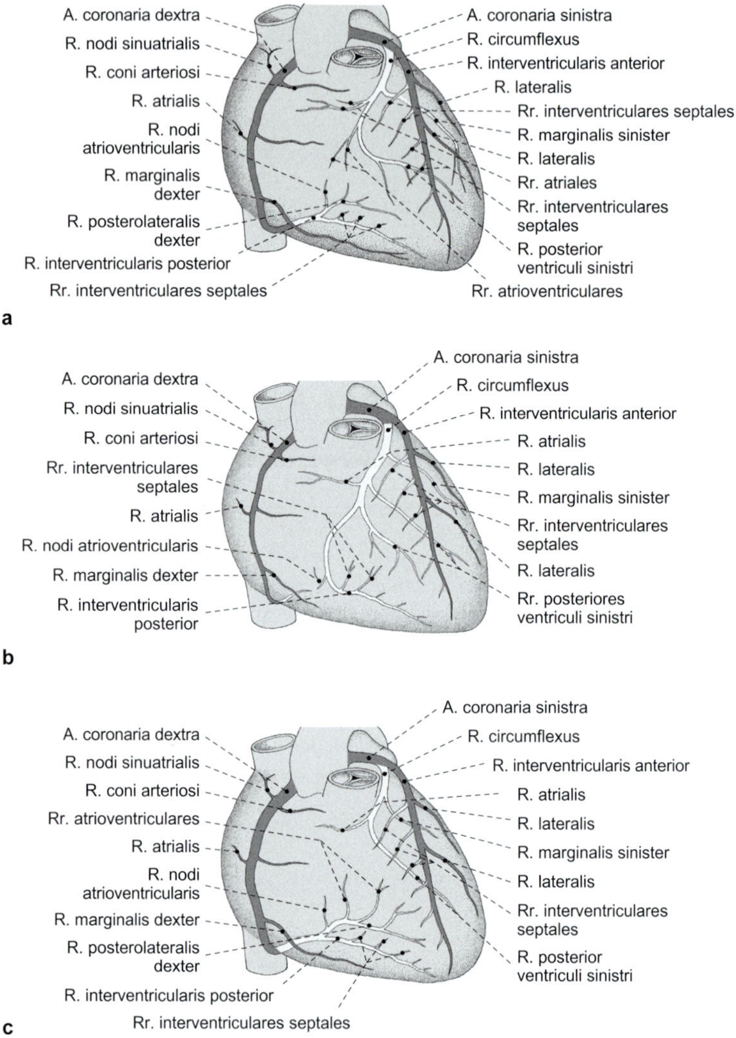

Abb. 17.9 Arterielle Versorgung des Herzens durch die Koronararterien (Ansichten von ventral, dorsal verlaufende Gefäße heller gezeichnet), b und c zeigen wichtige Variationen der Versorgungsbereiche. **a:** ausgeglichener Versorgungstyp: R. interventricularis posterior entspringt aus der A. coronaria dextra. **b:** Linksversorgungstyp: R. interventricularis posterior entspringt aus der A. coronaria sinistra. **c:** Rechtsversorgungstyp: Rückwand der Kammern überwiegend von Ästen der A. coronaria dextra versorgt. [L106]

Perikard

(▶ Abb. 17.10)

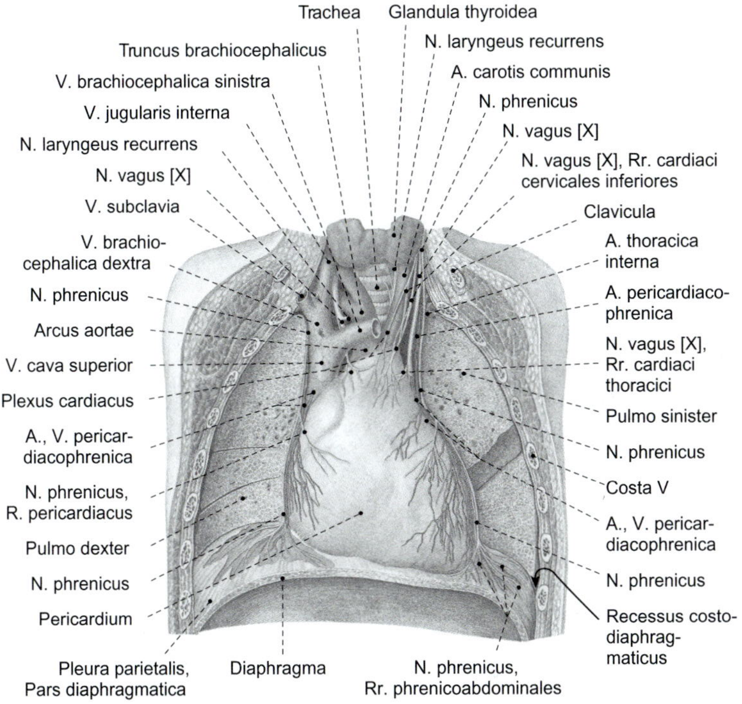

Abb. 17.10 Arterielle Versorgung des Perikards [S007-0-24]

- **Rr. pericardiaci** aus der Pars thoracica aortae
- **A. pericardiacophrenica** aus der A. thoracica interna (aus A. subclavia: A. subclavia sinistra aus Aorta, A. subclavia dextra aus Truncus brachiocephalicus, der vom Arcus aortae abgeht)

Venen

Herz

(▶ Abb. 17.2)

Die großen Herzvenen verlaufen zusammen mit den Koronararterien:

- **V. interventricularis anterior** mit Blut aus Vorderwand beider Kammern und Seitenwand der linken Kammer → **V. coronaria sinistra** (früher V. cardiaca magna) →
- **V. interventricularis posterior** (früher V. cardiaca media) mit Blut aus Hinterwand → **V. coronaria dextra** (früher V. cardiaca parva) sammelt Blut aus Vorderwand der rechten Kammer und des rechten Vorhofs →

Auf der Rückseite des rechten und linken Vorhofs münden sie in den **Sinus coronarius** → direkt in rechten Vorhof. **Vv. cardiacae minimae** → direkt in rechten Vorhof.

Perikard

(▶ Abb. 17.10)

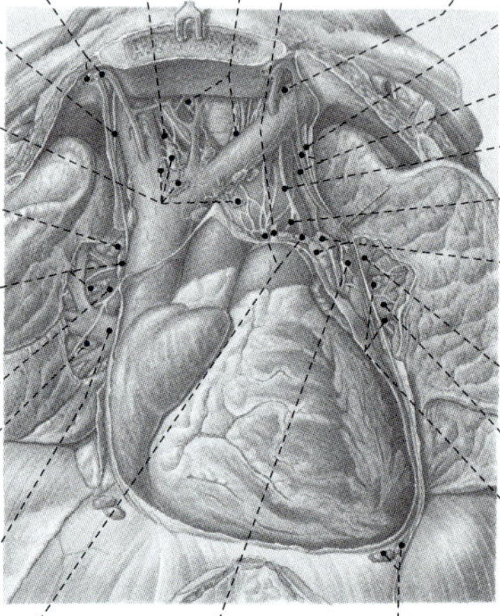

Abb. 17.11 Lymphknoten von Herz und Perikard [S007-0-24]

Venöser Abfluss erfolgt in die V. cava superior über die

- **Vv. pericardiacophrenicae** → V. brachiocephalica und über die
- **V. azygos.**

Lymphwege

Lymphabfluss erfolgt zu den regionalen Lymphknoten (▶ Abb. 17.11).

- Nll. mediastinales anteriores: Nll. prepericardiales, Nll. pericardiales laterales, Nl. ligamenti arteriosi →
- Nll. mediastinales posteriores: Nll. tracheobronchiales superiores, Nll. tracheobronchiales inferiores →
- Nll. phrenici superiores →
- Nll. parasternales →

Einmündung über den Truncus lymphaticus bronchomediastinalis dexter bzw. sinister → Ductus thoracicus.

Innervation

Das autonome Nervensystem hat einen modulierenden Einfluss auf das herzspezifische Erregungsbildungs- und -leitungssystem (▶ Tab. 17.1) und somit auf Herzfrequenz, Überleitungszeit und Schlagstärke.

Der **Sympathikus** wirkt
- positiv chronotrop → Erhöhung der Herzfrequenz,
- positiv dromotrop → Verkürzung der Überleitungszeit von den Vorhöfen auf die Kammern,
- positiv inotrop → Erhöhung der Muskelkraft.

Der **Parasympathikus** wirkt negativ chrono-, negativ dromo- und negativ inotrop.

Die sensorische Innervation des **Perikards** erfolgt durch den R. pericardiacus des N. phrenicus (aus Plexus cervicalis, v. a. C4).

Tab. 17.1 Innervation des Herzens

Innervation	Segment, Kerngebiete	Verlauf	Umschaltung
Sympathisch	Th1–Th4 →	→ Grenzstrang (Truncus sympathicus) → • → N. cardiacus cervicalis superior • → N. cardiacus cervicalis medius • → N. cardiacus cervicalis inferior • → Rr. cardiaci thoracici	• Ganglion cervicale superius → rechts hinter dem Aortenbogen in tiefen Anteil des Plexus cardiacus, links in den oberflächlichen Plexusanteil anterior auf der Aorta • Ganglion cervicale medium → Plexus cardiacus rechts hinter dem Truncus brachiocephalicus, links hinter dem Aortenbogen • Ganglion cervicothoracicum (stellatum) → tiefer Anteil des Plexus cardiacus • Ganglia thoracica II–IV → Plexus cardiacus
Parasympathisch	Nucleus dorsalis nervi vagi	Medulla oblongata → N. vagus (X) → • Rr. cardiaci cervicales superiores (Abgang unterhalb des Ganglion inferius) • Rr. cardiaci cervicales inferiores (Abgang vom Brustbereich des N. vagus) • Rr. cardiaci thoracici (Abgang unterhalb vom N. laryngeus recurrens)	Plexus cardiacus

17.3 Dysfunktionen

Patrick Van Den Heede (▶ 17.3.1, ▶ 17.3.3, ▶ 17.3.4)
Michel Puylaert (▶ 17.3.2)

17.3.1 Ursachen

Parietale Dysfunktionen

- Obere HWS und Schädelbasis (→ N. vagus)
- HWS und sympathischer Grenzstrang (Ganglion cervicale superius, Ganglion cervicale medium, Ganglion cervicothoracicum [stellatum]) → Sympathikus
- BWS
- Übergangsbereiche: zervikothorakal (Fascia thyroideopericardiaca) und thorakolumbal (Zwerchfell)
- Rippen, Artt. costovertebrales, Artt. costotransversaria, Artt. chondrocostales, Artt. chondrosternales
- Anteriores fasziales System
- Dura mater spinalis, prävertebrale Faszien → Fascia endothoracica (Achse Milz-Herz)
- Kyphosehaltung
- Skoliose
- Läsionen oder Prellungen des Sternums, Trichterbrust
- Lamina cervicalis pretrachealis, prevertebralis oder thyroideocardiaca
- Membrana bronchopericardiaca
- Zwerchfelldysfunktionen durch:
  - Entzündung oder Erkrankung von Rippenfell, Pleura, Gallenblase, Gallengängen, Leberkapsel
  - Entzündungen von Strukturen, die das Zwerchfell durchqueren
  - Blähbauch
  - Störungen im Verlauf der Nervenversorgung des Zwerchfells, z. B. an der HWS
  - Störungen an den Ansatzstellen der Zwerchfellmuskulatur
  - Störungen des M. psoas und des M. quadratus lumborum
  - Störungen der faszialen Verbindungen zum Zwerchfell
  - Abdominaldruck erhöht → Zwerchfell wird nach oben gedrängt → spastisches inspiratorisches Zwerchfell
  - Abdominaldruck erniedrigt mit Ptosis → Zwerchfell kann sich nicht auf die Viszera stützen → Tiefstand des Zwerchfells mit der Folge von Fibrosierungen

Viszerale Dysfunktionen

- Alle Organe in der Umgebung des Zwerchfells können über Gleitflächen, ligamentäre und fasziale Verbindungen die Perikardbeweglichkeit einschränken.
- Lungenfixationen, da das Herz darin „eingebettet“ ist.
- Schilddrüsenvergrößerungen, die weit ins Mediastinum reichen.
- Irritationen, Fisteln etc. der Trachea.

Ligamente

Dysfunktionen der Ligg. vertebropericardiaca und sternopericardiaca inferius et superius.

Nervale Störungen

- N. vagus
- Halssympathikus
- N. phrenicus auf Höhe von C3–C5
- Neurovegetatives Ungleichgewicht → evtl. Herzrhythmusstörungen

Vaskuläre Störungen, Störungen des Herz-Kreislauf-Systems

- Aorten(bogen)aneurysmen
- Ösophagusvarizen
- Störung der herzeigenen Venen (Vv. cordis)
- Störung der herzeigenen Arterien (Koronararterien)
- Probleme des kleinen oder großen Kreislaufs
- Lymphatische Störung, Lymphstau im Bereich der mediastinalen oder bronchoperikardialen Lymphknoten, der Trachea, des Venenwinkels, der mediastinalen oder subdiaphragmalen Lymphknoten

Weitere Ursachen

- Herzvitien (angeboren: Fallot-Tetralogie, Transposition der großen Gefäße, Situs inversus, Fehlbildungen einzelner Klappen, Vorhofseptumdefekt, Ventrikelseptumdefekt etc.)
- Herzvitien (erworben: Mitralinsuffizienz, Aortenstenose etc.)
- Herzinsuffizienz (Rechts-, Linksherzinsuffizienz)
- Herzrhythmusstörungen (Sinustachykardie, AV-Block I. Grades, AV-Block II. Grades, Vorhofflimmern)
- Nikotinabusus
- Adipositas
- Perikarditis, Myokarditis, Endokarditis
- Narbengewebe nach Herz- oder anderen Thoraxoperationen

17.3.2 Kompensationsmechanismen

Ein Großteil der genannten Kompensationsmechanismen ist rein hypothetisch und bedarf weiterer Untersuchungen.

- Stabilisation des Perikards durch die HWS über Fascia pharyngobasilaris
- Aufrechterhaltung des Gleichgewichts durch kompensatorische Bewegungen (Zahnradmechanismus) der Pleura, die durch die Fascia endothoracica die Rippen beeinflussen
- Übernahme einer Stützfunktion durch das Diaphragma, die sich bis zu Fascia transversalis und zum Peritoneum erstreckt → entsprechende Veränderung der Atmungstiefe
- Stabilisation durch die großen Herzgefäße
- Funktionsänderungen des Herzens (Frequenz, Druck)
- Übernahme einer Stützfunktion durch den Magenfundus
- Bildung einer Kyphose und/oder Skoliose mit dem Perikard als Zentrum

17.3.3 Folgen

- Beweglichkeit der BWS vermindert
- Fixierung des a. p. Thoraxdurchmessers
- Einschränkung der Herzmobilität
- Beweglichkeit des Diaphragma abdominale evtl. eingeschränkt (Hochstand)
- Beweglichkeit des retrosternalen Raums eingeschränkt
- Lymphstau in Nll. bronchopulmonales
- Stauung im Bereich der V. cava inferior → venöser Rückstau in den Bauchraum
- Hypotonie, Hypertonie
- Pulsauffälligkeiten: Extrasystolen, Tachykardie
- Thoraxasymmetrie, v. a. in Verbindung mit chirurgischen Eingriffen, durch eingeschränkte Beweglichkeit der Rippengelenke und des Sternums, durch Narbenbildung z. B. mit Adhäsionen der Pleura

17.3.4 Differenzialdiagnosen

- Synkope
- Herzinsuffizienz
- (Arterielle) Hypertonie
- KHK (koronare Herzkrankheit)
- Herzinfarkt
- Herzrhythmusstörungen
- Endokarditis, Myokarditis, Perikarditis
- Rheumatisches Fieber
- Herzklappenerkrankungen
- Herzvitien (angeboren, erworben)
- Kardiomyopathien
- Herzbeteiligung bei Vaskulitiden und Kollagenosen (Lupus erythematodes, Morbus Wegener, Sklerodermie, rheumatoide Arthritis, Morbus Bechterew, Polymyositis, Dermatomyositis)
- Mediastinaltumoren, Herztumoren

17.4 Diagnostik der Dysfunktionen

Patrick Van Den Heede (▶ 17.4.1, ▶ 17.4.2), Michel Puylaert (▶ 17.4.3, ▶ 17.4.4, ▶ 17.4.6), Gudrun Wagner (▶ 17.4.5 bis ▶ 17.4.8)

17.4.1 Symptome

- Schmerzausstrahlung in linke Schulter, linken Arm
- Knöchelödeme
- Palpitationen
- Unruhe, Angstgefühle
- HWS-, BWS-Schmerzen
- Leistungs- (Sport) und Belastungsfähigkeit (Treppensteigen, Gehen etc.) vermindert
- Vorzeitige Erschöpfung
- Präkordialschmerzen
- Dyspnoe
- Schwindel, Synkopen

17.4.2 Inspektion

Der Brustkorb ist in der Regel äußerlich meist unauffällig. Herzbedingte Thoraxveränderungen:

- Bei Rechtsherzhypertrophie kann man die Herzbewegungen links neben dem Brustbein als pulssynchrones Anheben mehrerer Interkostalräume beobachten.
- Bei Linksherzhypertrophie ist oft ein hebender Herzspitzenstoß sichtbar.
- Voussure (Herzbuckel)
- Beinödeme und Gewichtszunahme als Zeichen einer Herzinsuffizienz

17.4.3 Reflexzonen und Hinweiszeichen

(▶ Abb. 17.12)

Dermatom

- **Anterior:** Th1–Th8
- **Posterior:** nicht vorhanden

Dermalgiereflexe nach Jarricot

Anterior: 3.–5. ICR nahe am Sternum.

Neurolymphatische Reflexe nach Chapman

- **Anterior:** 2. ICR links nahe am Sternum
- **Posterior:** zwischen den Procc. transversi von Th2 und Th3 links

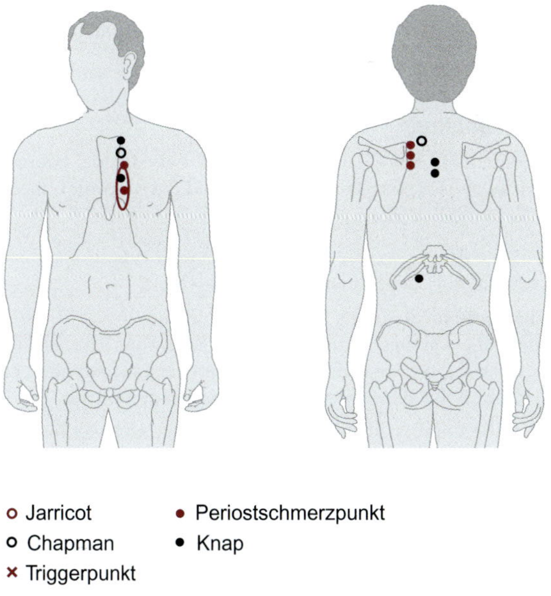

Abb. 17.12 Hinweiszeichen auf eine Dysfunktion [L106]

Triggerpunkte

Es sind keine bekannt.

Periostschmerzpunkte

- **Anterior:** II. bis V. Rippe links nahe am Sternum
- **Posterior:** II. bis IV. Rippe nahe der Wirbelsäule

Knap-Punkte

- **Anterior:** 2.–6. ICR links nahe am Sternum
- **Posterior:** Procc. spinosi Th3 und Th4, Proc. transversus L1 links

Muskuläre Hinweiszeichen

- Hypertonie von:
  - Zwerchfell
  - M. erector spinae im Bereich der BWS

Vertebrale Hinweiszeichen

- Dysfunktion Th1–Th4
- Dysfunktion der HWS

17.4.4 Perkussion

Bei Lungenemphysem, Thoraxfehlbildungen, ausgeprägter Adipositas oder Pleuraerguss sind die Ergebnisse der Perkussion nicht verwertbar, da sich die Herzgrenzen verschieben und durch die Überlagerung der anderen Organstrukturen die Beurteilbarkeit stark reduziert ist.

Absolute Herzdämpfung

Begrenzung: kranial: IV. linke Rippe, kaudal: VI. linke Rippe, lateral: Parasternallinie (in der Mitte zwischen Sternal- und Medioklavikularlinie), medial Medianlinie; geht kaudal in die Leberdämpfung über.

Patient: in Rückenlage.

Therapeut: stehend, auf der rechten Seite des Patienten.

Ausführung: leise von medial nach lateral perkutieren:
- Finger parallel zur erwarteten Herzgrenze auf die Brustwand legen und leise beklopfen.
- Den Finger dann fingerbreit radiär zum Herzen verschieben und beklopfen.
- Solange fortfahren, bis der sonore Lungenschall gedämpft ist.

Bewertung: Auf die Qualität des Klopfschalls achten, um das lungenfreie Feld zu bestimmen, in dem das Herz unmittelbar der Brustwand anliegt. Eine Vergrößerung dieses Feldes deutet auf eine Herzhypertrophie hin.

Relative Herzdämpfung

Begrenzung: entspricht in etwa der Projektion des Herzens auf die vordere Brustwand vom 3. ICR zum Oberrand der VI. Rippe (▶ 17.2.3 Lage), wo das Herz von Lungengewebe überlagert wird.

Patient: in Rückenlage.

Therapeut: stehend, auf der rechten Seite des Patienten.

Ausführung: laut von lateral nach medial perkutieren.

- Finger parallel zur erwarteten Herzgrenze auf die Brustwand legen und kräftig (laut) beklopfen.
- Den Finger dann fingerbreit radiär zum Herzen verschieben und beklopfen.
- Solange fortfahren, bis der sonore Lungenschall leicht gedämpft wird.

Bewertung: Auf die Qualität des Klopfschalls achten, um die Herzgrenzen zu bestimmen und die Herzgröße zu beurteilen. Damit sind typische Herzformen, z. B. ein hypertrophiertes Herz, die Herzkonfiguration bei einem Mitralklappen- oder Aortenklappenfehler oder eine Herzdilatation erkennbar.

17.4.5 Palpation: Herzspitzenstoß

Patient: in Rückenlage.

Therapeut: stehend, auf der rechten Seite des Patienten.

Handposition: Hand flach auf den Thorax auflegen, Finger zeigen nach lateral.

Ausführung: Mit Zeige- und Mittelfinger im 5. ICR in der Medioklavikularlinie Herzspitzenstoß tasten (zu Beginn der Systole tastbar).

Bewertung: Ziel ist das Erfühlen von

- zusätzlichen Stößen: Rhythmusstörungen,
- großen Pulsationen: Aorteninsuffizienz,
- Schwirren über dem Herzen: Stenosen, Septumdefekt oder Pericarditis sicca,
- Verlagerung nach links-laterokaudal: Linksherzhypertrophie.

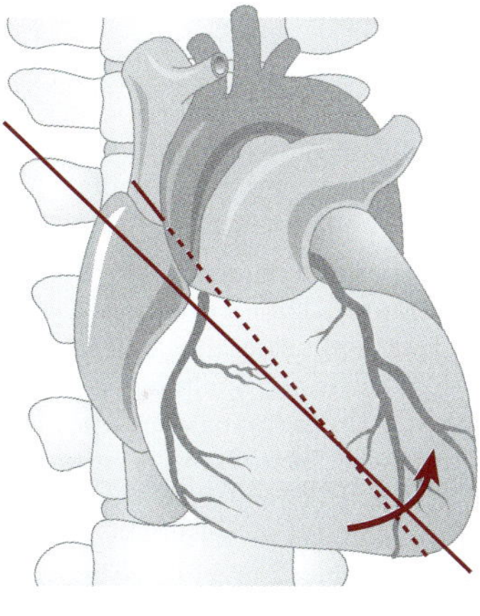

Abb. 17.13 Motilität des Herzens im Inspir (Frontalebene) [L106]

17.4.6 Motilität

Bei **Inspir** dreht sich die Herzspitze gegen den Uhrzeigersinn (▶Abb. 17.13). Allerdings ist die Motilität schwer wahrnehmbar, da sie alle anderen Bewegungen überlagert.

Motilität nach Wagner

Auf **Klappenebene** findet eine schleifenförmige Bewegung statt, bei der eine nach schräg anterior und links kaudal geneigte Acht beschrieben wird (▶Abb. 17.14).

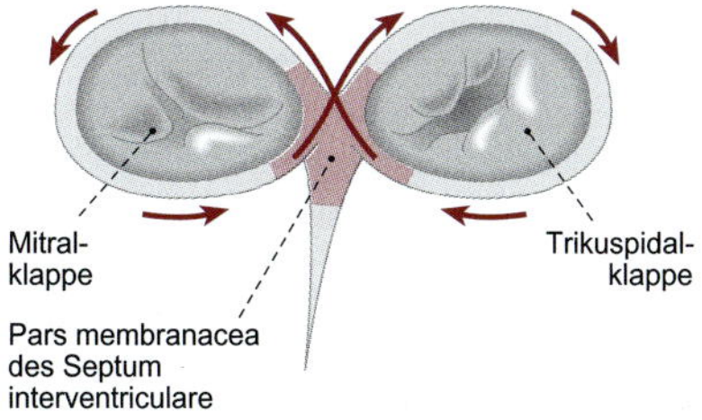

Abb. 17.14 Motilität des Herzens in der Klappenebene (Ansicht von posterior/oben ohne Berücksichtigung der schrägen Ebene) [L106]

17

Motilität nach Mercier

Das Herz dreht sich um eine kraniokaudale Achse, die der Aorta ascendens entspricht. Es gibt weder Inspir noch Exspir.

17.4.7 Mobilität

Mobilität nach Finet und Williame

Diese ist nicht beschrieben.

Mobilität nach Barral und Mercier

Bei der **Einatmung** kommt es zur Torsionsbewegung (▶ Abb. 17.15): Das Herz bewegt sich nach kaudal, richtet sich auf und dreht sich leicht im Uhrzeigersinn.

17.4.8 Tests: Auskultation

Patient: in Rückenlage, bei evtl. 2. Abhören auf der linken Seite liegend oder sitzend.

Therapeut: stehend, seitlich des Patienten.

Ausführung: Mit dem Stethoskop die Herztöne an den Herzauskultationsstellen abhören (s. u.).

Bewertung: Auf Frequenz, Rhythmus, Herztöne (Differenzierung 1. und 2. Herzton), überzählige Herztöne (3. Herzton, Spaltung der Herztöne, Mitralöffnungston) und Herzgeräusche (systolisch, diastolisch, akzidentell, organisch, funktionell) achten.

- Normalbefund: 2 nicht gespaltene Herztöne, die durch den Schluss der Herzklappen zustande kommen.
  - 1. Herzton: zu Beginn der Systole durch Schluss der Mitral- und Trikuspidalklappe, länger und dumpf
  - 2. Herzton: zu Beginn der Diastole durch Schluss der Pulmonal- und Aortenklappe, kürzer und hell
- Überzählige Herztöne oder Herzgeräusche deuten auf pathologische Veränderungen der Herzklappen hin.

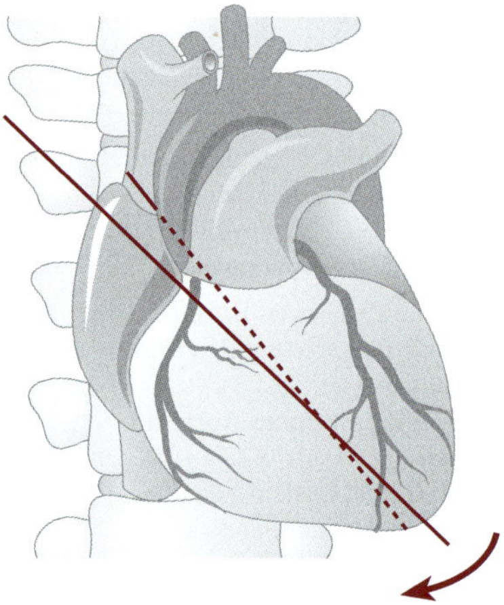

Abb. 17.15 Mobilität des Herzens nach Barral und Mercier (Frontalebene) [L106]

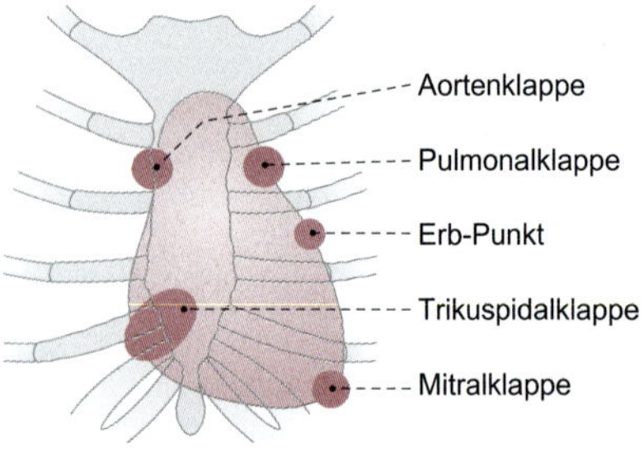

Abb. 17.16 Projektion der Herzauskultationsstellen auf die vordere Brustwand [L106]

Projektion der Herzauskultationsstellen auf die vordere Brustwand (▶ Abb. 17.16):

- **Aortenklappe:** 2. ICR rechts am Sternumrand
- **Pulmonalklappe:** 2. ICR links ca. 1 Querfinger vom Sternumrand entfernt
- **Trikuspidalklappe:** 5. ICR rechts über dem Ansatz der VI. Rippe am Sternum
- **Mitralklappe:** 5. ICR links ca. 3 Querfinger vom Sternumrand entfernt auf der Medioklavikularlinie
- **Erb-Punkt:** 3. ICR links ca. 2 Querfinger vom Sternumrand entfernt

17.5 Behandlung der Dysfunktionen

Torsten Liem (▶ 17.5.10), Michel Puylaert (▶ 17.5.6 bis ▶ 17.5.12), Gudrun Wagner (▶ 17.5.1 bis ▶ 17.5.5)

Die Behandlungstechniken (▶ 16.5.1 bis ▶ 16.5.4) wurden von Gudrun Wagner entwickelt. Sie stellen das anatomisch-physiologische Zentrum der Herzentwicklung und -funktion in den Mittelpunkt der Überlegungen und wollen „dem Herzen des Herzens" im Behandlungsansatz gerecht werden.

17.5.1 Regulierung der Herzmotilität

(▶ Abb. 17.17)

Indikation:

- Regulative Neuorientierung des fibrösen Herzskeletts, das im ausgereiften Herzen Bestandteil funktional unterschiedlich beanspruchter Strukturen ist.
- Durch Harmonisierung der Klappenansatzringe Verbesserung der Klappenbewegung zueinander und mögliche Regulation der einzelnen Segel (Taschen) der Klappen, deren kollagene Lamina fibrosa mit den Ansatzringen in Kontinuität steht.
- Einwirkung auf das Erregungsleitungssystem: Auf dem Konzept der Grundregulation nach Pischinger basierende Überlegungen erklären möglicherweise die durch Harmonisierung des fibrösen Herzskeletts bewirkten Modifikationen der elektrischen Herztätigkeit (z. B. Sistieren von Palpitationen), da das fibröse Herzskelett Erregungsleitungs- und Reizbildungsstrukturen beherbergt und ihnen eine geschützte Kontinuität bietet.

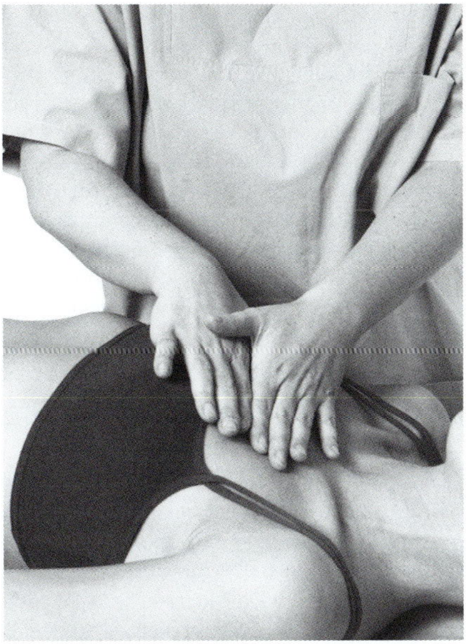

Abb. 17.17 Regulierung der Herzmotilität [K306]

Patient: in Rückenlage.

Therapeut: sitzend, auf der rechten Seite des Patienten.

Handposition:

- Die kaudale Hand etwas schräg nach links oben gerichtet auf das Sternum legen, etwa in Höhe der IV. Rippe. Die Fingerspitzen zeigen dabei zur linken Axilla, die Handwurzel zur VI. rechten Rippe. Die Handhaltung wird der jeweiligen Thoraxform, Herzgröße sowie evtl. postoperativen Lageveränderungen angepasst.
- Die kraniale Hand liegt parallel zur kaudalen Hand, sodass sich die parallel ausgerichteten Zeigefinger bei leicht abgehobenen Daumen berühren.
- Beide Zeigefinger liegen somit (insgesamt gesehen) in etwa entlang der Atrioventrikularebene.

Ausführung:

- Bei ruhiger Atmung langsam in die Tiefe palpieren, um die Bewegungen in der Klappenebene zu spüren (nicht so sehr auf Spannungen des knöchernen Thorax oder der Muskulatur achten, auch Spannungen des Perikards nur wahrnehmen, ohne zu intervenieren).
- In der Klappenebene sind 4 verschiedene Bewegungen spürbar:
  - Auf- und Abbewegung (atemsynchron) durch die Zwerchfellatmung
  - Auf- und Abbewegung (etwa 4-mal schneller und mit weit geringerer Amplitude) durch die Verschiebung der AV-Ebene bei Systole und Diastole
  - Bewegung nach lateral, die dem Enger- und Weiterwerden der Klappenansatzringe entspricht
  - Bewegung, die eine etwas nach schräg vorne und nach unten links geneigte, liegende Acht beschreibt: Sie ist einerseits durch die Eigenbewegung des Herzens bedingt (Systole und Diastole) und andererseits das Resultat aus der Absorption aller stetig einwirkenden Kräfte, d. h. Zug des Myokards und der Klappen, sowie Ausdruck der embryonalen Entstehungsgeschichte (Herzmotilität). Diese Bewegung der liegenden Acht (Lemniscat-Bewegung) zeigt idealerweise einen harmonischen Ablauf mit 2 gleichen Schlingen, keinerlei Unterbrechungen der Bewegung, keine Lateralisierung.
- Um diese Lemniscat-Bewegung zu harmonisieren, wird der relative Ruhepunkt der Acht, d. h. die Mitte beider Schlingen, die anatomisch dem Trigonum fibrosum dextrum entspricht, aufgesucht, um den Eigenbewegungen folgend von dort die beiden Schlingen der Acht nachzuziehen.
- Es ist wichtig, immer wieder den Ruhepunkt aufzusuchen und von diesem ausgehend die Schleife der Acht erneut nachzuziehen; es handelt sich um eine sehr subtile Technik, die versucht, ohne Kraftanwendung ein vorhandenes Potenzial zu stimulieren.

- Auf keinen Fall diese Technik mit Druck ausführen, der Handkontakt bleibt immer nur eine zarte Berührung. Druck würde nicht nur durch Kompression der knöchernen Strukturen und Faszien die Annäherung an das fibröse Herzskelett verhindern, sondern auch beim Patienten zu Recht Widerstand erzeugen.
- Die Lemniscat-Bewegung nicht verstärken, sondern immer mit den vorhandenen Bewegungen mitgehen. Die Schlingen der Acht nicht vergrößern o. Ä. (Cave: Rhythmusstörungen).
- Wie bei allen anderen am Herzen angewandten Techniken besonders die emotionale Komponente berücksichtigen, d. h. sich bewusst sein, dass die Anwendung von „Herztechniken“ mitunter starke emotionale Reaktionen zur Folge haben kann. Sich also emotional kompetent einschätzen, um ein guter Begleiter sein zu können.

17.5.2 Erregungsleitungsharmonisierung auf AV-Ebene

(▶Abb. 17.18)

Indikation:

- Neuorientierung der 2 Strukturen des fibrösen Herzskeletts, nämlich Klappenansatzringe und Pars membranacea des Septum interventriculare, die sich im Trigonum fibrosum dextrum treffen → Nachverfolgen des embryologischen Entwicklungsschrittes – dem Verschluss des primär bestehenden Foramen interventriculare in der 7. Woche.
- Wirkung auf das Reizbildungs- und Erregungsleitungssystem, da sich der AV-Knoten, der über dem Trigonum fibrosum dextrum liegt, im His-Bündel, das die Pars membranacea durchdringt, fortsetzt.

Patient: in Rückenlage.

Therapeut: stehend, auf der rechten Seite des Patienten.

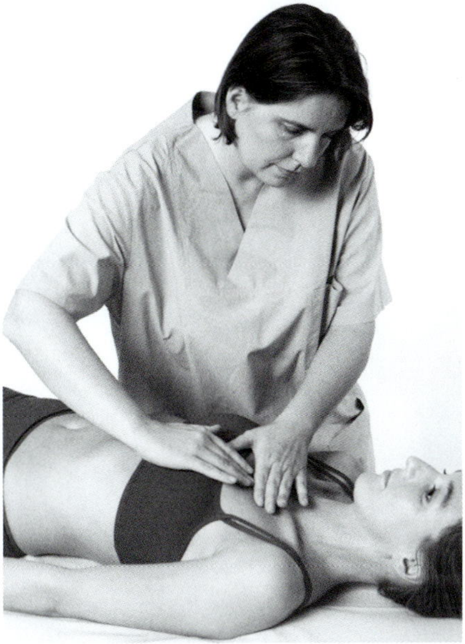

Abb. 17.18 Harmonisierung der Erregungsleitung auf AV-Ebene [K306]

Handposition:

- Die kraniale Hand etwas schräg nach links oben gerichtet auf das Sternum legen, etwa in Höhe der IV. Rippe. Die Fingerspitzen zeigen dabei zur linken Axilla, die Handwurzel zur VI. rechten Rippe.
- Die kaudale Hand in einem Winkel von etwa 90° zur kranialen Hand ablegen, sodass der Mittelfinger leicht den Zeigefinger der kranialen Hand etwa in Höhe der Art. interphalangea proximalis berührt.
- Die Handwurzel der kaudalen Hand nicht ganz zur Herzspitze richten
- Die kraniale Hand liegt über der Atrioventrikularebene, die kaudale Hand in etwa in der Längsachse des Septum interventriculare, das schraubenförmig gebogen verläuft, da der rechte den linken Ventrikel umfasst.

Ausführung:

- Mit der kranialen Hand die Achter-Bewegung des fibrösen Herzskeletts um die Klappenansatzringe erfassen.
- Mit der kaudalen Hand den Bewegungen des Kammerseptums folgen: spürbar ist v. a. eine Verkürzung der Längsachse bei der Herzkontraktion und eine Verlängerung bei Füllung, wobei die Bewegung nicht geradlinig, sondern schraubenförmig ist.
- Nach Aufsuchen des Ruhepunkts der liegenden Acht (Lemniscat-Bewegung) die beiden Bewegungen zueinander in Beziehung setzen, d. h., die Bewegung des Septum interventriculare trifft im obersten Anteil den relativen Ruhepunkt der achterförmigen Bewegung des fibrösen Herzskeletts.
- Den Moment des Aufeinandertreffens beider Bewegungen wie ein „Verankern" spüren, oder anders ausgedrückt, wie eine momentane Ausdehnung des Ruhepunkts in einen Stillpoint → dann werden die therapeutischen Kräfte selbst empfunden, wobei die begleitende Qualität am ehesten mit einem kleinen elektrischen Schlag vergleichbar ist.

- Diese Technik am besten erst nach Regulierung der Herzmotilität ausführen.
- Ein einmaliges „Verankern“ pro Sitzung ist ausreichend. Mehrmaliges „Verankern“ scheint sogar systemüberfordernd zu sein.
- Emotionale Komponenten beachten (▶ 17.5.1).

17.5.3 Manteltechnik (Perikard-Regulationstechnik)

(▶ Abb. 17.19)

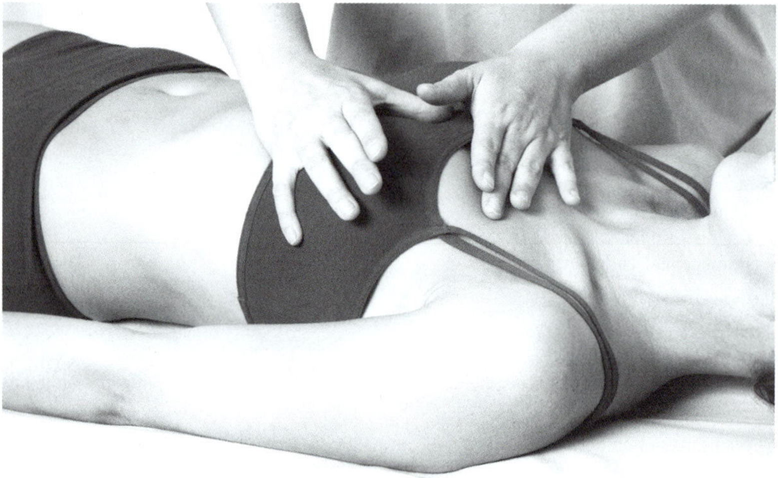

Abb. 17.19 Manteltechnik (Perikard-Regulationstechnik) [K306]

Indikation:

- Fixierungsregionen bzw. die relativen Fixpunkte des Herzens zueinander in Beziehung setzen: Das Herz hängt frei im Herzbeutel (Perikard) und hat als relativen Fixpunkt das fibröse Herzskelett. Die Umschlagfalten des Perikards an den großen Gefäßen, die mit ihren Klappen vom Herzskelett ausgehen, kann man als eine Verstärkung der Zone begreifen, in der die Gefäße am Perikard und das Perikard an den Gefäßen fixiert sind.
- Wirkung auf die dreidimensionale Orientierung des Herzens, seiner Gefäße und seines „Mantels“ (Perikard): einerseits in Relation zum freien Zwischenraum, der das Herz umgibt, und andererseits in Relation zu den austretenden Gefäßen, die sich stetig bewegen und die Verbindungsglieder zwischen Herz und Mantel darstellen („wenn der Kragen gerichtet ist, fällt der Mantel besser“).

Patient: in Rückenlage.

Therapeut: stehend, auf der rechten Seite des Patienten.

Handposition:

- Die kraniale Hand etwas schräg nach links oben gerichtet auf das Sternum legen, etwa in Höhe der IV. Rippe. Die Fingerspitzen zeigen dabei zur linken Axilla, die Handwurzel zur VI. rechten Rippe.

- Kontakt mit dem gesamten Perikardsack aufnehmen: mit dem lateralen Rand des kleinen Fingers, der Handwurzel und dem Daumen der kaudalen Hand ein „U" formen und es über dem Sternum auf die linke Seite legen; die Öffnung des „U" weist dabei zur Incisura jugularis sterni und der in Verlängerung aufliegende Unterarm zur Herzspitze.

Ausführung:

- Mit der kranialen Hand die Lemniscat-Bewegung des fibrösen Herzskeletts erspüren.
- Mit der kaudalen Hand die Spannungen des Perikards erfassen; dabei nicht so sehr die Spannungen der fibrösen Aufhängungen (Ligamente) wahrnehmen, sondern das Perikard als „Sack" erfassen, in dem das Herz hängt und der mittels seiner Umschlagfalten an den großen Gefäßen fixiert ist.
- Den Bewegungen mit beiden Händen folgen und ein „Schwingen" der kranialen Hand innerhalb der wellenartigen Bewegung der kaudalen Hand spüren, das v. a. von lateralen Shiftings begleitet ist.
- Im weiteren Verlauf die ruhigeren Momente halten, sobald sie erreicht werden, aber immer noch den veränderlichen Bewegungsmustern folgen, die diese begleiten.
- Nach wiederholten ruhigen Momenten werden die Shifting-Bewegungen geringer, bis sie nicht mehr spürbar sind.
- Dabei eine harmonische Bewegung mit den Händen empfinden, vergleichbar dem Schwingen oder Schaukeln eines Blattes bei leichtem Wellengang auf ruhiger See.
- Dieses Schaukeln auf den Wellen noch einige Zeit begleiten, um sicherzugehen, dass keine Shiftings mehr auftreten.

- Diese Technik am besten erst nach Anwendung der Regulierung der Herzmotilität und zusätzlich erst nach einer Harmonisierung der Erregungsleitung auf AV-Ebene ausführen.
- Kein zu kleines U formen. Zu eng gestellte Finger lösen beim Patienten ein Engegefühl aus, vermutlich weil es als Einengung (Kompression) des Bewegungsfreiraums für das Herz empfunden wird. Immer wieder beim Patienten nachfragen.
- Die Technik solange ausführen, bis eine harmonische Bewegung erreicht ist. Vorzeitiges Beenden hinterlässt einen Zustand der Orientierungslosigkeit bzw. Orientierungssuche, der als unangenehm und beängstigend empfunden wird.

17.5.4 Indirekte Zwerchfelltechnik

(Abb. 17.20)

Indikation:

- Vertiefung bzw. Wiederherstellung des thorakoabdominalen Gleichgewichts: Indem die eine Hand die Spannungen der Leberkapsel, die andere Hand die des Herzbeutels aufnimmt, vereinigen sich die wirkenden Kräfte in der Mitte dieser beiden Organe, dem Zwerchfell, an dem sowohl die Leberkapsel (Facies nuda) als auch das Perikard (im vorderen unteren Teil mit dem Centrum tendineum verwachsen) fixiert sind.
- Bestätigung durch embryologische Entwicklung des Zwerchfells: Der sternokostale Teil des Diaphragmas entsteht aus dem Mesenchym des Septum transversum, der pleuroperitonealen Membran und der Somatopleura der Thoraxwand, der mittlere Teil des Diaphragmas (rund um die Öffnungen) aus dem gastrohepatischen Anteil des Omentum minus und dem dorsalen Mesenterium, der lumbale Teil aus dem Mesenchym in der Umgebung der Aorta abdominalis und dem Mesenchym der Somatopleura der dorsalen Körperwand.

Patient: in Rückenlage.

Therapeut: sitzend, auf der rechten Seite des Patienten.

Handposition:
- Die kraniale Hand auf der rechten Thoraxhälfte ventrolateral auf den unteren Rippen positionieren, die Fingerspitzen weisen dabei in Richtung Proc. xiphoideus.
- Die kaudale Hand ventral auf die linke Thoraxhälfte legen, der Hypothenar liegt dabei über der Herzspitze, der Mittelfinger weist in Richtung der Incisura jugularis.

Ausführung:
- Mit der kranialen Hand Kontakt zur Leber aufnehmen, mit der kaudalen Hand das Herz erspüren.
- Sowohl Leber als auch Herz nicht so sehr in sich, sondern vielmehr in ihrer Raumorientierung erfassen, d. h. Spannungen der Leberkapsel und ihrer Aufhängungen sowie des Perikards und seiner Aufhängungen wahrnehmen.
- Diesen Spannungen mit beiden Händen getrennt folgen, bis die Bewegungen, meist in einem relativ in der Mitte gelegenen Bereich, zur Ruhe kommen.
- Dann einen Stillpoint spüren und ihn halten, bis in beiden Händen eine gleich starke neuerliche Bewegung zu spüren ist, die wohl am ehesten mit einem Auseinanderbewegen beider Organe vergleichbar ist.

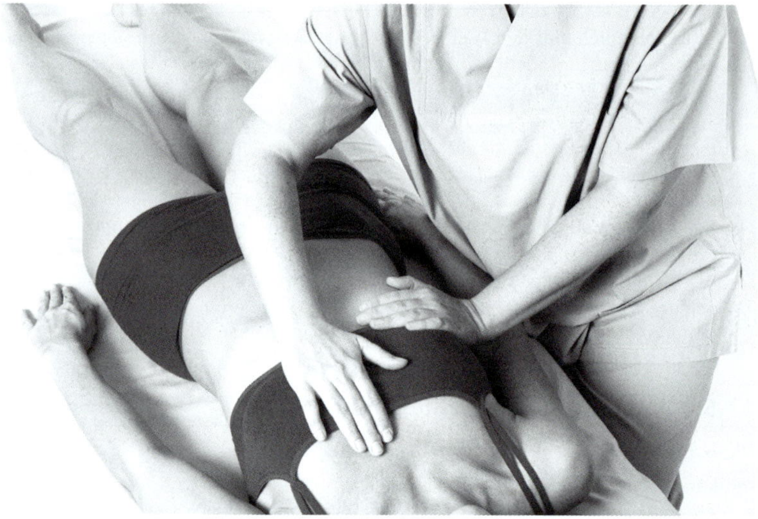

Abb. 17.20 Indirekte Zwerchfelltechnik [K306]

- Vor Ausführung dieser Technik die Wirbelsäule und den knöchernen Thorax untersuchen, um eventuelle mechanische Blockaden auszuschließen bzw. zu korrigieren.
- Diese Technik nicht unmittelbar nach einer direkten Mobilisierung des Diaphragmas anwenden, sondern erst wenn sich das Gewebe beruhigt hat.

17.5.5 Perikardmobilisierung auf ligamentärer Ebene

(▶Abb. 17.21, ▶Abb. 17.22)

Indikation: jede Einschränkung der Beweglichkeit, subjektive Herzbeschwerden, Thoraxschmerzen nicht eindeutiger Genese.

Patient: in Rückenlage.

Therapeut: stehend oder sitzend, auf der linken Seite des Patienten.

Handposition:

- Die linke Hand auf die Projektionsfläche des Perikards auf den Thorax legen: Handaußenränder bzw. Fingerspitzen auf den 2. ICR rechts und links, auf den 6. ICR rechts parasternal, auf den 5. ICR links 6–8 cm vom Sternumrand entfernt legen, die Finger sind in Richtung der rechten Schulter ausgerichtet.
- Die rechte Hand auf die linke Hand oder unter die obere BWS legen.

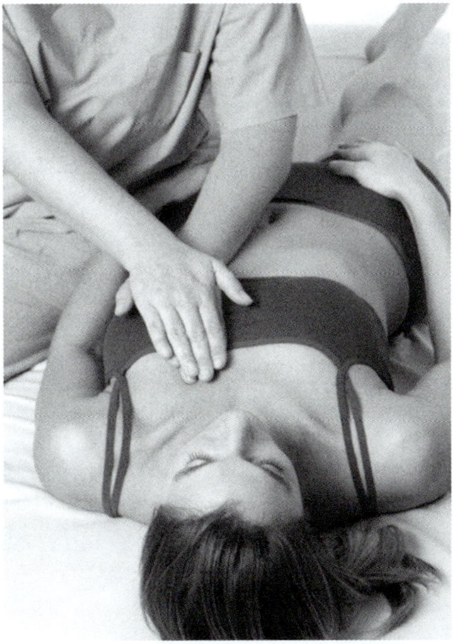

Abb. 17.21 Perikardmobilisierung auf ligamentärer Ebene [K306]

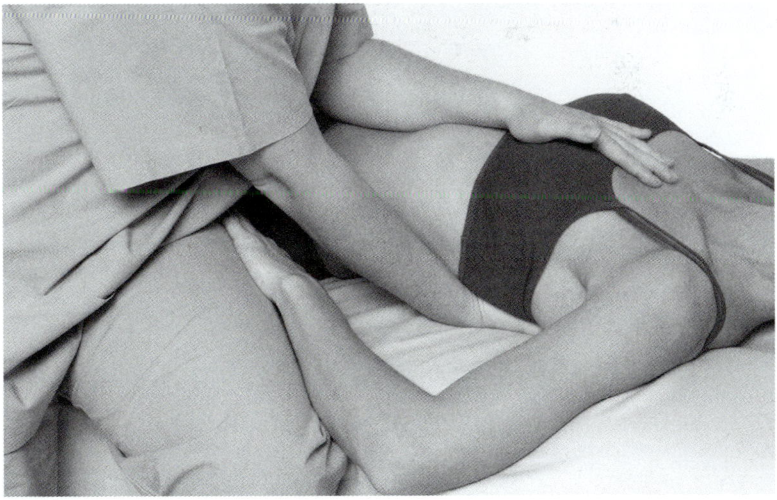

Abb. 17.22 Perikardmobilisierung auf ligamentärer Ebene (Variation der Handposition) [K306]

Ausführung:
- Die Aufmerksamkeit auf die Bewegung des Herzens richten, das in jeder Ebene eine Rotation im Uhrzeigersinn macht.
- Relativ spezifisch an den verschiedenen Ligamenten des Perikards arbeiten, wobei Positionierung und gleichzeitige Druckrichtung entscheidend sind.
- Für das Lig. sternopericardiacum inferius Druck in Richtung Proc. xiphoideus aufbauen.
- Für das Lig. sternopericardiacum superius Druck in Richtung Manubrium sterni aufbauen.
- Für das Lig. vertebropericardiacum Druck nach dorsal zum zervikothorakalen Übergang (C7–Th2) aufbauen.
- Den Druck an die ligamentären Spannungen anpassen und halten, bis eine Lösung der Spannung (release) eintritt.

17.5.6 Behandlung des Herzskeletts (Trigonum fibrosum)

(▶ Abb. 17.23)

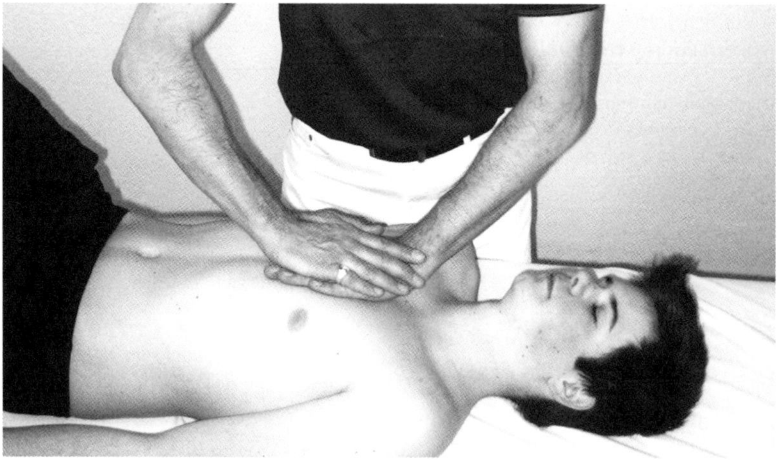

Abb. 17.23 Behandlung des Herzskeletts (Trigonum fibrosum) [K306]

Indikation: funktionelle Herzbeschwerden, globale Harmonisierung der Herzfunktion.

Patient: In Rückenlage.

Therapeut: stehend, auf der rechten Seite des Patienten.

Handposition: Beide Hände übereinander auf das Sternum legen.

Ausführung:
- Mit den Händen leichten Druck nach dorsal ausüben.
- Auf die Elastizität des Gewebes mit Fokussierung auf die anatomischen Projektion der Klappen achten:
  - **Aortenklappe:** am linken Sternumrand, zwischen III. und IV. Rippe
  - **Pulmonalklappe:** am linken Sternalrand, auf Höhe des III. Rippenknorpels
  - **Trikuspidalklappe:** auf dem Sternum, auf Höhe des V. Rippenknorpels
  - **Mitralklappe:** auf dem Sternum, auf Höhe des IV. Rippenknorpels

- Ist der Widerstand nicht elastisch, eine leichte Pumpbewegung mit Induktion ausüben, bis die Zone sich elastisch anfühlt.

Anmerkung: Diese Technik darf nicht schmerzhaft sein oder Angst erzeugen

17.5.7 Behandlung eines abdominal stehenden Herzens

(▶ Abb. 17.24)

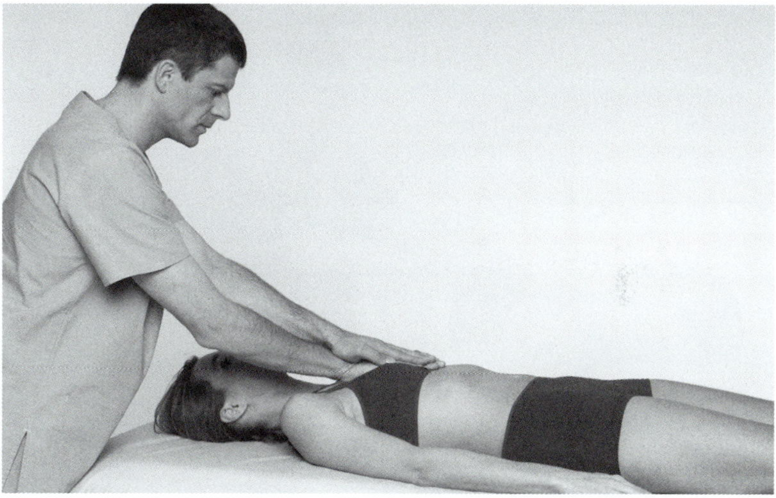

Abb. 17.24 Behandlung eines abdominal stehenden Herzens [K339]

Indikation: Das Herz steht kaudal und bewegt sich nicht nach kranial.

Patient: in Rückenlage.

Therapeut: stehend, am Kopfende der Behandlungsbank.

Handposition:

- Die rechte Hand auf die Herzregion zwischen III. Rippenknorpel (links) und VI. Rippenknorpel (rechts) legen, zum rechten Ohr hoch gerichtet.
- Die linke Hand auf die rechte legen, der rechte Unterarm ist parallel zum Körper.

Ausführung:

- Mit den Händen leichten Druck nach dorsal und kranial ausüben.
- Dabei auf die Elastizität des Gewebes mit Fokussierung auf das Perikard achten.
- Ist der Widerstand nicht elastisch,
  - Recoil-Technik ausüben: Gewebe nach kranial schieben, am Ende der Bewegung einen Impuls weiter nach kranial geben und sofort loslassen; oder
  - Herzgewebe 3- bis -6-mal sanft nach kranial „dehnen“ und loslassen.

17.5.8 Behandlung eines kranial stehenden Herzens

(▶Abb. 17.25)

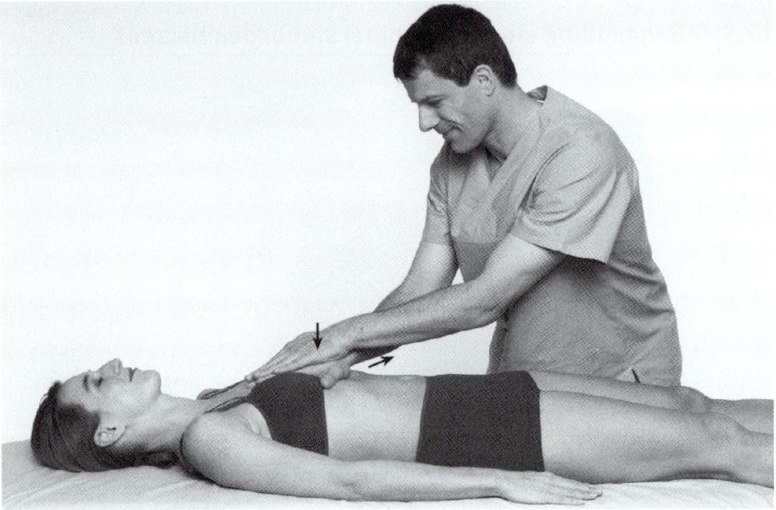

Abb. 17.25 Behandlung eines kranial stehenden Herzens

Indikation: Das Herz befindet sich kranial und bewegt sich nicht nach kaudal.

Patient: in Rückenlage.

Therapeut: stehend, auf der linken Seite des Patienten.

Handposition:

- Die rechte Hand auf die Herzregion zwischen III. Rippenknorpel (links) und VI. Rippenknorpel (rechts) legen, zur linken SIAS hinunter gerichtet.
- Die linke Hand auf die rechte legen, der rechte Unterarm ist parallel zum Körper.

Ausführung:

- Mit den Händen leichten Druck nach dorsal und kaudal ausüben.
- Dabei auf die Elastizität des Gewebes mit Fokussierung auf das Perikard achten.
- Ist der Widerstand nicht elastisch,
  - Recoil-Technik ausüben: Gewebe nach kaudal schieben, am Ende der Bewegung einen Impuls weiter nach kaudal geben und sofort loslassen; oder
  - Herzgewebe 3- bis -6-mal sanft nach kaudal „dehnen" und loslassen.

17.5.9 Harmonisierung der Aa. pulmonales

(▶Abb. 17.26)

Indikation: alle Einschränkungen im Lungen- oder Pleurabereich, nach Herzerkrankung oder -operation.

Patient: in Rückenlage.

Therapeut: stehend, auf der linken Seite des Patienten.

Handposition:

- Die linke Hand auf das Herz (Punctum fixum) etwa auf Höhe des oberen Rands der III. Rippe legen.
- Die rechte Hand unmittelbar neben die linke Hand, auf der jeweiligen Lungenseite legen.

Ausführung:
- Mit der linken Hand das Herz fixieren, mit der rechten Hand Zug nach lateral ausüben.
- Dabei auf die Aa. pulmonales fokussieren.
- Bei Einschränkungen Recoil-Technik ausüben oder das Gewebe 3- bis -6-mal sanft dehnen.

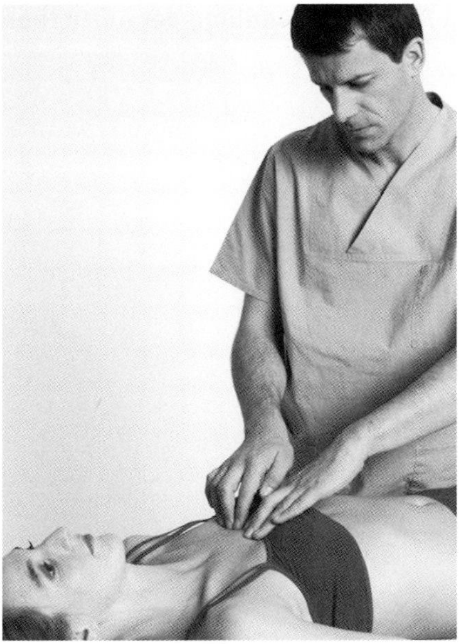

Abb. 17.26 Harmonisierung der Aa. pulmonales [K306]

17.5.10 Behandlung des Aortenbogens

(▶ Abb. 17.27)

Indikation: alle Dysfunktionen im Kopf- und oberen Thoraxbereich.

Patient: in Rückenlage.

Therapeut: stehend, auf der linken Seite des Patienten.

Handposition:
- Die linke Hand auf die Herzregion zwischen III. Rippenknorpel (links) und VI. Rippenknorpel (rechts) legen.
- Die Fingerbeeren des rechten Zeige- und Mittelfingers in den 1. ICR nahe am Sternum legen.

Ausführung:
- Mit der linken Hand das Herz festhalten, mit der rechten Hand eine Dehnung nach lateral und kranial ausüben.
- Dabei auf die Elastizität der Gewebe achten.
- Ist der Widerstand nicht elastisch,
  - Recoil-Technik ausüben oder
  - Aorta 3- bis -6-mal dehnen (mit der linken Hand Herzregion festhalten, mit der rechten Hand Zug nach kraniolateral ausüben).

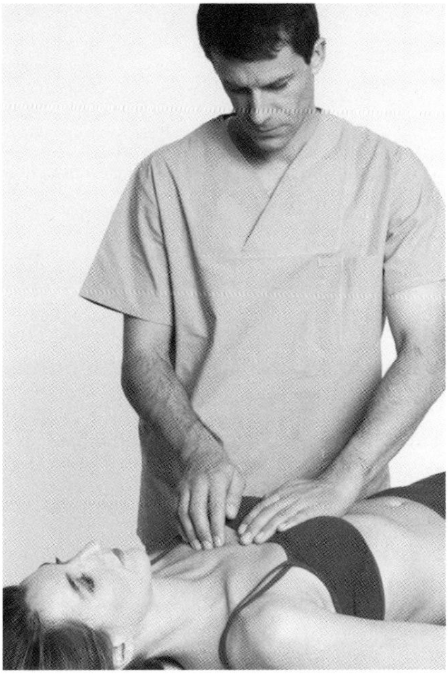

Abb. 17.27 Behandlung des Aortenbogens [K306]

17.5.11 Behandlung der Aorta thoracica und abdominalis

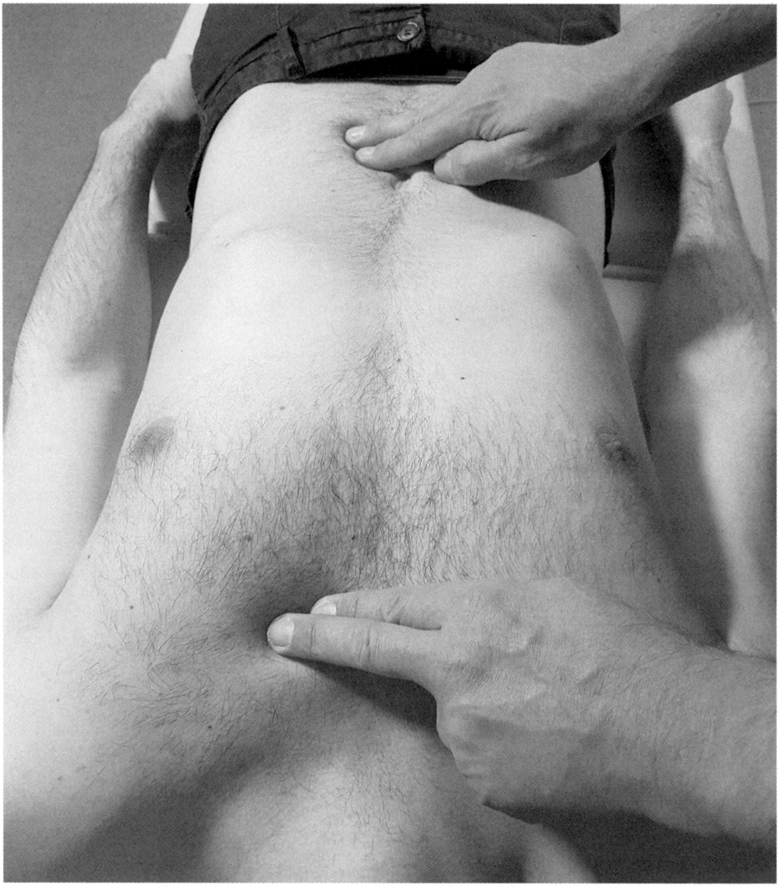

Abb. 17.28 Behandlung der Aorta thoracica [K339]

Indikation: Verbesserung der gesamten arteriellen Versorgung im Thorax und Abdomen.

Patient: in Rückenlage.

Therapeut: stehend, auf der rechten Seite des Patienten.

Handposition:

- Die Fingerspitzen des linken Zeige- und Mittelfingers in den 1. ICR nahe am Sternum legen.
- Die Fingerbeeren des rechten Zeige- und Mittelfingers auf der Bifurcatio aortae, links-kaudal des Bauchnabels, legen.

Ausführung:

- Mit der linken Hand den Aortenbogen festhalten, mit der rechten Hand eine Dehnung nach kaudal ausüben.
- Dabei auf die Elastizität der Gewebe achten.
- Ist der Widerstand nicht elastisch, Aorta 3- bis -6-mal dehnen (mit der linken Hand Aortenbogen festhalten, mit der rechten Hand Zug nach kaudal ausüben).

17.5.12 Behandlung der Arteria subclavia

(▶ Abb. 17.29)

Indikationen: HWS-Schulter-Arm Syndrom, Schwindelgefühle, Tinnitus.

Patient: in Rückenlage.

Therapeut: sitzend oder stehend, am Kopfende.

Handposition:

- Der Daumen der linken Hand liegt auf der A. subclavia unmittelbar lateral des klavikulären Ansätze des M. sternocleidomastoideus.
- Die Fingerbeeren der rechten Hand liegen entweder unmittelbar kaudal der Klavikula auf der A. axillaris in dem Trigonum deltoideopectorale oder auf der A. brachialis am medialen Humerusschaft auf der Hälfte der Länge des Oberarms.

Ausführung:

- Entweder konstanten Zug für ca. 20 Sekunden lang ausüben oder rhythmisch mobilisierend behandeln.
- Für den Griff am medialen Humerusschaft Arm 90° abduzieren und in Außenrotation führen.

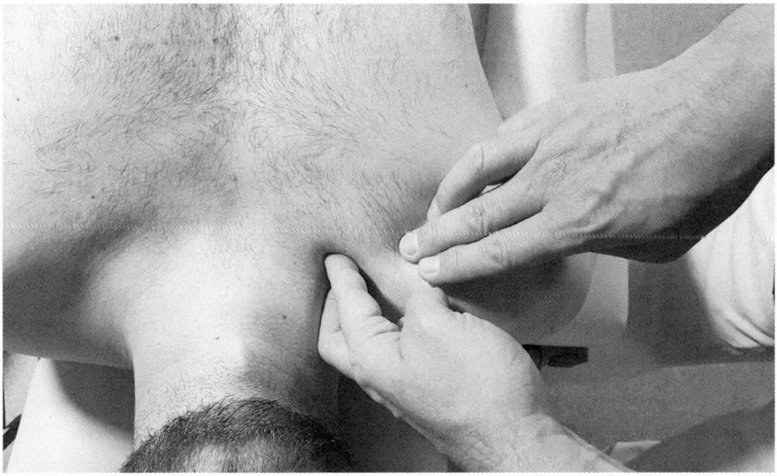

Abb. 17.29a Behandlung der Arteria subclavia 1

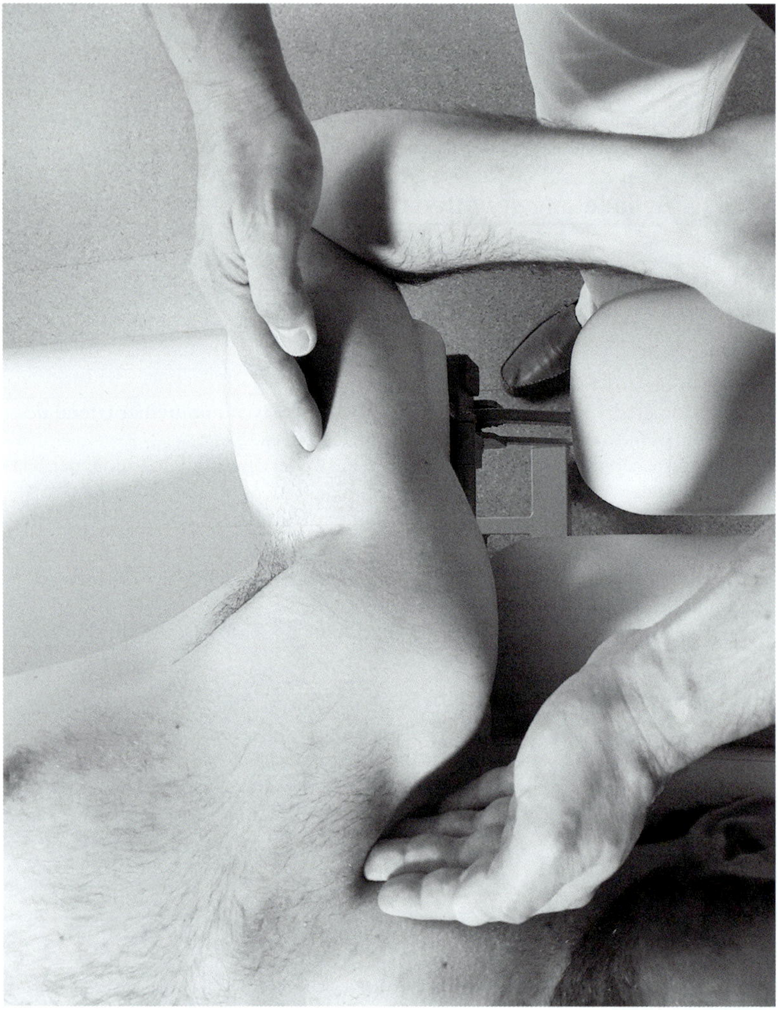

Abb. 17.29b Behandlung der Arteria subclavia 2 [K339]

17.5.13 Behandlung der Koronararterien

Michel Puylaert

(▶Abb. 17.30)

Indikationen: nach Schleudertrauma, bei funktionellen Herzbeschwerden, Tachykardie.

Patient: in Rückenlage.

Therapeut: stehend, links des Patienten.

Handposition: Der Handballen der linken Hand liegt auf dem 3. Sternochondralgelenk, die Finger sind nach kranial gerichtet.

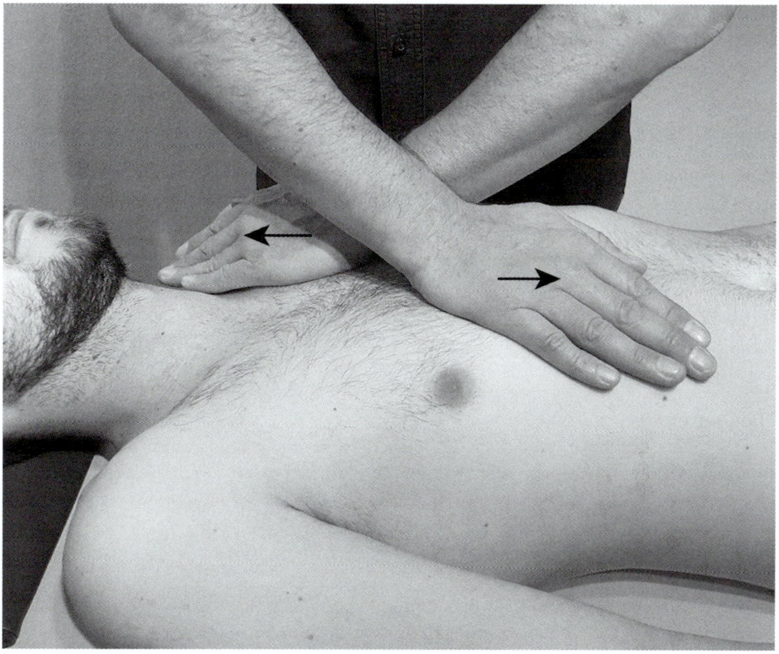

Abb. 17.30a Behandlung der A. coronaria dextra [K339]

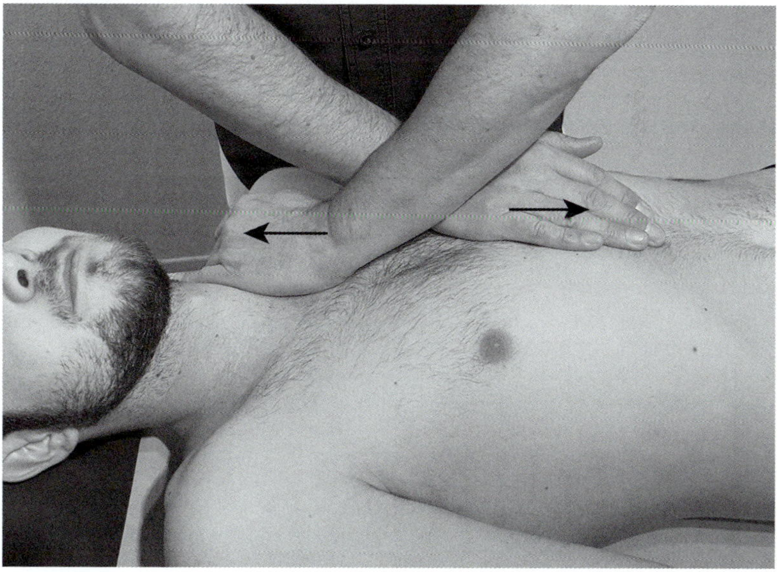

Abb. 17.30b Behandlung der A. coronaria sinistra [K339]

Der Handballen der rechten Hand wird wie folgt platziert:

- Für die A. coronaria dextra: rechts, im dritten Interkostalraum (zwischen 3. und 4. Rippe).
- Für die A. coronaria sinistra (Hauptstamm): links, auf dem 4. Chondrokostalgelenk

Ausführung: Während die linke Hand stabilisiert und fixiert, wird Zug ausgeübt:

- Für die A. coronalis dextra nach lateral.
- Für die A. coronalis sinistra nach kaudal und lateral.

17.5.14 BEFNT-Integration von Herz und Perikard

(▶ 2.4.2)

Indikation: Dysfunktion von Herz und Perikard

Patient: in Rückenlage, Beine angestellt.

Therapeut: stehend, auf der rechten Seite des Patienten, auf Höhe des Zwerchfells.

Handposition:

- Die rechte Hand auf das Herz legen, die Finger sind nach kranial gerichtet:
- Die Handwurzel befindet sich auf der unteren Herzgrenze, vom 6. Sternokostalgelenk zum 5. ICR, etwas medial der Medioklavikularlinie (für das Perikard zum Centrum tendineum des Zwerchfells).
- Die Radialseite der Hand reicht rechts etwa vom 3. Sternokostal- zum Ansatz des 6. Sternokostalgelenks.
- Die Ulnarseite der Hand liegt in einem linkskonvexen Bogen, etwa vom 5. ICR, knapp medial der Medioklavikularlinie, bis etwa fingerbreit lateral vom 3. Sternokostalgelenk.
- Die Finger zeigen am Oberrand des Herzens, d. h. am Oberrand des rechten III. Rippenknorpels, leicht schräg zum linken 2. ICR (für das Perikard zum 2. Sternokostalgelenk).

Point of balanced entodermal tension (PBET)

- Resistenz der entodermalen Struktur auf sanften Druck hin testen und die Dichte der Struktur bewerten.
- Der entodermalen Spannung der Herzwand in die Position bzw. in die Form folgen, in der die Spannung am besten ausgeglichen ist (→ PBET).
- Dabei die embryonalen Kraftvektoren berücksichtigen

Neuronale Inhibition

- Die linke Hand auf verschiedene Ebenen des Rückens legen, die rechte Hand im Herzbereich liegen lassen.
- Falls es einen Bereich am Rücken gibt, in dem sich das Herz unter der Hand entspannt bzw. seine Bewegungseinschränkung sich verbessert, die Hand dort liegen lassen: in der Regel auf Höhe von Th1–Th4 (sympathische Segmente), im Halsbereich (sympathische Umschaltung), im kraniozervikalen Übergangsbereich (parasympathische Innervation), auf Höhe von C3–C5 (N. phrenicus für das Perikard) oder anterior im Bereich des 2. und 3. Sternokostalgelenks (Plexus cardiacus).
- Durch sanften konstanten Druck eine Inhibition im jeweiligen Bereich ausführen.

Point of balanced fascial tension (PBFT)

- Fasziale Beweglichkeit passiv oder aktiv atemsynchron oder aktiv unabhängig zur Atemaktivität testen.
- Spannungsgleichgewicht der faszialen Strukturen des Herzens einstellen: versuchen, den therapeutisch induzierten Gleichgewichtszustand der viszerofaszialen Spannungen zu erreichen versuchen, indem diese gleichmäßig in allen Richtungen ausgeglichen sind.
- In der Regel das Herz in die Position begleiten, in die es sich leicht bewegen lässt.
- Um die unterschiedlichen Spannungsmuster der Aufhängungen (und faszialen Gleitflächen) des Herzens zu kopieren, die Krafteinwirkung der Hände an sie anpassen bzw. ihnen angeglichen.
  – Über die Fixationen: nach kaudal zum Zwerchfell (Lig. phrenicopericardiacum), nach anterior zum Sternum (Lig. sternopericardiacum superius/inferius) und Thymus (Lig. thymopericardiacum), nach posterior zu C7–Th2 (Lig. vertebropericardiacum), nach kranial zu Trachea (Lig. tracheopericardiacum) und Schilddrüse (Lamina thyropericardiaca), nach posterior zur A. pulmonalis (Lig. transversum pericardii), nach kranial zum Aortenbogen (Lig. aorticopericardiacum) und zur V. cava superior, nach kaudal zur V. cava inferior.
  – Über die Gleitflächen: direkt zwischen Herz und Lamina visceralis der inneren Perikardschicht, indirekt nach kaudal zum Diaphragma (→ Leber), zur Fascia endothoracica, über die Pleura zum Lobus medius und Lobus inferior der rechten Lunge, zur Lingula und zum Lobus inferior der linken Lunge, nach posterior zum Ösophagus und zur Aorta descendens, nach anterior zum Sternum.
- Dazu ggf. eine Hand vom Herz lösen und z. B. auf Leber, Wirbelsäule oder Lunge legen.
- Einstellung eines PBFT (evtl. mit leichter Kompression) → minimale Bewegungen im faszial-ligamentären viskoelastischen Umfeld des Herzens treten auf → ein neues Gleichgewicht etabliert sich → eine physiologischere Bewegungsamplitude wird palpierbar; evtl. entsteht ein Stillpunkt. Danach das Herz in die Ausgangslage zurückbringen.

Anschließend können Techniken wie **balanced dynamic tension** und **balanced fluid tension** (BDT, BFT) angewendet werden. Darauf achten, weder bei der Untersuchung noch bei der Behandlung bis an die Bewegungsgrenzen zu gehen.

17.6 Kardiovaskuläres System

Patrick Van Den Heede

17.6.1 Funktionelle Aspekte des Kreislaufsystems

Die Körperflüssigkeiten und ihr Austausch bilden eines der grundlegenden Systeme zur Aufrechterhaltung der Homöostase. Das Flüssigkeitssystem, das das **Gleichgewicht des kardiovaskulären Systems** organisiert, wird von zwei Triaden unterstützt:

- In den Kapillaren gibt es einen ständigen Austausch zwischen dem **lymphatischen, venösen und arteriolären System,** von dem das Volumen der Extrazellularflüssigkeit im Körper abhängt.
- Im Gehirn findet einständiger Austausch zwischen **Arterien, Venen und Liquor cerebrospinalis** (LCS) statt: auf der Ebene der Hirnkammern (Plexus choroidei) und der perineuralen Hüllen aller Hirnnerven sowie der Nerven, die das Gehirn und die Medulla oblongata verlassen. Die Blut-Hirn-Schranke in den perivaskulären Virchow-Robin-Räumen lässt sich als primäres lymphatisches System des Gehirns und der Nerven betrachten.

Das Kreislaufsystem lässt sich als Interaktion eines zentralen Kapillarbetts mit der Gesamtheit der peripheren Kapillarbetten verstehen. Als zentraler Mechanismus ist das **Herz** in diesem Konzept ein **konzentriertes Kapillarbett,** das durch einen kontinuierlichen Austausch zwischen subendothelialen und epimyokardialen Kapillaren bei jeder Systole und Diastole bestimmt wird. Dieser Austausch ist perfekt auf die mechanischen und dynamischen Muster des Herzens abgestimmt.

In diesem Kreislaufsystem lassen sich zwei Funktionen definieren: eine beschleunigend-verteilende Funktion und eine erschlaffend-aufnehmende Funktion.

Beschleunigend-verteilende Funktion

Sie entspricht einem Pump-Saug-System, das das Herz und die großen Gefäße der Herzbasis umfasst. Die **Pump- und Saugwirkung** hängt dabei von **intrinsischen und extrinsischen Eigenschaften** des Herzens und der Gefäße ab:

- Intrinsisch ist die Recoil-Fähigkeit der muskulären und elastisch-kollagenen Herzstruktur und seiner faszialen Hüllen (Epikard, Perikard und Pleura).
- Extrinsisch ist der Widerstand an der Peripherie des kardiovaskulären Systems, der vom metabolischen und mechanischen Druck bzw. der Entspannung abhängt.

Durch dieses System entstehen eine **Preload- und Afterload-Belastung** des Herzens und der Herzgefäße, durch die sich die Anpassungsfähigkeit des Herzens in Bezug auf Druck und Volumen laufend verändert.

Auf den ersten Blick genügt diese Saug- und Pumpwirkung, um das Blut im ganzen Körper zu verteilen. Offen bleibt aber die Frage, ob die „mechanische Wirkung" des Herzens allein ausreicht, um die Blutversorgung bis in die feinsten Kapillaren der peripheren Gewebe zu gewährleisten. Mit anderen Worten: Genügt eine einzige Systole, um den gesamten peripheren Widerstand des Kapillarnetzes im Körper zu überwinden? Die Beziehung zwischen der Dynamik des Herzens und der Blutgefäße wird von verschiedenen Faktoren beeinflusst, die die **Bewegung des Blutes durch den Körper** ermöglichen:

- Ein dominanter Faktor ist das **Druck-Volumen-Verhältnis** im Herzen.
- Die intrinsische **Kontraktilität** des Herzens und die **Elastizität** der Herzbasis und der Blutgefäße sind ein weiterer Faktor.
- Die Purkinje-Fasern tragen dazu bei, die elektrische Herzaktivität in eine dreidimensionale systolische und diastolische Spirale zu organisieren.
- Die Blutgefäße weisen ebenfalls ein elektrisches Wellenmuster auf, das vermutlich dazu dient, das Blut in die entferntesten Körperbereiche zu transportieren. Diese Muster, die als **Traube-Hering-Mayer-Wellen** (T-H-M-Wellen) bezeichnet werden, laufen autonom ab, die schnellen Traube-Hering-Wellen im Rhythmus von 5–10 Zyklen/min, die langsamen Mayer-Wellen im Rhythmus von 0,6–5,4 Zyklen/min.

Es ist klar, dass das Blut durch intrinsische und extrinsische Kräfte zum Körperrhythmus beiträgt. Der Ursprung des Rhythmus ist möglicherweise mit einer Vielzahl vaskulärer Rhythmen verbunden, die zum vitalen Muster des Körpers gehören. Dazu zählen u. a. folgende Erscheinungen:

- Die Beziehung zwischen Mutter und Kind über die Plazenta ist vaskulär. Die **Vasomotion der mütterlichen Venen** könnte zur Vasomotorik des embryonalen und fetalen Mechanismus beitragen.
- Der Zufluss arteriellen Blutes an der Schnittstelle von endometrialen Vakuolen und Spiralarterien garantiert einen **konstanten Austausch** von 150 ml Blut/min. Dabei entsteht in den intervillösen Räumen ein Rhythmus von 3–4 Zyklen/min.

- Die **T-H-M-Wellen** sind weitere Faktoren, die den grundlegenden Rhythmus aller Körpergewebe (einschließlich des Gehirns) erklären könnten.
- Intrinsische Faktoren wie spontane **Ca^{2+}-Oszillationen** verstärken sicherlich die elektrischen Phänomene auf der Ebene von Herz und Gefäßen. Sie sind ebenfalls an der Aufrechterhaltung des kardiovaskulären Rhythmus beteiligt.

Erschlaffend-aufnehmende Funktion

Sie ist als ein System mit Kapazitäten organisiert, wofür die **Kapillarbetten** vorhanden sind. Diese arbeiten unter niedrigem Druck (10–12 mmHg), das Pumpsystem dagegen unter hohem Druck (60–70 mmHg).

Zwischen der Extrazellularflüssigkeit und den Kapillarbetten besteht ein **subtiles Gleichgewicht.** Dies ist der Ort, an dem die „vertrocknenden Felder" („withering fields" nach Still) bewässert werden und so die Gesundheit gewährleisten.

Da 99,9 % des Interstitiums in konzentrierter Gelform vorliegen, braucht es einen Flüssigkeitsdruck, damit die extrazelluläre Matrix durchströmt werden kann. Das Niederdrucksystem im Endkapillarbereich wirkt sicherlich unterstützend bei der Sekretion und Absorption von Partikeln. Der **Frank-Starling-Mechanismus** sorgt für den größten Teil des Austauschs, und das **Donnan-Gleichgewicht** ist ein weiterer passiver Mechanismus. Auch **hormonale und vegetative Reflexe** tragen möglicherweise dazu bei oder werden dadurch gefördert.

Teilweise scheint die Bildung von extrazellulärer Flüssigkeit (EZF) und Lymphe jedoch nicht ganz so „passiv" zu verlaufen. Der Gelzustand der extrazellulären Matrix (EZM) muss durch ein dynamischeres Muster überwunden werden. Das **Wellenmuster der Gefäßwände** könnte dazu beitragen, die EZM zu aktivieren und mit Flüssigkeitsimpulsen zu bombardieren. Das könnte die minimalen Druckveränderungen im Endkapillarbereich verstärken und dadurch den Austausch und die Absorption steigern.

Durch den **rhythmischen Lymphfluss,** der eine Pulsdauer von 5–8 Sekunden aufweist und damit einen Rhythmus von durchschnittlich 7–12 Zyklen/min erzeugt, wird ein subtiles Gleichgewicht von EZF- und Lymphabsorption garantiert.

17.6.2 Embryologische Parameter

„Artikulation" zwischen Mutter und Embryo

In den frühen Embryonalstadien (1–3 Wochen) besteht eine Kontinuität zwischen dem embryonalen und dem extraembryonalen Mesoderm. Der **Dottersack** ist der Ort, an dem die ersten Blutinseln auftauchen. Von ihm geht die **Organisation des beginnenden Blutkreislaufs** aus, der die vaskuläre Anatomie des Embryos mit strukturiert.

Blut und Organisation der Gefäßbetten

Die frühe Vaskularisierung basiert auf der **Vakuolisierung der mesodermalen und mesenchymalen Schichten** rund um und in den Embryonalanlagen. Bei der Differenzierung der Gefäßbetten kommt es zu **progressiven Umformungen** in Abhängigkeit von der Geografie der drei organisierenden Keimschichten und von der zeitlichen Reifung von Form und Funktion.

Dabei lassen sich verschiedene Phasen unterscheiden:

- Permeation:
  - Die interzellulären Substanzen im frühen inneren Gewebe (Mesoblast) sind nicht statisch, sondern bewegen sich an den angrenzenden Geweben entlang. Das ist wichtig für die Ausbildung des vaskulären Systems.
  - Die metabolischen Gradienten und Bewegungen erzeugen biomechanische Spannungen, die senkrecht zueinander verlaufen. Dadurch entsteht ein vaskuläres anatomisches Feld.
- Vaskulogenese: Dieser Prozess hängt von intrinsischen und extrinsischen Faktoren ab. Mit dem Wachstum der Strukturen rund um die vaskulären Kanäle ist eine dynamische Veränderung verbunden. Das Keimen und Entstehen der Gefäße lässt sich als intrinsisch betrachten. Angioblasten entstehen aus den meisten mesodermalen Geweben mit Ausnahme des prächordalen Mesoderms. Der extrinsische Faktor besteht in angiogenen Faktoren, die von den angrenzenden Organen abhängen.
- Die Blutströme strukturieren sich von innen, indem sie die „endothelialen Gefäßbetten" organisieren. Das ist von größter Bedeutung für die Ontogenese der Endothelschicht des Herzens, des späteren Endokards.

Der Rhythmus in den frühen Gefäßbetten entsteht durch lokale Unterschiede von Widerstand und Druck. Es bleibt also die Frage, ob sich auch in den Wänden der frühen Venen ein **intrinsischer Rhythmus** finden lässt. Das Prinzip der Vasomotion, wie es von Physiologen verstanden wird, könnte von langsamen rhythmischen Mustern abhängen, wie sie bei den kardiovaskulären Zyklen zu beobachten sind (sog. Traube-Hering-Phänomen). Dieses Phänomen ist auch beim kranialen Rhythmus zu beobachten und wurde bereits ausgiebig erforscht (Moskalenko 2001).

Es bleibt noch eine weitere interessante Frage, nämlich ob die „Artikulation" zwischen Mutter und Kind über Plazenta und Nabelschnur in der Lage sein könnte, einen Teil des venösen Rhythmus zu „übertragen". Die organisierenden Blutströme im Körper lassen sich als frühe Kräfte betrachten, die beim symmetrischen Körperaufbau des Embryos für eine seitliche Entwicklung sorgen. Die **Verschiebung der Gefäßbetten** nach rechts und links könnte die erste individualisierte Reaktion auf die lokalen metabolischen Bedürfnisse von Gewebe und Struktur darstellen.

Die schon früh paarig angelegten Gefäßbetten im kranialen Teil des Embryos lassen sich als Orientierungsvektoren betrachten, die die Schlingenbildung des Herzschlauchs bestimmen (Blechschmidt). Auch wenn sie an der anfänglichen Orientierung des Herzens beteiligt sind, sind sie aber vermutlich nicht für die Ausbildung der Herzkammern und ihrer räumlichen Orientierung im Ganzen verantwortlich (Hinrichsen).

Das Herz als mesodermale Artikulation zwischen den metabolischen Bedürfnissen verschiedener Körperbereiche

Die frühe Anlage des Herzschlauchs im rostralen Bereich der Keimscheibe weist auf eine **Kontinuität zwischen extra- und intraembryonalem Mesoderm** während des frühen Differenzierungsprozesses hin. Die dünnen extraembryonalen Mesodermschichten, aus denen sich die ektodermale Amnionhülle und die entodermale Dottersackhülle bilden, setzen sich im intraembryonalen parietalen und viszeralen Mesoderm fort.

Der induzierende Einfluss der angrenzenden Entodermschicht scheint für die Frühphase der Herzentwicklung und die Keimung und Organisation der Gefäßbetten von Bedeutung zu sein. Das Frühstadium der Angio- und Vaskulogenese scheint außerdem von der zugrunde liegenden Entoderm-Interaktion abhängig zu sein.

Die embryologische Organisation und Strukturierung des Herzens scheint in einem gut organisierten Schleifenbildungsprozess vor sich zu gehen, der die diastolische Bewegung des ausgewachsenen Herzens imitiert. Das könnte bedeuten, dass es sich bei der Diastole um eine **Wiederholung embryonaler Strukturierungs- und Formungsprozesse** handelt.

Die topografischen und mechanischen Parameter, die die endgültige Form und Lage des Herzens bestimmen, sind vielfältig und phasenabhängig. Durch verschiedene Interaktionen mit seiner direkten Umgebung entstehen **temporäre Achsen** des Herzens, die seine physiologische Mobilität in der Perikardhöhle und im Mediastinum organisieren. Diese Achsen beziehen sich auf verschiedene Phasen der Artikulation und Interaktion des sich entwickelnden Herzens mit der unmittelbaren Umgebung. Diese können metabolischer oder vaskulärer Natur sein.

Bei der **Bestimmung der endgültigen Lage des Herzens** spielen u. a. folgenden Strukturen eine Rolle:

- Vorderdarm
- Mesodermale Höhlen, die bei der Entwicklung und Orientierung von Leber, Milz und Magen aus den Mesodermschichten entstehen, d. h. der Recessus hepatoentericus dexter et sinister
- Endgültige Lage des Septum transversum und die Fixierung des Diaphragmas
- Orientierung der Lungenknospen und Lungenentwicklung in den Herz-Leber-Winkel hinein

Das Herz lässt sich als adaptiver Versuch des Körpers verstehen, die metabolischen Bedürfnisse der verschiedenen Gewebesubstrate im Laufe ihrer metabolisch-funktionellen Reifung zu erfüllen. Insbesondere kann man es als **Reaktion auf die metabolischen Bedürfnisse** des sich entwickelnden Gehirns betrachten: Die Kardiogenese ist eine Folge der Hirnentwicklung. Die metabolischen Bedürfnisse des Gehirns machen es notwendig, einen metabolischen Filter zu entwickeln, der der Hirnsubstanz Nährstoffe und sauerstoffreiches Blut zuführt. Das Gehirn ist abhängig von der selektiven Aktivität der Lebersinusoide und von der Bahn, die das sauerstoffreiche Blut über die Leber und die Herzvorhöfe nimmt, bevor es das Gehirn erreicht.

Die Reifung des Herzens und die vollständige Entwicklung der Herzkammern werden also von der **Verschiebung des Blutvolumens** in Richtung erhöhter metabolischer Aktivität beeinflusst. Die Ausrichtung und der Widerstand, die das Herz bei der Integration und dem Transport dieses Blutvolumens erfährt, bestimmen seine endgültige Form und Funktion.

Der frühe Widerstand, den das Myokard bei der Entwicklung seiner Ruhegröße und kontraktilen Kraft integrieren muss, spiegelt die **Beziehung von Druck und Volumen** wider, die für die Herzphysiologie so grundlegend ist. Auch die Faserorientierung in Perikard, Epikard und Myokard ist ein recht früh auftretendes Anzeichen für die Anpassung des pulsierenden Herzens an periphere Widerstände. Das Endokard scheint zum geringeren Teil auch durch den Blutstrom organisiert zu werden, der im primitiven Herzschlauch fließt.

Auswirkung von Beeinträchtigungen im Gefäßsystem auf die Körpermechanik

Während der Embryogenese ist das Gefäßsystem das erste asymmetrische System des Körpers. Bereits nach 20–25 Tagen der Embryonalentwicklung beginnt das Herz zu schlagen. Seine Entwicklung ist durch eine starke **Rechtsverlagerung des venösen** und **Linksverlagerung des arteriellen Systems** charakterisiert. Dadurch wird es zur ersten Struktur, die von der Symmetrie in Bezug auf die Mittellinie abweicht. Anatomie und Physiologie des erwachsenen kardiovaskulären Systems zeigt dieselben Muster. Überbleibsel der vaskulären Differenzierung und wichtige Migrationspfade der Nn. vagi weisen darauf hin, dass diese Gefäßbetten und Bewegungen immer noch von Bedeutung sind.

Wir sprachen bereits über die Verlagerung von Blutvolumina. Es ist klar, dass der Osteopath in der Lage sein sollte, größere Abweichungen in der venösen Rechts- und arteriellen Linksverlagerung zu erkennen und zu palpieren. Mit anderen Worten: Eine allzu starke **Verlagerung dieser Flüssigkeiten oder Funktionen** deutet mit Sicherheit auf eine zentrale oder periphere Dysfunktion des kardiovaskulären Systems hin.

Die Position des Herzens, die Qualität von Puls und Rhythmus sowie Ödeme und Stauungen in wichtigen Organen verweisen auf eine **Störung im Gleichgewicht** zwischen den beiden Seiten dieses Systems. Durch eine **Beurteilung von Volumen, Lage und Vitalität** (Rhythmus und Pulsrate) erhält man wertvolle Hinweise auf eine mögliche kardiovaskuläre Dekompensation.

Nicht nur das Volumen ist ein wichtiger Indikator. Auch wenn einzelne Gefäßbäume eine übermäßige **Haltefunktion** übernehmen, kann das auf eine Belastung der Gefäße hinweisen. Während der Embryonalentwicklung bilden die Arterien wichtige Achsen, um die sich die Anatomie des Körpers aufbaut (z. B. bei der Entwicklung der Gliedmaßen). Ein Mobilitätsverlust von Gelenken oder eine veränderte biomechanische Organisation kann auch auf einen Elastizitätsverlust in diesen wichtigen Arterienbäumen und auf eine pathologische Verstärkung ihrer ursprünglichen Haltefunktion zurückzuführen sein.

Berücksichtigt man die nachfolgenden **Prinzipien der Angiogenese,** wird deutlich, wie es zu einer möglichen Störung der Funktion oder des physiologischen Feldes kommen kann, die von einem dieser vaskulären Pfade versorgt werden:

- Blutgefäße bilden sich von lateral nach medial:
  - Der Verlauf der Blutgefäße wird von den Somiten bestimmt.
  - Der typische Verlauf eines einzelnen Gefäßes wird vom zugehörigen Organ bestimmt.
- Morphogenese und Funktion des Gefäßbaums (des kardiovaskulären Systems) beginnen im Bereich der Kapillarbetten.
- Blutgefäße weisen folgende Charakteristika auf:
  - wachstumsbegrenzende Wirkung,
  - zentralisierende Wirkung (von lateral nach medial),
  - ventralisierende Wirkung (kraniokaudal und dorsoventral).

Die Entwicklung des Individuums kann man sich als eine **Entwicklung um diese Achsen** herum sowie als eine Aufrichtung und Entfaltung auf der Basis der hydrostatischen Kraft in den Hauptgefäßbäumen vorstellen. Eine **Beeinträchtigung des Gefäßbaums** (Abnahme der Elastizität oder des hydrostatischen Drucks) beeinträchtigt die Entfaltung und den Aufbau von Gewebe und Struktur. Der Körper oder zumindest Teile davon beginnen sich dann auf regressive Weise rund um die Haltefunktion zu organisieren. Dadurch wird die Wirkung der Entwicklung der Gefäßachsen verstärkt. Die Haltung eines alten Menschen ist ein typisches Bild für die **Retraktion des vaskulären Feldes** um seine embryonalen Achsen.

Der Osteopath sollte in der Lage sein, eine beginnende Beeinträchtigung von Struktur und Funktion bereits im Anfangsstadium zu erkennen. Das vaskuläre Feld ist ein wichtiger Faktor, der die mechanische Beweglichkeit der Gelenke und die metabolische Integrität der Gewebe und der Körperstruktur garantiert. Aus dieser Sicht sollte eine artikuläre Dysfunktion im mechanischen und metabolischen Feld eher als Resultat einer vaskulären Beeinträchtigung denn als reine biomechanische Alterserscheinung betrachtet werden.

17.6.3 Beziehung zwischen Herz und zirkulierendem Blutvolumen

Bereits im frühen 20. Jahrhundert wurde von Osteopathen die Frage gestellt, ob das Herz tatsächlich in der Lage ist, das gesamte Blutvolumen gegen alle Widerstände durch die Kapazitätsgefäße des ganzen Körpers hindurch zu pumpen. Ganz sicher stellt das Herz eine **physiologische und strukturelle Anpassung** an das zirkulierende Blutvolumen dar, das während der frühen Embryogenese am anterioren Pol der Keimscheibe konzentriert war. Infolge dieser Anpassung entwickelte es sich zu einer dreidimensionalen Struktur, die sich um ein eintretendes Blutvolumen herumfaltet und es über einen spiralförmigen Ausflusstrakt wieder nach außen abgibt. Früher ging man davon aus, dass die von Bayliss beschriebenen Kräfte und der Frank-Starling-Mechanismus die wichtigsten Faktoren für die Regulierung des Blutvolumens und Drucks im Herzen seien.

Klar ist, dass das Volumen des venösen Rückstroms als wichtiger Faktor das enddiastolische Volumen bestimmt. Inzwischen wird aber immer deutlicher, dass wichtige **dynamische und elastische Vorgänge in der Herzpumpe selbst** eine noch größere Rolle spielen, wenn es darum geht, das dynamische Verhalten des Herzens und das „Management" lokaler Blutvolumina zu erklären. Das enddiastolische bzw. endsystolische Volumen scheint grundlegend vom elastischen Recoil und den intrinsischen kontraktilen Eigenschaften des Herzmuskels und seiner elektrischen Organisation rund um ein stabilisierendes Fasersystem bestimmt zu werden.

Es ist nicht besonders überraschend, dass etliche Forscher in der letzten Hälfte des 19. Jahrhunderts ein **wellenähnliches Muster der Blutdruckwerte** in den großen Blutgefäßen des Körpers feststellten. Traube, Hering und Mayer stellten jeweils unabhängig voneinander fest, dass veränderliche wellenähnliche Pulsationsmuster des Blutes von den wichtigen physiologischen Körperfunktionen, wie respiratorischer Druck, Hirnkreislauf u. a. unabhängig sind. Offensichtlich verlängern die Traube-Hering-Mayer-Wellen, wie sie später genannt wurden, die Herzwelle in einem peripheren Feld von Widerstand und Kapazität und unterstützen die Anpassung von Volumen und Druck an den lokalen Bedarf. In gewisser Weise stellen sie das **„periphere Herz"** des Körpers dar, das die Kapillarbetten informiert und einen Teil ihrer mechanischen Kraft so weitergibt, dass Rhythmus, Starling-Kräfte u. a. den homoostatischen Austausch im Bereich der peripheren Kapillarbetten aufrechterhalten können.

Man könnte das kardiovaskuläre System also als **Kombination aus einem zentralen Pumpsystem und einem peripheren Kapazitätssystem** betrachten. Herz und Peripherie lassen sich gleichermaßen als zentrales bzw. peripheres Herz sowie als zentrales bzw. peripheres Kapillarbett definieren.

Das Herz besteht aus einem myoepikardialen und einem subendokardialen Kapillarbett, die beide von den Herzkranzgefäßen durchströmt werden. Während Systole und Diastole finden große Volumenverschiebungen zu und von diesen beiden Betten statt.

Dasselbe gilt auch für die **peripheren Kapillaren,** die über die „Weiterleitung" der T-H-M-Wellen einen wichtigen Teil des Drucks und des Pulses empfangen und integrieren. Dadurch werden sie zu einem peripheren pulsierenden mikrovaskulären Herzen. Die mikrovaskuläre Physiologie des Herzens und der peripheren Kapillarbetten nutzt dieselben mechanischen und elektrischen Informationen zur Umformung von Energie in mechanische und dynamische Kräfte.

Eine weitere faszinierende Möglichkeit ist, dass möglicherweise nicht die gesamte mechanische Last von den Blutgefäßen getragen wird, sondern dass das **Blut selbst der Träger oder Überträger** seiner eigenen mechanischen und elektrischen Kräfte sein könnte, zumindest zu einem kleinen Teil. Sutherland erwähnte bereits in seinem Werk „The cranial bowl" (1939) eine Konferenz von Dwight Kenney zur Herzpathologie, bei der es auch um die **elektrischen Eigenschaften des Blutes** ging. Für Kenney bestand die treibende Kraft der Blutzirkulation eher in der molekularen elektromagnetischen Potenz der Blutkörperchen als in der Muskelaktivität des Herzens. Das Blut befördert die Elektronen des zerebrovaskulären Systems, und das Herz lässt sich dabei als Volumenregler betrachten.

Zusammenfassend können wir postulieren, dass verschiedene Kräfte zur wirksamen **Fortbewegung und Verteilung des Blutes** in den Geweben und Zellen beitragen.

- Herz und Blutgefäße lassen sich als die Strukturen betrachten, die die Druck-Volumen-Beziehung des zirkulierenden Blutes regulieren.
- Eine Abfolge wellenähnlicher Muster scheint das Blutvolumen in Richtung der Kapillarbetten zu bewegen. Dabei wird die auf die Kapillaren übertragene Energie integriert und auf den lokalen Austausch- und Diffusionsbedarf abgestimmt (Donnan-Effekt/Starling-Kraft). Dadurch wird der zelluläre Metabolismus auf der Ebene der fundamentalen Substanz aktiviert.
- Nelson et al. (2001) vermuten, dass die T-H-M-Pulse für die Flüssigkeitsbewegungen in der Matrix verantwortlich sein könnten. Der zelluläre Metabolismus hängt vom Interstitium ab, in dem 99,9 % der Komponenten in Gelform vorliegen. Etwas muss die Flüssigkeiten in der Matrix „bewegen", und die T-H-M-Wellen sind vermutlich am besten dafür geeignet.
- Zellmetabolismus, Extrazellularflüssigkeit sowie Lymphabsorption und -produktion integrieren einen Teil dieser mechanischen Kraft auf Ebene des Interstitiums.
- Die elektromagnetische Ladung des Blutes selbst trägt zur Ausbildung einiger seiner mechanischen Eigenschaften bei. Die lamellare Zirkulation in den großen Gefäßen, die Scherkräfte und die Ladung selbst bewirken spezifische und intrinsische physiologische Fähigkeiten.
- Die Aktivierung der endokrinen Funktion des Endothels, das Anhaften von Leukozyten an spezifischen Endothelstellen, der Druck oder die Viskosität des Blutes, all das trägt zu der Tatsache bei, dass man Blut als „flüssiges Gewebe" betrachten kann, wie es bereits von Sutherland formuliert wurde.

Aus diesen Faktoren resultiert eine Unterteilung des Blutvolumens im Körpers in ein **zirkulierendes, ein Austausch- und ein Vorratsvolumen.** Das Netto-Zirkulationsvolumen entspricht nur einem kleinen Teil des im Körper vorliegenden Blutvolumens. Der größere Teil, beinahe 70 %, liegt in einem Kapazitätssystem vor, aus dem es bei erhöhtem metabolischem Bedarf oder gesteigerten Volumenerfordernissen freigesetzt wird.

Das Blutvolumen des Körpers befindet sich offensichtlich in einem **homöostatischen Gleichgewicht** von Ein- und Auslagerung. Eine übermäßige Verlagerung oder Speicherung von Blutvolumina könnte man als allostatische Anpassungs- oder Kompensationsreaktion betrachten. Sie bildet ein ideales **Werkzeug zur Diagnostik** physiologischer Veränderungen. Lokale Ödeme, Venenerweiterungen oder verstärkter Puls weisen z. B. auf eine Destabilisierung des kardiovaskulären Systems hin. Der Osteopath sollte sich der Tatsache bewusst sein, dass ein großer Teil des homöostatischen Mechanismus des Körpers in Form einer Verlagerung oder Stagnation von Blutvolumina wahrgenommen werden kann.

17.6.4 Osteopathische Behandlung des kardiovaskulären Systems

Eine osteopathische Behandlung soll v. a.

- die freie Funktion des Herzens in seinen intrinsischen und extrinsischen Beziehungen sowie
- den Austausch des peripheren Blutvolumens auf lokaler Ebene und in Beziehung zum zirkulierenden Volumen auf der Herzebene unterstützen.

Die Frage nach dem Warum ist einfach zu beantworten. Die Flüssigkeiten des gesamten Körpers, ob Blut, Lymphe, Liquor oder Extrazellularflüssigkeit, müssen ständig ausgetauscht werden, um die notwendige **Konstanz und Fluktuation des Volumens** zu gewährleisten, die der Körper zur Aufrechterhaltung der Homöostase benötigt. Das Volumen dient außerdem als Moment, das den Körper in seiner Bewegung beschleunigt oder verlangsamt, damit er seine Stabilität bewahrt.

Das bedeutet: Die **Körperflüssigkeiten dienen der Homöostase** und unterstützen die Biomechanik. Sie sind nicht nur das Medium, über das kleinste Substanzen (Hormone, Metaboliten, Neurotransmitter, Elektrolyte) transportiert und in unterschiedliche Körperbereiche geschleust werden, sondern sie bilden auch die absolut notwendige „Masse", um **verschiedene Arten von Kräften im Körper zu verteilen.** Sie stellen außerdem den flüssigen „Vermittler" zwischen der elektrischen Spannung (in verschiedenen Anteilen des Nervensystems) und der mechanischen Ausdehnung dar, die sich in Veränderungen von Tonus, Bewegung, Intention, Haltung und Gesten ausdrückt.

Die Flüssigkeiten dienen dazu, die „vertrocknenden Felder" („withering fields") zu bewässern und dadurch Krankheit (und Tod) zu verhindern. Still hat mit dieser Aussage ganz sicher auf die elektrische und metabolische Funktion der Flüssigkeiten verwiesen, die für die Homöostase sorgen. Doch ebenso wichtig ist es, die Flüssigkeiten als **essenzielle Komponenten bei der Übertragung und Speicherung von Energie** zu sehen.

Die zwei vaskulären Triaden (▶ 17.6.1) müssen in ihrem reziproken Austausch (Arterien, Venen, Lymphe bzw. Arterien, Venen, Liquor) frei sein, um einen stabilen und raschen Flüssigkeitsaustausch in und zwischen unterschiedlichen Körperbereichen zu garantieren. Deshalb bedeutet ein **Verlust an Mobilität und Bewegung** einen Homöostaseverlust des Körpers auf metabolischer oder elektrischer Ebene.

Der Osteopath muss zwei essenzielle Komponenten bei seinem Vorgehen berücksichtigen:

- In welchem Umfang ist ein **Flüssigkeitsstau** oder ein **Verlust an Flüssigkeitsaustausch** in verschiedenen Körperbereichen an der Ausbildung des Symptoms beteiligt?
- Welche Technik ist am besten geeignet, um den Flüssigkeitsaustausch wieder in Gang zu bringen?

Es gibt drei wesentliche Fragestellungen bei der osteopathischen Vorgehensweise, die sich auch auf das vaskuläre System anwenden lassen:

- **Liegt eine Dysfunktion vor?** Wenn keine Dysfunktion vorliegt, sollten kein Flüssigkeitsansammlung und keine Verlangsamung des Flüssigkeitsaustauschs in irgendeinem Körperteil erkennbar sein, weder in Form von Ödemen noch palpierbar „verdickter" oder geschwollener Gewebe.
- Ist eine **Dysfunktion in der Peripherie oder im Zentrum** (Herz, Mediastinum) vorhanden? Gibt es einen mangelhaften Austausch in den peripheren oder zentralen Kapillarbetten (Herz)?
- Welche **Art von Läsion** liegt vor? Ist sie auf eine Störung im arterio-venolymphatischen Austausch oder auf der Ebene von Arterien, Venen und Liquor zurückzuführen?

Um die richtige Technik zur Behebung einer Störung bestimmen zu können, muss erst das Ausmaß oder die Tiefe einer Läsion verstanden werden. Die richtige Behandlung des kardiovaskulären Systems setzt die Kenntnis der Gesetze der Embryogenese und der Organogenese voraus. Physiologisch und biochemisch lässt sich erklären, wie der Körper seine Struktur an sich verändernde Umweltbedingungen anzupassen versucht. Das „Gesetz der Arterie" ist eine Grundregel bei der adaptiven Strukturierung der Flüssigkeitssysteme im Körper. Hat man diese „Oberhoheit der Arterie" verstanden, gilt es, ihre Strukturierungsprinzipien während der Embryogenese genau zu untersuchen, da die Prinzipien der Angiogenese und Vaskulogenese auch später noch für Veränderungen der physiologischen Reaktion des Körpers auf Umwelteinflüsse und intrinsische Bedürfnisse von Bedeutung sind.

18 Lunge, Pleura und Zwerchfell

Therapeut auf den Fotos: Michel Puylaert

18

18.1 Embryologie

Herwig Hahn von Dorsche

Trachea, Lunge

Die Entwicklung des Atmungssystems beginnt in der 3. Woche. An der Vorderwand des Vorderdarms bildet sich das **Lungendivertikel** (▶ Abb. 18.1a), von dem die weitere Entwicklung ausgeht. Anfangs besteht über die gesamte Länge des Lungendivertikels eine Verbindung zum Vorderdarm, weshalb man Verdauungssystem und Atmungssystem als Gastropulmonalsystem zusammenfasst. Beide Organsysteme werden am 32. Tag durch eine Bindegewebsmembran, das **Septum oesophagotracheale,** voneinander getrennt (▶ Abb. 18.1b). Kleine Löcher in dieser Membran führen zu Ösophagotrachealfisteln.

Die Lungenanlage, der ventrale Abschnitt des Vorderdarms, wächst schnell nach kaudal und bildet dabei die **Trachea.** In der 4.–5. Woche teilt sich die Lungenanlage in die beiden **Lungenknospen** (▶ Abb. 18.1b, c). Sie wachsen nach lateral und kaudal in die Anlage der Pleurahöhlen vor und werden so von Anfang an von **Pleura** umgeben (▶ Abb. 18.1d). Die rechte Lungenknospe teilt sich in 3 Abschnitte, die Anlagen der **Hauptbronchien** bzw. Lungenlappen, die linke in 2 für ihre beiden Lappen (▶ Abb. 18.1c, d). Diese Hauptbronchien verzweigen sich weiter dichotom, sodass der **Bronchialbaum** entsteht.

Die **Alveolen** als die gasaustauschenden Strukturen mit Typ-I- und Typ-II-Pneumozyten (bilden Surfactant-Faktor) sind im 7. Monat (27. Woche) in ausreichender Zahl vorhanden, eine Voraussetzung zum Überleben von Frühgeburten. Der **Surfactant-Faktor** setzt die Oberflächenspannung herab und verhindert ein Kollabieren der Alveolen während der Exspiration.

Am Ende der 4. Embryonalwoche beginnt bereits die Ausbildung der **Vasa publica,** der Aa. und Vv. pulmonales, für den Transport des O_2- bzw. CO_2-haltigen Blutes. Die **Vasa privata** zur Versorgung des Lungengewebes werden erst ab der 9. Woche gebildet. Die pulmonalen **Lymphgefäße** starten im Hilum pulmonis. Im 3. Monat wachsen sie von hier am Bronchialbaum und den Blutgefäßen entlang in die Lungen. Dieser Prozess ist im 5. Monat abgeschlossen.

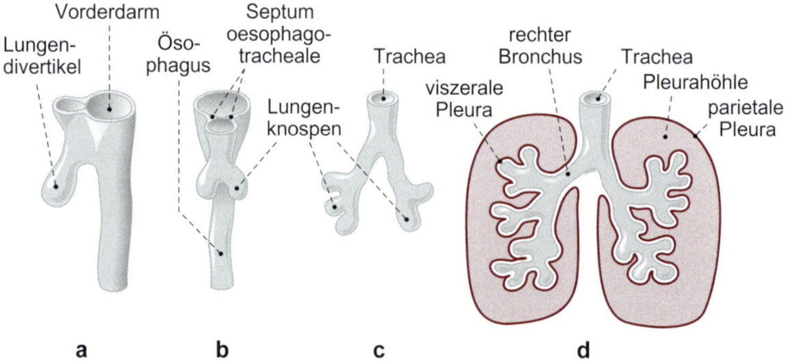

Abb. 18.1 Entwicklung der Lunge. **a:** Bildung des Lungendivertikels mit 3 Wochen an der ventralen Wand des Vorderdarms. **b:** Das Septum oesophagotracheale trennt mit 4 Wochen Trachea und Ösophagus. Das Lungendivertikel bildet 2 Aussackungen, die Lungenknospen. **c:** Die Lungenknospen teilen sich mit 5 Wochen rechts in 3 Hauptbronchien für 3 Lungenlappen und links in 2. **d:** Weitere dichotome Teilungen der Hauptbronchien folgen. Die gesamte Lunge ist von Pleura umgeben. [L106]

Zwerchfell

Die Entwicklung des Zwerchfells (Diaphragma) (▶ Abb. 18.2) beginnt um den 28. Tag. Als größter Teil entsteht aus dem **Septum transversum** zwischen Perikardhöhle und Dottergang das Centrum tendineum. Es befindet sich zu diesem Zeitpunkt auf Höhe von C4/C5. Das erklärt zugleich die Innervation des Zwerchfells, die über den N. phrenicus aus diesen Rückenmarksegmenten stammt.

In die rasch fortschreitende Entwicklung des Zwerchfells wird das breite Bindegewebslager einbezogen, das den Ösophagus am Übergang in den Magen umgibt (Mesenterium des Ösophagus = **Mesooesophageum dorsale**). Es bildet die Zwerchfellschenkel.

Als dritte Komponente sind innere Anteile der Rumpfwand (**parietales Mesoderm**) in die Ausbildung des Zwerchfells einbezogen, die die Pars costalis bilden.

Als vierte „Materialquelle" für das sich entwickelnde Diaphragma dienen Pleuroperitonealfalten, die sich in die Pleuroperitonealkanäle vorwölben. Sie wachsen von der oberen hinteren Bauchwand nach vorne, verbinden sich mit dem Septum transversum und schließen den noch offenen Raum zwischen Brust- und Bauchhöhle. Diese **Pleuroperitonealmembranen** bilden die Pars lumbalis des Zwerchfells.

Die Zwerchfellmuskulatur entwickelt sich aus den zervikalen Myotomen.

Erst um den 57. Tag herum, also am Ende der Embryonalperiode, setzt die Differenzierung der sehnigen Anteile (Centrum tendineum und Arcus lumbocostalis) sowie des muskulären Anteils des Diaphragmas ein.

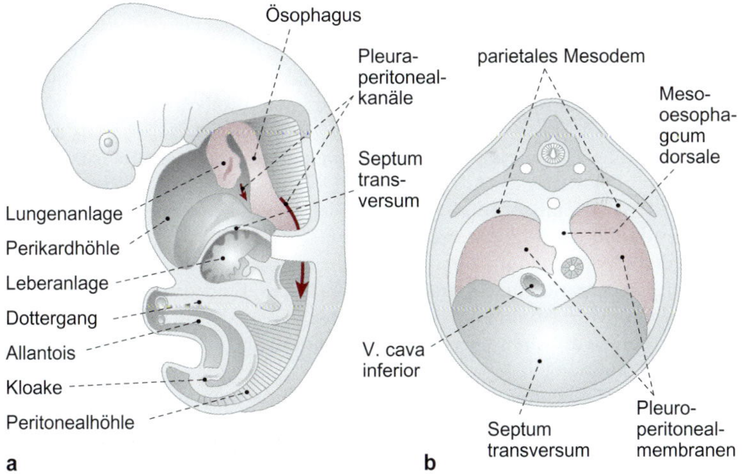

Abb. 18.2 Entwicklung des Zwerchfells. **a:** Keimling im Alter von 6 Wochen. **b:** Anlagen, aus denen sich das Zwerchfell durch Verschmelzung bildet: Septum transversum, Mesooesophageum dorsale, Pleuroperitonealmembranen und parietales Mesoderm. [L106]

18.2 Anatomie

Torsten Liem

18.2.1 Funktion

Lunge

Gasaustausch über die Alveolen (Lungenbläschen): Sauerstoffaufnahme und Kohlendioxidabgabe.

Zwerchfell

- Trennwand zwischen Brust- und Bauchhöhle
- Atemmuskel für Inspiration

18.2.2 Aufbau

Bei der **Brusthöhle** werden unterschieden:

- **Pleurahöhlen** (Brustfellhöhlen), die den Lungen als Verschieberaum bei der Atmung dienen
- **Mediastinum** (Mittelfellraum)

Mediastinum

Dieser Raum zwischen beiden Pleurahöhlen (▶Abb. 18.3) wird wie folgt unterteilt:

- **Oberes Mediastinum** (Mediastinum superius): oberhalb des Herzens gelegen; mit Thymus, Trachea, Ösophagus, V. cava superior, Vv. brachiocephalicae, Aorta ascendens, Arcus aortae, Aorta descendens, Truncus brachiocephalicus, A. thoracica interna, Anfangsteil A. carotis communis sinistra und A. subclavia sinistra, A. pericardiacophrenica, Ductus thoracicus, N. vagus, N. phrenicus, N. laryngeus recurrens, Nn. cardiaci, Truncus sympathicus, Ganglion cervicothoracicum (superior der Pleurakuppel, posterior der A. subclavia auf Höhe des Abgangs der A. vertebralis)
- **Unteres Mediastinum** (Mediastinum inferius): Dieses beherbergt das Herz und wird wiederum wie folgt unterteilt:
  - **Vorderes** (Mediastinum anterius) zwischen vorderer Brustwand und Perikard, mit A. pericardiacophrenica, N. phrenicus, Bindegewebe
  - **Mittleres** (Mediastinum medium), das vom Perikard umschlossen wird, mit Herz, Perikard, N. phrenicus, Truncus pulmonalis, V. cava superior, V. azygos, Vv. pulmonales
  - **Hinteres** (Mediastinum posterius) zwischen Perikard und Wirbelsäule, mit Ösophagus, Aorta thoracica, V. azygos, V. hemiazygos, Ductus thoracicus, Truncus sympathicus, N. vagus, Nn. splanchnici major et minor

Lunge

Rechte und linke Lunge sind jeweils in etwa **pyramidenförmig,** haben aber keine Eigenform, sondern füllen den Raum im Thorax aus, der nicht von anderen Organen eingenommen wird. Sie liegen jeweils in der **Pleurahöhle** und werden von Pleura visceralis eingehüllt (s. u.).

Die Lunge ist aus **Lungenlappen (Lobi pulmonis)** aufgebaut; die rechte besteht aus 3, die linke aus 2 Lappen. Diese sind durch **Spalten (Fissurae interlobares)** voneinander getrennt (▶Abb. 18.4, ▶Abb. 18.5):

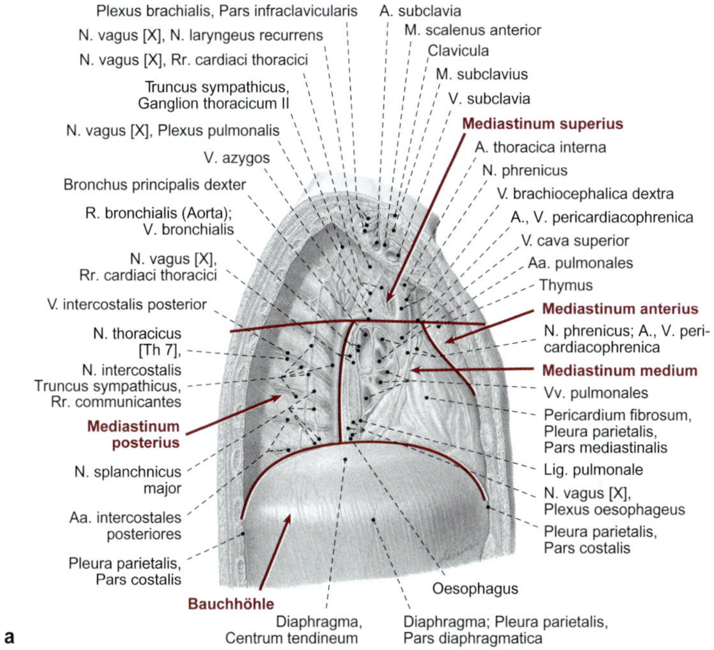

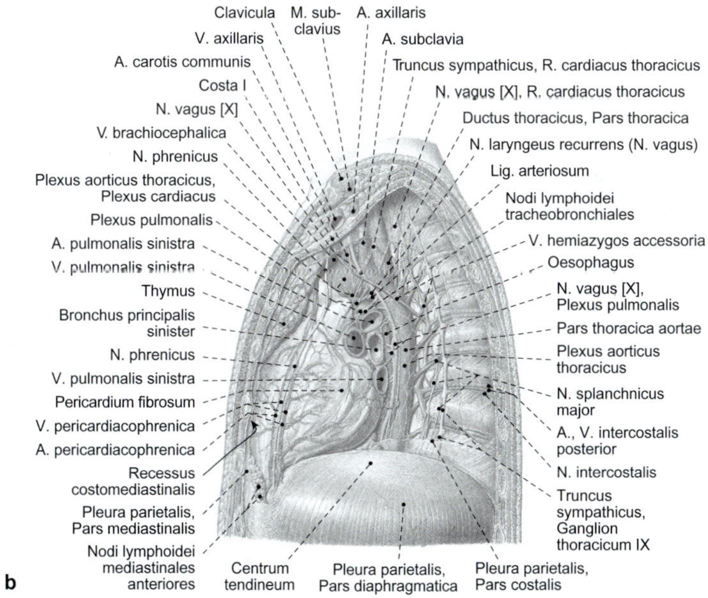

Abb. 18.3 Pleurahöhle und Mediastinum. **a:** Ansicht von rechts. Die mit „x“ gekennzeichneten Stellen markieren den Umschlagrand der Pleura visceralis auf die Pleura parietalis an der Lungenwurzel und am Lig. pulmonale. **b:** Ansicht von links. [S007-0-24]

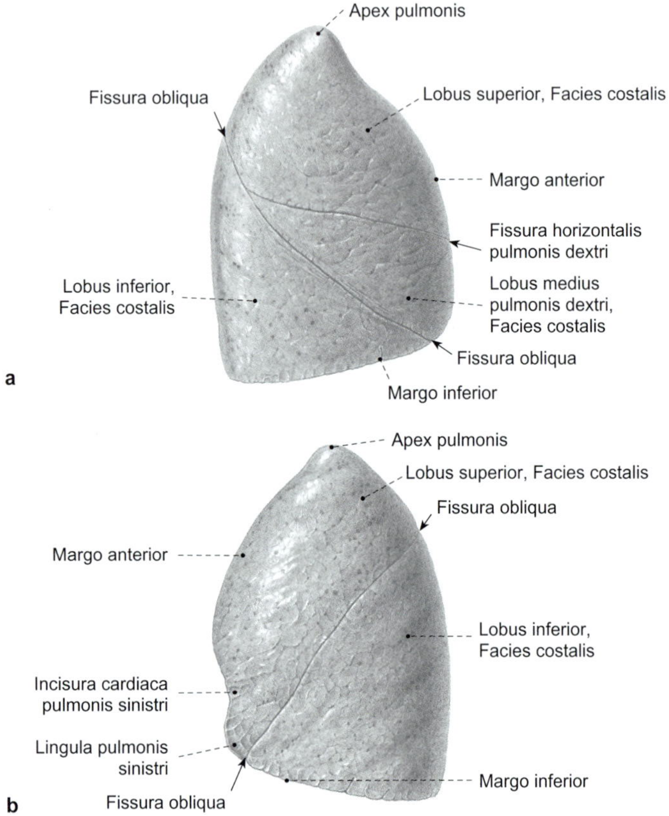

Abb. 18.4 Aufbau der Lunge. Ansicht von lateral. **a:** Rechte Lunge. **b:** Linke Lunge [S007-0-24]

- Rechte Lunge:
  - Die **Fissura horizontalis pulmonis dextri** trennt den Ober- vom Mittellappen; sie verläuft parallel zur IV. Rippe und erreicht an ihrem sternalen Ende das Niveau der Art. sternocostalis IV.
  - Die **Fissura obliqua** trennt den Mittel- vom Unterlappen; sie verläuft schräg von dorsal auf Höhe der IV. Rippe nach ventral auf Höhe der VI. Rippe.
- Linke Lunge: Die **Fissura obliqua** teilt die Lunge in einen Ober- und Unterlappen; verläuft schräg von dorsal auf Höhe der IV. Rippe nach ventral auf Höhe der VI. Rippe.

Die rechte Lunge kann in 10, die linke in 9 **Segmente** (**Segmenta bronchopulmonalia**) unterteilt werden (▶Abb. 18.6). Bei der linken Lunge fehlt häufig das 7. Segment. Die Lungensegmente wiederum sind aus **Lungenläppchen** (**Lobuli pulmonis**) aufgebaut, die aus einzelnen Azini bestehen. Ein **Azinus** umfasst das Verzweigungsgebiet mehrerer Bronchioli terminales, die aus Alveolen aufgebaut sind.

Jedes Lungensegment wird von einem **Segmentbronchus** und einem Ast der **A. pulmonalis** versorgt, die eine **bronchoarterielle Einheit** bilden und jeweils **zentral** im

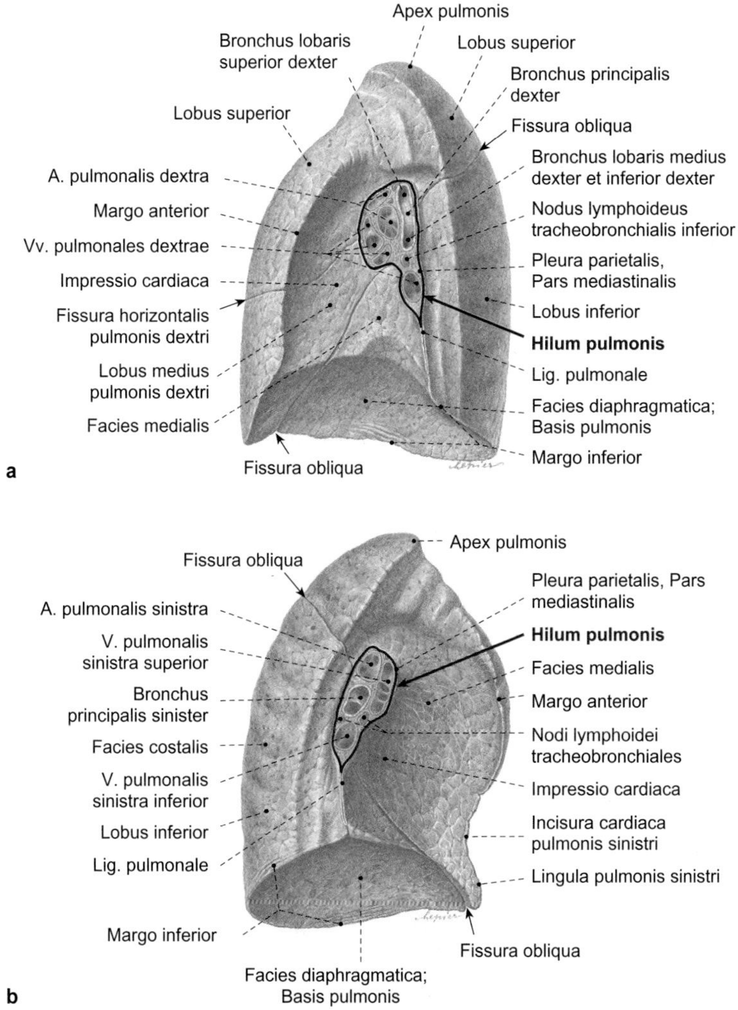

Abb. 18.5 Aufbau der Lunge. Ansicht von medial. **a:** Rechte Lunge. **b:** Linke Lunge [S007-0-24]

Segment verlaufen. Demgegenüber finden sich die Äste der **Vv. pulmonales** zwischen den Segmenten und kennzeichnen damit die **Segmentgrenzen.**

Die Luft erreicht die Lunge über ein Röhrensystem (**Bronchialbaum**), das sich entsprechend dem Aufbau der Lunge gliedert (▶ Abb. 18.6). Die Trachea gabelt sich an der Bifurcatio tracheae auf Höhe von Th4 in die 2 **Hauptbronchien** (Bronchi principales dexter et sinister) auf; der rechte ist kürzer, verläuft steiler und hat ein größeres Lumen. Die Hauptbronchien teilen sich jeweils weiter auf: rechts in 3 **Lappenbronchien** (Bronchi lobares superior, medius und inferior) und links in 2 Lappenbronchien (Bronchi lobares superior und inferior). Aus den 3 rechten Lappenbronchien gehen 10 **Segment-**

bronchien, aus den 2 linken Lappenbronchien 9 Segmentbronchien hervor. Diese teilen sich weiter auf in **Bronchi lobulares (Bronchioli)** zur Versorgung der Lungenläppchen. In den Azini entstehen durch weitere Teilungen die **Bronchioli terminales** → 2 oder mehrere **Bronchioli respiratorii (alveolares)** → **Ductus alveolares,** die die Mündung der Alveolen bilden → enden als **Sacculi alveolares.**

An der Lunge unterscheidet man 3 **Außenflächen** (▶Abb. 18.5):

- **Facies diaphragmatica:** liegt als konkave Lungenbasis dem Zwerchfell auf
- **Facies costalis:** passt sich als konvexe Lungenvorderseite dem Brustkorb an
- **Facies medialis:** grenzt dorsal an die Wirbelsäule und medial ans Mediastinum

Beide Lungenhälften haben 2 scharfkantige **Ränder** und 1 stumpfen Rand (▶Abb. 18.4, ▶Abb. 18.5):

- **Margo anterior:** Vorderrand gegen das Mediastinum
- **Margo inferior:** Unterrand gegen die Bauchorgane
- Dorsal biegt die Lunge ohne scharfe Grenze von der Facies costalis zur Facies medialis um.

Die Lungenspitze, **Apex pulmonis,** liegt in der Pleurakuppel und bewegt sich bei der Atmung praktisch nicht mit, da die **Membrana suprapleuralis** als Überzug der Pleurakuppel in Fortsetzung der Fascia endothoracica fest mit der I. Rippe, der Klavikula, der Lamina prevertebralis der Fascia cervicalis und Fasern des M. scalenus minimus verwachsen ist.

Der Lungenhilus, **Hilum pulmonis,** liegt im Zentrum der Facies medialis (▶Abb. 18.5) und bildet die Eintrittsstelle für den Hauptbronchus, die A. pulmonalis, Rr. bronchiales der Aorta thoracica und Nerven sowie die Austrittsstelle für die Vv. pulmonales, venöse Rr. bronchiales und Lymphgefäße. Hier schlägt die viszerale auf die parietale Pleura um und diese Umschlagfalte zieht als **Lig. pulmonale** zum Zwerchfell.

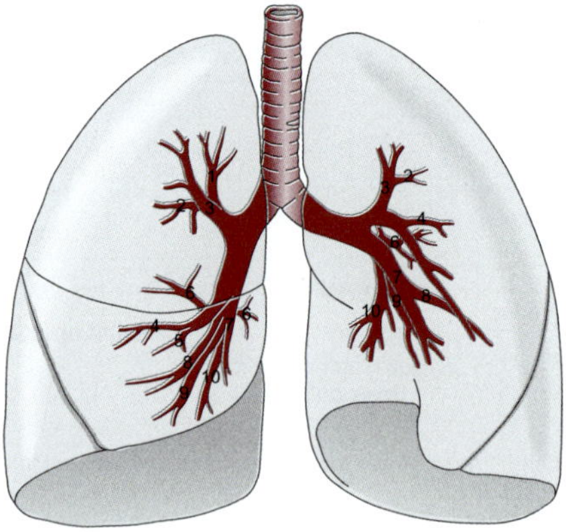

Abb. 18.6 Bronchialbaum, Lappen- und Segmentbronchien auf die Lunge projiziert. Links haben die Segmente 1 und 2 oft einen gemeinsamen Bronchus, das mediobasale Segment 7 fehlt häufig. BS = Bronchus segmentalis. Rechte Lunge: 1 BS apicalis, 2 BS posterior, 3 BS anterior, 4 BS lateralis, 5 BS medialis, 6 BS superior, 7 BS basalis medialis, 8 BS basalis anterior, 9 BS basalis lateralis, 10 BS basalis posterior. Linke Lunge: 1, 2 BS apicoposterior, 3 BS anterior, 4 Bronchus lingularis superior, 5 Bronchus lingularis inferior, 6–10 wie rechte Lunge. [L106]

Pleura

Pleura parietalis (Brustfell) kleidet die Wand der Pleurahöhle, in der die Lungen liegen, vollständig aus. Am Lungenhilus schlägt sie auf die **Pleura visceralis** um, die die Lungen überzieht, dabei entsteht das Lig. pulmonale. Pleura parietalis und Pleura visceralis sind durch den **Pleuraspalt** (Cavitas pleuralis) voneinander getrennt. Im Pleuraspalt herrscht ein Unterdruck, der die Lunge zwingt, den Atembewegungen von Brustkorb und Zwerchfell zu folgen.

Die **Pleura parietalis** (▶ Abb. 18.3) wird unterteilt in die
- **Pleura diaphragmatica:** überzieht die kraniale Zwerchfellfläche und ist fest mit der **Fascia phrenicopleuralis** verwachsen.
- **Pleura costalis:** überzieht Wirbelkörper, Rippen und dorsale Seite des Sternums, ist über **Fascia endothoracica** fest mit der Brustwand verbunden.
- **Pleura mediastinalis:** überzieht das Mediastinum, ein Teil als **Pleura pericardiaca** auch das Perikard.

Wegen der unterschiedlichen Größenverhältnisse der Lunge bei der In- und Exspiration hält die Pleurahöhle an den Grenzen der 3 parietalen Flächen **Reserveräume** (Komplementärräume, **Recessus pleurales**) bereit (▶ Abb. 18.8, ▶ Abb. 18.3). Sie sind bei der Exspiration geschlossen, während sie sich bei der Inspiration entfalten und Platz für die Ausdehnung der Lunge bieten. Dabei handelt es sich um den:
- **Recessus costodiaphragmaticus** zwischen Rippen und Zwerchfell, wichtigster und größter Recessus,
- **Recessus costomediastinalis** zwischen Rippen bzw. Sternum und Mediastinum,
- **Recessus phrenicomediastinalis** zwischen Zwerchfell und Mediastinum.

Zwerchfell

(▶ Abb. 18.7, ▶ Abb. 18.10)

Es ist ein **kuppelförmig** gestalteter Muskel. Den Ursprüngen entsprechend lassen sich **3 Teile** abgrenzen: **Pars sternalis** (Brustteil), **Pars costalis** (Rippenteil) und **Pars lumbalis** (Lendenteil).

Die **Pars lumbalis** besteht aus 2 Schenkeln, **Crus dextrum** und **Crus sinistrum**, bei denen wiederum jeweils eine **Pars medialis** und eine **Pars lateralis** unterschieden werden kann. 2 Sehnenbögen (Haller-Sehnenbögen) dienen u. a. als Ursprungsstellen für die lateralen Anteile:
- **Lig. arcuatum laterale** (= Arcus lumbocostalis lateralis) zwischen Proc. transversus von L1 und XII. Rippe; das dabei den M. quadratus lumborum überspannt (**Quadratusarkade = Arcus musculi quadrati**)
- **Lig. arcuatum mediale** (= Arcus lumbocostalis medialis) zwischen Corpus und Proc. transversus von L1, es überspannt den M. psoas major (**Psoasarkade = Arcus musculi psoatis**).

Wie jeder Muskel hat das Zwerchfell Ursprungs- und Ansatzstellen:
- **Ursprung:**
  - Pars sternalis: Proc. xiphoideus, Aponeurose des M. transversus abdominis (Rektusscheide)
  - Pars costalis: Cartilago costalis der VI. Bis XII. Rippen (verzahnt mit Ursprungszacken des M. transversus abdominis)

- Pars lumbalis, Crus dextrum: Pars medialis am Lig. longitudinale anterius im Bereich von L1–L3 und an den Disci intervertebrales, Pars lateralis an den Ligg. arcuata mediale und laterale
- Pars lumbalis, Crus sinistrum: Pars medialis am Lig. longitudinale anterius im Bereich von L1–L4 und an den Disci intervertebrales, Pars lateralis an den Ligg. arcuata mediale und laterale
- **Ansatz:** Centrum tendineum

Zum kleeblattförmigen **Centrum tendineum diaphragmatis** (Sehnenzentrum) ziehen alle Muskelfasern hin. Es bildet die Zwerchfellkuppeln, den etwa horizontal verlaufenden Teil des Zwerchfells. Die Muskelfasern dagegen verlaufen eher vertikal.

Damit Strukturen vom Brust- in den Bauchraum ziehen können, befinden sich Öffnungen im Zwerchfell, die **Zwerchfelllücken:**
- **Hiatus aorticus:** für Aorta descendens und Ductus thoracicus; in der Pars lumbalis zwischen den medialen Anteilen der Zwerchfellschenkel gelegen, wird vom Lig. arcuatum medianum verstärkt.
- **Hiatus oesophageus:** für Ösophagus, Nn. vagi und R. phrenicoabdominalis sinister des N. phrenicus; in der Pars lumbalis im Crus dextrum gelegen und vollständig von Muskulatur umgeben.
- **Foramen venae cavae:** für V. cava inferior und R. phrenicoabdominalis dexter des N. phrenicus; im rechten ventralen Abschnitt des Centrum tendineum gelgen.
- **Trigonum sternocostale (Larrey-Spalte):** für A. und V. epigastrica superior (Endäste der A. und V. thoracica interna); zwischen Pars sternalis und Pars costalis.
- **Lumbalspalt: medial** in der Pars lumbalis für Nn. splanchnici major und minor, V. azygos, V. hemiazygos bzw. **lateral** in der Pars lumbalis zwischen Pars medialis und Pars lateralis für Truncus sympathicus.

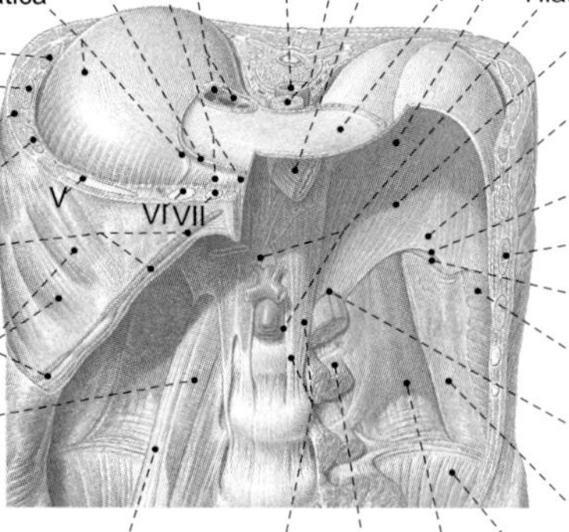

Abb. 18.7 Aufbau des Zwerchfells [S007-0-24]

Das Zwerchfell besitzt 2 muskelfreie Stellen, die zwar durch Fascia phrenicopleuralis, Fascia transversalis, Pleura und Peritoneum verschlossen sind, durch die sich aber Baucheingeweide in den Brustraum verlagern können (Zwerchfellhernien = Hernia diaphragmatica):

- **Trigonum lumbocostale (Bochdalek-Dreieck)** zwischen Pars lumbalis und Pars costalis
- **Trigonum sternocostale (Larrey-Spalte)** zwischen Pars sternalis und Pars costalis

Atemmuskeln

- **Inspiratorisch:** Zwerchfell, Mm. intercostales externi, Mm. scaleni
- **Atemhilfsmuskeln für die Inspiration:** M. sternocleidomastoideus, M. serratus posterior superior, M. serratus posterior inferior, M. pectoralis major, M. pectoralis minor, M. erector spinae, M. quadratus lumborum
- **Exspiratorisch:** elastischer Zug der Lunge, Erschlaffung der inspiratorischen Atemmuskeln
- **Atemhilfsmuskeln der Exspiration:** Mm. intercostales interni, Mm. intercostales intimi, M. transversus thoracis, M. transversus abdominis, Mm. obliqui externus et internus abdominis, M. rectus abdominis, M. iliocostalis lumborum, M. latissimus dorsi

18.2.3 Topografische Anatomie

Lage

Mediastinum

(▶ Abb. 18.3)

- In Fortsetzung des Halseingeweideraums zwischen Lamina pretrachealis und Lamina prevertebralis der Fascia cervicalis, begrenzt von Pleura mediastinalis
- Nicht symmetrisch, dehnt sich weiter nach links aus, wird von kranial nach kaudal breiter
- **Oberes Mediastinum:** von oberer Thoraxapertur (Apertura thoracis superior) bis zur Ebene oberhalb des Herzens (Angulus sterni, Unterrand von Th4)
- **Vorderes unteres Mediastinum:** zwischen Brustwand und Perikard
- **Mittleres unteres Mediastinum:** Herz und Perikard
- **Hinteres unteres Mediastinum:** zwischen Perikardhinterwand und Wirbelsäule

Lunge

(▶ Abb. 18.8, ▶ Abb. 18.12)

- **Intrathorakal** innerhalb der Pleurahöhle gelegen
- **Bifurcatio tracheae:** auf Höhe des Angulus sterni bei Th4, Verlauf nach inferior, lateral und leicht nach posterior (rechts schräger als links)
- **Apex pulmonis:** auf Höhe von C7–Th1, überragt obere Thoraxapertur
- **Hilum pulmonis:** ventral 3. ICR, dorsal Th5
- **Margo anterior dexter:** zwischen Mitte und rechtem Rand des Sternums
- **Margo anterior sinister:** von kranial bis zum Ansatz der IV. Rippe wie rechts, dann am IV. Rippenknorpel entlang nach links ausladend und etwas medial der Knorpel-Knochen-Grenze der IV. bis VI. Rippe absteigend
- **Margo inferior (Lungengrenzen)** (▶ Abb. 18.9): Bei tiefer Inspiration sind Verschiebungen bis zu 10 cm möglich; bei ruhiger Atmung in der
  - Parasternallinie auf Höhe der IV. Rippe links und der VI. Rippe rechts, in der
  - Medioklavikularlinie auf Höhe der VI. Rippe, in der

- anterioren Axillarlinie auf Höhe der VII. Rippe, in der
- Medioaxillarlinie auf Höhe der VIII. Rippe, in der
- Skapularlinie auf Höhe der IX./X. Rippe, neben
- der Wirbelsäule auf Höhe der X./XI. Rippe, rechts etwa eine Fingerbreite höher.

- **Fissura obliqua:**
  - Beginnt dorsal auf Höhe der Art. costovertebralis rechts von Th4 und links von Th3 und endet ventral an der Knorpel-Knochen-Grenze der VI. Rippe.
  - Verläuft rechts steiler als links.
  - Entspricht etwa der Verbindungslinie des Proc. spinosus von Th3 mit dem Nabel.
  - Bei angehobenen Armen entsprechen die Medialränder der Skapulae etwa den Fissurae obliquae, in der Medioaxillarlinie verlaufen sie auf Höhe der V. Rippe (sie folgen dem 5.–6. ICR) und in der Medioklavikularlinie auf Höhe der VI. Rippe.
- **Fissura horizontalis:** beginnt bei angehobenen Armen an der Fissura obliqua in der Medioaxillarlinie auf Höhe der V. Rippe, verläuft mit der IV. Rippe und endet an deren Ansatz am Sternum.

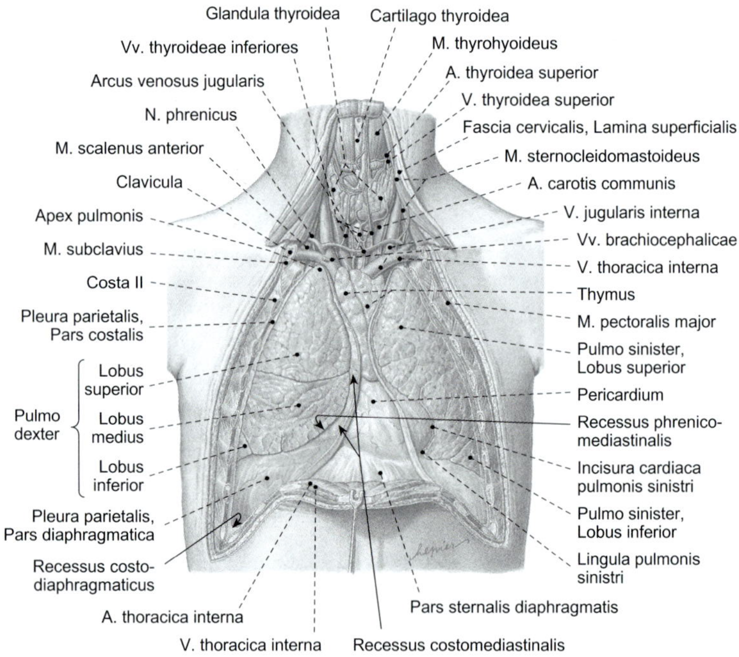

Abb. 18.8 Lage der Lungen (Ansicht von ventral) [S007-0-24]

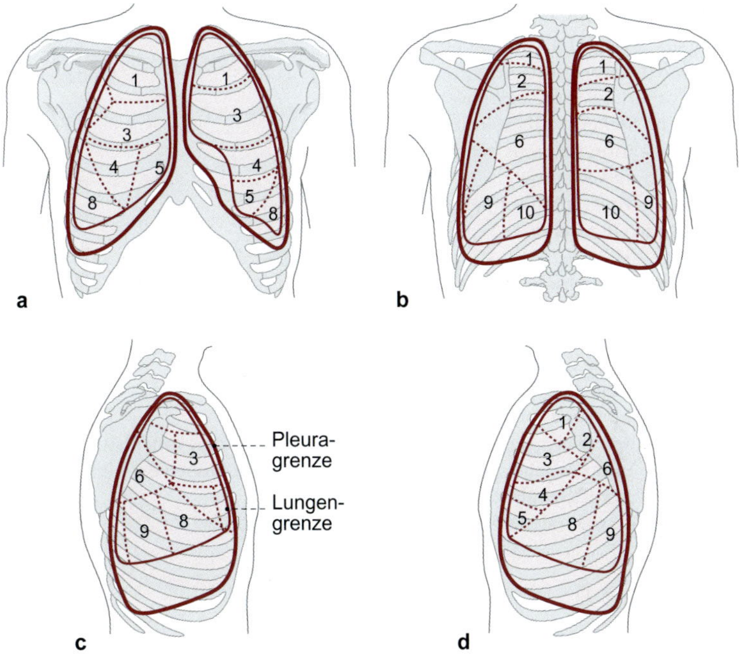

Abb. 18.9 Lungen- und Pleuragrenzen. **a:** Ansicht von ventral. **b:** Ansicht von dorsal. **c:** Ansicht von rechts lateral. **d:** Ansicht von links lateral. [L106]

Pleura

- **Cupula pleurae:** 2–4 cm oberhalb des medialen Drittels der Klavikula im Thoraxeingang, zwischen C7/Th1 und I. Rippe
- **Recessus costomediastinalis:** ab IV. Rippenknorpel neben dem Sternum nach lateral (links kaudaler als rechts)
- **Recessus costodiaphragmaticus:** reicht dorsal bis zu Oberbauchorganen (rechts Leber, Niere; links: Milz, Niere), lateral und dorsal tiefer als ventral
- **Pleuragrenzen** (▶ Abb. 18.9)
  - Die vordere Pleuragrenze verläuft genauso wie die Lungengrenze (s. o.) und beginnt hinter der Art. sternoclavicularis.
  - Pleurasäcke treffen sich medial auf Höhe der II. Rippe.
  - Der linke Pleurasack wird auf Höhe der IV. Rippe nach links abgedrängt.
  - Der rechte Pleurasack ist auf Höhe der VI. Rippe nach rechts verlagert.
  - Verlauf in der Parasternallinie auf Höhe der VI. Rippe, in der Medioklavikularlinie auf Höhe der VIII. Rippe, in der Medioaxillarlinie auf Höhe der X. Rippe, neben der Wirbelsäule auf Höhe der XII. Rippe.

18

Zwerchfell

(▶ Abb. 18.10, ▶ Abb. 18.11)

- Lage der Zwerchfellkuppeln abhängig vom Konstitutionstyp, von Körperlage (im Liegen höher als im Stehen), Atemphase (bei Inspiration tiefer als bei Exspiration) und Atemtiefe.
- Die rechte Zwerchfellkuppel steht wegen der Leber 1–2 cm höher als die linke.
- **Zwerchfellkuppeln:** bei maximaler Exspiration auf Höhe der IV. Rippe, bei maximaler Inspiration auf Höhe der VII. Rippe
- **Hiatus aorticus:** etwas links der Mittellinie auf Höhe von Th12/L1
- **Hiatus oesophageus:** ventral des Hiatus aorticus auf Höhe von Th10
- **Foramen venae cavae:** etwas rechts der Mittellinie auf Höhe von Th9
- **Trigonum sternocostale:** auf Höhe von Th9
- **Lumbalspalt:** medial auf Höhe von L1, **lateral** auf Höhe von L2

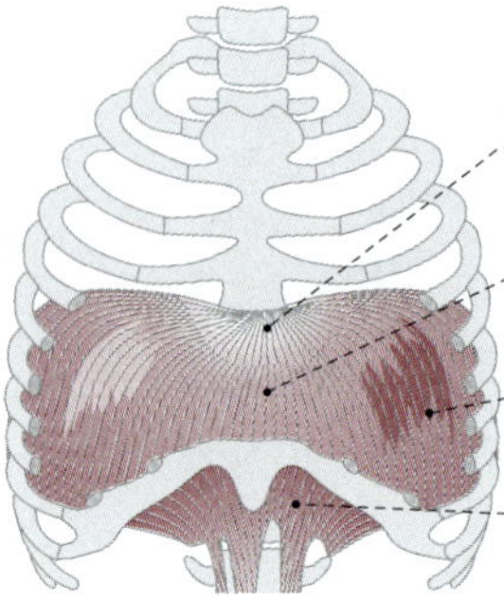

Abb. 18.10 Lage und Anteile des Zwerchfells (Ansicht von ventral) [L106]

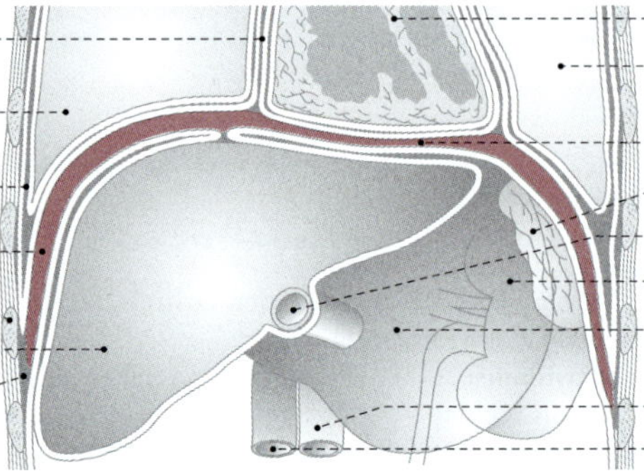

Abb. 18.11 Lage und Nachbarschaftsbeziehungen des Zwerchfells [L106]

Nachbarschaftsbeziehungen

Mediastinum

(▶ Abb. 18.3)

- **Ventral:** Sternum, Rippenknorpel, Rippen, Fascia endothoracica, Thymus, M. transversus thoracis
- **Dorsal:** Wirbelsäule, hintere Brustwand, Rippen, V. cava superior, V. brachiocephalica sinistra
- **Kranial:** 1. Rippe, Klavikula, Schilddrüse, Trachea, Ösophagus
- **Kaudal:** Zwerchfell
- **Lateral:** Pars mediastinalis der Pleura parietalis, Lungenwurzeln

Lunge

(▶ Abb. 18.3, ▶ Abb. 18.8, ▶ Abb. 18.12)

- **Facies costalis:** Sternum, Rippen, Wirbelsäule, Klavikula, Fascia endothoracica
- **Facies diaphragmatica (kaudal):** Zwerchfell, links Magen/Milz, rechts Leber
- **Facies mediastinalis (medial):** dorsal an die Wirbelsäule, in der Mitte und ventral ans Mediastinum und aus diesem an die Lunge angrenzend
  - Rechts ventral: rechter Vorhof, Aorta ascendens, Thymus, N. phrenicus dexter
  - Rechts dorsal: Ösophagus, N. vagus, V. azygos, Ductus thoracicus
  - Rechts kranial: V. cava superior, V. azygos, V. brachiocephalica dextra, Trachea
  - Links ventral: linker Ventrikel, linker Vorhof, N. phrenicus sinister
  - Links dorsal: Aorta ascendens
  - Links kranial: A. und V. subclavia, N. vagus
- **Apex pulmonis:** über die Pleurakuppel an Mm. scaleni, A. und V. subclavia, Ganglion cervicothoracicum (stellatum), Plexus brachialis, N. phrenicus, A. und V. thoracica interna angrenzend

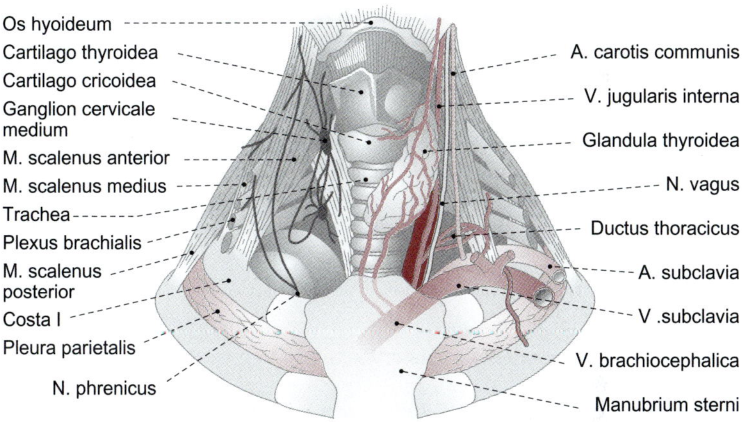

Abb. 18.12 Nachbarschaftsbeziehungen des Apex pulmonis [L106]

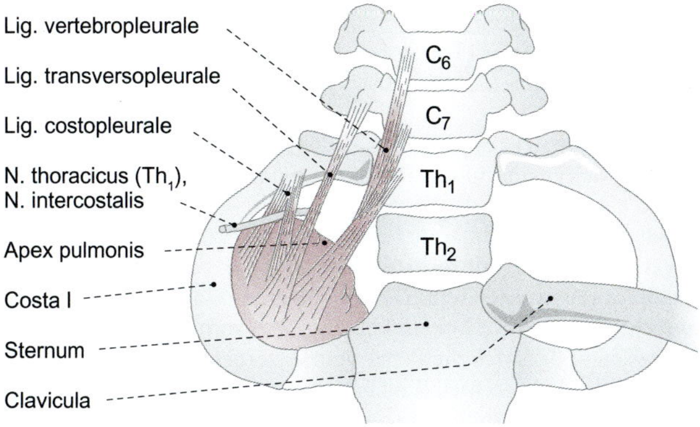

Abb. 18.13 Ligamente, die den Apex pulmonis fixieren [L106]

Zwerchfell

(▶Abb. 18.7)

- **Kranial:** Centrum tendineum ist mit Pericardium fibrosum verwachsen, auf den Zwerchfellkuppeln liegt Lobus inferior der rechten bzw. linken Lunge.
- **Kaudal:** Area nuda der Leber (rechts), Magen und Milz (links)
- **Bochdalek-Dreieck:** Pleurahöhle, Nierenlager

Fixationen

Lunge

(▶Abb. 18.13, ▶Abb. 18.5)

- Unterdruck in der Pleurahöhle
- **Lig. vertebropleurale:** vom Apex pulmonis zu C6–Th1
- **Lig. transversopleurale:** vom Apex pulmonis zu Proc. transversus von C6–C7
- **Lig. costopleurale:** vom Apex pulmonis zur 1. Rippe
- **Lig. transversum cupulae** und **M. scalenus minimus:** vom Proc. transversus von C6–C7 zum oberen Rand der I. Rippe und zur Pleurakuppel
- **Lig. pulmonale:** vom Hilum pulmonis als Pleuraduplikatur (= Umschlagfalte von viszeraler zu parietaler Pleura) zum Zwerchfell

Pleurasack

- Die Pleurakuppel ist durch starke Bindegewebszüge an das tiefe Blatt der Halsfaszie (**Lamina prevertebralis**) und an die I. Rippe fixiert.
- Rechter Pleurasack:
  - Art. sternoclavicularis rechts
  - Artt. chondrosternales II und VII
  - VIII. bis XII. Rippe
- Linker Pleurasack:
  - Art. sternoclavicularis links
  - Artt. chondrosternales IV, VI und VII
  - VIII. bis XII. Rippe
- **Lig. interpleurale (Morosow):** verbindet den Recessus interaortico-oesophageus mit dem Recessus interazygo-oesophageus.

Zwerchfell

- **Lig. pulmonale:** vom Hilum pulmonis als Pleuraduplikatur (= Umschlagfalte von viszeraler zu parietaler Pleura) zum Zwerchfell
- **M. suspensorius duodeni (Treitz-Muskel):** vom Crus dextrum zur Flexura duodenojejunalis (▶Abb. 5.3)
- **Lig. coronarium:** entsteht an der Area nuda der Leber; in ihm schlägt das Peritoneum viscerale der Leber auf das Peritoneum parietale des Zwerchfells um (▶Abb. 9.2)
- **Lig. triangulare dextrum :** laterale Fortsetzung des Lig. coronarium, verbindet rechte Zwerchfellkuppel mit rechtem Leberlappen
- **Lig. triangulare sinistrum:** laterale Fortsetzung des Lig. coronarium, verbindet linke Zwerchfellkuppel mit linkem Leberlappen; verhindert beim aufrecht stehenden Menschen, dass sich die Leber vom Zwerchfell löst und sich Darmteile zwischen Leber und Zwerchfell schieben.
- **Lig. falciforme hepatis:** von der oberen Leberseite zur vorderen Bauchwand (Nabel) und zum Zwerchfell (▶Abb. 9.2, ▶Abb. 9.3)

- **Lig. gastrophrenicum:** vom Magen nach posterior medial zum Zwerchfell (sehr kräftiges Band, Verdickung des posterioren und anterioren Mesogastriums)
- **Lig. phrenicocolicum dextrum:** vom Zwerchfell zur Flexura coli dextra, setzt sich oft im Mesocolon transversum und Omentum majus fort (▶ Abb. 6.5)
- **Lig. phrenicocolicum sinistrum:** vom Zwerchfell zur Flexura coli sinistra (▶ Abb. 6.6)
- **Lig. phrenicopericardiacum:** von Unterseite des Pericardium fibrosum zum Zwerchfell (▶ Abb. 17.8)
- **Fascia endothoracica:** fasziale Bedeckung des Zwerchfells (lockere subseröse Bindegewebeschicht, fast avaskulär), der Pleura parietalis im Bereich von Brustwand, Pleurakuppel und Zwerchfell; am Zwerchfell ist sie sehr dünn und kaum von der Pleura parietalis unterscheidbar.
- **Fascia phrenicopleuralis** → Pleurakuppel der Lungenspitze → Lamina prevertebralis fasciae cervicalis → Tuberculum pharyngeum des Os occipitale
- **Fasziale Verbindung zum Schädel:** vom Zwerchfell → Perikard → z. B. über die Karotisscheide → Os temporale, Mandibula und Os occipitale
- **Fasziale Verbindung zum Ösophagus:** Fascia buccopharyngea mit Anheftung am Os occipitale, Os sphenoidale und Os temporale
- **Verbindung zur Blase:** Lig. falciforme hepatis und Lig. teres hepatis → Bauchnabel → Chorda urachi → Blase
- **Verbindung zum Os pubis:** Linea alba abdominalis

Gleitflächen

- **Direkte Gleitflächen:**
  - **Pleura costalis:** Rippen, Sternum, M. transversus thoracis
  - **Pleura mediastinalis:** Mediastinum vom Sternum bis zur Wirbelsäule
  - **Pleura diaphragmatica:** Zwerchfell
  - **Cupula pleurae:** Fixierung am zervikothorakalen Übergang
- **Indirekte Gleitflächen:** Perikard, Ösophagus, Aorta, Fascia endothoracica, Rippen, Halsfaszien, Wirbelsäule

18.2.4 Gefäßversorgung, Lymphwege, Innervation

Arterien

(▶ Abb. 18.14)

Lunge

Die Bronchien werden arteriell von **Rr. bronchiales** aus

- der Aorta thoracica, aus
- den Aa. thoracicae internae (entspringen der A. subclavia) und
- den oberen Aa. intercostales posteriores (entspringen der Aorta thoracica) versorgt.

Sie treten am Lungenhilus ein und verlaufen im peribronchialen Bindegewebe. Im Bereich der Bronchioli respiratorii bilden sie Anastomosen mit Ästen der A. pulmonalis.

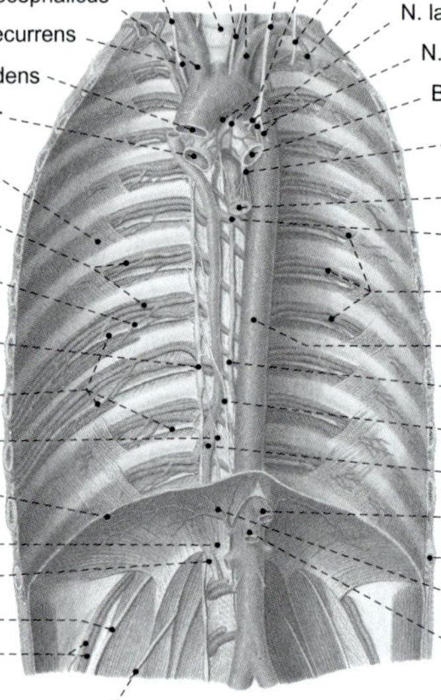

Abb. 18.14 Arterielle Versorgung und venöser Abfluss von Lunge und Zwerchfell (Ansicht von ventral) [S007-0-24]

Zwerchfell

Es wird arteriell von den **Aa. phrenicae superiores** und den **Aa. phrenicae inferiores** aus der Aorta thoracica sowie von der **A. pericardiacophrenica** (▶ Abb. 17.10) und der **A. musculophrenica** aus der A. thoracica interna versorgt.

Venen

(▶ Abb. 18.14)

Lunge

Über die **Vv. bronchiales** fließt das Blut zur V. azygos und V. hemiazygos (→ V. cava superior) sowie teilweise in die Vv. pulmonales (→ rechter Vorhof) ab.

Zwerchfell

Das Blut wird über folgende Venen abgeleitet:

- **Vv. phrenicae superiores** → V. azygos, V. hemiazygos → V. cava superior,
- **Vv. phrenicae inferiores** → V. cava inferior.

Lymphwege

(▶ Abb. 18.15)

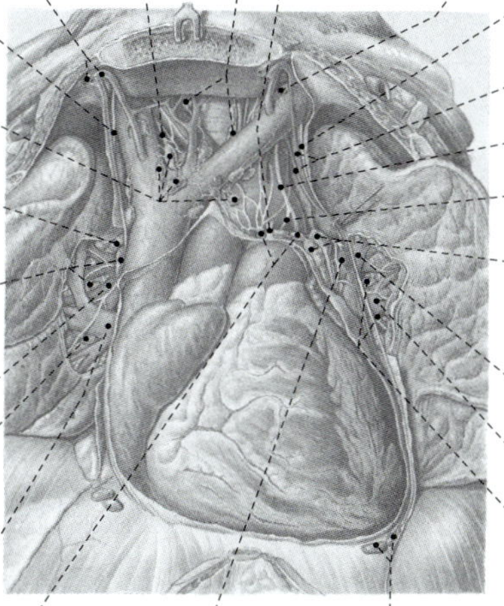

Abb. 18.15 Lymphknoten von Lunge und Zwerchfell [S007-0-24]

Lunge

Sie besitzt ein oberflächliches (subpleurales) und tiefes (die Bronchien begleitendes) Lymphgefäßnetz. Aus beiden fließt die Lymphe zum Hilum und durchströmt folgende Lymphknotengruppen:

- **Nll. pulmonales** am Lungenhilum →
- **Nll. tracheobronchiales inferiores und superiores** unter- und oberhalb der Bifurcatio tracheae und Hauptbronchien →
- **Nll. paratracheales** entlang der Trachea →

Einmündung in den Truncus lymphaticus bronchomediastinalis dexter bzw. sinister → direkt im Venenwinkel oder links in den Ductus thoracicus und rechts in den Ductus lymphaticus dexter.

Zwerchfell

Der Lymphabfluss erfolgt zu folgenden regionalen Lymphknoten:

- **Nll. phrenici superiores** → Truncus lymphaticus bronchomediastinalis dexter und sinister → direkt im Venenwinkel oder links in den Ductus thoracicus, rechts in den Ductus lymphaticus dexter.
- **Nll. phrenici inferiores** → Truncus lymphaticus lumbalis dexter und sinister → Cisterna chyli → Ductus thoracicus.

Innervation

Lunge

Der **Sympathikus** bewirkt eine Bronchodilatation und Vasokonstriktion, der **Parasympathikus** wirkt antagonistisch (▶Tab. 18.1).

Tab. 18.1 Lungeninnervation

Innervation	Segment, Kerngebiete	Verlauf	Umschaltung
Sympathisch	Th1–Th5 →	→ Grenzstrang (Truncus sympathicus) → Plexus pulmonalis → Plexus peribronchialis, Plexus intramuralis	• Ganglion cervicale→ Plexus pulmonalis • Ganglia thoracica I–V→ Plexus pulmonalis
Parasympathisch	Nucleus dorsalis nervi vagi	Medulla oblongata →→ N. vagus (X) → Rr. bronchiales anteriores und posteriores	Plexus pulmonalis

Pleura

- **Pleura visceralis:** Innervation vom Plexus pulmonalis aus dem N. vagus, besitzt aber keine sensible Innervation und damit keine Schmerzfasern.
- **Pleura parietalis:** Pleura costalis wird sensibel von Nn. intercostales versorgt, die Pleurakuppel, Pleura mediastinalis und Pleura diaphragmatica werden sensibel vom N. phrenicus (C3–C5) und N. vagus versorgt.

Zwerchfell

Wird vom **N. phrenicus** (C3–5, überwiegend aber C4) aus dem Plexus cervicalis innerviert (▶Abb. 18.15, ▶Abb. 17.10).

18.3 Dysfunktionen

Torsten Liem (▶18.3.1, ▶18.3.3, ▶18.3.4), Michel Puylaert (▶18.3.2)

18.3.1 Ursachen

Parietale Dysfunktionen

- Obere HWS und Schädelbasis (→ N. vagus)
- C3–C5 (→ N. phrenicus)
- Th2–Th5 (→ Sympathikus)
- Dura mater spinalis → Fascia endothoracica
- BWS, zervikothorakaler (Pleurakuppelfixation) und thorakolumbaler (Zwerchfell) Übergang
- Brustkorb mit Rippen und:
  - Artt. costovertebrales
  - Artt. costotransversaria
  - Artt. chondrocostales
  - Artt. chondrosternales
  - Artt. sternoclaviculares
  - Sternum
  - Artt. acromioclaviculares
  - Art. manubriosternalis

- Kyphosehaltung
- Lamina pretrachealis und Lamina prevertebralis der Fascia cervicalis
- Zwerchfelldysfunktion durch:
  - Entzündung oder Erkrankung von Rippenfell, Herzbeutel, Gallenblase/-gängen, Leber
  - Entzündungen der Strukturen, die das Zwerchfell durchqueren
  - Störungen der Ansatzstellen der Zwerchfellmuskulatur
  - Störungen des M. psoas und des M. quadratus lumborum
  - Störungen der faszialen Verbindungen zum Zwerchfell
  - Abdominaldruckerhöhung → Zwerchfell wird nach oben gedrängt → spastisches inspiratorisches Zwerchfell
  - Abdominaldruckerniedrigung mit abdominaler Ptosis → Zwerchfell kann sich nicht auf die Viszera stützen → Tiefstand des Zwerchfells mit der Folge von Fibrosierungen
- Klavikula (→ z. B. M. subclavius → 1. Rippe → Pleurakuppel)
- Muskeln:
  - Atemmuskeln oder Atemhilfsmuskeln
  - M. transversus thoracis
  - Infrahyoidale Muskeln
  - Zervikale Muskulatur (Mm. scaleni)
  - Myofasziale Ketten, die sich auf das myofasziale Gleichgewicht am Thorax und am Zwerchfell auswirken

Viszerale Dysfunktion

- Alle Organe in der Umgebung des Zwerchfells können über Gleitflächen, ligamentäre und fasziale Verbindungen die Lungenbeweglichkeit einschränken (▶ 18.2.3 Fixationen des Zwerchfells).
- Ptose von Viszeralorganen, v. a. bei Frauen → Zug an den Anheftungen der Pleurakuppel → zervikothorakale Dysfunktion oder Arthrose.

Ligamente

- Lig. suspensorium cupulae pleurae
- Lig. pulmonale
- Lig. interpleurale (Morosow)

Nervale Störungen

- N. vagus: bei Dysfunktionen der oberen HWS, der Schädelbasis und vorderen Halsfaszie
- Sympathikus auf Höhe Th2–Th5
- N. phrenicus auf Höhe C3–C5
- Neurovegetatives Ungleichgewicht → Asthma bronchiale

Vaskuläre Störungen

- Störung der Vv. pulmonales, V. azygos, V. hemiazygos, Stauung der V. cava superior
- Störung der Aorta oder der Aa. intercostales III und IV
- Lymphstau im Bereich von A. pulmonalis, Bronchien, Lungenhilus, Trachea, Venenwinkel, mediastinalen und subdiaphragmalen Lymphknoten

Endokrine Störungen

Dysfunktion der Schilddrüse → Steigerung des Stoffwechsels → vermehrter Sauerstoffverbrauch.

Psyche

Symbolisch gelten die Atemwege als Kontaktorgane, die uns mit dem Lebensfluss verbinden → Stimmungsschwankungen oder psychische Veränderungen verschiedenster Art haben Einfluss auf die Atemorgane.

Weitere Ursachen

- Übergewicht → Recessus diaphragmaticus ist dabei häufig mit Fett gefüllt
- Nikotinabusus
- Torticollis congenitalis → Dysfunktion zervikaler Muskulatur, I. und II. Rippe, Kompression oberhalb der Klavikula → abnorme Spannung an Pleurakuppel
- Lungenentzündung: Entzündungsmediatoren → biochemische Reaktion → Adhäsion von Pleura parietalis und Pleura visceralis
- Narbengewebe im Thorax oder Abdomen
- Störung der α- oder β-Rezeptoren → Dyspnoe bei körperlicher Anstrengung
- Entzündungen in anderen Körperbereichen → Kinine führen zur Mastzelldegranulation → Bronchokonstriktion, Schleimproduktion, Schleimhautschwellung
- Sturz auf Schulter, Brust oder Rücken → Dysfunktion des zervikothorakalen Übergangs, meist in der Tiefe auf Höhe der I. Rippe → Dysfunktion des pleurozervikalen Systems, des anterioren faszialen Systems, des N. intercostalis I (zwischen Lig. costopleurale) → Schmerzen medial am Oberarm
- Schleudertrauma: Dysfunktion der Dura mater spinalis und der prävertebralen Faszien → Fascia endothoracica
- Störung des Durchtritts durch den Geburtskanal → Torticollis congenitalis → Dysfunktion der zervikalen Muskulatur, I. und II. Rippe, Kompression oberhalb der Klavikula → abnorme Spannung an Pleurakuppel
- Durch chirurgische Eingriffe, nicht nur im Thoraxbereich, sondern auch im Bauch- und Beckenbereich → veränderte Spannungen im Fasziensystem

18.3.2 Kompensationsmechanismen

Ein Großteil der genannten Kompensationsmechanismen ist rein hypothetisch und bedarf weiterer Untersuchungen.

- Aufrechterhaltung des Gleichgewichts durch kompensatorische Bewegungen (Zahnradmechanismus) des Perikards
- Kompensation durch Fascia endothoracica über Skoliose der BWS oder Ein- oder Ausatmungsposition der Rippen
- Aktivierung kompensatorischer Kräfte in umgebenden Strukturen, v. a. Zwerchfell und Oberbauchorganen (Leber, erstes Blatt von Glenard)
- Fibrosierung verschiedener Pleurabänder
- Kyphose oder Lordose der unteren HWS
- Aufrechterhaltung des Gleichgewichts durch zervikale Faszien (nach kranial), Diaphragma, Fascia transversalis und Peritoneum (nach kaudal)

- Selbstregulation im vorderen und hinteren Mediastinum: Ausgleich von Spannungsänderungen durch die Pleura mediastinalis
- Kompensatorische Stabilisation über Zug- und Biegungsfestigkeit der lateral verlaufenden Pulmonalgefäße (Vv. pulmonales, A. pulmonalis) bei Zug und Druck

18.3.3 Folgen

- Störung der Atmung
- Statik- oder Haltungsfehler
- Lungenkreislaufstörung
- Verdauungsstörungen
- Störung der Lautbildung
- Bewegungseinschränkung (Mobilität und Motilität) der Lunge
- Asthma bronchiale
- Bronchitis
- Störung aller zwerchfelldurchquerenden Strukturen

18.3.4 Differenzialdiagnosen

- Bronchitis (akute, chronisch obstruktive)
- Pneumonie
- Pleuritis
- Pneumothorax
- Pleuraerguss
- Cor pulmonale
- Lungenembolie
- Lungenödem
- Bronchiektasen
- Tuberkulose
- Asthma bronchiale
- Lungenemphysem
- Sarkoidose (Morbus Boeck)
- Exogen allergische Alveolitis
- Bronchialkarzinom
- Lungenmetastasen
- Pleuramesotheliom
- Mediastinaltumor

18.4 Diagnostik der Dysfunktionen

Torsten Liem (▶ 18.4.1, ▶ 18.4.2), Michel Puylaert (▶ 18.4.3 bis ▶ 18.4.8)

18.4.1 Symptome

- Atembehinderung
- Husten
- Auswurf
- Atemabhängige Schmerzen
- Thoraxschmerzen

18.4.2 Inspektion

- Atemfrequenz:
  - Tachypnoe: körperliche Anstrengung, Fieber, Aufregung
  - Bradypnoe: Beeinträchtigung des Hirnstamms durch Drogen, intrakranielle Drucksteigerung, diabetisches Koma
- Atemtyp:
  - Kussmaul-Atmung (rhythmische, sehr tiefe Atmung): metabolische Azidose
  - Cheyne-Stokes-Atmung (Wechsel zwischen vertiefter und flacher Atmung): Herzinsuffizienz, zerebrale Störung, physiologisch bei Kindern und alten Menschen im Schlaf
  - Biot-Atmung (gleichmäßige, ausreichend tiefe Atmung mit plötzlichen Pausen): frühgeburtliche Störung (Unreife des Atemzentrums), Meningitis, Hirnerkrankungen
- Asymmetrie: Schonhaltung bei Schmerzen, Skoliose
- Fassthorax: Emphysem
- Einziehung und Vorwölbung von Zwischenrippenräumen: in- oder exspiratorische Atemnot
- Rippenwinkel:
  - Erweitert: Emphysem, globale Fixation in Einatemstellung
  - Verkleinert: globale Dysfunktion in Ausatemstellung
- Kyphose (im BWS-Bereich): Inspiration zunächst nur qualitativ vermindert (osteopathische exspiratorische Dysfunktion), später auch quantitativ
- Zervikothorakale Kyphose: exspiratorische Pump-Dysfunktion der oberen Rippen
- Thoraxabflachung: Exspiration zunächst nur qualitativ vermindert (osteopathische inspiratorische Dysfunktion), später auch quantitativ
- Skoliose: exspiratorische Dysfunktion qualitativ in der Konkavität; inspiratorische Dysfunktion qualitativ in der Konvexität
- Zervikothorakale Skoliose: inspiratorische Henkel-Dysfunktion der I. Rippe (evtl. mit kostotransversaler Dysfunktion als Folge)
- Extensionszone Th11–L2 oder thorakolumbale Lordose: Hinweis auf Zwerchfellhochstand bei verminderter Bauchatmung (inspiratorische Dysfunktion: qualitativ und quantitativ)
- Thorakolumbale Kyphose: Zwerchfelltiefstand

18.4.3 Reflexzonen und Hinweiszeichen

(▶ Abb. 18.16)

Dermatom

- **Anterior:** Th1–Th12
- **Posterior:** Th1–Th12

Dermalgiereflexe nach Jarricot

Anterior: nicht vorhanden.

Neurolymphatische Reflexe nach Chapman

- **Anterior:**
  - Ober-, Mittellappen: 3. ICR nahe dem Sternum
  - Unterlappen: 4. ICR nahe dem Sternum

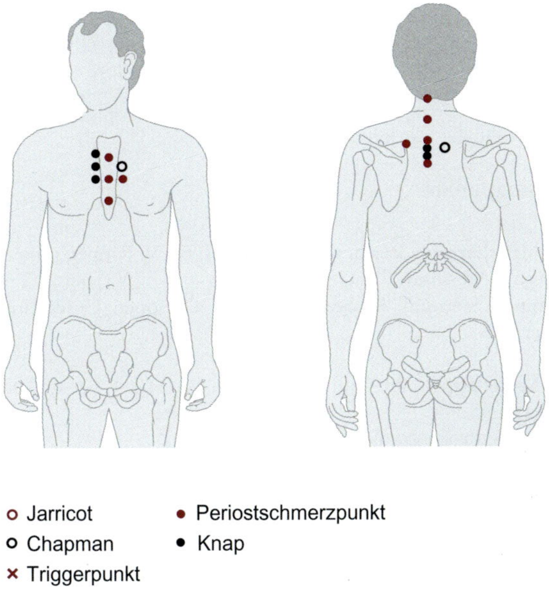

a

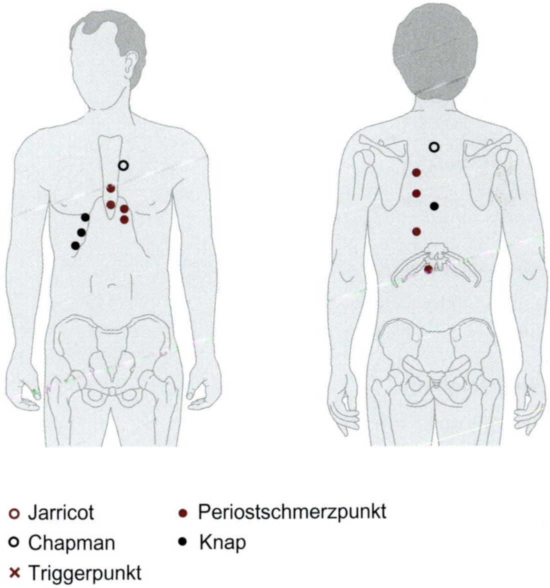

b

Abb. 18.16 Hinweiszeichen auf eine Dysfunktion. **a:** Lungenober- und -mittellappen. **b:** Lungenunterlappen. [L106]

- **Posterior:**
  - Ober-, Mittellappen: zwischen Procc. transversi von Th3 und Th4
  - Unterlappen: zwischen Procc. transversi von Th4 und Th5

Triggerpunkte

1.–7. ICR auf Höhe der vorderen Axillarlinie.

Periostschmerzpunkte

- **Anterior:**
  - Ober-, Mittellappen: Sternum, Ansatz der I. bis V. Rippen, Oberseite der Rippen nahe Sternum
  - Unterlappen: Sternum, Ansatz der IV. und V. Rippen, Unterseite der Rippen nahe Sternum
- **Posterior:**
  - Ober-, Mittellappen: Procc. transversi von C2–Th5, Oberseite der Rippen nahe Sternum
  - Unterlappen: Procc. transversi von Th6–L1

Knap-Punkte

- **Anterior:**
  - Ober-, Mittellappen: 1.–4. ICR, nahe Sternum
  - Unterlappen: 5.–7. ICR, nahe Rippenbogen
- **Posterior:**
  - Ober-, Mittellappen: Procc. transversi von Th3 und Th4
  - Unterlappen: Proc. spinosus von Th9

Muskuläre Hinweiszeichen

- Hypertonie von:
  - Interkostalmuskulatur
  - M. subclavius
  - M. pectoralis minor

Vertebrale Hinweiszeichen

- Dysfunktion Th1–Th9 (→ Sympathikus)
- Dysfunktion C3–C5 (→ N. phrenicus)

Kostale Hinweiszeichen

Alle Kostovertebral- und Kostotransversalgelenke.

18.4.4 Perkussion

Lungenperkussion

Patient: sitzend.

Therapeut: sitzend, hinter dem Patienten.

Ausführung: Brustwand in der Medioklavikular-, mittleren Axillar- und Skapularlinie von kranial nach kaudal perkutieren.

Bewertung: Auf die Qualität des Klopfschalls achten.

- Normalbefund: sonorer Klopfschall über der fein gekammerten Luft der Lunge.
- Hypersonorer Klopfschall deutet auf ein Lungenemphysem oder einen Spannungspneumothorax hin.
- Gedämpfter Klopfschall tritt bei Atelektasen, Entzündungen des Lungengewebes, Pleuraerguss oder Pleuraschwarte auf.
- Tympanitischer Klopfschall ist über einem Pneumothorax oder größeren Kavernen im Lungengewebe zu hören.

Perkussion der unteren Lungengrenzen und deren Atemverschieblichkeit

Patient: sitzend.

Therapeut: sitzend, hinter dem Patienten.

Ausführung:
- Brustwand in der Medioklavikular-, mittleren Axillar- und Skapularlinie von kranial nach kaudal perkutieren.
- Den Patienten auffordern, tief ein- bzw. auszuatmen und erneut perkutieren.

Bewertung: Auf den sonoren Klopfschall der Lunge achten, um die Atemverschieblichkeit der Lungengrenzen festzustellen. Sie verlaufen (rechts jeweils etwa 1 Fingerbreite weiter kranial) im Bereich der folgenden Linien:
- Medioklavikularlinie: am Oberrand der VI. Rippe, bei tiefer Inspiration ca. 3 cm weiter kaudal, bei tiefer Exspiration ca. 2 cm weiter kranial
- Mittlere Axillarlinie: auf Höhe der VIII. Rippe, bei tiefer Inspiration ca. 6–8 cm weiter kaudal, bei tiefer Exspiration ca. 4 cm weiter kranial
- Skapularlinie: auf Höhe der IX. Rippe, bei tiefer Inspiration ca. 5 cm weiter kaudal, bei tiefer Exspiration ca. 3 cm weiter kranial
- Paravertebrallinie: auf Höhe der Procc. spinosi von Th10–Th11, bei tiefer Inspiration ca. 3 cm weiter kaudal, bei tiefer Exspiration ca. 2 cm weiter kranial

18.4.5 Palpation

Stimmfremitus

Patient: sitzend.

Therapeut: sitzend, hinter dem Patienten.

Handposition: Beide Hände flach auf den Brustkorb legen.

Ausführung: Den Patienten auffordern, mit möglichst tiefer Stimme „99“ zu sagen.

Bewertung: Spüren, ob der Brustkorb dabei mitschwingt (= Stimmfremitus):
- Ist der Stimmfremitus nicht zu hören, deutet dies auf eine Beeinträchtigung der Schwingungsfähigkeit der Rippen, z. B. bei einem Pleuraerguss, oder auf eine Unterbrechung der Übertragung der Schwingungen von der Lunge zur Brustwand, z. B. beim Pneumothorax, hin.
- Ist der Stimmfremitus verstärkt, deutet dies auf eine Verdichtung des Lungengewebes und damit bessere Leitung der Schwingungen hin, z. B. bei Entzündungen.

18.4.6 Motilität

Im **Inspir** führen die Lungen eine Außenrotation um eine kraniokaudale Achse durch (▶ Abb. 18.17).

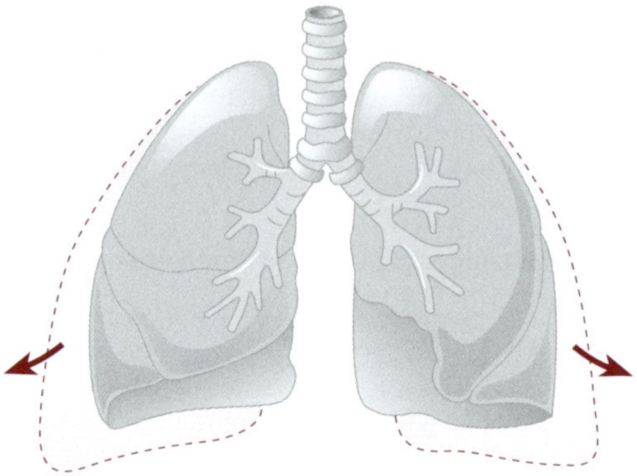

Abb. 18.17 Motilität der Lungen im Inspir (Frontalebene) [L106]

Palpation:

Palpation der Motilität der Lungenlappen und Fissuren

(▶ Abb. 18.18, ▶ Abb. 18.19, ▶ Abb. 18.20)

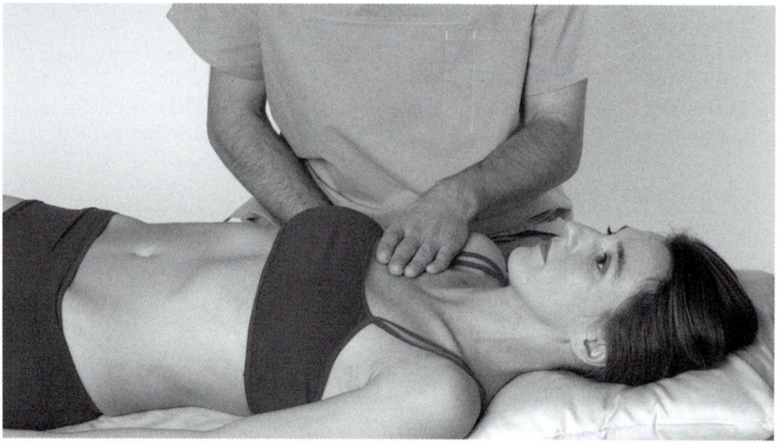

Abb. 18.18 Palpation der Motilität des Lungenoberlappens [K306]

Patient: in linker Seitenlage, die zu untersuchende Lungenhälfte oben.

Therapeut: stehend oder sitzend, seitlich des Patienten.

Handposition:

- Oberlappen: Hand quer zwischen I. und IV. Rippe legen.
- Mittellappen (nur rechts!): Eine Hand quer zwischen I. und IV. Rippe auf den Oberlappen und die andere Hand quer zwischen IV. und VI. Rippe legen; der Handballen liegt auf der Medioaxillarlinie, die Finger sind zum Knorpel der VI. Rippe gerichtet.
- Unterlappen: Hand posterolateral quer zwischen VI. und VIII. Rippe legen.

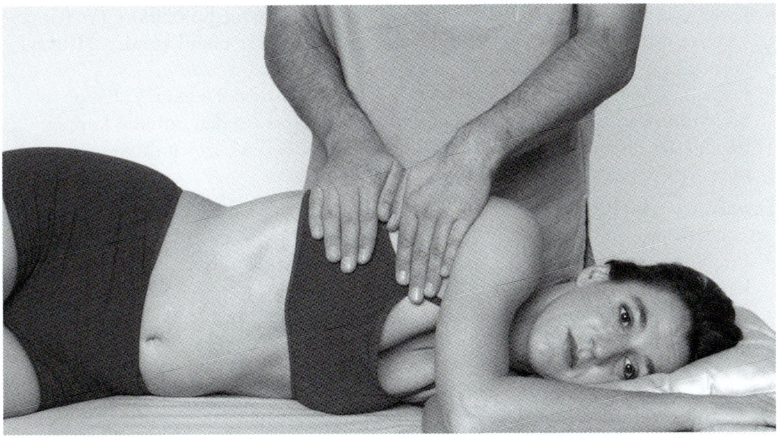

Abb. 18.19 Palpation der Motilität des Lungenmittellappens [K306]

Ausführung: Mittellappen mit der Hand auf dem Oberlappen nach dorsal drücken, um seine Bewegung zu hemmen.

Bewertung: Amplitude, Kraft, Leichtigkeit und Symmetrie der Lungenlappenbewegungen beurteilen.

- Normalbefund: transversale Rotation eines Lappens um seine Achse, d. h.,
  - der Oberlappen dreht sich um eine kraniokaudale Achse,
  - der Mittellappen dreht sich um dieselbe kraniokaudale Achse wie der Oberlappen,
  - der Unterlappen dreht sich um eine etwas schräg nach lateral verlaufende Achse.
- Eine verringerte Rotationsbewegung oder veränderte Achse deutet auf eine Lungendysfunktion oder Verklebung einer Fissur hin.

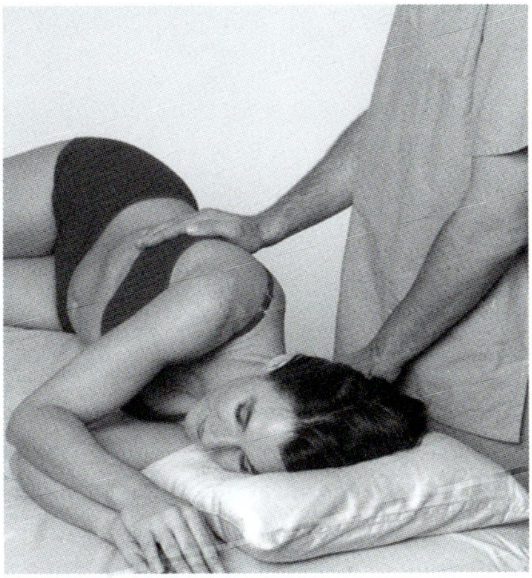

Abb. 18.20 Palpation der Motilität des Lungenunterlappens [K306]

Palpation der Motilität der oberen Thoraxöffnung und der Lungenfissuren

(▶ Abb. 18.21)

Patient: in Rückenlage.

Therapeut: sitzend, am Kopfende des Patienten.

Handposition:

- Ellenbogen auf der Behandlungsliege abstützen, um ein Fulcrum zu erzeugen.
- Obere Thoraxöffnung: Hände rechts und links flach auf die I. bis IV. Rippe legen.

- Fissura horizontalis (auf einer Linie von der V. Rippe medioaxillär – IV. Rippe – Sternum): Eine Hand auf den Oberlappen, die andere Hand auf den Mittellappen legen, nah an der Fissur.
- Fissura obliqua (auf einer Linie vom Proc. spinosus von Th3 zur V. Rippe medioaxillar – VI. Rippe medioklavikular): Eine Hand auf den unteren Lappen kaudal der Fissur und die andere Hand auf den oberen Lappen (links) oder den mittleren Lappen (rechts) legen.

Bewertung: Amplitude, Kraft, Leichtigkeit, Symmetrie und Richtung der Bewegungen beurteilen.

- Ein Normalbefund liegt vor bei einer harmonischen Rotation um die kraniokaudale Achse.
- Eine nur in der Frontalebene stattfindende Bewegung (Pendelbewegung) deutet auf eine Fixierung hin.

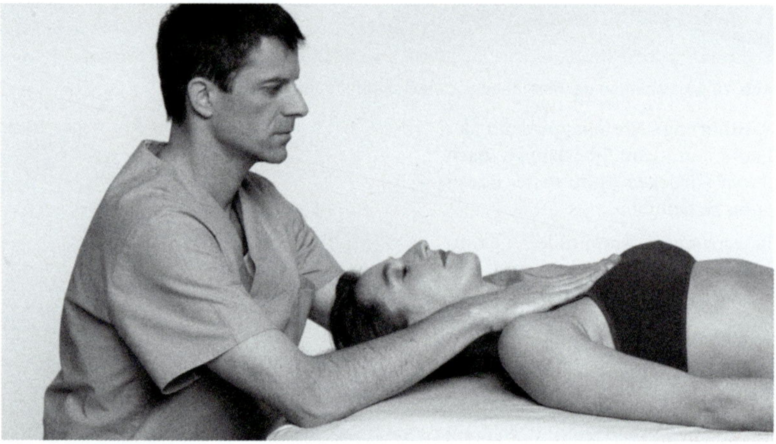

Abb. 18.21 Palpation der Motilität der oberen Thoraxöffnung und der Lungenfissuren [K306]

Palpation der Motilität des Mediastinums I

Patient: in Rückenlage.

Therapeut: stehend, seitlich des Patienten.

Handposition: Hand auf das Sternum legen, die Finger sind nach kranial gerichtet.

Bewertung: Amplitude, Kraft, Leichtigkeit, Symmetrie und Richtung der Bewegung beurteilen.

- Normalbefund: Es besteht eine Kippbewegung des oberen Mediastinum nach ventral.
- Eine Abweichung von dieser Bewegung deutet auf eine Fixierung hin.

Test der Motilität des Mediastinums II

Patient: in Rückenlage, beide Beine angestellt.

Therapeut: sitzend, am Kopfende des Patienten.

Handposition:

- Eine Hand auf das Sternum unterhalb der Incisura jugularis legen.
- Zeigefinger und kleiner Finger liegen rechts und links des Sternums auf den Kostochondralgelenken.

Bewertung: Amplitude, Kraft, Leichtigkeit, Symmetrie und Ausrichtung der Bewegungen beurteilen.

- Normalbefund: Bei der Einatmung wird der Sternalwinkel (Angulus sterni, Angulus Ludovici, angle of Louis) spitzer, der Proc. xiphoideus bewegt sich nach kranial und dorsal, die Rippen heben sich.
- Eine Bewegungseinschränkung in einer Richtung deutet auf eine Fixierung hin.

Écoute-Test des Mediastinums (nach Barral)

Patient: in Rückenlage, beide Beine angestellt.

Therapeut: sitzend, am Kopfende des Patienten.

Handposition:

- Eine Hand unterhalb der Incisura jugularis auf das Sternum legen.
- Zeigefinger und kleiner Finger liegen rechts und links vom Sternum auf den Kostochondralgelenken.

Bewertung: Amplitude, Kraft, Leichtigkeit, Symmetrie und Richtung der Bewegung beurteilen.

- Normalbefund: Es besteht eine Pendelbewegung von ventrokaudal nach dorsokranial.
- Folgende Bewegungsrichtungen deuten auf Dysfunktionen hin: z. B.
  - Nach lateral: gesamte Lunge
  - Nach laterokaudal: Cupula pleurae
  - Nach kraniolateral (nicht höher als Th4): Bronchien
  - Nach links (vom Patienten aus) mit leichter Rotation: Herz

18.4.7 Mobilität

Mobilität nach Finet und Williame

Nicht beschrieben.

Mobilität nach Barral und Mercier

Bei der **Einatmung** kommt es zu folgenden Bewegungen (▶ Abb. 18.22, ▶ Tab. 18.2):

Tab. 18.2 Abhängigkeit der Bewegung der Lungensegmente von Rippenbewegungen. PB: Pumpbewegung, HB: Henkelbewegung.

Lungensegment	Abhängig von
Lobus superior: Segmentum apicale, anterius, posterius	PB der I. bis IV. Rippen
Lobus medius: Segmentum laterale, mediale (nur rechts)	PB der IV. bis VI. Rippen
Lingula superior, inferior (nur links)	PB der IV. bis VI. Rippen
Lobus inferior: Segmentum apicale (Nelson)	HB der IV. bis VI. Rippen
Lobus inferior: Segmentum basale anterius	PB der VII. bis X. Rippen
Lobus inferior: Segmentum basale laterale, posterius, paracardiale	HB der VII. bis X. Rippen

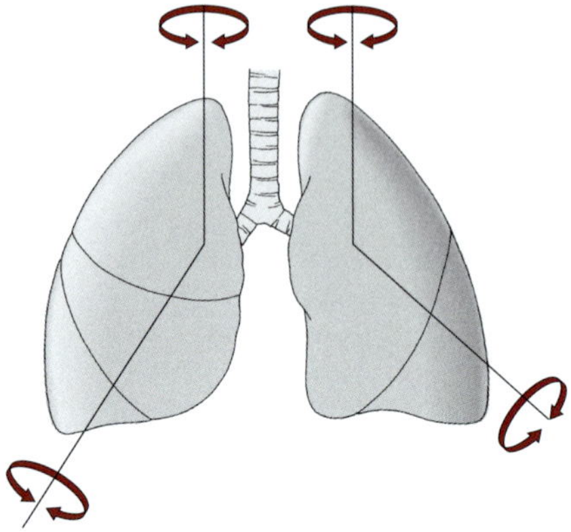

Abb. 18.22 Mobilität der Lungen nach Barral und Mercier (Frontalebene) [L106]

- Außenrotation: Die Achse für die oberen Lappen verläuft kraniokaudal und zusätzlich schräg nach lateral für die unteren Lappen; der Lungenhilus bewegt sich nach anterior und inferior.
- Pleuropulmonale Mobilität: Bewegung nach anterior und lateral (Einfluss über die Pump- und Henkelbewegung der Rippen)
- Bronchopulmonale Mobilität: Außen- und Innenrotation um die Achse der Bronchien (Einfluss über die anteromediale und posterolaterale Bewegung der Rippen).

Palpation: Palpation der Lungenmobilität

Patient: in Rückenlage.

Therapeut: stehend, seitlich des Patienten.

Handposition:
- Oberlappen: Hände auf den I. bis IV. Rippen, die Finger sind nach kranial gerichtet.
- Mittellappen: Hände auf den V. bis VII. Rippen, die Finger liegen im Rippenverlauf.
- Unterlappen: Hände auf den VIII. bis X. Rippen, die Finger liegen im Rippenverlauf.

Ausführung:
- Mit den Händen jeweils den Atembewegungen folgen.
- In den Atemphasen die Wahrnehmung auf die Lungenbewegungen richten.

Bewertung: Amplitude, Kraft, Leichtigkeit und Symmetrie der Bewegungen beurteilen.
- Normalbefund: Es bestehen seitengleich harmonische Atembewegungen.
- Eine verringerte Amplitude deutet auf eine kostovertebrale Dysfunktion hin und durch die Beteiligung der Fascia endothoracica und der Pleurablätter automatisch auf eine Lungendysfunktion.

18.4.8 Tests

Auskultation

Patient: sitzend.

Therapeut: sitzend, vor und hinter dem Patienten.

Ausführung: Den Patienten auffordern, langsam tief ein- und auszuatmen, dabei mit dem Stethoskop alle Lungenabschnitte auskultieren.

Bewertung: Auf die Qualität des Atemgeräuschs achten.
- Normalbefund: Vesikuläratmen, ein leises Rauschen bei der Inspiration.
- Abgeschwächtes Atemgeräusch: bei Infiltration, verminderter Entfaltung, Emphysem, Asthma bronchiale, Atelektasen
- Fehlendes Atemgeräusch: bei Pneumothorax, Pleuraerguss
- Verschärftes Atemgeräusch (laut, fauchend): bei beginnender Infiltration
- Stridor (pfeifend): bei Verlegung der oberen Atemwege
- Bronchialatmen (fauchend): physiologisch über dem Bronchialbaum, über anderen Lungenabschnitten bei Infiltration, Lungenfibrose
- Trockene Rasselgeräusche (Pfeifen, Brummen, Giemen bei In- und Exspiration): bei Atemwegsobstruktion, Asthma bronchiale, chronisch obstruktiver Bronchitis
- Feuchte Rasselgeräusche (bei Inspiration):
  - Grobblasige (tieffrequente) bei Flüssigkeit in den Bronchien, bei akutem Lungenödem, Bronchiektasen
  - Feinblasige (hochfrequente) bei Flüssigkeit in den Bronchiolen und Alveolen, bei chronischer Linksherzinsuffizienz mit Lungenstauung
  - Klingende = ohrnahe bei Infiltration
  - Nichtklingende = ohrferne bei Stauung, Lungenödem

Bronchophonie

Patient: sitzend.

Therapeut: sitzend, hinter dem Patienten.

Ausführung: Den Patienten auffordern, mit möglichst hoher Stimme „66“ zu flüstern, dabei mit dem Stethoskop die Lungenabschnitte auskultieren.

Bewertung: Wird über luftleeren (infiltrierten) Lungenabschnitten, z.B. bei Pneumonie, durch die verstärkte Schallleitung lauter gehört. Abgeschwächt/aufgehoben bei Bronchusverlegung, Pleuraerguss, Pneumothorax.

Allgemeiner Bewegungstest des Thorax

Patient: sitzend, Beine von der Liege herabhängend.

Therapeut: stehend, hinter dem Patienten.

Handposition:
- Die Hände auf die Rippenbögen legen, die Finger sind nach medial gerichtet.
- Ring- und Kleinfinger auf die Bauchwand legen, um entweder die Rippen oder die Zwischenrippenräume zu palpieren.

Ausführung:
- Bewegung bei ruhiger und tiefer Atmung palpieren.
- Dann schrittweise die Hände weiter kranial auflegen.
- Für die drei oberen Rippen die Hände flach auf die vordere Brustwand legen.

Bewertung: Auf Beweglichkeit, Spannung und Bewegungsamplitude achten.
- Normalbefund: keine auffallende Asymmetrie, elastisches Gefühl.
- Verspannungen, Schmerzen, geringe Bewegungsamplitude deuten auf eine respiratorische Dysfunktion hin.

Allgemeiner Test des Mediastinums

Patient: in Rückenlage, beide Beine angestellt.

Therapeut: sitzend, am Kopfende des Patienten.

Handposition:
- Eine Hand auf das Sternum unterhalb der Incisura jugularis legen.
- Zeige- und Kleinfinger rechts und links vom Sternum auf die Kostochondralgelenke legen.

Ausführung: Bewegung bei ruhiger Atmung palpieren.

Bewertung:
- Normalbefund: Bei Inspiration wird der Sternalwinkel (angle of Louis) spitzer, der Proc. xiphoideus bewegt sich nach kranial und dorsal, die Rippen heben sich.
- Findet die Bewegung nicht in vollem Umfang statt, liegt eine Fixierung der betreffenden Struktur vor.

Faszialer Test für Mediastinum und Thorax

Patient: in Rückenlage.

Therapeut: stehend, auf der rechten Seite des Patienten.

Handposition:
- Die linke Hand auf das Sternum legen, die Finger sind nach kaudal gerichtet.
- Die rechte Hand auf die linke Hand legen, die Finger sind nach kranial gerichtet.

Ausführung:
- Die rechte Hand langsam nach dorsal drücken, bis die Herzbewegung wahrnehmbar ist.
- Gewebe nach links, rechts, kranial und kaudal schieben, um festzustellen, welche Zone fixiert ist.

Bewertung: Auf die Gewebeverschieblichkeit achten.
- Normalbefund: Das Gewebe ist in allen Richtungen elastisch verschiebbar.
- Verspannung oder Einschränkungen der Verschieblichkeit deuten auf eine fixierte Zone hin.

Untersuchung der BWS

Patient: sitzend.

Therapeut: stehend, hinter dem Patienten.

Handposition: Den rechten Daumen auf den rechten, den linken Daumen auf den linken Proc. transversus des zu untersuchenden BWS-Segments legen.

Ausführung:
- Obere BWS: Den Patienten auffordern, den Kopf erst nach vorne zu beugen (Flexion) und dann nach hinten zu strecken (Extension).
- Mittlere und untere BWS: Den Patienten auffordern, sich nach vorne zu beugen und dabei den Rücken rund zu machen (Flexion), sich dann wieder aufzurichten und zur Decke zu schauen (Extension).

Bewertung: Die Bewegung der Querfortsätze beurteilen.
- Normalbefund: Bei der Flexion bewegen sich die Procc. transversi nach posterior, bei der Extension nach anterior.
- Eine Bewegungseinschränkung deutet auf eine Dysfunktion der BWS hin.

Untersuchung der I. bis X. Rippen

Patient: in Rückenlage, Kopfstütze leicht angehoben.

Therapeut: stehend, seitlich des Patienten.

Handposition:
- I. bis IV. Rippen: Hände parasternal auf den Thorax legen, die Finger sind nach kranial gerichtet.
- V. bis VII. Rippen: Handballen und Daumen parasternal auf den Thorax legen, die Finger an den Rippen entlang.
- VIII. bis X. Rippen: Hände anterior schräg nach kranial und lateral auf die Rippen legen.

Ausführung: Den Patienten auffordern, tief ein- und auszuatmen.

Bewertung: Rippenbewegung beurteilen.
- Normalbefund: keine Bewegungseinschränkung bei der Ein- oder Ausatmung.
- Eine Bewegungseinschränkung bei tiefer Atmung deutet auf eine Rippendysfunktion, bei normaler Atmung auf eine Wirbeldysfunktion hin.

Untersuchung der XI. und XII. Rippen

(▶ Abb. 18.23)

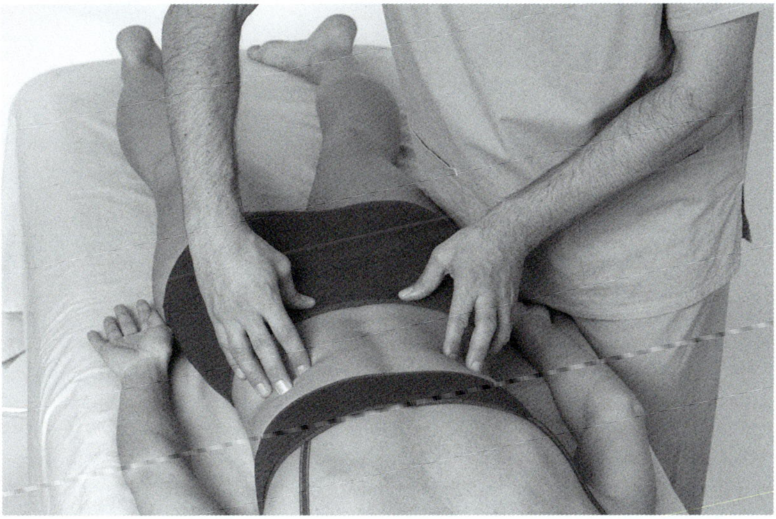

Abb. 18.23 Untersuchung der XI. und XII. Rippen [K306]

Patient: in Bauchlage.

Therapeut: stehend, seitlich des Patienten.

Handposition:
- Daumen auf die SIPS (bildet Referenzpunkt) legen,
- Zeigefingerspitze über den hinteren Schaft der XI. Rippe, die
- Mittelfingerspitze über den hinteren Schaft der XII. Rippe und den
- Daumenballen über den hinteren Schaft beider Rippen legen.

Ausführung: Während der normalen Ein- und Ausatmung palpieren.

Bewertung: Rippenbewegung beurteilen.

- Normalbefund: keine Bewegungseinschränkung bei Ein- oder Ausatmung. Bei der Einatmung bewegen sich die Rippen nach dorsal, bei der Ausatmung nach ventral.
- Eine Bewegungseinschränkung deutet auf eine Rippendysfunktion hin.

Tonus des M. subclavius

(▶ Abb. 18.24)

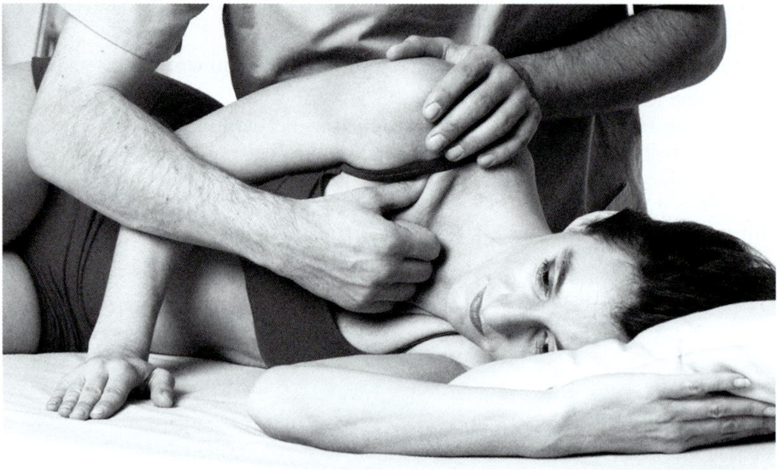

Abb. 18.24 Bewertung des Tonus des M. subclavius [K306]

Patient: in Seitenlage.

Therapeut: stehend, vor dem Patienten.

Handposition:

- Den Daumen der einen Hand medial zwischen Klavikula und I. Rippe legen.
- Mit der anderen Hand die homolaterale Schulter umgreifen.

Ausführung:

- Schulter mit der Hand nach anterior und medial schieben.
- Dabei die I. Rippe mit dem Daumen sanft nach posterior drücken.

Bewertung: Festigkeit des M. subclavius bewerten.

- Normalbefund: Es besteht keine Druckschmerzhaftigkeit, weiches Palpationsgefühl.
- Der Test ist positiv, wenn sich der Muskel schmerzhaft und hart (wie ein Strang) anfühlt.

Der M. subclavius steht mit dem Lig. conoideum und dem Lig. trapezoideum der Klavikula, der Pleura parietalis, dem N. phrenicus und der V. subclavia in Verbindung. Durch eine Verspannung dieses Muskels kann sich der Raum zwischen Klavikula und I. Rippe verengen, sodass die entsprechenden Strukturen komprimiert werden.

Test der Ligg. suspensoria der Cupula pleurae (z. B. rechts)

(▶ Abb. 18.25, ▶ Abb. 18.26, ▶ Abb. 18.27)

Patient: sitzend, an den Therapeuten gelehnt.

Therapeut: stehend, hinter dem Patienten, rechtes Knie unter der rechten Achsel des Patienten.

Handposition:

- Die linke Hand auf den Vertex, den linken Ellenbogen auf die linke Schulter legen.
- Den rechten Daumen dorsal der I. Rippe auf Höhe der Mitte der Klavikula auf die Lungenspitze legen.
- Die restlichen Finger auf die Klavikula und den M. pectoralis major legen.

Ausführung:

- Mit der linken Hand den Kopf des Patienten in eine leichte Flexion (Fokus auf C6–Th1), Seitneigung nach links und Linksrotation führen.
- Dabei mit dem linken Unterarm die HWS stabilisieren und mit der rechten Hand die Lungenspitze fixieren.
- Testung des Lig. transversopleurale: Seitneigung nach links induzieren.
- Testung des Lig. costopleurale: Seitneigung nach links und Rotation nach rechts induzieren.
- Testung des Lig. vertebropleurale: Seitneigung nach links und Rotation nach links induzieren.

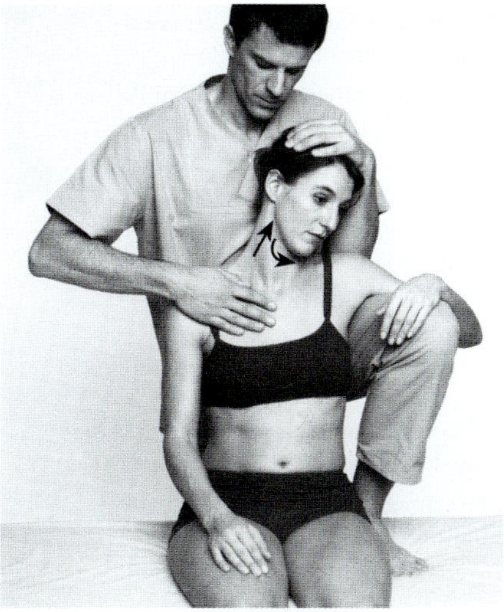

Abb. 18.25 Test des Lig. vertebropleurale [K306]

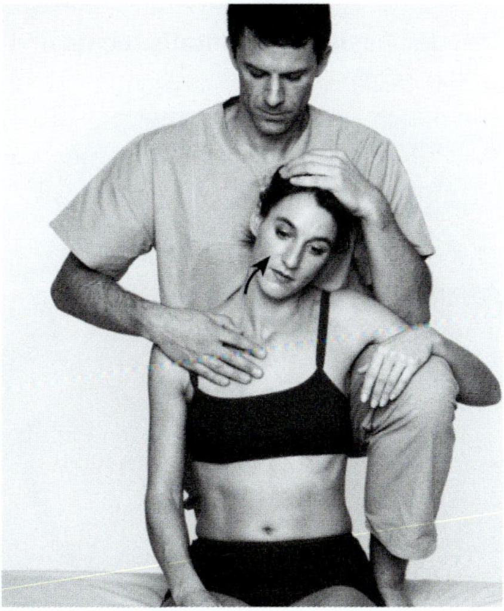

Abb. 18.26 Test des Lig. transversopleurale [K306]

Bewertung: Elastizität des Aufhängungssystems der Lunge (z. B. rechts) bewerten.

- Normalbefund: Die Ligamente sind elastisch.
- Bei Dysfunktion eines Ligaments führt die entsprechende Bewegung zu einer palpierbar starken Spannung an der Lungenspitze.
- Auch die Lamina pretrachealis der Fascia cervicalis und die Klavikula können zu Störungen beitragen oder diese verursachen.

18

Test der Fissura obliqua (rechts, links) und der Lungenlappen

Patient: in Seitenlage, die zu untersuchende Seite oben.

Therapeut: stehend, hinter dem Patienten.

Handposition:

- Mit einer Hand die V. Rippe posterolateral fixieren.
- Die andere Hand anterior auf die VI. Rippe legen.

Ausführung:

- Bei der Ausatmung die Rippen begleiten.
- Bei der Einatmung die VI. Rippe in der Ausatmungsposition halten.

Bewertung: Auf die Elastizität der Einatmungsbewegung achten.

- Normalbefund: Es liegt nur ein geringer Widerstand vor.
- Beklemmungsgefühl des Patienten kann auf eine Verklebung der Fissur hinweisen.

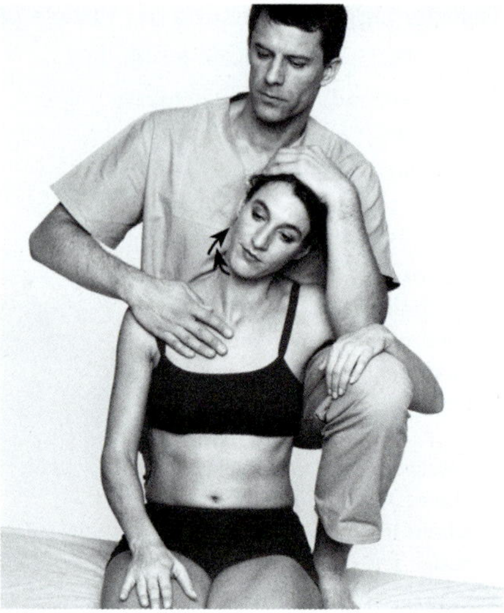

Abb. 18.27 Test des Lig. costopleurale [K306]

Test der Fissura horizontalis rechts und der Lungenlappen

(▶ Abb. 18.28)

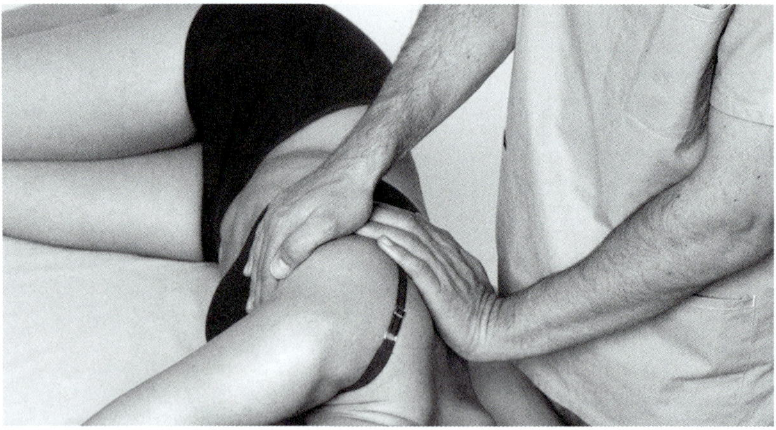

Abb. 18.28 Test der Fissura horizontalis rechts und der Lungenlappen [K306]

Patient: in linker Seitenlage.

Therapeut: stehend, hinter dem Patienten.

Handposition:

- Eine Hand posterolateral zwischen IV. und V. Rippe legen.
- Die andere Hand darüber legen, mit den Fingerspitzen Kontakt zum Sternokostalgelenk (III) aufnehmen.

Ausführung: Bei der Ausatmung leichte Kompression nach mediokaudal ausüben und bei der Einatmung den Druck nicht loslassen.

Bewertung: Auf die Elastizität der Einatmungsbewegung achten.

- Normalbefund: Es liegt ein geringer Gewebewiderstand bei der Einatmung vor.
- Eine erschwerte Einatmung des Patienten kann auf eine Verklebung der Fissur hinweisen.

Test des Recessus costodiaphragmaticus

(▶ Abb. 18.29)

Patient: in Rückenlage, Kopf zur kontralateralen Seite gedreht, homolateraler Arm liegt auf dem Tisch in Abduktions- und Außenrotationsstellung.

Therapeut: stehend, seitlich des Patienten.

Handposition:

- Arme überkreuzen, mit einer Hand Kontakt zum rechten Proc. mastoideus des Os temporale aufnehmen.
- Die andere Hand rechts auf die VII. und VIII. Rippe legen, den Daumen auf die XI. Rippe.

Ausführung: Während der Einatmung mit den Händen auf den Proc. mastoideus Druck nach links und auf die Rippen Druck nach kaudal ausüben.

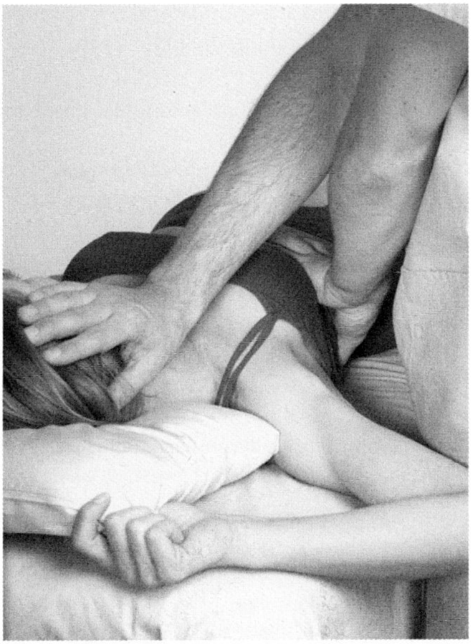

Abb. 18.29 Test des Recessus costodiaphragmaticus [K306]

Bewertung: Auf die Elastizität der Einatmungsbewegung achten.

- Normalbefund: Es liegt ein geringer Widerstand vor.
- Eine Fixierung zwingt den Patienten dazu, früher mit dem Einatmen aufzuhören

Test des Recessus costomediastinalis anterior (z. B. rechts)

Patient: in Rückenlage, Kopf nach links gedreht.

Therapeut: stehend, seitlich des Patienten.

Handposition: Handballen unterhalb des Sternoklavikulargelenks neben das Sternum legen, die Finger sind nach lateral gerichtet.

Ausführung:

- Bei der Ausatmung die Hände nach posterolateral drücken.
- Druck halten, während der Patient tief einatmet.

Bewertung: Auf die Elastizität der Einatmungsbewegung achten.

- Normalbefund: Es besteht keine relevante Einschränkung.
- Bei einer Fixierung empfindet der Patient eine deutliche Einschränkung oder Schmerz beim Einatmen. Oft entsteht ein Hustenreiz.

Test des Perikards

Patient: in Rückenlage.

Therapeut: stehend, auf der linken Seite des Patienten.

Handposition:

- Die linke Hand zur Testung auf folgende Projektionsflächen des Perikards auf den Thorax legen:
  - 2. ICR rechts und links
  - 6. ICR rechts parasternal
  - 5. ICR links, 6–8 cm lateral des Sternums
- Die rechte Hand auf die linke legen, beide Ellenbogen sind gestreckt.

Ausführung:

- Leichte Kompression nach dorsal ausüben, um die Gewebe unter Spannung zu bringen.
- Dann leichte fasziale Verschiebungen in folgenden Richtungen testen: kraniokaudal, anteroposterior, Seitneigung nach links und rechts, Rotation im und gegen den Uhrzeigersinn.

Bewertung: Auf den Gewebewiderstand achten.

- Normalbefund: Es ist kein deutlicher Widerstand spürbar.
- Eine deutliche Einschränkung in einer Richtung kann auf eine Dysfunktion des Perikards oder des Mediastinum anterius hindeuten.

> Nach Barral sind Mediastinum anterius und Perikard bei der Untersuchung und Behandlung kaum zu unterscheiden, weshalb beide gleichzeitig getestet und behandelt werden.

Test der Ligg. sternopericardiaca superius und inferius

Patient: in Rückenlage.

Therapeut: stehend, am Kopfende des Patienten.

Handposition:

- Lig. sternopericardiacum superius: Beide Daumen auf das Manubrium sterni (am Sternalwinkel, angle of Louis) legen, beide Arme strecken und nach dorsokaudal richten.
- Lig. sternopericardiacum inferius: Beide Daumen auf das Sternum auf Höhe der VI. Rippe legen, Arme strecken und nach dorsal richten.

Ausführung:

- Lig. sternopericardiacum superius: leichten Druck nach dorsokaudal ausüben.
- Lig. sternopericardiacum inferius: leichten Druck nach dorsal ausüben.

Bewertung: Auf den Gewebewiderstand achten.

- Normalbefund: Es besteht ein elastischer Widerstand.
- Fester Widerstand oder Schmerz deutet auf eine Dysfunktion hin.

> Beide Bänder nacheinander testen und nur das in Dysfunktion behandeln.

Test des Zwerchfells

Patient: in Rückenlage, ein Kissen unten den Knien.

Therapeut: stehend, auf Höhe des Beckens.

Handposition: Beide Hände breitflächig auf den unteren Thorax legen, die Daumen liegen rechts und links unterhalb des Rippenbogens, die restlichen Finger auf den unteren Rippen oder in den Interkostalräumen.

Ausführung: Zwerchfellbewegung mit den Daumen palpieren, Rippenbewegung mit den Fingern testen.

Bewertung: Auf die Atmungsbewegungen achten und die Elastizität beurteilen.

- Normalbefund: Bei der Einatmung bewegen sich der Rippen nach kraniolateral, das Zwerchfell nach kaudal. Die Interkostalräume vergrößern sich dadurch.
- Ist mit den Daumen eine nach kaudal eingeschränkte Bewegung palpierbar, deutet dies auf eine Zwerchfelldysfunktion hin (Hochstand).
- Ist mit den Daumen eine nach kranial eingeschränkte Bewegung palpierbar, deutet dies auf eine Dysfunktion des Zwerchfells hin (Tiefstand).
- Eine eingeschränkte Bewegung der restlichen Finger deutet auf eine Rippendysfunktion hin, die einer parietalen Untersuchung bedarf.

18.5 Behandlung der Dysfunktionen

Torsten Liem (▶ 18.5.17), Michel Puylaert (▶ 18.5.1 bis ▶ 18.5.16)

18.5.1 Technik für die Ligg. suspensoria der Cupula pleurae (z. B. rechts)

(▶ Abb. 18.30)

Indikation: Verklebungen und Elastizitätsverlust der oberen Thoraxöffnung, Durchblutungsstörungen in den oberen Extremitäten.

Patient: sitzend, an den Therapeuten gelehnt.

Therapeut: stehend, hinter dem Patienten, linkes Knie unter linker Achsel des Patienten.

Handposition:

- Die linke Hand auf den Vertex legen, den linken Ellenbogen auf die linke Schulter.
- Die rechte Hand auf die rechte obere Thoraxöffnung legen; den Daumen posterior der I. Rippe auf Höhe der Mitte der Klavikula (nicht auf die Arterie), der Zeigefinger berührt die Klavikula, die restlichen Finger ruhen auf dem M. pectoralis major.

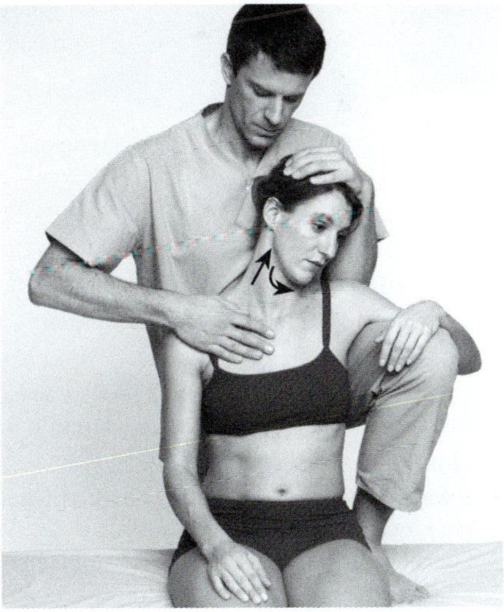

Abb. 18.30 Technik für die Ligg. suspensoria der Cupula pleurae [K306]

Ausführung:
- Mit der linken Hand den Kopf in eine leichte Flexion (Fokus auf C6–Th1), Seitneigung und Rotation nach links führen.
- Mit dem rechten Daumen die Cupula pleurae fixieren.
- Seitneigung und Rotation bei gleichzeitiger Traktion nach kaudal sanft und progressiv verstärken und bei der Einatmung halten.
- Behandlung des Lig. transversopleurale: Seitneigung nach links verstärken.
- Behandlung des Lig. costopleurale: Seitneigung nach links und Rotation nach rechts verstärken.
- Behandlung des Lig. vertebropleurale: Seitneigung und Rotation nach links verstärken.
- Bewegung ausführen, bis eine deutliche Entspannung zu palpieren ist.

18.5.2 Behandlung des M. subclavius

(▶Abb. 18.31)

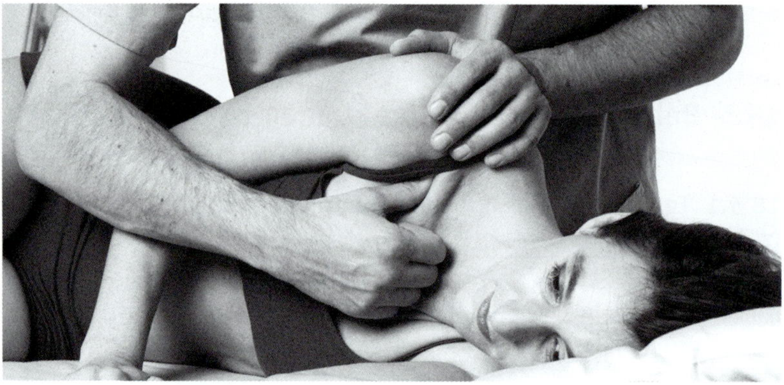

Abb. 18.31 Behandlung des M. subclavius [K306]

Indikation: Blockierung der I. Rippe, Durchblutungsstörungen der oberen Extremität, Zervikobrachialgie.

Patient: in Seitenlage.

Therapeut: stehend, hinter dem Patienten.

Handposition:
- Den Daumen der einen Hand medial zwischen Klavikula und I. Rippe legen.
- Mit der anderen Hand die homolaterale Schulter umgreifen.

Ausführung:
- Schulter nach anterior und medial schieben, mit dem Daumen einen Impuls nach posterolateral ausführen.
- Hierbei werden auch das Lig. costoclaviculare und das Kostosternalgelenk I manipuliert.
- Falls diese Technik zu schmerzhaft ist, empfiehlt es sich, Weichteiltechniken (z. B. MET, Massage im Faserverlauf) oder Reflexpunkte (z. B. Chapman) einzusetzen.

18.5.3 Behandlung von Mediastinum anterius und Sternum

(▶ Abb. 18.32)

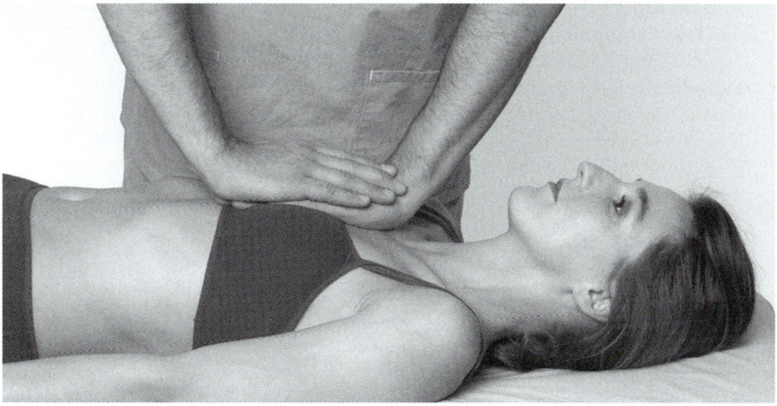

Abb. 18.32 Behandlung von Mediastinum anterius und Sternum [K306]

Indikation: Verspannungen oder Bewegungseinschränkungen von Sternum und Mediastinum.

Patient: in Rückenlage.

Therapeut: stehend, auf der rechten Seite des Patienten.

Handposition:

- Den linken Handballen auf den rechten 2. ICR legen, die Finger sind zum 5. ICR links gerichtet.
- Die rechte Hand in entgegengesetzter Richtung auf die linke Hand legen.

Ausführung:

- Leichten Druck nach dorsal induzieren und das Sternum mit einer Rotations-, Seitneigungs- und Verschiebungsbewegung nach kranial oder kaudal in eine Stellung der geringsten Spannung führen.
- Diese Position halten, bis Entspannung eintritt: Zeichen der Entspannung sind z. B. tiefes Einatmen des Patienten oder verstärkte Palpierbarkeit des Herzschlags.
- Anschließend den Kontakt bei der Einatmung langsam loslassen.

18.5.4 Behandlung der Pleura und Recessus pleurales im Sitzen (z. B. rechts)

(▶ Abb. 18.33)

Indikation: Verklebungen, z. B. nach bronchopulmonalen Erkrankungen.

Patient: sitzend, mit frei hängenden Beinen gegen den Therapeuten gelehnt, rechte Hand in den Nacken gelegt, um den Arm so weit wie möglich zu abduzieren.

Therapeut: stehend, hinter dem Patienten.

Handposition:

- Die rechte Hand auf das rechte Os parietale legen.
- Mit der linken Hand links lateral Kontakt zur IX. bis XI. Rippe aufnehmen.

Ausführung:
- Mit der rechten Hand Kopf und Thorax in linke Seitneigung bringen, dabei mit der linken Hand den Thorax links fixieren.
- Den Patienten tief ausatmen lassen und auffordern, die Ausatmung so lange wie möglich zu halten.
- 4- bis 5-mal wiederholen, bis der Widerstand spürbar nachlässt.

- Unter der Schmerzgrenze bleiben und das Schultergelenk nicht auskugeln.
- Die Dehnung auf die Pleura fokussieren.

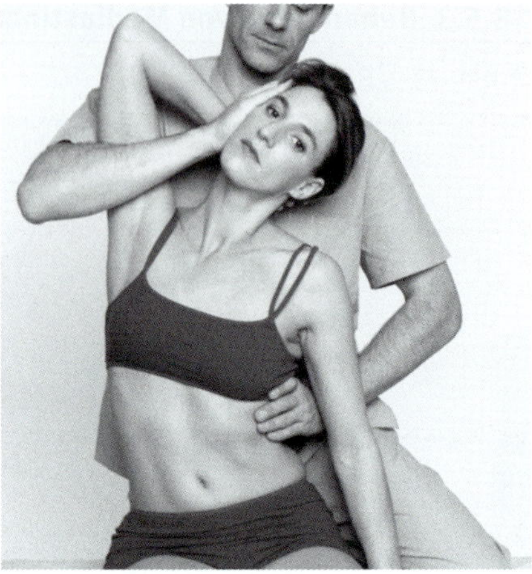

Abb. 18.33 Behandlung der Pleura und Recessus pleurales im Sitzen (z. B. rechts) [K306]

18.5.5 Behandlung der Pleura und Recessus pleurales in Rückenlage (z. B. rechts)

(▶ Abb. 18.34)

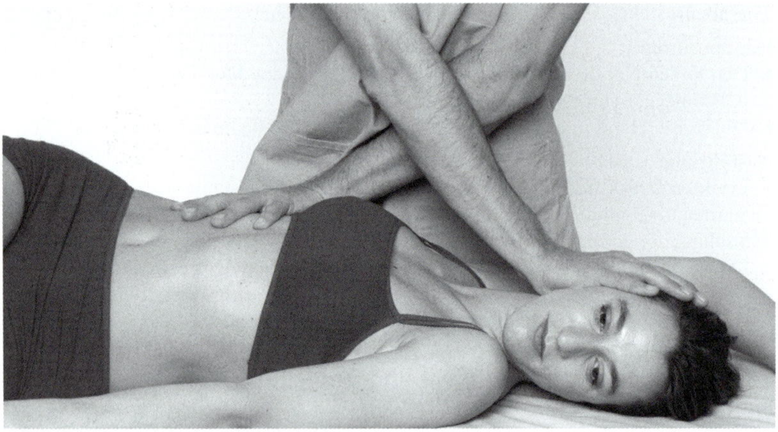

Abb. 18.34 Behandlung der Pleura und Recessus pleurales in Rückenlage (z. B. rechts) [K306]

Indikation: Elastizitätsverlust, Verklebungen der Pleura.

Patient: in Rückenlage, Kopf in Seitneigung und Rotation nach links, Beine angestellt und nach links abgelegt, rechter Arm in Abduktion und Außenrotation.

Therapeut: stehend, auf der rechten Seite des Patienten.

Handposition:
- Arme überkreuzen und die rechte Hand breitflächig ans Os parietale auf der rechten Kopfseite legen.
- Mit der linken Hand unterhalb des Kostochondralgelenks (VII) Kontakt zum rechten Recessus costodiaphragmaticus aufnehmen.

Ausführung:
- Mit der rechten Hand die Kopfposition halten.
- Mit der linken Hand Druck nach kaudal und lateral auf den Brustkorb ausüben.
- Sobald sich die aufgebaute Spannung nicht mehr steigern lässt, beide Hände während der Ausatmung loslassen oder die Dehnung einige Atemzüge halten und langsam loslassen.

18.5.6 Behandlung der Fissura obliqua (rechts, links) und Lungenlappen

(▶ Abb. 18.35, ▶ Abb. 18.36)

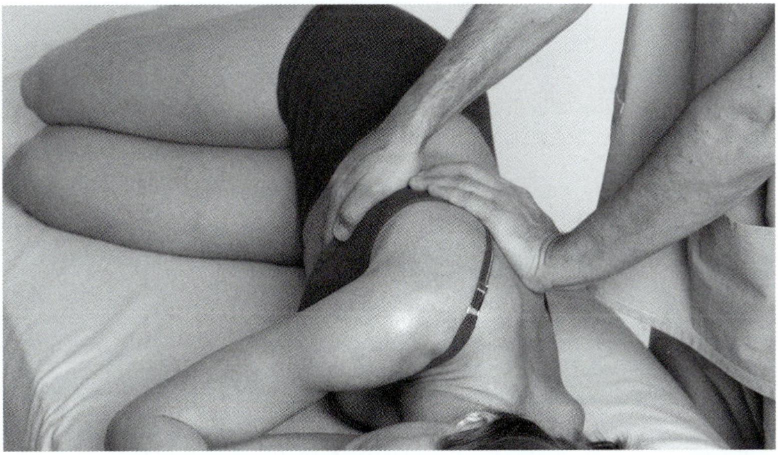

Abb. 18.35 Behandlung der Fissura obliqua (rechts und links) und der Lungenlappen I [K306]

Indikation: Zustand nach Pneumonie oder bronchopulmonalen Erkrankungen, Atemschwierigkeiten.

Patient: in Seitenlage, die zu untersuchende Seite oben.

Therapeut: stehend, hinter dem Patienten.

Handposition:
- Mit einer Hand die V. Rippe posterolateral fixieren.
- Die andere Hand anterior auf die VI. Rippe legen.

Ausführung:
- Bei der Ausatmung die Rippenbewegung begleiten, bei der Einatmung die VI. Rippe in der Ausatmungsposition halten.
- Den Patienten atmen lassen, bis der Widerstand nachlässt; dabei verschwinden die u. U. auch beim Test entstandene Beklemmungsgefühle.
- Alternativ am Ende der Einatmung.

18.5.7 Behandlung der Fissura horizontalis (rechts) und der Lungenlappen

(▶ Abb. 18.36)

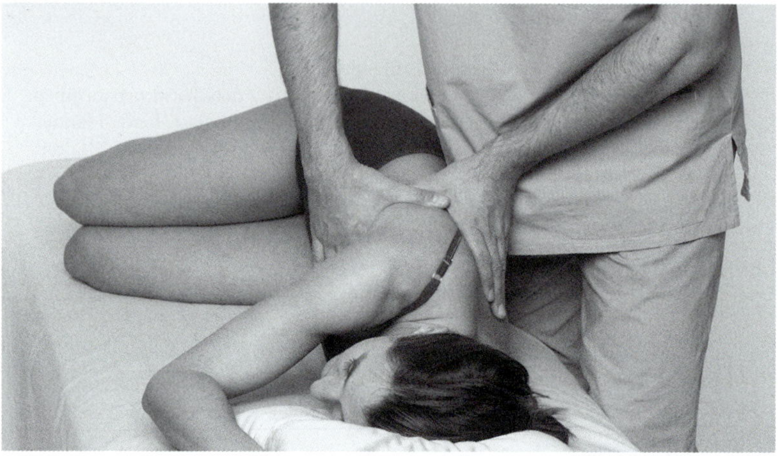

Abb. 18.36 Behandlung der Fissura horizontalis (rechts) und der Lungenlappen II [K306]

Indikation: Zustand nach Pneumonie oder bronchopulmonalen Erkrankungen, Atemschwierigkeiten.

Patient: in linker Seitenlage.

Therapeut: stehend, hinter dem Patienten.

Handposition:
- Eine Hand posterolateral zwischen IV. und V. Rippe legen.
- Die andere Hand darauf legen und mit den Fingerspitzen Kontakt zum Sternokostalgelenk (III) aufnehmen.

Ausführung:
- Bei der Ausatmung leichte Kompression nach mediokaudal ausüben.
- Druck bei der Einatmung beibehalten und am Ende plötzlich loslassen.
- 1- bis 2-mal wiederholen.

18.5.8 Behandlung des Perikards

(▶ Abb. 18.37)

Indikation: funktionelle Herzbeschwerden, Atembeschwerden, Rückenschmerzen im BWS-Bereich.

Patient: in Rückenlage, beide Beine angestellt.

Therapeut: stehend, am Kopfende des Patienten.

Handposition:
- Hände überkreuzen.
- Die linke Hand auf den III. Rippenknorpel rechts legen.
- Die rechte Hand auf den VI. Rippenknorpel links legen.

Ausführung:

- Mit der linken Hand durch leichten Druck nach dorsal einen Fixpunkt bilden.
- Mit der rechten Hand gleichzeitig einen Zug nach kaudal ausüben und den Zug so lange halten, bis eine deutliche Entspannung eintritt.
- Alternativ mit der rechten Hand Druck nach lateral ausüben, während der Ausatmung mit beiden Händen die Distraktion verstärken und bei der Einatmung aufrechterhalten.
- Falls die Technik zu unangenehm für den Patienten ist oder starke vegetative Reaktionen auslöst, muss die Behandlung abgebrochen werden.

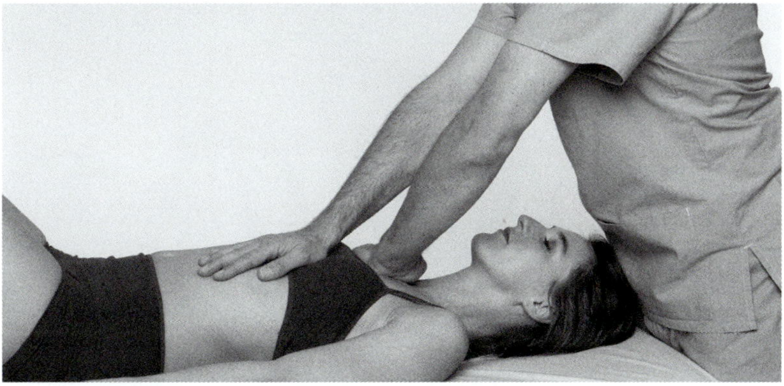

Abb. 18.37 Behandlung des Perikards [K306]

18.5.9 Behandlung der Ligg. sternopericardiaca superius und inferius

(▶ Abb. 18.38, ▶ Abb. 18.39)

Indikation: funktionelle Herzbeschwerden, Druckgefühl im Brustkorb, verminderte Sternumbeweglichkeit, Herzrhythmusbeschwerden.

Patient: in Rückenlage.

Therapeut: stehend, am Kopfende des Patienten.

Handposition: Beide Daumen auf Höhe des Ligaments in Dysfunktion auf das Sternum legen, d. h. für das

- Lig. sternopericardiacum superius auf das Manubrium sterni (am Sternalwinkel, angle of Louis), für das
- Lig. sternopericardiacum inferius auf das Sternum in Höhe der VI. Rippe.

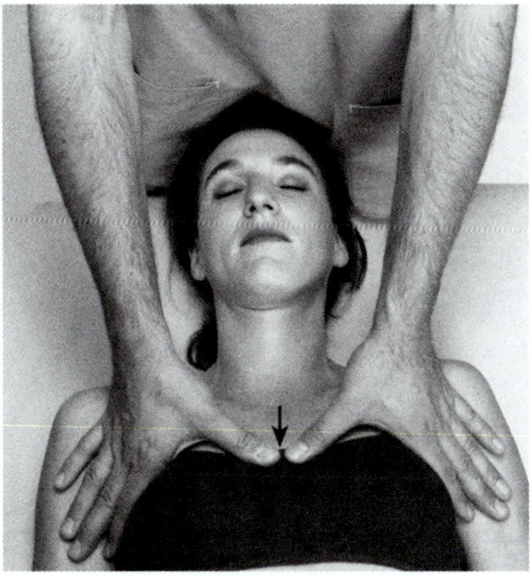

Abb. 18.38 Behandlung der Ligg. sternopericardiaca superius und inferius I [K306]

Ausführung:
- 1. Phase: Druck nach dorsal ausüben und warten, bis das Gewebe nachgibt.
- 2. Phase: Den Patienten tief ein- und ausatmen lassen, am Anfang einer Einatmung einen Recoil ausüben, indem der aufgebaute Druck plötzlich losgelassen wird.
- Danach beide Ligamente testen und das andere nur behandeln, wenn es erforderlich ist.

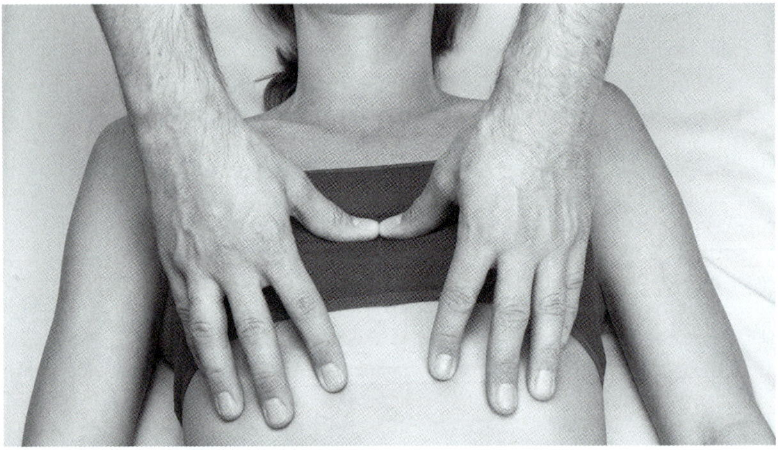

Abb. 18.39 Behandlung der Ligg. sternopericardiaca superius und inferius II [K306]

In einer Studie konnte der positive Einfluss dieser Technik auf Herzrhythmusstörungen nachgewiesen werden.

18.5.10 Globale Behandlung des Mediastinums

(▶ Abb. 18.40)

Indikation: Verminderung der Beweglichkeit des Sternums, fasziale Bewegungseinschränkungen.

Patient: in Rückenlage.

Therapeut: sitzend, am Kopfende des Patienten.

Handposition:
- Eine Hand großflächig unter den Nacken legen.
- Die andere Hand auf das Sternum legen, den Handballen auf das Manubrium sterni und Finger in Richtung des Sternumverlaufs.

Ausführung:
- 1. Phase: Mit der Hand am Nacken eine leichte Traktion ausüben und sie halten, gleichzeitig mit der Hand am Sternum leichten Druck nach dorsal und kaudal anwenden.
- 2. Phase: An der Bewegungsgrenze der Dysfunktion warten, bis das Gewebe nachgibt, und dann eine neue Barriere aufsuchen.
- Die Technik beenden, wenn keine Barriere mehr, sondern ein elastischer Widerstand wahrzunehmen ist.

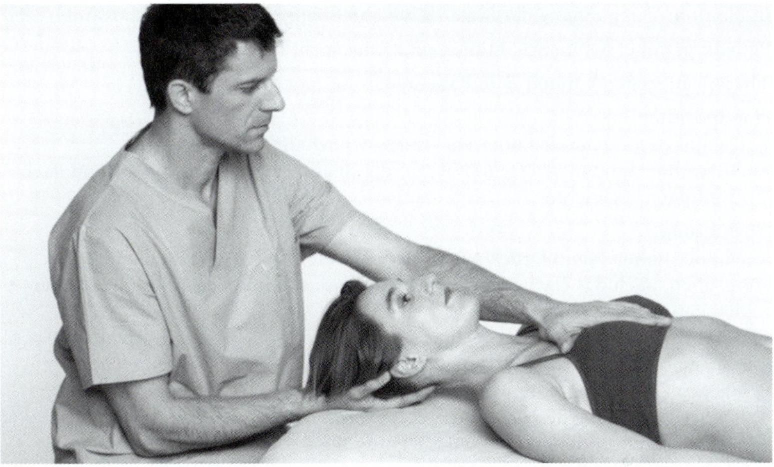

Abb. 18.40 Globale Behandlung des Mediastinums [K306]

Nur die Hand am Sternum bewegen.

18.5.11 Entspannung einer Zwerchfellhälfte (z. B. links) in Seitenlage

(▶ Abb. 18.41)

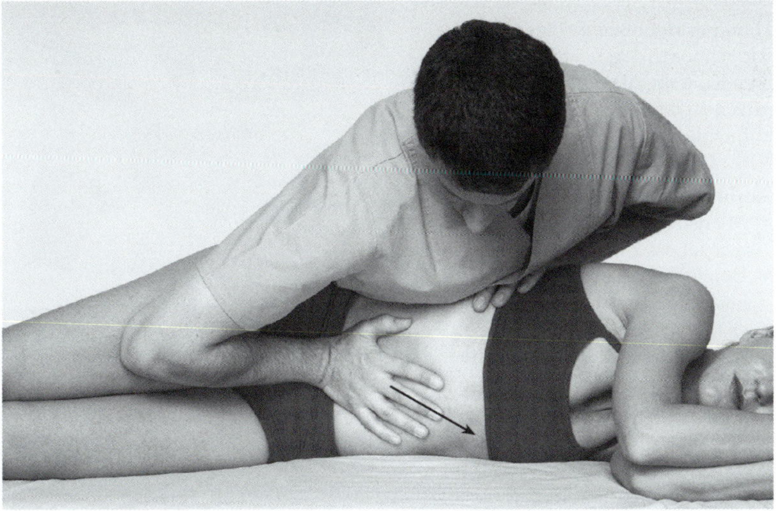

Abb. 18.41 Entspannung einer Zwerchfellhälfte (z. B. links) in Seitenlage [K306]

Indikation: Verspannung der linken Zwerchfellhälfte in Einatmungsposition.

Patient: in linker Seitenlage, Hüften und Knie leicht flektiert.

Therapeut: stehend, hinter dem Patienten.

Handposition:

- Die linke Hand auf den unteren Thoraxbereich des Patienten legen.
- Die rechte Hand in der rechten Regio inguinalis auflegen, die Finger sind nach kraniolateral gerichtet.

Ausführung:

- Mit der linken Hand Druck nach kraniolateral auf den rechten Hemithorax ausüben, auch das eigene Körpergewicht einsetzen und den Oberkörper über den Patienten beugen.
- Bei der Ausatmung mit der rechten Hand die viszerale Masse in Richtung der linken Schulter schieben und den rechten Hemithorax des Patienten mit dem eigenen Oberkörper komprimieren.
- Bei der Einatmung den Druck etwas lockern.
- Mehrmals wiederholen, bis eine Entspannung der Zwerchfellhälfte eintritt.

18.5.12 Entspannung des Zwerchfells im Sitzen

(▶ Abb. 18.42)

Indikation: Verspannung des Zwerchfells.

Patient: sitzend, nach vorne gebeugt, beide Hände auf den Schultern des Therapeuten.

Therapeut: sitzend, vor dem Patienten und etwas niedriger.

Handposition: Beide Hände auf die Rippenbögen legen, mit den Daumen Kontakt zu den Zwerchfellansätzen an der Innenseite der Rippen aufnehmen, unter dem Knorpel der VIII., IX. oder X. Rippen.

Ausführung:

- Mit den Daumen Druck nach kranial auf das Zwerchfell ausüben.
- Den Patienten auffordern, sich bei jeder Ausatmung zu entspannen und noch weiter nach vorne auf die Daumen des Therapeuten zu lehnen.
- Diesen Vorgang wiederholen, bis eine deutliche Entspannung des Zwerchfells palpierbar ist.

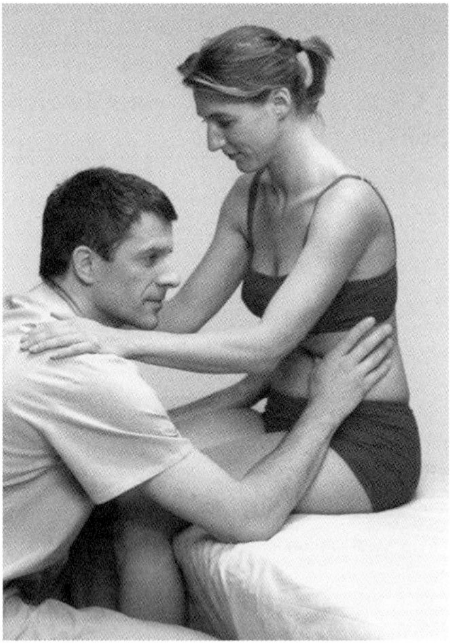

Abb. 18.42 Entspannung des Zwerchfells im Sitzen [K306]

18.5.13 Befreiung (Release) des unteren Thorax und des Zwerchfells (nach Rousse)

(▶ Abb. 18.43)

Indikation: Verspannung des Zwerchfells, Funktionsstörung der Bauchorgane, venöse Stauung im Bauchraum.

Patient: in Rückenlage, beide Beine angestellt, die Fersen so nah wie möglich am Gesäß.

Therapeut: stehend, seitlich des Patienten.

Handposition:

- Hände breitflächig auf die Rippenbögen legen.
- Mit den Daumen auf Höhe der VIII. Rippenknorpel Kontakt zum Zwerchfell aufnehmen.

Ausführung:

- Mit der Schulter kaudalen Druck auf die Knie ausüben.
- Dabei mit den Händen das Zwerchfell in die Position der größten Entspannung führen.
- Den Patienten auffordern, bei der Ausatmung den Bauch einzuziehen.
- Diesen Vorgang wiederholen, bis eine deutliche Entspannung des Zwerchfells palpierbar ist.

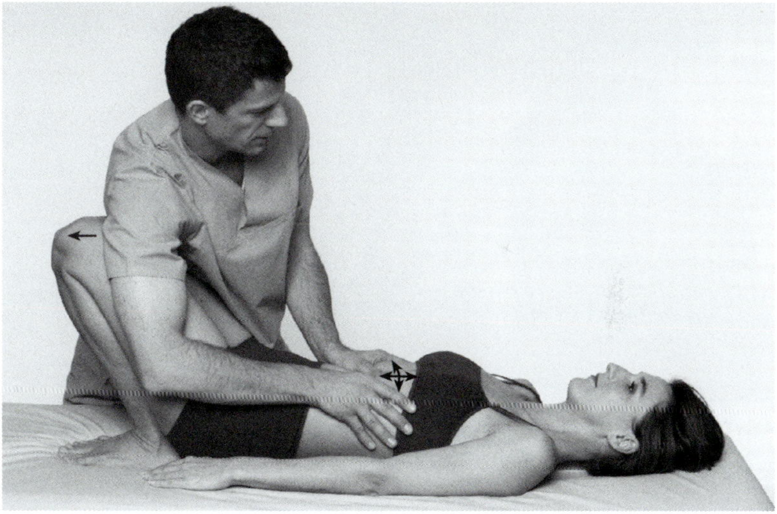

Abb. 18.43 Befreiung (Release) des unteren Thorax und des Zwerchfells (nach Rousse) [K306]

18.5.14 Diaphragmabehandlung (nach Buset)

(▶ Abb. 18.44)

Indikation: Verspannung und/oder Mobilitätsverlust des Zwerchfells, Durchblutungsstörungen der Bauchorgane.

Patient: in Rückenlage.

Therapeut: stehend, auf der homolateralen Seite, Blick nach kaudal gerichtet.

Handposition: Beide Hände liegen nebeneinander auf den unteren Rippen bis zum Rippenbogen, die Finger parallel zum Rippenverlauf.

Ausführung bei offener Thoraxseite (d. h. einer verspannten homolateralen Zwerchfellhälfte):

- Finger an der Außenseite des Rippenbogens belassen.
- Bei der Ausatmung Rippen und Rippenbogen zum Nabel drücken und bei der Einatmung dort halten.
- Dadurch wird die Thoraxseite geschlossen.
- Sobald das Gewebe nicht mehr nachgibt, den Druck bei der Ausatmung lösen.

Ausführung bei geschlossener Thoraxseite (d. h. einer spastischen oder gedehnten homolateralen Zwerchfellhälfte):

- Mit den Fingern unter den Rippenbogen greifen und unabhängig von der Atmung abwarten, bis das Gewebe nachgibt.
- Sobald das Gewebe ganz nachgegeben hat, den Rippenbogen nach laterokranial dehnen und anschließend loslassen.

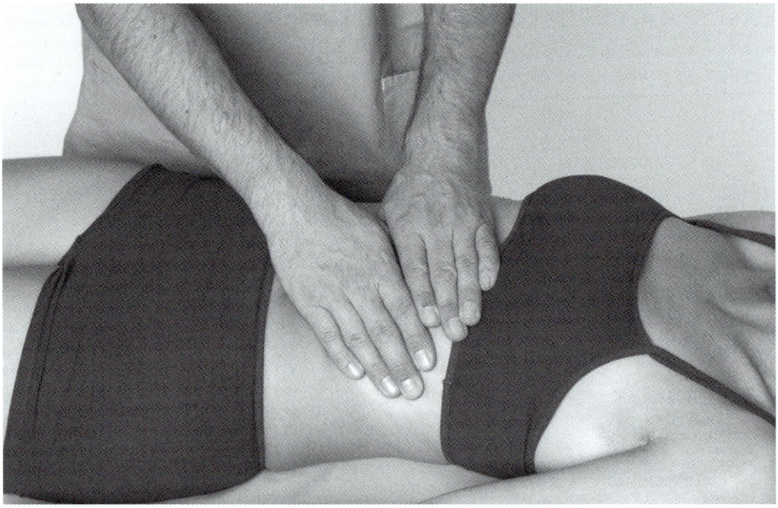

Abb. 18.44 Diaphragmabehandlung [K306]

Bei beiden Ausführungen werden folgende umliegende Strukturen mitbehandelt: Lungen(recessus) und Leber oder Magen und Milz (je nach Seite), Flexura coli hepatica/dextra oder Flexura coli splenica/sinistra, Mm. obliqui abdominis internus und externus, Mm. intercostales interni und externi.

18.5.15 Behandlung der Motilität der Lungenlappen

(▶ Abb. 18.45, ▶ Abb. 18.46, ▶ Abb. 18.47)

Indikation: Verringerung der Motilität, Veränderung der Bewegungsachse.

Patient: in Seitenlage, die zu behandelnde Lunge oben.

Therapeut: stehend oder sitzend, hinter dem Patienten.

Handposition: Die Hand liegt quer zur Bewegungsachse.

- Rechte Lunge:
  - Oberlappen: Nur eine Hand quer zwischen I. und IV. Rippen legen.
  - Mittellappen: Den oberen Lappen mit einer Hand leicht komprimieren, die andere Hand quer anterolateral zwischen IV. und VI. Rippen legen.
  - Unterlappen: Nur eine Hand posterolateral zwischen VI. und VIII. Rippe legen.
- Linke Lunge: wie rechts, ohne mittleren Lappen.

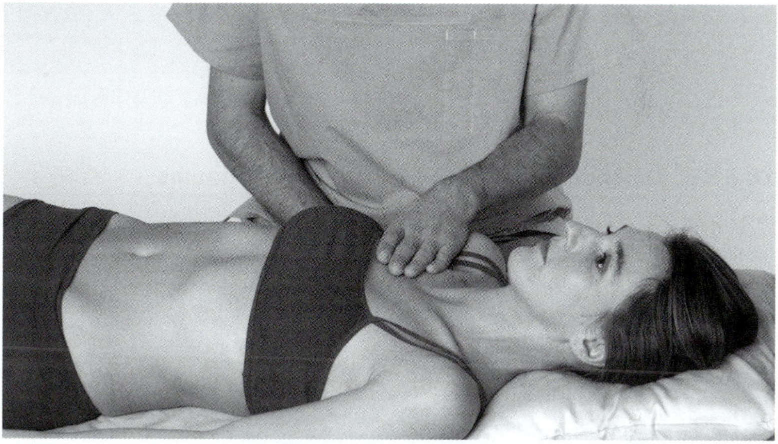

Abb. 18.45 Behandlung der Motilität des Lungenoberlappens [K306]

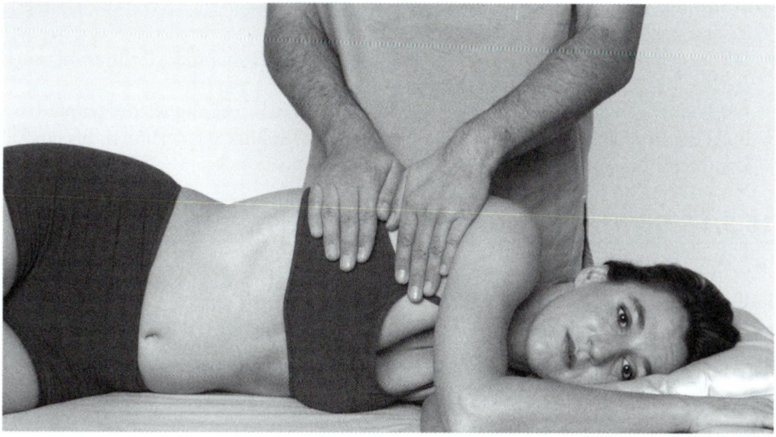

Abb. 18.46 Behandlung der Motilität des Lungenmittellappens [K306]

Ausführung:
- Zuerst die Motilitätsbewegung des zu untersuchenden Lappens wahrnehmen.
- Dann die besser stattfindende Bewegung verstärken, bis sich ein Ruhepunkt (Stillpunkt) einstellt.
- Nach einer gewissen Zeit (laut Barral ca. 30 Sekunden) wird die Motilitätsbewegung wieder palpierbar.
- Falls die Bewegung weiterhin eingeschränkt ist, Technik wiederholen, bis eine komplette Besserung eintritt.

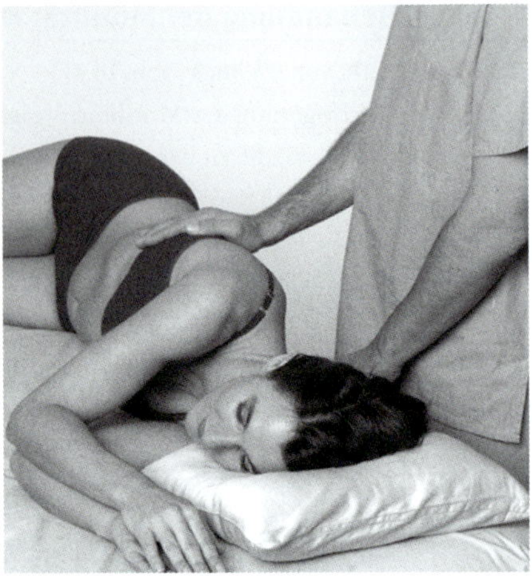

Abb. 18.47 Behandlung der Motilität des Lungenunterlappens [K306]

18.5.16 Behandlung der Motilität des Mediastinums

(▸ Abb. 18.48)

Indikation: nach Beseitigung einer Thoraxdysfunktion (parietal oder viszeral), als Spannungsausgleich.

Patient: in Rückenlage.

Therapeut: stehend, seitlich des Patienten.

Handposition:
- Hände übereinander auf das Sternum legen, Finger sind nach kranial gerichtet.
- Mit der unteren Hand die Bewegung wahrnehmen, mit der oberen Hand führen.

Ausführung:
- Zuerst passiv der Motilitätsbewegung folgen.
- Die ungehinderte Bewegung verstärken, bis sich ein Ruhepunkt (Stillpunkt) einstellt.
- Nach einer gewissen Zeit (ca. 30 s) wird die Motilitätsbewegung wieder palpierbar.
- Falls die Bewegung weiterhin eingeschränkt ist, Technik wiederholen, bis eine komplette Besserung eintritt.

18.5.17 BEFNT-Integration der Lunge

(▸ 2.4.2)

Indikation: Dysfunktion der Lunge.

Patient: in Rückenlage, Beine angestellt.

Therapeut: stehend, seitlich des Patienten.

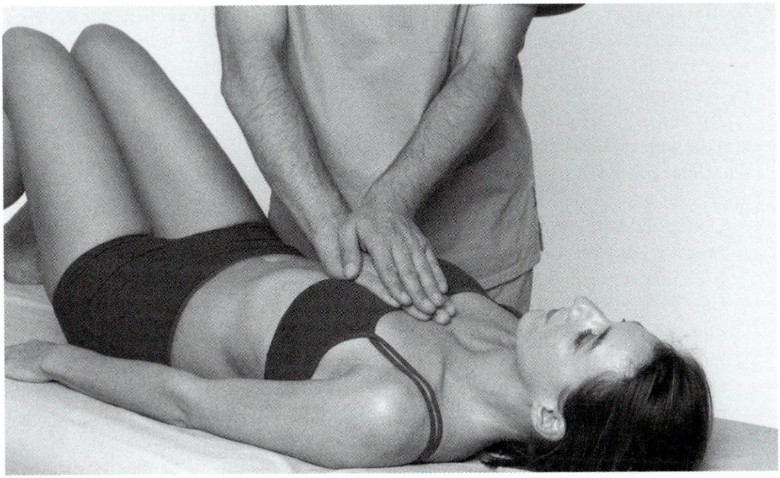

Abb. 18.48 Behandlung der Motilität des Mediastinums [K306]

Handposition:

- Die rechte Hand auf den zu behandelnden Lungenbereich legen, für den
  - Oberlappen: I. bis IV. Rippe, die Finger sind nach kranial gerichtet,
  - Mittellappen: V. bis VII. Rippe, die Finger liegen im Rippenverlauf,
  - Unterlappen: VIII. bis X. Rippe, die Finger liegen im Rippenverlauf.
- Die linke Hand am Rücken auf die Höhe des entsprechenden Lungenbereichs legen.

Point of balanced entodermal tension (PBET)

- Resistenz der entodermalen Struktur auf sanften Druck hin testen und die Dichte der Struktur bewerten.
- Der entodermalen Spannung der Lunge in die Position bzw. in die Form folgen, in der sie am besten ausgeglichen ist (→ PBET).
- Dabei die embryonalen Kraftvektoren berücksichtigen.

Neuronale Inhibition

- Eine Hand auf verschiedene Ebenen des Rückens legen, die andere Hand vorn auf der Lunge liegen lassen.
- Falls es einen Bereich am Rücken gibt, in dem sich die Lunge unter der Hand entspannt bzw. ihre Bewegungseinschränkung sich verbessert, die Hand dort liegen lassen: in der Regel auf Höhe von Th1–Th5 (sympathische Innervation), des zervikothorakalen Übergangsbereichs (Ganglion cervicale inferius und parasympathische Innervation) oder anterior im 2. ICR einen Querfinger vom Sternum im Bereich des Lungenhilus (Plexus pulmonalis).
- Durch sanften konstanten Druck eine Inhibition im jeweiligen Bereich ausführen.

Point of balanced fascial tension (PBFT)

- Die fasziale Beweglichkeit passiv oder aktiv atemsynchron oder aktiv unabhängig zur Atemaktivität testen.

- Spannungsgleichgewicht der faszialen Strukturen der Lunge einstellen: versuchen, den therapeutisch induzierten Gleichgewichtszustand der viszerofaszialen Spannungen zu erreichen, in dem sie gleichmäßig in allen Richtungen ausgeglichen sind.
- In der Regel wird die Lunge bzw. ihre fasziale Umhüllung in die Position begleitet, in die sie sich leicht bewegen lässt.
- Um die unterschiedlichen Spannungsmuster der Aufhängungen (und faszialen Gleitflächen) der Lunge zu kopieren, wird die Krafteinwirkung der Hände an sie angepasst bzw. ihnen angeglichen:
  - Über die Fixationen: nach posterior vom Apex pulmonis zu C6–Th1 und deren Procc. transversi (Lig. vertebropleurale, Lig. transversopleurale) und I. Rippe, nach anterior von der Pleurakuppel und I. Rippe zu den Procc. transversi von C6–C7 (Lig. transversum cupulae, M. scalenus minimus), nach medial zur Lamina prevertebralis, vom Hilum pulmonis zum Zwerchfell (Lig. pulmonale), vom Hilum zu den Vv. pulmonales und der A. pulmonalis; rechter Pleurasack an Art. sternoclavicularis und den Chondrosternalgelenken (II und VII), linker Pleurasack an den Chondrosternalgelenken (IV, VI, VII) und VIII. bis XII. Rippe; vom Zwerchfell nach kaudal zu Leber, Duodenum, Magen, Dickdarm, Niere, Blase und Os pubis, nach kranial zum Ösophagus (→ Schädelbasis).
  - Über die Gleitflächen: von der Pleura costalis zu Rippen, Sternum, M. transversus thoracis, von der Pleura mediastinalis nach medial zum Mediastinum, vom Sternum bis zur Wirbelsäule, von der Pleura diaphragmatica zum Zwerchfell, von der Cupula pleurae zum zervikothorakalen Übergangsbereich.
- Dazu ggf. eine Hand von der Lunge lösen und z. B. auf den zervikothorakalen Übergang, die I. Rippe, das Chondrosternalgelenk, den Magen, die Leber oder das Duodenum legen.
- Einstellung eines PBFT (evtl. mit leichter Kompression) → minimale Bewegungen im faszial-ligamentären viskoelastischen Umfeld der Lunge treten auf → ein neues Gleichgewicht etabliert sich → eine physiologischere Bewegungsamplitude wird palpierbar, evtl. entsteht ein Stillpunkt. Danach die Lunge in die Ausgangslage zurückbringen.

Anschließend können Techniken wie **balanced dynamic tension** und **balanced fluid tension** (BDT, BFT) angewendet werden. Darauf achten, weder bei der Untersuchung noch bei der Behandlung bis an die Bewegungsgrenzen zu gehen.

In akuten Fällen kann direkt zur Einstellung des PBFT übergegangen werden, in chronischen Fällen muss man meist den PBET vorher einstellen.

18.5.18 Behandlung der Arterien der Lunge

Zur Behandlung der Lungenarterien (Aa. pulmonales ▸ 17.5.9).

19 Epiphyse

Therapeut auf den Fotos: Torsten Liem

Torsten Liem

19

19.1 Embryologie

Die **Epiphyse** (Glandula pinealis, Zirbeldrüse) entwickelt sich ab der sechsten Woche als Aussackung des hinteren Daches des Dienzephalons. Die proliferierenden Epithelzellen differenzieren sich zu Pinealozyten, die verwandt sind mit Fotorezeptoren niederer Vertebraten. Die Pinealozyten der Säuger produzieren **Melatonin,** das am Beginn der Nacht über ein Sympathikus-Signal ausgeschüttet wird.

19.2 Anatomie

19.2.1 Funktion

- Steuerung der zirkadianen Rhythmik (z. B. Schlaf-wach-Rhythmus, Körpertemperatur u. a. Körperfunktionen); Pinealozyten produzieren und sezernieren Melatonin (im Dunkeln, nachts).
- Aktiviert über spezielle lichtempfindliche Ganglienzellen der Netzhaut und über den Nucleus suprachiasmaticus den Hypothalamus.
- Induziert die Tiefschlafphase, in der das Wachstumshormon Somatropin ausgeschüttet wird.
- Hemmt die Geschlechtsreifung während der Entwicklung (antigonadotrope Wirkung).
- Beeinflusst den Hippocampus (Lernen und Gedächtnis).
- Beeinflusst die Adenohypophyse: Sekretion von Gonadotropinen (follikelstimulierendes Hormon [FSH] und luteinisierendes Hormon [LH]).
- Beeinflusst im Tierversuch die Wirkung von „Modedrogen" (z. B. Kokain) und Antidepressiva.

19.2.2 Aufbau

- An der Basis der Epiphyse treffen sich die beiden Epiphysenstiele (Habenulae), die eine Verbindung zum Thalamus darstellen und u. a. eine Umschaltstelle für olfaktorische Reize beinhalten.
- Im Parenchym der Drüse finden sich Pinealozyten, Gliazellen und Nervenfasern sowie Mastzellen. Kollagen ist vermehrt perivaskulär vorhanden.

19.2.3 Topografische Anatomie

Lage

- Die Epiphyse hat Anteil an der kaudalen Begrenzung des Dienzephalons.
- Sie befindet sich zwischen den beiden divergierenden Thalami auf dem hinteren Dachbereich des 3. Ventrikels.
- Sie liegt posterior in Bezug zum 3. Ventrikel und oberhalb der Vierhügelplatte.

Nachbarschaftsbeziehungen

Die Epiphyse ist umgeben von den divergierenden Thalami, posterior des Dachbereichs des 3. Ventrikels, oberhalb der Vierhügelplatte.

19.2.4 Gefäßversorgung, Lymphwege, Innervation

Arterien

Die arterielle Versorgung erfolgt überwiegend aus der A. cerebri posterior (stärkster Endast der A. basilaris) oder A. cerebelli. Sie wird aber auch von der A. cerebri anterior (Ast der A. carotis interna) versorgt. Vaskularisiert wird sie über die Pia mater, von der die Epiphyse größtenteils überzogen ist.

Innervation

Die Epiphyse hat zahlreiche Rezeptoren und kann von einer Vielzahl von Neurotransmittern beeinflusst werden:

- **Sympathische Fasern** (▶ Tab. 19.1) aus dem Ganglion cervicale superius sind die bedeutendsten nervalen Afferenzen der Epiphyse. Lichtinformationen, v. a. bläuliches Licht, werden vom Auge in den Nucleus suprachiasmaticus des Hypothalamus weitergeleitet; sie inhibieren mittels des Ganglion cervicale superius die Epiphyse. In Abwesenheit von Licht wird die Inhibition aufgehoben. Nun hemmt die Epiphyse die Neurone des Ganglion cervicale superius, wodurch ein schlaffördernder Zustand eingeleitet wird. Sympathische Nervenfasern enthalten Noradrenalin und das Neuropeptid Y als Neurotransmitter.
- **Parasympathisch** (▶ Tab. 19.1) wird die Epiphyse aus dem Ganglion pterygopalatinum und Ganglion oticum innerviert, deren Nervenfasern vasoaktives intestinales Peptid und PHI (Peptide Histidine Isoleucine) enthalten.
- Weiterhin gibt es **Faserverbindungen** aus dem Ganglion trigeminale, deren Neurone die Substanz P, CGRP und PACAP (Pituitary Adenylate Cyclase-Activating Peptide) enthalten.
- Es gibt auch direkte **neurale Verbindungen** aus dem Gehirn (GABA, Orexin, Serotonin, Histamin, Oxytozin und Vasopressin), die mittels des Zirbeldrüsenstiels die Epiphyse innervieren.

Tab. 19.1 Innervation

Innervation	Segment, Kerngebiete
Sympathisch	Ganglion cervicale superius
Parasympathisch	Ganglion pterygopalatinum und Ganglion oticum
	Ganglion trigeminale
	Direkte neurale Verbindungen aus dem Gehirn

19.3 Diagnostik der Dysfunktionen

19.3.1 Störungen

Krankheiten, die ausschließlich die Epiphyse betreffen, gibt es kaum.

- Verkalkung der Epiphyse: Diese beginnt bereits vor dem 20. Lebensjahr. Eine zunehmende Verkalkung kann mit einer Abnahme der Pinealozyten einhergehen und zu verminderter Hormonproduktion führen.
- Pinealiszysten, Tumoren (Germinom, Pinealom), regionale Wucherungen der Umgebung
- Störungen bei z. B. Nachtarbeit, Jetlag

Infolge der Erkrankungen entwickeln sich Störungen der zirkadianen Rhythmen der Körperfunktionen und des Tag-Nacht-Rhythmus.

19.3.2 Symptome

- Unterfunktion: Schlafstörungen (weniger tief und lang), Winterdepression, Störungen der Gonaden, des Immunsystems, der Nebennieren und der Schilddrüse, Pubertas praecox, Energielosigkeit, Müdigkeit (Appetit auf Süßes), frühzeitige Alterung, Morbus Alzheimer, Morbus Parkinson, Chorea Huntington und amyotrophe Lateralsklerose (aufgrund verminderter neuroprotektiver Wirkung), Fettabbaustörungen
- Überfunktion: möglicherweise Absinken der Körpertemperatur und Schläfrigkeit
- Bei Verkalkung mit Abnahme der Pinealozyten mit verminderter Hormonproduktion: Schlafstörungen im Alter und Degenerationserkrankungen (Demenz)
- Krampfhaft bedingte Melatoninschübe: möglicherweise depressive Verstimmungen, Antriebslosigkeit, Gereiztheit und Lichtempfindlichkeit
- Bei Raumforderung: Kopfschmerz, Übelkeit, Erbrechen, Gleichgewichtsstörungen

19.4 Behandlung der Dysfunktionen

19.4.1 Vorgehen

- Befundung und ggf. Behandlung der hochzervikalen Region
- Befundung und ggf. Behandlung von SSB-Dysfunktionen und duralen Spannungsmustern
- Inhibition des Ganglion cervicale superius: in aller Regel erforderlich, da meist eine Unterfunktion der Glandula pinealis vorhanden ist (Liem 2018).
- Inhibition des Ganglion trigeminale (Liem 2018)
- Allgemeine sympathikosedierende und parasympathikostimulierende Behandlungsansätze (z. B. CV-4-, Foramen-jugulare-Techniken, Stimulation des Ganglion pterygopalatinum und des Ganglion oticum, Drücken der reflektorischen Regionen in der Ohrmuschel zur Stimulation des N. vagus) sowie Techniken, welche die Nebennieren und Schilddrüse beruhigen (z. B. Inhibitionstechniken)
- CV-3-Technik (Liem 2018)
- Techniken für die A. cerebri anterior, A. carotis interna, A. vertebralis, A. basilaris, A. cerebri posterior
- Sinus-venosus-Techniken (Liem 2018)
- Duralröhrenschaukel (Liem 2018)
- Palpation der Region der Epiphyse

19.4.2 Palpation der Region der Epiphyse

Patient: in Rückenlage.

Therapeut: sitzend, am Kopfende der Behandlungsliege.

Handposition:
- Die Fingerbeere des Zeigefingers einer Hand auf dem Ophryon ablegen.
- Zeigefinger der anderen Hand wird unterhalb der Lambda platziert.
- Den Daumen, wenn möglich auf der Vertex, positionieren.

Ausführung:
- Finger auf dem Ophryon, der infralambdoidale Finger und Daumen sind auf die Epiphyse (Dach des 3. Ventrikels, posterior des Thalamus) ausgerichtet.
- Spannungen in dieser Region werden ausgeglichen.

Hinweis: Auch die Region des Nucleus suprachiasmaticus harmonisieren.

20 Hypophyse

Therapeut auf den Fotos: Torsten Liem

Torsten Liem

20

20.1 Embryologie

Die Adenohypophyse ist entwicklungsgeschichtlich aus der Rathke-Tasche hervorgegangen und ist somit kein Hirnteil. Die Entwicklung der **Hypophyse** (Glandula pituitaria, Hirnanhangsdrüse) beginnt in der vierten Embryonalwoche mit der Bildung der Rathke-Tasche, einer zur Anlage des Dienzephalons gerichteten Aussackung des ektodermalen Mundbuchtepithels. Diese Aussackung lagert sich an eine spiegelbildliche Aussackung des basalen Dienzephalons an und schnürt sich in der Folge ab, verliert so ihre Verbindung zum Dach der Mundbucht; allerdings bleiben Epithelreste im Sphenoid und im Rachendach liegen und bilden mögliches Ausgangsgewebe für Kraniopharyngiome. Das Epithel des vorderen Anteils der Rathke-Tasche proliferiert kräftig und bildet den größten Teil des **Hypophysenvorderlappens** (**Adenohypophyse,** Pars distalis und tuberalis), während das hintere Epithel viel weniger proliferiert, sodass die Pars intermedia der Adenohypophyse im Wachstum zurückbleibt. Reste des Lumens der Rathke-Tasche findet man als kolloidgefüllte Pseudofollikel in der Pars intermedia.

Ab der siebten Embryonalwoche treten die ersten spezifischen **hormonbildenden Zellen** in der Adenohypophyse auf. Hormone zur Steuerung der Adenohypophyse (Liberine und Statine) findet man im Hypothalamus ab der 10.–13. Woche; ab der 16. Woche beginnt das hypothalamo-hypophysäre Portalsystem zu reifen.

Die Bildung der **Rathke-Tasche** wird durch Signalmoleküle aus dem basalen Dienzephalon (BMP4, FGF8) induziert. Für die Differenzierung der spezifischen Hormonzellen ist u. a. das Pit-1-Gen verantwortlich.

Der **Hypophysenhinterlappen** (**Neurohypophyse**) entwickelt sich parallel dazu aus einer Ausstülpung des Bodens des 3. Ventrikels, an die sich die Rathke-Tasche von vorne her anlagert. So entstehen beide Lappen der Hypophyse parallel und in gegenseitiger Abhängigkeit. Das Epithel dieser Ausstülpung proliferiert mächtig und differenziert sich ab dem dritten Monat zu den Pituizyten des Hinterlappens. Die Verbindung mit dem basalen Dienzephalon, dem Hypothalamus, wird zum Infundibulum (Hypophysenstiel). Aus Kernen des Hypothalamus (Ncll. paraventricularis und supraopticus) wachsen marklose Axone in den Hypophysenhinterlappen ein, aus deren Endigungen die Hinterlappenhormone Oxytocin und Vasopressin (Adiuretin) freigesetzt und ins Blut abgegeben werden; diese Hormone sind ab der 12.–14. Woche nachweisbar.

20.2 Anatomie

- Die Neurohypophyse wird in einen Lobus nervosus und das Infundibulum unterteilt.
- Die Adenohypophyse besteht aus drei Anteilen:
  - *Pars distalis:* enthält azidophile Alpha-, basophile Beta-, chromophobe Gamma- und azidophile Etazellen
  - *Pars intermedia:* Bildung von Melanotropin
  - *Pars tuberalis:* Funktion unbekannt

20.2.1 Funktion

Neurohypophyse (Hypophysenhinterlappen)

- Im Gegensatz zur Adenohypophyse, die eine endokrine Drüse darstellt, handelt es sich bei der Neurohypophyse um einen Teil des Gehirns.

- Durch den Tractus hypothalamohypophysialis steht die Neurohypophyse mit dem Hypothalamus in Verbindung.
- Im Nucleus supraopticus: Produziertes ADH und im Nucleus paraventricularis gebildetes Oxytocin werden in der Neurohypophyse gespeichert und bei Bedarf in die Blutbahn abgegeben.

Adenohypophyse (Hypophysenvorderlappen)

Es werden **Steuer- und Effektorhormone** (glandotrope und nicht glandotrope Hormone) freigesetzt. Die Hormonfreisetzung wird über den Blutkreislauf durch sezernierte Hormone aus dem Hypothalamus kontrolliert (Releasing-Hormone und Release-Inhibiting-Hormone). Diese gelangen über den Tractus tuberoinfundibularis und ein hypophysäres Pfortadersystem in die Adenohypophyse.

- **Steuerhormone:** TSH (thyreoideastimulierendes Hormon), ACTH (adrenokorticotropes Hormon), FSH (follikelstimulierendes Hormon), LH (luteinisierendes Hormon)
- **Effektorhormone:** STH (somatotropes Hormon), MSH (melanozytenstimulierendes Hormon), Prolaktin

Die Hormone kontrollieren das Wachstum, die Laktation sowie die Schilddrüsen-, Gonaden- und Nebennierenfunktion, Lipolyse und Pigmentation.

20.2.2 Aufbau

Unterschieden werden zwei Anteile: die Neuro-(Hinterlappen) und Adenohypophyse (Vorderlappen).

20.2.3 Topografische Anatomie

Lage

In der Sella turcica des Os sphenoidale.

Nachbarschaftsbeziehungen

Ventral des Hypothalamus, über den Hypophysenstiel verbunden.

20.2.4 Gefäßversorgung, Lymphwege, Innervation

Arterien

- **Aa. hypophysiales inferiores** (aus der Pars cavernosa der A. carotis interna): Kapillarnetz v. a. im Bereich der Adenohypophyse für entsprechende Hormonabgaben
- **Aa. hypophysiales superiores** (aus der Pars cerebralis der A. carotis interna): im Bereich der Eminentia mediana und des Hypophysenstiels (in diese sezernieren einige Hypothalamusareale Hormone)

Venen

Die Venen der Adenohypophyse führen in den Sinus cavernosus.

Innervation

- **Sympathische Innervation** (▶ Tab. 20.1): Plexus caroticus (aus dem Ganglion cervicale superius)

Tab. 20.1 Innervation

Innervation	Segment, Kerngebiete	Umschaltung
Sympathisch	C7/C8/TH1	Ganglion cervicale superius (→ Plexus caroticus)
Parasympathisch	• Tuber cinereum, Nucleus supraopticus und Nucleus paraventricularis des Hypothalamus • Fasciculus hypothalamohypophyseus	–

- **Parasympathische Innervation** (▶ Tab. 20.1):
  - Tuber cinereum (in der Fossa interpeduncularis am Boden des 3. Ventrikels zwischen Chiasma und Corpora mamillaria), Nucleus supraopticus und Nucleus paraventricularis des Hypothalamus: Fasern mit zentrifugaler Wirkung
  - Fasciculus hypothalamohypophyseus, der aus 7 Kernen des Hypothalamus (jedoch fehlt gegenüber anderen parasympathischen Nerven ein Ganglion) besteht

20.3 Dysfunktionen

20.3.1 Störungen

- Panhypopituitarismus (Ausfall der Adenohypophyse)
- Endokrin aktive Tumoren: Hyperprolaktinämie, Akromegalie, Cushing-Syndrom
- Raumfordernde Tumoren: bitemporale Hemianopsie (durch Druck eines Tumors auf das Chiasma opticum)

20.3.2 Symptome

Funktionelle Überfunktion der Hypophyse

Die folgenden Symptome sind v. a. durch Überfunktion der versorgenden Drüsen gekennzeichnet:

- **Erhöhtes thyreoideastimulierende Hormon (TSH):** Tachykardie, Herzrhythmusstörungen, Kurzatmigkeit, Ödeme der unteren Extremitäten, Blutdruckanstieg (hoher systolischer, niedriger diastolischer Wert), Palpitation, unklare Gewichtsabnahme, Magenverstimmung, Anstieg der benötigten Insulindosis (bei Diabetikern), feucht-rötliche Haut, Schwitzen, Haarausfall, Muskelschwäche, Muskelatrophie, Osteoporose, Unruhe, Reizbarkeit, emotional labil, Rastlosigkeit, Ungeduld, Schlaflosigkeit, Tremor
- **Erhöhtes adrenokortikotropes Hormon (ACTH)** – Anstieg der Glukokortikoide, Mineralokortikoide und Sexualhormone:
  - Anstieg der Glukokortikoide: Stammfettsucht, Mondgesicht, Büffelnacken, dünne Arme und Beine; bei Kindern: Fettsucht am ganzen Körper und verminderte Wachstumsgeschwindigkeit; diabetische Stoffwechsellage, Muskelschwäche, Muskelabbau, Osteoporose, dünne Haut, Striae rubrae, schlechte Wundheilung, blaue Flecken, häufige Infekte, bedrückte Stimmungslage bis zur Depression, Energieverlust, Müdigkeit, Leistungsabfall. gelegentlich Panikattacken, Abnahme des sexuellen Verlangens, Erektionsstörung, Impotenz
  - Anstieg der Mineralokortikoide: Bluthochdruck
  - Anstieg der Sexualhormone: Akne, Hirsutismus bei Frauen, Störung des Menstruationszyklus, Unfruchtbarkeit bei Männern

- FSH erhöht
- LH erhöht
- Erhöhte Ausschüttung von STH: Gigantismus (im Jugendalter), Akromegalie (Erwachsenenalter)
- Erhöhte Ausschüttung von Prolaktin: Galaktorrhö, Störung des Menstruationszyklus, Unfruchtbarkeit bei der Frau, Potenzstörung, Abnahme des sexuellen Verlangens und Unfruchtbarkeit beim Mann

Funktionelle Unterfunktion der Hypophyse

Die folgenden Symptome werden v. a. durch Unterfunktion der Nebenniere und Schilddrüse hervorgerufen:

- **TSH vermindert:** Müdigkeit, Schläfrigkeit, Gewichtszunahme, Kälteempfindlichkeit
- **ACTH vermindert:** Erschöpfung, die im Verlauf des Tages zunimmt, niedriger Blutdruck, Hypoglykämie (laut Riedweg [1994] v. a. retikuloendotheliales System, peripheres Nervensystem und arterielles System beeinträchtigt)
- **FSH/LH:** Beeinträchtigung der Libido und der Fruchtbarkeit (laut Riedweg [1994] v. a. Venen- und Lymphsystem gestört), Unterfunktion in Beziehung zu den Gonaden: lymphogene Störungen (Ödeme), Hypotonie, Migräne, Hämorrhoiden, Varikosis, Cholezystopathie, Dysmenorrhö, Myome, Ovar- und Zystadenome, venöse Kreislaufstörungen, manisch-depressive Neurosen bis Psychosen, Nephrolithiasis, Prostatahypertrophie (Riedweg 1994)

Krankheitsbilder mit Bezug zur Nebenniere: z. B. arthritisch-rheumatischer Formenkreis, Allergien, Ekzeme, Resistenzschwäche, Ulcus duodeni, Asthma bronchiale, Rhino- und Sinupathie, Eosinophilie, Lungenemphysem, Appendizitisneigung, schizoide Neurosen bis hin zu Psychosen (Riedweg 1994).

20.4 Behandlung der Dysfunktionen

- Venöse Drainage, da die Hypophyse vom Sinus cavernosus umgeben ist, z. B. mittels der Sinus-venosus- und Foramen-jugulare-Techniken (Sutura occipitomastoidea, Sutura petrojugularis) und durch Techniken für den zervikothorakalen Übergang (Liem 2018)
- Techniken für die A. carotis interna zur Beeinflussung der Aa. hypophysiales (Liem 2018)
- Spannung der Dura mater cranialis ggf. normalisieren (z. B. Diaphragma sellae) (Liem 2018)
- Lösung von Dysfunktionen des Os sphenoidale und der Synchondrosis/Synostosis sphenooccipitalis (Liem 2018)
- Ggf. Behandlung des 3. Ventrikels, z. B. CV-3-Technik (Liem 2018)
- Rhythmischer fluider Ausgleich im Bereich des Schädels (Liem 2018)
- Chronische Sinusitis der Sinus sphenoidales ist zu behandeln (Liem 2010)
- Eine Aktivierung der Hypophyse kann durch rhythmischen, nach anterior gerichteten Druck auf C0/C1/C2 (Stimulation des Ganglion cervicale superius), eine Minderung der Hypophysenaktivität durch eine Inhibition des Ganglion cervicale superius versucht werden.
- Durch Druck (etwa 1 min) auf die Glabella mittig zwischen die Augenbrauen (Extrapunkt Yintang) kann versucht werden, eine hormonelle Harmonisierung in der Hypophyse zu unterstützen und Angst zu mindern.

- Duralröhrenschaukel (Liem 2018)
- Palpatorische Annäherung an die Region der Hypophyse, des Hypophysenstiels und Harmonisierung von Adeno- und Neurohypophyse

20.4.1 Palpation der Region der Hypophyse

Patient: in Rückenlage.

Therapeut: sitzend, am Kopfende der Behandlungsliege.

Handposition:
- Beide Zeigefinger direkt unterhalb vom Nasion (anterior gelegener Punkt der Sutura nasofrontalis) ablegen.
- Beide Daumen werden im Bereich des Bregmas platziert.
- Den Ringfinger anterior des TMG auf den Proc. zygomaticus ablegen.
- Für den Hypophysenstiel die Finger oberhalb der Sutura frontonasalis positionieren.

Ausführung:
- Die Finger projizieren sich in die Region der Hypophyse, v. a. der Adenohypophyse.
- Resonanz mit den Dynamiken und Qualitäten der Region entwickeln lassen.
- In Synchronisation gehen mit Form, Symmetrie, Frequenz, Kraft und Leichtigkeit der „Bewegung" sowie mit Amplitude, Endgefühl, natürlichem Disengagement, natürlicher Nähe/Retraktion, unwillkürlichen Dynamiken/Rhythmen und Spannungen, aberranten Bewegungen, Dichte, Volumen, Aktivität, Gewebeelastizität; zudem Fülle und Leeregefühl der Region der Hypophyse aufbauen.
- Intrinsische, selbstkorrektive Dynamiken werden unterstützt, um einen Gleichgewichtszustand in dieser Region zu erreichen.
- Zusätzliche Synchronisierungs- und Behandlungsmodi wie sanfte Kompression, Disengagement, PBT, DBT etc. können ebenfalls angewendet werden

Hinweis: Der Erfahrung des Autors zufolge sollten in der Regel vor jeder Behandlung chronischer Dysfunktionen die Hypophyse und der Hypothalamus stimuliert werden.

20.4.2 Harmonisierung von Neuro- und Adenohypophyse

Patient: in Rückenlage.

Therapeut: sitzend, am Kopfende der Behandlungsliege.

Handposition:
- Zeigefinger der kaudalen Hand intraoral im Bereich des weichen Gaumens auflegen, der Daumen liegt, wenn möglich, im Bereich der Nasenwurzel.
- Zeigefinger der kranialen Hand auf Glabella ablegen, den Daumen auf die Nasenwurzel.

Ausführung:
- Finger der kaudalen Hand in Resonanz zur Region des Rachendaches und der Adenohypophyse treten lassen.
- Finger der kranialen Hand in Resonanz zur Region des Hypothalamus und der Neurohypophyse bringen.
- Möglicherweise eine aufsteigende Dynamik der Adenohypophyse und eine absteigende Dynamik der Neurohypophyse visualisieren.

21 Schilddrüse

Therapeut auf den Fotos: Jochen Frühwein

Jochen Frühwein

21

21.1 Embryologie

Die Entwicklung der Schilddrüsenknospe (▶ Abb. 21.1) beginnt etwa am 24. Tag als Verdickung des Entoderms auf Höhe des zweiten Schlundbogens. Es kommt zu einer Aussprossung nach kaudal und zu einer Aushöhlung der Schilddrüsenknospe, die sich nach kaudal und ventral vor das Zungenbein und den Schildknorpel verlagert. Durch die Aushöhlung bildet die Schilddrüsenanlage den **Ductus thyroglossus,** der bis zum Foramen caecum der Zunge reicht.

- Etwa in der **sechsten Woche** bildet die ungeteilte Schilddrüsenknospe die kompakte Schilddrüsenanlage (Vorläufer des **Lobus pyramidalis**). Von der Knospenspitze sprossen die Anlagen des rechten und linken Drüsenlappens aus. Die Seitenlappen wachsen nach lateral und kranial über den Schildknorpel hinweg, während der mediane Schilddrüsenabschnitt im Wachstum zurückbleibt (dieser bildet den späteren **Isthmus**).
- Die definitive Form und endgültige Lage am Hals erreicht die Schilddrüse ca. in der **siebten Woche.** Die Schilddrüse kommt im Bereich des zweiten und dritten Knorpels der Trachea zum Liegen und der Ductus thyroglossus hat sich zurückgebildet. Etwa 50 % der Menschen haben einen Lobus pyramidalis als Relikt des distalen Ductus thyroglossus, der bis zum Zungenbein reichen kann.

Die **unteren Epithelkörperchen** kommen aus der dorsalen Knospe der **dritten Schlundtasche** (aus den ventralen Knospen entsteht der Thymus). Die Epithelkörperchen wandern nach kaudal und trennen sich in der Nähe der Schilddrüse vom Thymusgewebe. Aus der dorsalen Knospe der **vierten Schlundtasche** entsteht das **obere Epithelkörperchen,** das sich dorsal der Schilddrüse befindet. Durch den Deszensus der unteren Epithelkörperchen aus der dritten Schlundtasche kommen diese weiter kaudal zum Liegen als die oberen Epithelkörperchen aus der vierten Schlundtasche.

In der **fünften embryonalen Woche** kommt es zur Ausbildung von kleinen Knötchen im Bereich der dorsalen Wand der dritten und vierten Schlundtasche. Diese Knötchen werden vom gefäßhaltigen Mesenchym infiltriert, das ein kapilläres Netzwerk ausbildet. Die Hauptzellen sind bereits embryonal aktiv und regulieren den fetalen Kalziumstoffwechsel. Die oxyphilen Zellen werden erst im fünften bis siebten Lebensjahr differenziert.

21.2 Anatomie

21.2.1 Funktion

Rolle der Schilddrüse

Die Schilddrüse reguliert das Energieniveau des Körpers. Sie ist eine Art **„Zentralheizung“** oder **„Thermostat“** des Körpers. Sie stimuliert den Stoffwechsel je nach Anforderung. Sie verwaltet und mobilisiert die Energiereserven des Körpers. Sie hat folgende **Hauptfunktionen:**

- Stimulation des **Grundumsatzes** und aller **Stoffwechselprozesse,** der Organe, der Muskeln, des Herzens, des Magen-Darm-Traktes und gesteigerte Darmpassage
- Erhöhung der **Körpertemperatur** durch gesteigerten Metabolismus
- Förderung des **Wachstums** von Gehirn, Nervensystem, Knochen, Zähnen
- Stimulation der **Leberfunktion** (Ausscheidung und Entgiftung)
- Stimulation der **Nierenfunktion** mit verbesserter Filtration, fördert Kalzium- und Phosphatumsatz

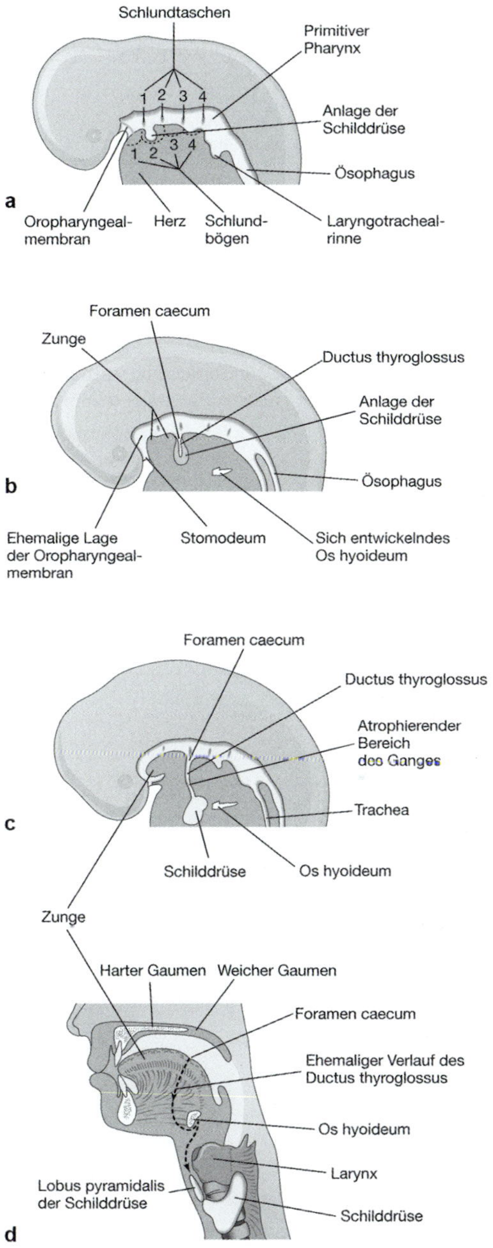

Abb. 21.1 Embryologische Entwicklung der Schilddrüse: a–c) schematische Darstellung der Schilddrüsenentwicklung auf Sagittalschnitten durch die Kopf- und Halsregion von vier, fünf und sechs Wochen alten Embryonen; d) entsprechender Schnitt durch Hals und Kopf eines Erwachsenen [R364]

- Stimulation der **Gonaden** mit gesteigerter Sekretion
- Stimulation des **Insulins** mit besserem Eindringen von Zucker in die Zelle, hemmt Synthese von Glykogen und Protein
- Stimulierung der **Mineralisierung** des Knochens/Speicherung von Kalzium (als Antagonist des Parathyrin der Nebenschilddrüse), indem das Kalzitonin der Schilddrüse den **Kalziumspiegel** im Blut absenkt.

Rolle der Nebenschilddrüsen (Glandulae parathyroideae)

In den Nebenschilddrüsen wird das Parathormon („Parathyrin") produziert, ein niedriger Blutkalziumspiegel (**Hypokalzämie**) bewirkt die **Ausschüttung** von Parathormon, dessen Funktion die Anhebung eines niedrigen Kalziumspiegels ist. Das Parathormon bewirkt eine

- gesteigerte Kalziumresorption im Dünndarm,
- gesteigerte Rückresorption von Kalzium in den Nierentubuli und die
- Stimulation der Osteoklasten zur Freisetzung von Kalzium aus den Knochen.

Parathormon und Kalzitonin ergänzen sich bei der Regulation des Kalziumspiegels. Der Kalziumspiegel muss möglichst konstant bleiben, da Muskelfunktion, Blutgerinnung und Nervenleitung davon abhängig sind.

21.2.2 Aufbau

Die **Schilddrüse** (**Glandula thyroidea**) wiegt ca. 20–35 g beim Erwachsenen und besteht aus zwei ovalen Drüsenlappen (**Lobus dexter** und **sinister** ▶Abb. 21.2). Die beiden Seitenlappen sind birnenförmig am unteren Ende verbreitert. Sie liegen kaudal und lateral des Schildknorpels. Auf der Höhe des 2.–4. Trachealknorpel liegt der

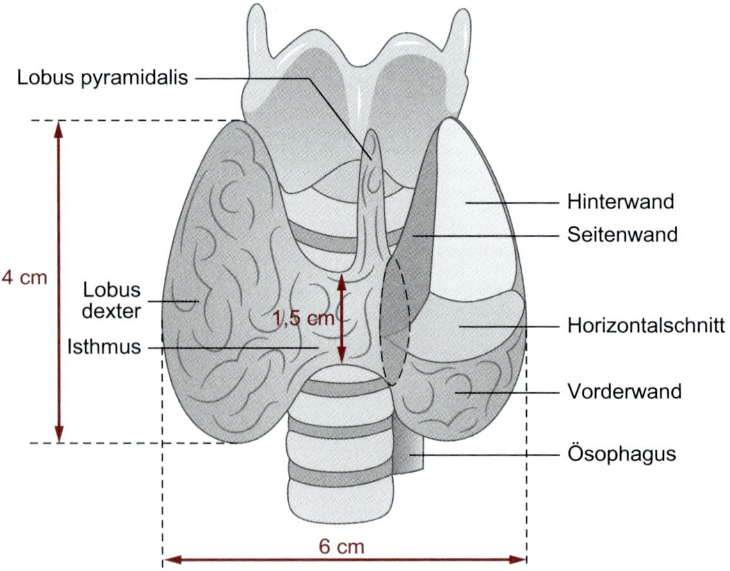

Abb. 21.2 Lobus pyramidalis (Pyramide von Lalouett) [L231]

quergestellte **Isthmus**, der beide Lappen verbindet. Die Seitenlappen sind etwa 6–7 cm **breit,** 3–4 cm **hoch** und 1,5–2 cm **dick.**

Die Schilddrüse der Frau ist relativ zum Körpergewicht größer als die des Mannes und weist zyklusabhängig Volumenschwankungen auf. Bei einer **Struma** (Kropf) vergrößert sich die Schilddrüse nach lateral unter den M. sternocleidomastoideus und nach kaudal (retrosternal). Dadurch kann Druck auf die Luftröhre, Halsvenen und auf den N. laryngeus recurrens ausgeübt werden.

Der **Isthmus glandulae thyroidea** trägt in ca. 30 % der Fälle einen **Lobus pyramidalis** (▶ Abb. 21.2) an der kranialen Seite. Dieser stellt einen Rest des embryonalen **Ductus thyroglossus** dar, der aus der Schilddrüsenanlage vom Foramen caecum auswächst. Im Verlauf des Ductus thyroglossus können akzessorische Schilddrüseninseln (**Glandulae thyroideae accessoriae**) auftreten.

Die Schilddrüse ist **braunrötlich** gefärbt und von **weicher Konsistenz.** Durch das körnige Parenchym erscheint die Schilddrüse bei der Palpation unregelmäßig oder uneben.

21.2.3 Topografische Anatomie

Lage

Gestalt und Lage der Schilddrüse

Die Schilddrüse (Glandula thyroidea) liegt im **unteren Drittel** der Halsvorderseite, direkt ventral von Larynx und Trachea. Sie ist eine **unpaare endogene Drüse.** Von **ventral** betrachtet (▶ Abb. 21.3) sieht die Schilddrüse „H"- oder **schmetterlingsförmig** aus. **Transversal** liegt sie wie ein nach hinten offenes Hufeisen um die Trachea.

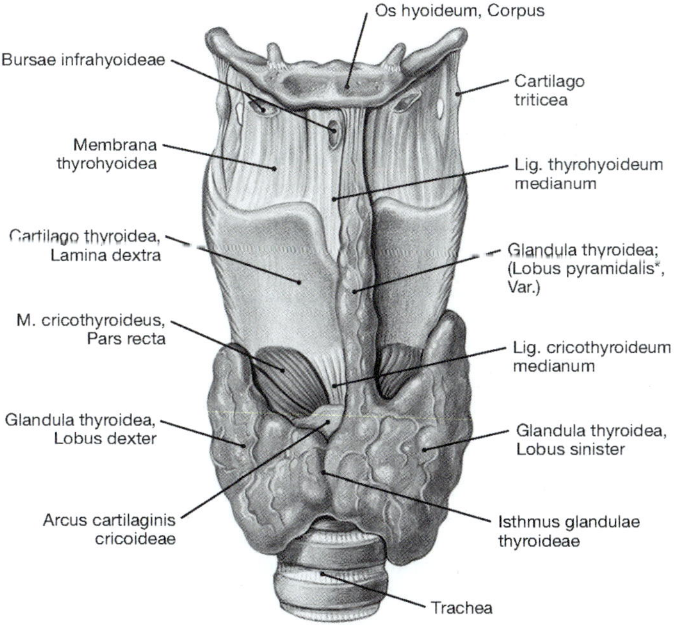

Abb. 21.3 Schilddrüse von ventral (aus Sobotta) [S007-0-24]

Die Umgebungsstrukturen der Schilddrüse sind

- **nach dorsal** die ersten Trachealknorpel,
- **kranial** der Kehlkopf (Larynx),
- nach **dorsal-medial** der Ösophagus,
- nach **dorso-lateral** die A. carotis communis (Vagina carotica) und der N. laryngeus recurrens.
- An der **Dorsalseite** der Schilddrüse befinden sich in variabler Lage die **Epithelkörperchen** (Nebenschilddrüse).

Die Schilddrüse scheint einfach palpabel zu sein, da sie in der Halsloge relativ oberflächlich liegt. Tatsächlich wird sie jedoch von den Muskeln M. sternothyroideus, M. sternohyoideus, M. omohyoideus überdeckt, sodass sich eine normale Schilddrüse kaum palpieren lässt.

Die **mediale** Seite der Seitenlappen liegt den oberen fünf oder sechs Trachealknorpeln an sowie im oberen Bereich dem **Ring-** und dem **Schildknorpel** (Cartilago cricoidea und Cartilago thyroidea). An der dorsalen Seite der Schilddrüse befinden sich die Nebenschilddrüsen. **Dorso-lateral** an die Seitenlappen angelagert befindet sich die **Vagina carotica** (Gefäß-Nerven-Bündel A. carotis, V. jugularis und N. vagus). Der **Isthmus** befindet sich auf der Höhe des 2.–4. Trachealknorpels und ist ca. 10 mm breit, 15 mm lang und 5 mm dick. Vom oberen Rand des Isthmus geht der **Lobus pyramidalis** aus, ein senkrechter Ausläufer der Schilddrüse, der als „Schilddrüsenheber" bis zum Zungenbein reichen kann.

Sowohl der N. laryngeus recurrens als auch die Epithelkörperchen sind bei Operationen besonders zu beachten.

Fasziale Anatomie der Schilddrüse

Die Schilddrüse liegt mit Larynx (Kehlkopf) und Trachea (Luftröhre) zusammen in der **viszeralen Halsloge,** dem Spatium viscerale des Halses, umgeben von der Fascia visceralis. Sie ist an der Vorderseite vollständig bedeckt vom mittleren Blatt der Halsfaszie. Die Schilddrüse hat eine **innere** und eine **äußere Bindegewebskapsel.**

- Das **innere Blatt ist** fest mit dem Organ verbunden (**Organkapsel**) und sendet Bindegewebszüge ins Innere/Stroma der Schilddrüse, welche die Schilddrüse in Drüsenläppchen unterteilt. Die Organkapsel der Schilddrüse ist fest mit der Luftröhre verbunden.
- Das **äußere Blatt** kommt von der **Lamina praetrachealis** und ist lateral mit der Vagina carotica verbunden.

Das innere und äußere Blatt der Schilddrüsenkapsel sind nur lose verbunden, heften aber dorsal zusammen fest an der Trachea an. Dadurch verschiebt sich die Schilddrüse beim Schlucken. Zwischen beiden Blättern verzweigen sich die Schilddrüsengefäße.

Schilddrüsenloge

Die Bindegewebskapsel der Schilddrüse nennt man auch die **Schilddrüsenloge.** Diese hat die Form eines Hufeisens und ist u-förmig und nach hinten geöffnet:

- **Hinten medial** grenzt sie an die die viszerale Faszie (Fascia buccopharyngea).
- **Hinten lateral** grenzt sie an die die Vagina carotica.
- **Ventral** grenzt sie an die die praetracheale Halsfaszie.

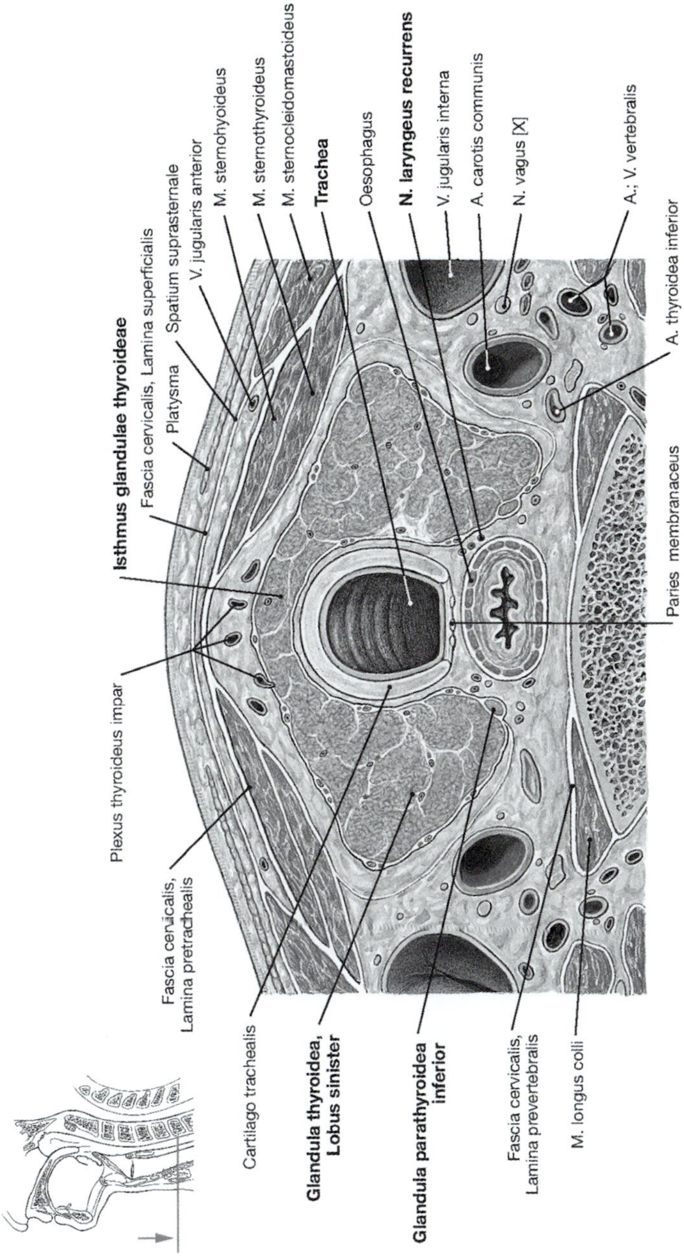

Abb. 21.4 Schilddrüsenkapsel Transversalschnitt [S007-0-24]

Die beiden Seitenlappen der Schilddrüse sind mittels fibröser Bindegewebe an der ventralen und lateralen Seite der Trachea befestigt. Hier verdichtet sich die Capsula fibrosa (▶Abb. 21.4) und bildet median das Ligamentum thyroideum medianum und lateral die beiden Ligamenta thyroidea lateralia (Band von Berry) (Rothmund 2013).

Nach Barral ist diese Faszienhülle über die **Ligamenta trachealia** mit der Luftröhre und mit den **Ligamenta thyrotrachealia** mit der Vagina carotica verbunden. Die Ligamenta thyrotrachealia können in ein medianes Band und zwei laterale Bänder unterteilt werden, welche auch als **Ligamente von Gruber** (▶Abb. 21.5) bezeichnet werden.

Laut Stecco (2016) muss im ventralen Bereich die Lamina praetrachealis nochmals unterschieden werden: Es gibt die **Lamina praetrachealis** als **Muskelfaszie** für die Muskeln Mm. omohyoideus, sternohyoideus, sternothyroideus und thyrohyoideus und die **Fascia praetrachealis** als **viszerale Faszie** zur Umhüllung der Schilddrüse.

- Die **Lamina praetrachealis** setzt kranial am Zungenbein an und bildet ein oberflächliches und ein tiefes Blatt. Die **Lamina superficialis** für den M. sternohoideus und M. omohyoideus, die **Lamina profunda** für den M. thyrohyoideus und M. sternothyroideus.
- Die **Fascia praetrachealis** setzt ebenso kranial am Hyoid an und zieht nach kaudal zum Perikard. Dorsal lateral geht die Fascia praetrachealis in die **Fascia alaria** (verbindet beide Vaginae caroticae und beide Aa. carotes communes) über.

Dorsal steht die Schilddrüse mit der Faszie von Trachea und Ösophagus in Verbindung. Die Fortsetzung der **Fascia buccopharyngea** umscheidet diese beiden Organe, heftet kranial über das tiefe peripharyngeale Blatt am **Basiokziput** (**Okziput, Pars basilaris**) und kaudal an der Pleura parietale (Cupula pleurae) an.

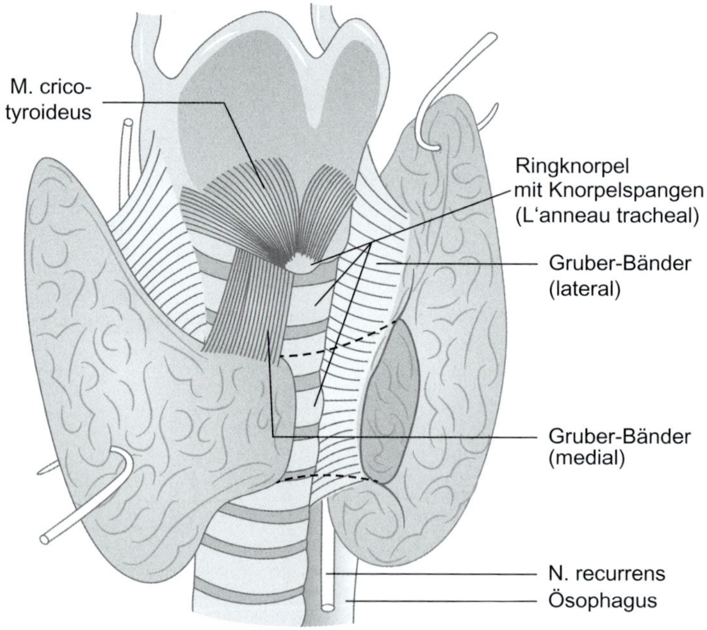

Abb. 21.5 Ligamente der Schilddrüse [L231]

Ventral verbinden sich die Fascia cervicalis superficialis und media im Bereich der medianen Ebene und bilden die **zervikale Linea alba.** In diesem Bereich können Spannungen von oberflächlich nach tief und von rechts nach links und umgekehrt übertragen werden.

Epithelkörperchen (Nebenschilddrüse)

Die **Nebenschilddrüse** wird gebildet durch die Epithelkörperchen. Diese linsenförmigen, rotbraunen Körperchen liegen dorsal der Schilddrüse in einer **oberen** und **unteren Gruppe.** Es handelt sich um **zwei paarige endokrine Drüsen** (Glandulae parathyroideae superiores und inferiores). Die oberen Epithelkörperchen stammen aus der vierten Schlundtasche und die unteren aus der dritten Schlundtasche. Die Epithelkörperchen liegen entweder zwischen der Capsula interna und der Capsula externa der Schilddrüse oder sie sind im inneren Blatt eingebettet, seltener auch im Schilddrüsengewebe eingelagert. Anzahl und Lage der Epithelkörperchen variieren, typischerweise gibt es **zwei obere** und **zwei untere Epithelkörperchen.**

- Die oberen Epithelkörperchen befinden sich in der Nähe des Ramus externus des N. laryngeus superior und der A. thyroidea superior.
- Die unteren befinden sich in der Nähe der A. thyroidea inferior und des N. laryngeus recurrens.

Allerdings können die Epithelkörperchen überall an der Rückseite der Schilddrüse sowie im Halsbindegewebe liegen. Bei Schilddrüsenoperationen muss besondere Sorgfalt auf diese Epithelkörperchen verwendet werden.

Die Epithelkörperchen (Glandula parathyroidea) sind ca. 5–9 mm lang, 3–4 mm breit und 1–2 mm dick und wiegen ca. 20–50 mg. Jedes Epithelkörperchen ist verbunden mit einem Ästchen der oberen und unteren Schilddrüsenarterien, das im Inneren des Organs sinusoide Kapillaren bildet, sowie mit einem Nervenästchen des N. laryngeus superior.

Nachbarschaftsbeziehungen der Schilddrüse

- **Dorsal:** Trachea, die ersten 5–6 Trachealknorpel, der Larynx, die Nebenschilddrüsen
- **Dorsal-medial:** Trachea, Ösophagus, N. laryngeus recurrens
- **Dorsal-lateral:** Vagina carotica (A. carotis communis, V. jugularis interna, N. vagus)
- **Ventral:** infrahyoidale Muskulatur (M. sternohyoideus, M. sternothyroideus, M. omohyoideus)
- **Lateral:** M. sternocleidomastoideus

Fixationen

Die Schilddrüse wird durch folgende Strukturen in ihrer Lage stabilisiert:

- Schilddrüsenloge (innere und äußere Kapsel der Schilddrüse)
- Fascia praetrachealis/Lamina praetrachealis
- Ligamenta trachealia → zur Trachea
- Ligamenta thyrotrachealia zur Vagina carotica (Lig. von Gruber)
- Ligamentum thyroideum medianum und lateral die Ligamenta thyroidea lateralia (Band von Berry) → zur Trachea
- Infrahyoidale Muskeln (Mm. omohyoideus, sternohyoideus, sternothyroideus und thyrohyoideus stabilisieren die Lamina praetrachealis)
- Fascia alaria (verbindet rechte und linke Vagina carotica)
- Fascia buccopharyngea → dorsale Faszie von Trachea und Ösophagus, Fixation an der Basis des Okziput

- Zervikale Linea alba (Verschmelzung der Fascia cervicalis superficialis und media)
- Fixation über die A. thyroidea superior

Gleitflächen

An der Schilddrüse gibt es folgende **direkten Gleitflächen:**
- **Ventral:** Mm. sternohyoideus, sternothyroideus, omohyoideus
- **Dorso-lateral:** Vagina carotica
- **Dorsal:** Trachea und Trachealknorpel
- **Dorso-medial:** Ösophagus und N. laryngeus recurrens

21.2.4 Gefäßversorgung, Lymphwege, Innervation

Die Schilddrüse und mit ihr die Epithelkörperchen (Nebenschilddrüse) erhalten ihre Gefäß- und Nervenversorgung von kranial und von kaudal. Die Schilddrüse hat ein sehr reiches Netz aus Arterien und Venen (▶ Abb. 21.6), welche zahlreiche Anastomosen bilden, sodass sie durch osteopathische Manipulationstechniken gut beeinflusst werden können.

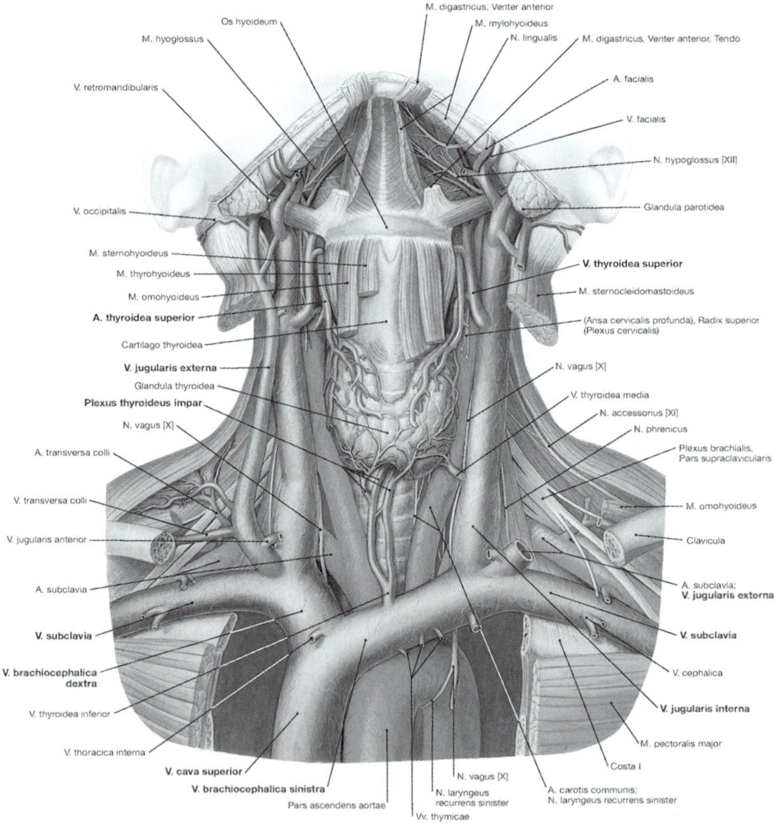

Abb. 21.6 Vaskularisation der Schilddrüse [S007-0-24]

Arterien

Zwei arterielle Hauptgefäße (▶ Abb. 21.6) versorgen die Schilddrüse: die A. thyroidea superior und die A. thyroidea inferior.

A. thyroidea superior

Die A. thyroidea superior stellt den ersten Ast der A. carotis externa dar und versorgt die Schilddrüse von kranial. Sie versorgt den **oberen Pol** (die **oberen zwei Drittel** der Schilddrüsenlappen) und verzweigt sich an der **Vorderfläche.** Die A. thyroidea superior teilt sich am Ende in **drei Äste:**

- **Ramus anterolateralis** zur Vorder- und Außenseite
- **Ramus medialis** zum oberen Isthmusrand
- **Ramus posterior** für die Rückseite, welcher Anastomosen mit der A. thyroidea inferior bildet

A. thyroidea inferior

Die A. thyroidea inferior ist ein Ast des Truncus thyrocervicalis und versorgt den **unteren Pol** des Schilddrüsenlappens und dessen **Rückseite.** Die A. thyroidea inferior läuft in einem Bogen hinter dem Gefäßnervenstrang (Vagina carotica) durch das tiefe Blatt der Halsfaszie zur Rückseite der Schilddrüsenlappen. In 15 % der Fälle entspringt die A. thyroidea inferior direkt der A. subclavia. Auch die A. thyroidea inferior hat **drei Endäste:**

- Ramus posterior
- Ramus profundus
- Ramus inferior

Die A. thyroidea inferior erreicht auf Höhe von **C5** die Schilddrüse. Sie versorgt das **untere Drittel** der Schilddrüse. In ca. 10 % d. F. liegt eine unpaare A. **thyroidea ima** vor, die aus dem Truncus brachiocephaligus, der A. carotis communis rechts oder dem Aortenbogen entspringt.

Venen

Die Venen der oberen Schilddrüsenhälfte (▶ Abb. 21.6) münden über die **V. thyroidea superior** in die V. jugularis interna (Verlauf analog der A. thyroidea superior). Die **Vv. thyroideae mediae** laufen zur V. jugularis interna, diese haben keine analogen Arterien. Der Plexus thyroideus impar leitet das venöse Blut über die kräftige unpaare **V. thyroidea inferior** in die V. brachiocephalica sinistra. Die V. thyroidea inferior kann auch paarig angelegt sein und drainiert dann in die V. brachiocephalica dextra und sinistra.

Die V. thyroidea inferior zieht zur Lamina thyropericardiaca und drainiert das venöse Blut der **unteren Schilddrüsenhälfte** und des Isthmus zum Truncus brachiocephalicus ab.

Lymphwege

Die **Lymphgefäße** der Schilddrüse ziehen in verschiedene Richtungen zu den regionären Lymphknoten.

- **Ventral** der Schilddrüse liegen die Nodi lymphatici thyroidei.
- **Median** aufsteigende Lymphgefäße verlaufen zu den Nodi lymphatici praelaryngeales und Nodi lymphatici submentales.
- **Kaudal** ziehende Lymphgefäße ziehen zu den Nodi lymphatici praetracheales und paratracheales.

Die tiefen Halslymphknoten stellen die **Sammellymphknoten** dar und liegen nahe der **V. jugularis interna.** Die lateralen Lymphwege des rechten und linken Schilddrüsenlappens laufen direkt zu den tiefen Halslymphknoten nahe der V. jugularis interna.

Innervation

Die parasympathische Innervation erfolgt über die Nervi laryngei superiores und inferiores (recurrentes) aus dem N. vagus und durch die **sympathischen** Fasern des Ganglion cervicale superius und medius. Die Nebenschilddrüsen werden vom Ganglion cervicale inferius/dem **Ganglion cervicothoracicum** versorgt. Die hauptsächliche Innervation der Schilddrüse erfolgt über die **periarteriellen Plexus.**

21.3 Dysfunktionen

Schilddrüsendysfunktionen können auf verschiedenen Wegen entstehen,
- als **neurovegetative** Dysfunktion und/oder
- **biomechanisch/funktionell** durch die **gestörte Mobilität** knöcherner, muskulärer, neurogener, faszialer und vaskulärer Strukturen.

Mögliche **Ursachen** von Schilddrüsendysfunktionen (nach Camirand) sind:
- Stress und starke Emotionen
- Chronische Erkrankungen
- Schwermetallvergiftung (besonders Quecksilber)
- Mangel an Spurenelementen und Mineralstoffen (Selen, Jod, Eisen, Zink und Kupfermangel): Selenmangel ist meist ein Symptom einer Konversionsstörung von T4 in T3 und Zeichen einer Schilddrüsendysfunktion, da die Umwandlungsenzyme (die Dejodasen) von Selen abhängig ist.
- Zu niedriger Progesteronspiegel stört Schilddrüsenfunktion → Tendenz zur Schilddrüsenunterfunktion, die wiederum eine Dysfunktion der Gonaden bewirkt.
- Zu niedriger Kortisolspiegel (Symptom erschöpfter Nebennieren)
- Insulinresistenz (Zeichen einer Pankreasunterfunktion)
- Ernährungsstörung mit zu vielen Kohlenhydraten → Pankreasüberfunktion
- Dysfunktionen von Leber- und Nieren (gestörte Umwandlung von T4 in T3)
- Ansammlung von Schlacken (Schadstoffen), Autointoxikation aus dem Organismus
- Gifte/Intoxikation aus der Umwelt, z. B. Xenohormone (endokrine Disruptoren, hormonaktive Kunststoffbestandteile)
- Schrankenstörung im Darm (z. B. Zonulin im Darm, erhöhte Permeabilität → Leaky gut-Syndrom)
- Glutenintoleranz – durch das Gluten in der Nahrung kommt es gleichzeitig zu einer Entzündungsreaktion gegen die Schilddrüse.
- Eine Langzeitüberaktivierung der Nebennieren führt zu chronischen Erkrankungen und schweren Infekten wie z. B. Pneumonie, Bronchitis.

Somatische Dysfunktionen der Schilddrüse können sich wie folgt manifestieren: durch Blockaden reflektorisch zugeordneter Wirbel (z. B. C0–C2, C7–Th2), als Verspannung bestimmter Muskeln (z. B. infrahyoidale Muskeln). Verspannungen und Verklebungen der Lamina und Fascia praetrachealis, können auf nervalem oder vaskulärem Weg eine **biomechanisch/funktionelle** Schilddrüsendysfunktion verursachen. Besonders beim Durchtritt der Venen durch die Schilddrüsenkapsel können diese leicht komprimiert werden und eine Stauung (**Kongestion**) der Schilddrüse hervorrufen.

21.3.1 Ursachen

Parietale Dysfunktionen

- C0–C1–C2 (→ N. vagus)
- Obere HWS und zervikothorakaler Übergang C7–TH2 und 1./2. Rippe → Ganglion cervicale superius und Ganglion stellatum
- C5–C6 → fasziale Relation, Ganglion cervicale medius, A. thyroidea inferior
- Hyoid → Ansatz der Lamina praetrachealis und der infrahyoidalen Muskulatur
- Infrahyoidale Muskulatur → Mm. sternohyoideus, omohyoideus, thyrohyoideus und sternothyroideus
- Klavikula, Sternum und Mandibula → indirekt über Relation der Fascia cervicalis superficialis, Linea alba cervicalis
- SSB und Fascia pharyngobasilaris (zentrale Sehne) → beeinflussen die Schilddrüse

Viszerale Dysfunktionen

Alle Strukturen in direkter topografischer Nähe zur Schilddrüse können deren Mobilität stören und umgekehrt:

- Trachea, Ösophagus, Cartilago thyroidea, Cartilago cricoidea, Vagina carotica
- Perikard, Herz und Truncus brachiocephaligus → über die Ligamenta thyropericardiaca
- Thymus → über Ligamenta thyropericardiaca (Ligamentum thyreothymicum)
- Lunge, Pleura, Cupula pleurae → über Fascia endothoracica

Ligamente

- Capsula interna und Capsula externa (Teil der Lamina/Fascia praetrachealis) → bilden Schilddrüsenloge
- Fortsetzung der Fascia buccopharyngea um Trachea und Ösophagus
- Ligamenta trachealia zur Trachea und Ligamenta thyrotrachealia zur Vagina carotica (Ligamenta thyrotrachealia: ein medianes und zwei laterale Bänder, auch Ligamente von Gruber)
- Ligamentum thyroideum medianum und lateral die Ligamenta thyroidea lateralia (Band von Berry) → zur Trachea
- Fascia alaria (dorsale Verbindung zwischen beiden Vaginae caroticae)
- Ventral steht die praetracheale Halsfaszie in Beziehung zu den infrahyoidalen Muskeln.
- Ligamenta thyropericardiaca (zu Thymus und Perikard)

Nervale Störungen

- N. vagus
- N. laryngeus superior und N. laryngeus recurrens – im Bereich der Schilddrüse und des Rachens
- Ganglion cervicale superius, medius und stellatum

Vaskuläre Störungen

- Insbesondere das **venöse** System der Schilddrüse ist störanfällig.
- Während der Mobilisierung der Schilddrüse durch die Ein- und Ausatmung des Zwerchfells werden Flüssigkeiten aus der Schilddrüse „ausgepumpt". Hierfür müssen Mobilität und Motilität der Schilddrüse frei sein.

- Es kommt auch zu spezifischen Dysfunktionen der Arterien
- Es kann ein venöser Stau im Rahmen einer Rechtsherzinsuffizienz (generalisierte Halsvenenstauung) auftreten.

Endokrine Störungen

- Hypothalamus, Hypophyse und Schilddrüse stehen über einen negativen Feedbackmechanismus in Verbindung.
- Ein erhöhter Kortisolspiegel reduziert die Produktion des biologisch aktiven T3 (gesteigerte Produktion inaktiver rT3).

Psyche

Stress.

Weitere Ursachen

- Fehlernährung mit Jodmangel
- Leaky-gut-Syndrom (mit gleichzeitiger immunologischer Reaktion gegen Nahrungsbestandteile z. B. Gluten und Schilddrüsengewebe)
- Psychische und psychiatrische Erkrankungen, wie z. B. Depressionen, bipolare Störung, Schizophrenie, affektive Störung können von einer Schilddrüsenstörung verursacht werden oder mit dieser vergesellschaftet sein.
- Medikamente können als Nebenwirkung eine Schilddrüsenstörung verursachen. So wirkt z. B. Lithium thyreostatisch auf den Schilddrüsenstoffwechsel und kann eine Hypothyreose verursachen.
- Bakterielle, virale, autoimmunologische Schilddrüsenentzündungen

21.3.2 Störungen der Schilddrüsenfunktion

Der häufigste **exogene** Störfaktor der Schilddrüse ist der **Jodmangel** der Nahrung/des Trinkwassers. Hierdurch entsteht die Hypothyreose. Der zu niedrige Hormonspiegel der Schilddrüse stimuliert die Hypophyse zur vermehrten TSH-Ausschüttung, der zur Hypertrophie der Schilddrüse führt (Jodmangel-Kropf/Struma). **Endogene** Faktoren sind genetische Defekte, Erkrankungen der Schilddrüse, der Hypophyse und des Hypothalamus. Infolge der **Hypothyreose** vermindert sich der Grundumsatz und es entwickeln sich ein Myxödem sowie körperliche und geistige Trägheit. Beim Neugeborenen ruft eine Hypothyreose einen **Kretinismus** mit körperlicher und geistiger Retardierung hervor.

Der **Morbus Basedow** (Hyperthyreose/Thyreotoxikose) zeigt sich durch die **typische Trias** einer weichen Struma, Tachykardie und Exophthalmus. Bei der **Hyperthyreose** kommt es zur dauerhaften Stimulation der Schilddrüse durch ein Gammaglobulin („Long acting thyrotropic substance“ [LATS]). Dieses hat TSH-Wirkung. Die Hyperthyreose zeigt sich durch erhöhten Grundumsatz, Magerkeit trotz großem Appetit, innere Unruhe, Mydriasis und feuchte Haut. Eine exogene Hyperthyreose kann durch pharmakologische/chemische Eingriffe in den Hormonmetabolismus verursacht werden.

Die **Autoimmunthyreoiditis** (AIT, auch Hashimoto-Thyreoiditis) stellt die häufigste Thyreoiditisform dar. Sie ist in den USA und Deutschland die häufigste Ursache einer Hypothyreose mit einer Prävalenz bis zu 5–10 %.

21.3.3 Kompensationsmechanismen

Bei den genannten Kompensationsmechanismen handelt es sich ausschließlich um Hypothesen. Es bedarf weiterer Untersuchungen, um diese Annahmen zu verifizieren.

- Selbstregulation: Eine Spannungszunahme der Lamina praetrachealis bzw. der Schilddrüsenkapsel kann stabilisierend auf die Schilddrüse wirken und somit kompensatorisch einer Hypotension entgegenwirken.
- Die A. thyroidea superior (auch die A. thyroidea inferior) kann durch Spannungszunahme stabilisierend sein für die Schilddrüse.
- Die Lunge mit ihrer Cupula pleurae kann die Schilddrüse in ihrer Funktion stabilisieren und unterstützen.
- Auch Perikard, Sternum und Thymus können die Schilddrüse harmonisieren und unterstützen.
- Die longitudinale Spannung von Ösophagus und Trachea kann die Schilddrüse stabilisieren.
- Cartilago thyroidea, Mundboden und Mandibula können durch eine Spannungszunahme die Schilddrüsenfaszien stabilisieren.

21

21.3.4 Folgen

- Schulter-, Arm- und Nackenverspannungen (über die Fascia cervicalis media)
- Dysfunktionen und Blockaden im Bereich der oberen, mittleren und unteren Halswirbelsäule (C0–C2, C5/C6 und C7–TH2 über Ganglion cervicale superius, medius und inferius)
- Verspannungen der ventralen Halsmuskulatur (Sternohyoideus, Sternothyroideus, omohyoideus und sternocleidomastoideus sowie Platysma)
- Dysfunktionen der Trachea und des Ösophagus
- Dysfunktionen der Vagina carotica mit Auswirkungen auf die Arteria carotis, V. jugularis und N. vagus
- Irritation des N. laryngeus recurrens
- Dysfunktion der A. thyroidea superior und inferior
- Verspannung der Fascia cervicalis media/Lamina praetrachealis bzw. der Schilddrüsenkapsel, welche die venöse Drainage stört und eine Kongestion/Stauung der Schilddrüse verursacht
- Dysfunktionen von Okziput, SSB und Fascia pharyngobasilaris

21.3.5 Differenzialdiagnosen

- Hypothyreose
- Hyperthyreose
- Morbus Basedow
- Morbus Hashimoto
- Struma nodosa
- Diffuser Kropf (Struma)
- Knoten und Zysten der Schilddrüse
- Thyreoiditis atrophicans
- Schilddrüsenkarzinom
- Low-T3-Syndrom

- Wilson-Syndrom (WTS – Wilson-Temperature-Syndrom)
- Hypoadrenie (Nebennierenerschöpfung)

21.4 Diagnostik der Dysfunktionen

Die **Diagnostik** einer Schilddrüsenproblematik erfolgt bereits durch **Inspektion** und Beobachtung des Patienten. Ein aufgedunsenes Gesicht, durchscheinende Lider, gerötete Wangen, spärliche Behaarung, glänzende Augen und ein geschwollener Hals können auf eine Schilddrüsenproblematik (Thyreose) hindeuten. Die Schilddrüse beeinflusst folgende Parameter und Prozesse, die der Inspektion gut zugänglich sind:

- Gewichts- und Appetitverhalten
- Wasserhaushalt
- Herz- und Gefäßstatus
- Darmpassage
- Trophik von Haut und Hautanhangsgebilde (Haut, Haare und Nägel)

Anamnese und **körperliche Untersuchung** (Palpation) liefern wichtige weitere diagnostische Hinweise. Darüber hinaus kommen die **Labor**diagnostik sowie die bildgebende Diagnostik wie **Sonografie** und **Szintigrafie** zur Anwendung. Laut Barral hat eine Vielzahl von Halssyndromen mit der Schilddrüse zu tun.

Lassen sich morphologische Veränderungen der Schilddrüse palpieren (Knoten oder Struma), muss der Patient sofort zum Hausarzt oder Endokrinologen überwiesen werden!

Aus **osteopathischer Sicht** werden folgende Untersuchungen und diagnostischen Maßnahmen vorgenommen.

- Anamnese, Palpation der Mobilität und Motilität der Schilddrüse
- Kranio-zervikaler Übergang und zervikothorakaler Übergang bzw. obere Brustwirbelsäule
- **Thermodiagnostik:** Die Schilddrüse ist sehr gut diagnostizierbar, v. a. Entzündungen und lokale Prozesse
- **Motilität**
  - **Normwerte** (laut Camirand): ca. 4 Sekunden für die Inspiration und 4 Sekunden für die Exspiration entspricht einem PRM von 7–8 Zyklen pro Minute
  - **Verlangsamter** Rhythmus → Unterfunktion
  - **Beschleunigter** Rhythmus → Überfunktion
- Faszialer Hörtest der vorderen Halsfaszie und viszerale Halsscheide
- Dysfunktion der Mobilität der Schilddrüsenloge
- Fasziale Verbindungen
  - **Nach kranial** zum Basiokziput
  - **Nach kaudal** zu Thymus, Perikard, Ligg. pericardiaca superior und inferior
- Mediastinum anterius
- Schilddrüsendysfunktion können **unilateral** und **bilateral** auftreten
- **Laborwerte:**
  - Zeigt das Blutlabor einen TSH-Spiegel über 2,5 **und** sind Symptome einer Hypothyreose vorhanden, liegt eine latente Unterfunktion der Schilddrüse vor. In diesem Fall ist der Rhythmus der Mobilität und Motilität der Schilddrüse meist verlangsamt.
  - Auch der T3-/T4-Spiegel kann im unteren Bereich liegen.

- Das **Blutlabor** kann auch oft **unauffällig** sein (trotz auffälliger osteopathischer Untersuchungsbefunde, wie z. B. Palpation, Mobilität).
- Die klinische Diagnose bestätigt eine Schilddrüsenunterfunktion bei einer zu niedrigen Grundtemperatur (Abweichung von mehr als 0,5 Grad **und** das gleichzeitige Auftreten von Symptomen der Schilddrüsenunterfunktion [**Denis-Wilson-Syndrom, WTS**]).

21.4.1 Symptome

Es gibt allgemeine Symptome, zusätzlich bestehen Symptome der Hyper- und Hypothyreose.

- **Allgemeine Symptome:**
  - Schluckstörung
  - Beklemmung am Hals
  - Rollkragen, Krawatte und Schal werden am Hals nicht toleriert
  - Umarmungen und körperliche Nähe bereiten Unbehagen
- **Schilddrüsenüberfunktion (Hyperthyreose):**
  - Struma (vergrößerte Schilddrüse sicht-/tastbar)
  - Übersteigerter Stoffwechsel, Durchfall
  - Ungewollte Gewichtsabnahme, gesteigerter Appetit
  - Ruhelosigkeit, Rastlosigkeit und Schlaflosigkeit
  - Überschießende Reaktionsfähigkeit
  - Wärmeintoleranz, Hitzeempfindlichkeit, übermäßiges Schwitzen und feuchte Hände
  - Tremor
  - Osteoporose
  - Myopathie mit Muskelschwäche
  - Nervosität und Reizbarkeit
  - Tachykardie, Hypertonie und Atemnot
  - Brustvergrößerung, Gynäkomastie (bei Männern)
  - Menstruationsstörungen
  - Gesteigerte Darmtätigkeit bis zur Diarrhö
- **Schilddrüsenunterfunktion (Hypothyreose):**
  - Kälteempfindlichkeit, leichtes Frieren, Absinken der Körpertemperatur
  - Energielosigkeit, Antriebslosigkeit, Leistungsabfall, körperliche Schwäche
  - Müdigkeit, Schläfrigkeit
  - Konzentrationsstörungen
  - Verschlimmerung der Symptome bei Stress
  - Niedriger Blutdruck, langsamer Ruhepuls
  - Verfrühte Arteriosklerose, Hypercholesterinämie
  - Kopfschmerzen, Schwindel
  - Trockene teigige Haut, Haarausfall
  - Verstopfung
  - Angst, Depression
  - Hormonelle Störungen (Zyklusstörungen, Infertilität, Aborte)
  - Gestörte Lymphzirkulation (Myxödem)
  - Raue Stimme

21.4.2 Inspektion

- Der Halsbereich soll besonders genau auf Stauungen, Knoten, Struma untersucht werden. Der Kopf befindet sich in neutraler Kopfposition und in leichter Überstreckung.
- Gesamte **Konstitution:**
  - Eher dünn, schlank, glänzende, schweißige Haut (Hinweis auf Hyperthyreose)
  - Etwas korpulent, feste Stauungen, gequollenes Gewebe (Myxödem), träge, müde (bei der Hypothyreose)
- Zeichen der **Schilddrüsenüberfunktion (Hyperthyreose):**
  - Frühzeitig ergraute Kopfhaare/Haarausfall
  - Dünne Haare bei Frauen
  - Glänzende Gesichtshaut v. a. bei Jugendlichen, aber auch in fortgeschrittenem Alter
  - Gespannter Gesichtsausdruck und hervortretende Glanzaugen mit weiter Lidspalte
  - Lange Wimpern
- Hinweise auf **Schilddrüsenunterfunktion (Hypothyreose):**
  - Spröde Haare und Stirnglatze bei Frauen
  - Ausfallende Augenbrauen lateral
  - Schmale Lidspalten und Lidödeme (Eskimogesicht)
  - Xanthelasmen am Auge
  - Gequollene, trockene Gesichtshaut
  - Generalisiert, teigig aufgequollenes Gewebe (Myxödem)
  - Große, plumpe teilweise rundliche Zunge
  - Typische Fettdepots an Nacken und Brüsten bei Frauen
- **Inspektion der Schilddrüse:** Zunächst erfolgt die allgemeine **Inspektion** des Halses bzw. die **spezifische** Inspektion beim Schlucken. In **leichter Überstreckung** bewegt sich die Schilddrüse beim Schluckakt leicht mit nach kranial und nach kaudal.
  - Eine **Vergrößerung** der Schilddrüse zeigt sich dadurch, dass medial der beiden sternalen Anteile des M. sternocleidomastoideus keine Vertiefung palpabel ist, sondern der Raum voll ausgefüllt ist.
  - **Schwellungen** oder **Knoten** in der Schilddrüse bewegen sich beim Schlucken mit.
  - Bei einer Vergrößerung der Schilddrüse müssen **diffuse** und **lokalisierte** Formen unterschieden werden. Diffus vergrößert stellt sich ein Kropf/Struma dar, lokalisierte Verdickungen stellen Knoten oder Zysten dar.

21.4.3 Reflexzonen und Hinweiszeichen

(▶Abb. 21.7)

Zur vegetativen Versorgung der Schilddrüse und möglichen Reflexzonen liegen kaum Veröffentlichungen vor. Nachfolgende Zonen und Hinweiszeichen sind überwiegend das Ergebnis empirischer Betrachtung und Erforschung durch den Autor.
Die Reflexzonen sind jeweils allgemein beschrieben. Bei einer einseitigen Dysfunktion liegen diese einseitig vor, bei einer beidseitigen Störung entsprechend beidseits. Zur wissenschaftlichen Untermauerung bedarf es hier dringend weiterer Forschungen.

Dermatome

- C0–C2, C7–TH2, Hirnnerven VII, IX und X → Haut im Ohrbereich, seitlicher und hinterer Schädel
- Schleimhaut im hinteren Zungenbereich, Pharynx und Larynx

Dermalgiereflexe nach Jarricot

Nicht beschrieben.

Bindegewebe

- **Anterior:** Hals anterolateral; Großzehenballen
- **Posterior:** subokzipital, Trapeziusrand

Neurolymphatische Reflexe nach Chapman

- **Anterior:** zwischen der 2. und 3. Rippe nahe am Sternum
- **Posterior:** zwischen dem Proc. spinosus und Proc. transversus, zwischen TH1 und TH2

Trigger- und Periostschmerzpunkte

- **Triggerpunkte:** infra- und suprahyoidale Muskulatur
- **Periostschmerzpunkte**
  - **Anterior:** Klavikula, kranialer Sternumrand, Hyoid, Os temporale/Proc. styloideus
  - **Posterior:** Proc. transversum C4–C7

Neuromuskuläre Hinweiszeichen

- **Anterior:**
  - M. sternohyoideus
  - M. sternothyroideus
  - M. thyrohyoideus
  - M. omohyoideus
  - M. mylohyoideus
  - M. digastricus
  - M. sternocleidomastoideus
  - M. scalenus anterior
- **Posterior:**
  - M. rectus capitis posterior minor
  - M. rectus capitis posterior major
  - M. obliquus capitis posterior superior
  - M. obliquus capitis posterior inferior
  - M. trapezius
  - M. levator scapulae
- **Weitere Zeichen:**
  - Mitreaktion der mimischen Muskulatur/Hypertonus → N. fascialis, Relation des zweiten Schlundbogens
  - Mitreaktion Hypertonus und Schwellung der Zunge → N. hypoglossus

Kinesiologie

M. teres minor.

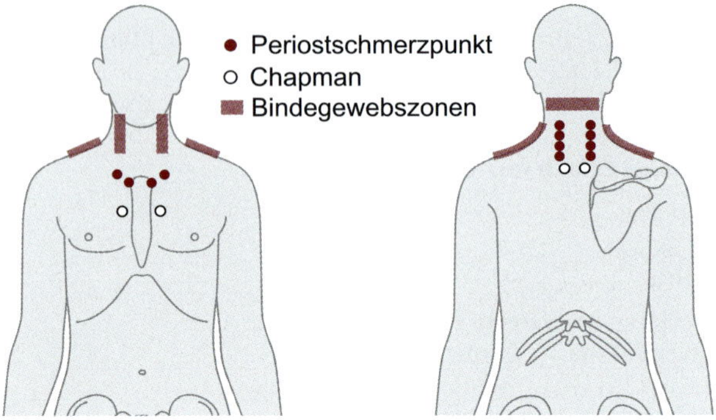

Abb. 21.7 Reflexzonen [L231]

Neurovaskuläre Punkte

Ventral/kranial des Ohrs, etwa auf halber Strecke über dem Proc. zygomaticus.

21.4.4 Palpation

Palpation der Schilddrüse

Wegen der Überlagerung der Schilddrüse durch die infrahyoidale Muskulatur ist die Schilddrüse trotz ihrer oberflächlichen Lage nicht leicht palpabel. Die **Palpation** der Schilddrüse kann sowohl im **Sitzen** als auch in **Rückenlage** erfolgen. Bei leichter Überstreckung ist die Schilddrüse leichter palpabel. Bei einem kurzen, dicken Hals bzw. adipösen Patienten ist die Palpation der Schilddrüse erschwert. Hier erfolgt die Palpation bei **überstreckten** oder **gedrehtem** Kopf.

Bewertet werden die Homogenität der Schilddrüse, eine mögliche Vergrößerung oder knotige oder zystige Zonen innerhalb der Schilddrüse. Bei der Palpation werden folgende Parameter beurteilt (nach Barral):

- Form/Gestalt
- Größe/Volumen
- Struktur/Textur
- Beweglichkeit/Verschieblichkeit
- Schmerz/Druckempfindlichkeit des Parenchyms
- Lymphknoten im Abflussgebiet

- **Form der Schilddrüse:** Von **ventral** betrachtet sieht die Schilddrüse **schmetterlingsförmig** oder **H-förmig** aus. **Transversal** betrachtet handelt es sich um ein hinten offenes **Hufeisen,** wobei der Isthmus vorne und die beiden Lobi weiter nach hinten zeigen. Vom Isthmus geht gelegentlich ein **Lobus pyramidalis** nach kranial ab (auch: **Lalouette-Pyramide**). Morphologisch gibt es verschiedene Formvarianten der Schilddrüse. Allgemein sieht die Schilddrüse relativ **symmetrisch** aus, der rechte Lappen ist meist etwas größer als der linke.

- **Volumen/Größe der Schilddrüse:** Volumen und Größe der Schilddrüse sind beim Erwachsenen variabel und betragen durchschnittlich ca. 20–35 g, bei Frauen meist relativ mehr als bei Männern. Die Vergrößerung der Schilddrüse bezeichnet man als Kropf (Struma). Bei blanden Laborwerten handelt es sich um eine euthyreote Struma. Es kann auch zu physiologischen Schwankungen des Schilddrüsenvolumens kommen. Sowohl in der Pubertät, während der Menstruation als auch in der Schwangerschaft kann sich die Schilddrüse vergrößern.
- **Textur/Struktur der Schilddrüse:** Das Drüsenparenchym fühlt sich weich, elastisch und gekörnt an und sollte eine homogene Textur aufweisen. Verdichtungen und Verhärtungen sind verdächtig auf einen Schilddrüsenknoten. Die Palpation der Schilddrüse erfolgt von anterior nach posterior, aber auch in horizontaler Ebene von außen nach innen. Durch eine leichte Überstreckung der Halswirbelsäule können die unteren Lappen besser palpiert werden.
- **Beweglichkeit der Schilddrüse:** Die Schilddrüse sollte frei in alle Richtungen verschieblich sein und sollte sich beim Schlucken spontan mitbewegen, bzw. bei der Palpation verschieben lassen.
- **Schmerz-/Druckempfindlichkeit:** Die Palpation der Schilddrüse ist normalerweise nicht druckempfindlich, bei **Entzündungen** (Thyreoiditis) oder akuten Krebsformen kann es zu einem Druck in der Organkapsel kommen, welcher eine Druckschmerzhaftigkeit verursacht.
- **Lymphknoten:** Kontrolle der Lymphknoten insbesondere im Bereich der V. jugularis, A. carotis, der A. vertebralis sowie supraklavikulär und lateralen Halslymphknoten. Größe, Konsistenz, Beweglichkeit der Lymphknoten werden bewertet.

Palpation des Isthmus

Der **Isthmus** der Schilddrüse befindet sich ca. 1 cm unterhalb der Cartilago cricoidea (Ringknorpel). Hierfür werden der Zeige- und Mittelfinger leicht nach kaudal gestrichen. Die Palpation kann kranio-kaudal von der Cartilago cricoidea nach kaudal oder von kaudal nach kranial von der Incisura jugularis nach kranial erfolgen. Palpiert werden **Dicke, Textur** und **Verschieblichkeit** des Isthmus.

Palpation der Seitenlappen (Lobus dexter und Lobus sinister)

Diese Palpation (▶Abb. 21.8) erfolgt **beidhändig** und **symmetrisch** mit den Fingerkuppen. Beim Schlucken bewegt sich die Schilddrüse nach kranial und die unteren Lappenbereiche sind besser palpabel. Durch Fixation der Trachea können auch die medialen Lappenbereiche getastet werden (der Innenrand des Seitenlappens). Durch Verschiebung der Trachea nach lateral zur Untersuchungsseite kann der Außenbereich der Schilddrüse palpiert werden – die hinteren Enden des Hufeisens. Es lässt sich also der gesamte Lobus palpieren, unter Umständen auch mit Schlucken.

Größe und Strukturanomalien

Die **Schilddrüsenhypertrophie** ist leicht palpabel und bei Inspektion sichtbar (Differenzierung diffuse und lokalisierte Verdickung). Bei einer Vergrößerung/Hypertrophie der Schilddrüse (▶Abb. 21.9) kann es auch endothorakale Ausläufer geben (differenzierbar über Perkussion des oberen Thorax). Palpiert man in der Schilddrüsenloge eine „**Leere**", kann es sich um eine **Athyreose** oder eine **Thyreoiditis atrophicans** handeln bzw. um einen Zustand nach **Schilddrüsen-OP.**

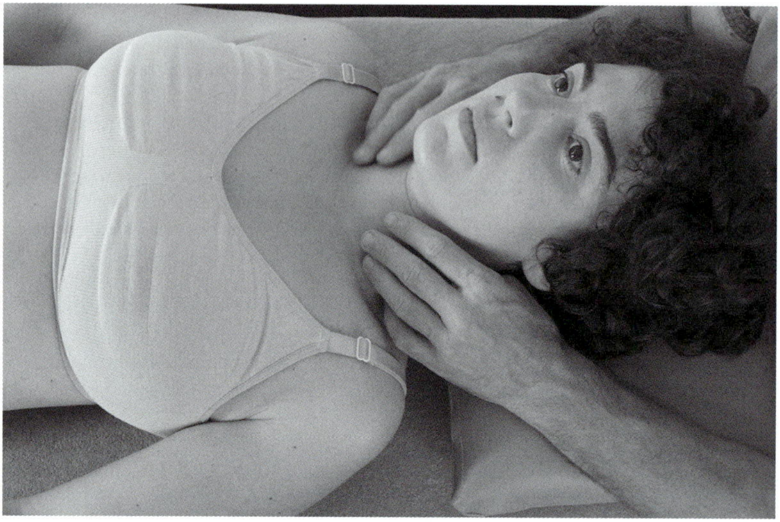

Abb. 21.8 Palpation der Seitenlappen [J811]

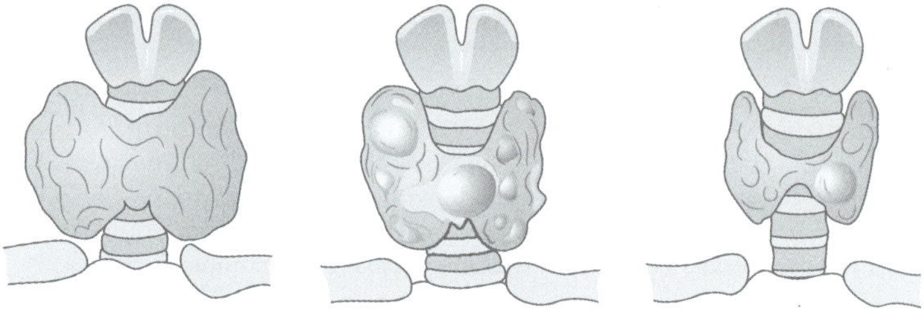

Abb. 21.9 Größen- und Strukturanomalien der Schilddrüse [L231]

Bates beschreibt drei unterschiedliche **Anomalien:**

- Diffuse Hypertrophie (Kropf oder Struma)
- „Multinoduläre Struma" oder Knotenstruma
- Einzelknoten in der Schilddrüse

21.4.5 Motilität

▶ 21.4.6.

Motilität nach Camirand

- Bei der kranialen **Inspiration** geht die Schilddrüse nach kranial und die SSB geht nach kranial und machen eine Expansion.
- Bei der **Exspiration** bewegt sich die Schilddrüse nach kaudal und vollzieht eine Retraktion.

Motilität der Schilddrüse (nach Frühwein)

(▶ Abb. 21.10)

Die Bewegungsrichtung der Motilität entspricht der dreidimensionalen Bewegung der Mobilität. Es handelt sich jedoch nicht um eine Bewegung im Raum, sondern lediglich um eine Bewegungstendenz im Organ selbst, hervorgerufen durch die primäre Respiration.

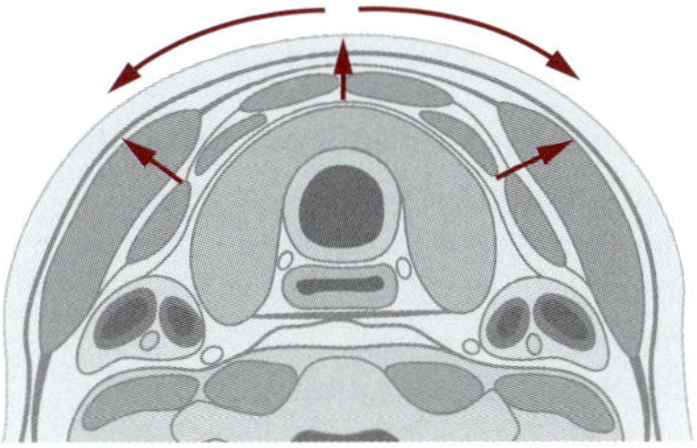

Abb. 21.10 Mobilität/Motilität in der Transversalebene bei Inspir (nach Frühwein) [L231]

- Die **Motilität in Inspir** entspricht der **Mobilität in Einatmung.** In der **Inspir-Phase** kommt es darüber hinaus noch zu einer **Expansion,** d. h. alle Drüsenanteile streben zentrifugal auseinander.
- Die **Exspir-Phase** verhält sich entsprechend **umgekehrt,** es kommt zu einer **Retraktion.**

Durch diese zyklische Bewegung kommt es zum Auspumpen der Schilddrüse. Die dominanten Bewegungstendenzen der Motilität in Inspir sind demzufolge:

- **Transversalebene:**
  - Die Seitenlappen der Schilddrüse bewegen sich nach lateral.
  - Die peripheren Bereiche der Schilddrüse machen eine **Außenrotation.**
- **Expansion:** zentrifugale Bewegungstendenz

Die anderen Ebenen der Mobilität spielen für die Motilität eine eher nebensächliche Rolle.

Die Expansion stellt natürlich eine Ausdehnung in allen drei Ebenen des Raumes dar, kann aber am deutlichsten in der Transversalebene wahrgenommen werden!

21.4.6 Mobilität

Mobilität der Schilddrüse (nach Camirand)

Funktionalität/Mobilität der Schilddrüse während der Atmung

- Bei der thorakalen Einatmung kommt es zu einer zervikalen Delordose.
- Schultern und oberflächliche Halsfaszie gehen nach lateral und machen eine externe Rotation.
- Das Zwerchfell bewegt sich nach kaudal und gibt über die Ligg. thyropericardiaca einen Zug auf die Schilddrüse nach kaudal aus.

Mobilität der Schilddrüse bei der thorakalen Einatmung

- Die Schilddrüse bewegt sich nach kaudal.
- Die Flüssigkeiten in der Schilddrüse bewegen sich nach lateral (externe Rotation).

Bewegung der Schilddrüse bei der Ausatmung

- Die Schilddrüse bewegt sich nach kranial.
- Die Flüssigkeiten der Schilddrüse werden nach medial gepumpt.

Die fasziale Mobilität bei der Atmung stellt die Pumpe für die Flüssigkeiten in der Schilddrüse dar.

Palpation der Mobilität der Schilddrüse

- Die Schilddrüse bewegt sich bei der thorakalen **Einatmung** in kaudale Translation und Kompression.
- Bei thorakaler **Ausatmung** bewegt sie sich in kraniale Translation und Expansion.

Mobilität der Schilddrüse (nach Frühwein)

Die Schilddrüse macht eine atemabhängige dreidimensionale Bewegung, die verschiedenen zentralen und peripheren, teilweise gegenläufigen Einflüssen unterliegt.

- Der **mediane** Bereich bewegt sich **relativ** zum peripheren Bereich nach **kaudal** (wird durch die Ligg. thyropericardiaca kaudal gehalten).
- Der **periphere** Bereich wird durch die Pump- und Henkelbewegung der Rippen bzw. durch die Ausdehnung der Lunge nach **lateral** und **kranial** angehoben.

Daher ist die Mobilität der Schilddrüse auch je nach Thoraxform (Flachrücken oder Rundrücken) und Atemtypus (Bauch- oder Brustatmung) unterschiedlich. Die vermutlich häufigsten Bewegungsrichtungen werden für die **Einatmung** beschrieben:

- **Sagittalebene** (▶ Abb. 21.11): Die Schilddrüse bewegt sich nach ventral-kranial.
- **Transversalebene** (s. Motilität):
  - Die Seitenlappen der Schilddrüse bewegen sich nach lateral.
  - Die peripheren Bereiche der Schilddrüse machen eine Außenrotation.

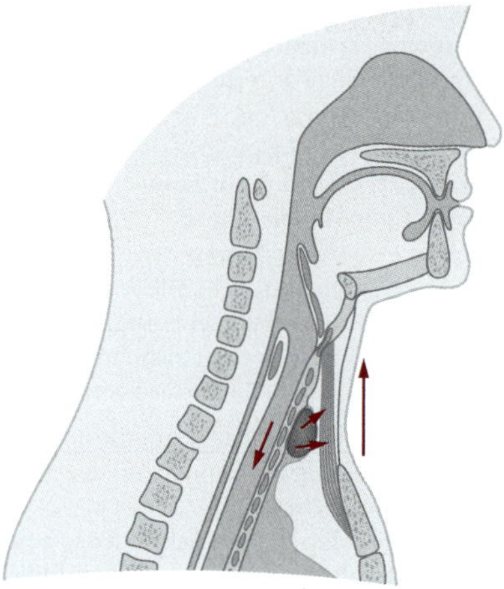

Abb. 21.11 Mobilität/Motilität in der Sagittalebene bei Inspir (nach Frühwein). Periphere Bereiche bewegen sich nach ventral und kranial. Zentrale Bereiche bewegen (relativ dazu) nach kaudal. [L231]

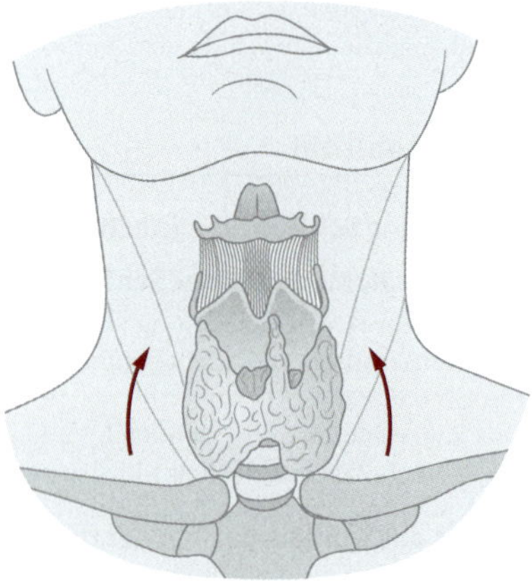

Abb. 21.12 Mobilität/Motilität in der Frontaleben bei Inspir (nach Frühwein). Periphere Bereiche bewegen nach kranial. Zentrale Bereiche bewegen (relativ dazu) nach kaudal (Pfeil siehe Sagittalebene). [L231]

- **Frontalebene** (▶ Abb. 21.12):
  - Die zentralen Bereiche der Schilddrüse bewegen sich **relativ** zu den peripheren Bereichen nach **kaudal** (diese bewegen nach **kranial**).
  - Dadurch kommt es zu einer **Kompression** der Schilddrüse (Auspumpen der Drüse).

21.5 Tests und Vorbehandlung

Vor der Behandlung der Schilddrüse ist es sehr wichtig, die Halsfaszien zu bewerten und bei positiven Befunden zu behandeln. Eine zu hohe Spannung der Halsfaszien kann besonders die venösen Abflusswege blockieren und zu venolymphatischen Stauungen führen!

Die **Halsfaszien** sind Bestandteil der zentralen Sehne und haben Verbindungen nach oben bis zur Schädelbasis und nach unten zur Bauchfaszie. Hier muss nach der Ursache der faszialen Spannung geforscht werden, da sonst die Behandlung der sekundären Dysfunktion ohne Erfolg sein wird!

21.5.1 Thermodiagnostik der Schilddrüse (modifiziert nach Barral)

Die Schilddrüse lässt sich sehr gut mittels der manuellen Thermodiagnostik (▶ Abb. 21.13, ▶ Abb. 21.14) diagnostizieren.

- **Flächige Wärmeprojektionen** (4 in ▶ Abb. 21.14) beider Schilddrüsenlappen zeigen eine **hohe Hormonaktivität** (Hyperthyreose oder **Entzündung** der Schilddrüse, z. B. Hashimoto, AIT) an. Diese Zonen sind oval und ca. 5 × 3 cm groß. Eine entzündliche Erkrankung im entzündungsfreien Stadium kann jedoch falsch negativ getestet werden. Hier muss zusätzlich die Palpation der Schilddrüse erfolgen, die entsprechend verändert ist (fibrotisch – derber, fester).
- Eine **einseitige** oder beidseitige, großflächige **schwache Wärmeprojektion** verweist auf eine leichtere Hormonstörung (z. B. euthyreote Struma). Infolge des intrathyreoidalen Jodmangels kommt es zur Stimulation lokaler Wachstumsfaktoren und zur Hypertrophie der Thyreozyten (→ gesteigerte Zellaktivität = Wärme). Ähnliche Befunde sind in unterschiedlicher Ausprägung während der Menstruation und in der Schwangerschaft zu testen.

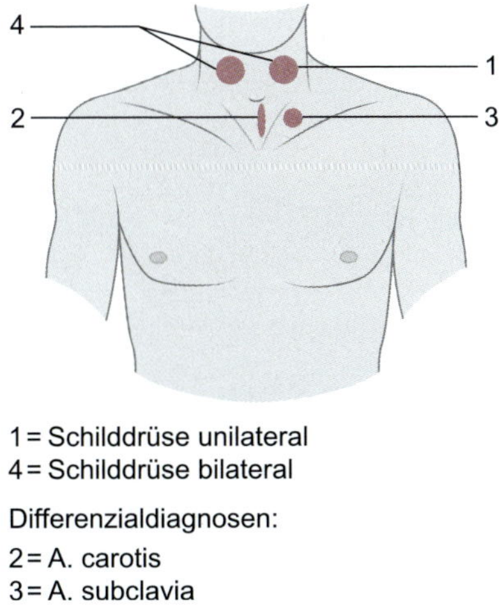

Abb. 21.13 Thermodiagnostik der Schilddrüse, nach Barral, modifiziert von Frühwein [L231]

- **Einseitige kleine intensive Wärmezonen** (meist rundlich, 1–2 cm Größe, 1 in Abb. ▶ Abb. 21.14) können auf Knoten, Zysten, oder maligne Prozesse hinweisen. **Cave: erfordert dringend fachärztliche Abklärung!**
- Punktuelle oder flächige **Kältezonen** können auf eine Atrophie oder eine Hypothyreose hindeuten. Es kann auch eine ausgebrannte Entzündung, z. B. im Endstadium eines Hashimoto anzeigen. Grundsätzlich lassen sich Kältezonen wesentlich schwieriger vom umliegenden Gewebe abgrenzen als Wärmezonen.

Differenzialdiagnose: Wichtig ist, dass man die **rundlichen** oder **flächigen** Zonen der Schilddrüse abgrenzt gegen die **länglichen** Zonen der Gefäße. Die Dysfunktion der A. carotis (2 in ▶ Abb. 21.14) zeigt sich durch eine **längliche,** vertikale **Zone** im Bereich des Sternocleidomastoideus, die Zone der A. subclavia (3 in Abb. ▶ Abb. 21.14) ist länglich, horizontal und liegt in der Fossa supraclavicularis.

Patient: in Rückenlage.

Therapeut: stehend lateral auf Schulterhöhe des Patienten.

Handposition: Mit der dominanten Hand ca. 10–15 cm entfernt vom Hals über den Patienten scannen.

Ausführung: Mit **scheibenwischerartigen Bewegungen** von lateral nach medial und von kranial nach kaudal den Hals abscannen und dabei auf Abweichungen der Temperatur achten.

Bewertung:
- Flächige starke Wärmeprojektionen **beider** Schilddrüsenlappen zeigen eine hohe Hormonaktivität (Hyperthyreose) oder Entzündung der Schilddrüse (z. B. Hashimoto) an.
- Eine **einseitige oder beidseitige,** großflächige schwache Wärmeprojektion verweist auf eine leichte Hormonstörung.
- Kleine intensive Wärmezonen können auf Knoten, Zysten, oder maligne Prozesse hinweisen. **Cave:** erfordert fachärztliche Abklärung.

Punktuelle oder flächige **Kältezonen** können auf eine Atrophie oder eine Hypothyreose hindeuten.

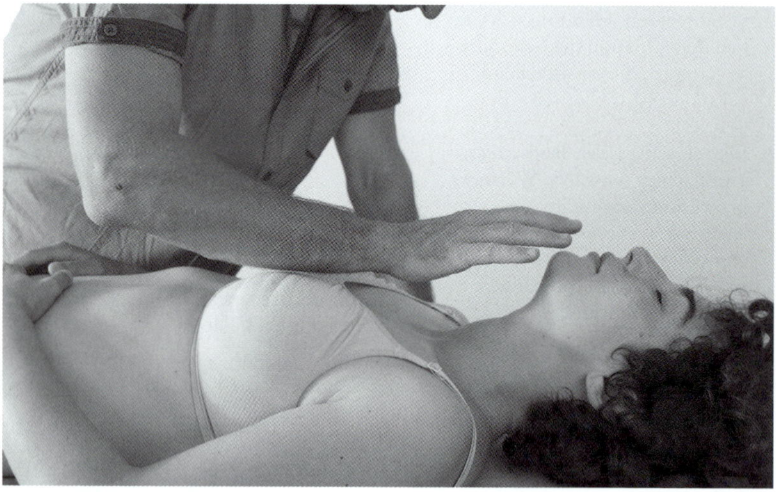

Abb. 21.14 Thermodiagnostik der Schilddrüse [J811]

21.5.2 Faszialer Hörtest im Stand/Sitz

(▶Abb. 21.15)

Patient: im Stand, im Sitz. Kann die Augen geschlossen haben oder offen.

Therapeut: stehend hinter dem Patienten, ca. 45° schräg dorsal lateral rechts.

Handposition:

- Die rechte Hand liegt locker flächig auf dem Vertex.
- Die linke Hand liegt entweder dorsal auf dem Sakrum oder zwischen den Skapulae auf der BWS.
- Beide Ellbogen bilden ein Fulkrum am Körper oder es besteht ein freies Fulkrum.

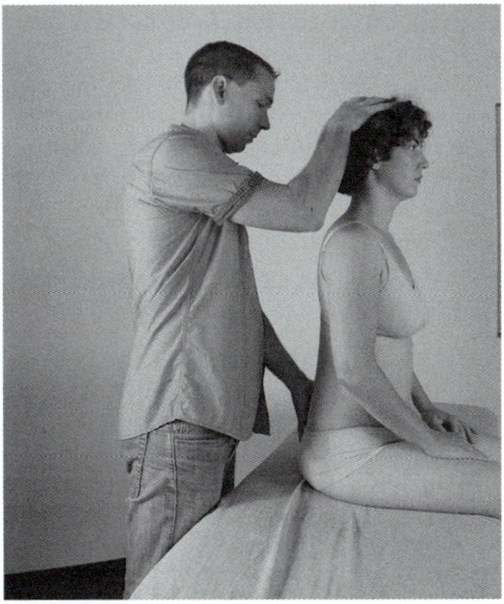

Abb. 21.15 Faszialer Hörtest im Stand/Sitz [J811]

Ausführung: Beide Hände sind rezeptiv (passive Palpation).

Bewertung: Der Zug der Schilddrüse geht nach **ventral** (gesamte Schilddrüse), mit kurzem Vektor auf Höhe der Halswirbelsäule, auch eine leichte Lateralflexion und Rotation können dabei sein (Zug zum Seitenlappen rechts oder links).

DD: Ventrale Halsfaszien, supra-/infrahyoidale Muskeln, Rachen, Kehlkopf, Ösophagus, SCG.

21.5.3 Mobilitätstest der Schilddrüse (bilateral)

(▶Abb. 21.16)

Patient: in Rückenlage.

Therapeut: sitzend kranial des Patienten.

Handposition:

- Beide Hände liegen flächig auf der Schilddrüse, Fingerspitzen sind nach kaudal-medial gerichtet.
- Der Kontakt ist möglichst ohne Druck (→ Beklemmung).
- Beide Ellbogen/Unterarme bilden ein Fulkrum auf der Bank.

Ausführung:

- Für die passive Palpation erfolgt die Bewertung der Mobilität mit der Atmung nach kaudal und kranial, lateral und medial, in Außenrotation und Innenrotation.
- Als Mobilitätstest kann die Atmung leicht vertieft werden.
- Als Mobilitätstest können die Bewegungen mit der Atmung nach kaudal und kranial sowie die Außenrotation und Innenrotation leicht verstärkt werden.

Bewertung:

- **Normalbefund:** Die Schilddrüse sollte sich bei der Einatmung nach (kranial/kaudal) lateral und in Außenrotation bewegen.
  - Es erfolgt ein Seitenvergleich rechts und links.
  - Die **eingeschränkte** Seite wird anschließend **unilateral** getestet.

- **Dysfunktion:** Eine eingeschränkte Beweglichkeit, eine erhöhte Spannung, eine Störung der Elastizität deuten auf eine Dysfunktion der Schilddrüse hin.
  - Ein Zug nach innen kann auf eine **Retraktion/Atrophie** der Schilddrüse verweisen.
  - Ein leichtes Herausdrücken kann eine **Kongestion/Struma** der Schilddrüse anzeigen.
- Die Differenzialdiagnose zwischen Kongestion und Struma erfolgt über die Bewertung der Konsistenz.
  - Kongestion: weich, teigig
  - Struma: fest, drüsig

Bei einer Operation/Narbenverwachsung kann ein Zug zu dieser Stelle und eine neue (pathologische) Achse entstehen.

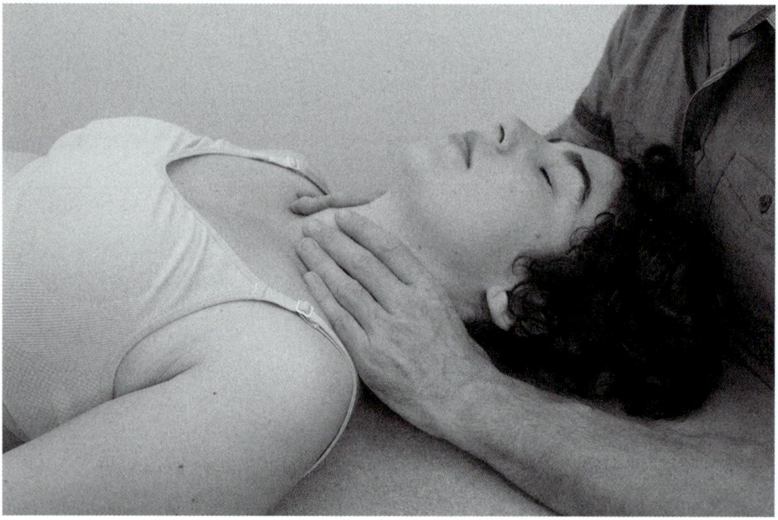

Abb. 21.16 Mobilitätstest der Schilddrüse (bilateral) [J811]

21.5.4 Mobilitätstest der Schilddrüse (unilateral oder bilateral)

(▶ Abb. 21.17)

Patient: in Rückenlage, Kopf in leichte Reklination.

Therapeut: sitzend lateral auf Schulterhöhe des Patienten.

Handposition:

- Die kaudale Hand liegt quer über dem Hals, nur die Fingerkuppen palpieren flächig den kontralateralen Seitenlappen.
- Die kraniale Hand liegt quer auf dem Os frontale.
- Beide Ellbogen/Unterarme bilden ein Fulkrum auf der Bank.

Variante: Die kaudale Hand liegt flächig ventral auf dem Hals, Finger und Fingerkuppen palpieren kontralateral, Handfläche oder MCPs palpieren ipsilateral.

Ausführung:

- Für die passive Palpation erfolgt die Bewertung der Mobilität mit der Atmung nach kaudal und kranial, lateral und medial, Außenrotation und Innenrotation.

- Als Mobilitätstest kann die Atmung leicht vertieft werden.
- Als Mobilitätstest können die Bewegungen mit der Atmung nach kaudal und kraniall sowie in Außenrotation und Innenrotation leicht verstärkt werden.

Bewertung:

- **Normalbefund:** Die Schilddrüse sollte sich bei der Einatmung nach (kranial/kaudal) lateral und in Außenrotation bewegen.
- **Dysfunktion:**
  - Eine eingeschränkte Beweglichkeit, eine erhöhte Spannung, eine Störung der Elastizität deuten auf eine Dysfunktion der Schilddrüse hin.
  - Ein Zug nach innen kann auf eine **Retraktion/Atrophie** der Schilddrüse verweisen.
  - Ein leichtes Rausdrücken kann eine **Kongestion/Struma** der Schilddrüse anzeigen.
- Die Differenzialdiagnose zwischen Kongestion und Struma erfolgt über die Bewertung der Konsistenz:
  - Kongestion: weich, teigig
  - Struma: fest, drüsig
- Bei einer Operation/Narbenverwachsung können ein Zug zu dieser Stelle und eine neue (pathologische) Achse entstehen.

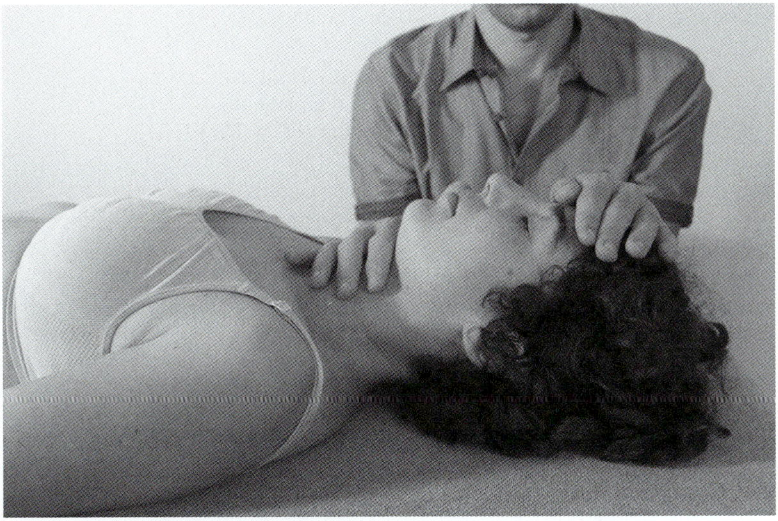

Abb. 21.17 Mobilitätstest der Schilddrüse (unilateral oder bilateral) [J811]

21.5.5 Motilitätstest der Schilddrüse (bilateral)

(▶ Abb. 21.16)

Eine gesteigerte Frequenz und Amplitude zeigen eine Überfunktion der Schilddrüse an. Eine reduzierte Frequenz und Amplitude verweisen auf eine Unterfunktion der Schilddrüse.

Patient: in Rückenlage.

Therapeut: sitzend kranial des Patienten.

Handposition:
- Beide Hände liegen flächig auf der Schilddrüse, die Fingerspitzen sind nach kaudal-medial gerichtet.
- Der Kontakt sollte möglichst ohne Druck (→ Beklemmung) erfolgen.
- Beide Ellbogen/Unterarme bilden ein Fulkrum auf der Bank.

Ausführung:
- Die Motilität wird durch passive Palpation bewertet.
- Bei Inspir erfolgt die Bewegung besonders nach lateral, in Außenrotation und Expansion.

Bewertung:
- **Normalbefund:** Etwa 4 Sekunden für die Inspir und 4 Sekunden für die Exspir, dies entspricht einem PRM von 7–8 Zyklen pro Minute.
  - **Verlangsamter** Rhythmus → Unterfunktion
  - **Beschleunigter** Rhythmus → Überfunktion

21.5.6 Motilitätstest der Schilddrüse (Variante)

(▶ Abb. 21.18)

Patient: in Rückenlage, Kopf in leichte Reklination.

Therapeut: sitzend seitlich am Kopfende des Patienten.

Handposition:
- Die kaudale Hand liegt flächig ventral auf dem Hals.
- Die kraniale Hand liegt quer unter dem Os occipitale.
- Beide Ellbogen/Unterarme bilden ein Fulkrum auf der Bank.

Ausführung:
- Die Motilität wird durch passive Palpation bewertet.
- Bei Inspir erfolgt die Bewegung der Schilddrüse besonders nach lateral, in Außenrotation und Expansion.
- Die kraniale Hand unter dem Okziput bewertet die Synchronizität zwischen Schilddrüse und kranialem Rhythmus.

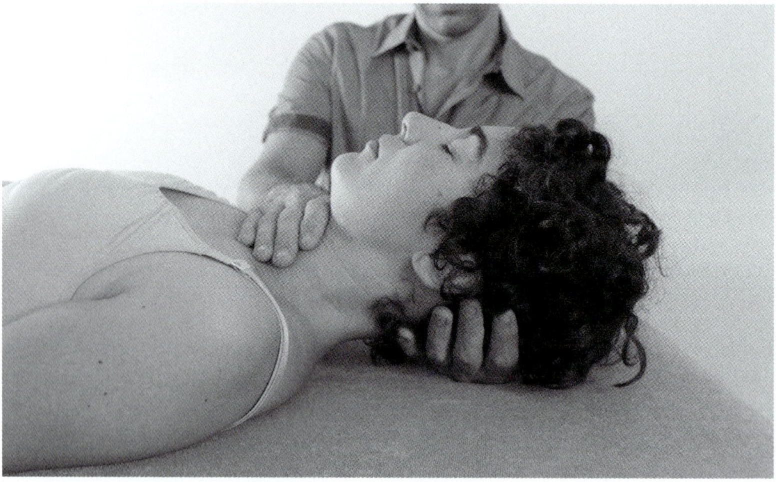

Abb. 21.18 Motilitätstest der Schilddrüse (Variante) [J811]

Bewertung:
- **Normalbefund:** etwa 4 Sekunden für die Inspir und 4 Sekunden für die Exspir, dies entspricht einem PRM von 7 bis 8 Zyklen pro Minute.
  - **Verlangsamter** Rhythmus → Unterfunktion
  - **Beschleunigter** Rhythmus → Überfunktion
- Normal liegt auch eine **Synchronizität** zwischen Okziput und Schilddrüse vor.
  - Eine gesteigerte Frequenz und Amplitude weist auf eine Überfunktion der Schilddrüse hin. Eine reduzierte Frequenz und Amplitude verweisen auf eine Unterfunktion der Schilddrüse.
  - Eine gestörte Synchronizität zwischen Okziput und Schilddrüse zeigt eine Störung der hormonellen Achse

21.5.7 Testung und Behandlung der Fascia cervicalis profunda

Patient: in Rückenlage.

Therapeut: sitzend kranial des Patienten.

Handposition:
- Beide Hände liegen flächig unter der Halswirbelsäule.
- Die Fingerspitzen sind nach kaudal-medial gerichtet, die Finger überlappen sich im Bereich der mittleren Halswirbelsäule (je nach Größe des Patienten und Länge der Finger).
- Beide Daumen greifen am Os temporale und stabilisieren den Kopf.
- Beide Ellbogen/Unterarme bilden ein Fulkrum auf der Bank.

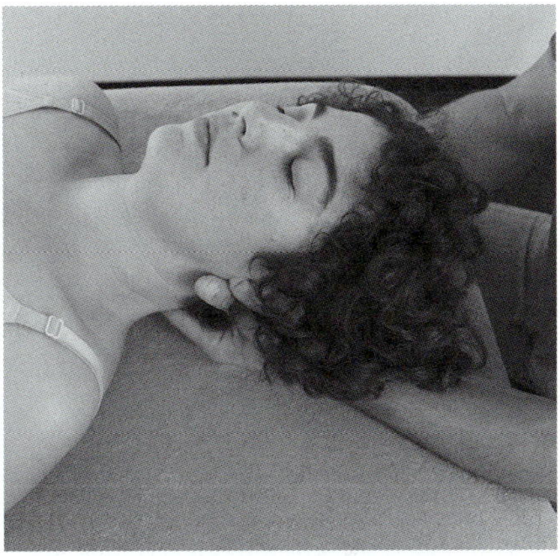

Abb. 21.19 Testung und Behandlung der Fascia cervicalis profunda.

Ausführung:
- Der Therapeut hebt die Halswirbelsäule leicht an, indem er den Druck der Ellbogen auf die Bank verstärkt.
- Er spürt, ob unilateral oder bilateral ein Widerstand vorhanden ist.
- Zusätzlich kann der Patient vertieft einatmen.
- Er spürt, ob eine Seite früher mitbewegt als die andere.

Bewertung:
- **Normalbefund:** Die Halswirbelsäule lässt sich leicht nach ventral heben mit beidseits elastischem Endgefühl.
- **Dysfunktion:** Die Seite mit erhöhter Spannung ist die Seite der Dysfunktion.
  - **DD** festes/hartes Endgefühl → ossär/artikulär
  - **DD** fest-elastisches Endgefühl → faszial (muskulär)

Behandlung:
- **Unilateral** oder **bilateral** an die fasziale Grenze gehen und dort halten.
- **Kombiniert direkt-indirekte** Technik ausführen: an dieser Spannungsgrenze indirekt positionieren oder passiv folgen.
- Auch mit der Atmung kombinieren.

21.5.8 Testung und Behandlung der Fascia cervicalis superficialis und media

(▶ Abb. 21.16)

Patient: in Rückenlage.

Therapeut: sitzend kranial des Patienten.

Handposition:
- Beide Hände liegen flächig auf der ventralen Halsseite, die Fingerspitzen sind nach kaudal-medial gerichtet.
- Der Kontakt erfolgt möglichst ohne Druck (→ Beklemmung).
- Beide Ellbogen/Unterarme bilden ein Fulkrum auf der Bank.

Ausführung:
- Der Therapeut übt einen **sehr leichten Druck** aus zur Wahrnehmung der Fascia cervicalis superficialis.
- Der Therapeut wendet einen **etwas stärkeren Druck** an, um die Fascia cervicalis media (indem er leicht sein Körpergewicht nach vorne verlagert) wahrzunehmen.
- Er spürt, ob **unilateral** oder **bilateral** eine Spannung vorhanden ist.
- Zusätzlich kann der Patient vertieft einatmen.
- Er spürt, ob eine Seite früher mitbewegt als die andere.
- **Aktive Testung** durch eine leichte Verschiebung in alle verschiedenen Richtungen.

Bewertung:
- **Normalbefund:** Die Halsfaszien bewegen sich frei in alle Richtungen (kranial-kaudal, medial-lateral, Außenrotation-Innenrotation). Es besteht keine pathologische Bewegungsachse (z. B. durch Verklebung, Adhäsion, Narbenverwachsung).
- **Dysfunktion:** Die Seite mit erhöhter Spannung ist die Seite der Dysfunktion.

Behandlung:
- **Unilateral** oder **bilateral** an die fasziale Grenze gehen und dort halten.
- **Kombiniert direkt-indirekte** Technik ausführen: An dieser Spannungsgrenze indirekt positionieren oder passiv folgen.
- Auch mit der **Atmung** kombinieren.
- **Indirekt** positionieren in die freie Richtung.

21.5.9 Testung und Behandlung der Fascia cervicalis superficialis

(▶ Abb. 21.20)

Patient: in Rückenlage, Kopf in leichte Reklination (Chin out).

Therapeut: sitzend kranial des Patienten.

Handposition:
- Beide Hände liegen flächig unter der Halswirbelsäule, die Fingerspitzen sind nach kaudal-medial gerichtet, beide Mittelfinger geben eine Stütze am zervikothorakalen Übergang.
- Beide Daumen sind abgespreizt und liegen unter und parallel zur Mandibula.
- Beide Ellbogen/Unterarme bilden ein Fulkrum auf der Bank.

Ausführung:
- Der Therapeut bringt die Halswirbelsäule in Extension und den Kopf in Reklination.
- Durch die Bewegung der Mandibula nach kranial (Chin out) wird die Fascia cervicalis superficialis unter Vorspannung gebracht.

- Der Therapeut spürt, ob **unilateral** oder **bilateral** eine vermehrte Spannung vorhanden ist.
- Zusätzlich kann der Patient vertieft einatmen.
- Der Therapeut spürt, ob eine Seite früher mitbewegt als die andere.

Bewertung:
- **Normalbefund:** Die Halsfaszien lassen sich beidseits elastisch verlängern ohne pathologische Bewegungsachse (z. B. durch Verklebung, Narbenverwachsung).
- **Dysfunktion:** Die Seite mit erhöhter Spannung ist die Seite der Dysfunktion.

Behandlung:
- **Unilateral** oder **bilateral** an die fasziale Grenze gehen und dort halten.
- **Kombiniert direkt-indirekte** Technik ausführen: An dieser Spannungsgrenze indirekt positionieren oder passiv folgen. Auch mit der **Atmung** kombinieren.
- Es kann auch eine Muskelenergietechnik (MET) zur Anwendung kommen.
- Auch die Augenbewegung kann genutzt werden.

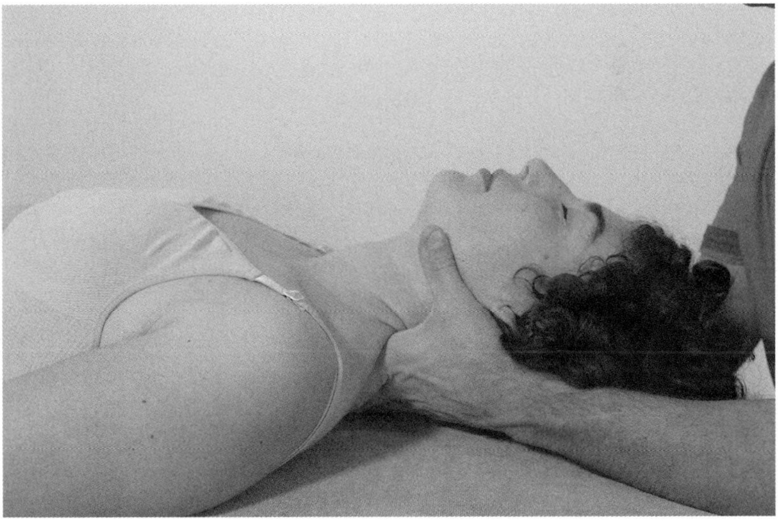

Abb. 21.20 Testung und Behandlung der Fascia cervicalis superficialis [J811]

21.5.10 Behandlung der Fascia cervicalis superficialis (unilateral, hier: links)

(▶ Abb. 21.21)

Patient: in Rückenlage, Kopf in leichte Extension, Lateralflexion rechts und Rotation rechts. Der Patient lässt die Augen geöffnet und redet regelmäßig mit dem Therapeuten.

Therapeut: sitzend kranial des Patienten.

Handpositionen:
- **Kreuzgriff:**
  - Die rechte Hand greift mit dem Daumenballen/Handballen von kranial an die linke Klavikula.

- Die linke Hand greift mit dem Hypothenar von der linken Seite ans Kinn/Mandibula des Patienten.
- Der linke Ellbogen/Unterarm bildet ein Fulkrum auf der Bank, der rechte Ellbogen bildet ein freies Fulkrum.

- **Variante:**
  - Die linke Hand greift mit dem Daumenballen/Handballen von kranial an die linke Klavikula.
  - Die rechte Hand hakt sich mit den Fingerkuppen unter die Mandibula.

Ausführung:

- Beide Hände bauen eine Spannung zwischen Mandibula und Klavikula auf.
- Die Behandlung erfolgt **direkt-indirekt,** anschließend faszial folgen.
- Es kann auch die tiefe Einatmung eingesetzt werden.
- Auch eine Muskelenergietechnik (MET) kann zur Anwendung kommen.
- Auch die Augenbewegung kann genutzt werden.

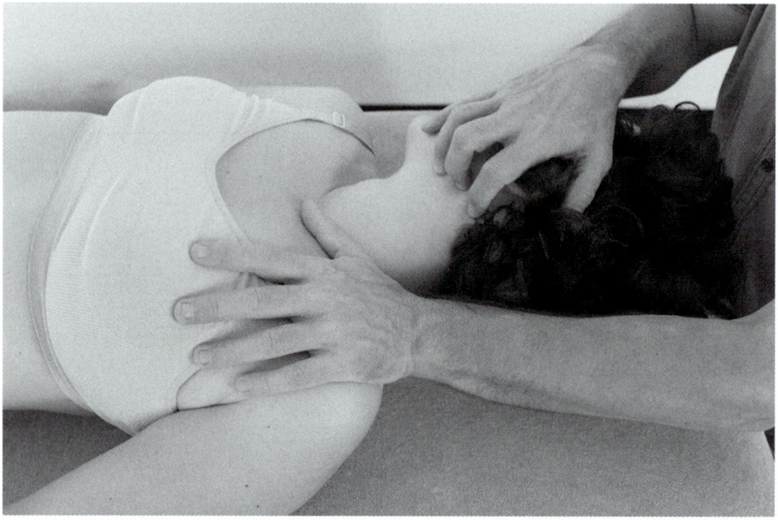

Abb. 21.21 Behandlung der Fascia cervicalis superficialis (unilateral, hier: links) [J811]

Vaskuläre Probleme der A. vertebralis und A. carotis müssen vor dieser Behandlung ebenso ausgeschlossen sein wie progrediente Prozesse der Halswirbelsäule (Bandscheibenvorfall, Osteochondrose, Unkovertebralarthrose). Durch die geöffneten Augen und das regelmäßige Reden mit dem Patienten kann der Therapeut die Technik bei Bedarf jederzeit abbrechen.

21.5.11 Behandlung der Fascia cervicalis media

(▶ Abb. 21.22)

Patient: in Rückenlage, Kopf in leichte Reklination.

Therapeut: stehend lateral auf Kopfhöhe des Patienten.

Handposition:

- Die kaudale Hand liegt flächig auf dem Sternum, die Fingerspitzen sind nach kaudal gerichtet.
- Die kraniale Hand umgreift mit der Daumen-Finger-Gabel das Hyoid von ventral, die Handfläche zeigt nach kranial. Mit der palmaren Fläche der Finger kann die Reklination des Kopfes eingestellt werden.

Variante: Der Therapeut sitzt am Kopfende und greift mit einer Hand aufs Sternum und mit der anderen Hand (z. B. mit Zeigefinger und Mittelfinger) hakt er unters Hyoid.

Ausführung:

- Beide Hände bauen eine Spannung zwischen Sternum und Mandibula auf.
- Die Behandlung erfolgt **direkt-indirekt,** anschließend faszial folgen.
- Es kann auch die tiefe Einatmung eingesetzt werden.
- Auch eine Muskelenergietechnik (MET) kann zur Anwendung kommen.
- Auch die Augenbewegung kann genutzt werden.

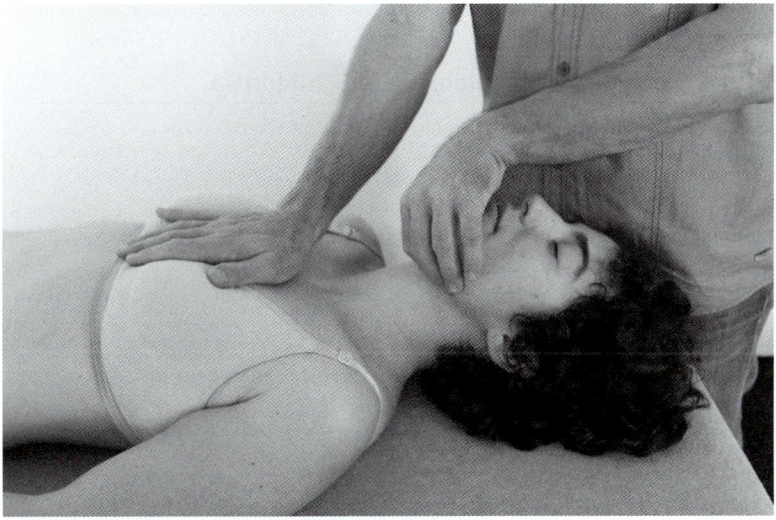

Abb. 21.22 Behandlung der Fascia cervicalis media [J811]

21.5.12 Behandlung der Fascia cervicalis media

Patient: in Rückenlage, Kopf in leichter Reklination.

Therapeut: sitzend lateral auf Schulterhöhe des Patienten.

Handposition:

- Die kaudale Hand liegt flächig ventral auf dem Hals.
- Der Kontakt erfolgt möglichst sanft und ohne Druck (→ Beklemmung!).
- Die kraniale Hand liegt quer unter der Halswirbelsäule.
- Beide Ellbogen/Unterarme bilden ein Fulkrum auf der Bank.

Ausführung:

- Beide Hände positionieren die Halsfaszien in die freie Richtung im Sinn einer **indirekten** Technik.
- Ideal übereinander stapeln aller freien Bewegungsrichtungen (Stacking-Technik).

21.6 Behandlung der Dysfunktionen

21.6.1 Osteopathische Behandlung der Schilddrüse

- Kraniosakrale Regulation von **SSB,** Sakrum und Fluktuation zur Regulation der neurovegetativen Achse
- Befreiung der **Diaphragmata** (Diaphragma thoracolumbalis und Apertura thoracis superior)
- Normalisierung von **Leber, Niere und Darm** (Stimulation der verbesserten Umwandlung von T4 in T3)
- Bewertung und Behandlung aller anderen **Drüsen** (z. B. **Hypothalamus, Hypophyse,** Epiphyse, Thymus, Mamma, Nebenniere, Pankreas, Gonaden)
- Behandlung der Nebenschilddrüse durch Normalisierung des **Sympathikus**

Der Sympathikus ist bei einer Unterfunktion der Nebenschilddrüse meist übererregt.

21.6.2 Spezifische Behandlung der Schilddrüse

Die fasziale **Schilddrüsenloge** hat folgende Verbindungen:
- Kranial zum Basiokziput
- Kaudal zum Thymus und Perikard
- C0–C2
- SSB (Synchondrosis sphenobasilaris)
- C5–C6 wegen der faszialen Verbindung und der Beziehung zum Ganglion cervicale medius
- C7–TH2 und 1./2. Rippe wegen der Relation zum **Ganglion stellatum**

Wichtig ist laut Barral insbesondere die Zone der Schilddrüse, die beidseits hinter dem M. sternocleidomastoideus liegt, da es dort relativ häufig zu Verhärtungen kommt.

21.6.3 Mobilisation der Schilddrüse (bilateral)

(▶ Abb. 21.23)

Patient: in Rückenlage.

Therapeut: sitzend kranial des Patienten.

Handposition:
- Beide Hände liegen flächig auf der Schilddrüse, die Fingerspitzen sind nach kaudal-medial gerichtet.

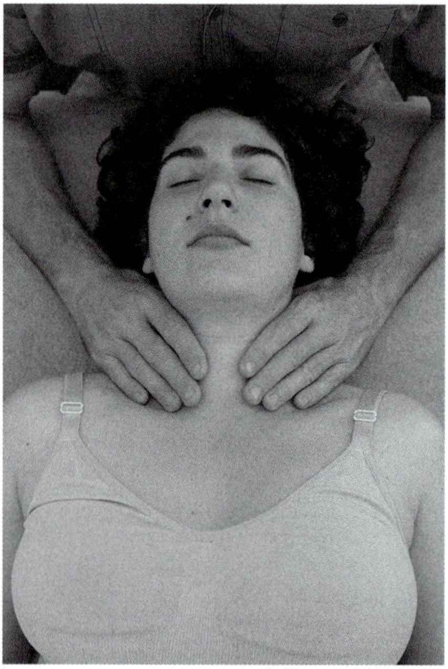

Abb. 21.23 Mobilisation der Schilddrüse (bilateral) [J811]

- Der Kontakt erfolgt ohne Druck (→ Beklemmung).
- Beide Ellbogen/Unterarme bilden ein Fulkrum auf der Bank.

Ausführung:

- Für die Mobilisation entweder **direkt** oder **indirekt** einstellen, entsprechend der Mobilität der Schilddrüse (Translation nach kaudal und kranial, medial und lateral, Außenrotation und Innenrotation).
- Für die fasziale Korrektur als **Stacking-Technik** alle fazialen Komponenten übereinanderstapeln.

21.6.4 Mobilisation der Schilddrüse (unilateral oder bilateral)

(▶ Abb. 21.24)

Patient: in Rückenlage, Kopf in leichte Reklination.

Therapeut: sitzend lateral auf Schulterhöhe des Patienten.

Handposition:

- Die kaudale Hand liegt quer über dem Hals, nur die Fingerkuppen palpieren flächig den kontralateralen Seitenlappen.
- Die kraniale Hand liegt quer auf dem Os frontale.
- Beide Ellbogen/Unterarme bilden ein Fulkrum auf der Bank.
- **Variante:** Die kaudale Hand liegt flächig ventral auf dem Hals, Finger und Fingerkuppen palpieren kontralateral, Handfläche oder MCPs palpieren ipsilateral.

Ausführung:

- Entweder unilateral oder bilateral möglich.
- Für die Mobilisation entweder **direkt** oder **indirekt** einstellen, entsprechend der Mobilität der Schilddrüse (Translation nach kaudal und kranial, medial und lateral, Außenrotation und Innenrotation).
- Für die fasziale Korrektur als **Stacking-Technik** alle fazialen Komponenten übereinanderstapeln.

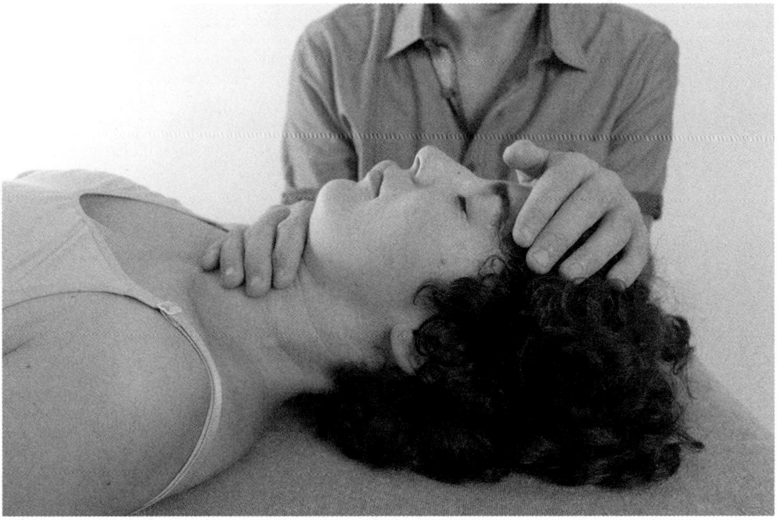

Abb. 21.24 Mobilisation der Schilddrüse (unilateral/bilateral) [J811]

21

21.6.5 Behandlung der Motilität der Schilddrüse (bilateral)

(▶ Abb. 21.23)

Patient: in Rückenlage.

Therapeut: sitzend kranial des Patienten.

Handposition:
- Beide Hände liegen flächig auf der Schilddrüse, die Fingerspitzen sind nach kaudal-medial gerichtet.
- Der Kontakt erfolgt möglichst ohne Druck (→ Beklemmung).
- Beide Ellbogen/Unterarme bilden ein Fulkrum auf der Bank.

Ausführung:
- Beide Hände führen eine Induktion aus und positionieren die Außenrotation und Expansion oder die Innenrotation und Retraktion der Schilddrüse indirekt in die freie Richtung.
- Bis zum lokalen Ruhepunkt oder generalisierten Stillpoint halten.
- Ein zu langsamer Rhythmus kann beschleunigt, ein zu schneller Rhythmus kann abgebremst werden.

21.6.6 Behandlung der Motilität der Schilddrüse (Variante)

(▶ Abb. 21.25)

Patient: in Rückenlage, Kopf in leichte Reklination.

Therapeut: sitzend am Kopfende des Patienten.

Handposition:
- Die kaudale Hand liegt flächig ventral auf dem Hals.
- Die kraniale Hand liegt quer unter dem Os occipitale.
- Beide Ellbogen/Unterarme bilden ein Fulkrum auf der Bank.

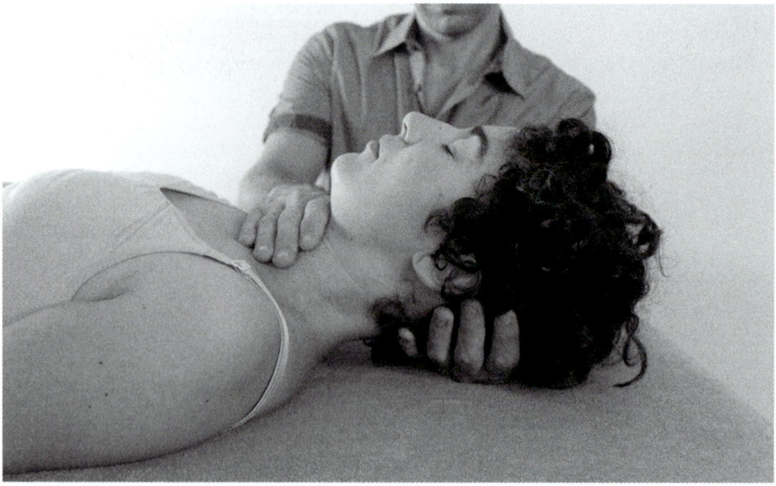

Abb. 21.25 Behandlung der Motilität der Schilddrüse [J811]

Ausführung:

- Beide Hände führen eine Induktion aus und folgen der Außenrotation und Expansion oder der Innenrotation und Retraktion der Schilddrüse indirekt in die freie Richtung.
- Bis zum lokalen Ruhepunkt oder generalisierten Stillpoint halten.
- Ein zu langsamer Rhythmus kann beschleunigt, ein zu schneller Rhythmus kann abgebremst werden.
- Die Synchronisation zwischen Schilddrüse und Okziput kann wiederhergestellt werden.

21.6.7 Test und Behandlung der A. thyroidea superior (hier: sinistra)

(▶ Abb. 21.26)

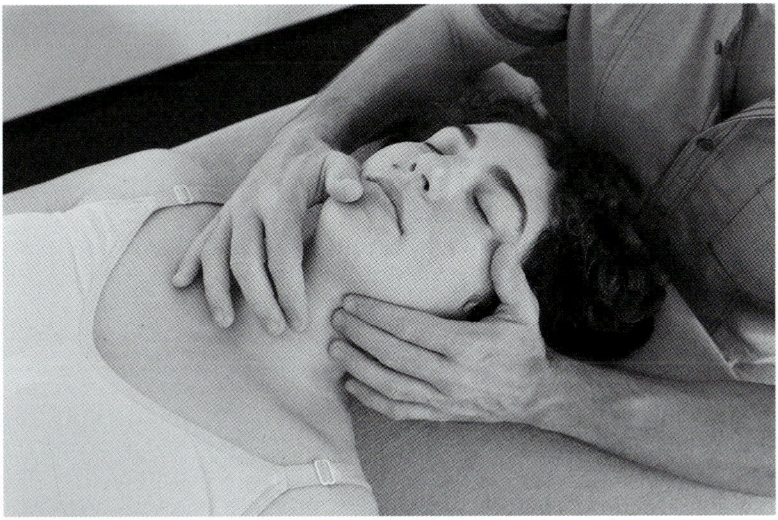

Abb. 21.26 Behandlung der Schilddrüse (Variante) [J811]

Patient: in Rückenlage.

Therapeut: sitzend am Kopfende des Patienten.

Handposition:

- Zeige- und Mittelfinger der linken Hand greifen die A. carotis externa (lateral und leicht kranial des Schildknorpels an der Abgangsstelle).
- Die rechte Hand greift mit dem Zeigefinger und Mittelfinger die Schilddrüse im ventral kranialen Bereich.

Ausführung:

- Die rechte Hand gibt einen leichten Schub mit dem Zeigefinger und Mittelfinger an der Schilddrüse nach kaudal.
- Zeige- und Mittelfinger der linken Hand fixieren die A. carotis externa.

- **Varianten:**
  - Mit dem Punktum Fixum der linken Hand gibt die rechte Hand einen leichten Schub nach kaudal.
  - Mit dem Punktum Fixum der rechten Hand gibt die linke Hand einen leichten Zug nach kranial.

Bewertung:

- **Normalbefund:** Die A. thyroidea superior sollte eine normale Pulsation zeigen, zwischen beiden Fingern sollte eine Elastizität bestehen.
- Eine **Dysfunktion** zeigt sich entweder durch eine Reduktion des Pulses oder durch eine gestörte Elastizität zwischen den Fingern.

Behandlung:

- Den leichten Zug zwischen beiden Händen halten bis zum Release.
- Eventuellen faszialen Nebenbewegungen folgen.

21.6.8 Test und Behandlung für die A. thyroidea inferior

(▶ Abb. 21.27)

Patient: in Rückenlage.

Therapeut: sitzend am Kopfende des Patienten.

Handposition: (für die linke A. thyroidea inferior): Der linke Therapeutendaumen liegt auf der A. subclavia lateral des M. sternocleidomastoideus hinter der Klavikula. Der rechte Zeigefinger und Mittelfinger liegen auf dem inferioren Anteil der Schilddrüse.

Ausführung: Der linke Daumen des Therapeuten fixiert die A. subclavia. Die rechte Hand gibt einen leichten Zug nach medial-kranial.

Bewertung:

- **Normalbefund:** Die A. thyroidea inferior sollte eine normale Pulsation zeigen, zwischen beiden Fingern sollte Elastizität bestehen.

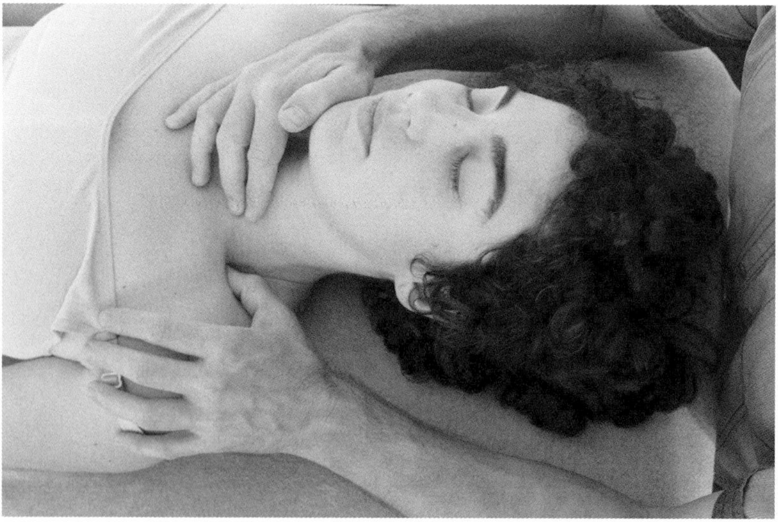

Abb. 21.27 Test und Behandlung der A. thyroidea (hier: sinistra) [J811]

- Eine **Dysfunktion** zeigt sich entweder durch eine Reduktion des Pulses oder durch eine gestörte Elastizität zwischen den Fingern.

Behandlung:
- Den leichten Zug zwischen beiden Händen halten bis zum Release.
- Eventuellen faszialen Nebenbewegungen folgen.

21.6.9 Energetisierung der Schilddrüse

Patient: in Rückenlage.

Therapeut: sitzend am Kopfende des Patienten.

Handposition:
- Beide Ellbogen stützen auf der Behandlungsbank.
- Die locker gebeugten Finger (v. a. Zeige-/Mittel- und Ringfinger) liegen ventral auf den beiden Seitenlappen der Schilddrüse.

Ausführung: Der Therapeut führt ca. 20–25 sanfte und rhythmische Klopfungen zur Energetisierung der Schilddrüse aus.

Variante: Der Patient kann dies auch als Hausaufgabe täglich alleine vornehmen.

22 Thymus

Therapeut auf den Fotos: Jochen Frühwein

Jochen Frühwein

22.1 Embryologie

Im Gegensatz zu den sekundär lymphatischen Organen Milz, Lymphknoten, lymphatisches Gewebe von Darm und Mandeln nimmt der Thymus als **primär lymphatisches Organ** eine Sonderstellung ein. Das retikuläre Grundgerüst des Thymus ist entodermalen Ursprungs aus der dritten Schlundtasche. Auch die ektodermalen Zellen der dritten Kiemenfurche tragen zur Bildung des Thymus bei.

Die **Entwicklung des Thymus** (▶Abb. 22.1) beginnt in der ventralen epithelialen Knospe der dritten Schlundtasche. Das ursprünglich hohle, **ventrale Knospenpaar** proliferiert schlauchförmig, wobei es sich zu soliden Strängen umbildet. Die beiden Knospen verlagern sich nach medial und kaudal und **verschmelzen** zum **bilobulären Thymus.** In der sechsten Woche verliert der Thymus die Verbindung zum Schlunddarm. Schon früh sind die Lymphozyten im Thymus stark vermehrt und in der **12.–16. Woche** ist die **Organogenese** des Thymus **abgeschlossen.**

Die beiden Lappen des Thymus weisen eine getrennte Organkapsel, eine separate Blutversorgung, lymphatische Drainage und Innervation auf. Durch die enge embryologische Relation zwischen Schilddrüse und Thymus verbleibt kranial eine enge Relation zum unteren Teil der Schilddrüse.

Entwicklung des Thymus postpartum: Zum Zeitpunkt der **Geburt** stellt der paarig angelegte Thymus ein **relativ großes Organ** dar (5 cm lang und 1,3 cm breit) und wiegt 11–13 Gramm. Postnatal bis zum sechsten Lebensmonat nimmt der Thymus noch an Größe zu, danach kommt es besonders zu histologischen Umbauprozessen. Das Thymusgewicht steigert sich bis zum 10.–15. Lebensjahr auf ca. 30 Gramm.

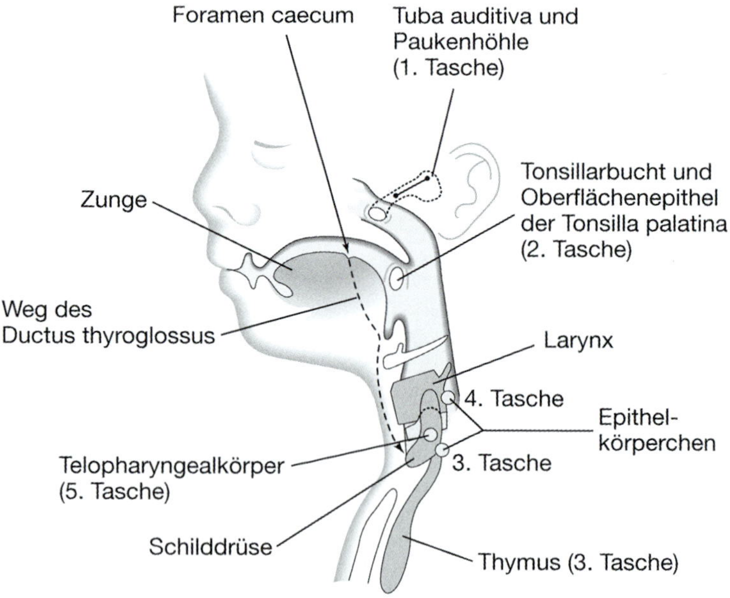

Abb. 22.1 Embryologie des Thymus [R364]

Der Thymus eines Kindes kann sich vom Unterrand der Schilddrüse nach kaudal bis zum vierten Interkostalraum erstrecken. Bei starker Thymusvergrößerung kann es zu einer Verschattung der Herzfigur kommen.

Ab der **Pubertät** kommt es zur sog. **Pubertätsinvolution** (**Altersinvolution**), d. h. der Thymus bildet sich weitgehend zurück. Beim Erwachsenen degeneriert das Funktionsgewebe, das Fettgewebe wird ersetzt und es verbleibt ein Thymusfettkörper, in dem funktionstüchtige Thymusreste eingelagert sind. Der Thymus des Erwachsenen ist im Verhältnis wesentlich kleiner als der des Kindes und Jugendlichen.

Die besondere **Bedeutung** des Thymus liegt in der Kindheit in der Ausbildung der **spezifischen Immunität** durch die T-Lymphozyten. Auch beim Erwachsenen bleibt der Thymus funktionsfähig und sezerniert Thymushormone, die den Menschen gesund erhalten.

22.2 Anatomie

22.2.1 Funktion

Der Thymus (Bries) ist als **primär lymphatisches** (**lymphoepitheliales**) **Organ,** ein übergeordnetes **Steuerungsorgan** für die Ausbildung der **Immunabwehr.** Über humorale Faktoren beeinflusst er auch die Entwicklung der sekundär lymphatischen Organe. Er ist ein überwiegend entodermales Organ (aus der dritten Schlundtasche) unter Beteiligung ektodermaler Anteile (dritte Kiemenfurche). Beide Anlagen verwachsen und bilden ein einheitliches Organ.

22.2.2 Aufbau

Der Thymus ist ein sog. retikuloepitheliales Organ, das von Bindegewebsfasern stabilisiert wird und von einer straffen Kapsel umgeben ist. Er besteht aus folgenden Zonen:

- Der **Kortex**, die **periphere Zone,** weist hauptsächlich Lymphozyten (Thymozyten) auf.
- Die **Medulla**, die **zentrale Tone,** besteht aus epithelialen Zellen und einigen Thymozyten. Die epithelialen Zellen spielen eine Rolle bei der Reifung und Prägung der T-Lymphozyten.

22.2.3 Topografische Anatomie

Lage

(▶ Abb. 22.2)

- Der Thymus liegt retrosternal im Mediastinum superius, auf Höhe der Herzbasis, oberhalb des Perikards, im sog. Thymusdreieck.
- Ventral davon liegt der Angulus sterni, wobei die Thymuslappen ein nach kaudal zeigendes Dreieck bilden.
- Der Thymus weist einige Lagevarianten auf (ca. 52 % thorakale Lage = typische retrosternale Lage, ca. 32 % zervikothorakale Lage, ca. 16 % zervikale Lage → jeweils etwas weiter nach kranial verlagert).
- Er besteht typischerweise aus zwei kraniokaudal länglichen, ovalen Lappen, die durch Bindegewebe miteinander verbunden sind.

- Der Thymus erstreckt sich nach oben bis zum Unterrand der Schilddrüse. Die Schilddrüsenfaszie setzt sich nach unten über die Lamina thyropericardiaca (Ligamentum thyreothymicum) fort,
  - ventral der Vena brachiocephalica und der Vena cava superior;
  - zwischen beiden Lungen, lateral rechts und links → Pleura mediastinalis.

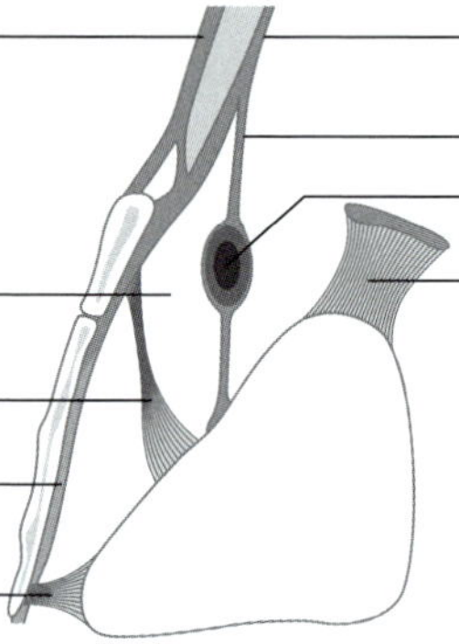

Abb. 22.2 Thymusloge [L231]

Gestalt des Thymus

Die Gestalt des Thymus (▶Abb. 22.3) ist sehr **variabel.** Meist ist er in zwei Lappen (**Lobus dexter und sinister**) untergliedert (typische bilobuläre Gestalt). Durch bindegewebige Septen werden diese in zahlreiche Läppchen (**Lobuli thymici**) unterteilt. Die **Größe** des Thymus ist abhängig von der **Funktion.**

Nachbarschaftsbeziehungen

- **Dorsal:** große Leitungsbahnen (V. cava superior, V. brachiocephalica)
- **Kranial:** viszerale Halsloge und die Schilddrüse
- **Kaudal:** Herzbeutel (Perikard)
- **Rechts und links:** begrenzt von den Umschlagrändern der Pleura (Pleura costalis und Pleura mediastinalis), zwischen beiden Lungen. Die Umschlagränder der Pleura umgrenzen hierbei rechts und links das sog. Thymusdreieck
- **Ventral:** Manubrium sterni, Sternum

Fixationen

- Lamina thyropericardiaca/Ligamentum thyreothymicum
- Perikard
- Ligamentum sternopericardiacum superius
- Pleura mediastinalis

Gleitflächen

- Sternum/Ligamentum sternopericardiacum superius
- Perikard/Ligamentum cervicopericardiacum
- Pleura mediastinalis
- V. cava superior/Vena brachiocephalica

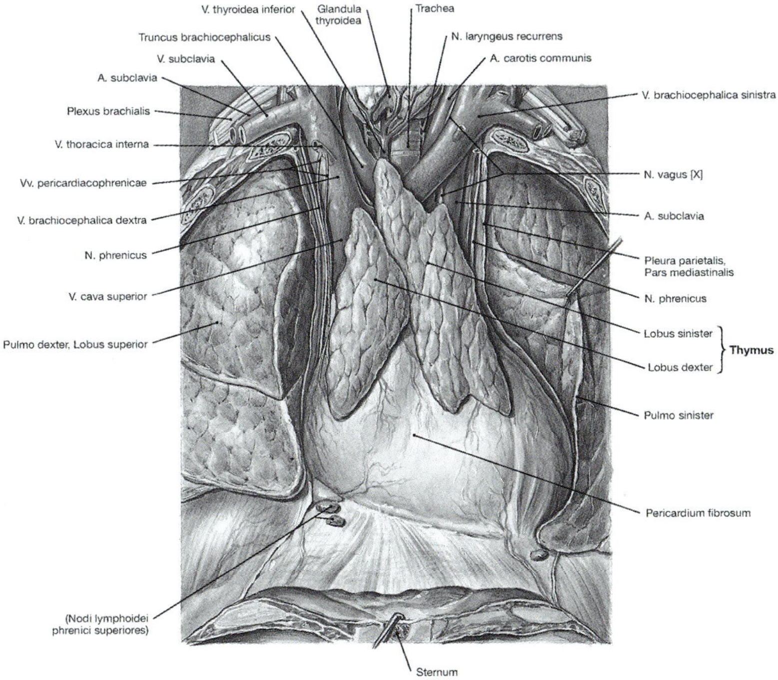

Abb. 22.3 Thymus eines Jugendlichen [S007-0-24]

22.2.4 Gefäßversorgung, Lymphwege, Innervation

Der Thymus entstand embryologisch aus zwei getrennten Lappen. Diese embryologische Trennung bleibt zeitlebens erhalten und ist an der getrennten Organkapsel zu erkennen. Darüber hinaus weisen die rechte und linke Seite des Thymus eine strenge Trennung der Vaskularisation und Innervation auf. Jede Seite hat eigene Arterien, Venen, Lymphgefäße und Nerven.

Die **Blutgefäße des Thymus** bilden an der Grenze zwischen Mark und Rinde arterielle Gefäßbögen. Hieraus entspringen zahlreiche **Rindenkapillaren.** Die **Markkapillaren** sind deutlich weniger ausgebildet, die Endothelien der Kapillaren sind fähig zur Pinozytose.

Der **venöse** Abfluss erfolgt über die Markrindenzone und die Organoberfläche. Die Lymphgefäße laufen analog der Venen. In der Rindenzone weist der Thymus eine weitere Besonderheit auf: die sog. **Blut-Thymus-Schranke.** Die Gefäßwand hindert Antigene beim Eindringen in den Thymus (Dies unterscheidet den Thymus von den sekundär lymphatischen Organen).

Arterien

- Die hauptsächliche arterielle Gefäßversorgung erfolgt aus der A. thoracica interna, einem Ast der A. subclavia. Auch kleine Äste der A. thyroidea inferior können den Thymus versorgen.
- Die Rr. thymici kommen aus der A. thoracica interna (seltener aus den Aa. pericardiacophrenicae und A. thyroidea inferior bzw. Aorta).
- Häufig bestehen Anastomosen zwischen den Arterien von Schilddrüse und Thymus (aufgrund der engen embryologischen Beziehung).

Venen

Die **Venen** (Vv. thymici) laufen zu den beiden Vv. brachiocephalicae, kleine Venen auch zu den Vv. Thryoideae inferiores. Die venöse Drainage erfolgt über:

- V. thyroidea inferior
- V. thoracica interna
- V. brachiocephalica sinistra

Lymphwege

Die **Lymphbahnen** ziehen zu den Nodi lymphatici mediastinales anteriores in der Region der Vv. brachiocephalicae und am Aortenbogen.

Innervation

Die **Nerven** des Thymus liegen überwiegend in der Markrindenzone und dienen hauptsächlich der Vasomotorik.

- Sympathikus: Ganglion cervicothoracicum (Ganglion stellatum)
- Parasympathikus: N. vagus

22.3 Dysfunktionen

22.3.1 Ursachen

Parietale Dysfunktionen

- Sternum, Manubrium sterni, Art. manubriosternalis, 1. und 2. Rippe, Sternoclaviculargelenk (SCG), Klavikula (→ anatomisch benachbarte knöcherne Strukturen)
- Obere Halswirbelsäule (OAA) und Schädelbasis (→ N. vagus)
- Dysfunktion zervikothorakaler Übergang (C7–TH2 → Ganglion stellatum, Sympathikus)
- Dysfunktion der Apertura thoracis superior (ATS)

Viszerale Dysfunktionen

- Besonders die **Organe in der direkten Nachbarschaft** des Thymus können diesen über ihre Gleitflächen und über ihre ligamentären und faszialen Verbindungen beeinflussen: rechter und linker Lungenflügel, Pleura mediastinalis, Herz, Perikard, Schilddrüse.
- **Schilddrüsendysfunktion:** Durch die Lamina thyropericardiaca kann eine Spannung von der Schilddrüse zum Thymus weitergeleitet werden und somit sekundäre Dysfunktionen des Thymus verursachen.

- **Herz und Perikard:** Über die enge Relation von Thymus zum Perikard und zu den sternoperikardialen Ligamenten (Ligamentum sternopericardiacum superius) kann eine Dysfunktion/Spannung des Herzens/Perikard die Mobilität und Physiologie des Thymus negativ beeinflussen.
- **Lungendysfunktion/Pleura mediastinalis:** Durch die enge Beziehung zur Pleura mediastinalis kann eine Dysfunktion, insbesondere des Lungenoberlappens, die Mobilität des Thymus stören und eine Dysfunktion des Thymus hervorrufen.
- **Dysfunktion der rechten/linken Gehirnhemisphäre** → über die embryologische Beziehung zwischen dem dritten Schlundbogen und der dritten Schlundtasche, Relation zur A. carotis und deren Versorgungsgebieten
  - **Dysfunktion rechter Thymus** → Dysfunktion rechte Hirnhemisphäre (Kreativität, Visualisierung, emotionale Störungen)
  - **Dysfunktion linker Thymus** → Dysfunktion linke Hirnhemisphäre (Konzentration, Merkfähigkeit, Lesen/Rechnen, kognitive, mentale Störungen)
  - **Dysfunktion bds. Thymus** → Dysfunktion der Interaktion beider Hirnhemisphären (Interhemisphärenkommunikation/Entscheidungsfindung)

Ligamente und Faszien

- Lamina thyropericardiaca/Ligamentum thyreothymicum
- Perikard, Ligamentum sternopericardiacum superius
- Pleura mediastinalis
- Fascia praetrachealis (die viszerale Umhüllung der Schilddrüse setzt sich nach kaudal bis zum Perikard fort) als Teil der Fascia cervicalis media

Nervale Störungen

- N. vagus: Dysfunktionen der oberen HWS, Schädelbasis, vordere Halsfaszien
- Sympathikus/Ganglion stellatum bei Dysfunktionen C7–TH2

Vaskuläre Störungen

- Beziehung zur V. brachiocephalica und V. cava superior und entsprechende venöse Stauungsproblematik
- Embryologische Relation zur A. carotis communis und deren Versorgungsgebiete

Endokrine Störungen

- Über das Thymosin (Thymopoetin) stimuliert der Thymus die sekundär lymphatischen Organe und die immunologische Reagibilität.
- Über Rückkoppelungsschleifen beeinflussen die sekundär lymphatischen Organe auch den Thymus.
- Pubertät und Produktion der Sexualhormone (Östrogen, Gestagen, Testosteron) bewirken eine Involution (Rückbildung) des Thymus.
- Eine Kastration verhindert die Pubertätsinvolution.
- Auch die Schwangerschaftshormone bewirken eine Rückbildung des Thymus, die sich nach Schwangerschaft wiederum zurückbildet.
- Die Überfunktion der Schilddrüse (T3/T4) kann eine Thymushypertrophie hervorrufen.
- Ein Kortisolanstieg bewirkt eine Involution des Thymus, während die Zerstörung/Unterfunktion der Nebennierenrinde eine Thymushypertrophie bewirkt.

Psyche

Stress (→ Kortisolanstieg) bewirkt eine Inhibition des Thymus.

Weitere Ursachen

- Autoimmunologische Erkrankungen können zu einer Hyperplasie des Thymus führen.
- Eine Thymusschwäche kann die Entstehung von Tumoren fördern.
- Akuter Stress bewirkt eine sofortige Schrumpfung des Thymus innerhalb von 24 Stunden.
- Auch energetischer Stress und emotionale Traumata schwächen den Thymus.
- Der Thymus scheint eine Rolle zu spielen bei der Funktionsasymmetrie beider Hirnhemisphären.
- Die gestörte Zirkulation der vitalen Energie scheint die Thymusaktivität zu stören.
- Unterernährung, Vergiftung, schwere Krankheiten und hochdosierte Röntgenbestrahlung können die Thymusfunktion stören und zu Lymphozytenzerfall und Phagozytose führen.

22.3.2 Kompensationsmechanismen

Ein Großteil der genannten Kompensationsmechanismen ist rein hypothetisch und bedarf weiterer Untersuchungen.

- Der Thymus ist Bestandteil der zentralen Sehne, welche das Zwerchfell mit der Schädelbasis verbindet. Jedes Organ/jede Struktur dieser zentralen Sehne kann die anderen Organe unterstützen und deren Dysfunktion kompensieren.
- Eine Dysfunktion des Thymus kann durch das Perikard/das Herz kompensiert werden, d. h. eine Spannungserhöhung des Perikards kann den Thymus stützen.
- Der Thymus wiederum kann der Schilddrüse als Stütze dienen und kompensatorisch eine Spannungserhöhung ausbilden.
- Der Thymus steht auch in Beziehung zur rechten und linken Pleura mediastinalis und kann deshalb Spannungen zwischen rechtem und linkem Lungenflügel ausgleichen.
- Ein intraossäre Spannungszunahme des Sternums/des Manubrium sterni an der Vorderseite des Thymus kann den dahinterliegenden Thymus stützen.
- Auch die Ligamenta sternopericardiaca können als Stütze für den Thymus dienen.
- Die Lamina praetrachealis/Fascia praetrachealis kann durch seine Spannungszunahme Schilddrüse und Thymus in ihrer Loge stabilisieren
- Die A. thoracica interna mit ihren Rr. thymici kann den Thymus in seiner Loge stabilisieren.
- Die Apertura thoracis superior kann durch Spannungszunahme die obere Thoraxöffnung und damit die Loge des Thymus unterstützen.
- Der zervikothorakale Übergang kann eine Spannungszunahme oder -abnahme des Thymus kompensieren.

22.3.3 Folgen

- Sternale Schmerzen, Schmerzen der Sternoklavikulargelenke, Schmerzen der ersten und zweiten Rippe im chondrosternalen Übergang (→ Tietze-Syndrom)
- Zervikothorakale Schmerzen (C7–TH2 → fasziale Beziehung, Ganglion stellatum)
- Schluckstörungen (→ Ösophagus)
- Atemstörungen (→ Lunge, Trachea)
- Heiserkeit (→ N. laryngeus recurrens)
- Beklemmungen in der Brust, Engegefühl (→ Sternum)
- Zervikozephalgien (→ über N. vagus)
- Vasomotorische Kopfschmerzen, Konzentrationsstörungen, Störungen des logischen Denkens, Interhemisphärenkommunikation/Entscheidungsfindung (→ embryologische Beziehung zur A. carotis communis)
- Kloßgefühl im Hals, Störungen der Schilddrüsenfunktion (→ Lamina thyropericardiaca)
- Störungen des Immunsystems (Hyporeagibilität mit Immundefizienz und Hyperreagibilität mit autoimmunologischen Erkrankungen)

22.3.4 Differenzialdiagnosen

- Thymome
- Aplasie (Di George-Syndrom)
- Thymusdysplasie, Thymushyperplasie, Thymushypoplasie, Thymitis, Thymom
- Myasthenia gravis
- Autoimmunologische Erkrankungen anderer Genese
- Milzhyperplasien
- Epstein-Barr
- Angina Pectoris
- Tietze-Syndrom
- Fremdkörperaspiration
- Herzneurose

22.4 Diagnostik der Dysfunktionen

22.4.1 Symptome

Unterfunktion des Thymus

Verminderte Abwehrkräfte gehen einher mit einer Anfälligkeit für immunologische Erkrankungen (virale, bakterielle und mykotische Infekte) und folgende Symptome:

- Müdigkeit, Mattigkeit, Abgeschlagenheit
- Rezidivierende Infekte mit gestörter Rekonvaleszenz. Normalbefund: Ein gesunder Erwachsener hat ca. 2-mal jährlich einen Schnupfen
- Rezidivierende Durchfälle
- Rezidivierende Pilzinfektionen
- Chronische Blasenentzündungen
- Rezidivierende Vaginitis/Vulvitis
- Störung der Interhemisphärenkommunikation/einseitige Funktion der Hirnhemisphären

Überfunktion des Thymus

- Autoimmunologische Reaktionen der Gelenke und Organe
- Erkrankungen aus dem rheumatischen Formenkreis, wie z. B. chronische Polyarthritis, progrediente systemische Sklerose (PSS) oder auch Lupus erythematodes
- Asthma bronchiale
- Allergien
- Urtikaria
- Hyperergische und allergische Reaktionen

22.4.2 Inspektion

- Herpes Zoster, Gürtelrose →Abwehrschwäche
- Rezidivierender Herpes labialis → Abwehrschwäche
- Chronisch wiederkehrende Aphten → Abwehrschwäche
- Mundsoor, rezidivierende Vaginalkandidose → Abwehrschwäche
- Gestörte Wundheilung
- Nasen-/Wangenzyanose → Asthma bronchiale
- Elevierte Skapulae, hochgezogene Schultern, permanent aktivierte Atemhilfsmuskulatur (→ Asthma bronchiale)
- Erweiterte und ausgesackte nasale und perinasale Gefäße → Asthma bronchiale
- Schmetterlingserythem/Erythem an Wange und Nasenrücken → Lupus erythematodes
- Mimische Starre, verkleinerte Mundöffnung (Mikrostomie) mit radiären Falten „Tabaksbeutelmund" → progredient systemische Sklerose [PSS]
- Schlanke verhärtete Finger („Madonnenfinger"), Rattenbissnekrosen an den Fingerkuppen → progredient systemische Sklerose [PSS]
- Rezidivierende Augenentzündungen (Iritis/Konjunktivitis) → Reiter Syndrom
- Gelbbraune Nagelveränderungen mit punktförmigen Grübchen (Tüpfelnägel, Ölflecknägel) → Psoriasis-Arthritis

22.4.3 Reflexzonen und Hinweiszeichen

(▶ Abb. 22.4)

Über die vegetative Versorgung des Thymus und die entsprechenden Reflexzonen gibt es bislang kaum Veröffentlichungen. Die nachfolgend aufgeführten Zonen und Hinweiszeichen sind überwiegend Ergebnis empirischer Beobachtung und Erforschung durch den Autor. Zur wissenschaftlichen Untermauerung bedarf es hier dringend weiterer Forschung.

Der Thymus durchläuft eine bilobuläre embryologische Entwicklung, weshalb rechter und linker Lappen zeitlebens getrennt (erkennbar an der getrennten Vaskularisation und Innervation) bleiben.

Die Reflexzonen sind jeweils allgemein beschrieben. Bei einer einseitigen Dysfunktion liegen sie einseitig auf der Seite der Störung vor, bei einer beidseitigen Störung entsprechend beidseits.

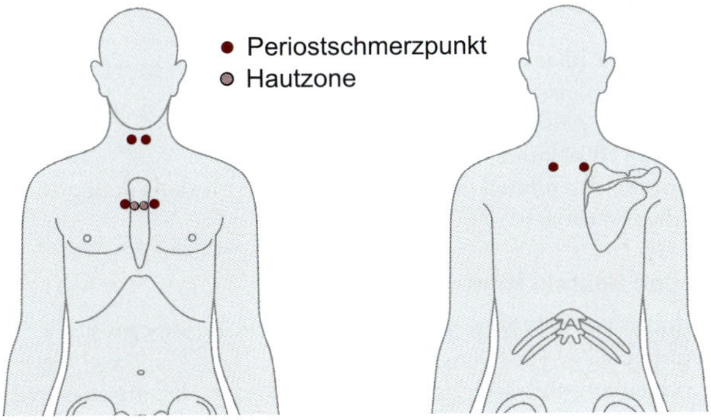

Abb. 22.4 Reflexzonen [L231]

Dermatom

- C0–C2 (Ganglion cervicale superius, Sympathikus)
- C7–TH2 (Ganglion stellatum, Sympathikus)
- Hirnnerven IX und X (Schleimhaut von Pharynx, Larynx und proximalen Oesophagus)

Dermalgiereflexe nach Jarricot

Nicht beschrieben.

Hautzonen nach Frühwein

Auf dem Sternum, Höhe Articulatio manubriosternalis (Dermatom TH2).

Triggerpunkte

- M. sternalis
- M. pectoralis maior (Pars sternalis)

Periostschmerzpunkte nach Frühwein

- Hyoid (von kaudal)
- Cartilago thyroidea/cricoidea
- Ansatz der 2. Rippe an Sternum
- Sternum mittig auf Höhe der 2. Rippe
- Proc. transversus TH2

Muskuläre Hinweiszeichen

- M. rectus capitis posterior minor
- M. rectus capitis posterior major
- M. obliquus capitis superior
- M. obliquus capitis inferior
- M. sternocleidomastoideus
- M. trapezius
- M. serratus posterior superior
- Mm. intercostales interni/externi

- **Weitere Zeichen:** Spasmus/Dysfunktion der **Schluckmuskulatur** (Relation IX. und X. Hirnnerv)
  - M. constrictor pharyngis superior
  - M. cricothyroideus
  - M. constrictor pharyngis
  - M. levator veli palatini
- Dysfunktion/Fehlspannung des Herzens/des Herzmuskels (embryologische und anatomische Relation zu den Herznerven)

Vertebrale und kostale Hinweiszeichen

- Dysfunktionen C0–C2 (N. vagus, Ganglion cervicale superius)
- Dysfunktionen C7–TH2 (Ganglion stellatum)
- Dysfunktionen Sternum (Artikulatio Manubriosternalis, intraossäre Dysfunktionen)
- Dysfunktionen 2. Rippe, kostovertebrale und chondrosternale Gelenke

Neurovaskulärer Reflexpunkt

Auf dem Sternum in Höhe der 2. Rippe.

22.4.4 Perkussion

Nicht möglich.

22.4.5 Palpation

Nicht möglich.

22.4.6 Motilität

Motilität des Thymus (nach Frühwein): Durch die Lage des Thymus im Bereich der medianen Ebene sind die Bewegungstendenzen bei der Motilität relativ einfach.

Die **häufigste** Bewegungsrichtung des Thymus bei der Inspir ist:

- Bei der Expansion verläuft die Bewegung zentrifugal.
- Bei Retraktion (= Exspir) vollzieht sich die Bewegung zentripedal.
- Durch die entgegengesetzten Bewegungen entsteht eine Pumpwirkung auf den Thymus, die vermutlich seine Funktion stimuliert.
- Ein hyperaktiver Thymus zeigt sich durch eine zu hohe Frequenz und eine zu große Amplitude, ein hyporeaktiver Thymus durch eine zu langsame Frequenz mit kleiner Amplitude und eine geringe Vitalität!
- **Normalbefund:** Laut Camirand braucht es normalerweise etwa 4 Sekunden für die Inspiration und 4 Sekunden für die Exspiration, dies entspricht einem PRM von 7–8 Zyklen pro Minute.
  - **Verlangsamter** Rhythmus: Unterfunktion
  - **Beschleunigter** Rhythmus: Überfunktion

22.4.7 Mobilität

Mobilität nach Frühwein

Der Thymus stellt einen Teil der zentralen Sehne dar. Daher verhält er sich bei der Mobilität wie die anderen Strukturen der zentralen Sehne, insbesondere wie die Schilddrüse (enge embryologische Verbindung) und das Sternum (enge ligamentäre und topografische Verbindung). Wie die anderen Strukturen auch, wird die Mobilität des Thymus durch die Bewegung des Zwerchfells vermittelt. Die individuelle Mobilität des Thymus ist abhängig vom Atemtypus und der Zwerchfellspannung des jeweiligen Patienten und zeigt einige Variabilitäten auf.

Die **häufigsten** Bewegungsrichtungen des Thymus bei der Einatmung sind:

- Gleitbewegung nach kranial und kaudal (durch das **Zwerchfell**) → das Zwerchfell zieht die zentrale Sehne bei der Einatmung nach **kaudal** bis zur Schilddrüse.
- Gleichzeitig kommt es zu einer Gleitbewegung mit dem **Sternum** nach vorne oben und hinten unten → die Einatmung hebt das Sternum/die Peripherie nach ventral **kranial.**
- Durch die entgegengesetzten Bewegungen entwickelt sich bei der Einatmung eine „Dehnungs-Spannung" auf den Thymus, die ihn möglicherweise stimuliert bzw. eine Pumpwirkung ausübt.
- Bei der Ausatmung kommt es zu einer Annäherung und der umgekehrten Bewegungstendenz.
- Durch den Wechsel von Zug und Druck bei der Ein- und Ausatmung kommt es zum Auspumpen und zur Stimulation des Thymus.
  - Eine verminderte Mobilität bewirkt eine zu schwache,
  - eine vergrößerte Mobilität eine zu starke/hyperaktive Thymusfunktion.

Mobilität nach Barral und Mercier

Nicht beschrieben.

22.5 Tests und Vorbehandlung

Aufgeführt sind Tests und Vorbehandlungen der Dysfunktionen.

22.5.1 Faszialer Hörtest im Stand/Sitz

(▶Abb. 21.15)

Ausführung ▶21.5.2

Bewertung:

- Der Thymus zieht nach ventral und kaudal (zum Sternum etwa auf Höhe des Manubrium sterni auf Ebene der Medianebene.)
- Die DD erfolgt über die Reflexzonen wie z. B. Jarricot, Chapman oder die Anamnese.

DD: Sternum, Ligg. sternopericardiaca, zentrale Sehne.

Variante:

- Beide Hände liegen auf den Schultern.
- Der Zug geht nach vorne und schließt auf Ebene des Sternums.

22.5.2 Thermodiagnostik des Thymus (nach Frühwein)

(▶ Abb. 22.5)

Patient: in Rückenlage.

Therapeut: stehend lateral auf Schulterhöhe des Patienten.

Handposition: Mit der dominanten Hand ca. 10–15 cm entfernt von der Haut über den Körper scannen.

Ausführung: Im Thoraxbereich mit **scheibenwischerartigen Bewegungen** von rechts nach links und von kranial nach kaudal den Thorax abscannen und dabei auf Abweichungen der Temperatur achten.

Bewertung:

- Die Zonen des Thymus sind zwei kleine runde Zonen auf Höhe des Manubrium sterni.
- Wärmeprojektionen **beidseits** zeigen eine erhöhte Hormonaktivität des Thymus.
- **DD:** Manubrium sterni, chondrokostale Dysfunktionen (Tietze-Syndrom)
- **Einseitige** Wärmeprojektionen des Thymus zeigen eine leichte Hormonstörung.
- **Kältezonen** können auf eine Unterfunktion oder Erschöpfung der Thymus hinweisen.

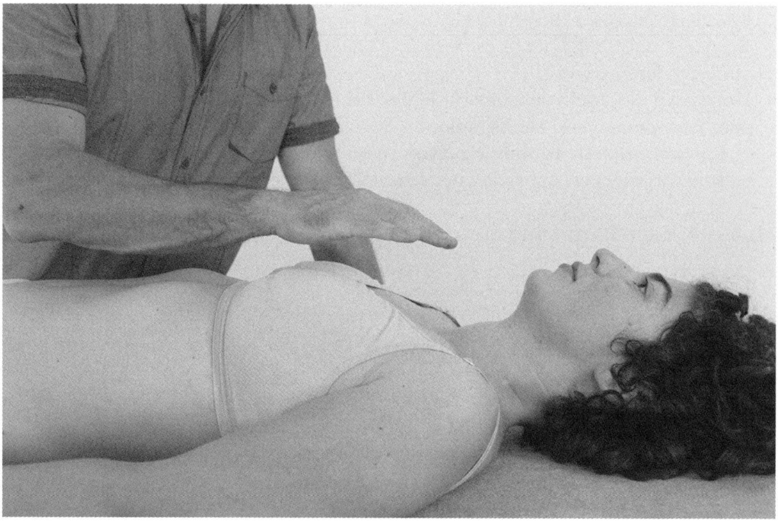

Abb. 22.5 Thermodiagnostik des Thymus (nach Frühwein) [J811]

Die beiden kleinen kreisrunden Zonen können sich auch wie eine größere runde Zone anfühlen.

22.5.3 Testung und Mobilisierung der zentralen Sehne

Es werden das Mediastinum anterius, medius und posterius (▶Abb. 22.6) mobilisiert.

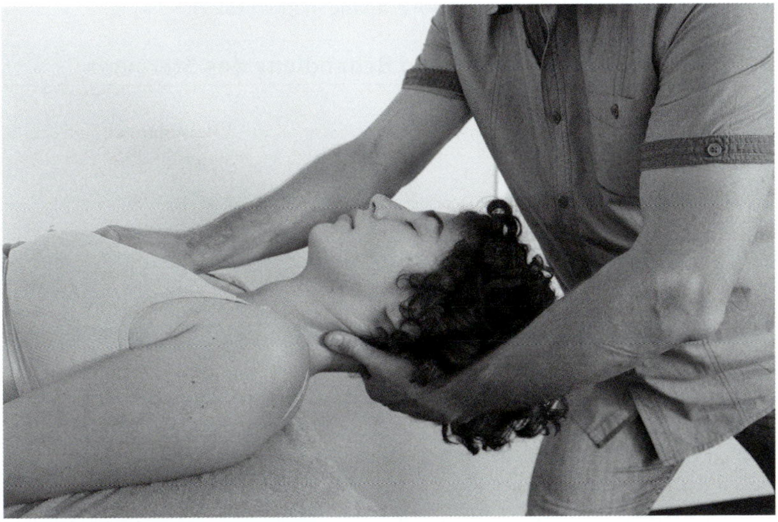

Abb. 22.6 Test/Mobilisierung des Mediastinum anterius [J811]

Patient: in Rückenlage bis ca. Th3 auf der Bank aufliegend, Kopf im Überhang. Alternativ kann das Kopfteil negativ eingestellt werden.

Therapeut: sitzend/stehend am Kopfende des Patienten.

Handposition:

- Eine Hand (meist die linke) liegt dorsal quer unter dem Okziput.
- Die andere (meist die rechte) Hand liegt ventral auf dem Sternum, die Fingerspitzen zeigen nach kaudal.
- Beide Ellbogen/Unterarme bilden ein freies Fulkrum.

Ausführung:

- Die subokzipitale Hand stellt die Halswirbelsäule in leichter Extension mit Inklination des Kopfgelenks ein.
- Für die drei Bereiche des Mediastinums werden drei verschiedene Tests durchgeführt.
  - **Mediastinum anterius:** Der ventrale Unterarm ist flach, nahezu horizontal eingestellt und gibt einen Schub nach kaudal.
  - **Mediastinum medius:** Der ventrale Unterarm ist etwas steiler aufgestellt (ca. 30–45°), und gibt einen Schub nach kaudal.
  - **Mediastinum posterius:** Der ventrale Unterarm bleibt unverändert und die dorsale Hand übt einen Zug nach kranial aus.

Bewertung:

- **Normalbefund:** Alle drei Kompartimente lassen sich frei und elastisch nach kaudal und kranial mobilisieren/dehnen.
- **Dysfunktion:** Eine Einschränkung der Beweglichkeit oder eine erhöhte Spannung deuten auf eine Dysfunktion hin.

Behandlung: Die jeweilige Testposition wird als Vordehnung gehalten.

- **Direkt-direkt:** Die Dehnung wird gehalten oder nach und nach verstärkt bis zum Release.
- **Direkt-indirekt:** Auf die fasziale Vordehnung indirekt folgen.

22.5.4 Intraossäre Testung und Behandlung des Sternums

(▶ Abb. 22.7)

Patient: in Rückenlage oder im Sitz.

Therapeut: sitzend kranial des Patienten oder stehend dorsal.

Handposition: Die Fingerkuppen des Zeige-/und Mittelfingers beider Hände liegen paramedian auf dem Sternum in Höhe des Manubrium sterni.

Ausführung:

- Beide Hände geben einen leichten Druck nach dorsal, um palpatorisch das Sternum zu erreichen.
- Auf Ebene des Knochens kann entweder die fasziale Mobilität oder die Motilität korrigiert werden.
- Die Finger führen eine Spreizung auseinander aus im Sinne eines Desengagements.

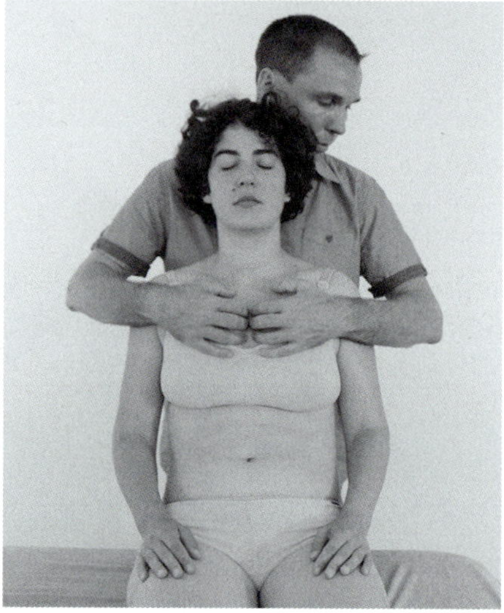

Abb. 22.7 Intraossäre Testung und Behandlung des Sternums [J811]

Bewertung:

- **Normalbefund:** Das Sternum sollte sich elastisch auseinander bewegen lassen.
- **Dysfunktion:**
  - Eine Störung der Elastizität weist auf eine Dysfunktion des Sternums hin.
  - Sie verweist u. U. auf eine Dysfunktion des Thymus.

Behandlung: Die Testposition wird als Behandlung verstärkt.

22.5.5 Recoil des Sternums

(▶ Abb. 22.8)

Patient: in Rückenlage, Kopf in leichte Rotation vom Therapeuten weg, Mund leicht geöffnet.

Therapeut: stehend kranial des Patienten.

Handposition: Die Finger beider Hände liegen gedoppelt auf dem Sternum in Höhe des Manubrium sterni, die Fingerspitzen sind nach kaudal gerichtet.

Ausführung:

- Beide Hände geben einen leichten Druck nach dorsal gegen die Einatmung des Sternums, der Patient atmet verstärkt ein.
- Nach 3–4 tiefen Atemzügen lässt der Therapeut plötzlich **nach** Beginn der tiefen Einatmung den Kontakt los, sodass der Patient plötzlich ins Leere atmet.
- Etwa 3- bis 4-mal wiederholen.

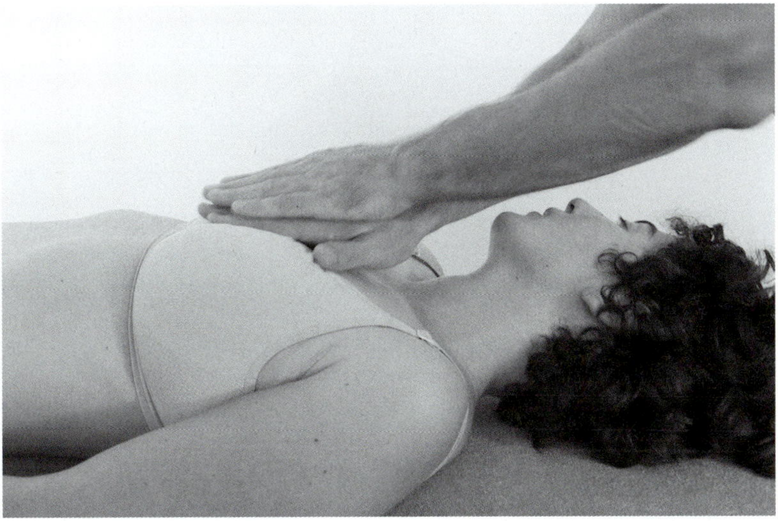

Abb. 22.8 Recoil des Sternums [J811]

Ziele der Behandlung:

- Durch den massiven Unterdruck wird ein starker Sog erzeugt, der die venösen und lymphatischen Flüssigkeiten ansaugt.
- Auch der Thymus wird hierdurch stimuliert.

22.5.6 Test und Behandlung der Apertura thoracis superior (ATS)

(▶ Abb. 22.9)

Patientin: in Rückenlage.

Therapeut: sitzend/stehend ipsilateral auf Schulterhöhe.

Handposition:

- Die kaudale Hand liegt quer auf dem Sternum auf Höhe des Manubrium sterni und auf den Sternoklavikulargelenken, die Fingerspitzen zeigen nach kontralateral.
- Die kraniale Hand liegt dorsal, quer unter dem zervikothorakalen Übergang.

Ausführung:

- Mit leichtem Druck durch die Knochen in die Tiefe sinken lassen.
- Die kaudale Hand gibt einen Schub nach kaudal, die kraniale Hand einen Gegenschub nach kranial.

Bewertung:

- **Normalbefund:** Die Strukturen zwischen den Händen sollten sich elastisch gegeneinander bewegen lassen.
- **Dysfunktion:**
  - Eine Störung der Elastizität weist auf eine Dysfunktion der ATS hin.
  - Eine ventrale Spannung zeigt u. U. eine Dysfunktion des Thymus oder der Lamina thyropericardiaca an.

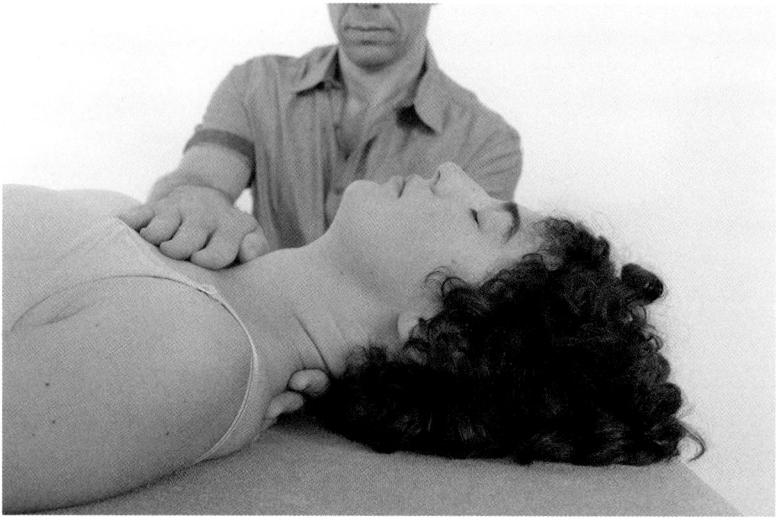

Abb. 22.9 Test und Behandlung der Apertura thoracis superior (ATS) [J811]

Behandlung:

- Die Testposition wird als Behandlung verstärkt.
- Die Behandlung erfolgt **direkt** oder **indirekt.**
  - **Direkt:** Beide Hände schieben auseinander bis zum Release.
  - **Indirekt:** Beide Hände werden angenähert und indirekt in die freie Richtung positioniert bis zum Release.
- Entweder als Stacking-Technik durchführen oder faszial folgen im Sinn eines Unwindings.

22.5.7 Test der Mobilität des Thymus

(▶ Abb. 22.10)

Patient: in Rückenlage.

Therapeut: sitzend kranial des Patienten.

Handposition:

- Die rechte Hand liegt mit dem Thenar oder dem Handballen auf dem Manubrium sterni, die Fingerspitzen sind nach kaudal gerichtet.
- Die linke Hand ist gedoppelt, d. h. sie liegt entspannt auf der rechten Hand.

Ausführung:

- Die rechte Hand gibt einen leichten Druck nach dorsal, um palpatorisch durch das Sternum zu gelangen.
- Für den Mobilitätstest des Thymus eine leichte Translation nach kaudal und kranial durchführen.
- Für eine unilaterale Testung eine leichte Pronation, bzw. Supination induzieren.

Bewertung:

- **Normalbefund:**
  - Der Thymus sollte sich leicht nach kaudal und nach kranial translatieren lassen.
  - Auch unilateral sollte eine Elastizität vorhanden sein.

- **Dysfunktion:**
  - Eine Störung der Elastizität und die verminderte Gleitfähigkeit deuten auf eine Dysfunktion des Thymus hin.
  - Ein Zug nach innen kann eine Retraktion des Thymus anzeigen.
- Ein leichtes Nachaußendrücken kann auf eine Kongestion des Thymus verweisen.

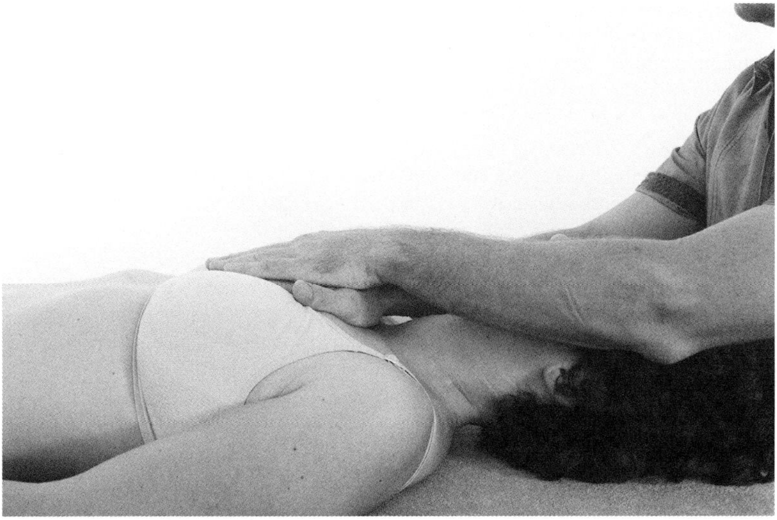

Abb. 22.10 Test der Mobilität des Thymus [J811]

22.5.8 Test der Mobilität des Thymus (Variante)

(▶ Abb. 22.11)

Patient: in Rückenlage.

Therapeut: sitzend kranial des Patienten.

Handposition:
- Die rechte Hand liegt mit dem Thenar oder dem Handballen auf dem Manubrium sterni, die Fingerspitzen sind nach kaudal gerichtet.
- Die linke Hand liegt zwischen den Skapulae unter der Brustwirbelsäule.
- Die Hände können auch getauscht werden.

Ausführung:
- Die rechte Hand gibt einen leichten Druck nach dorsal, um palpatorisch durch das Sternum zu gelangen.
- Für den Mobilitätstest des Thymus eine leichte Translation nach kaudal und kranial durchführen.
- Für eine unilaterale Testung eine leichte Pronation bzw. eine Supination induzieren.

Bewertung:
- Normalbefund: Der Thymus sollte sich leicht nach kaudal und nach kranial translatieren lassen. Auch unilateral sollte eine Elastizität vorhanden sein.

22.5.9 Test der Motilität des Thymus

(▶ Abb. 22.11)

Patient: in Rückenlage.

Therapeut: sitzend kranial des Patienten.

Handposition:

- Die rechte Hand liegt mit dem Thenar oder dem Handballen auf dem Manubrium sterni, die Fingerspitzen sind nach kaudal gerichtet.
- Die linke Hand liegt zwischen den Skapulae unter der Brustwirbelsäule.
- Die Hände können auch getauscht werden.

Ausführung:

- Die rechte Hand gibt einen leichten Druck in die Tiefe, um palpatorisch durch das Sternum hindurch zu spüren. Auf der Ebene des Mediastinum anterius erfolgt die Perzeption der Motilität des Thymus.
- Der Handballen nimmt die Kraft, Frequenz, Vitalität und Amplitude der Thymusmotilität wahr.

Normalbefund: Laut Camirand braucht es normalerweise etwa 4 Sekunden für die Inspiration und 4 Sekunden für die Exspiration, dies entspricht einem PRM von 7–8 Zyklen pro Minute. Eine gesteigerte Frequenz und Amplitude verweisen auf eine Überfunktion des Thymus hin, eine reduzierte Frequenz und Amplitude auf eine Unterfunktion des Thymus.

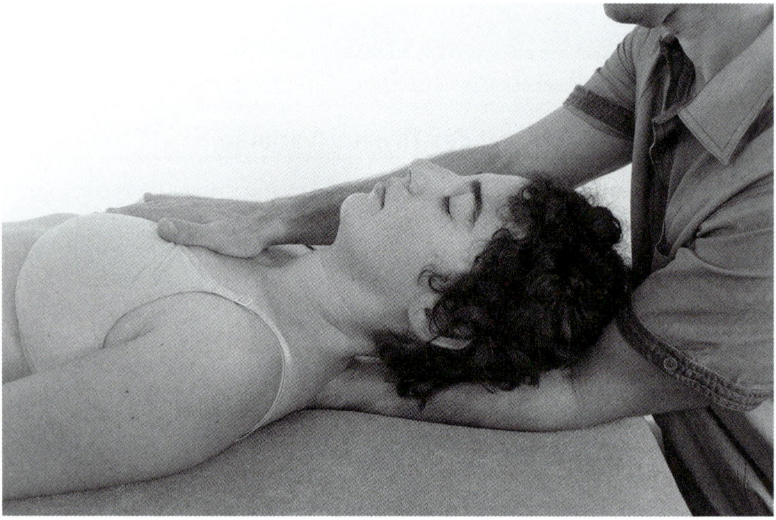

Abb. 22.11 Test der Mobilität des Thymus (Variante) [J811]

22.5.10 Test der Motilität des Thymus (Variante)

Patient: in Rückenlage.

Therapeut: sitzend am Kopfende des Patienten.

Handposition:

- Die linke Hand liegt mit den Handballen auf dem Manubrium sterni, die Fingerspitzen sind nach kaudal gerichtet.
- Die rechte Hand liegt quer unter dem Okziput.

Ausführung:

- Die linke Hand gibt einen leichten Druck in die Tiefe, um palpatorisch durch das Sternum hindurch zu spüren. Auf der Ebene des Mediastinum anterius erfolgt die Perzeption der Motilität des Thymus.
- Der Handballen nimmt die Kraft, Frequenz, Vitalität und Amplitude der Thymusmotilität wahr.
- **Normalbefund:** Laut Camirand braucht es normalerweise etwa 4 Sekunden für die Inspiration und 4 Sekunden für die Exspiration, dies entspricht einem PRM von 7–8 Zyklen pro Minute; eine gesteigerte Frequenz und Amplitude verweisen auf eine Überfunktion des Thymus, eine reduzierte Frequenz und Amplitude auf eine Unterfunktion des Thymus.

22.6 Behandlung der Dysfunktionen

Grundsätze der Thoraxbehandlung (nach Barral): Bevor die intrathorakalen Organe behandelt werden können, müssen alle Strukturen des parietalen Thorax kontrolliert und ggf. behandelt werden, d.h. die BWS, die Rippen, das Sternum, das Zwerchfell, die Apertura thoracis superior (ATS). Erst nachdem der Brustkorb frei beweglich ist, können die intrathorakalen Organe, wie Perikard, Herz, Lunge, aber auch Thymus, Ösophagus und Trachea erfolgreich beeinflusst werden.

Für die Behandlung des Thymus spielt die Lösung des Sternums (Brustbeins) eine wichtige Rolle. Dieses ist häufig von Traumata und Fehlhaltungen negativ beeinflusst. Durch Untersuchung und Behandlung des Sternums kann zudem Einfluss genommen werden auf das Mediastinum.

Behandlungsmethoden des Thymus (nach Barral): Laut Barral kann der Thymus durch seine Lage direkt hinter dem Sternum nicht getastet werden. Laut Barral ist auch die manuelle Diagnose eines Tumors des Thymus (eines Thymoms) nicht verlässlich möglich. Zudem gibt es Barral zufolge auch keine spezifische Manipulationstechnik des Thymus.

Durch die Lage zwischen Sternum und Herz kann der Thymus durch folgende Techniken beeinflusst werden. Durch das Prinzip des federnden Drucks (Wechsel zwischen Kompression und Entlastung) am Sternum, aber auch durch retrosternale Viskoelastizitätstechniken.

Barral berichtet darüber hinaus, dass er Müttern die Thymusbehandlung ihres Säuglings beibringt, diese besteht aus täglich 20 Kompressionen auf dem Sternum. Barral vermutet, dass die Manipulationen der regionalen Arterien (A. subclavia, A. thyroidea inferior und A. thoracica interna) möglicherweise die Durchblutung des Thymus positiv beeinflusst.

Nach Einschätzung anderer Autoren (N. Camirand, J. Frühwein) lässt sich der Thymus zwar nicht direkt palpieren, eventuell jedoch durch die benachbarten Gewebe beurteilen und behandeln. Sie geben auch Hinweise auf die Mobilität, Motilität und Dysfunktionen. Hier bedarf es jedoch weiterer Untersuchungen zur Validierung der Untersuchungs-/Behandlungstechniken.

22.6.1 Behandlung des Thymus

Vor der spezifischen Arbeit am Thymus müssen zunächst die **parietalen Strukturen** getestet und ggf. behandelt werden.

- **Test und Behandlung der parietalen Strukturen:**
  - **Knöcherner Thorax** (besonders das **Sternum**)
  - Obere und mittlere Brustwirbelsäule
  - Sternothorakale und sternokostale Relation (Relation des Sternums zu 1.–6. Rippe und Th1–Th6)
  - Intraossäre Sternumdysfunktionen
  - Spannung der **zentralen Sehne** sowie der
  - **OAA** (Okziput-Atlas-Axis)-Komplex
- Viszerale Halsscheide und die Fascia cervicalis media
- Perikard mit den Herzanheftungen (Ligg. sternoperikardiaca superior und inferior)
- Diaphragmata (Apertura thoracis superior und Diaphragma thorakoabdominalis)
- Mobilisierung des Medistinum anterius/medius und posterius
- **Spezifische Behandlung:**
  - Normalisierung der Mobilität/Motilität des Thymus: Je nach Über- oder Unterfunktion durch Stimulations- oder Inhibitionstechniken
  - Stimulation des Thymus durch sternale Perkussionen und Recoil am Sternum
- **Empfehlungen**
  - Gekreuzte Aktivitäten der oberen und unteren Extremitäten (Gehen, Krabbeln, Kraulen, Gymnastik usw.) vermehrt durchführen.
  - Den Verzehr von Alkohol, Wurst und Käse/Milchprodukten meiden, da deren Histamingehalt das Immunsystem stört, Johanniskraut und Echinacea können den Thymus stimulieren. Alant, Nigella und schwarze Johannisbeere können den Thymus bremsen.

22.6.2 Behandlung der Mobilität des Thymus (nach Frühwein)

(▶ Abb. 22.12)

Ausgangsstellung: siehe Test.

Handposition:

- Hände entweder wie beim Test positionieren, der Therapeut hat die Hände ventral, beide Hände sind gedoppelt, d. h. sie liegen aufeinander.
- Alternative Handposition einnehmen: Eine Hand dorsal unter die Brustwirbelsäule legen, die Fingerspitzen zeigen nach kaudal. Die andere Hand liegt ventral auf dem Sternum, der Handballen liegt auf dem Manubrium sterni, die Fingerspitzen zeigen nach kaudal.

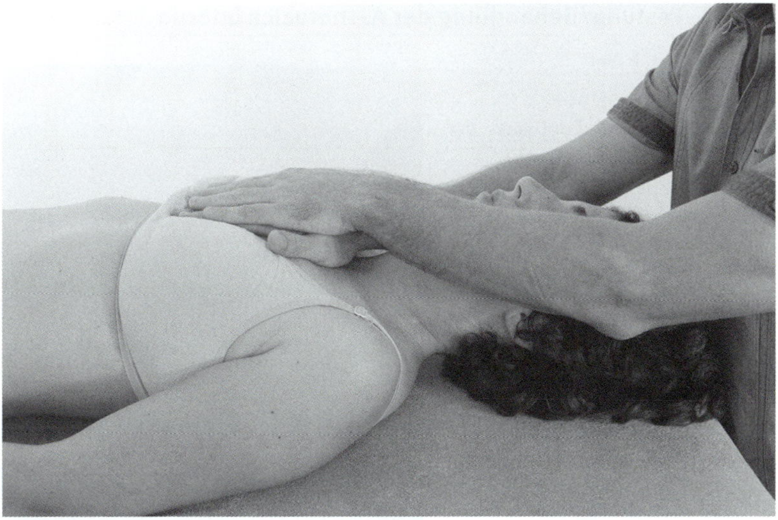

Abb. 22.12 Behandlung der Mobilität des Thymus (Variante nach Frühwein) [J811]

Ausführung:
- Der Thymus wird direkt oder indirekt mobilisiert.
- Es kann auch eine faszial indirekte Technik zur Anwendung kommen als Stacking-Technik (Translation kranial-kaudal, Translation rechts/links, Rotation rechts und links).
- Die Korrektur kann sowohl bilateral als auch unilateral erfolgen.

22.6.3 Energetisierung des Thymus

Patient: in Rückenlage (auch im Sitz oder Stand möglich).

Therapeut: sitzend am Kopfende.

Handposition: Das Handgelenk und die Finger fallen locker in entspannte Flexion.

Ausführung: Die Hand führt mit den Fingerkuppen einer oder beider Hände etwa 20–25 rhythmische, sanfte Klopfungen auf das Sternum etwa auf Höhe der 2. Rippe aus., um den Thymus zu aktivieren.

Variante:
- Kann auch als **Eigenübung** im Sitz/Stand durchgeführt werden.
- Kann auch vom **Partner** zu Hause durchgeführt werden.

22.6.4 Testung/Behandlung der A. thoracica interna

(▶ Abb. 22.13, ▶ Abb. 22.14)

Patientin: in Rückenlage.

Therapeut: sitzend kopfwärts der Patientin.

Handposition:

- Die kaudale Hand liegt mit den Fingerkuppen der Zeige-/Mittel- und Ringfinger 1–2 Querfinger lateral des Sternums in den Interkostalräumen 2–4 der zu behandelnden Seite, die Handfläche zeigt nach medial.
- Die Fingerkuppen suchen eine leichte Pulsation.
- Die kraniale Hand nimmt kranial der Klavikula mit dem Daumen Kontakt mit der A. subclavia auf.

Ausführung:

- Mit leichtem Druck in die Tiefe sinken lassen bis zur Pulsation des Gefäßes.
- Die Behandlung erfolgt **direkt** oder **indirekt.**
  - **Direkt:** Die kraniale Hand fixiert die A. subclavia, die kaudalen Finger üben zudem einen leichten Zug nach kaudal aus.
  - **Indirekt:** Die kaudalen Finger schieben leicht nach kranial, faszial einstellen in die freie Richtung.
- **Variante (nach Camirand):** Die kaudale Hand kann auch mit dem Os pisiforme (der ulnaren Kante) die Dehnung nach kaudal ausführen.

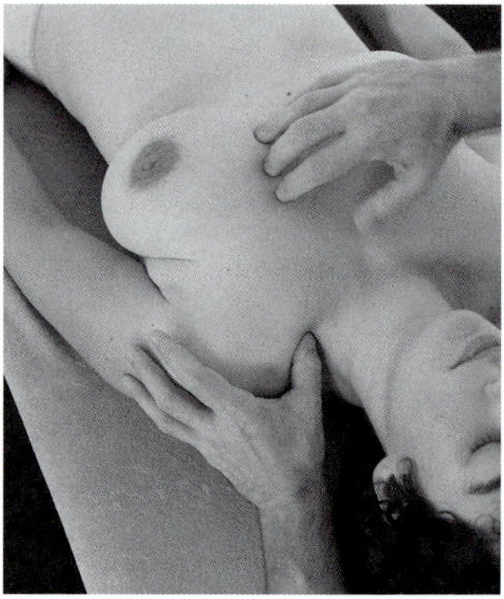

Abb. 22.13 Test und Behandlung der A. thoracica interna (Variante nach Frühwein) [J811]

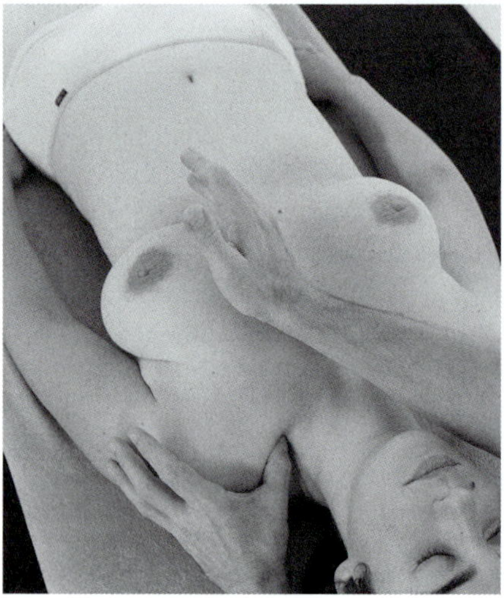

Abb. 22.14 Test und Behandlung der A. thoracica interna (Variante nach Camirand) [J811]

22.6.5 Test/Behandlung der A. thoracica interna/der Rr. thymici

(▶ Abb. 22.15)

Patientin: in Rückenlage.

Therapeut: stehend ipsilateral auf Schulterhöhe.

Handposition: Die kaudale (laterale) Hand liegt mit den Fingerkuppen der Zeige-/ Mittel- und Ringfinger 1–2 Querfinger lateral des Sternums in den Interkostalräumen 2–4 der zu behandelnden Seite, die Handfläche zeigt nach lateral.

- Die Fingerkuppen suchen eine leichte Pulsation.
- Die kraniale (mediale) Hand nimmt medial davon mit dem Daumenballen Kontakt am Sternumrand auf.

Ausführung: Mit leichtem Druck in die Tiefe sinken lassen, bis die Pulsation des Gefäßes zu spüren ist. Die Behandlung erfolgt direkt oder indirekt durch folgenden Vorgehen:

- **Direkt:** Die kaudale Hand fixiert die A. thoracica interna, der kraniale Daumenballen übt einen leichten Schub nach medial aus.

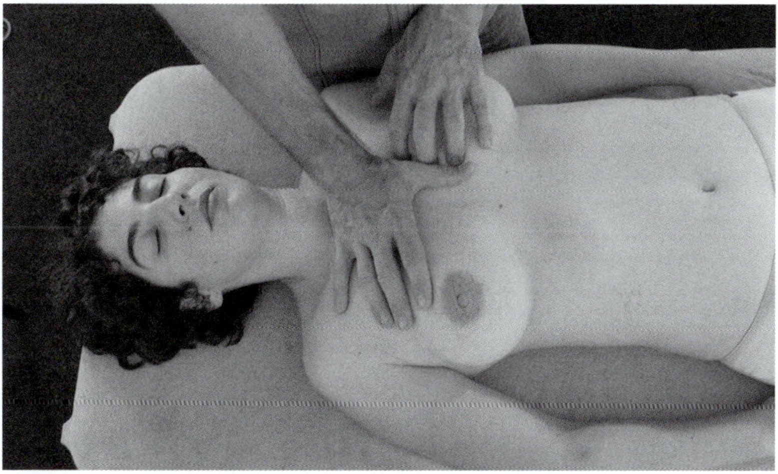

Abb. 22.15 Behandlung der A. thoracica interna/der Rr. thymici [J811]

- **Variante (nach Camirand):** Der Therapeut sitzt/steht kopfwärts, die laterale Hand fixiert mit dem Os pisiforme/der ulnaren Kante die A. thoracica interna, der mediale Griff mit dem Daumenballen ist gleich.

22.6.6 Behandlung der Motilität/Induktion des Thymus

Patient: in Rückenlage.

Therapeut: sitzend am Kopfende des Patienten.

Handposition:

- Die linke Hand liegt mit den Handballen auf dem Manubrium sterni, die Fingerspitzen sind nach kaudal gerichtet.
- Die rechte Hand liegt quer unter dem Okziput.

Ausführung:

- Die linke Hand gibt einen leichten Druck in die Tiefe, um palpatorisch durch das Sternum hindurch zu spüren.
- Auf der Ebene des Mediastinum anterius erfolgt die Perzeption der Motilität des Thymus.
- Der Handballen nimmt die Kraft, Frequenz, Vitalität und Amplitude der Thymusmotilität wahr.
- Die rechte Hand führt eine Induktion aus und positioniert den Thymus in Expansion oder Retraktion indirekt in die freie Richtung.
- Den Kontakt bis zum lokalen Ruhepunkt oder generalisierten Stillpoint halten.
- Ein zu langsamer Rhythmus kann beschleunigt, ein zu schneller Rhythmus kann abgebremst werden.
- Die Synchronisation zwischen Thymus und Okziput kann wiederhergestellt werden.

23 Brustdrüse

Therapeut auf den Fotos: Jochen Frühwein

Jochen Frühwein

23.1 Embryologie

Sowohl die Brust als auch die Brustdrüse (Milchdrüse) sind Spezialisierungen der Haut. Funktionell sind diese jedoch eng mit den **Geschlechtsorganen** verbunden.

Bei beiden Geschlechtern entstehen Brust und Brustdrüse gleich (▶ Abb. 23.1). Eine streifenförmige Epithelverdickung (**Milchstreifen**) tritt am Ende des **ersten** embryonalen Monats an der ventralen und der lateralen Rumpfwand auf. Die im **zweiten** embryonalen Monat auftretende **Milchleiste** bildet sich bis auf ein kleines linsenförmiges Areal der Brust wieder zurück. Im **vierten** Embryonalmonat entsteht ein Epithelkolben in das unterlagernde Mesenchym. Aus diesem Epithelkolben entstehen im

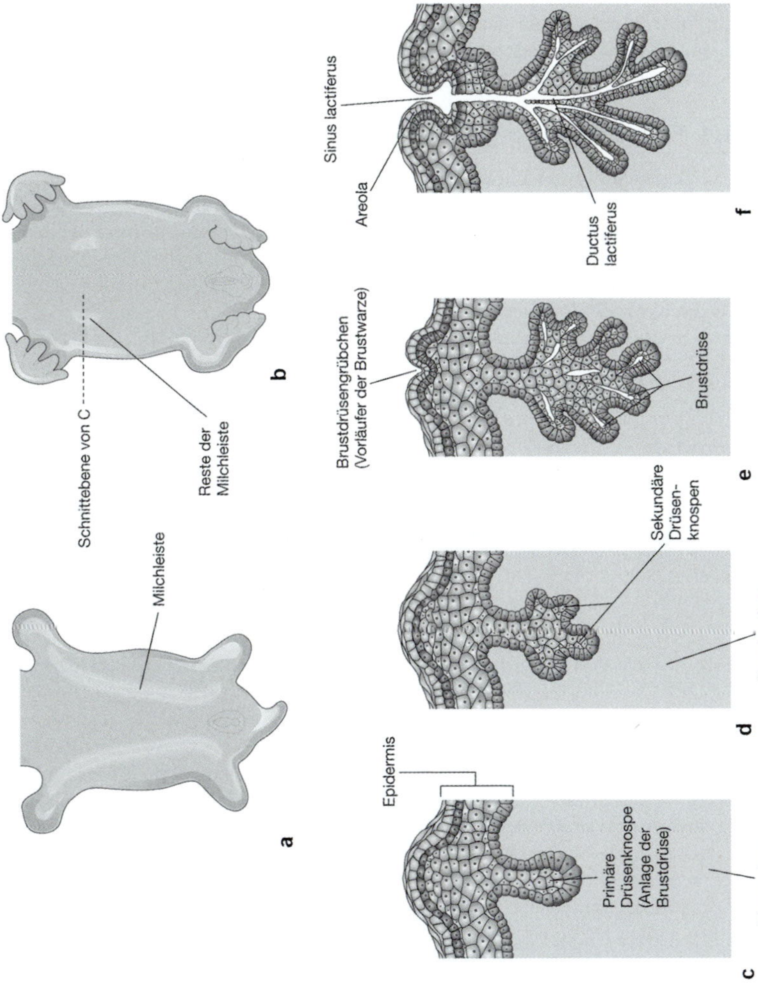

Abb. 23.1 Entwicklungsstadien der Brustdrüse: a) ca. 28 Tage alter Embryo, b) 6. Woche, c) Querschnitt durch Milchleiste im Bereich einer Drüsenanlage, d-f) 12. Woche bis zur Geburt [R364]

fünften embryonalen Monat 12 bis 20 Epithelzapfen mit einer verdickten Knospe. Hieraus bilden sich Ausführungsgänge, Milchgänge und Drüsenläppchen der Milchdrüse. Im **siebten bis achten** Monat entwickeln sich zwischen den ausgesprossenen Epithelkolben Drüsenfelder. Darüber hinaus bilden sich im **fünften bis sechsten** Fetalmonat auch apokrine Drüsen (**Warzenhof**). Der Warzenhof ist bei Geburt wie eine kleine Senke geformt. Die eigentliche Brustwarze entsteht meist erst nach der Geburt.

Bei etwa 3 % der Mädchen und 2 % der Jungen liegt eine mangelhafte Rückbildung der Milchleiste vor. Hierdurch kann es zur Bildung von zusätzlichen (akzessorischen) Brustwarzen (**Polythelie**) oder zu akzessorischen Brustdrüsen (**Polymastie**) kommen. Diese können bei der Frau zyklisch oder bei einer Schwangerschaft zu Veränderungen führen.

Bis zur **Pubertät** entwickeln sich Brust und Brustdrüse bei beiden Geschlechtern gemeinsam. Erst mit der Geschlechtsreife setzt die Fortentwicklung der Brust und Milchdrüsenanlage geschlechtsspezifisch ein.

23.1.1 Formentwicklung der weiblichen Brust

Über verschiedene Entwicklungsstadien (▶Abb. 23.2) kommt es während der Pubertät zunächst zur Bildung der **Knospenbrust** (**primäre Mamma**). Durch zunehmende Entwicklung des Fettgewebes bildet sich die **Halbkugelform** (**sekundäre Mamma**). Die untere Hälfte der Brust ist stärker gerundet als die obere und geht ohne Falte in die Brustwand über. **Variabilität und Größe** der Brust werden weniger vom Drüsenkörper als vielmehr von den Strukturen der Kutis und Subkutis, dem Fettgewebe und der Beschaffenheit der Bindegewebszüge beeinflusst.

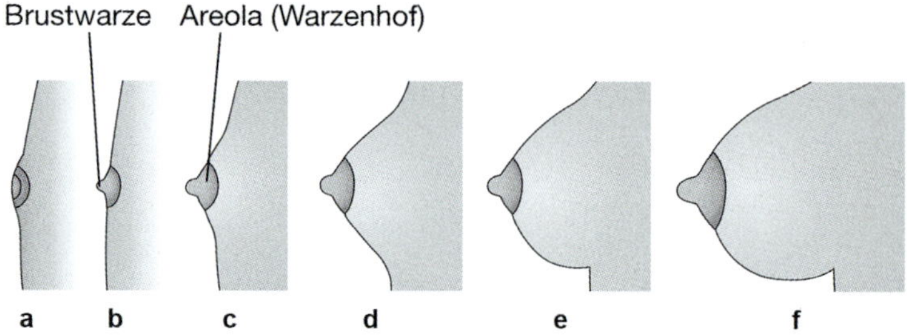

Abb. 23.2 Postnatale Entwicklung der weiblichen Brust: a) Neugeborenes, b) Kind, c) frühe Pubertät, d) späte Pubertät, e) junge Erwachsene, f) schwangere Frau [R364]

Embryologie der Aufhängung

Während sich die Epithelknoten (bilden später die Milchgänge) der Primäranlage ausbilden, wachsen ihnen Fasern aus der Tiefe der Subkutis entgegen (sog. **Ligamenta suspensoria mammae, Cooper-Ligamente**). Diese Ligamente wachsen von der Pektoralisfaszie senkrecht und segelförmig zur Epidermis und bilden Bindegewebssepten aus. Gleichzeitig entwickeln sich oberflächenparallele Septen, die mit den Cooper-Ligamenten eine Art gitterkreuzartiges Netzwerk bilden. Mit Einsetzen der hormonellen Drüsenaktivität in der Pubertät kommt es zu einem infiltrativen Wachstum von Drüsengewebe entlang dieser Bahnen und zur Ausbildung der typischen Läppchenstruktur der Brust. Das Fettgewebe stört hierbei die Drüsenentwicklung (und erklärt, warum Frauen mit großen voluminösen und fettreichen Brüsten häufig schlechter stillen können als Frauen mit kleinen fettarmen Brüsten).

Entwicklung des Drüsenkörpers

Die Entwicklung des Drüsenkörpers verläuft hierbei nach **zwei typischen Mustern:**

- Die Entwicklung orientiert sich eher an den **oberflächenparallelen** Septen und bildet eine Schalenbrust aus. Diese ist flach, hat **viel Drüsengewebe** und ist bis ins hohe Alter „stabil".
- Die eher **vertikale** Entwicklung bildet eine halbkugel- oder kegelförmige Brust aus. Diese besitzt **weniger** Drüsengewebe und es kommt zu einer frühzeitigen Elongation der Cooper Ligamente und einer Absenkung mit der Schwerkraft (**Ptosis mammae**).

23.1.2 Männliche Brust

Die Entwicklung der männlichen Brustdrüse erfolgt analog der weiblichen. Es entsteht ein **Drüsenbaum mit Ductus lactiferi,** der im Vergleich zum weiblichen **rudimentär** ausgebildet ist. Die Größe des Drüsenkörpers beträgt lediglich 1,5 cm im Durchmesser und 0,5 cm Dicke. Die Lage ist relativ konstant im Bereich des **vierten Interkostalraums.** Durch die Stimulation der mütterlichen Hormone kann auch ein männliches Neugeborenes eine geringe Menge sog. Hexenmilch sezernieren. Während der Pubertät erfährt auch die männliche Brustdrüse eine Volumenzunahme, jedoch bilden sich die Milchgänge nicht entsprechend der weiblichen Brust aus. Kommt es zur Ausbildung eines weiblichen Habitus, spricht man von einer Gynäkomastie.

23.2 Anatomie

23.2.1 Funktion

Die weibliche Mamma gehört zu den sekundären Geschlechtsmerkmalen. Sie ist Ausdruck von Weiblichkeit und Fruchtbarkeit. Die Brustdrüse ist die Milchdrüse zur Ernährung eines Neugeborenen. Unter der Wirkung des Prolaktins kommt es während der **Schwangerschaft** zur Vergrößerung und Differenzierung der Brust und zur Laktation (Milchbildung) in der **Stillzeit.** Man unterscheidet die ruhende und die stillende Brust.

Funktion und Wachstum können von anderen Drüsen stimuliert werden (z. B. Schilddrüse, Ovarien, Pankreas). Im Fettgewebe der Brust können Androgene in Östrogene umgewandelt werden.

23.2.2 Aufbau

Äußerer Aufbau der weiblichen Brust

Form, Größe und Lage der weiblichen Brust können durch verschiedene Faktoren beeinflusst werden: Lebensalter, Hormonhaushalt, Ernährung, Körperbau, Schwangerschaften und Stillzeit. Aber auch **ethnische Unterschiede** haben einen Einfluss auf die **Brustform** (asiatisch: typisch Schalenform, europäisch: typisch Halbkugelform und afrikanisch: typisch Kegelform). Formentwicklung und Hormonhaushalt laufen weitgehend symmetrisch ab. Bei deutlichen Asymmetrien sollte man Pathologien (z. B. Tumoren) abklären.

Die Brüste liegen etwa zwischen der 3. bis zur 6 (7.) Rippe. Brust und Brustdrüse sind Ausbildungen der Haut (Brustwarze aus der Kutis und Brustdrüse aus der Subkutis). Bindegewebsfasern aus Kollagen bilden Retinacula von der Haut bis zur Fascia pectoralis (sog. **Cooper-Ligamente/Ligamenta suspensoria mammae**), welche die Form der Brust stabilisieren. Diese Septen verbinden die oberflächliche und tiefe Brustfaszie (**Fascia mammae superficialis** und **Fascia mammae profunda**). Die Cooper-Ligamente bilden zahlreiche Septen und Kammern aus Bindegewebe, in denen sich die Brustdrüsenläppchen, d. h. das Fett- und Drüsengewebe befinden. Die Brust ist auf der Fascia pectoralis dank einer Fettschicht verschieblich.

Innerer Aufbau der weiblichen Brust

In die Septen der Brust sind die Drüsenläppchen und Fettgewebe eingelagert. Form und Größe hängen von der Größe des Brustdrüsenkörpers und dem Anteil von Fettgewebe ab. Die Spitze der Brust wird gebildet durch den Brustwarzenhof (**Areola mammae**) und die Brustwarze (**Papilla mammaria, Mamille**). Dem Brustwarzenhof sind ca. 15 Glandulae areolares zugeordnet, welche Talg und Schweiß produzieren. Jedes Drüsenläppchen hat einen Ausführungsgang (Milchgang/**Ductus lactiferi**) in Richtung der Brustwarze.

Im Alter kommt es zur sog. **Altersinvolution** (Rückbildung), wobei die Drüsenläppchen allmählich durch Fettgewebe ersetzt werden und die Cooper-Ligamente erschlaffen (**Ptosis mammae**).

23.2.3 Topografische Anatomie

Lage

Die Lage der **Brust** (**Mamma**) mit der **Brustdrüse** (**Glandula mammaria**) ist bei der erwachsenen Frau zwischen der dritten und sechsten Rippe. Sie liegt zwischen Sternum und Axilla auf der Brustfaszie (Fascia pectoralis), lateral kann die Brustdrüse mit einem **Lobus axillaris** auf dem M. serratus anterior liegen. Die Rinne zwischen beiden Brüsten nennt man **Busen** (Sinus mammarum).

Die oberflächliche Brustfaszie (**Fascia pectoralis**) ist an Klavikula und Sternum fixiert und geht kranial in die **Fascia cervicalis superficialis** über. Lateral setzt sie sich in die Fascia axillaris und nach kaudal in die oberflächliche Bauchfaszie (**Fascia Scarpa**) fort. Zwischen der Fascia pectoralis und der Brustdrüse liegt eine lockere Bindegewebsschicht, welche die Brustdrüse gegen den M. pectoralis verschieblich macht. Bindegewebszüge laufen von der Brustwarze bis zur Verschiebeschicht auf der Brustfaszie (Ligg. suspensoria mammae).

Die Glandula mammaria wächst also in die **Fascia superficialis** ein und unterteilt sie in eine **Lamina superficialis** und eine **Lamina profunda** (**Fascia mammae superficialis** und **Fascia mammae profunda**). Senkrecht dazwischen verlaufen die 1840 von Cooper erstmals beschriebenen senkrechten Fasern, die der Brust das typische zeltartige Aussehen verleihen. Diese **Ligamenta suspensoria** stabilisieren die Brust und bilden die typische läppchenartige Struktur. Oberhalb der Glandula mammaria bis zur Klavikula ist die Fascia superficialis verdickt und bildet das **Lig. suspensorium Giraldes** (1851). Hierbei handelt es sich um kein echtes Ligament, sondern nur um Verstärkungen der Faszie zur Stabilisierung und Formerhaltung der Brust. Nach medial und kranial geht das Lig. Giraldes in das Platysma über.

Oberflächlich der Fascia superficialis gibt es noch eine weitere Faszie (**Fascia subcutanea**), welche einen eigenen Halteapparat der Brust zu bilden scheint (Feit 2010). Diese ist vermutlich eine Fortsetzung des Superfizialen muskulo-aponeurotischen Systems (SMAS ▶ Abb. 23.3) des Gesichts und dessen Kontinuität im Halsbereich (M. platysma) nach kaudal und erlaubt eine aktive Elevation der Brustdrüse. Sämtliche Faszienschichten der Brust treffen und vereinigen sich im Bereich der Submammarfalte.

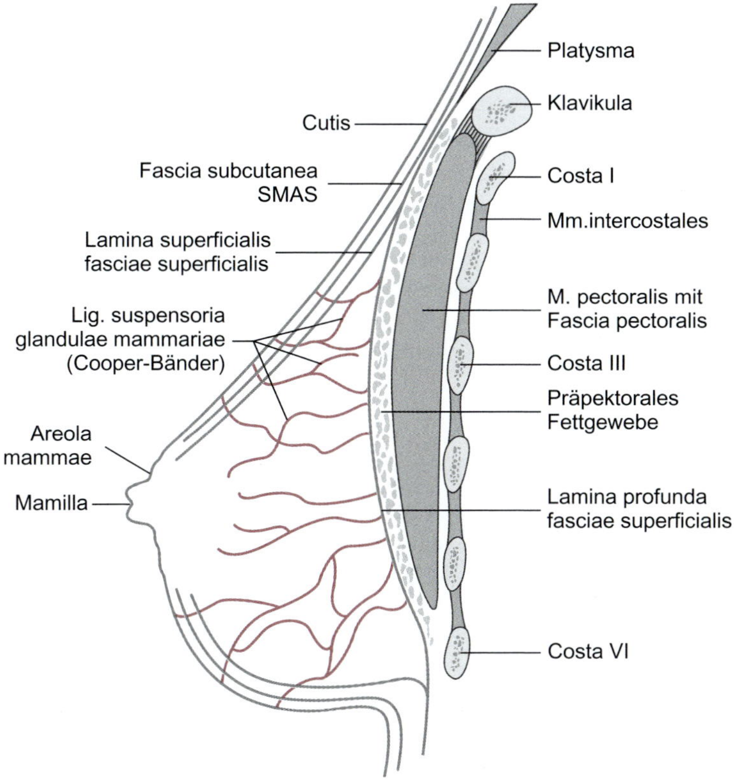

Abb. 23.3 Das superfiziale muskulo-aponeurotische System (SMAS) [L127]

Nachbarschaftsbeziehungen

Die einzigen direkten Beziehungen der Mammae sind, die zur

- Haut (**außen**) und
- **innen** der knöcherne Thorax und seine umgebenden Muskeln und Faszien.

Da die Brustdrüse eine Spezialisierung innerhalb der Haut darstellt, verfügt sie über keine direkten Beziehungen zu anderen Organen. Über den Thorax als Hülle bestehen jedoch weitreichende indirekte Verbindungen zu den thorakalen Organen.

- **Rechte Seite:** Fascia endothoracica, Pleura parietalis, Mittellappen der Lunge, Fissura horizontalis und Oberlappen der Lunge, Mediastinum/Herz
- **Linke Seite:** Fascia endothoracica, Pleura parietalis, Oberlappen der Lunge (Lobus superior), Fissura obliqua, Mediastinum, Herz/Herzspitze, Pleura mediastinalis

Fixationen

- **Cooper-Ligamente (Ligg. suspensoria mammaria)**, zwischen der Fascia mammae superficialis und der Fascia mammae profunda zeltartig ausgespannt, stabilisiert die Brustdrüse
- **Lig. suspensorium Giraldes** → zur Klavikula
- **Fascia subcutanea** → superfiziales muskulo-aponeurotisches System (SMAS) → zum M. platysma

Gleitflächen

Es gibt verschiedene Verschiebeebenen:

- **Superior und inferior:**
  - **Superior** liegt die Brustdrüse zu zwei Dritteln auf dem M. pectoralis major.
  - **Inferior** liegt er zu einem Drittel auf dem M. obliquus externus und dem M. rectus abdominis.
- **Oberflächlich und tief:**
  - **Oberflächlich** gleitet die Brustdrüse über den M. pectoralis major, M. obliquus externus und axillär über den M. serratus anterior.
  - Die **tiefe** Gleitebene wird gebildet durch den M. subclavius und M. pectoralis minor, umhüllt von der Fascia clavipectoralis.

23.2.4 Gefäßversorgung, Lymphwege, Innervation

Arterien

Die **Arterien** der Mamma (▶Abb. 23.4) stammen hauptsächlich aus Ästen der A. subclavia und A. axillaris, der A. thoracica interna und der A. thoracica lateralis.

- Die **A. thoracica interna** entspringt ventral aus der A. subclavia. Die Rami anteriores der A. thoracica interna ziehen durch den 3., 4. und 5. Interkostalraum und bilden mit den Aa. intercostales des 2.–5. Interkostalraums die **Rr. mammarii mediales,** die die **kranialen und medialen Bereiche** der Mamma versorgen.
- Die **A. axillaris** gibt auf Ebene der Axilla die **A. thoracica lateralis** ab, die zwischen M. pectoralis major und M. serratus anterior senkrecht nach kaudal zieht (bis zum 5. Interkostalraum).
- Die **A. thoracica lateralis** und die Rr. cutanei laterales der Aa. intercostales bilden die Rami mammarii laterales, welche die **lateralen und unteren Bereiche** der Brust versorgen.

Auch die A. axillaris, A. thoracoacromialis und A. thoracodorsalis können Äste zur Mamma entsenden.

Im Fettgewebe der Brust anastomosieren alle Kollateralen miteinander und bilden insbesondere perimammillär ein reiches arteriovenöses Netzwerk. Feine Äste versorgen dabei die Haut, etwas stärkere Äste versorgen die Drüsenläppchen. In den interlobulären Septen zweigen sich diese Gefäße immer weiter auf und versorgen die Drüsenläppchen.

Venen

Die Venen (▶Abb. 23.4) bilden subkutane Venenplexus, im Bereich der Areola mammae kommt es zu einem ringförmigen Geflecht (**Plexus venosus areolaris**), der in Gravidität und Laktation deutlich erweitert und gestaut ist. Die venöse Drainage führt zu den **Vv. thoracicae internae** und **laterales,** z. T. auch in die Venen der Bauchwand.

Nach posterior erfolgt der venöse Abfluss über die Interkostalvenen, rechts die V. azygos und links V. azygos accessoria. Über diese venösen Abflusswege erfolgen mögliche Metastasierungen in Lunge, Knochen und sonstige Gewebe.

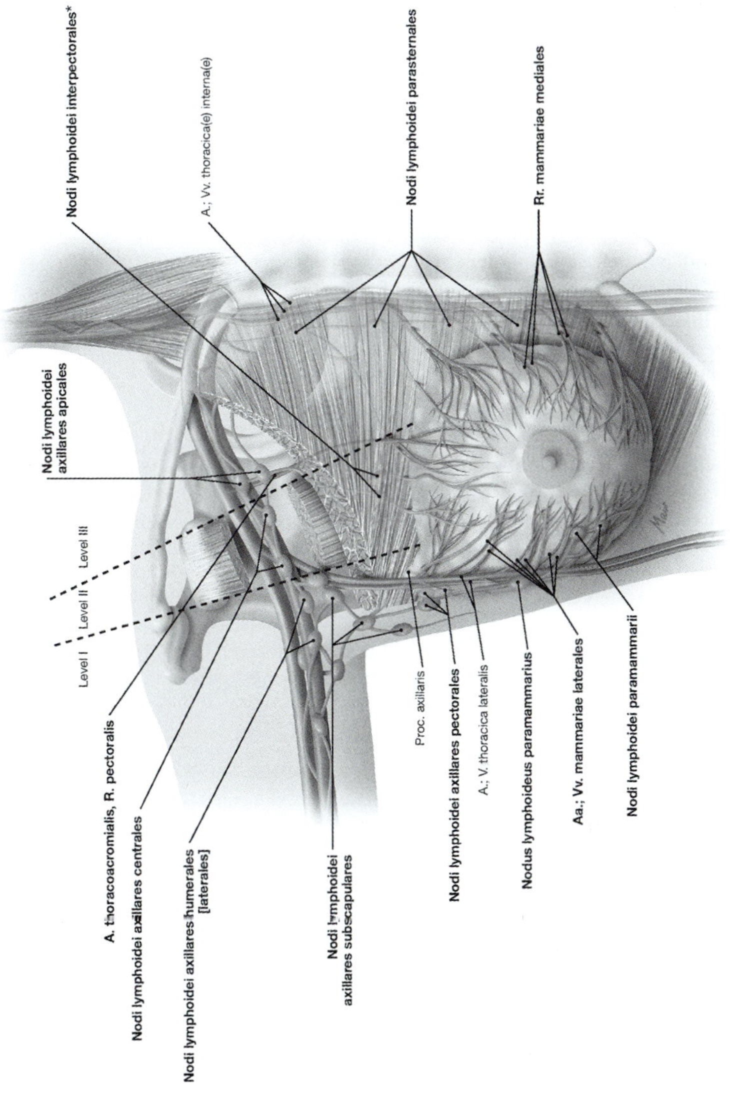

Abb. 23.4 Vaskularisation der Brust (aus Sobotta) [S007-0-24]

Lymphwege

Die **Lymphgefäße** der Mamma sind in einem **oberflächlichen** und **tiefen** Lymphgefäßnetz organisiert. Auch die Lymphgefäße zeigen zahlreiche Anastomosierungen und vier Abflusswege,

- zu den Lymphknoten der Axilla,
- durch den M. pectoralis zur Axilla

- durch die Brustwand zu den Lymphknoten der Brustwand und
- subkutan parallel zum Venenverlauf.

Klinisch sind die Lymphgefäße besonders beim **Mammakarzinom** als Metastasierungsweg des Karzinoms relevant. Durch die Metastasierung in die pektoralen und zentralen axillären Lymphknoten kann es zu einer Reizung des N. intercostobrachialis kommen.

Die **Lymphgefäße** leiten die Lymphe ab zu den
- Nodi lymphatici/lymphoidei axillares pectorales,
- Nodi lymphatici/lymphoidei axillares centrales,
- Nodi lymphatici/lymphoidei axillares apicales und zu den
- Nodi lymphatici/lymphoidei cervicales profundi.

Der **interkostale Lymphweg** führt durch die Brustwand zu den Nodi lymphatici parasternales im Bereich der Vasa thoracica interna. Zwischen den Lymphbahnen der rechten und linken Seite besteht **keine** Verbindung.

Innervation

- **Sensible Innervation:** Die Innervation der Brüste erfolgt hauptsächlich durch anteriore und laterale Hautäste der Interkostalnerven 3–5 (6). Die Rr. mammarii laterales und mediales der Nn. intercostales versorgen die Mamma sensibel.
- **Vegetative Innervation:** Die vegetativen Nervengeflechte folgen der A. thoracica interna bzw. der A. thoracica lateralis, diese haben Verbindungen zum Plexus subclavius und Ganglion stellatum. Die sekretorischen Nerven laufen mit den vaskulären Plexus.
- **Innervation der Mamille (Warzenhof und Brustwarze):** Corpora genitalia (Dogiel-Körperchen und druckempfindliche Lamellenkörperchen).

23.3 Dysfunktionen

Auf die Brust wirken folgende Gegebenheiten ein, die eine Dysfunktionen bedingen können.
- Mechanisch-funktionelle Belastungen durch den aufrechten Stand bzw. Fehlhaltungen beeinflussen die Brust.
- Hormonelle Umstellungen wie Pubertät, Stillzeit und Menopause haben starke Auswirkungen auf die Brust.
- Falsche und schlecht passende BHs stören die Funktion der Brust. Der erhöhte Druck auf das Drüsengewebe und die durch die Kompression erhöhte Temperatur der Brustdrüse (normal ist die Temperatur deutlich niedriger) stören ihre Physiologie, es kann sich das Bad-Bra-Syndrom entwickeln.
- Etwa 10 % der Frauen erkranken an Brustkrebs. Chirurgische und strahlentherapeutische Behandlungen beeinflussen das Bindegewebe/Drüsengewebe der Brust (Strahlenfibrose und Osteoporose des Knochens).
- Laut Barral ist zum aktuellen Zeitpunkt nicht geklärt, ob auch in der aktiven Brustkrebsphase eine osteopathische Behandlung der Brust möglich ist. Zwar ist die Anregung des Tumorwachstums unwahrscheinlich, aber nicht gänzlich ausgeschlossen. Gemäß dem in der Osteopathie formulierten Gesetz der Arterie stellt jedoch die optimale Vaskularisation die Grundvoraussetzung für jeden Heilungsprozess dar.

23.3.1 Ursachen

Parietale Dysfunktionen

- Obere BWS und obere Rippen, insbesondere die 3.–6. Rippe → sensible Afferenz
- Dysfunktion des Sternums (Beziehung zwischen den sternochondralen, chondrokostalen und costovertebralen Gelenke, besonders Ansätze der 3.–6. Rippe)
- Dysfunktionen des zervikothorakalen Übergangs → Ganglion stellatum
- Dysfunktion C3/4 → über den N. suprascapularis
- Dysfunktion Fascia pectoralis/Fascia exothoracica (Beziehung nach kranial zur Fascia cervicalis superficialis und nach kaudal zur Fascia Scarpa/Fascia abdominalis superficialis)
- Dysfunktion der Klavikula → faszialer Ansatz
- Dysfunktion des M. pectoralis major, M. obliquus externus und M. rectus abdominis → oberflächliche Gleitebene
- Dysfunktion des M. subclavius, M. pectoralis minor, der Fascia clavipectoralis → tiefe Gleitebene/venolymphatischer Abfluss

Viszerale Dysfunktionen

Anatomisch-topografisch besitzt die Mamma **keine direkten Beziehungen** zu anderen Organen. Lediglich über die darunterliegenden Rippen und interkostalen Muskeln/Gefäße/Nerven beeinflusst eine eventuelle Dysfunktion der Brust auch die darunterliegenden Organe:

- **Rechte Seite:**
  - **Nach dorsal:** Fascia endothoracica und Pleura parietalis, Mittellappen (Lobus medius) der Lunge, Fissura horizontalis und Oberlappen der Lunge (Lobus superior)
  - **Nach dorsal medial:** Beziehung zum Mediastinum/Herz
- **Linke Seite:**
  - **Nach dorsal:** großflächige Beziehung zur Fascia endothoracica/Pleura parietalis/Oberlappen der Lunge (Lobus superior)
  - **Lateral-kaudal:** Beziehung zur Fissura obliqua
  - **Nach dorsal medial:** Beziehung zum Mediastinum/Herz/Herzspitze und Pleura mediastinalis
- Hypophyse (Relation Prolaktin)
- Uterus, Ovarien (Relation Östrogen, Gestagen)
- Leberdysfunktion (gestörter intermediärer Hormonmetabolismus)
- Narben nach Brustoperationen (Knoten, Zysten, plastische Operationen (Augmentationen/Silikonimplantate), Lumpektomie/Mastektomie bei Tumoren)

Ligamente

- Zwischen der Fascia mammae superficialis und der Fascia mammae profunda sind die **Cooper-Ligamente** ausgespannt (**Ligg. suspensoria mammaria**). Diese Ligamente vermitteln Spannungen der Brustdrüse an die darunterliegende **Fascia pectoralis** (Zysten, Fibrosen, kleine Einblutungen/Hämorrhagien, Fascia pectoralis, Fascia exothoracica).
- **Lig. suspensorium Giraldes** → zur Klavikula
- **Fascia subcutanea** → superfiziales muskulo-aponeurotisches System (SMAS) → zum M. platysma

Nervale Störungen

- **Sensibel:**
  - Nn. intercostales (besonders Rr. mammarii laterales, Rr. mammarii mediales)
  - N. intercostobrachialis
  - N. supraclavicularis
- **Sympathikus:**
  - Beziehung zum Plexus subclavius und Ganglion stellatum sowie zu den vegetativen Geflechten mit den Blutgefäßen
  - Verschaltung auf den Kopfsympathikus

Störungen des Herz-Kreislauf-Systems/vaskuläre Störungen

- Insbesondere die perforierenden Venen Rr. perforantes (Vv. mammarii mediales und Vv. mammarii laterales) können durch Verklebungen/Fibrosen der Fascia mammae profunda bzw. durch interkostalen Spasmus komprimiert werden. Es kommt zum lokalen venolymphatischen Stau (Milchstau der laktierenden Mamma).
- Im Bereich der Ligamenta suspensoria/Bindegewebssepten der Brust können die kleinen Venen und Lymphgefäße lokal komprimiert werden. Es kommt zum lokalen venolymphatischen Stau (Milchstau der laktierenden Mamma).

Endokrine Störungen

- Prolaktinspiegel im Blut wird vom **Hypophysenvorderlappen** gesteuert.
- Uterus/**Ovarien**: Bildung von Östrogen/Gestagen
- Schilddrüse: Produktion von T3/T4
- Pankreas: Bildung von Insulin.
- Nebenniere: Kortisol stimuliert Prolaktin und hemmt die Bildung von Progesteron.
- Fettgewebe der Mamma: Umwandlung von Androgen in Östrogen.

Psyche

Stress hemmt die Bildung von Östrogen und Gestagen.

Weitere Ursachen

- Orale Kontrazeptiva (Pille)
- Schlecht passende BHs (Bad-Bra-Syndrom)
- Plastische Chirurgie (Mamma-Augmentation/Silikonimplantate, Mastopexie)
- Trauma (HWS-Distorsion beim Autounfall)
- Z. n. Mammakarzinomen

23.3.2 Kompensationsmechanismen

- Die **Spannungen der Fascia mammae** superficialis können kompensiert werden von einer Spannung der Fascia exothoracia bzw. Fascia pectoralis.
- Die **Spannung der Fascia exothoracica** kann
  - nach **oben fortgesetzt** werden als Spannung der Fascia cervicalis superficialis bis zur Mandibula, Spannungen des Kiefergelenks sind die Folge.
  - Nach kaudal kann die Spannung der Fascia exothoracica weitergeleitet werden in die Fascia scarpa/Fascia abdominalis superficialis bis zum Lig. inguinale → weiter als Fascia lata.

- Bei einer **Ptosis mammae** können die Fascia cervicalis superficialis und das Platysma kompensieren/hypertrophieren.
- Die **Fascia mammae superficialis** kann über die Cooper-Ligamente die Spannung in die Tiefe weiterleiten zur Fascia pectoralis, zum M. pectoralis major bis zu den Rippen. So kann ein interkostaler Hypertonus (besonders von der 3. bis zur 6. Rippe) stützend für die Brustdrüse wirken.
- Die **Verspannungen des M. pectoralis major** und **M. obliquus externus** können die oberflächliche Gleitebene der Brust stabilisieren.
- Die **Verspannungen des M. pectoralis minor** und **M. subclavius** können die tiefe Gleitebene der Brust stabilisieren.

23.3.3 Folgen

- Nacken-/Schulter-/Armschmerzen ipsilateral (über die Fascia pectoralis/den M. pectoralis major/den M. subclavius und M. pectoralis minor)
- Fixation/Blockaden des zervikothorakalen Übergangs → mechanisch, Ganglion stellatum
- Ipsilaterale Kopfschmerzen → präganglionäre sympathische Neurone auf Kopfsympathikus verschaltet
- Rezidivierende Rippenblockaden/Interkostalneuralgien (besonders 3.–6. Rippe, über N. intercostalis und obere Rippen)
- HWS-Schmerzen
- Dorsalgie der oberen BWS (Relation 3.–6. Rippe, kostovertebrale Gelenke und TH3–TH6)
- Schulter-Arm-Syndrom (über N. intercostobrachialis)
- Muskuläre Verspannungen/Myalgien (M. pectoralis major, M. obliquus externus, M. subclavius, M. pectoralis minor)
- Sternale Schmerzen (über chondrokostale Gelenke, Tietze-Syndrom)
- Zervikalgien/zervikale Hypertonie (besonders große Mammae/Ptosis mamma)
- Dysfunktionen TH7–TH9 bzw. 7.–9. Rippe (durch zu engen BH „Bad-Bra-Syndrom")
- Kieferschmerzen (Fascia mammae superficialis → Fascia exothoracica → Fascia cervicalis superficialis → Mandibula)
- Schilddrüsenprobleme (Fascia mammae superficialis → Fascia exothoracica → Klavikula → Fascia cervicalis → Schilddrüse)
- Atemstörungen/Beklemmung „Herzenge" → sekundäre Dysfunktionen von Lunge (Lobus superior/medius) rechts und Herz/Lobus superius der Lunge links über die zwischen geschalteten Rippen

23.3.4 Differenzialdiagnosen

- Fibrozystische Veränderungen (Mastopathie)
- Fibroadenom
- Mastitis puerperalis
- Nonpuerperale Mastitis
- Lipom
- Fettnekrose
- Mammakarzinom
- Interkostalneuralgie
- Angina pectoris (besonders links)

23.4 Diagnostik der Dysfunktionen

Zur Beschreibung und Lokalisation klinischer Befunde teilt man die Brust in 4 Quadranten (▶ Abb. 23.5) ein durch ein Koordinatenkreuz mit Zentrum auf der Mamille. Die Koordinaten können darüber hinaus mit den Uhrzeiten des Ziffernblatts benannt werden, sodass Befunde nach Uhrzeit und Entfernung (in cm) von der Mamille oder die Lage im jeweiligen Quadranten beschrieben werden können.

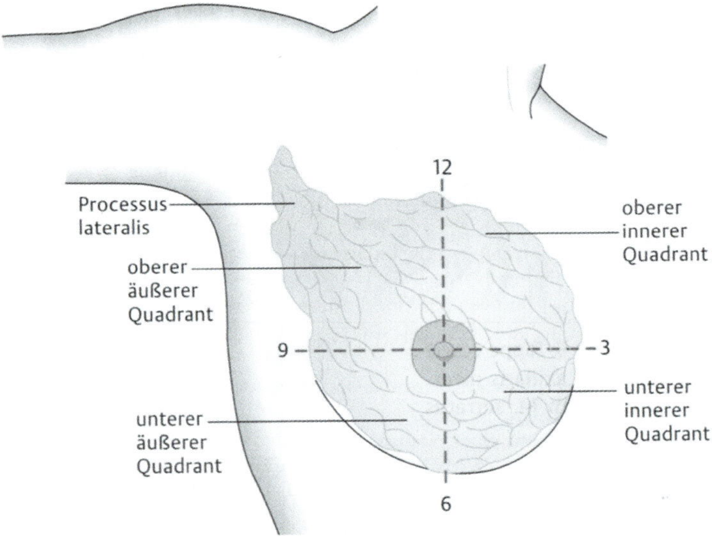

Abb. 23.5 Die Quadranten der Brust [S007-0-24]

23.4.1 Symptome

- Spannungs**gefühl** der Brust
- Überempfindlichkeit und Schmerzen bei Berührung
- Stauung/Schwellung der Brust
- Rezidivierende Rippenblockierungen (besonders 3.–6. Rippe)
- Rezidivierende BWS-Blockierungen (besonders TH 3–6)
- Periarthritis humeroscapularis (PHS), Impingement-Syndrom, Schulterschmerzen prä-/peri-/postmenopausal oder in Schwangerschaft/Stillzeit
- Atemschmerzen, Atemstörungen/Beklemmung „Herzenge"
- Schulterverspannungen und Schmerzen, Schulter-Arm-Syndrom (über den N. intercostobrachialis)
- Gleichseitige Kopfschmerzen
- Milchstau/Mastitis

Häufig verursacht die Brust fortgeleitete Dysfunktionen und Verspannungen, die schmerzhaft symptomatisch werden (z. B. über den N. intercostobrachialis). Oft ergibt sich erst durch Nachfrage, dass auch die Brust selbst Schmerzen und Beschwerden hervorruft.

23.4.2 Inspektion

Allgemeine Inspektion

- Konstitution, Körperbau (Astheniker, Pykniker), Bindegewebstonus/Fettgewebe
- Brustform (Schalenform, Halbkugelform, Kegelform, Ptose)
- Narben als Zustand nach einer Operation (Knotenentfernung, Mastektomie bei Mammakarzinom, plastische Operationen mit Silikonimplantat, Bruststraffung)
- Kyphose des zervikothorakalen Übergangs, Sternum in Extension, Rippen in Exspiration, besonders bei großen Mammae/Ptosis mammae und **fehlender Kompensation**
- Bei **Kompensation** kommt es zu einer Extension der BWS bzw. am zervikothorakalen Übergang, zur Inspiration der oberen Rippen, Flexion des Sternums.
- **Unilaterale Dysfunktion:**
  - Bewirkt Posteriorität der 3.–6. Rippe bzw. ein Spasmus der interkostalen Muskulatur (besonders posterior sichtbar).
  - Verursacht u. U. auch ventral eine Asymmetrie des Sternums/der ventralen Rippenansätze.
- Spannung der Fascia cervicalis superficialis mit der Hypertrophie des M. platysma
- Stirnglatze und zarte, dünne Augenbrauen → Östrogenmangel
- Buschige, volle Augenbrauen bei Frauen → zu hoher Androgenspiegel
- Vertikale Keilfalten über der Oberlippe → Östrogendefizit
- Damenbart → hormonelle Störung
- Besonderer Fettansatz an Brüsten, Bauch und Schenkeln → Hormonstörung
- Hirsutismus (übermäßige Behaarung an den Extremitäten, spitzwinklige Genitalbehaarung, Behaarung an den Brüsten) → Ovarialinsuffizienz bzw. Androgenüberschuss

- Der Osteopath untersucht die Brust nur dann, wenn die Patientin **klinische Beschwerden** hat **und** positive osteopathische Tests auf dieses Organ hindeuten.
- Der Osteopath sucht **Dysfunktionen** im Gewebe, wie z. B. Verklebungen, Fibrosen, venolymphatische Stauungen, Zysten. Die Untersuchung des Osteopathen ersetzt in keinem Fall die gründliche gynäkologische Untersuchung. Jede Auffälligkeit (z. B. harte derbe Knoten, Unregelmäßigkeiten) bedarf sofort **der fachärztlichen Untersuchung und Abklärung** durch den Gynäkologen!

Spezifische Inspektion

Die Inspektion bezieht sich auf die Brust und die Brustwarzen. Sie **kann in unterschiedlichen Haltungen** durchgeführt werden (z. B. mit hängenden Armen, in Vorneige des Oberkörpers, Hände über Kopf, mit Händen in die Hüften gestemmt). Die Parameter, auf die zu achten sind, sind:

- **Aussehen und Beschaffenheit der Haut:** rosig, teigig, fibrotisch, gestaute Gefäße, Haare, Hautödem/Apfelsinenhaut
- **Symmetrie der Brustform:**
  - Geringe Größenunterschiede rechts und links sind physiologisch.
  - Schalen-/halbkugel-/kegelförmig
- **Konturen:** Retraktionszeichen (Einziehungen) können auf eine Fibrose oder einen Tumor hinweisen. Diese Einziehungen können die Kontur verändern und die normale Konvexität der Brust abflachen.

- **Einziehung der Brustwarze mit Elastizitätsverlust und Verdickung:**
  - Die Verschiebung der Brustwarze auf eine Seite kann auf einen Tumor hinweisen: Weisen die Brustwarzen in unterschiedliche Richtungen, kann dies ein darunterliegendes Karzinom anzeigen.
  - Einziehungen der Brustwarze wie **Hohl- oder Schlupfwarzen** (Inversion der Brustwarze) stellen eine physiologische Variante dar.
- **Hautausschläge der Brustwarze:** Symptom bei z. B. Paget-Krankheit (seltener Brustkrebs, der mit schuppigem Ekzem der Brustwarze beginnt). Die Haut kann auch nässen oder Erosionen bilden.

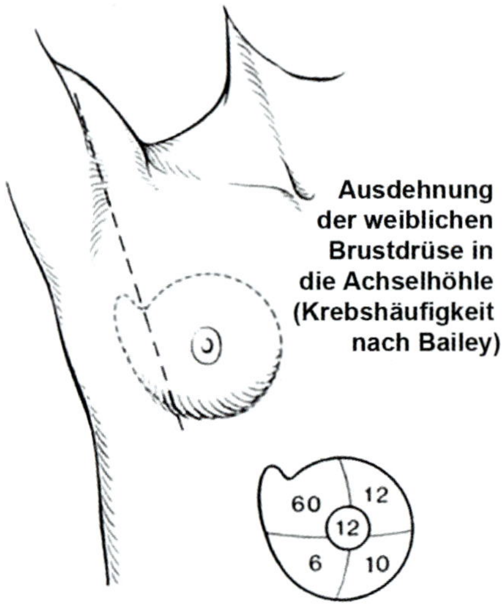

Abb. 23.6 Krebshäufigkeit der verschiedenen Quadranten [S007-0-24]

Folgende Merkmale gelten als Hinweiszeichen auf Brustkrebs:

- Familiäre Häufung oder genetische Disposition
- Späte oder keine Schwangerschaften
- Exposition radioaktiver Strahlen
- Eine inflammatorische Reaktion der Brust (mit Rötung und Schwellung) kann auch auf ein entzündliches Karzinom hindeuten.
- Ein Hautödem mit Verdickung oder Vergrößerung der Poren (Orangenhaut) kann einen Tumor anzeigen.
- Die Abflachung einer physiologischen Konvexität der Brust kann durch eine Einziehung eines Tumors bedingt sein.
- Eine neu auftretende Einziehung der Brustwarze, die verdickt und weniger elastisch ist, kann auf ein darunterliegendes Karzinom verweisen.
- Die Brustwarzen zeigen in unterschiedliche Richtungen (normalerweise nach außen). Die pathologische Brustwarze zeigt zum Karzinom (zur fibrösen Einziehung).
- Dellen oder Einziehungen können auch in den anderen Positionen sichtbar werden: Arme über Kopf, Oberkörper nach vorne gelehnt, mit Händen in die Hüften gestemmt, was z. B. bei einem mit der Fascia pectoralis fixierten Tumor sichtbare Einziehungen nach innen bewirkt (▶Abb. 23.6).

23.4.3 Reflexzonen und Hinweiszeichen

(▶Abb. 23.7)

Zur Mamma (Brustdrüse) gibt es kaum Veröffentlichungen zur vegetativen Versorgung und zu den entsprechenden Reflexzonen. Die nachfolgenden Zonen und Hinweiszeichen sind überwiegend das Ergebnis der empirischen Beobachtung durch den Autor.

> Die Reflexzonen sind jeweils allgemein beschrieben. Bei einer einseitigen Dysfunktion bestehen diese einseitig, bei einer beidseitigen Störung entsprechend beidseits. Zur wissenschaftlichen Untermauerung bedarf es hier dringend weiterer Forschung.

Dermatom

- **Anterior:** TH3–TH5 (v. a. TH4 = Maximalzone, entspricht dem Viszerotom)
- **Posterior:** TH3–TH5 (v. a. TH4 = Maximalzone, entspricht dem Viszerotom)
- **Cave:** Differenzialdiagnosen – Herz, Lunge, Ösophagus

Dermalgiereflexe nach Jarricot

Nicht beschrieben.

Hautzonen nach Frühwein

- **Anterior:** über den Rippenansätzen 3./**4.**/(5.) Rippe am Sternum
- **Posterior:** ca. 3 cm (2 Querfinger) paraspinal auf der Höhe von TH4

Chapman Punkte

- **Anteriorer Punkt:** am Unterrand der dritten Rippe, ca. 2–3 Querfinger vom Sternum entfernt (innerer oberer Quadrant der Mamma)
- **Posteriorer Punkt:** zwischen Th3 und TH4, zwischen Proc. spinosus und Proc. tranversus

Triggerpunkte

- M. pectoralis minor → großflächige Ausstrahlung zur Brust, auch Unterarm
- M. pectoralis major → großflächige Ausstrahlung auf die Brust
- M. serratus anterior → Ausstrahlung zur lateralen Brust/dem lateralen Thoraxbereich

Periostschmerzpunkte (nach Frühwein)

- **Anterior:** chondrosternale Gelenke der 3., **4.**, 5. Rippe, Sternum besonders Höhe **4.** Rippe (auch 3. und 5. Rippe)
- **Posterior:**
  Proc. transversus 3., 4., 5. Rippe, Angulus costae der 3., 4., 5. Rippe
  - Kranial der Spina scapulae auf halber Strecke zwischen Spina scapulae und ACG

Knapppunkte

Nicht beschrieben.

Muskuläre Hinweiszeichen

Bei einem **Hypertonus** folgender Muskeln können Dysfunktionen vorliegen.

- **Anterior:**
  - M. pectoralis major/minor
  - M. serratus anterior
  - M. subclavius
  - M. externus abdominis
- **Posterior:**
  - M. serratus posterior superior
  - Mm. intercostales externus und internus (TH3–TH5)

– M. longissimus (TH3–TH5)
– M. iliocostalis
– Mm. levatores costarum longi/breves
– Mm. semispinales
– Mm. rotatores

Vertebrale und kostale Hinweiszeichen

- Dysfunktionen TH3–TH5 (maximal TH4)
- Dysfunktionen 3.–5. Rippe (kostovertebral, kostochondral und chondrosternal)
- Dysfunktionen des Sternums besonders auf Höhe der 3.–5. Rippenansätze
- Dysfunktionen C0–C2 → Sympathikus/Ganglion cervicale superius/N. vagus
- Dysfunktionen C7/TH1 → Sympathikus/Ganglion stellatum

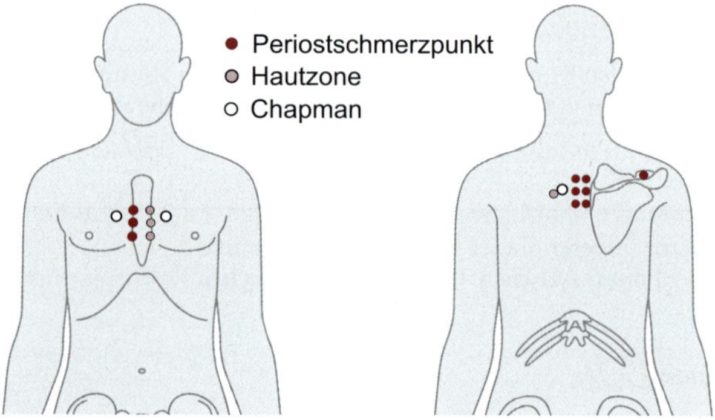

Abb. 23.7 Reflexzonen [L231]

23.4.4 Perkussion

Nicht möglich.

23.4.5 Palpation

Cave für männliche Osteopathen: Vor jeder Untersuchung und Behandlung der Brust muss die Patientin genau über die geplante Untersuchung und Behandlung informiert werden. Es wird ausdrücklich empfohlen, diese Aufklärung (**mündlich** oder **schriftlich)** frühzeitig vorzunehmen, d.h. eine oder mehrere Behandlungen vor der geplanten Brustbehandlung. So hat die Patientin die Möglichkeit, in diese Behandlung einzuwilligen, bzw. auf ihren Wunsch zu einer **weiblichen Osteopathin** zu wechseln!

- Möglicherweise kann der männliche Osteopath anfangs seinen Handkontakt auch **indirekt über die dazwischenliegende Hand** der Patientin erlangen (viskoelastische Brustmanipulation nach Barral ▶ 23.6.5).
- Erklären Sie genau, warum, wie und was sie untersuchen. Schaffen Sie eine beruhigende Atmosphäre und verunsichern Sie die Patientin nicht („oh je, das sieht aber schlimm aus“).

- Da die Brust prämenstruell anschwillt und empfindlich ist, sollte die Untersuchung in der **ersten Zyklushälfte** nach abgeschlossener Blutung erfolgen.
- Die **Untersuchung** wird an der vollständig **freigelegten Brust** vorgenommen, für die **Behandlungstechniken** ist es möglich, mit einem **lockeren Unterhemd** die Brust zu bedecken.

Palpation der Brustdrüse

(▶ Abb. 23.8)

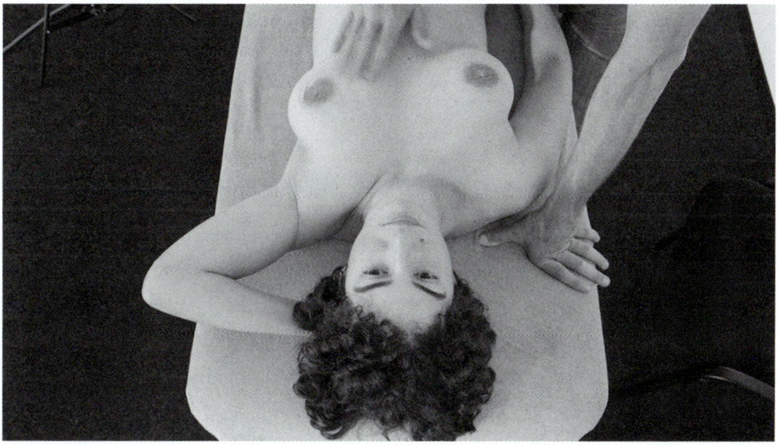

Abb. 23.8 Palpation der Brustdrüse [J811]

Vorgehen

Patientin:

- Sie befindet sich in Rückenlage, das Knie ist unterlagert.
- Die zu untersuchende Schulter mit einem kleinen Kissen unterlagern (nur bei großer Brust).
- Den gleichseitigen Arm hinter den Kopf legen.

Therapeut: steht seitlich des Beckens der Patientin in Schrittstellung nach kranial.

Handposition: Die Fingerkuppen von 2–3 Fingern liegen flach auf der Brust.

Ausführung:

- In konzentrischen Kreisen das gesamte Brustgewebe mit kleinen kreisenden Bewegungen palpieren. Durch den Druck des Brustgewebes gegen die Thoraxwand wird die Beschaffenheit des Brustgewebes bewertet.
- Es erfolgt die **systematische Bewertung** der gesamten Brust einschließlich des Proc. lateralis weit in die Axilla hinein. Die gesamte Brust wird kranio-kaudal und medio-lateral palpiert (Klavikula bis zur submammären Falte, von der Medianlinie bis zur posterior-axillaren Linie).

Nicht den Proc. lateralis mit axillären Lymphknoten verwechseln.

23

Bewertung

- Die Konsistenz des physiologischen Brustgewebes variiert erheblich, je nach Anteil von weichem **Fettgewebe** oder festem **Drüsengewebe.**
  - Beide Seiten im Seitenvergleich bewerten.
  - Jede Seite für sich bewerten (insgesamt homogen? Regional oder punktuell verändert? Zu achten ist insbesondere auf den äußeren oberen Quadranten?).
    - Gestaut, teigig ödematös: **Kongestion**
    - Derb, fest, fibrös: **Retraktion,** Strahlenfibrose
  - **Punktuelle Auffälligkeiten** – typische Palpationsbefunde (nach Bates):
    - **Fibroadenom:** klein, beweglich, rund, nicht druckschmerzhaft
    - **Zysten:** je nach Zyklusphase weich/manchmal auch fest, empfindlich und druckschmerzhaft, rund und beweglich
    - **Fibrozystische Veränderungen:** knotig und strangartig
    - **Tumor:** fest, hart, nicht klar abgrenzbar, unregelmäßig, teilweise sternförmig
- Prämenstruell sind vermehrt Knötchen palpabel und es besteht eine Empfindlichkeit oder sogar Schmerzhaftigkeit.
- Bei großen Brüsten ist submammär meist ein fester querverlaufender Strang palpabel.
- Druckschmerzhafte Stränge können auf eine gutartige Plasmazellmastitis hinweisen.

Gewebeveränderungen (Knoten oder Tumoren)

Falls Gewebeveränderungen (Knoten oder Tumoren) palpabel sind, werden diese möglichst exakt beschrieben mit folgenden Angaben zur

- exakten **Lage** (Quadranten- oder Ziffernblattmethode),
- **Konsistenz,**
- **Form,**
- **Größe** sowie im Hinblick zur
- **Abgrenzbarkeit und Verschieblichkeit.**

Palpation der Lymphknoten in der Axilla

Bei Palpation der Lymphknoten in der Axilla sind meist die **zentralen Lymphknoten** am besten palpabel. Sie liegen an der Thoraxwand, tief in der Axilla zwischen vorderer und hinterer Axillarlinie. Sind diese zentralen Lymphknoten palpabel, werden auch die anderen Lymphknotengruppen palpiert.

Patient: in Rückenlage oder in Sitz.

Therapeut: auf der zu untersuchenden Seite.

Handposition: Die Finger möglichst weit in die Axilla hineinschieben, die Handfläche zeigt zum Thorax.

Ausführung: Die zentralen Lymphknoten sind durch einen leichten Druck in Richtung Thoraxwand palpabel. Die zentralen Lymphknoten lassen sich am häufigsten palpieren.

Bewertung:

- **Normalbefund:** Es lassen sich kleine, weiche (unter einem 1 cm), nicht schmerzhafte, klar abgrenzbare Lymphknoten ertasten.
- **Pathologie:** große (über 1 cm) Lymphknoten, infolge von Infektion im Bereich von Arm oder Hand, Impfung, aber auch bei malignem Tumor der Brust.

Palpation der anderen Lymphknoten:

- **Pektorale Lymphknoten:** Die anterioren Lymphknoten entlang des M. pectoralis major werden mit der Daumen- und Fingerzange an der vorderen Achselfalte palpiert. Sie drainieren die Lymphe der **vorderen Thoraxwand** und den größten Teil der Brust.
- **Laterale Lymphknoten:** Die Fingerkuppen nach lateral-kranial drehen und den proximalen Humerus nach distal palpieren. Die lateralen Lymphknoten drainieren die **Lymphe des Armes.**
- **Subskapuläre Lymphknoten:** Die Fingerkuppen des Therapeuten weiter nach posterior drehen und gegen die hintere Achselfalte die posterioren Lymphknoten palpieren. Sie drainieren die **hintere Thoraxwand** und **Teile des Arms.**
- Auch über die **infraklavikulären,** supraklavikulären und die den Thorax penetrierenden Lymphgefäßen können maligne Zellen metastasieren.

Untersuchung nach Mastektomie

Bei einer Patientin mit Zustand nach Brustkrebs muss besonders sorgfältig untersucht und auf folgende Auffälligkeiten geachtet werden:

- Narbe; auch bei Brustvergrößerungen (Implantat oder Rekonstruktionen)
- Schwellungen
- knotige Bereiche
- Palpation der Axilla
- Arm im Hinblick auf ein Lymphödem

23.4.6 Motilität der Mamma (nach Frühwein)

(▶Abb. 23.9)

Die Bewegungsrichtung der Motilität entspricht der dreidimensionalen Bewegung der Mobilität. Es handelt sich jedoch nicht um eine Bewegung im Raum, sondern lediglich um eine Bewegungstendenz im Organ selbst, welche die embryonalen Wachstumsbewegungen wiederholt.

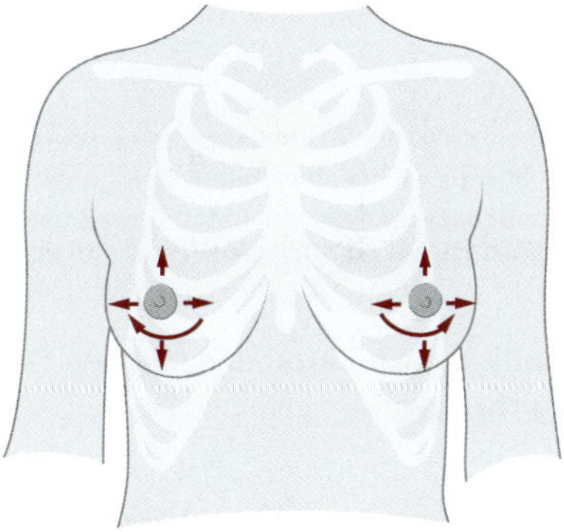

Abb. 23.9 Mobilität der Mamma (nach Frühwein) [L231]

- Die **Motilität in Inspir** entspricht der **Mobilität in Einatmung.** In der **Inspir-Phase** kommt es darüber hinaus noch zu einer **Expansion,** d. h. alle Drüsenanteile streben zentrifugal auseinander.
- Die **Exspir-Phase** verhält sich entsprechend **umgekehrt,** es kommt zu einer **Retraktion.** Durch diese zyklische Bewegung kommt es zu einem Auspumpen der Brustdrüse.

Die dominanten Bewegungstendenzen der Motilität sind demzufolge:

- **Inspir-Frontalebene:** Beide Mammae machen eine Außenrotation.
  - Rechte Mamma – CW (Clockwise im Uhrzeigersinn)
  - Linke Mamma – CCW (Counterclockwise entgegen dem Uhrzeigersinn)
- **Expansion:** zentrifugale Bewegungstendenz

23.4.7 Mobilität (nach Frühwein)

Mobilität nach Frühwein

(▶ Abb. 23.10)

Die Mamma macht eine atemabhängige dreidimensionale Bewegung, die dem Thorax folgt. Daher ist sie auch je nach Thoraxform und Atemtypus unterschiedlich. Die **typischen** Bewegungsrichtungen werden für die **Einatmung** beschrieben:

- **Sagittalebene:** Die Mamma bewegt nach ventral-kranial.
- **Transversalebene:** Je nach Thoraxform und Atemtypus ergibt sich folgende Mobilität:
  - Bei Überwiegen der Pumpbewegung der Rippen und Flachrückentypus → Translation nach lateral (mäßig, u. U fehlend)
  - Bei Überwiegen rotatorischer Rippenbewegung (AM und PL) und kyphotischer BWS → Außenrotation (meist ausgeprägt), Mamille dreht nach lateral
- **Frontalebene:** Beide Mammae machen eine Außenrotation.
  - Rechte Mamma – CW (Clockwise im Uhrzeigersinn)
  - Linke Mamma – CCW (Counterclockwise entgegen dem Uhrzeigersinn)

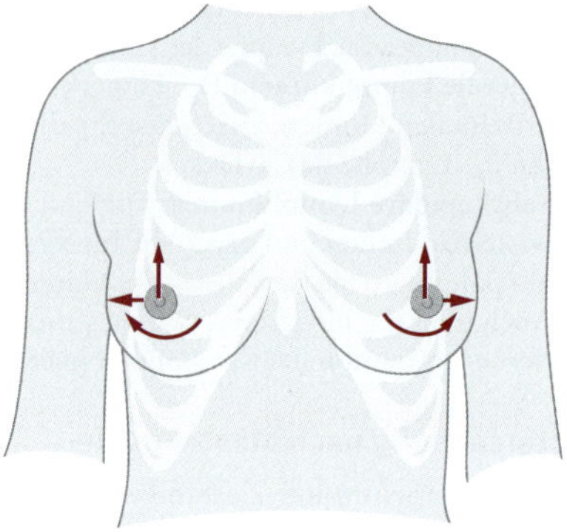

Abb. 23.10 Motilität der Mamma (nach Frühwein) [L231]

Bei der Palpation der Mammae bilden die Ellbogen ein Fulkrum auf der Bank. Hierdurch stellen die Hände einen relativen Fixpunkt dar. Die Außenrotation der Brust wird daher von den Händen als Innenrotation wahrgenommen. Die **rechte Brust** bewegt sich also bei der **Einatmung** z. B. in **Rotation CW,** die Hand spürt aber eine **Rotation CCW.**

Mobilität nach Barral und Mercier

Nicht beschrieben.

23.5 Tests und Vorbehandlung

Laut Barral müssen vor jeder Manipulation der Brustdrüse die mechanischen Verspannungen der Umgebungsstrukturen gelöst werden. Dies betrifft den gesamten **oberen knöchernen Thorax**, wie z. B.:

- SCG, ACG, Klavikula
- Sternochondrale, chondrokostale und kostovertebrale Gelenke der oberen Rippen
- Schultergelenke
- M. subclavius und M. pectoralis minor samt Faszie
- Ligamenta coracoclavicularia (Lig. conoideum und Lig. trapezoideum)
- Pleurozervikale Aufhängung
- Mittlere Halsfaszie
- Pleura und Perikard

23.5.1 Faszialer Hörtest im Stand/Sitz

(▶ Abb. 23.16)

Ausführung ▶ 21.5.2

Bewertung: Der Zug der Mamma geht nach **ventral, Lateralflexion** ipsilateral und **Rotation** ipsilateral → Vektor des Zuges ist zur **4. Rippe**/ca. chondrokostaler Übergang.

- **DD:**
  - **Rechts:** Rippe, Fascia pectoralis, Lunge (Lobus medius), Fissura horizontalis, ventrale Pleura
  - **Links:** Rippe, Fascia pectoralis, Herz (Herzspitze), Lunge (Lobus superior), Fissura obliqua, Pleura mediastinalis

23.5.2 Thermodiagnostik der Mamma (modifiziert nach Barral)

(▶ Abb. 23.11, ▶ Abb. 23.12)

Die Mamma ist der thermodiagnostischen Untersuchung (▶ Abb. 23.11) sehr gut zugänglich. Im Rahmen der faszialen und Screening-Testung des Körpers kann ohne großen Aufwand die Brustdrüse gescannt werden, ohne sie anfassen zu müssen. Im Fall einer positiven Testung kann anamnestisch bei Bedarf weiter nachgefragt bzw. nach Rücksprache und Erlaubnis durch die Patientin die Brust auch palpatorisch untersucht werden.

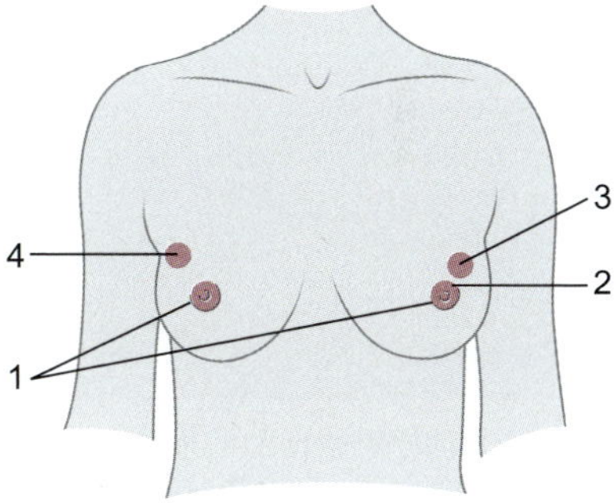

Abb. 23.11 Thermodiagnostik der Mamma (nach Barral). 1 = intensive Hormonstörung/-aktivität/hyperöstrogene Frauen 2 =Entzündung/Schwellung/leichte Hormonstörung 3 = Verdichtungen/Knoten/Zysten 4 = Fossae axillares [L231]

Durch die reichhaltige Vaskularisation ist die Brust aus osteopathischer Sicht häufig von Stauungen betroffen (siehe auch Relation zum Östrogen). Die Temperatur in den Brüsten ist deutlich **niedriger** als in anderen Organen, daher können kleine Hämatome und Hautblutungen schlechter resorbiert werden.

Wärmeprojektionen beider Mamillen (1 in ▶ Abb. 23.11) zeigen eine hohe Hormonaktivität (typisch hyperöstrogene Frauen) oder eine generelle Stauung/Kongestion/Mastopathie. Wichtig ist es in diesem Kontext, die Zyklusphase zu berücksichtigen. Zum Zeitpunkt der Menstruation kann die Zone auch falsch positiv sein.

Eine **einseitige Wärmeprojektion** (2 in ▶ Abb. 23.11) der Mamillen zeigt eine Entzündung/Schwellung bzw. eine leichte Hormonstörung. Hier kann zum Zeitpunkt der Ovulation der Test falsch positiv ausfallen. Zur Bestätigung kann die Zone des gleichseitigen Ovars getestet werden (kleine runde Zone mittig zwischen Spina iliaca anterior superior und Symphyse).

Kleine Wärmezonen (3 in ▶ Abb. 23.11) außerhalb der Mamillen sind in jedem Fall auffällig und können auf Knoten, Zysten, Fibrom, Adenom oder Karzinom hinweisen. **Cave: gynäkologische Abklärung!**

Abzugrenzen gilt es im lateralen Bereich eine positive Zone der Brustdrüse (Proc. lateralis oder axillaris) gegen eine falsch positive Zone der Fossa axillaris. Intertriginös entstehende Wärme kann eine Zone vortäuschen!

Punktuelle oder flächige Kältezonen können auf eine Fettnekrose, abgekapselte alte Einblutung oder (typisch) Strahlenfibrose hindeuten. Auch hier gilt: Kältezonen sind wesentlich schwieriger vom umliegenden Gewebe zu differenzieren!

Patient: in Rückenlage ▶ Abb. 23.12

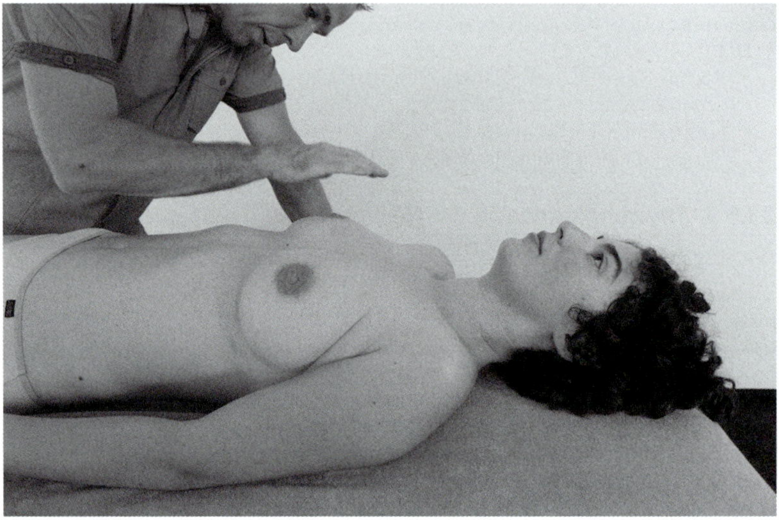

Abb. 23.12 Thermodiagnostik der Mamma [J811]

Therapeut: stehend lateral auf Beckenhöhe des Patienten.

Handposition: Mit der dominanten Hand ca. 10–15 cm entfernt von der Brust über den Körper scannen.

Ausführung: Im Bereich der Klavikula mit **scheibenwischerartigen Bewegungen** von lateral (Schulter) nach medial (Sternum) und von kranial nach kaudal (Klavikula bis ca. 7. Rippe) beginnen, den Brustbereich abscannen und dabei auf Abweichungen der Temperatur achten.

Bewertung:
- Wärmeprojektionen **beider** Mamillen zeigen eine hohe Hormonaktivität (Östrogen) oder Stauung/Kongestion/Mastopathie.
- **Einseitige** Wärmeprojektion der Mamillen zeigt eine Entzündung/Schwellung bzw. eine leichte Hormonstörung. **Cave:** gleichseitigen Ovar untersuchen!
- Kleine Wärmezonen außerhalb der Mamillen können hinweisen auf Knoten, Zysten, Fibrom, Adenom oder Karzinom. **Cave:** erfordert gynäkologische Abklärung.
- Punktuelle oder flächige **Kältezonen** können auf eine Fettnekrose, abgekapselte alte Einblutung oder (**typische**) Strahlenfibrose hinweisen.

23.5.3 Mobilitätstest der Brustdrüse (bilateral)

(▶ Abb. 23.13)

Patient: in Rückenlage.

Therapeut: sitzend kranial des Patienten.

Handposition:
- Beide Hände liegen flächig auf der Brust, die Fingerspitzen sind nach kaudal gerichtet, Finger und Unterarme befinden sich parallel zur Medianebene.
- Große, nach lateral translatierte Brüste werden nach medial zentriert.
- Die Grundgelenke der Mittelfinger liegen auf der Mamille (Rotationsachse), beide Ellbogen bilden ein Fulkrum auf der Bank.

Ausführung:
- Für die passive Palpation erfolgt die Bewertung der Mobilität mit der Atmung nach kaudal und kranial, medial und lateral, CW und CCW.
- Als Mobilitätstest können die Bewegungen mit der Atmung nach kaudal und kranial, medial und lateral, CW und CCW leicht verstärkt werden.

Bewertung – Normalbefund:
- Die Brustdrüse sollte sich bei der Einatmung nach kranial, lateral und rechts CW und links CCW bewegen.
- Es erfolgt ein Seitenvergleich rechts und links, die **eingeschränkte** Seite wird anschließend **unilateral** getestet.

Dysfunktion:
- Eine eingeschränkte Beweglichkeit, eine erhöhte Spannung, eine Störung der Elastizität deuten auf eine Dysfunktion der Brustdrüse hin.
- Ein Zug nach innen kann eine **Retraktion** der Brustdrüse anzeigen.
- Ein leichtes Rausdrücken kann auf eine **Kongestion** der Brustdrüse hinweisen.
- Bei einer Strahlenfibrose/Narbenverwachsung entsteht ein Zug zu dieser Stelle und eine neue (pathologische) Achse.

23.5.4 Test der faszialen Mobilität der Brustdrüse (bilateral)

(▶ Abb. 23.13)

Patient: in Rückenlage.

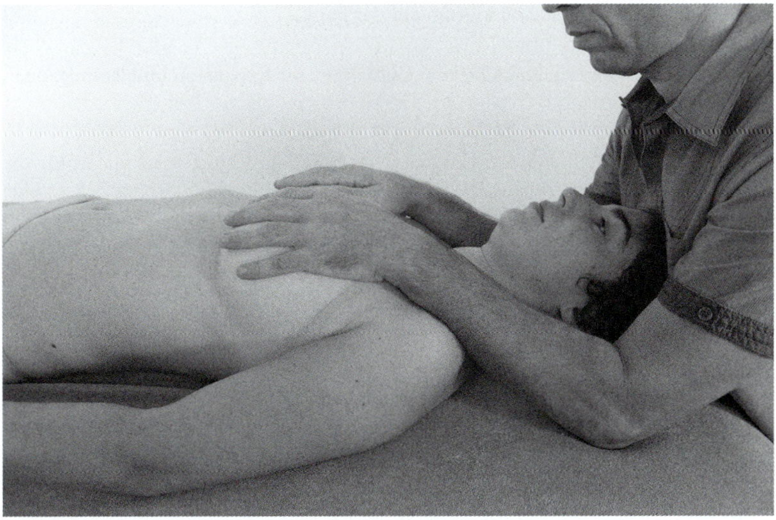

Abb. 23.13 Mobilitätstest der Brustdrüse (bilateral) [J811]

Therapeut: sitzend kranial des Patienten.

Handposition:

- Beide Hände liegen flächig auf der Brust, die Fingerspitzen sind nach kaudal gerichtet.
- Große nach lateral translatierte Brüste werden nach medial zentriert.
- Beide Ellbogen bilden ein Fulkrum auf der Bank.

Ausführung: Für den faszialen Mobilitätstest eine leichte **aktive Translation** nach kaudal und kranial, medial und lateral, CW und CCW durchführen.

Bewertung – Normalbefund:

- Die Brustdrüse sollte sich leicht nach kaudal und kranial, medial und lateral, CW und CCW translatieren lassen.
- Es erfolgt ein Seitenvergleich rechts und links.

Bewertung – Dysfunktion:

- Eine erhöhte Spannung, eine Störung der Elastizität und die verminderte Gleitfähigkeit deuten auf eine Dysfunktion der Brustdrüse hin.
- Ein Zug nach innen kann eine Retraktion der Brustdrüse anzeigen.
- Ein leichtes Herausdrücken kann auf eine Kongestion der Brustdrüse verweisen.

23.5.5 Motilitätstest der Brustdrüse (bilateral)

(▶ Abb. 23.13)

Patient: in Rückenlage.

Therapeut: sitzend kranial des Patienten.

Handposition:

- Beide Hände liegen flächig auf der Brust, die Fingerspitzen sind nach kaudal gerichtet, Finger und Unterarme liegen parallel zur Medianebene.
- Große, nach lateral translatierte Brüste werden nach medial zentriert.
- Die Grundgelenke der Mittelfinger liegen auf der Mamille (Rotationsachse!).
- Beide Ellbogen bilden ein Fulkrum auf der Bank.

Ausführung:

- Beide Hände bewerten die CW und CCW bzw. die Expansion und Retraktion der Mammae.
- Die Hände bewerten die Kraft, Frequenz, Vitalität und Amplitude der Motilität.

Bewertung – Normalbefund: Normalerweise braucht es etwa 4 Sekunden für die Inspir und 4 Sekunden für die Exspir, dies entspricht einem PRM von 7–8 Zyklen pro Minute. Eine gesteigerte Frequenz und Amplitude weist auf eine Überfunktion der Mammae hin. Eine reduzierte Frequenz und Amplitude verweist auf eine Unterfunktion der Mammae.

23.5.6 Mobilitätstest der Brustdrüse (unilateral)

Patient: in Rückenlage.

Therapeut: sitzend lateral auf Schulterhöhe des Patienten.

Handposition:

- Eine Hand liegt flächig auf der Brust, die Fingerspitzen sind nach medial gerichtet.
- Die andere Hand liegt dorsal unter der Skapula ca. auf Höhe der 3.–6. Rippe, die Fingerspitzen zeigen nach medial.

- Große, nach lateral translatierte Brüste werden nach medial zentriert.
- Die Grundgelenke der Mittelfinger liegen auf der Mamille (Rotationsachse!).
- Beide Ellbogen/Unterarme bilden ein Fulkrum auf der Bank.

Ausführung:
- Für die passive Palpation erfolgt die Bewertung der Mobilität mit der Atmung nach kaudal und kranial, medial und lateral, CW und CCW.
- Als Mobilitätstest können die Bewegungen mit der Atmung nach kaudal und kranial, medial und lateral, CW und CCW leicht verstärkt werden.

Bewertung:
- **Normalbefund:** Die Brustdrüse sollte sich bei der Einatmung nach kranial, lateral und rechts CW und links CCW bewegen.
- **Dysfunktion:**
  - Eine eingeschränkte Beweglichkeit, eine erhöhte Spannung, eine Störung der Elastizität deuten auf eine Dysfunktion der Brustdrüse hin.
  - Ein Zug nach innen kann eine Retraktion der Brustdrüse anzeigen.
  - Ein leichtes Rausdrücken kann auf eine Kongestion der Brustdrüse hinweisen.
  - Bei einer Strahlenfibrose/Narbenverwachsung entsteht ein Zug zu dieser Stelle und eine neue (pathologische) Achse.

23.5.7 Mobilitätstest der Brustdrüse (unilateral)

(▶ Abb. 23.14)

Patient: in Rückenlage.

Therapeut: sitzend lateral auf Schulterhöhe der Patientin.

Handposition:
- Beide Hände umfassen die Brust von kranial und kaudal, die Fingerspitzen zeigen nach medial, der Daumen ist u. U. nach lateral abgespreizt.
- Große, nach lateral translatierte Brüste werden nach medial zentriert.

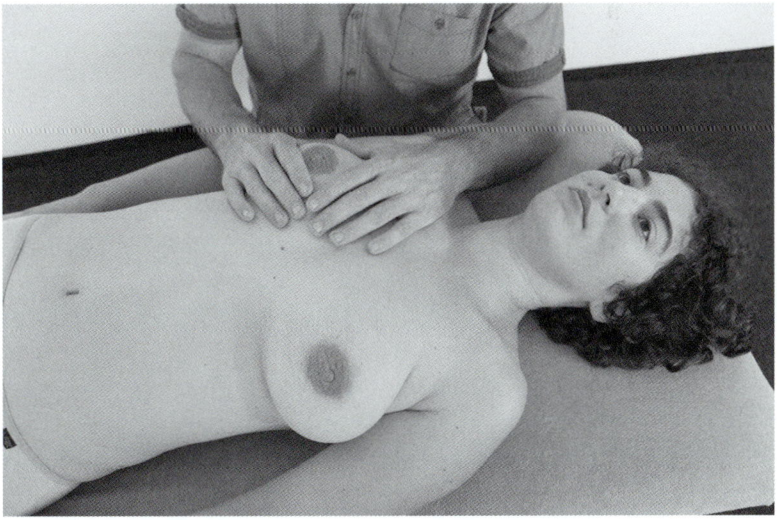

Abb. 23.14 Mobilitätstest der Brustdrüse (unilateral, Variante) [J811]

- Beide Ellbogen/Unterarme bilden ein Fulkrum auf der Bank oder am eigenen Körper.

Ausführung:

- Für die passive Palpation erfolgt die Bewertung der Mobilität mit der Atmung nach kaudal und kranial, medial und lateral, CW und CCW.
- Für den faszialen Mobilitätstest eine leichte Translation nach kaudal und kranial, medial und lateral, CW und CCW durchführen.
- Als Mobilitätstest können die Bewegungen mit der Atmung nach kaudal und kranial, medial und lateral, CW und CCW leicht verstärkt werden.

Bewertung:

- **Normalbefund:** Die Brust sollte sich bei der Einatmung nach kranial, lateral und rechts CW und links CCW bewegen, bei Ausatmung umgekehrt.
- **Dysfunktion:** Eine eingeschränkte Beweglichkeit, eine erhöhte Spannung, eine Störung der Elastizität deuten auf eine Dysfunktion der Brustdrüse hin.

23.5.8 Motilitätstest der Brustdrüse (unilateral)

(▶ Abb. 23.15)

Patient: in Rückenlage.

Therapeut: sitzend lateral auf Schulterhöhe des Patienten.

Handposition:

- Eine Hand liegt flächig auf der Brust, die Fingerspitzen sind nach medial gerichtet.
- Die andere Hand liegt dorsal unter der Skapula, etwa auf Höhe der 3.–6. Rippe, Fingerspitzen nach medial (siehe Test), **alternativ** kann die Hand quer unter dem Okziput oder auf dem Os frontale liegen (Varianten).
- Große, nach lateral translatierte Brüste werden nach medial zentriert.
- Die Grundgelenke der Mittelfinger liegen auf der Mamille (Rotationsachse!), beide Ellbogen/Unterarme bilden ein Fulkrum auf der Bank.

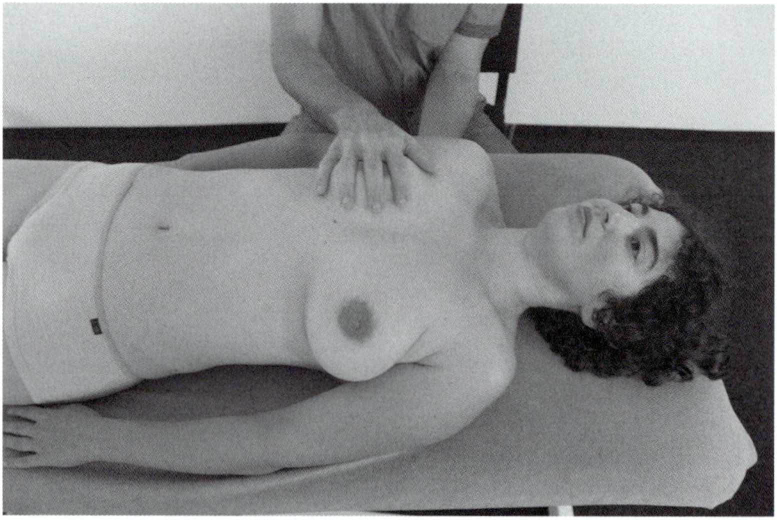

Abb. 23.15 Mobilitätstest der Brustdrüse (unilateral) [J811]

Ausführung:
- Die ventrale Hand bewertet die CW und CCW bzw. die Expansion und Retraktion der Mamma.
- Die Hand bewertet die Kraft, Frequenz, Vitalität und Amplitude der Motilität.
- Die okzipitale Hand beurteilt die Synchronizität zwischen dem PRM kranial und der Mamma.

Bewertung – Normalbefund: Normalerweise braucht es etwa 4 Sekunden für die Inspir und 4 Sekunden für die Exspir, dies entspricht einem PRM von 7–8 Zyklen pro Minute. Eine gesteigerte Frequenz und Amplitude weist auf eine Überfunktion der Mammae hin. Eine reduzierte Frequenz und Amplitude verweist auf eine Unterfunktion der Mammae.

23.5.9 Behandlung des M. subclavius in Seitenlage (nach Barral)

(▶ Abb. 23.16)

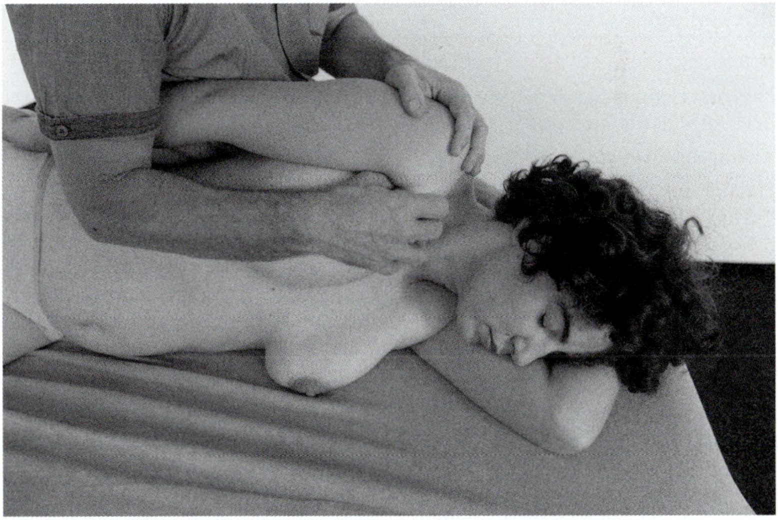

Abb. 23.16 Behandlung des M. subclavius in Seitenlage (nach Barral) [J811]

Patient: in Seitenlage, der obere Arm liegt gestreckt auf dem Becken der Patientin **oder** der Ellbogen ist 90° gebeugt und der Handrücken liegt auf der Bank.

Therapeut: stehend dorsal auf Schulterhöhe der Patientin; das Becken des Therapeuten stützt den Rumpf der Patientin.

Handposition:
- Die kaudale Hand greift unter dem oberen Patientenarm und zwischen den Brüsten hindurch und umgreift die Klavikula mit dem Daumen von kaudal und den Fingern von kranial.
- Die kraniale Hand liegt flächig auf der Schulter und kann so die Position des Schultergürtels für die Technik feinjustieren.

Ausführung:
- Die kraniale Hand nähert die Schulter nach ventral und kaudal an, damit die kaudale Hand einen besseren Kontakt bekommt.

- Die kaudale Hand palpiert mit dem Daumen den M. subclavius in seinem Verlauf und bewertet die Spannung.

Cave
Direkter Druck auf Gefäße und Nerven (A. axillaris und Plexus brachialis) kann zu Irritationen führen.

- Im medialen Bereich auf die Pulsation der A. subclavia und im lateralen Bereich auf den Plexus brachialis achten!
- Die Spannungszonen des M. subclavius durch **Druckinhibition** lösen. Auch faszial indirekt positionieren oder faszial folgen im Sinne eines Unwinding.
- Fibrotische Zonen können auch nach lateral ausgestrichen werden (defibrosiert).

23.5.10 Behandlung des M. pectoralis minor unilateral in Rückenlage

(▶ Abb. 23.17)

Patient: in Rückenlage (oder Seitenlage). Der Arm liegt neben dem Körper **oder** Arm in 90°-Abduktion und Außenrotation positioniert.

Therapeut: sitzt lateral auf Schulterhöhe der Patientin.

Handposition:
- Die **kaudale** Hand greift von kaudal in die Axilla, der Daumen liegt hinter der vorderen Achselfalte/hinter dem M. pectoralis major in der Tiefe am M. pectoralis minor, die Finger liegen flächig ventral auf dem Muskel.
- Die **kraniale** Hand liegt flächig auf der Schulter und kann so die Position des Schultergürtels für die Technik feinjustieren.
- Ist der Arm in 90°-Abduktion und Außenrotation positioniert, kann mit der kranialen Hand die Position optimiert werden.

Ausführung:
- Die **kraniale** Hand nähert die Schulter nach ventral und kaudal an, damit die kaudale Hand einen besseren Kontakt bekommt.
- Die **kaudale** Hand palpiert mit dem Daumen den M. pectoralis minor in seinem Verlauf und bewertet die Spannung.

Cave
Direkter Druck auf Gefäße und Nerven (A. axillaris und Plexus brachialis) kann zu Irritationen führen.

- Die Spannungszonen des M. pectoralis minor durch **Druckinhibition** lösen. Auch faszial indirekt positionieren oder faszial folgen im Sinne eines Unwinding.
- Fibrotische Zonen können auch nach lateral ausgestrichen werden (defibrosiert).

Variante bilateral:
- Patient in Rückenlage, Therapeut kranial, beide Hände greifen hinter der vorderen Achselfalte in die Axilla und palpieren mit den Fingerkuppen den M. pectoralis minor.
- Direkte Dehnung nach kranial-lateral vornehmen.
- Im Weichgewebe Thrust auf die Fascia pectoralis minor durchführen.
- Ausstreichen und Defibrosieren des M. pectoralis minor nach lateral.

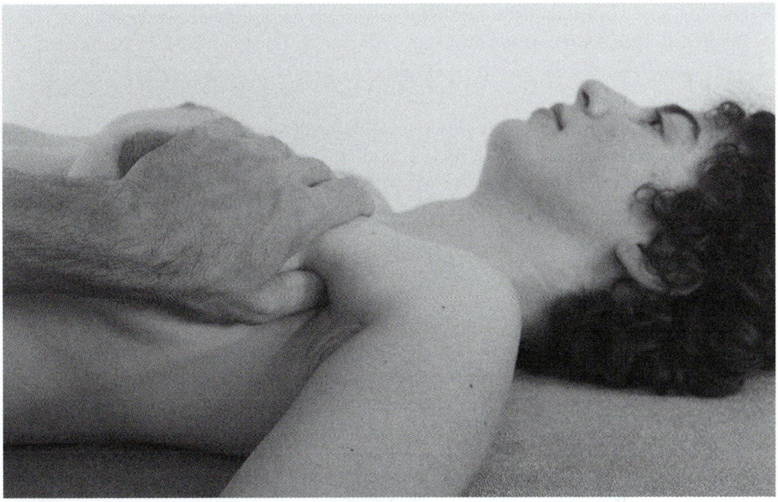

Abb. 23.17 Behandlung des M. pectoralis minor in Rückenlage [J811]

23.6 Behandlung der Dysfunktionen

23.6.1 Mobilisation der Brustdrüse (bilateral)

(▶ Abb. 23.13)

Patient: in Rückenlage.

Therapeut: sitzend kranial des Patienten.

Handposition:
- Beide Hände liegen flächig auf der Brust, die Fingerspitzen sind nach kaudal gerichtet.
- Große nach lateral translatierte Brüste werden nach medial zentriert.
- Beide Ellbogen bilden ein Fulkrum auf der Bank.

Ausführung:
- Für die fasziale Mobilisation entweder **direkt** oder **indirekt** einstellen (Translation nach kaudal und kranial, medial und lateral, CW und CCW).
- Bei akuten Mastopathien/Mastitis/sehr empfindlichen Brüsten bietet sich die **Stacking-Technik** an.
- Zur Verbesserung der Mobilität bietet sich auch die direkte oder indirekte Korrektur in CW/CCW an.

23.6.2 Mobilisation der Brustdrüse (unilateral)

(▶ Abb. 23.14)

Patient: in Rückenlage.

Therapeut: sitzend lateral auf Schulterhöhe der Patientin.

Handposition:
- Beide Hände umfassen die Brust von kranial und kaudal, die Fingerspitzen zeigen nach medial, der Daumen ist u. U. nach lateral abgespreizt.

- Große, nach lateral translatierte Brüste werden nach medial zentriert.
- Beide Ellbogen/Unterarme bilden ein Fulkrum auf der Bank oder am eigenen Körper.

Ausführung:
- Für die fasziale Mobilisation entweder **direkt** oder **indirekt** einstellen (Translation nach kaudal und kranial, medial und lateral, CW und CCW).
- Bei akuten Mastopathien, akuter Mastitis oder sehr empfindlichen Brüsten bietet sich die **Stacking-Technik** an.
- Zur Verbesserung der Mobilität bietet sich auch die direkte oder indirekte Korrektur in CW/CCW an.

Ziele der Behandlung:
- Verbesserung des venolymphatischen Abflusses
- Verbesserung des Milchabflusses bei der laktierenden Brust/Milchstau
- Spannungsreduktion bei der Mastopathie/PMS

23

23.6.3 Zystenbehandlung mit/ohne V-Spread nach Frühwein

(▶ Abb. 23.18)

Patient: in Rückenlage.

Therapeut: sitzend lateral auf Schulterhöhe der Patientin.

Handposition:
- Die kaudale Hand bildet mit Daumen/Zeige- und Mittelfinger einen Spitzgriff, der genau auf der Zyste liegt (bzw. diese eng umfasst).
- Die kraniale Hand liegt dorsal unter der Skapula diametral der zu behandelnden Stelle, die Fingerspitzen zeigen nach medial oder kaudal.
- Große, nach lateral translatierte Brüste werden nach medial zentriert (falls nötig).
- Beide Ellbogen/Unterarme bilden ein Fulkrum auf der Bank.

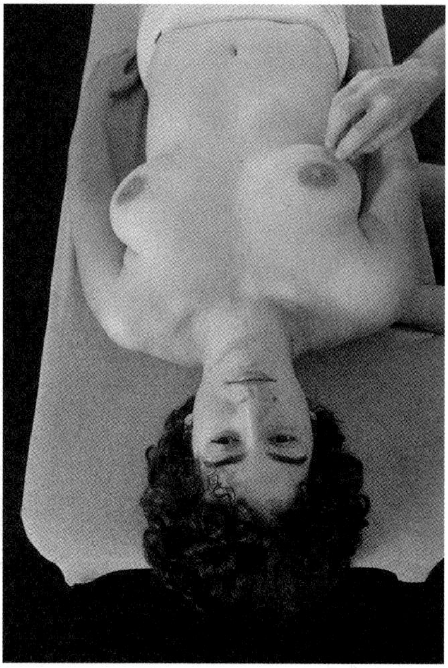

Abb. 23.18 Zystenbehandlung mit/ohne V-Spread (nach Frühwein) [J811]

Ausführung:
- **Variante 1**: Die direkt-indirekte Behandlung der Zyste erfolgt in zwei Schritten:
  - **1. Schritt:** Die ventrale Hand im Spitzgriff induziert eine Rotation CW und CCW und stellt in die freie Richtung ein.
  - Im **2. Schritt** erfolgt eine Spreizung der Finger auseinander bis zum Release.
- **Variante 2 mit V-Spread:** Die dorsal liegende Hand induziert einen **Fluiddrive,** um die ventralen Finger zu spreizen und den Abfluss zu bewirken.

Ziele der Behandlung:
- Lösung lokaler Verklebungen, die den venolymphatischen Abfluss stören
- Verbesserung des Milchabflusses bei der laktierenden Brust/Milchstau

23.6.4 Myofasziale Mobilisation der Brustdrüse (unilateral mit Armhebel)

(▶ Abb. 23.19)

Patient: in Rückenlage (oder Seitenlage).

Therapeut: stehend kranial-lateral auf Schulterhöhe der Patientin.

Handposition:
- Die kraniale Hand untergreift den in maximale Flexion elevierten Arm.
- Die kaudale Hand liegt mit dem Handballen axillär der Brust, die Fingerspitzen zeigen nach medial kaudal (Richtung Proc. xiphoideus).
- Große, nach lateral translatierte Brüste werden nach medial zentriert.

Ausführung:
- Die kraniale Hand baut eine Vorspannung nach lateral und kranial auf.
- Die kaudale Hand gibt einen tangentialen Gegenschub der Brust nach medial und kaudal.
- **Cave:** Drüsen sind sehr druckempfindlich. Daher so wenig wie möglich Druck nach dorsal auf die Brustdrüse ausüben.
- Für die myofasziale Mobilisation entweder direkt rhythmisch widerlagernd dehnen **oder** direkt-indirekt einstellen (direkte Vordehnung und faszial folgen).
- **Variante:** Die axilläre Hand kann im Bereich der Brust je nach Restriktion/Narbe/betroffener Stelle überall hin verschoben werden, um den Fokus der Behandlung zu verändern.

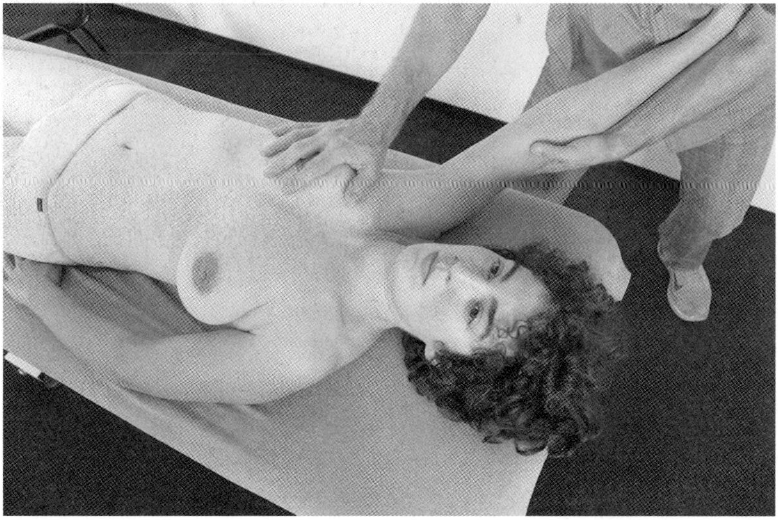

Abb. 23.19 Myofasziale Mobilisation der Brustdrüse (unilateral mit Armhebel) [J811]

23

Ziele der Behandlung:

- Lösung von Strahlenfibrosen
- Narbendehnung nach Mammakarzinomen/Lumpektomien (ca. 60 % der Tumoren liegen im äußeren oberen Quadranten)
- Lösung tiefer Narben nach Axillarevisionen/Lymphknotenentfernungen der Axilla
- Behandlung von Schultersteifen nach Mammakarzinomen
- Verbesserung von Lymphödemen im Arm durch Kompression der venolymphatischen Gefäße in der Axilla

23.6.5 Viskoelastische Brustmanipulation (nach Barral)

(▶Abb. 23.20)

Patientin: in Rückenlage.

Therapeut: sitzend oder stehend kranial-lateral des Patienten.

Handposition: Beide Hände umschließen die zu behandelnde Brust der Patientin, die Daumen liegen kranial, die Fingerspitzen zeigen nach kaudal.

Variante: Die Patientin umgreift in der gleichen Weise ihre eigene Brust und der Therapeut legt seine Hände darüber.

Ausführung:

- Beide Hände führen einen intermittierenden Druck auf die Brust aus (Kompression und Entlastung im Wechsel).
- Anschließend folgt eine Induktion bis zum lokalen Release.
- Es kann auch eine lokal indirekte Technik im Sinne eines Stacking zur Anwendung kommen.

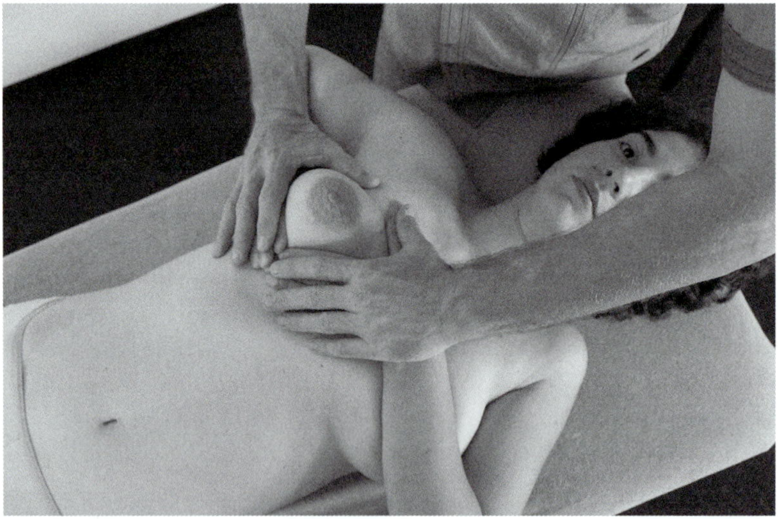

Abb. 23.20 Viskoelastische Brustmanipulation (nach Barral) [J811]

23.6.6 Traktions-Induktionstechnik (nach Barral)

(▶ Abb. 23.21)

Patientin: in Rückenlage.

Therapeut: stehend lateral der Patientin auf der Seite der zu behandelnden Brust.

Handposition: Der Osteopath fasst mit je 4 Fingerkuppen die Brust von medial und lateral, der Daumen bildet ein Fulkrum über der Mamille (ohne Kontakt zur Brust!).

Ausführung:

- Beide Hände führen einen leichten Druck in die Mitte der Brust aus.
- Anschließend erfolgt ein leichter Zug (die Brust wird vom Körper leicht abgehoben), danach eine Induktion und fasziale Nebenbewegungen.
- Es kann auch eine kombiniert direkt-indirekte Technik im Sinne eines Stacking angewendet werden.
- Wenn die Spannung der Brust nachlässt, die Konsistenz weicher wird und kein faszialer Zug mehr anwesend ist, ist die Technik beendet.

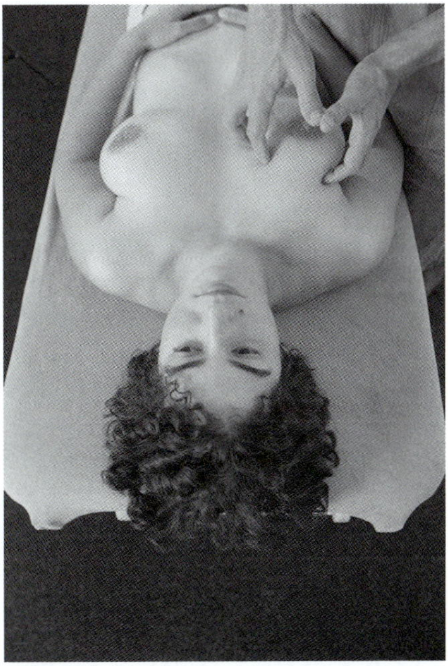

Abb. 23.21 Traktions-Induktionstechnik (nach Barral) [J811]

Ziele der Behandlung:

- Die Konsistenz der Brustdrüse wird weicher.
- Der venolymphatische Abfluss (Schwellungen besser resorbiert) soll verbessert werden.
- Folgen von Bestrahlungen und Operationen werden gelöst.
- Die Resorption von Kontrastmitteln und Farbstoffen wird verbessert.

23.6.7 Traktions-Induktionstechnik (nach Frühwein) – Variante bei kleiner Brust

(▶ Abb. 23.22)

Patient: in Rückenlage.

Therapeut: sitzend lateral auf Schulter- oder Beckenhöhe des Patienten.

Handposition:

- Eine Hand liegt flächig auf der Brust, Fingerspitzen nach medial/kranial gerichtet.
- Die andere Hand liegt dorsal unter der Skapula ca. auf Höhe der 3.–6. Rippe, die Fingerspitzen zeigen nach medial.
- Die Grundgelenke der Mittelfinger liegen auf der Mamille (Rotationsachse).
- Beide Ellbogen/Unterarme bilden ein Fulkrum auf der Bank.

Ausführung: Die einhändige Traktion der Brust wird durch Flexion der Finger und gleichzeitige Adduktion von Thenar und Hypothenar und durch den gleichzeitigen Druck des Ellbogens in die Bank erzielt. Zur Korrektur ▶23.6.6.

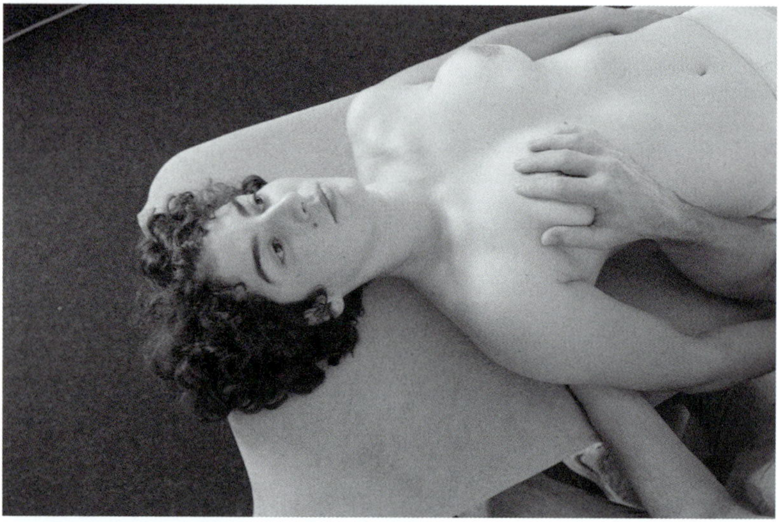

Abb. 23.22 Traktions-Induktionstechnik – Variante bei kleiner Brust [J811]

23.6.8 Selbstmanipulation der Brust

(▶Abb. 23.23)

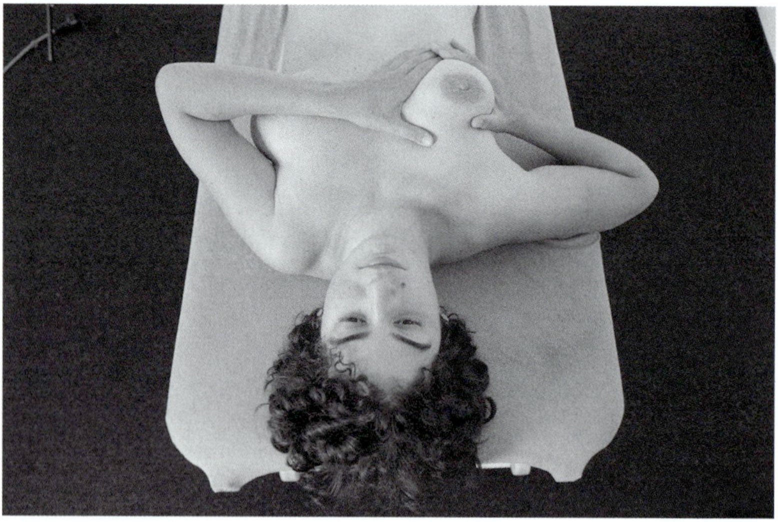

Abb. 23.23 Selbstmanipulation der Brust [J811]

Patientin: in Rückenlage.

Handposition: Die Patientin umgreift mit beiden Händen die zu behandelnde Brust, die Daumen liegen kranial, die Fingerspitzen zeigen zueinander bzw. sind unter der Brust verschränkt.

Ausführung:
- Beide Hände führen einmal täglich etwa 20-mal einen intermittierenden Druck auf die Brust aus (Kompression und Entlastung im Wechsel).
- Die Patientin kann auch eine leichte Autotraktion (leichtes Abheben der Brust) vornehmen, bis sich die Brust entspannt hat (besonders bei Verklebungen und Fibrosen, wie z. B. nach einer Strahlentherapie).

23.6.9 Traktion der axillären Faszienausläufer (nach Barral)

(▶ Abb. 23.24)

Patientin: in Rückenlage (oder Seitenlage).

Therapeut: sitzend lateral der Patientin (oder stehend dorsal).

Handposition:
- Beide Daumen werden lateral (axillär) der Brust positioniert.
- Sie liegen locker oberhalb und unterhalb der Brust, die Fingerspitzen nach medial gerichtet.

Ausführung:
- Beide Daumen führen eine leichte Traktion auseinander aus.
- Anschließend erfolgt eine leichte Dehnung nach ventral/medial.

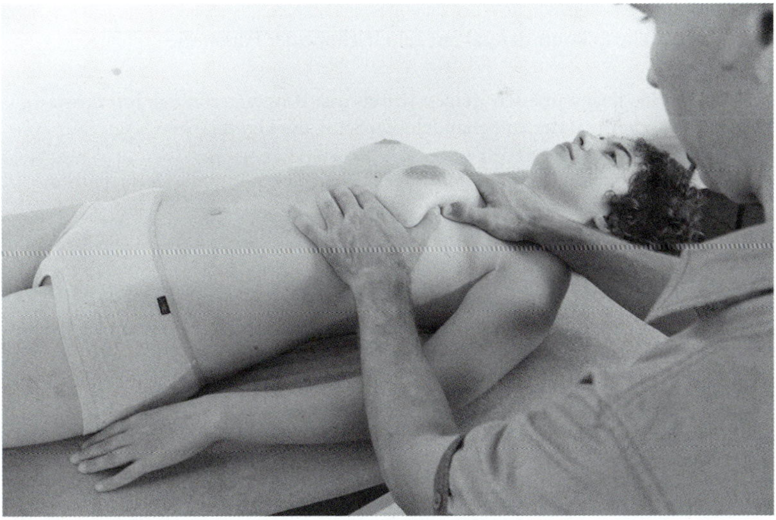

Abb. 23.24 Traktion der axillären Faszienausläufer (nach Barral) [J811]

23

23.6.10 Behandlung der A. thoracica interna/Rr. mammarii mediales

(▶ Abb. 23.25)

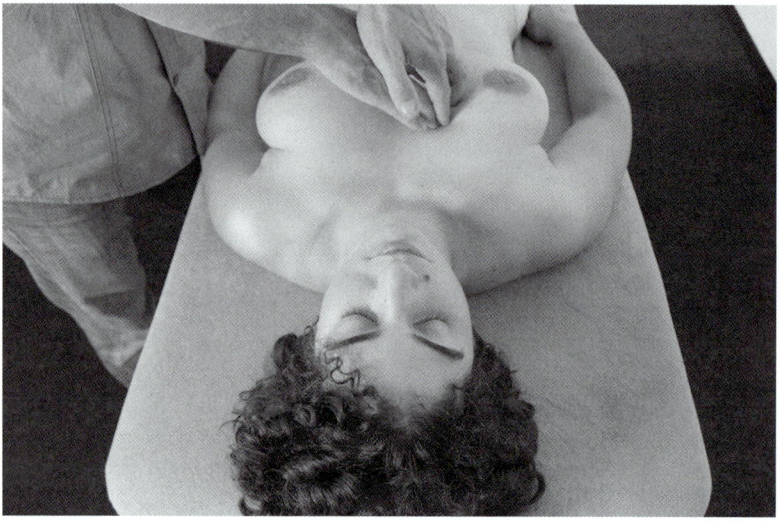

Abb. 23.25 Behandlung der A. thoracica interna/Rr. mammarii mediales [J811]

Patientin: in Rückenlage.

Therapeut: stehend **kontralateral** auf Schulterhöhe der Patientin.

Handposition:

- Beide Hände liegen mit den Zeige-/Mittel- und Ringfinger in den Interkostalräumen 2–4 (oder 3–5) der zu behandelnden Seite, die Handflächen zeigen zur kontralateralen Seite.
- Die Fingerkuppen liegen 1–2 Querfinger lateral des Sternums, sie suchen eine leichte Pulsation.

Ausführung: Mit leichtem Druck in die Tiefe sinken lassen.

Behandlung:

- **Direkt:**
  - Die Finger leicht auseinanderspreizen, um die **A. thoracica interna** leicht unter Spannung zu bringen bis zum Release.
  - Die lateralen Finger geben einen leichten Zug nach lateral, die medialen Finger einen leichten Zug nach medial, um die **Rr. mammarii mediales** unter Spannung zu bringen.
- **Indirekt:** faszial einstellen in die freie Richtung. **Druckrotation** (CW/CCW in die freie Richtung ausführen).

23.6.11 Behandlung der A. thoracica interna/ Rr. mammarii mediales (Variante)

(▶ Abb. 23.26)

Patientin: in Rückenlage.

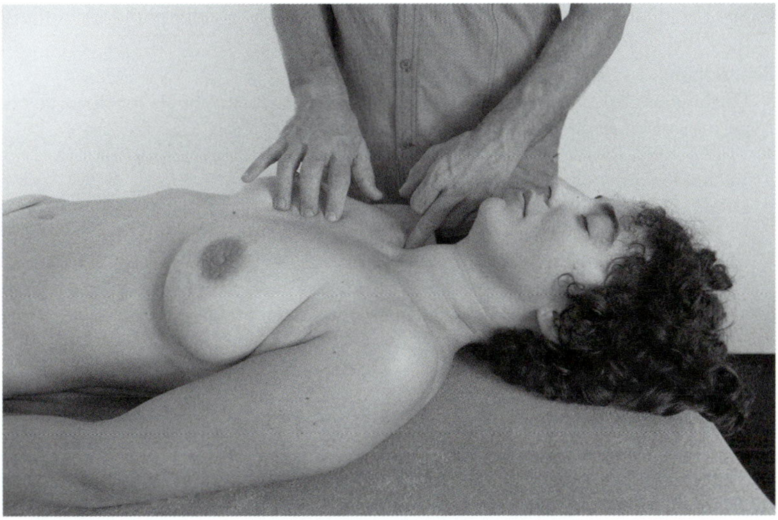

Abb. 23.26 Behandlung der A. thoracica interna/Rr. mammarii mediales (Variante) [J811]

Therapeut: stehend **ipsilateral** auf der Schulterhöhe der Patientin.

Handposition:

- Die kaudale Hand liegt mit den Fingerkuppen der Zeige-/Mittel- und Ringfinger 1–2 Querfinger lateral des Sternums in den Interkostalräumen 2–4 (oder 3–5) der zu behandelnden Seite, die Handfläche zeigt nach lateral.
- Die Fingerkuppen suchen eine leichte Pulsation.
- Die kraniale Hand nimmt kranial der Klavikula mit den Fingern (Zeigefinger und/oder Mittelfinger) Kontakt mit der A. subclavia auf. Entweder zwischen den Bäuchen des M sternocleidomastoideus (Pars sternalis und clavicularis) oder in der vorderen Skalenuslücke vor dem M. scalenus anterior.

Behandlung:

- Mit leichtem Druck in die Tiefe sinken lassen bis zur Pulsation des Gefäßes. Danach direkte oder indirekte Techniken anwenden.
  - **Direkt:** Die kraniale Hand fixiert die A. subclavia, die kaudalen Finger üben einen leichten Zug nach kaudal aus.
  - **Indirekt:** Die kaudalen Finger schieben leicht nach kranial, faszial einstellen in die freie Richtung.

23.6.12 Behandlung der A. thoracica lateralis/ Rr. mammarii laterales (von kontralateral)

(▶ Abb. 23.27)

Patientin: in Rückenlage.

Therapeut: stehend kontralateral auf Schulterhöhe der Patientin.

Handposition:

- Beide Hände liegen übereinander mit den Fingerkuppen etwa auf der medioaxillären Linie, parallel zum M. pectoralis minor.

- Die Handflächen zeigen zum Körper der Patientin und stabilisieren falls nötig die Brust nach medial.

Behandlung:

- Die Fingerkuppen gleiten von der hinteren Achselfalte beginnend nach vorne bis sie die Pulsation die A. mammaria lateralis spüren.
- Mit leichtem Druck in die Tiefe sinken lassen. Danach direkte oder indirekte Techniken anwenden.
- **Direkte Techniken:**
  - Die Finger leicht auseinanderspreizen, um die **A. thoracica lateralis** leicht unter Spannung zu bringen bis zum Release.
  - Die lateralen Finger fixieren die A. thoracica lateralis nach lateral, die medialen Finger geben einen leichten Zug an den **Rr. mammarii laterales** nach medial bis zum Release.
- **Indirekte Technik:** faszial einstellen in die freie Richtung.

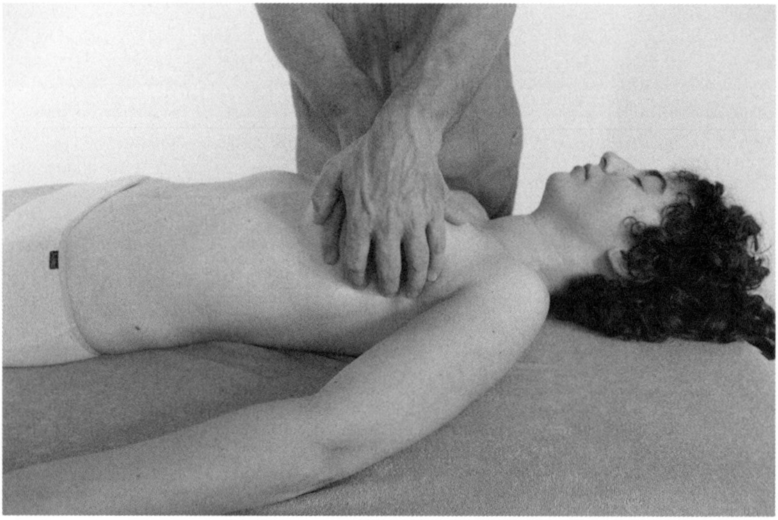

Abb. 23.27 Behandlung der A. thoracica lateralis/Rr. mammarii laterales [J811]

23.6.13 Behandlung der A. thoracica lateralis/ Rr. mammarii laterales (von ipsilateral/kontralateral)

(▶ Abb. 23.28, ▶ Abb. 23.29)

Patientin: in Rückenlagee (evtl. gleichseitige Hand hinter den Kopf).

Therapeut: sitzend **ipsilateral** auf Schulterhöhe der Patientin.

Handposition:

- Die kaudale Hand liegt mit den Fingerkuppen etwa auf der medioaxillären Linie, parallel zum M. pectoralis minor.
- Die Fingerkuppen suchen eine leichte Pulsation.
- Die kraniale Hand nimmt dem Daumen in der Axilla im Bereich des M. pectoralis minor Kontakt mit der A. axillaris auf.

Behandlung: Mit leichtem Druck in die Tiefe sinken lassen bis zur Pulsation des Gefäßes. Danach direkte oder indirekte Techniken anwenden.

- **Direkte Technik:** Die kraniale Hand fixiert die A. axillaris, die kaudalen Finger üben einen leichten Zug nach kaudal aus.
- **Indirekte Technik:** Die kaudalen Finger schieben leicht nach kranial, faszial einstellen in die freie Richtung.

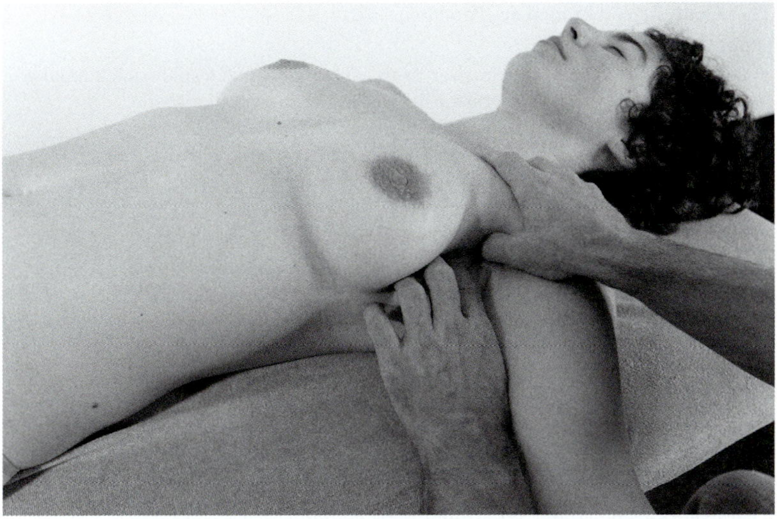

Abb. 23.28 Behandlung der A. thoracica lateralis/Rr. mammarii laterales von ipsilateral [J811]

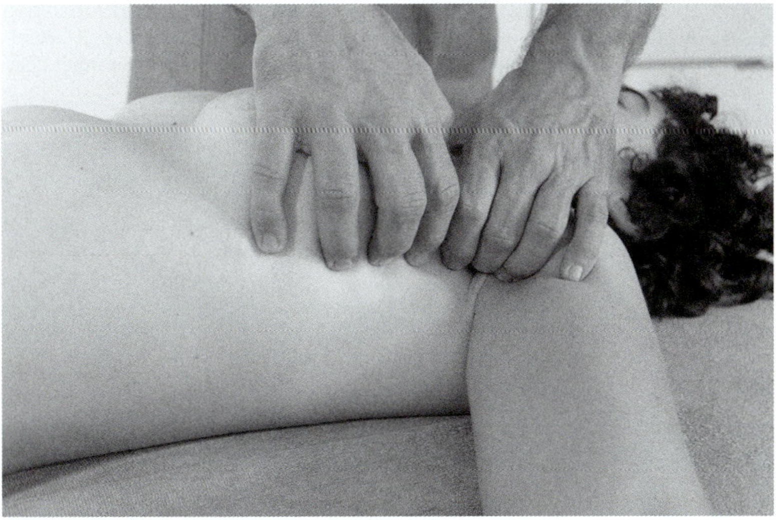

Abb. 23.29 Behandlung der A. thoracica lateralis/Rr. mammarii laterales von kontralateral [J811]

Variante: Therapeut **steht** kontralateral, die kraniale Hand fixiert mit dem Mittelfinger die A. axillaris in der Axilla, die Fingerkuppen liegen auf der A. thoracica lateralis.

23.6.14 Behandlung der Motilität der Brustdrüse (bilateral)

(▶Abb. 23.13)

Patient: in Rückenlage.

Therapeut: sitzend kranial des Patienten.

Handposition:
- Beide Hände liegen flächig auf der Brust, die Fingerspitzen sind nach kaudal gerichtet, die Finger und Unterarme liegen parallel zur Medianebene.
- Große, nach lateral translatierte Brüste werden nach medial zentriert.
- Die Grundgelenke der Mittelfinger liegen auf der Mamille (Rotationsachse!).
- Beide Ellbogen bilden ein Fulkrum auf der Bank.

Ausführung:
- Beide Hände führen eine Induktion aus und positionieren die CW- und CCW-Bewegung der Mammae indirekt in die freie Richtung.
- Bis zum lokalen Ruhepunkt oder generalisierten Stillpoint halten.
- Ein zu langsamer Rhythmus kann beschleunigt werden (Stimulation), ein zu schneller Rhythmus verlangsamt (Beruhigung).

23.6.15 Behandlung der Motilität der Brustdrüse (unilateral)

(▶Abb. 23.14)

Patient: in Rückenlage.

Therapeut: sitzend lateral auf Schulterhöhe des Patienten.

Handposition:
- Eine Hand liegt flächig auf der Brust, Fingerspitzen nach medial gerichtet.
- Die andere Hand liegt dorsal unter der Skapula ca. auf Höhe der 3.–6. Rippe, die Fingerspitzen zeigen nach medial. Alternativ kann die Hand quer unter dem Okziput oder auf dem Os frontale liegen.
- Große, nach lateral translatierte Brüste werden nach medial zentriert.
- Die Grundgelenke der Mittelfinger liegen auf der Mamille (Rotationsachse).
- Beide Ellbogen/Unterarme bilden ein Fulkrum auf der Bank.

Behandlung:
- Die ventrale Hand führt eine Induktion aus und positioniert die CW- und CCW-Bewegung der Mamma indirekt in die freie Richtung.
- Bis zum lokalen Ruhepunkt oder generalisierten Stillpoint halten.
- Mit dem okzipitalen Kontakt kann eine Synchronisation mit dem kranialen Rhythmus erfolgen.

24 Nebennieren

Therapeut auf den Fotos: Jochen Frühwein

Jochen Frühwein

24.1 Embryologie

Die Nebennieren stellen eigentlich **zwei endokrine Organe** dar, welche sich phylogenetisch zu einem vereint haben. Zum einem die **Nebennierenrinde,** zum anderen das **Nebennierenmark.** Embryologisch haben beide Teile einen anderen Ursprung (▶ Abb. 24.1). Die Nebennierenrinde stammt vom **Zölomepithel** ab, das Nebennierenmark stammt aus der **Neuralleiste** (den Sympathikogonien). Niedere Wirbeltiere besitzen noch zwei getrennte Organe, das Interrenalorgan und das Adrenalorgan (Rindenorgan und Markorgan).

Demzufolge haben auch die **Gewebe** der **Nebennierenrinde** und des **Nebennierenmarkes** einen unterschiedlichen embryologischen Ursprung. Die Rinde entwickelt sich aus mesenchymalen Zellen (Mesoderm). Das **Nebennierenmark** differenziert sich aus Neuralleistenzellen aus dem Bereich der Segmente TH5–TH10. Diese Neuralleistenzellen bilden auch die benachbarten sympathischen Ganglien.

Die Neuralleistenzellen lagern sich zunächst medial der fetalen Nebennierenrinde an. Ist die Medulla von der fetalen Rinde umgeben, kommt es zur Differenzierung zu den chromaffinen Zellen des Nebennierenmarkes, welche die Katecholamine sezernieren. Anschließend kommt es zur weiteren Anlagerung mesenchymaler Zellen um den fetalen Kortex, welche die bleibende definitive Nebennierenrinde bilden. Die klassische Ausbildung der Zonen der Nebennierenrinde beginnt erst kurz vor der Geburt. Während bei Geburt die Zona glomerulosa und Zona fasciculata bereits vorhanden sind, ist die Zona reticularis erst ab dem dritten Lebensjahr nachweisbar. Die Nebennieren sind zum Zeitpunkt der Geburt im Verhältnis 10- bis 20-mal größer als die eines Erwachsenen, in den ersten drei Lebenswochen kommt es zu einer Verkleinerung der Nebennieren um etwa ein Drittel. Etwa am Ende des zweiten Lebensjahres erreicht die Nebenniere ihre definitive Größe.

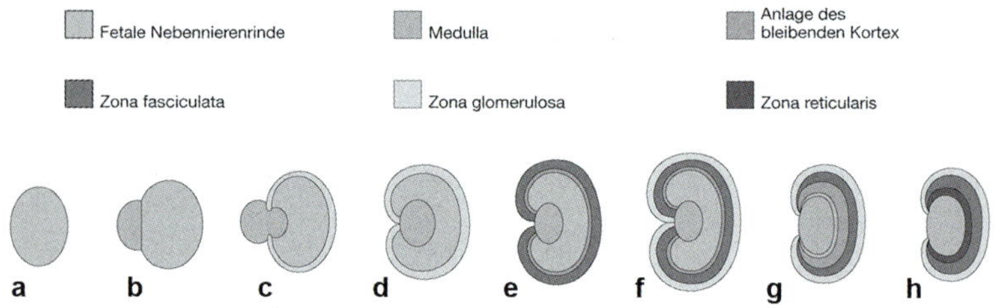

Abb. 24.1 Schematische Darstellung der Nebennierenentwicklung: a) 6 Wochen, b) 7 Wochen, c) 8 Wochen, d–e) spätere Entwicklungsstadien (Rinde umhüllt das Mark zunehmend), f) Neugeborenes (fetale Rinde und Zonen der definitiven Rinde), g) 1 Jahr; h) 4 Jahre [R364]

24.2 Anatomie

24.2.1 Funktion

Nebennierenrinde

Die Nebennierenrinde produziert drei Gruppen von Steroidhormonen (Kortikosteroide).

Glukokortikoide (Kortisol)

- Kortisol wirkt katabol, es stimuliert den Proteinabbau.
- Kortisol wirkt antagonistisch zum Insulin und erhöht den Blutzuckerspiegel.

- Es wirkt zudem antientzündlich (gegen Allergien und Entzündungen).
  - Kortisol unterliegt einem zirkadianen Rhythmus, der Wert ist morgens höher als abends und ist nachts am niedrigsten (s. auch Asthma). Ein ständig erhöhter Kortisolspiegel spricht für eine Sympathikotonie.
  - Ein zu niedriger Kortisolspiegel kann eine Erschöpfung der Nebennieren (Wilson) anzeigen.

Androgene

- Androgene stabilisieren das Stütz- und Haltegewebe (besonders das Muskelgewebe), sie stabilisieren das Bindegewebe und verbessern die Haltung.
- Sie erhöhen die Stimmung und Lebensfreude.
- Sie haben eine Anti-Aging-Wirkung und hemmen die biologische und physiologische Alterung (Dehydroepiandrosteron, DHEA).

Mineralokortikoide (Aldosteron)

- Mineralokortikoide regulieren den Wasser- und Natriumhaushalt.
- Sie wirken alkalisch im Blut.

Nebennierenmark

- Durch die chromaffinen Zellen werden die Katecholamine gebildet (Adrenalin und Noradrenalin).
- Durch seine embryologische Entwicklung kann das Nebennierenmark als ein Paraganglion des Sympathikus angesehen werden.
- Die Regulation der Katecholamine erfolgt besonders durch den Nucleus tractus solitarii (NTS).
  - Der NTS verarbeitet die Afferenzen der Barorezeptoren und reguliert den Blutdruck.
  - Das limbische System und der Hypothalamus modulieren den NTS.
- Starke Emotionen und Stress führen zu einer erhöhten Adrenalinausschüttung.

24.2.2 Aufbau

Die Nebenniere besteht aus einem peripheren und zentralen Bereich (▶ Abb. 24.2):

- **Peripher** liegt der Cortex suprarenalis (Nebennierenrinde).
- **Zentral** befindet sich die Medulla glandulae suprarenalis (Nebennierenmark).

Nebennierenrinde

Der Aufbau der **Nebennierenrinde** (**Cortex glandulae suprarenalis**) besteht aus Epithelsträngen und Nestern. Diese sind radiär von der Organkapsel hin zum Nebennierenmark angeordnet. Entlang der radiären Bindegewebsstraßen verlaufen die Markarterien und sinusoiden Kapillaren/Nerven ins Organinnere. Die Rinde zeigt eine typische **Zonierung,** die **altersabhängig** und **funktionsabhängig** ist. Beim **Erwachsenen** unterscheidet man drei Zonen, **von außen nach innen**

- die dünne Zona glomerulosa,
- die dicke Zona fasciculata und
- die dünne Zona reticularis.

Die Nebennierenrinde produziert die **Mineralokortikoide,** die **Glukokortikoide** und die **Geschlechtshormone** (Östrogene und Androgene).

- Die **Mineralokortikoide** (besonders Aldosteron) werden in der Zona glomerulosa gebildet und steuern besonders den Elektrolythaushalt.

- Die **Glukokortikoide** werden besonders in der Zona fasciculata und der Zona reticularis gebildet, in der Zona fasciculata besonders Kortison und Kortisol (Hydroxykortison). Diese regulieren den Kohlenhydrat-, Fett- und Eiweißstoffwechsel.
- In der Zona fasciculata und der Zona reticularis werden auch in geringen Mengen Östrogene und Androgene (**weibliche und männliche Geschlechtshormone**) gebildet.

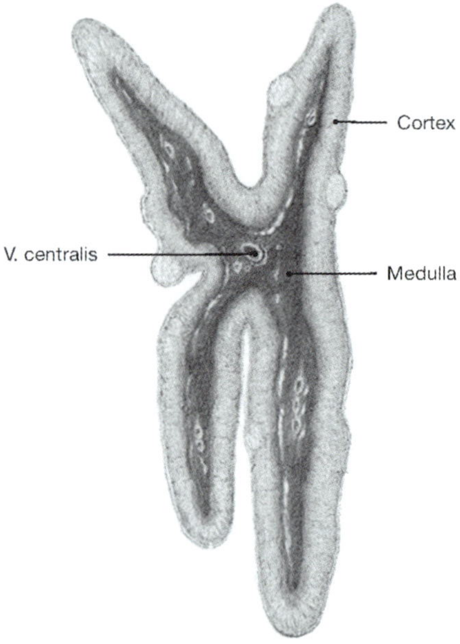

Abb. 24.2 Querschnitt Nebenniere [S007-1-24]

Nebennierenmark

Das **Nebennierenmark** (**Medulla glandulae suprarenalis**) ist in netzartigen Zellsträngen und unregelmäßigen Nestern aufgebaut. Es besteht aus polygonalen Epithelzellen, die in unregelmäßiger Begrenzung neben der Zona reticularis liegen. Zwischen diesen netzartigen Zellsträngen verlaufen vegetative Nervenfasern und sinusoide Kapillaren, welche ihrerseits in sinusförmigen Venen münden. Die Epithelzellen des Nebennierenmarkes gehören zum sog. **APUD-System.** Das Nebennierenmark entstammt der Neuralleiste und gleicht dem **zweiten efferenten sympathischen Neuron.** Sie werden präganglionär von cholinergen Nervenfasern innerviert und bilden Noradrenalin und Adrenalin analog als Transmitter des zweiten Symphatikusneurons. Es gleicht somit einem sympathischen **Paraganglion.**

Die Epithelzellen des Nebennierenmarks enthalten Granula, welche gefüllt sind mit Noradrenalin und Adrenalin (**chromaffine Zellen**). Durch die Methylierung von Noradrenalin entsteht Adrenalin. Dieser enzymatische Prozess wird durch Cortisol aktiviert, das aus der Nebennierenrinde zum Mark transportiert wird. Etwa 80 % der Katecholaminsynthese beim Menschen wird zu Noradrenalin. Im Nebennierenmark kommen sowohl Monoamine als auch Peptide vor, die in den monoaminergen Zellen gebildet werden. Im Nebennierenmark sind Proopiomelanocortin-Abkömmlinge (Beta-Endorphin und Alpha-Melanotropin), Lipotropin und ACTH. Enkephaline, Substanz P, Somatostatin sind beim Menschen nachweisbar, vasoaktives intestinales Polypeptid (VIP), Neurotensin und Neuropeptid Y (NPY) bei anderen Spezies.

24.2.3 Topografische Anatomie

Gestalt und Lage der Nebennieren

(▶Abb. 24.3)

Die rechte und linke Nebenniere unterscheiden sich in der Gestalt. Die **rechte** Nebenniere ist **dreiseitig und kappenartig.** Die **linke** Nebenniere ist eher **halbmondförmig** aufgebaut.

Die Nebennieren (Glandula suprarenalis) sind beim Erwachsenen etwa 40 mm hoch, 25 mm breit und 8 mm dick. Das Gewicht beträgt ca. 12 Gramm. Die umgebende bindegewebige **Organkapsel** strahlt mit Bindegewebszügen in das Organ Parenchym ein. Durch die große Anzahl von Lipiden schimmert die Nebenniere **gelblich.** Das **Hilum** der Nebenniere liegt auf der Rückseite und stellt den Austritt von Venen- und Lymphgefäßen dar. Arterien und Nerven dringen an vielen Stellen in die Nebenniere ein.

Bei Neugeborenen ist die Nebenniere im Verhältnis zum Erwachsenen wesentlich größer. Die Relation Niere zur Nebenniere beträgt hier 3:1, beim Erwachsenen jedoch 30:1.

Topografie der Nebennieren

Die Nebenniere liegt **retroperitoneal** an der medial-kranialen Seite der Niere kappenartig auf. Die Nebenniere ist in der **Nebennierenloge,** dem kranialen Aspekt der Nierenloge, zwischen der Fascia perirenalis anterior und posterior, umgeben vom Corpus adiposum genauso wie die Niere. Von dorsal betrachtet, liegt die Projektion der Nebennieren kranial der Nieren, etwa im Bereich 11. und 12. Rippe, rechts etwas tiefer als links.

- Die **rechte** Nebenniere liegt anterolateral von TH12, die linke Nebenniere anterolateral von TH11–TH12. Beide Nebennieren haben nach dorsal eine Beziehung zu den unteren Brustwirbeln (Th11 und Th12) sowie zu der 11. und 12. Rippe.
  Die Beziehungen der rechten Nebenniere nach ventral sind: Kranial und lateral grenzt die Leber an und medial die V. cava inferior, das Peritoneum parietale posterior (PPP) und das Duodenum. Die Rückseite der Nebenniere liegt nach kranial gegen das Zwerchfell und nach lateral und kaudal gegen die rechte Niere.
- Nach ventral ist die **linke** Nebenniere angelagert an das PPP, die Bursa omentalis und den Ösophagus, kaudal an das Pankreas. Die Anlageflächen nach dorsal sind medial das Crus sinistrum des Zwerchfells und lateral die linke Niere.

Der Abstand zwischen beiden Nebennieren beträgt ca. 4,5 cm. Zwischen beiden Nebennieren liegen von rechts nach links die V. cava inferior, das Crux dextrum des

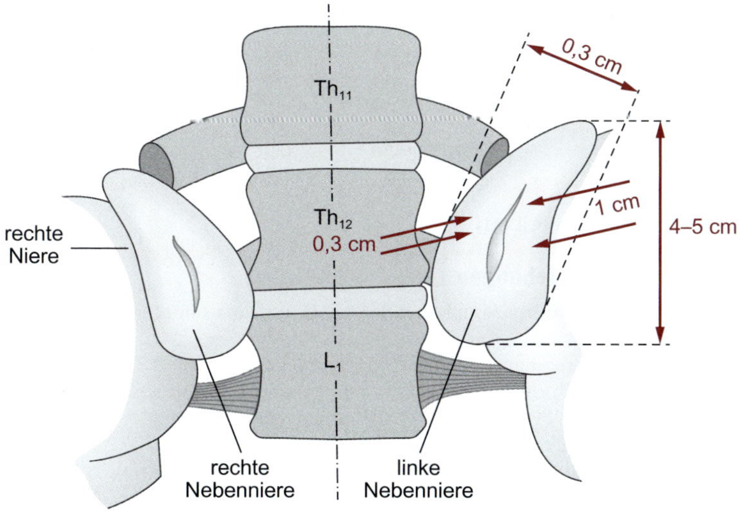

Abb. 24.3 Topografie, Größe und Lage der Nebennieren [L231]

Zwerchfells, der rechte Teil des Ganglion coeliacum, der Truncus coeliacus und der Ursprung der A. mesenteria superior, der linke Teil des Ganglion coeliacum und das Crus sinistrum des Zwerchfells.

Nebennierenloge

Die **Nebennierenloge** (▶Abb. 24.4) liegt infradiaphragmal, darin liegt die Nebenniere, umgeben von der gemeinsamen Fettkapsel mit der Niere. Sie wird von folgenden Strukturen begrenzt,

- **ventral** von der Fascia perirenalis anterior,
- **dorsal** von der Fascia perirenalis posterior,
- **kranial** vom Diaphragma und
- **kaudal** durch das Ligamentum intersurrenorenale (bindegewebige Verbindung zwischen der Fascia perirenalis anterior und posterior).

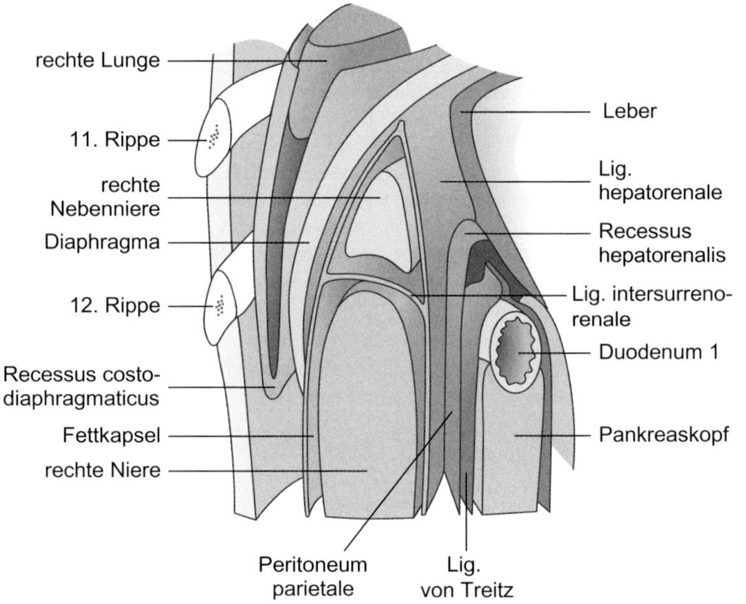

Abb. 24.4 Nebennierenloge [L231]

Nachbarschaftsbeziehungen

Die **rechte** Nebenniere grenzt an folgende Organe und anatomischen Strukturen:

- **Nach ventral:**
  - Kranial und lateral an die Leber
  - Medial an die V. cava inferior
  - Ventral an das PPP
  - Kaudal an das Duodenum
- **Nach dorsal:**
  - Kranial gegen das Zwerchfell
  - Lateral und kaudal gegen die rechte Niere

Die **linke** Nebenniere grenzt an folgende Organe und anatomischen Strukturen:

- **Nach ventral:**
  - Ventral an das PPP, an die Bursa omentalis und an den Ösophagus
  - Kaudal an das Pankreas
- **Nach dorsal:**
  - Medial an das Crus sinistrum des Zwerchfells
  - Lateral an die linke Niere

Fixationen

Die Fettkapsel (Corpus adiposum renale) der Nieren ist durch folgende Faszien, Organe und Bänder fixiert.

- **Ventral:** Fascia perirenalis anterior
- **Dorsal:** Fascia perirenalis posterior
- **Kranial:** Diaphragma und
- **Kaudal:** durch das Ligamentum intersurrenorenale

Gleitflächen

- **Rechte** Nebenniere: Leber, V. cava inferior, Peritoneum parietale posterior (PPP), Duodenum, Zwerchfell, rechte Niere
- **Linke** Nebenniere: PPP, die Bursa omentalis, Ösophagus, Pankreas, Crus sinistrum des Zwerchfells, linke Niere

24.2.4 Gefäßversorgung, Lymphwege, Innervation

Epithelien und **Blutgefäße** der Nebennieren (▶ 24.5) bilden funktionell gekoppelte Systeme. Das Nebennierenmark liegt zentral und ist von der Nebennierenrinde umschlossen. Die Nebenniere wird von **drei Nebennierenarterien** versorgt. Diese Arterien durchdringen die Organkapsel und bilden einen subkapsulären arteriellen Plexus, aus dem kleine Arterien und sinusoidale Kapillaren hervorgehen. Die kleinen Arterien stellen die **Markarterien** dar, die radiär entlang der Bindegewebsstraßen durch die Rinde zum Kapillarnetz des Nebennierenmarks ziehen (Sie geben keine Zweige an die Nebennierenrinde ab). Die fenestrierten Kapillaren verlaufen ebenfalls radiär entlang der Epithelstränge der Rinde, nehmen die Rindenhormone (Glukokortikoiden) auf und münden in die venösen Sinusoide des Nebennierenmarks. Somit werden **Nebennierenrinde** und **Nebennierenmark** funktionell **hintereinandergeschaltet.** Hierdurch kann Kortisol die Aktivierung von Noradrenalin durch Methylierung zu Adrenalin stimulieren.

Im Anschluss an die Kapillaren des Nebennierenmarks liegen unregelmäßige Markvenen an, die größeren nennt man Drosselvenen. Diese haben longitudinale und spiralförmige glatte Muskelzellbündel, die die Mündung kleinerer Venen verengen kann. Hierdurch kommt es zu einer Stauung in die Marksinus und zu einer Hormonanreicherung.

Arterien

Beide Nebennieren werden von jeweils drei **Arterien** (▶ Abb. 24.5) versorgt, den Aa. suprarenales superior, media und inferior.

- Aus der A. phrenica inferior entspringen die Aa. suprarenales superiores.
- Aus der Aorta entspringen die Aa. suprarenales mediae.
- Aus der A. renalis entspringt die A. suprarenalis inferior.

Venen

Die **Venen** der rechten und linken Nebenniere (▶Abb. 24.5) unterscheiden sich. Während die linke V. suprarenalis in die linke V. renalis mündet, mündet die V. suprarenalis dextra unmittelbar in die V. cava inferior. Es gibt auch venöse Abflusswege zum Azygos-System

- Die Vena suprarenalis dextra drainiert **rechts** in die V. cava inferior.
- Die Vena suprarenalis sinistra drainiert **links** in die V. renalis.

Lymphwege

Die **Lymphgefäße** der Nebennieren ziehen zu den Nodi lymphatici lumbales und den Nodi lymphatici coeliaci.

Innervation

Die Nebennieren sind reichlich von vegetativen Nervenfasern versorgt. Durch die unterschiedliche embryologische Entwicklung der Nebennierenrinde und des Nebennierenmarks hat die Nebenniere eine vielfältige Innervation aus unterschiedlichen Quellen.

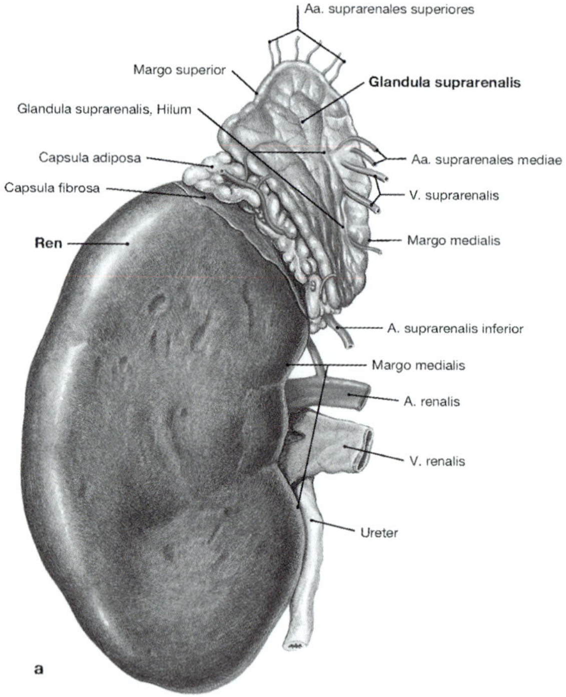

Abb. 24.5a Vaskularisation der rechten Nebenniere [S007-1-24]

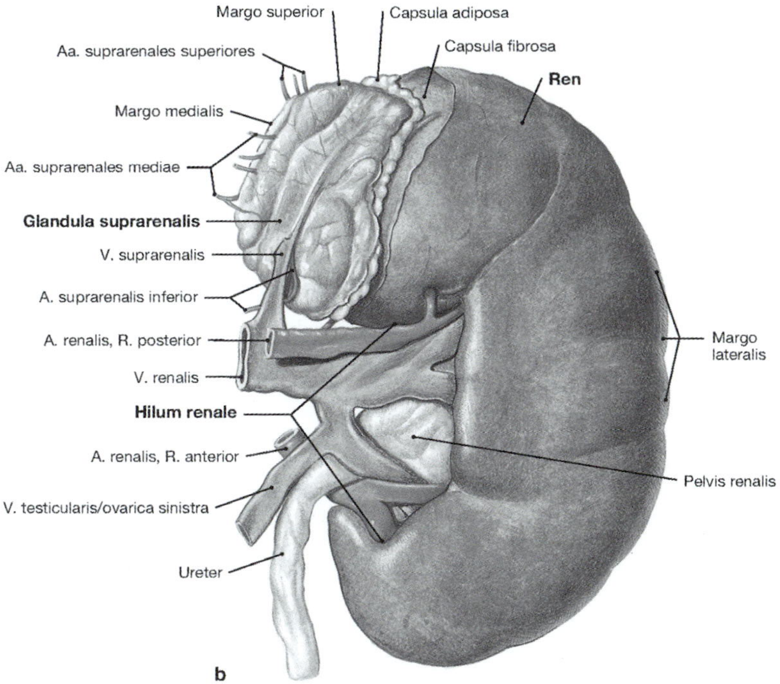

Abb. 24.5b Vaskularisation der linken Nebenniere [S007-1-24]

Die **parasympathischen** Fasern des Plexus suprarenalis kommen aus dem Truncus vagalis, die **sympathischen** Fasern von den Nn. splanchnici und dem Plexus coeliacus. Es gibt dichte Nervengeflechte markloser und markhaltiger Nerven, die ein ausgedehntes Netzwerk bilden. Im periarteriellen Bindegewebe (Stroma) verlaufen die Nervenfasern von der Kapsel in die Nebenniere hinein.

- Äste der unteren thorakalen Nerven (sensibel)
- TH5–10, TH10–L1, Sympathikus (Nn. splanchnici)
- Plexus coeliacus und Ganglion coeliacum, Ganglion aorticorenale und Plexus renalis und Ganglion renale (N. splanchnicus maior und minor und N. vagus)
- Teilweise auch das Ganglion mesentericum superius

24.3 Dysfunktionen

Camirand unterteilt die **Stadien der Nebennierendysfunktion** wie folgt:

- Normale Nebennierenfunktion
- Hyperfunktion
- Kortisolresistenz
- Hypofunktion
- Morbus Addison (primäre Nebenniereninsuffizienz)

24.3.1 Ursachen

Parietale Dysfunktionen

- Dysfunktionen der 11. und 12. Rippe, Dysfunktion TH11, TH12 links und TH12, L1 rechts (→ topografische Relation)
- Dysfunktionen TH5–L2 (→ Sympathikus)
- Obere HWS und Schädelbasis (→ N. vagus)
- Dysfunktion bzw. Fehlspannung des Zwerchfells → Beziehung zu den Crura diaphragmatica

Viszerale Dysfunktionen

- Alle Organe in der Umgebung der Nebennieren können über Gleitflächen, ligamentäre und fasziale Verbindungen die Beweglichkeit der Nebenniere einschränken: Leber, Duodenum, rechte Niere (rechte Nebenniere), Magen, Ösophagus, Pankreas, linke Niere (linke Nebenniere).
- Eine Leberdysfunktion, z. B. die Kongestion oder auch die Ptose der Leber, kann einen Druck auf die Nebenniere rechts ausüben und somit deren Funktion stören.
- Nierendysfunktion: Die Ptose der Niere kann über das Ligamentum intersurrenorenale Spannung auf die Nebenniere ausüben und somit deren Funktion beeinträchtigen.
- Eine Dysfunktion des Magens kann über die Bursa omentalis die Gleitfähigkeit und Funktion der linken Nebenniere reduzieren.
- Dysfunktionen von Duodenum, Pankreas und V. cava inferior haben geringere Auswirkungen auf die Nebenniere.
- Eine Lungendysfunktion kann sich indirekt über das Zwerchfell auf die Nebenniere auswirken.

Ligamente

- Fascia perirenalis anterior und posterior
- Ligamentum intersurrenorenale

Nervale Störungen

- N. vagus: Dysfunktion der oberen HWS, der Schädelbasis und der vorderen Halsfaszie
- Nervenfasern Nn. intercostales Th10–Th12 → sensible Innervation
- Sympathikus auf Höhe TH5–L2
- Ganglion coeliacum
- Ganglion aorticorenale
- Ganglion renale

Störungen des Herz-Kreislauf-Systems

- Gestörte arterielle Vaskularisation → durch Hypertonus des Pars lumbalis des Diaphragmas
- Gestörte venöse Drainage auf der rechten Seite zur V. cava inferior, auf der linken Seite zur V. renalis sinistra → durch zu hohe Spannung der Nebennierenloge/Fascia perirenalis anterior und posterior
- Rechtsherzinsuffizienz mit Stauung der V. cava inferior

Endokrine Störungen

- Die Steuerung der Nebennierenrinde geschieht über den **Hypothalamus** (CRH/CRF) und die **Hypophyse** (ACTH). Über negative Rückkoppelungsmechanismen werden so die Mineralokortikoide, Glukokortikoide und Sexualhormone reguliert. Störungen können in beide Richtungen entstehen.
- **Niere:**
  - Über das RAAS-System stehen Nebenniere und Niere in Verbindung und steuern Natrium-, Kalium- und Wasserhaushalt.
  - Ein gesteigerter Aldosteronspiegel bewirkt Bluthochdruck, Tetanie und Nykturie.
- **Glukokortikoide:**
  - Die Glukokortikoide wirken katabol auf den Protein- und Fettmetabolismus.
  - Sie wirken entmineralisierend auf den Knochen (Osteoporose).
  - Sie wirken anabol auf die Leber (Proteinsynthese, Glykogensynthese) und Glukoneogenese (Fettleber).
- **Schilddrüse:**
  - Chronischer Stress produziert eine hypothyreote Stoffwechsellage und damit die vermehrte Produktion von biologisch inaktivem rT3.
  - Chronischer Stress bewirkt einen Anstieg des Prolaktinspiegels.
- **Sexualhormone:**
  - Bei der Frau kommt es zu einer Reduktion des Progesterons und zu einem relativen Überschuss des Östrogens.
  - Beim Mann kommt es zu einer Reduktion des Testosterons und zu einem relativen Überschuss des Östrogens.
  - Eine Überproduktion an Androgenen bewirkt einen Virilismus der Frau (gesteigerte Behaarung).
- Zu viel Kortison bewirkt eine gestörte Wundheilung.
- Eine Überstimulation des Nebennierenmarkes bewirken einen Bluthochdruck, einen erhöhten Blutzucker, eine gesteigerte Herz- und Atemfrequenz.

Psyche

Stress verursacht einen Kortisolanstieg und Adrenalinüberschuss.

Weitere Ursachen

Folgende Erkrankungen gehen nach Dr. Wilson mit einer Unterfunktion der Nebenniere einher:

- CFS (Chronic Fatigue Syndrom)
- Fibromyalgie
- Alkoholismus
- Unterzucker
- Chronische Polyarthritis
- Chronisch rezidivierende Lungeninfekte

24.3.2 Kompensationsmechanismen

> Ein Großteil der genannten Kompensationsmechanismen ist rein hypothetisch und bedarf weiterer Untersuchungen.

- Eine Destabilisierung der Nebennieren und der Nieren kann möglicherweise durch eine Spannungszunahme der Fascia perirenalis anterior und Fascia perirenalis posterior kompensiert werden.
- Auch die Verspannung des Ligamentum intersurrenorenale kann als Stütze für die Nebenniere wirken.
- Dysfunktionen der 11. und 12. Rippe bzw. ein interkostaler Spasmus können die Nebenniere stabilisieren.
- Der Spasmus bzw. der Hypertonus der Crura lumbalia des Diaphragmas kann unterstützend auf die Nebenniere einwirken.
- Im geringen Ausmaß können Niere und Nebenniere für die darüberlegende Leber eine Stütze bilden.
- Die Nebenniere wird durch ihre arterielle Vaskularisation aufgehängt (besonders Aa. suprarenales superiores) und ihrer Position stabilisiert.

24.3.3 Folgen

- Dorso-Lumbalgie (Schmerzen der unteren Brustwirbelsäule und oberen Lendenwirbelsäule) → Dysfunktionen der 11. und 12. Rippe bzw. TH11, TH12, L1, sensible Afferenz
- Atemstörung → über Spasmus und Dysfunktion des Zwerchfells
- Dysfunktionen TH11–L2 (über die Crura diaphragmatica)
- Dysfunktionen TH5–L2 (viszerosomatischer Reflexbogen über den Sympathikus)
- Hypertonie (Bluthochdruck → Adrenalinreaktion)
- Mondgesicht, Muskelatrophie (→ Kortison)
- Akne und Virilisierung der Frau (→ Androgene)
- Ödeme und Wassereinlagerungen (→Mineralokortikoide)
- Bluthochdruck, gesteigerte Herzfrequenz, muskuläre Spasmen (→ Adrenalin)

24.3.4 Differenzialdiagnosen

- Hyperaldosteronismus (Conn-Syndrom)
- Hypercortisolismus (M. Cushing)
- Morbus Addison
- Pubertas praecox
- Virilismus
- Andrenogenitales Syndrom
- Paragangliom
- Phäochromozytom
- Nebennierenerschöpfung (nach Dr. Wilson)

24.4 Diagnostik der Dysfunktionen

24.4.1 Symptome

Überfunktion der Nebennieren

Die Überfunktion der Nebennieren führt je nach hormoneller Ausprägung zu verschiedenen Symptomen:

- **Überproduktion von Kortikoiden:**
  - Störung des Kohlenhydratstoffwechsels: gestörte Zuckerverwertung und diabetogener Stoffwechsel (Risiko für Diabetes mellitus)

- Störung des Fettstoffwechsels: Stiernacken, Stammfettsucht, supraklavikuläre Gruben fettig verstrichen, Hypercholesterinämie
- Störung des Eiweißstoffwechsels: Osteoporose, Knochenschmerzen, Muskelatrophie/Myopathie, Adynamie
- Störung der Hämatopoese: Störungen von Leukozyten, Thrombozyten und Erythrozyten
- Gefäßprobleme (Arteriosklerose, Hypertonie)
- Haut: dünne Haut, gestörte Wundheilung, rote Striae
- Psychische Symptome (psychische Störungen, Psychosen)

- **Überproduktion von Androgenen:**
  - Virilisierung (Hirsutismus) der Frau (Haarwuchs im Gesicht und am Körper, Ausbildung eines männlichen Phänotyps)
  - Vermännlichte Stimme, Klitorishypertrophie
  - Zyklusstörungen, Amenorrhö
  - Störung der anderen weiblichen Drüsen (Ovarien, Mamma) mit deren Dystrophie/Atrophie
  - Aknebildung (besonders bei einem Mangel von **Zink** und **Kupfer**), die beiden Spurenelemente werden besonders durch das **Wachstum** (Jugendliche) und starken **Stress** schnell verbraucht.
- **Überproduktion von Aldosteron:**
  - **Typisch** Bluthochdruck/Hypertonie
  - Ödeme und Wassereinlagerung durch die Wasser- und Natriumretention
  - Krämpfe, Kribbeln der Extremitäten
  - Hypokaliämie (Polyurie, Muskelschwäche, Obstipation)
  - Metabole Alkalose (Aldosteron wirkt alkalisierend auf das Blut, wodurch es zu einer Tetanie kommen kann. Antagonist ist das Parathormon, das sauer wirkt.)

24

Überstimulation des Nebennierenmarkes

Ein Adrenalinüberschuss ruft folgende Symptome hervor:

- Aktivierung der Fight- and Flight-Reaktion (Hypersympathikus) mit nachfolgenden Hypertonus und Spasmen im Muskelskelettsystem, Bluthochdruck und einen beschleunigten Herzrhythmus
- Aktiviert auch die Ausschüttung der anderen Hormone (Glukokortikoide, CRH, ACTH)

Unterfunktion der Nebennieren

Die Nebennieren sind dafür ausgelegt, auf einen akuten Stressreiz zu reagieren. Sie reagieren physiologisch auf alle Stressoren in gleicher Weise, unabhängig davon, welcher Art der verursachende Stress ist. Ein konstanter Stressreiz überlastet sie und führt zur Erschöpfung der Nebennieren.

Bei der Nebennierenerschöpfung (Hypoadrenie = Nebennierenschwäche bzw. Nebennierenerschöpfung nach Dr. James Wilson) handelt es sich **nicht** um eine Erkrankung, die nach der ICD-10 klassifiziert wurde und deshalb von Krankenkassen und Ärzten anerkannt wird. Diese erkennen lediglich die Nebenniereninsuffizienz (Morbus Addison) an, bei der jedoch mindestens 90 % der Nebennierenrinde zerstört ist. Laut Wilson handelt es sich bei der Nebennierenerschöpfung um das Stress-Syndrom des 21. Jahrhunderts.

Symptome der Nebennierenerschöpfung (nach Dr. Wilson):

- Starke Morgenmüdigkeit (besonders zwischen 7 und 9 Uhr morgens)
- Permanente Müdigkeit (trotz ausreichendem Schlaf)
- Starker Salzhunger (gesalzene Speisen, Chips, Nüsse, Sardellen)
- Starker Energiemangel, Lethargie
- Lustlosigkeit (Libidoverlust)
- Erhöhte Stressanfälligkeit, reduzierte Toleranzschwelle
- Verlängerte Rekonvaleszenz nach Krankheiten, Operationen, Traumata oder seelischem Schock
- Schwindel nach zu schnellem Aufstehen
- Depressive Phasen
- Gesteigertes PMS, Menstruationsbeschwerden
- Verschlimmerung der Symptome durch Auslassen von Mahlzeiten
- Gestörte Konzentration und beeinträchtigtes Denken
- Gedächtnisstörung/Erinnerungsstörungen
- Typischer zirkadianer Energieverlauf, der darin besteht,
  - vor 10 Uhr nicht richtig wach werden,
  - Energieloch am Nachmittag zwischen 15 und 16 Uhr,
  - nach 18 Uhr und dem Abendessen besteht ein deutlich erhöhtes Energieniveau.
- Gestörte Leistungsfähigkeit
- Immunschwäche (infektanfällig) oder überschießende Immunreaktionen (Allergien, Asthma)

Die Unterfunktion der Nebenniere kann folgende **Ursachen** haben – infrage kommen insbesondere alle chronisch einwirkenden Stressoren, die über einen langen Zeitraum einwirken (nach Camirand):

- Psychische Störungen (depressive, panische, Angstzustände)
- Chronische physische oder psychische Arbeitsüberlastung
- Extremsport (Marathon, Triathlon)
- Unfälle, Traumata, komplexe Operationen
- Chronische Entzündungen und/oder Schmerzen
- Chronische Verdauungsstörungen
- Intoxikation durch exogene oder endogene Giftstoffe
- Chronische Krankheiten
- Koffein, Zigaretten, Alkohol
- Mütter mit Nebennierenstörungen haben oft Kinder mit geschwächten Nebennieren, die häufig infektanfällig sind.

24.4.2 Inspektion

- Mondgesicht und Stammfettsucht (→ Kortison)
- Muskelatrophie der Extremitäten, dünne Arme und Beine (→ Kortison)
- Tannenbaumphänomen und Kyphosierung der Brustwirbelsäule (→ Osteoporose)
- Dünne und pergamentene Haut mit durchscheinenden Gefäßen und Wundheilungsstörungen – schlecht heilende Wunden besonders in der Peripherie, besonders Füße und Unterschenkel (→ Kortison)
- Bauchglatze und Gynäkomastie → Mangel an Androgenen
- Akne (Androgenüberschuss)
- Virilisierung der Frau (gesteigerter Haarwuchs an Gesicht, Brust und Bauch)
- Periphere Ödeme und Wassereinlagerungen → Aldosteron
- Rote Haut, auffällige Wangenröte → Adrenalin
- Stirnblässe, Gesicht und Wangenblässe, herabgesunkenes Augenlid → Hypotonie

- Männliche Behaarung bei Frauen → Belastung der Nebenniere
- Säckchen direkt am Augenlid → Belastung der Nebenniere
- Der obere Rand des Ohres liegt an und ist eingerollt → Belastung der Nebenniere
- Wiederkehrende Gesichtsröte → Hinweis auf Nebennierenmarktumor
- bronzefarbene Gesichtshaut → Schädigung der Nebenniere
- Rosiges Mondgesicht → Überfunktion der Nebenniere

24.4.3 Reflexzonen und Hinweiszeichen

(▶ Abb. 24.6)

Zur Nebenniere gibt es kaum Veröffentlichungen im Hinblick auf die vegetative Versorgung und auf die jeweiligen Reflexzonen. Die nachfolgend aufgeführten Zonen und Hinweiszeichen sind überwiegend das Ergebnis der empirischen Betrachtung und Erforschung durch den Autor.

Die Reflexzonen sind jeweils allgemein beschrieben. Bei einer einseitigen Dysfunktion existieren sie einseitig, bei einer beidseitigen Störung entsprechend beidseits. Zur wissenschaftlichen Untermauerung bedarf es hier dringend weiterer Forschung.

Dermatom

- **Anterior:** TH10–L1 (Maximalzone: TH11)
- **Posterior:** TH10–L1 (Maximalzone: TH11)

Dermalgiereflexe nach Jarricot

Nicht beschrieben.

Hautzonen nach Frühwein

- **Anterior:** 3 Querfinger kranial der SIAS (über der Nierenzone, Dermatom TH11)
- **Posterior:** 3 Querfinger kranial der SIPS, 3 Querfinger nach lateral (ca. Höhe der Crista illiaca, Dermatom TH11)

Neurolymphatische Reflexe nach Chapman

- **Anterior:** 3 Querfinger schräg oberhalb des Bauchnabels, rechts und links der Linea alba
- **Posterior:** zwischen Processus spinosus und Processus transversus und zwischen TH11 und TH12

Triggerpunkte

Siehe Niere ▶ 13.4.3.

Periostschmerzpunkte nach Frühwein

- Spitze der 11. und 12. Rippe
- 3 Querfinger lateral des Processus transversus (auf Höhe der Anguli costae) der 11. und 12. Rippe
- Processus transversus TH11 und TH12

Knapppunkte

Punkt 9 auf Höhe L1.

Neuromuskuläre Hinweiszeichen

Bei folgenden Muskeln besteht ein Hypertonus.

- **Anterior:**
  - M. psoas
  - M. rectus abdominis
  - M. obliquus externus/internus abdominis
  - M. transversus abdominis
- **Posterior:**
  - M. serratus posterior inferior
  - M. intercostalis externi und interni
  - M. quadratus lumborum
- **Anterior-posterior:** Diaphragma abdominale

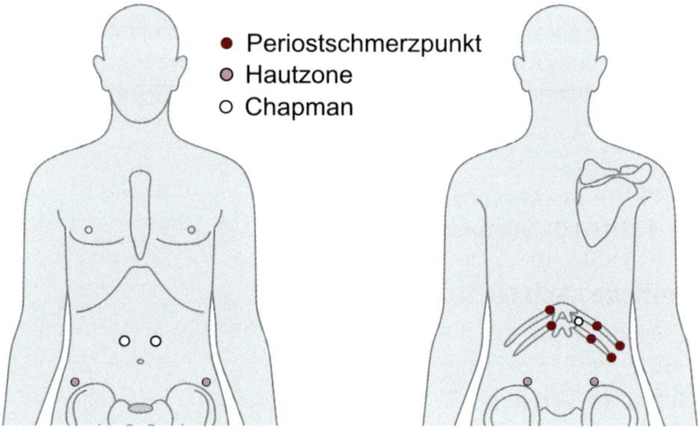

Abb. 24.6 Reflexzonen der Nebenniere [L231]

Vertebrale Hinweiszeichen

- Dysfunktionen von TH10–L1
- Dysfunktionen der 11. und 12. Rippe
- Dysfunktionen C3/C4 → über den N. phrenicus
- C0–C2 → N. vagus
- Diffuse Dysfunktionen von TH5–L2 → über die Nn. splanchnici

Kinesiologie

- M. sartorius
- M. soleus
- M. gastrocnemius
- M. gracilis

Neurovaskulärer Punkt

Lambda (Kreuzungspunkt der Sutura sagittalis mit der Sutura lambdoidea).

24.4.4 Perkussion

Nicht möglich.

24.4.5 Palpation

(▶ Abb. 24.7)

Die **Palpation** und der **Mobilitätstest** der Nebenniere (unilateral) wird, wie folgt vorgenommen.

Patient: in Rückenlage.

Therapeut: stehend/sitzend lateral auf Beckenhöhe des Patienten.

- **Handposition:**
  - Eine Hand liegt dorsal im Bereich des thorakolumbalen Übergangs oder im Raum von Grynfellt.
  - Die andere Hand liegt mit den Fingerkuppen ventral auf der Nebenniere.
  - Orientierung: Vom Unterpol zum Oberpol der Niere ist es etwa eine Handbreit, dann leicht nach medial.
- Vom Bauchnabel ca. 5 QF nach oben liegt L1, von dort ca. 2 QF nach oben und nach rechts → hier liegt die rechte Nebenniere, 3QF hoch und links → hier liegt die linke Nebenniere.
- Beide Ellbogen/Unterarme bilden ein Fulkrum auf der Bank.

Ausführung:
- Die dorsale Hand hebt den thorakolumbalen Übergang leicht nach ventral und kippt die Niere nach vorne.
- Die ventrale Hand spürt durch die Gewebe in die Tiefe zur Nebenniere.

Bewertung – Normalbefund:
- In der Tiefe der Nierenloge liegt keine erhöhte Spannung vor (eventuell kleinen Tensionstest durchführen).
- Die Nebenniere folgt der Mobilität der Niere.

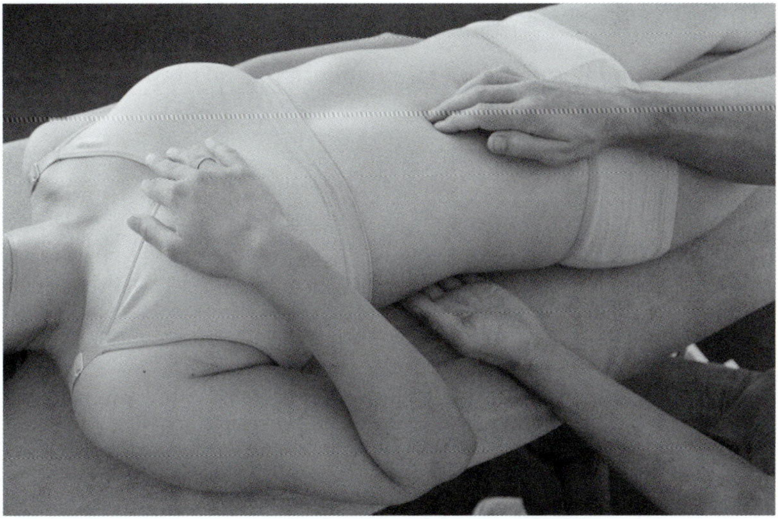

Abb. 24.7 Palpation und Mobilitätstest der Nebenniere (unilateral) [J811]

24

Bewertung – Dysfunktion:
- Eine eingeschränkte Beweglichkeit, eine erhöhte Spannung, eine Störung der Elastizität deuten auf eine Dysfunktion der Nebenniere hin.
- Eine Festigkeit kann auf eine Retraktion, ein leichtes Herausdrücken auf eine Kongestion der Nebenniere hinweisen.

- Es ist fraglich, ob man die Nebenniere wirklich spüren kann. Etwas korrekter müsste man formulieren, dass man „in der Region der Nebenniere" arbeitet.
- Vor der Behandlung der Nebenniere muss unbedingt die Lage der Niere bestimmt werden!

24.4.6 Motilität

Siehe Niere ▶ 13.4.6.

24.4.7 Mobilität

Siehe Niere ▶ 13.4.7.

24.4.8 Faszialer Hörtest im Stand/Sitz

(▶ Abb. 21.15)

Ausführung ▶ 21.5.2.

Bewertung:
- Der Zug der Nebenniere ist nach dorsal und in Lateralflexion nicht zu unterscheiden vom Zug zur Niere.
- Die DD erfolgt über die Reflexzonen, wie z. B. die Chapman-Punkte oder über die Anamnese. **DD:** 11./12. Rippe, thorakolumbaler Übergang (TH11–L1), Lunge (Recessus costodiaphragmaticus).

24.4.9 Thermodiagnostik der Nebenniere (nach Frühwein)

(▶ Abb. 24.8)

Patient: in Rückenlage.

Therapeut: stehend lateral auf Beckenhöhe des Patienten.

Handposition: Mit der dominanten Hand ca. 10–15 cm entfernt von der Haut über den Körper scannen.

Ausführung: Im Bereich der Rippenbögen mit **scheibenwischerartigen Bewegungen** von rechts nach links beginnen und von kranial nach kaudal den Bauchbereich abscannen und dabei auf Abweichungen der Temperatur achten.

Bewertung:
- Die Zonen der Nebennieren sind kleine runde Zonen etwas kranial der Nierenzonen.
- Wärmeprojektionen **beidseits** zeigen eine erhöhte Hormonaktivität der Nebennieren oder einen orthosympathischen Hypertonus.
- Eine **einseitige** Wärmeprojektion der Nebennieren zeigt eine leichte Hormonstörung bzw. hormonelle Dysregulation.
- **Kältezonen** können auf eine Unterfunktion oder Erschöpfung der Nebennieren hinweisen.

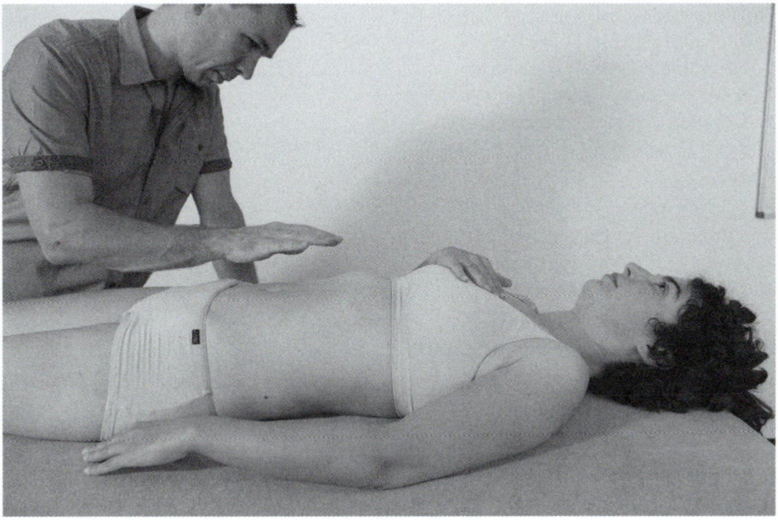

Abb. 24.8 Thermodiagnostik der Nebenniere (nach Frühwein) [J811]

Eine einseitige Wärme als Wärmeprojektion geht häufig einher mit einer Funktionsstörung der gleichseitigen Niere. Sehr selten handelt es sich um einen Hinweis auf ein Paragangliom.

24.5 Tests und Vorbehandlungstechniken der Nebenniere

Es werden folgende Tests und allgemeinen Vorbehandlungstechniken unterschieden:

- Interkostaler Punkt
- Punkt von Guyon
- Raum von Grynfellt
- Ligamentum arcuatum laterale
- Crura diaphragmatica

24.5.1 Interkostaler Punkt im Sitz

(▶ Abb. 24.9)

Patient: im Sitz, Arme gekreuzt, Hände auf den Schultern.

Therapeut: stehend hinter dem Patienten auf der kontralateralen Seite.

Handposition:

- Die ventrale Hand greift zwischen beiden Armen durch auf die kontralaterale Schulter.
- Der Daumen der dorsalen Hand liegt mit der Fingerkuppe interkostal zwischen der 11. und 12. Rippe auf der kontralateralen Seite, etwa auf Höhe der Spitze der 12. Rippe.

Ausführung:
- Die ventrale Hand nimmt eine Lateralflexion nach ipsilateral (zum Therapeuten hin) vor.
- Der interkostale Daumen gibt einen Druck in die Tiefe.

Bewertung:
- Liegen ein Spasmus und/oder eine Schmerzhaftigkeit vor, ist dieser Test positiv.
- **DD:** Niere, Nebenniere, Pleura, 11./12. Rippe.

Behandlung: In der Testposition bleiben und mit dem Daumen eine Druckinhibition, Druckrotation oder Vibration durchführen bis zum Release.

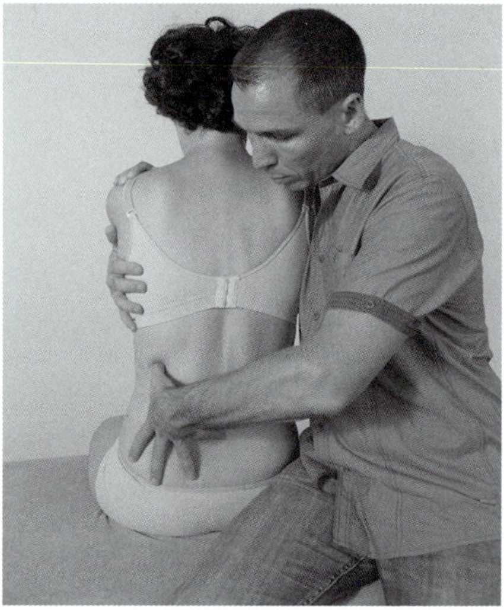

Abb. 24.9 Interkostaler Punkt im Sitz [J811]

24.5.2 Punkt von Guyon im Sitz

(▶ Abb. 24.10)

Patient: im Sitz, Arme gekreuzt, Hände auf den Schultern.

Therapeut: stehend hinter dem Patienten auf der ipsilateralen Seite.

Handposition:
- Die ventrale Hand greift zwischen beiden Armen durch auf die kontralaterale Schulter.
- Der Daumen der dorsalen Hand liegt mit der Fingerkuppe auf Höhe der Spitze der 12. Rippe.

Ausführung:
- Die ventrale Hand nimmt eine Lateralflexion nach ipsilateral (zum Therapeuten hin) vor.
- Der dorsale Daumen gibt einen Druck gegen die Spitze der 12. Rippe.

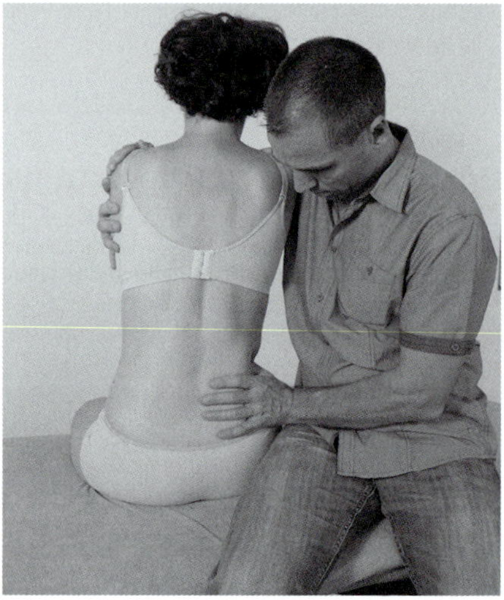

Abb. 24.10 Punkt von Guyon im Sitz [J811]

Bewertung:
- Liegt eine Schmerzhaftigkeit vor, ist dieser Test positiv.
- **DD** Niere, Nebenniere. 12. Rippe.

Behandlung: In der Testposition bleiben und mit dem Daumen eine Druckinhibition, Druckrotation oder Vibration durchführen bis zum Release.

24.5.3 Ligamentum arcuatum laterale im Sitz

(▶ Abb. 24.11)

Patient: im Sitz, Arme gekreuzt, Hände auf den Schultern.

Therapeut: stehend hinter dem Patienten auf der ipsilateralen Seite.

Handposition:

- Die ventrale Hand greift zwischen beiden Armen durch, auf die kontralaterale Schulter.
- Der Daumen der dorsalen Hand liegt mit der Fingerkuppe kaudal und lateral der Spitze der 12. Rippe.

Ausführung:

- Die ventrale Hand nimmt eine Lateralflexion nach ipsilateral (zum Therapeuten hin) vor.
- Der dorsale Daumen gibt einen Druck unter der 12. Rippe nach ventral medial kranial.

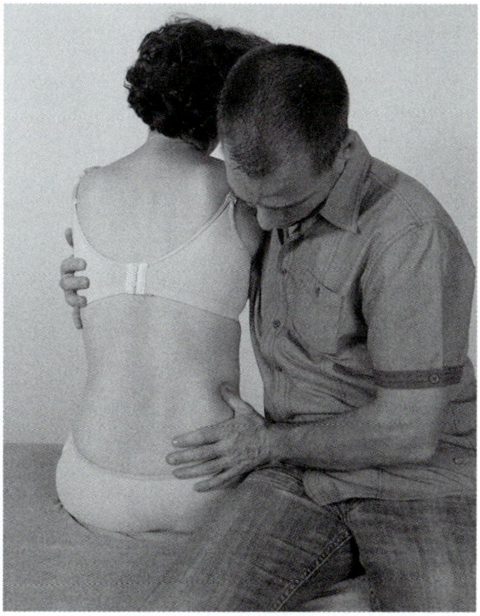

Abb. 24.11 Ligamentum arcuatum laterale im Sitz [J811]

Bewertung:

- Liegt ein Spasmus und/oder eine Schmerzhaftigkeit vor, ist dieser Test positiv.
- DD Niere, Nebenniere, Zwerchfell (Crus lumbale, Ligamentum arcuatum laterale), 12. Rippe.

Behandlung:

- In der Testposition bleiben und mit dem Daumen eine Druckinhibition, Druckrotation oder Vibration durchführen bis zum Release.
- Mit dem Daumen das Ligament nach außen rhythmisch mobilisierend ausstreichen.

24.5.4 Raum von Grynfeltt im Sitz (oder BL)

(▶ Abb. 24.12)

Patient: im Sitz, Arme gekreuzt, Hände auf den Schultern. Alternativ in Rückenlage oder Bauchlage möglich.

Therapeut: stehend hinter dem Patienten auf der ipsilateralen Seite.

Handposition:

- Die ventrale Hand greift zwischen beiden Armen durch auf die kontralaterale Schulter.
- Der Daumen der dorsalen Hand liegt mit der Fingerkuppe kaudal und medial der Spitze der 12. Rippe im Raum von Grynfellt.

Ausführung:

- Die ventrale Hand induziert eine Lateralflexion nach ipsilateral (zum Therapeuten hin).
- Der dorsale Daumen gibt einen Druck in die Tiefe.

Bewertung:
- Liegt ein Spasmus und/oder eine Schmerzhaftigkeit vor, ist dieser Test positiv.
- **DD:** Niere, Nebenniere.

Behandlung: In der Testposition bleiben und mit dem Daumen eine Druckinhibition, Druckrotation oder Vibration durchführen bis zum Release.

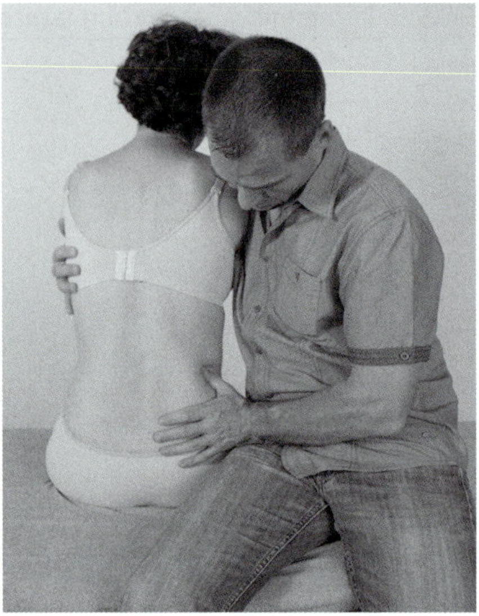

Abb. 24.12 Raum von Grynfeltt [J811]

24.5.5 Crura diaphragmatica

(▶ Abb. 24.13)

Patient: in Sphinx-Position in Bauchlage.

Therapeut: stehend lateral-kranial des Patienten auf Schulterhöhe.

Handposition: Beide Handballen oder Hypothenare liegen flächig ca. auf L1–L3, im Bereich der Processus transversi, die Fingerspitzen sind nach kaudal gerichtet.

Ausführung:
- Beide Hände führen eine Kompression nach ventral-kaudal durch, um die Crura zu dehnen.
- Am Ende der maximalen Exspiration kann auch ein Thrust nach kaudal erfolgen.
- Es kann auch eine rhythmische Mobilisation nach ventral kaudal vorgenommen werden.

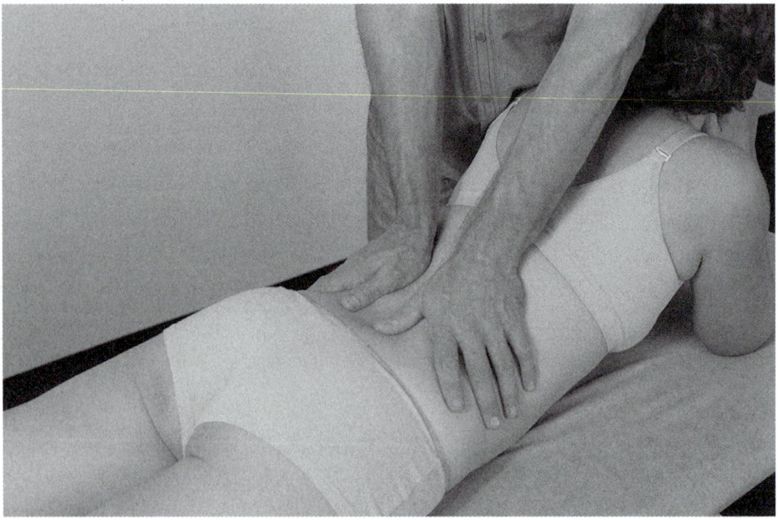

Abb. 24.13 Crura diaphragmatica [J811]

Ziele der Technik:

- Durch die direkte Nähe der Crura diaphragmatica zu den Nebennieren hat man durch diese Technik einen guten Einfluss auf die Dynamisierung der Nebenniere.
- Die Nervi splanchnici laufen durch die Partes lumbales und werden reflektorisch entspannt.

24.6 Behandlung der Dysfunktionen

- Parietale Behandlung der Dysfunktion TH5–TH10 (auch Th10–L2)
- Stimulation oder Inhibition der 9.–12. Rippe
- Diaphragma und Diaphragmaschenkel, Psoas
- Fascia perirenalis anterior und posterior
- Lig. arcuatum laterale
- Raum von Grynfellt/interkostaler Punkt
- Mobilität/Motilität der Niere
- Plexus solaris
- Spezifische myofasziale Behandlung, Stimulation der Nebenniere in Bauchlage bilateral/unilateral
- Energetisierung der Nebenniere
- Behandlung der Nebennierengefäße – A. suprarenalis superior, A. suprarenalis media, A. suprarenalis inferior
- Chapman-Punkte der Nebenniere
- HPA-Achse (Hypothalamus-Hypophyse-Nebenniere)
- Dekompression der SSB (Kompression = Sympathikotonie), des Sakrums, des Coccygis
- Zusätzliche Empfehlungen:
  - Vitamin C zur Kräftigung der Nebennieren zuführen z. B. in Form von Zitrusfrüchten, Johannisbeeren, Petersilie, Brokkoli, Feldsalat.
  - Starke Gewürze, Alkohol, Koffein und Nikotin meiden, falls eine Überfunktion der Nebenniere vorliegt.
  - Nebennieren können eine kämpferische Haltung bzw. Protest ausdrücken aber auch Trägheit oder Apathie.

24.6.1 Mobilisation der Nebenniere (unilateral) mit V-Spread (nach Frühwein)

(▶ Abb. 24.14)

Patient: in Rückenlage.

Therapeut: sitzend lateral auf Beckenhöhe des Patienten.

Handposition:

- Eine Hand liegt dorsal im Bereich des thorakolumbalen Übergangs, im Bereich der 11. oder 12. Rippe.
- Die andere Hand umfasst mit 3–4 Fingerkuppen von ventral die Nebenniere.
- Orientierung: vom unteren zum oberen Pol der Niere ist es etwa eine Handbreit und leicht nach medial.
- Vom Bauchnabel ca. 5 Querfinger nach oben liegt L1, von dort ca. 2 QF hoch und nach rechts → rechte Nebenniere, 3QF hoch und links → linke Nebenniere.
- Beide Ellbogen/Unterarme bilden ein Fulkrum auf der Bank bzw. auf dem Oberschenkel des Patienten.

Ausführung:
- **Variante 1:** Die direkt-indirekte Behandlung der Nebenniere erfolgt in zwei Schritten:
  - Die ventrale Hand im Spitzgriff induziert eine Rotation CW und CCW und stellt in die freie Richtung ein.
  - Es erfolgt ein Auseinanderspreizen der Finger bis zum Release.
- **Variante 2 mit V-Spread:** Die dorsal liegende Hand induziert einen Fluiddrive, um die ventralen Finger zu spreizen und die Nebenniere zu stimulieren.

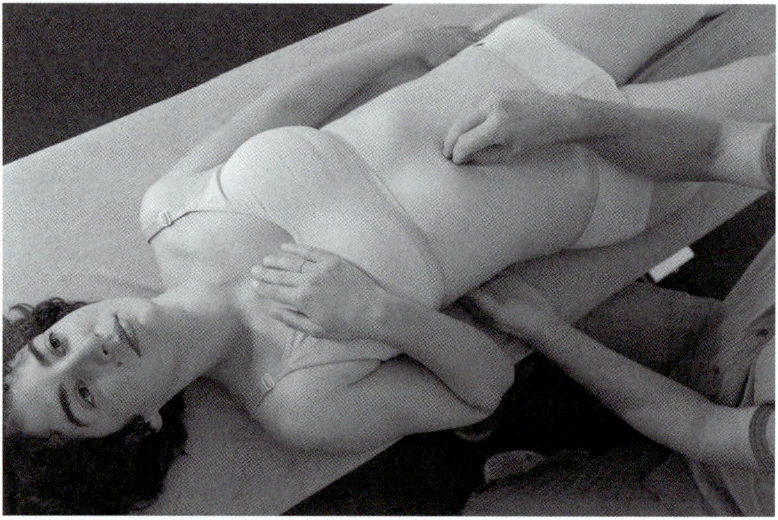

Abb. 24.14 Mobilisation der Nebenniere (unilateral) mit V-Spread (nach Frühwein) [J811]

24.6.2 Mobilisierung/Stimulation der Nebennieren (bilateral, auch unilateral)

(▶Abb. 24.15, ▶Abb. 24.16)

Patient: in Bauchlage.

Therapeut: stehend lateral-kranial des Patienten auf Schulterhöhe.

Handposition: Beide Handballen oder Hypothenare liegen flächig auf der 11. und 12. Rippe, im Bereich des kostovertebralen Übergangs, die Fingerspitzen sind nach lateral gerichtet.

Ausführung:
- Beide Hände vollziehen eine rhythmische Kompression nach ventral.
- Die Pumpbewegung wird durchgeführt, bis das Gewebe unter den Händen weich wird.
- Bei Dysfunktionen der Nebenniere sind oft auch die 11. und 12. Rippe blockiert bzw. es liegt ein interkostaler Spasmus vor.

Ziele der Technik:
- Aktivierung der venolymphatischen Drainage
- Verbesserung der Trophik des Drüsengewebes
- Vegetative Tonusregulation

Variante: Kann auch unilateral erfolgen.

- Die Hand liegt mit dem Os pisiforme auf der 11. (linke Seite) oder 12. (rechte Seite) Rippe, die Finger zeigen nach lateral, Pumpbewegung vornehmen.
- Die kontralaterale Hand stützt den Processus transversus der Gegenseite, um keine Rotation zu induzieren.

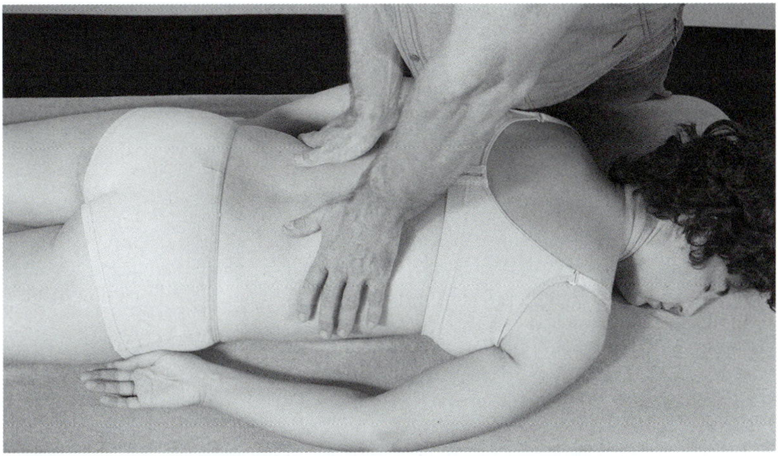

Abb. 24.15 Mobilisierung/Stimulation der Nebennieren (bilateral) [J811]

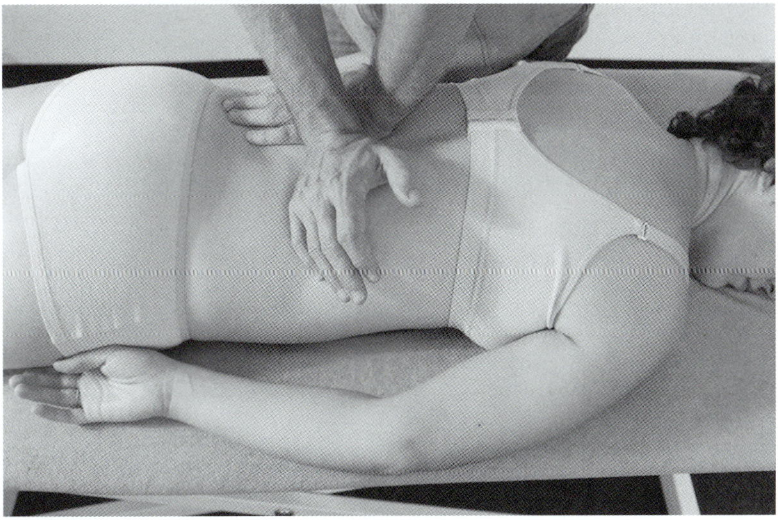

Abb. 24.16 Mobilisierung/Stimulation der Nebennieren (unilateral) [J811]

24.6.3 Energetisierung der Nebennieren (bilateral)

Patient: in Bauchlage.

Therapeut: stehend lateral-kranial des Patienten auf Schulterhöhe.

Handposition: Beide Hände des Therapeuten sind locker zur Faust geschlossen.

Ausführung: Beide Hände führen flächig auf der 11./12. Rippe ca. 20–25 rhythmische, sanfte Klopfungen aus.

Ziele der Technik: Aktivierung der Nebennieren.

Varianten: Kann auch als Eigenübung im Stand oder vom Partner zu Hause vorgenommen werden.

24.6.4 Mobilisation der Nebennierengefäße

Patient: in Rückenlage.

Therapeut: stehend lateral auf der Beckenhöhe des Patienten.

Handposition:

- Eine Hand liegt mit den Fingerkuppen ventral auf der Nebenniere. Zur Orientierung: Vom Unterpol zum Oberpol der Niere ist es etwa eine Handbreit und leicht nach medial. Vom Bauchnabel ca. 5 Querfinger nach oben liegt L1, von dort ca. 2 QF hoch und nach rechts → rechte Nebenniere, 3QF hoch und links → linke Nebenniere.
- Die andere Hand liegt mit dem Daumen
  - medial kranial → A. suprarenalis superior,
  - medial → A. suprarenalis media,
  - medial kaudal → A. suprarenalis inferior,
- Beide Ellbogen/Unterarme bilden ein Fulkrum auf der Bank.

Ausführung: Die Hand an der Nebenniere fixiert, die andere gibt einen leichten Schub nach

- medial kranial → A. suprarenalis superior,
- media l→ A. suprarenalis media,
- medial kaudal → A. suprarenalis inferior.

Bewertung:

- **Normalbefund:** Es liegt eine gewisse Elastizität vor und eine normale Pulsation der Arterien.
- **Dysfunktion:** Eine erhöhte Spannung, eine Störung der Pulsation deuten auf eine Dysfunktion der Gefäße der Nebenniere hin.

Behandlung:

- Den leichten Zug zwischen beiden Händen halten bis zum Release.
- Eventuellen faszialen Nebenbewegungen folgen.

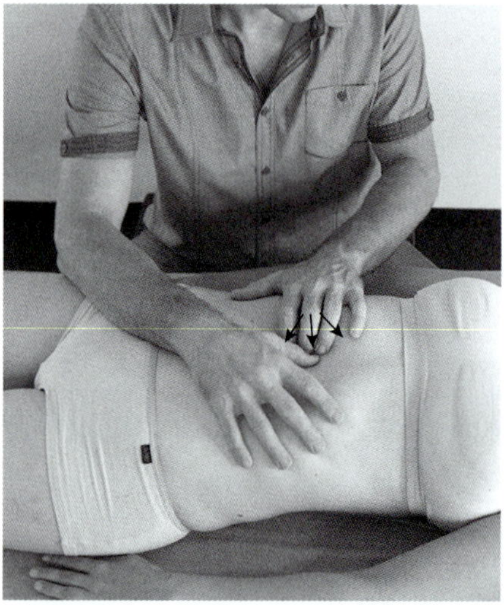

Abb. 24.17 Mobilisation der Nebennierengefäße. Die Pfeile zeigen die Schubrichtungen zur Behandlung der A. suprarenalis superior, media und inferior [J811]

24.6.5 Behandlung der Motilität der Nebenniere

Siehe Behandlung der Motilität der Niere ▶ 13.5.1, ▶ 13.5.2.

25 Prinzipien und Anwendung von Counterstrain-Techniken im Bereich der Viszera

William H. Devine, DO, C-NMM OMM, C-FP OMT (USA), Professor an der Midwestern University, Arizona College of Osteopathic Medicine
Übersetzung: Tobias K. Dobler

25.1 Grundlagen und Konzept

Zusammenfassung

Osteopathische manuelle Techniken sind bei vielen muskulokelettal-artikulären oder biomechanischen Störungen hilfreich. Sie können aber auch in neuromuskulären, neurovaskulären und neurolymphatischen Anteilen des viszerosomatischen und somatischen viszeralen Systems Anwendung finden.

Die klinische Anwendung von Counterstrain zur Behandlung viszeraler Problematiken über Tenderpoints wurde ursprünglich von Lawrence H. Jones, DO, und ihm nacheifernde Therapeuten beschrieben. Dieses Kapitel beschreibt häufig vorkommende, die Organe betreffende Counterstrain-Punkte, und deren Behandlung. Zudem wird der Zusammenhang zwischen Chapman-Reflexen als einer bekannten diagnostische und therapeutische medizinische Vorgehensweise und Counterstrain erörtert. Counterstrain wird als eine weitere Methode zur Diagnose und Behandlung viszeraler Erkrankungen eingeführt. Tabellen zur Übersicht der wichtigsten viszeral aktiver Tenderpoints und deren Behandlung und einige Beispiele der Ausführung mit Abbildungen ergänzen das Kapitel.

25.1.1 Historische Aspekte

Wie vom Begründer Lawrence Jones vorausgesehen, hat sich Counterstrain zu einer weltweit bekannten manuellen Behandlungsmethode entwickelt. Nach seiner ersten Entdeckung der Tenderpoints im Jahr 1955 erarbeitete und verfeinerte er die Vorgehensweise über viele Jahre. Sein Behandlungsmodell wurde zum ersten Mal 1964 unter dem Titel *Spontaneous Release by Positioning* (Spontane Entspannung/Lösung durch Positionierung) veröffentlicht. Jones unterrichtete die Vorgehensweise lange Zeit ohne Lehrbuch, 1981 erschien dann sein erstes Lehrbuch namens *Strain and Counterstrain*, ein zweites, *Jones Counterstrain*, folgte 1995.

Korrektur und Abschalten der Tenderpoints

Jones entwickelte eine systematische Vorgehensweise, die sowohl die **Diagnostik** als auch **Behandlung** beinhaltet, indem er eine Verbindung zwischen einer somatischen Dysfunktion und einem assoziierten myofaszialen Tenderpoint herstellt. Zur Behandlung der Tenderpoints entwickelte Jones eine Vorgehensweise, bei welcher der Patient in einer maximal entspannten Position gelagert wird. Hierbei werden die Mechanorezeptoren segmental verbundener Strukturen gedehnt und das Gewebe um den Tenderpoint entspannt. Die Entdeckung anteriorer Tenderpoints für somatische Dysfunktionen auf der posterioren Körperseite stellte einen weiteren Schritt in der Entwicklung dar. Auch diese werden durch eine entsprechende Positionierung des Patienten gelöst, nach Jones werden diese hierbei „abgeschaltet" und hierdurch ein „anhaltender fehlerhafter Spannungsreflex" korrigiert. Jones führte in seinen Lehrbüchern auch einige organisch bedingte Störungen auf, die durch Counterstrain behandelt werden können.

Über die Jahre der Anwendung von Counterstrain durch Osteopathen weltweit wurde deutlich, dass auch die Reflexaktivität der Viszera mit dem Modell bewertet und Counterstrain als zusätzliche Behandlung für viszerale Störungen eingesetzt werden kann.

Viszeral assoziierte Tenderpoints

Viszerale somatische Reflexaktivität kann durch anteriore und posteriore Tenderpoints identifiziert werden, die Behandlung erfolgt durch die Positionierung in die Richtung, die der Überlastung („Strain“) entgegengesetzt ist, dem sogenannten „Counterstrain“. Es wird davon ausgegangen, dass hierdurch antagonistische Muskeln oder Faszien mit reziproker Wirkung gedehnt werden, um die Homöostase des Gewebes wiederherzustellen. Eine Normalisierung des Reflexes der segmentalen Fazilitation bei einhergehender Verbesserung der lymphatischen und Mikrozirkulation und der damit einhergehenden Verringerung der Konzentration von Zytokinen und anderer entzündlicher Elemente könnte den Wirkmechanismus erklären. Das Ziel ist eine Wiederherstellung der Balance und Funktion des autonomen Nervensystems im betroffenen Segment.

25.1.2 Tenderpoints und Chapman-Reflexe

Mit den Chapman-Reflexen vertraute Therapeuten identifizierten unabhängig von Jones eine direkte Beziehung vieler Tenderpoints mit den von Frank Chapman, DO, schon 1928 veröffentlichten Punkten und Vorgehensweisen. Chapman benannte anteriore und posteriore Punkte auf dem Körper, von ihm als *Ganglien* bezeichnete Strukturen in Nerven, die über das sympathische Nervensystem verbunden seien und einen neurolymphatischen Reflex bildeten.

Die Überlappung dieser beiden Systeme wurde über die Jahre immer wieder diskutiert und dann auch als Teil eines Kapitels in einem Lehrbuch zu Counterstrain von Michael Kuchera, DO, veröffentlicht [11]. Kuchera beschreibt die Übereinstimmung vieler Tenderpoints mit Chapman-Punkten und auch vieler Akupunkturpunkte. In der Veröffentlichung werden auch Tenderpoints aufgelistet und die Behandlung durch Positionierung für häufige muskuloskelettale als auch viszerale Störungen beschrieben (▶ Tab. 25.1).

25.2 Erklärungsmodelle

Untermauert wird die Wissenschaft hinter dem Counterstrain-Konzept zudem von Richard Van Buskirk, DO, der eine aktuelle Beschreibung der Physiologie zur Erklärung des Modells inklusive viszeraler Mechanismen gibt [11]. Ihm zufolge führt eine **Verkürzung der myofaszialen** Gewebe, die mit dem Tenderpoint in Verbindung stehen, zu einer Verringerung des nozizeptiven Inputs im Zentralnervensystem, wodurch die neurophysiologische Aktivität, der myofasziale Tonus und die Länge sowie die **lokale Durchblutung** und **Drainage normalisiert** werden.

Es konnte zudem gezeigt werden, dass die Mechanotransduktion bei einer präzisen Positionierung beeinflusst werden kann, hierdurch wird eine **Verminderung** der **Produktion von Entzündungsmediatoren** erreicht. Zudem werden Stoffwechselabfälle sowohl mechanisch als auch durch die Änderung der Aktivität der propriozeptorischen und nozizeptiven Reflexe vermehrt abgeführt.

Die Chapman-Punkte und auch die Tenderpoints des Counterstrain befinden sich in **Faszien,** in denen auch Mechanorezeptoren lokalisiert sind. Über direkte oder indirekte myofasziale Entspannungstechniken können beide Arten von Punkten durch Zug auf die Faszien, die in direkter Verbindung mit den Punkten sind oder auch reziprok damit in Beziehung stehen, beeinflusst werden.

Bei den neurolymphatischen Punkten nach Chapman für die Organe müssen sowohl die anterioren als auch zugehörigen posterioren Punkte über die posterioren

Punkte behandelt werden: Diese haben sich als effektiver herausgestellt. Wird die Faszie von einem Tenderpoint oder Chapman-Punkt entweder weggezogen oder zu ihnen hingezogen, wird oft auch die zugehörige viszerale Struktur beeinflusst.

25.3 Häufig vorkommende Tenderpoints

In ▶ Tab. 25.1 und ▶ Tab. 25.2 werden häufig vorkommende Tenderpoints, die auf die Organe Einfluss nehmen, aufgelistet. Sie basieren auf eigener Erfahrung und Adaptionen aus M. Kucheras Kapitel in „Clinical Application of Counterstrain" (11).

25.3.1 Posteriore Tenderpoints

Tab. 25.1 Häufige posteriore Tenderpoints (▶ Abb. 25.1) mit Beziehungen zu Organen

Posteriore (P) Tenderpoints	Zugehörige Viszera
PC1 lateral	Retina, Konjunktiva, Mittelohr
PC2 lateral	Sinus, Pharynx
PTh 2 PT und PTh 3 PT	Bronchien, obere Lunge, Ösophagus, Myokard
PTh 3 PS	Myokard, obere Lunge
PTh 4 PT	Myokard, obere Lunge
PTh 4 PS, PTh 5 PS	Arhythmien des Herzens
PTh 5 PT, PTh 6 PT	Arhythmien des Herzens, Magen (linker TP), Leber, Gallenblase (rechter TP)
PTh 6 PS	Magen und Milz
PTh 7 PT	Milz (linker TP), Bauchspeicheldrüse (rechter TP)
PTh 8 PT	Pylorus, Dünndarm
PTh 9 PS	Leber, Dünndarm
PTh 10 PT	Leber, Gallenblase, Dünndarm
PTh 10 PS	Leber, Gallenblase, Dünndarm, aufsteigender Dickdarm, Eierstöcke
PTh 11 PT	Eierstöcke, Nebennieren
PTh 11 PS, P Th12 PS	Milz, Dickdarm, Rektum
PTh 12 PT	Wurmfortsatz (rechter TP), Kolon
PL 1 PT, PL 2 PT	Reizdarm, Nieren, Nebennieren, Blase, Urethra, Gebärmutter, Dickdarm
PL 2 PS	Blase, Gebärmutter, Prostata, Dickdarm, Rektum
PL 2 PT, PL 3 PT, PL 4 PT	Dickdarm

Abkürzungen: A = anterior, P = posterior, C = cervikal, Th = thorakal, L = lumbal, PS = Proc. spinosus, PT = Proc. transversus, SCM = M. sternocleidomastoideus, OblEx = M. obliquus externus, TP = Tenderpoint, Ri = Rippe

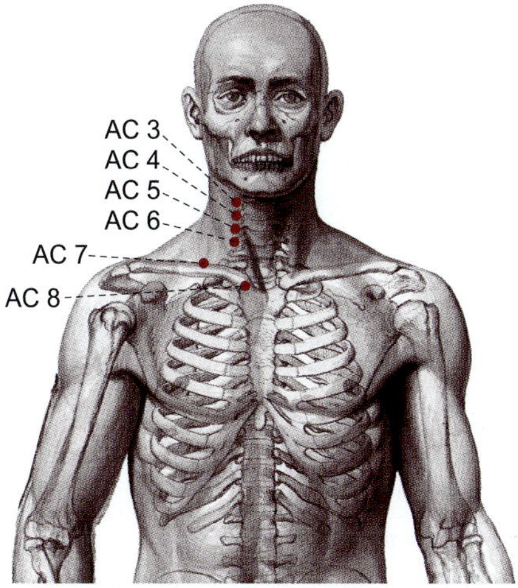

Abb. 25.1 Anteriore Tenderpoints der HWS [L106]

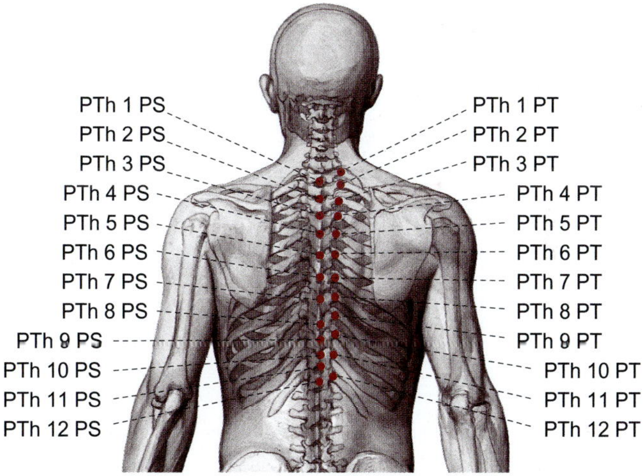

Abb. 25.2 Posteriore TPs Th5–Th9 Proc. spinosus (PTh1–4 PS): e-E Sw Rw [L106]

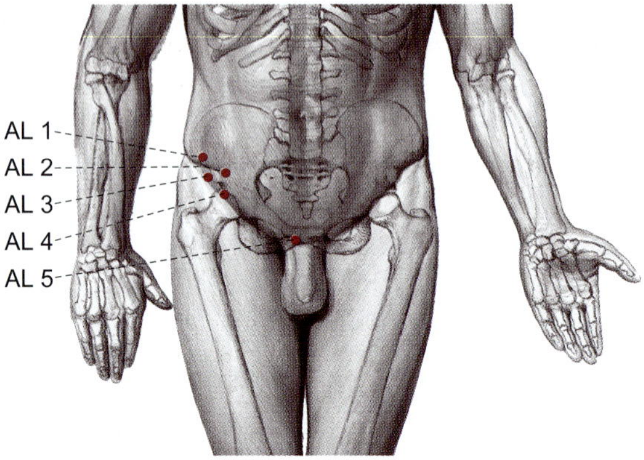

Abb. 25.3 Anteriore Tenderpoints der LWS [L106]

Tab. 25.2 Häufige anteriore Tenderpoints (▶ Abb. 25.2, ▶ Abb. 25.3) mit Beziehungen zu Organen

Anteriore Tenderpoints	Zugehörige Viszera
AC 1	Mittelohr
AC 7, SCM	Mittelohr
AC 8, SCM	Trachea, N. phrenicus
ATh 1	Übermäßige Sekretion Hals
ATh 1 und ARi 1	Pharynx, Larynx
ATh 2	Bronchien, Myokard (Asthma, Infarkt), Schilddrüse, Ösophagus
ATh 3	Bronchien, Myokard
ARi 3, ARi 4, ATh 4	Bronchien, Lungen, Brüste, Pylorus
ARi 4	Untere Lunge, Brüste
ATh 5	Brüste, Herzpalpitationen, Ösophagus
ATh 6	Magen, Pylorus
ATh 7 (Mitte und lateral)	Magen bei Hypomotilität, obere Gastrointestinaltrakt
ATh 8 (Mitte und lateral)	Zwölffingerdarm (linker TP), Dünndarm, absteigender Dickdarm
ATh 9 (Mitte und lateral)	Dünn- und Dickdarm, Blase, Reizdarm
ATh 10 (lateral)	Blase, Prostata, Gebärmutter, Dickdarm
ATh 11 (lateral)	Gebärmutter, Dickdarm
ARi 12 rechts	Blinddarm
AL 1–AL 5	Beschwerden Unterbauch und Beckenbereich
OblEx	Reizdarm, Diarrhoe, Dysmenorrhoe, Koliken, Übelkeit, Erbrechen
AL 5	Entzündungen im Unterbauchbereich: Blase, Geschlechtsorgane
Tractus iliotibialis	Prostata, Lig. latum, Dickdarm

Tab. 25.2 Häufige anteriore Tenderpoints (▶Abb. 25.2, ▶Abb. 25.3) mit Beziehungen zu Organen *(Forts.)*	
Anteriore Tenderpoints	**Zugehörige Viszera**
Iliacus	Stauungssyndrome des Beckens, Störungen von Darm, Blase, Eierstöcken, Prostata, Gebärmutter und des parasympathischen autonomen Nervensystems
Abkürzungen: A = anterior, P = posterior, C = cervikal, Th = thorakal, L = lumbal, PS = Proc. spinosus, PT = Proc. transversus, SCM = M. sternocleidomastoideus, OblEx = M. obliquus externus, TP = Tenderpoint, Ri = Rippe	

25.3.2 Anteriore Tenderpoints

25.4 Diagnostik und Behandlung

Die Behandlung mit Counterstrain für viszerale Beschwerden entspricht der Behandlung biomechanischer somatischer Dysfunktionen des entsprechenden Tenderpoints. Auch die Indikationen und Kontraindikationen entsprechen sich.

25.4.1 Diagnostik

Zuerst findet eine Auswertung von Anamnese und allgemeiner Körperhaltung statt. Nachdem ein Bereich mit möglicher Dysfunktion bestimmt wurde, werden spezielle Gewebestellen auf die Anwesenheit von Tenderpoints untersucht.

> Tenderpoints sind durch eine lokal umschriebene Empfindlichkeit und eine Veränderung der Gewebetextur charakterisiert.

Der Druck, um einen Tenderpoint zu finden, entspricht ungefähr dem Druck, der notwendig ist, das Nagelbett des testenden Fingers bleich werden zu lassen. Diese Druckstärke führt in normalem Gewebe nicht zu Schmerzen und strahlt nicht aus. Der Druck befindet sich im Bereich von ca. 4 kg pro Quadratzentimeter.

25.4.2 Prinzipien der Behandlung

- Eine somatische Dysfunktion wird lokalisiert (als Teil einer körperlichen Untersuchung).
- Eine zugehöriger Tenderpoint wird gefunden.
- Der Patient benennt z. B. anhand einer Schmerzskala von 1–10 die Schmerzhaftigkeit des Tenderpoints.
- Die Gewebetextur und die Schmerzhaftigkeit werden im Weiteren vom Therapeuten beobachtet.
- Der Patient wird bei kompletter Entspannung in eine Position gebracht, die zu der größtmöglichen Verringerung der Schmerzhaftigkeit und Gewebeveränderung führt (position of ease). Hierfür wird der komplett entspannte Patient langsam in eine Position-of-Ease gebracht, dann wird eine Feineinstellung dieser Position durch kleinere Bewegungen in verschiedene Bewegungsebenen vorgenommen.
- Diese Position wird für 90 Sekunden aufrechterhalten, der Patient bleibt hierbei entspannt.

- Danach wird der Patient bei weiterer Entspannung in die Ausgangsposition zurückgeführt, hierbei wird der Kontakt mit dem Tenderpoint aufrechterhalten.
- Der Tenderpoint wird erneut auf Schmerzhaftigkeit und Gewebetextur untersucht.

25.4.3 Indikationen und Kontraindikationen

Indikationen für eine Behandlung sind akute oder chronische somatische Dysfunktionen, die von einem Tenderpoint begleitet werden. Diese sind sowohl diagnostisch nützlich als Erweiterung einer genauen Anamnese und der körperlichen Untersuchung.

Kontraindikationen können eingeteilt werden in absolute und relative:

- **Absolute Kontraindikationen** stellen dar:
  - Fehlende Zustimmung oder Kooperation des Patienten
  - Patient, der die klassische Behandlungsposition nicht tolerieren kann, wodurch entweder die Position abgeändert werden muss oder eine erweiterte klinische Bewertung notwendig wird
  - Auftreten neurologischer Symptome während der Behandlung
  - Verstärkung einer potenziell lebensbedrohlichen Symptomatik durch die Behandlungsposition bei überwachten Patienten (z. B. Veränderung des EKG, verringerte Sauerstoffsättigung)
- **Relative Kontraindikationen** bestehen bei:
  - Patienten, die nicht willentlich entspannen können
  - Sehr kranken Patienten
  - Patienten mit bekannter vertebraler Insuffizienz, Instabilität der Bänder oder Malformation des Dens
  - Stark ausgeprägter Osteoporose
  - Unfähigkeit des Patienten, die Behandlungsposition zu tolerieren
  - Unfähigkeit des Patienten, klar zu kommunizieren
  - Patienten mit starkem akuten rheumatischen Schub
  - Anzeichen, dass der Patient die geplante Positionen während der Einstellung nicht einnehmen kann

25.4.4 Nebenwirkungen und Vorsichtsmaßnahmen

Reaktionen auf die Behandlungen können **Myalgien, Arthralgien** und **Müdigkeit** sein, diese sind normalerweise selbstlimitierend und werden von Patienten gut toleriert.

Vermieden werden sollten Positionen, welche die Schmerzen nicht verringern und die Unbehagen, Schwindel, Panik oder verstärkte neurologische Beschwerden auslösen. Weiterhin sollten keine extremen Positionen bei Patienten mit Osteoporose insbesondere im Brustwirbelbereich eingestellt werden. Bei Patienten mit rheumatischen Erkrankungen und segmentalen ligamentären Instabilitäten muss in der Halswirbelsäule mit besonderer Vorsicht vorgegangen werden.

25.5 Behandlungsbeispiele

Beispielhaft werden im Folgenden drei Behandlungspositionen beschrieben. Die allgemeine Ausführung folgt jedes Mal wie oben unter Prinzipien beschrieben. Die daran anschließende ▶ Tab. 25.3 gibt Aufschluss über alle weiteren oben aufgeführten Tenderpoints und deren Behandlungspositionen.

25.5.1 Anteriorer Tenderpoint Th 3–6

Anteriorer Tenderpoint Th 3–6, am Beispiel ATh3 links (▶ Abb. 25.4).

Indikation: oft mit Bronchien, oberer Lunge, Herz, Ösophagus und Übererregung des sympathischen autonomen Nervensystems assoziiert.

Lokalisation: auf Sternum, auf Höhe der zugehörigen Rippen.

Patient: in Rückenlage, Kopf auf Kissen.

Therapeut: stehend, am Kopfende des Patienten.

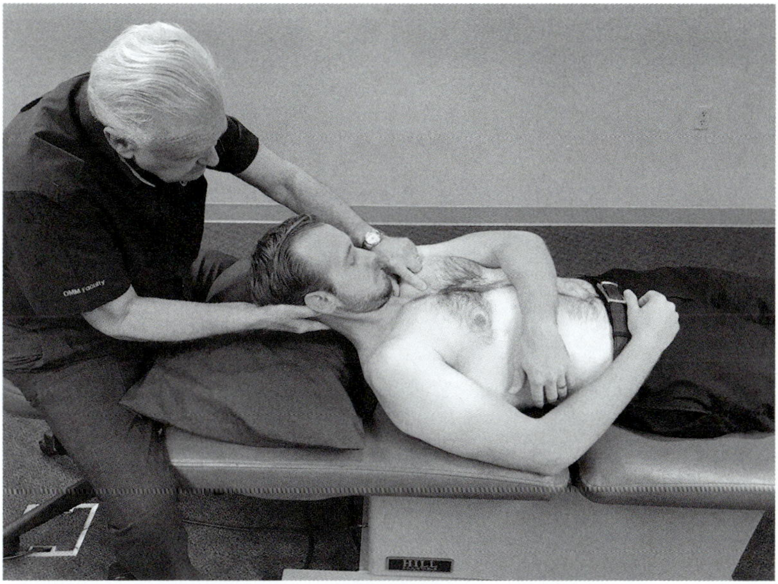

Abb. 25.4 Behandlungsbeispiel anteriorer Tenderpoint Th 3–6 [T1071]

Ausführung:

- Nach dem Testen auf Schmerzempfindlichkeit und Texturveränderung wird der Tenderpoint mit einem Finger konstant beobachtet.
- Mit der anderen Hand Kopf halten und in Flexion führen, bis diese in der BWS bei z. B. Th3 ankommt und die Schmerzhaftigkeit am Tenderpoint merklich nachlässt.
- Seitneigung und Rotation werden nach Bedarf zur Feineinstellung verwendet.
- Die Position für 90 Sekunden halten, danach Patienten bei kompletter Entspannung zurück in die Neutralposition führen.

25.5.2 Anteriorer Tenderpoint Rippen 3–6

Anteriorer Tenderpoint Rippen 3–6, am Beispiel ARi4 links (▶ Abb. 25.5).

Indikation: oft mit Lungen und Brüsten assoziiert.

Lokalisation: auf der vorderen Axillarlinie der zugehörigen Rippe.

Patient: sitzend, falls möglich mit den Beinen zur Seite der Dysfunktion auf der Bank.

Therapeut: stehend, hinter dem Patienten. Rechter Fuß auf der Bank, Patient lehnt mit Schulter und Arm auf dem Oberschenkel des Therapeuten.

Ausführung:

- Nach dem Testen auf Schmerzempfindlichkeit und Texturveränderung Tenderpoint mit einem Finger der rechten Hand konstant beobachten.
- Der rechte Arm liegt auf der rechten Schulter des Patienten und stabilisiert diesen während der Ausführung.
- Mit der linken Hand Kontakt an der linken Schulter des Patienten aufnehmen und die Bewegung in Richtung Seitneigung links in Richtung Position of Ease einstellen.
- Rotation und Translation nach Bedarf zur Feineinstellung verwenden, hierfür das rechte Bein des Therapeuten z. B. weiter nach rechts führen oder den Patienten anweisen, den Kopf nach rechts zu drehen.
- Die Position für 90 Sekunden halten, danach Patienten bei kompletter Entspannung zurück in die Neutralposition führen

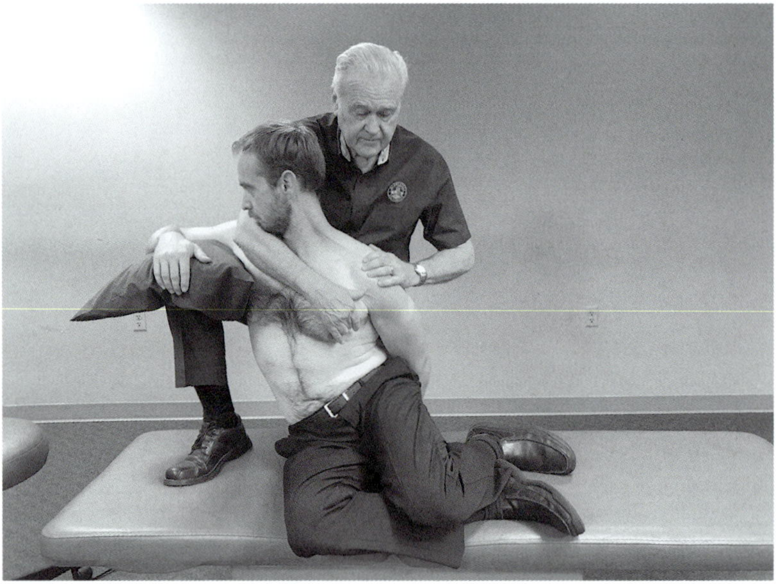

Abb. 25.5 Behandlungsbeispiel anteriorer Tenderpoint Rippen 3–6 [T1071]

25.5.3 Iliacus-Tenderpoint

Iliacus-Tenderpoint, am Beispiel links (▶ Abb. 25.6).

Indikation: oft mit Stauungssyndromen des Beckens, Störungen des Darms, der Blase, Eierstöcke, Prostata, Gebärmutter und des parasympathischen autonomen Nervensystems assoziiert.

Lokalisation: auf 1/3 der Strecke SIAS zu Mittellinie wird tief nach posterolateral in Richtung M. iliacus gedrückt.

Patient: in Rückenlage, Kopf auf Kissen und Kopfende der Bank falls möglich inkliniert.

Therapeut: stehend, auf der Seite der Dysfunktion. Linker Fuß steht auf Behandlungsbank, Beine des Patienten werden überkreuzt auf Oberschenkel positioniert.

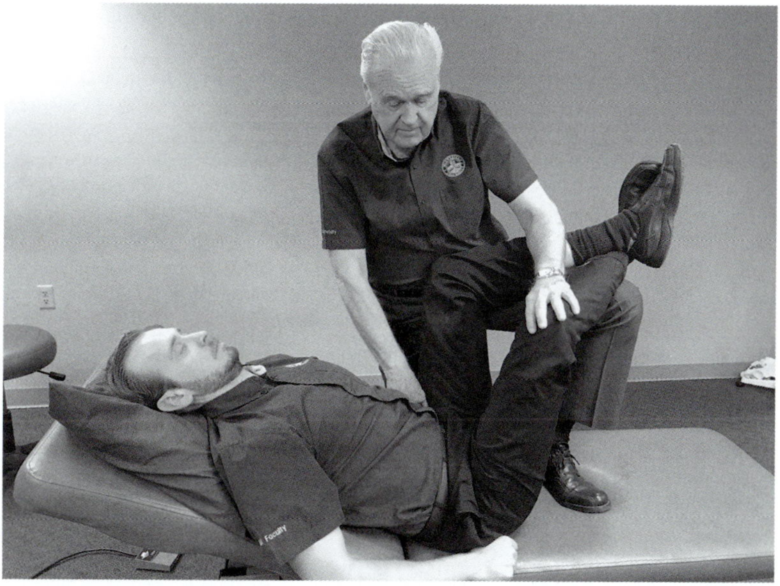

Abb. 25.6 Behandlungsbeispiel Iliacus-Tenderpoint [T1071]

Ausführung:

- Nach dem Testen auf Schmerzempfindlichkeit und Texturveränderung Tenderpoint mit einem Finger der rechten Hand konstant beobachten.
- Mit der anderen Hand Beine des Patienten stabilisieren bzw. führen.
- Hüften in deutliche Flexion bringen, die bereits bestehende Außenrotation der Hüften verstärken.
- Seitneigung wird nach Bedarf zur Feineinstellung verwenden.
- Die Position für 90 Sekunden halten, danach Patienten bei kompletter Entspannung zurück in die Neutralposition führen.

25.6 Lokalisation der Tenderpoints

(▶ Tab. 25.3)

Tab. 25.3 Lokalisation und Behandlungspositionen der Tenderpoints aus Tabelle 1 und 2 (adaptiert von 11, 19)

Tenderpoint	Anatomische Lokalisation	Behandlungsposition
HWS		
Anteriore TP C2–8	2–6: anterolateraler Anteil des anterioren Tuberkels des entsprechenden Querfortsatzes	2–6: Flexion, Rotation nach kontralateral, Seitneigung nach kontralateral
	7: klavikulärer Ansatz des M. sternocleidomastoideus	7: Flexion, Rotation nach kontralateral, Seitneigung nach unilateral
	8: sternaler Ansatz des M. sternocleidomastoideus am medialen Ende der Klavikula	8: Flexion, Rotation nach kontralateral, Seitneigung nach kontralateral
Anteriorer TP C1	Mandibula: posteriorer Anteil des Ramus ascendens, auf Höhe des Ohrläppchens	Deutliche Rotation nach kontralateral mit wenig Flexion und wenig Seitneigung nach kontralateral
	Proc. transversus: lateraler Anteil des Proc. transversus von C1	90° Rotation nach kontralateral mit wenig Seitneigung rechts oder links
Posteriorer TP C1 Inion	Linea nuchalis inferior, lateral des Inion	Deutliche Flexion, weitere Richtungen nach Bedarf
Posteriorer TP C2 (Okziput)	Linea nuchalis inferior, bei Ansatz des M. semispinalis capitis	Extension, weitere Richtungen nach Bedarf
Posteriorer TP C1 (Okziput)	Linea nuchalis inferior, bei Ansatz des M. splenius capitis (hälftig zwischen Inion und Proc. mastoideus)	Extension, weitere Richtungen nach Bedarf
Posteriore TP C2–8 (Proc. Spinosus)	2: superiorer Anteil des Proc. spinosus	2: Extension, weitere Richtungen nach Bedarf
	3: seitlich oder inferolateral des Proc. spinosus von C2	3: Flexion, Seitneigung und Rotation nach kontralateral
	4–8: inferiorer oder inferolateraler Anteil des Proc. spinosus. PC4 liegt unterhalb von Proc. spinosus von C3 etc.	4–8: Extension, Seitneigung und Rotation nach Kontralateral
BWS		
Anteriore TP Th1–6, in der Mittellinie	• ATh1: Fossa jugularis sterni • ATh2: Mitte Manubrium Richtung Angulus sterni • ATh3–6: auf Sternum, auf Höhe der zugehörigen Rippen	Hauptsächlich Flexion, wenig Rotation und/oder Seitneigung

Tab. 25.3 Lokalisation und Behandlungspositionen der Tenderpoints aus Tabelle 1 und 2 (adaptiert von 11, 19) *(Forts.)*

Tenderpoint	Anatomische Lokalisation	Behandlungsposition
Anteriore TP Th7–12 bilateral	Lateral der Mittellinie innerhalb des M. rectus abdominis. Wird die Strecke zwischen dem unteren Ende des Proc. xiphoideus und dem Bauchnabel geviertelt, befindet sich ATh7 im oberen Viertel, ATh8 auf der Hälfte, ATh9 auf ¾. Wird die Strecke zwischen Bauchnabel und Symphysis pubis geviertelt, befindet sich ATh10 im oberen Viertel etwas weiter lateral als ATh9, ATh11 auf der Hälfte etwas weiter lateral als ATh10 und ATh12 in der Midaxillarlinie auf der Crista iliaca.	Die Gewebe um den Tenderpoint werden verkürzt, wofür eine Rotation des Torso nach kontralateral oder eine Rotation des Beckens in Richtung des TP eingestellt wird, bei Flexion und Seitneigung nach unilateral.
Posteriore thorakale TP 1–12 (Proc. spinosus)	In der Mittellinie oder am inferolateralen Anteil der Spitze des Proc. spinosus	Hauptsächlich Extension mit Rotation und/oder Seitneigung nach kontralateral
Posteriore thorakale TP 1–12 (Proc. transversus)	Am lateralen Anteil des Proc. transversus	Extension, Seitneigung nach kontralateral, Rotation nach unilateral
Rippen		
Anteriore TP Rippen 1–10 (tiefstehend)	1: inferiorer Anteil der Klavikula auf der ersten kostochondralen Verbindung	1–2: Einstellung über die HWS und BWS über Flexion, Seitneigung und Rotation nach unilateral
	2: superiorer Anteil der 2. Rippe in midklavikulärer Linie	
	3–10: auf der vorderen Axillarlinie der zugehörigen Rippe	3–10: Seitneigung und Rotation nach unilateral, Flexion
Posteriore TP Rippen 1–10 (hochstehend)	1: auf dem postero-superioren Anteil der 1. Rippe, lateral des costotransversalen Gelenks	1: Einstellung über die HWS und BWS über Seitneigung nach kontralateral, Rotation nach unilateral und leichte Extension
	2–10: auf dem superioren Anteil des zugehörigen Rippenwinkels	2–10: Seitneigung und Rotation nach kontralateral, Flexion
Obere Extremität		
TP des M. levator scapulae, oft in Verbindung mit Dysfunktionen von C1–3	Am Ansatz des Muskels am Angulus superior und Margo medialis des Schulterblatts	Die Skapula wird nach superior geschoben, um den Muskel zu verkürzen. Alternativ möglich sind deutliche Innenrotation der Schulter bei Traktion und leichter Abduktion.

25

Tab. 25.3 Lokalisation und Behandlungspositionen der Tenderpoints aus Tabelle 1 und 2 (adaptiert von 11, 19) *(Forts.)*

Tenderpoint	Anatomische Lokalisation	Behandlungsposition
LWS		
Anteriore TP L1–5	1: medialer Anteil SIAS	1: Flexion bis zu L1, Pelvis wird nach unilateral gedreht (Ziel: Rotation des Rumpfes nach kontralateral) und Seitneigung nach unilateral
	• 2: medialer Anteil SIAI • 3: lateraler Anteil SIAI • 4: inferiorer Anteil SIAI	2, 3, 4: Flexion bis zum Level der LWS, Pelvis wird nach kontralateral gedreht (Ziel: Rotation des Rumpfes nach unilateral) und Seitneigung nach kontralateral
	5: anterosuperiorer Anteil Ramus pubis superior, lateral der Symphysis pubis	5: Flexion bis zu L5, Pelvis wird nach unilateral gedreht (Ziel: Rotation des Rumpfes nach kontralateral) und Seitneigung nach kontralateral
Posteriore TP L1–5 (Proc. spinosus)	In der Mittellinie, am inferioren oder inferolateralen Anteil des Proc. spinosus	Extension bis zum Level der LWS, Seitneigung und Rotation der Pelvis nach unilateral
Posteriore TP L1–5 (Proc. transversus)	Am lateralen Anteil des Proc. transversus	Extension bis zum Level der LWS, Seitneigung und Rotation der Pelvis nach unilateral
Becken anterior		
M. liacus	Auf 1/3 der Strecke SIAS zu Mittellinie wird tief nach posterolateral in Richtung M. iliacus gedrückt	Deutliche bilaterale Flexion und Außenrotation der Hüften, Knie befinden sich in Flexion

25.7 Weitere Tipps für das Vorgehen

Die Gewebe, die behandelt werden, befinden sich teilweise direkt unter dem Tenderpoint, teilweise aber auch nicht. Die Auslösefaktoren, Verletzungsmechanismen oder organische Krankheiten sind immer individuell. Daher variiert die genaue Position der Entspannung (Position-of-Ease) je nach Reaktion der Gewebe während der Positionierung.

- **Identifizieren der Tenderpoints**: Es sollte immer anterior und posterior nach Tenderpoints gesucht werden, um den wichtigsten oder empfindlichsten Tenderpoint ausfindig zu machen. Sollte es in einer Region mehrere Tenderpoints geben, ist der empfindlichste meist auch der wichtigste und sollte als erstes behandelt werden. Sollte es eine Reihe gleich empfindlicher Tenderpoints in einer Region geben, wird der mittige zuerst behandelt.
  Sowohl die Rückmeldung des Patienten zur Empfindlichkeit und Palpation der Veränderungen im Gewebe sollten herangezogen werden, um die optimale Behandlungsposition aufzufinden. Die Palpation eines sog. therapeutischen Pulses bezeichnet eine gute myofasziale Entspannung und eine Verbesserung der lokalen Durchblutung.

- Die **Diagnostik** aus Counterstrain kann mit anderen dreidimensionalen Methoden der Diagnostik von segmentalen Dysfunktionen kombiniert werden. Die Einstellung der Behandlungsposition, um einen Tenderpoint zu entlasten, kann hierbei auch eine assoziierte segmentale Dysfunktion korrigieren.
- **Behandlung:** Anteriore Tenderpoints benötigen zur Behandlung meist eine Flexion und posteriore Extension. Je weiter lateral ein Punkt ist, desto mehr Seitneigung oder Rotation wird meist benötigt. Das Ziel ist eine vollständige Verringerung der Empfindlichkeit, es sollten jedoch mindestens 70 % Schmerzreduktion erreicht werden.

Die Behandlung mit Counterstrain hat sich als sehr sicher und verlässlich erwiesen. Dass hiermit auch Störungen der Organe behandelt oder beeinflusst werden können war schon länger bekannt, aber wenig verbreitet. In Krankenhäusern und ambulanten Kliniken hat sich Counterstrain als wertvolle ergänzende Behandlung herausgestellt, einem erfahrenen Therapeuten dient es hier auch als hilfreiche Methode innerhalb der Diagnostik und Differenzialdiagnose. Die Ausführung im Bereich der Organe erfordert zwar klinisches Wissen und Erfahrung und etwas Übung, das geringe Risiko in der Ausführung und der geringe Aufwand, die Techniken auszuführen, machen Counterstrain jedoch zu einer lohnenswerten Methode.

Literatur

1. Dodd JG, Good MM, Nguyen TL, etal. In Vitro Biophysical Strain Model for Understanding Mechanisms of Osteopathic Manipulative Treatment. J Am Osteopath Assoc., Mar 2006; 106: 157–166
2. Educational Council on Osteopathic Principles. Glossary of Osteopathic Terminology. Chevy Chase, MD: American Association of Colleges of Osteopathic Medicine, 2006
3. Jones LH. Missed anterior spinal lesions. A preliminary report. The DO. Mar 1966; 6: 75–79
4. Bailey M, Dick L. Nociceptive considerations in treating with counterstrain. JAOA. 92 (3): 334, 337–41, 1992 Mar.
5. Jones LH. Strain and Counterstrain. Newark, Ohio: American Academy of Osteopathy; 1981
6. Jones LH, Kusunose R, Goering E. Jones Counterstrain. Boise, Id: Jones Counterstrain; 1995
7. Jones LH. Spontaneous release by positioning. The DO. 4: 109–16, 1964 Jan
8. Korr IM. Proprioceptors and Somatic Dysfunction. JAOA. 74: 638–50 Mar 75
9. Meltzer KR, Standley PR. Modeled Repetitive Motion Strain and Indirect Osteopathic Manipulative Techniques in Regulation of Human Fibroblast Proliferation and Interleukin Secretion. J Am Osteopath Assoc, Dec 2007; 107: 527–536
10. Myers H, Devine W, Glover J et al. Clinical Application of Counterstrain, Phoenix, Osteopathic Press, Tucson Osteopathic Medical Foundation. Tucson, Az. 2007
11. Myers H, Devine W, Kuchera M et al. Clinical Application of Counterstrain, Compendium Edition. Phoenix, Osteopathic Press, Tucson Osteopathic Medical Foundation. Tucson, Az. 2012
12. Radjieski JM, Lumley MA, Cantieri MS. Effect of osteopathic manipulative treatment of length of stay for pancreatitis: a randomized pilot study. JAOA. 98(5): 264–72, 1998 May
13. Rennie PR. Counterstrain Tender Points as Indicators of Sustained Abnormal Metabolism: Advancing the Counterstrain Mechanism of Action Theory. AAO Journal. 17–23, 2007, March
14. Schwartz HR. The use of counterstrain in an acutely ill in-hospital population. JAOA. 86(7): 433–42, 1986, Jul

15. Travell JG, Simons DG. Myofascial Pain and Dysfunction: The Trigger Point Manual. Vol. 1. Baltimore, MD: Williams & Wilkins; 1999
16. Van Buskirk RL. Nociceptive reflexes and the somatic dysfunction: a model. JAOA. 90 (9): 792–4, 797–809, 1990 Sep
17. Chila AG (ed.). Foundations for Osteopathic Medicine 3rd ed. Philadelphia, PA: Lippincott Williams & Wilkins, 2011
18. Eagan TS, Meltzer KR, Standley PR. Importance of Strain Direction In Regulating Human Fibroblast Proliferation And Cytokine Secretion: A Useful In Vitro Model For Soft Tissue Injury And Manual Medicine Treatments. J Manipulative Physiol Ther. 2007
19. Educational Council on Osteopathic Principles. Glossary of Osteopathic Terminology. Chevy Chase, MD: American Association of Colleges of Osteopathic Medicine; 2017
20. Snider KT, Glover JC. Atlas of Common Counterstrain Tender Points. Kirksville, MO. A. T. Still University Kirksville College of Osteopathic Medicine; 2014
21. Liem T, Tozzi P, Chila A. Fascia in the Osteopathic Field. United Kingdom. Handspring Publishing Ltd. 2017

26 Anhang

26.1 Experimentale Forschung in der viszeralen osteopathischen Medizin

Sander Kales

Osteopathie ist eine Philosophie, eine Wissenschaft und eine Kunst. Sie vertritt im Hinblick auf Gesundheit und Krankheit einen eigenständigen Ansatz.

Der Educational Council on Osteopathic Principles (ECOP) hat 1981 fünf grundlegende integrative und koordinierte Körperfunktionen benannt, welche im Kontext einer gesunden Adaptation an das Leben und die Lebensumstände in Betracht gezogen werden. Es handelt sich um folgende fünf Modelle:
1. biomechanisches Modell
2. respiratorisch-zirkulatorisches Modell
3. neurologisches Modell
4. metabolisch-energetisches Modell
5. Verhaltensmodell

Somit gibt es ein Modell, welches die verschiedenen Anteile einer gesunden Adaptation an das Leben erklärt und eine Philosophie, die erläutert, wie diese Anteile in holistischer Art und Weise umgesetzt werden sollten. Diese Philosophie beinhaltet sowohl die reduktionistische als auch die phänomenologische Sichtweise.

Zur näheren Erörterung des ECOP-Modell kann die reduktionistische bzw. wissenschaftliche Sichtweise herangezogen werden. Die zur Gesundheit führenden Faktoren können in jedem Teilbereich des Modells, beispielsweise dem biomechanischen Anteil, näher betrachtet werden. Die in diesem Text vorgestellte Methode soll die Grundlagen- und experimentelle Forschung in diesen Gebieten näher betrachten. Durch das Studium der Teile kann auf die Funktionen und Phänomene des Ganzen geschlossen werden.

Die für die Osteopathie interessanten Gebiete in der Grundlagenforschung sind in erster Linie die Anatomie und die Physiologie. Gegenwärtig befassen sich Studien zunehmend auch mit der zellulären Ebene, sodass histologische, morphologische und embryologische usw. Aspekte mit eingeschlossen werden. In all diesen Bereichen kann die Biomechanik studiert werden, was auch für die anderen vier Modelle gilt.

Im viszeralen Bereich verwenden die meisten osteopathischen Autoren diese Vorgehensweise der Grundlagenforschung und leiten ihre Behandlungsstrategie von diesen Ergebnissen ab (z. B. Finet 2013). Betrachtet man das EPOC-Modell, so können z. B.
- das respiratorisch-zirkulatorische System (Gesetz der Arterie),
- das neurologische (beispielsweise das autonome Nervensystem),
- das metabolische (endokrines System, Immunsystem) dergestalt erforscht werden.

Es würde den Rahmen dieses Buches sprengen, die gesamte in diesen Bereichen geleistete Grundlagenforschung, welche durch den Prozess der osteopathischen Behandlung führen kann, hier aufzulisten. Als ein Beispiel sei das lymphatische System genannt (Iliff et al. 2012). Es verdeutlicht, dass die bisherige Annahme, die Liquordrainage fände in den Arachnoidalvilii und dem venösen System statt, nur ein Teil des Gesamtbildes umfasste. Da die Forscher einen kleineren Marker als die in bisherigen Studien verwendete Farbe einsetzten, konnte nachgewiesen werden, dass die Drainage zusätzlich paravaskulär im Parenchym stattfindet. Basierend auf diesem Wissen könnte die Hypothese des kraniosakralen Systems neu evaluiert werden.

In den letzten 10–15 Jahren wurden zunehmend osteopathische Studien durchgeführt. Ziel dieses Textes ist die Zusammenfassung der bisher geleisteten experimentellen Forschung im Bereich der viszeralen Osteopathie. Ein von Inserm 2012 veröffentlichter Artikel fasst die derzeitige Evidenz in der Osteopathie zusammen und evaluiert diese (Falissard 2012).

Die Osteopathie ist Bestandteil der Komplementär- und Alternativmedizin (CAM). Sowohl für die CAM als auch für den Patienten ist es von Bedeutung, mehr Evidenz für die Effektivität verschiedener Therapien und Techniken zusammenzutragen. Selbst wenn dies lediglich einen kleinen Teil der osteopathischen Philosophie abdeckt, so wird doch mit dem Symptom begonnen und das die Anamnese des Patienten enthaltende „Band zurückgespult", um mögliche kausale Faktoren zu studieren, um sodann eine integrative und präventive Vorgehensweise umzusetzen, die mit dem Prinzip *die Gesundheit zu finden* in Einklang steht.

Doch die symptomatische Vorgehensweise entspricht noch immer der Sprache von Patienten und Ärzten. Sie möchten wissen, ob bei einer bestimmten Beschwerde oder einem bestimmten Symptom geholfen werden kann. Zum Beispiel: *„Kann die Osteopathie mir bei meinen Verdauungsproblemen helfen?"*

Aus diesem Grunde wurden die laufenden experimentellen Forschungen entsprechend ihrer Symptome kategorisiert. Die folgende Liste basiert auf einer Literaturstudie, die anhand von Suchmaschinen (PubMed, Google Scholar) und Veröffentlichungen (JAOA, IJOM, Osteopathische Medizin, De Osteopaat, Recherche de l'Osteopathie, ApoStill) durchgeführt wurde.

26.1.1 Atemwegserkrankungen

Es wurden Studien zu Lungenfunktion und respiratorischem System durchgeführt (Cerrahoglu et al. 2002). In Bezug auf Symptome bzw. Erkrankungen (Anmerkung: Osteopathen behandeln keine Erkrankung, sondern konzentrieren sich auf das Auffinden bzw. Verbessern der Gesundheit) gibt es einige Studien zum Thema Pneumonie (Noll et al. 2010), (Noll et al. 2009), (Heneghan et al. 2012), (Engel und Vemulpad 2011). Auch Studien zur Effektivität bei kindlichem Asthma liegen vor, bei denen sich die Peak-Flow-Messungen verbesserten (Guiney et al. 2005). Eine Studie befasste sich mit dem Effekt osteopathischer manipulativer Behandlungen (OMT) auf Lungen- und Herzfunktion (Farthing et al. 2006). Diese Studien kommen zu dem Ergebnis einer leichten signifikanten Verbesserung, doch sie bedürfen großer methodologischer Verbesserung.

Es gibt einige wenige Studien über Arterien, Milz (Noll und Johnson 2005) und Herz (Roncada et al. 2008; Roncada et al. 2010), (van Dun et al. 2008).

26.1.2 Verdauungssystem und Viszera

Zum Thema generelle viszerale Behandlung (Helsmoortel et al. 2002), (Bove und Chapelle 2012; Chapelle und Bove 2013) und den Effekt osteopathischer Behandlungen auf viszerale Adhäsionen (Hedley 2010) wurden mehrere Studien durchgeführt. Auch diese Studien weisen einen signifikanten Effekt nach, müssen jedoch verbessert werden. Es gibt Studien über den Einfluss der Viszera auf die Wirbelsäule (Robinson 1907), (Vermeule 2000), (Mc Sweeney et al. 2012) sowie über chronische Beckenschmerzen (Glinter 1974).

Auch der Einfluss auf die Physiologie des Abdomens wurde untersucht. Insbesondere der Abdominale Slosh (Klucka et al. 2012), Dehntechniken und OMT an Ösophagus und Pylorus wurden erforscht, vor allem der antropylorische Winkel (Paeme 2002) und der Druck im unteren ösophagealen Sphinkter (Correa et al. 2011). Des Weiteren gibt es Studien zu gastrointestinaler Funktion und Krankenhausaufenthalt (Pizzolorusso et al. 2011), gastrointestinaler Funktion und Autismus (Castellarin et al. 2013) und Hämodynamik der Viszera (van Dun et al. 2007).

Bezüglich Symptomen bzw. Erkrankungen wurden untersucht: Gastritis (Bondies 1936), Pankreatitis (Radjieski et al. 2006) und Reizdarmsyndrom (Florance et al. 2012), (Hundscheid et al. 2007), (King 2013). Eine Cochrane Übersicht hinsichtlich frühkindlicher Koliken und manipulativer Therapien wurde durchgeführt (Dobson et al. 2012) sowie eine Studie über frühkindliche Koliken und kranielle Behandlung (Hayden und Mullinger 2006). Eine Studie befasste sich mit Obstipation (Brugman et al. 2010).

Des Weiteren wurden kindliche Darmentleerung (Nemett et al. 2008) und Obstipation (Tarsuslu et al. 2009) untersucht.

26.1.3 Urogenitalsystem

Generell wurde der Einfluss der Osteopathie auf die Physiologie der Urogenitalfunktion (Franke und Hoesele 2013), (Conrad et al. 2010), der Nierenfunktion (Johnston et al. 1987) und auf die Nierenmobilität (Tozzi et al. 2012) untersucht. Auf der pathologischen Seite gibt es Studien zu Nephritis und Inkontinenz (Gerhardt et al. 2008), (Ringkamp et al. 2010).

Im Hinblick auf den Uterus gibt es Studien zu Menstruationszyklus (Boesler et al. 1993), uterinen Kontraktionen und kraniellen Behandlung (Gitlin und Wolf 1992) sowie zur Osteopathie und prämenstruellem Syndrom (Starzinski 1987) und Dysmenorrhoe (Chapman 1993), (Meslé 2006), (Pinter-Haas et al. 2010).

Gravidität (Zink und Lawson 1979), (Leiber et al. 2008), (Nistler et al. 2010), Sectio (Trimarchi 2009) und Prolaps (Jacobsz-Rosier 2002) wurden untersucht. Im Bereich der Pathologie gab es eine Studie über Leiomyomatose und Osteopathie (Kaschowitz et al. 2005), eine über Prostatitis (Marx 2006) und eine über Impotenz (Crow 2006).

26.1.4 Immunsystem

Sowohl das darmassoziierte Lymphsystem (GALT) als auch die Zirkulation des Lymphsystems im Allgemeinen in Bezug zu manueller Behandlung waren Gegenstand von Studien (Hodge et al. 2010), (Hodge et al. 2011), (Hodge et al. 2007).

Im Bereich der Pathologie wurde die Otitis media ausgiebig erforscht (Degenhardt und Kuchera 1994), (Mills et al. 2003), (Wahl et al. 2008).

26.1.5 Neurologisches System

Eine Studie wurde zum Thema osteopathische manuelle Behandlung und Schmerzbiomarker durchgeführt (Degenhardt et al. 2007). Für die Osteopathie wichtig ist jedoch das autonome Nervensystem, welches Ziel der Studien mehrerer Autoren war (Merdy 2011), (Milnes und Moran 2007).

26.1.6 Schlussfolgerung

Selbst wenn bei vielen der genannten Studien die Qualität noch deutlich zu verbessern wäre, so wurden sie doch immerhin durchgeführt. Dies ist ein Anfang und zur Entwicklung der Osteopathie sollte dieser Weg weiter beschritten werden.

Literaturverzeichnis

Boesler D, Warner M, Alpers A et al. (1993). Efficacy of high velocity, low amplitude manipulative technique in subjects with low back pain during menstrual cramping. JAOA 1993; 93: 203–214

Bondies OI (1936). Notes on the diagnosis and treatment of ulcerative gastritis. JAOA 1936; 35: 568–571

Bove GM, Chapelle SL. Visceral mobilization can lyse and prevent peritoneal adhesions in a rat model. J Bodyw Mov Ther 2012; 16 (1): 76–82.

Brugman R Fitzgerald K Fryer G. The effect of Osteopathic Treatment on Chronic Constipation – A Pilot Study. International Journal of Osteopathic Medicine 2010; 13 (1): 17–23

Caragan C Tang PY, Slack M et al. Pilot clinical study of osteopathic manipulative treatment in pregnant patients with acute low back pain. IJOM 2008; 11: 155.

Castellarin IB, Drysdale I, Patel V Evaluation of behavioural and gastrointestinal symptoms in autistic children after visceral osteopathic treatment. International Journal of Osteopathic Medicine 2013; 16 (1): e13-e14.

Cerrahoglu L, Unlu Z, Can M. Lumbar stiffness but not thoracic radiographic changes relate to alteration of lung function tests in ankylosing spondylitis. Clin Rheumatol 2002; 21 (4): 275–279.

Chapelle SL, Bove G. Visceral massage reduces postoperative ileus in a rat model. Journal of Bodywork and Movement Therapies 2013; 17 (1): 83–88.

Chapman JD. Progress in scientifically proving the benefits of OMT in treating symptoms of dysmenorrhea. JAOA 1993; 93: 196.

Conrad U, Scheuer K, Hebgen E. Osteopathic treatment of patients with lower urinary tract symptoms and benign prostatic hyperplasia: A pre-post pilot trial. International Journal of Osteopathic Medicine 2010; 13 (3): 117.

Correa R, Sa CC, Vecchia V et al. Prospective Study of Osteopathic Manipulative Technique Increasing the Lower Esophageal Sphincter Pressure. Comparative Study With Control Group. Gastroenterology 2011; 138 (5): 646

Crow WT. Manipulative treatment for idiopathic impotence in a 24-year-old water polo player. International Journal of Osteopathic Medicine 2006; 9 (2): 66–71.

Degenhardt BF, Darmani NA, Johnson JC et al. Role of Osteopathic Manipulative Treatment in Altering Pain Biomarkers: A Pilot Study. JAOA: Journal of the American Osteopathic Association 2007; 107 (9): 387–400.

Degenhardt, B. F., Kuchera, M. L. Efficacy of osteopathic evaluation and manipulative treatment in reducing the morbidity of otitis media in children. J Am Osteopath Assoc 1996; 94: 673

Dobson D, Lucassen PL, Miller JJ et al. Manipulative therapies for infantile colic. Cochrane Database Syst Rev. 2012; Dec 12; 12: CD004796

Dun PL, Dobbelaere E, Dillies P et al. Invloed van een mobilisatie van het mesenterium op het hepatisch portaaldebiet, geobjecteerd door echo-Doppler. De osteopaat: 2007; 22–29.

Engel R, Vemulpad S. The role of spinal manipulation, soft-tissue therapy, and exercise in chronic obstructive pulmonary disease: a review of the literature and proposal of an anatomical explanation. J Altern Complement Med 2011; 17 (9): 797–801

Falissard CB. Evaluation de l'efficacité de la pratique de l'ostéopathie. 2012 www.inserm.fr/sites/default/files/2017-11/Inserm_RapportThematique_EvaluationEfficaciteOsteopathie_2012.pdf (letzter Zugriff 23.11.2019)

Farthing RC, Gosling K. The effect of different rates of application of a rib raising technique on cardiovascular and respiratory measures in asymptomatic individuals. International Journal of Osteopathic Medicine 2006; 9 (1): 28.

Florance BM, Frin G, Dainese R et al. Osteopathy improves the severity of irritable bowel syndrome: a pilot randomized sham-controlled study. Eur J Gastroenterol Hepatol. 2012 Aug;24(8):944–999

Franke H, Hoesele K Osteopathic manipulative treatment (OMT) for lower urinary tract symptoms (LUTS) in women. Journal of Bodywork and Movement Therapies 2013; 17 (1): 11–18

Gitlin RS, Wolf, DL et al. Uterine contractions following osteopathic cranial manipulation. JAOA 1992; 92: 1,183
Glinter KP Chronic pelvic pain. JAOA 1974; 74: 335–340
Guiney PA, Chou R, Vianna A et al. Effects of Osteopathic Manipulative Treatment on Pediatric Patients With Asthma: A Randomized Controlled Trial. JAOA 2005; 105 (1): 7–12.
Hayden C, Mullinger B. A preliminary assessment of the impact of cranial osteopathy for the releif of infantile colic. Complement ther clin pract. Gloucestershire, Churchdown osteopaths. 2006; 12: 251–257
Hedley G. Notes on visceral adhesions as fascial pathology. J Bodyw Mov Ther 2010; 14 (3): 255–261
Heneghan NR, Adab P, Balanos GM et al. Manual therapy for chronic obstructive airways disease: a systematic review of current evidence. Man Ther 2012; 17 (6): 507–518
Hodge LM, Downey HF. Lymphatic pump treatment enhances the lymphatic and immune systems. Experimental Biology and Medicine 2011; 236 (10): 109–115.
Hodge LM, King HH, Williams AG et al. Abdominal lymphatic pump treatment increases leukocyte count and flux in thoracic duct lymph. Lymphatic research and biology 2007; 5 (2): 127–134.
Hodge LM, Bearden MK, Schander A et al. Lymphatic pump treatment mobilizes leukocytes from the gut associated lymphoid tissue into lymph. Lymphatic research and biology 2010; 8 (2): 103–110
Hundscheid HW, Pepels MJ, Engels LG et al. Treatment of irritable bowel syndrome with osteopathy: results of a randomized controlled pilot study. Journal of gastroenterology and hepatology 2007; 22 (1): 394–398
Iliff JJ, Wang M, Liao Y et al. A paravascular pathway facilitates CSF flow through the brain parenchyma and the clearance of interstitial solutes, including amyloid beta. Sci Transl Med. 2012; 15;4 (147): 147ra111
Jacobsz-Rosier W. Onderzoek naar het effect van de Osteopatische reductietechniek vlgs Tredaniel op een 1e of 2e graads uterusprolaps en lage rugklachten. De Osteopaat 2002; 3 (4): 12–19
Helsmoortel J, Hirth T, Wührl W. Autonomie der Viszera und ihre Konsequenzen für die osteopathische Praxis. Osteopathische Medizin 2002; 3/4: 4–10
Johnston WL, Kelso AF, Hollandsworth D et al. Somatic manifestation in renal disease. JAOA 1987; 87 (1): 22–35.
Gerhardt K, Ruetz M, Schwerla F. Osteopathic treatment of women suffering from urinary incontinence following an injury to the perineum during delivery: a randomized controlled trial. IJOM 2008; 11: 158
Kaschowitz G, Besse JP, Schweing G. Osteopathic treatment for uterine leiomyomas: a randomized controlled clinical trial. Focus on Alternative and Complementary Therapies 2010; (s1): 45–45
King HH. Severity of Irritable Bowel Syndrome Symptoms Is Reduced by Osteopathy. JAOA: Journal of the American Osteopathic Association 2013; 113 (4): 357–358
Klucka G, Irwin J, Ferencz V et al. Effects of Abdominal Shape on Abdominal “Slosh” during Pedal Pump Osteopathic Manipulative Treatment. Journal of Bodywork and Movement Therapies 2012; 16 (4): 521
Marx S. Does osteopathic treatment have an influence on the symptoms of patients with chronic prostatitis/chronic pelvic pain syndrome (CPPS)? A randomized controlled trial. International Journal of Osteopathic Medicine 2006; 9 (1): 44.
McSweeney TP, Thomson OP, Johnston R. The immediate effects of sigmoid colon manipulation on pressure pain thresholds in the lumbar spine. J Bodyw Mov Ther 2012; 16 (4): 416–423
Merdy O. Electrophysiological investigations of an Osteopathic technique on the ANS: a RCT. 2011
Meslé AC. Assessment of osteopathic approach to functional dysmenorrhoeas comparatively with a reference group. ApoStill 2006; 17.
Mills M, Henley C, Barnes L et al. The use of osteopathic manipulative treatment as adjuvant therapy in children with recurrent acute otitis media. Arch Pediatr Adolesc Med 2003; 157 (9): 861–866

Milnes K, Moran R Physiological effects of a CV4 cranial osteopathic technique on autonomic nervous system function: A preliminary investigation. International Journal of Osteopathic Medicine 2007; 10 (1): 8–17

Nemett DR, Fivush BA, Mathews R. A randomized controlled trial of the effectiveness of osteopathy-based manual physical therapy in treating pediatric dysfunctional voiding. J Pediatr Urol 2008; 4 (2): 100–106

Nistler G, Deutschmann U, Lenz D et al. Osteopathy as a therapy during pregnancy: A randomised controlled trial. International Journal of Osteopathic Medicine 2010; 13 (3): 128

Noll DR, Johnson JC. Revisiting Castlio and Ferris-Swift's experiments testing the effects of splenic pump in normal individuals. International Journal of Osteopathic Medicine 2005; 8 (4): 124–130

Noll DR, Degenhardt BF, Morley TF et al. Efficacy of osteopathic manipulation as an adjunctive treatment for hospitalized patients with pneumonia: a randomized controlled trial. Osteopath Med Prim Care 2010; 4: 2

Noll DR, Johnson JC, Baer RW et al. The immediate effect of individual manipulation techniques on pulmonary function measures in persons with chronic obstructive pulmonary disease. Osteopath med prim care 2009; 8: 9.

Paeme M. Evaluatie van het effect van manuele rekkingstechnieken t. h. v. de antropylorische regio d. m. v. gastrine concentratiemetingen in het bloed. De Osteopaat 2002; 3 (3): 17–24

Pinter-Haas A, Schach-Hirte J, Wirthwein P et al. Osteopathic treatment of women with primary dysmenorrhoea: A randomised controlled trial. International Journal of Osteopathic Medicine 2010; 13 (3): 127

Pizzolorusso GP, Turi G, Barlafante F et al. Effect of osteopathic manipulative treatment on gastrointestinal function and length of stay of preterm infants: an exploratory study. Chiropr Man Therap 2011; 19 (1): 15

Radjieski JM, Lumley MA, Cantieri MS et al. Effect of osteopathic manipulative treatment of lenght of stay for pancreatitis: a randomized pilot study. J Am Osteopath Assoc. 1998 May; 98 (5): 264–272

Ringkamp C, Rodriguez B, Alberts K et al. Osteopathic treatment of women with voiding dysfunction: A randomized controlled trial. International Journal of Osteopathic Medicine 2010; 13 (3): 107

Robinson B. The Abdominal and Pelvic Brain. Unter: www.mcmillinmedia.com/eamt/files/robinson/Rob1ch39.htm.

Roncada G, Bijnens E, Dendale P et al. Hamo-study ii: effects of sternotomy on the mobility of the heart under influence of respiration. IJOM 2008; 11: 167

Roncada G, Bijnens E, Dendale P. Hamo-Study 3, Phase 1: Effects of sternotomy on the mobility of the heart under influence of respiration at 3 months postoperative. International Journal of Osteopathic Medicine 2010; 13 (3): 110

Roncada G, Bijnens E, Dendale P. et al. Hamo-study i: investigation of the effect of breathing on the position of the heart. International Journal of Osteopathic Medicine 2008; 11 (4): 166

Starzinski M. Premenstrual syndrome: update and osteopathic approach to treatment. Osteopath Ann 1987; 14: 39–42

Tarsuslu T, Simsek IE, Toylan IE et al. The effects of osteophatic treatment on constipation in children with cerebral palsy: a pilot study. J. Manip. Physiol. Ther. 2009; 32 (8): 648–653

Tozzi P, Bongiorno D, Vitturini C. Low back pain and kidney mobility: local osteopathic fascial manipulation decreases pain perception and improves renal mobility. J Bodyw Mov Ther 2012; 16 (3): 381–391

Trimarchi G. The effect of osteopathic treatment of caesarean scars on pelvis muscle strength. Research thesis presented to an international jury. Unter: http://innergetics.ca/wp-content/uploads/2011/02/MasterThesisDec82009.Web_.pdf

van Dun PL, Dillies P, Dobbelaere E et al. Influence of a mobilization of the mesentery on the hepatic portal vein capacity measured with doppler echo. IJOM 2008; 11 (4): 160–161

26

Vermeulen P Onderzoek naar de onvloed van viscerale behandeling op de bewegingsuitslag van de SLR test bij patienten met ischialgie. De Osteopaat 2000; 1 (3): 11–14
Wahl R, Aldous M, Worden K et al. Echinacea purpurea and osteopathic manipulative treatment in children with recurrent otitis media: a randomized controlled trial. BMC Complementary and Alternative Medicine 2008; 8 (1): 56
Zink JG, Lawson WB. Pressure gradients in the osteopathic manipulative management of the obstetrical patient. Osteopath Ann 1979; 7: 208–214.

26.2 Informationen

Tobias K. Dobler, Torsten Liem, Michel Puylaert

26.2.1 Glossar

Direkte Methode	Technik, bei der das betroffene Gewebe nach genauer Bestimmung der eingeschränkten Bewegungsebenen in Richtung der Bewegungseinschränkung geführt wird, um diese zu lösen.
Dysfunktion, somatische	verminderte oder veränderte Funktion von zusammenhängenden Teilen des Körpersystems (skelettale, artikuläre, myofasziale Strukturen und damit verbundene Teile des Gefäß-, Lymph- und Nervensystems).
Dysfunktion, viszerale	verminderte oder veränderte Mobilität und Motilität des viszeralen Systems und der damit verbundenen faszialen, neurologischen, vaskulären, skelettalen und lymphatischen Elemente.
Elastische Bewegungsgrenze	elastischer Gewebewiderstand, der palpiert werden kann, bevor die anatomische Bewegungsgrenze erreicht wird.
Exspir	erster Teil der Motilität: Eigenbewegung des Organs, wobei es sich der Mittelachse des Körpers nähert (Inspir).
Fasziale oder myofasziale Behandlung	jede an Faszien oder Muskeln ausgeführte Technik.
Fulcrum	(engl. für Dreh-, Hebe-, Stützpunkt) in unterschiedlichem Kontext verwendet, z. B. als Ruhepunkt eines Gewebes, aus dem eine Korrektur stattfinden kann, als Drehpunkt eines Gelenks, über den die optimale Positionierung zur Behandlung stattfindet, oder als Kontakt- oder Ansatzpunkt, über den eine Technik ausgeführt wird.
Hypertension	Verlust der elastischen Reaktionskraft (Tension) durch erhöhte Organspannung.
Hypertonus	erhöhte Muskel- oder Gewebespannung.
Hypotension	Verlust der elastischen Reaktionskraft (Tension) durch verminderte Organspannung.
Inhibition	Anwendung eines konstanten Drucks auf Weichteilgewebe, um die Reflexaktivität zu vermindern und eine Entspannung zu erzielen.
Inspir	zweiter Teil der Motilität: Eigenbewegung des Organs, wobei es sich von der Mittelachse des Körpers entfernt (Exspir).
Kompensation	reversible Anpassung des Körpers an eine nicht normale Funktion oder an krankmachende Einflüsse. Bei einer Kompensation besteht noch kein Mobilitätsverlust, wohl aber eine Tendenz zur Dysfunktion. Bei erblichen oder anatomischen Fehlbildungen ist die Kompensation irreversibel.
Mobilität	Lageveränderung einer Struktur im Raum: passive Bewegungen der Organe unter dem Druck des Zwerchfells, abhängig von Insertionen, Bewegungsachsen, Position, Form und Funktion.

Motilität	Bewegung, deren Ursprung im Organ selbst liegt. Besteht aus Exspir und Inspir. Bis jetzt ohne wissenschaftliche Erklärung.
Negative Schräglage	Tieflagerung von Kopf und Oberkörper.
Neuronale Plastizität	Eigenschaft des Nervensystems, seine Struktur und Funktion aufgrund von genetischen oder sich oberhalb der Genebene abspielenden, erfahrungsabhängigen Faktoren umzuwandeln.
NSR	Wirbeldysfunktion in Neutralstellung (der Flexion und Extension), bei Rotation und Seitneigung in unterschiedlichen Richtungen.
Rebound	(engl. für „passives Rückfedern") Technik, die in der Ausführung von Untersuchungen Anwendung findet.
Recoil	(engl. für „Rückfedern") Technik, bei der ein Zurückfedern der Gewebe zur Korrektur der Dysfunktion eingesetzt wird.
Stillpunkt	eine Art „neutraler Punkt", an dem die Reorganisation des Gewebes stattfinden kann, oder „der Zeitpunkt, zu dem alle Flüssigkeiten im Körper ausgetauscht werden" (Sutherland 1967). Hängt eng mit dem Fulcrum zusammen.
Tension	elastische Reaktionskraft des Gewebes. Wird oft zur Untersuchung eines Organs verwendet.
Traktion	Dehnung eines Gewebes unter Zug.
Translation	Verschiebung in seitlicher Richtung.
Vorspannung	Spannung der Gewebe, die aufgenommen werden muss, um die Bewegungsgrenze einer betroffenen Struktur in Dysfunktion zu erreichen.

26.2.2 Literatur

Ageron-Marque C. Guide pratique d'ostéopathie en gynécologie. Brüssel: SATAS, 2000

Barral JP, Croibier A. Manipulation viszeraler Gefäße. Osteopathie in Theorie und Praxis. Elsevier, München, 2011

Barral JP, Ligner B, Paoletti S et al. Nouvelles techniques urogénitales. Aix en Provence: De Verlaque, 1993.

Barral JP, Mercier P. Lehrbuch der Viszeralen Osteopathie, Band 1. 2. Aufl. München: Urban & Fischer, 2016

Barral JP. Diagnostic Thermique Manuel. Paris: Maloine, 1994. Deutsch: Manuelle Thermodiagnose. München: Elsevier, 2004

Barral JP. Lehrbuch der Viszeralen Osteopathie, Band 2. München: Urban & Fischer, 2002

Barral JP. Manuelle Thermodiagnose. München: Elsevier, 2003

Barral JP. Osteopathie für die Prostata. München: Elsevier, 2004

Barral JP. Viszerale Osteopathie in der Gynäkologie. München: Elsevier, 2003

Bickley L. Bates' großes Untersuchungsbuch. Stuttgart: Thieme, 2000

Brandt T. Traitement des maladies des femmes. Paris: Avenir des sciences, 1991

Busquet-Vanderheyden M. Les chaînes musculaires t.6, la chaîne viscerale. Pau: Busquet, 2004

Camirand N. Glanduläre und nervöse Dysfunktionen. Kursskriptum, November 2016

Camirand N. Osteopathische Behandlung hormoneller und nervlich bedingter Störungen. München: Elsevier, 2019

Curtil P, Métra A. Traité pratique d'ostéopathie viscerale. Paris: Frison-Roche, 1997

De Coster M, Pollaris A. Viszerale Osteopathie. Stuttgart: Hippokrates, 2001

Dobler G. Kinesiologie in der Naturheilpraxis. München: Elsevier, 2012

Epstein O, Perkin D, de Bono D et al. Examen clinique, éléments de sémiologie médicale. 2. ed. Brüssel: De Boeck, 2000

Feit B. Plastinationshistologische Untersuchung zum Fasziensystem der weiblichen Brust unter besonderer Berücksichtigung der subkutanen Faszie und deren klinischer Bedeutung. Dissertation. Medizinische Fakultät der Universität Lübeck: Lübeck, 2010
Fernandez D, Lecina A, Hezard C. Cinésiologie utérine: Tests-traîtement sous contrôle échographique. Pamiers: Du C. R. E. D.O, 1988
Fernandez D, Lecina A. Cinésiologie de rein et vésicule biliaire: Tests-traîtement sous contrôle échographique. Aix en Provence: Du C. R. E. D.O, 1988
Finet G, Williame C. Biométrie de la dynamique viscérale et nouvelles normalisations ostéopathiques. Limoges: Roger Jollois, 1992
Finet G, Williame C. Treating Visceral Dysfunction. Stillness Press, 2000
Fritsch H, Kühnel W. Taschenatlas Anatomie – Innere Organe, Band 2. Stuttgart: Thieme, 2013
Gershon M. Der kluge Bauch, die Entdeckung des zweiten Gehirns. München: Goldmann, 2001
Gerz W. Lehrbuch der Applied Kinesiology (AK) in der naturheilkundlichen Praxis. München: Akse, 2001
Grüne S, Schölmerich J. Anamnese – Untersuchung – Diagnostik. Heidelberg: Springer, 2007
Hebgen E. Checkliste viszerale Osteopathie. Stuttgart: Hippokrates, 2008
Helsmoortel J, Hirth T, Wührl P. Lehrbuch der viszeralen Osteopathie. Stuttgart: Thieme, 2002
Herold G. Innere Medizin. Köln: Eigenverlag, 2016
Kaufmann M, Costa S, Scharl A. Die Gynäkologie. Heidelberg: Springer, 2003
Leidenberger F, Strowitzki T, Ortman O. Klinische Endokrinologie für Frauenärzte. Heidelberg: Springer, 2014
Marquardt H. Reflexzonenarbeit am Fuß. 25. Aufl. Stuttgart: Haug, 2016
Monnier M. Physiologie und Pathophysiologie des vegetativen Nervensystems, 1. Band Physiologie. Stuttgart: Hippokrates, 1963
Moore KL, Persaud TVN. Embryologie. München: Elsevier, 2013
Paoletti S. Faszien – Anatomie, Struktur, Techniken, spezielle Osteopathie. München: Elsevier, 2011
Perlemuter L, Waligora J. Cahiers d'anatomie. Abdomen II. Paris: Masson & Cie, 1997
Rauber A, Kopsch F. Anatomie des Menschen. Band 2 Innere Organe. Stuttgart: Thieme, 1987
Riedl KH, Schleupen A. Osteopathie in der Frauenheilkunde. München: Elsevier, 2010
Rohen J, Lütjen E. Funktionelle Embryologie: Die Entwicklung der Funktionssysteme des menschlichen Organismus. Stuttgart: Schattauer, 2017
Rothmund M, Schumpelick V, Siewert J. Praxis der Viszeralchirurgie. 2. Auf. Heidelberg: Springer 2007
Schünke M, Schulte E. Prometheus Lernatlas der Anatomie. Innere Organe. Stuttgart: Thieme, 2015
Schünke M, Schulte E. Prometheus Lernatlas der Anatomie. Kopf, Hals und Neuroanatomie. Stuttgart: Thieme, 2015
Stapfer H. Anthologie gynécologique. Paris: Avenir des sciences, 1994
Stecco C. Atlas des menschlichen Fasziensystems. München: Elsevier, 2016
Stone C. Die inneren Organe aus der Sicht der Osteopathie. Kötzting: Ganzheitliche Medizin, 1996
Tillmann B. Atlas der Anatomie. 3. Aufl. Heidelberg: Springer, 2016
Trédaniel C. Atlas des techniques mécanistes en étiopathie, vol. I. Systèmes organique et circulatoire. Paris: Editions de la Maisnie, 1979
Tricot P. Approche tissulaire de l'ostéopathie, un modèle du corps conscient. Paris: Sully, 2002
Wancura-Kampik I. Segment-Anatomie: Der Schlüssel zu Akupunktur, Neuraltherapie und Manualtherapie. München: Elsevier, 2017
Weber K, Bayerlein R. Neurolymphatische Reflextherapie nach Chapman und Goodheart. Stuttgart: Haug, 2014
Weischenck J. Traité d'ostéopathie viscérale T.1. Paris: Maloine, 1982.
Wilson J. Nebennieren-Schwäche – das Stress-Syndrom des 21. Jahrhunderts. München: Goldmann, 2011

Register

E

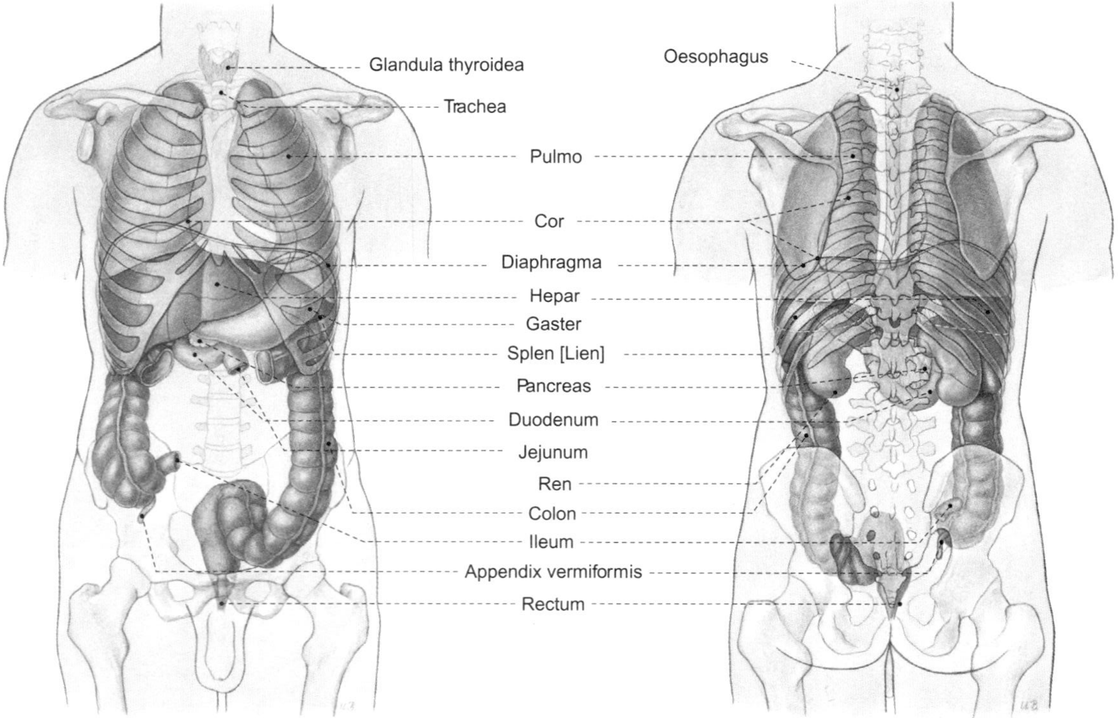

Projektion der inneren Organe auf die Körperoberfläche von ventral

Projektion der inneren Organe auf die Körperoberfläche von dorsal